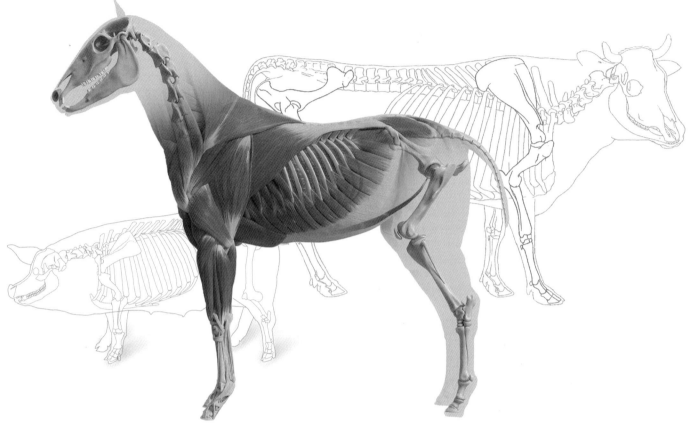

Frandson
Anatomia e Fisiologia dos Animais de Produção

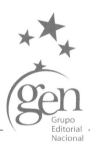

O GEN | Grupo Editorial Nacional – maior plataforma editorial brasileira no segmento científico, técnico e profissional – publica conteúdos nas áreas de ciências da saúde, exatas, humanas, jurídicas e sociais aplicadas, além de prover serviços direcionados à educação continuada e à preparação para concursos.

As editoras que integram o GEN, das mais respeitadas no mercado editorial, construíram catálogos inigualáveis, com obras decisivas para a formação acadêmica e o aperfeiçoamento de várias gerações de profissionais e estudantes, tendo se tornado sinônimo de qualidade e seriedade.

A missão do GEN e dos núcleos de conteúdo que o compõem é prover a melhor informação científica e distribuí-la de maneira flexível e conveniente, a preços justos, gerando benefícios e servindo a autores, docentes, livreiros, funcionários, colaboradores e acionistas.

Nosso comportamento ético incondicional e nossa responsabilidade social e ambiental são reforçados pela natureza educacional de nossa atividade e dão sustentabilidade ao crescimento contínuo e à rentabilidade do grupo.

Frandson
Anatomia e Fisiologia dos Animais de Produção

Anna Dee Fails, DVM, PhD
Assistant Professor, Department of Biomedical Sciences
College of Veterinary Medicine and Biomedical Sciences
Colorado State University
Fort Collins, Colorado, USA

Christianne Magee, DVM, PhD, Dip ACT
Assistant Professor, Department of Biomedical Sciences
Animal Reproduction and Biotechnology Laboratory
College of Veterinary Medicine and Biomedical Sciences
Colorado State University
Fort Collins, Colorado, USA

Revisão Técnica
Profa. Dra. Renata Scavone de Oliveira
Médica Veterinária pela Faculdade de Medicina Veterinária e Zootecnia
da Universidade de São Paulo (USP). Doutora em Imunologia pelo
Instituto de Ciências Biomédicas da USP.

Tradução
Maria de Fátima Azevedo
Renata Scavone de Oliveira

Oitava edição

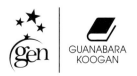

- As autoras deste livro e a EDITORA GUANABARA KOOGAN LTDA. empenharam seus melhores esforços para assegurar que as informações e os procedimentos apresentados no texto estejam em acordo com os padrões aceitos à época da publicação, *e todos os dados foram atualizados pelas autoras até a data da entrega dos originais à editora.* Entretanto, tendo em conta a evolução das ciências da saúde, as mudanças regulamentares governamentais e o constante fluxo de novas informações sobre terapêutica medicamentosa e reações adversas a fármacos, recomendamos enfaticamente que os leitores consultem sempre outras fontes fidedignas, de modo a se certificarem de que as informações contidas neste livro estão corretas e de que não houve alterações nas dosagens recomendadas ou na legislação regulamentadora.

- As autoras e a editora se empenharam para citar adequadamente e dar o devido crédito a todos os detentores de direitos autorais de qualquer material utilizado neste livro, dispondo-se a possíveis acertos posteriores caso, inadvertida e involuntariamente, a identificação de algum deles tenha sido omitida.

- Traduzido de:
ANATOMY & PHYSIOLOGY OF FARM ANIMALS, EIGHTH EDITION
This edition first published 2018
© 2018 by John Wiley & Sons, Inc.
Edition History
Lippincott, Williams & Wilkins (1e, 1965; 2e, 1975; 3e, 1981; 4e, 1986; 5e, 1992; 6e, 2003); Wiley-Blackwell (7e, 2009)
All rights reserved. This translation published under license with the original publisher
John Wiley & Sons Inc.
ISBN 9781119239710

- Direitos exclusivos para a língua portuguesa
Copyright © 2019 by
EDITORA GUANABARA KOOGAN LTDA.
Uma editora integrante do GEN | Grupo Editorial Nacional
Travessa do Ouvidor, 11
Rio de Janeiro – RJ – CEP 20040-040
Tels.: (21) 3543-0770/(11) 5080-0770 | Fax: (21) 3543-0896
www.grupogen.com.br | faleconosco@grupogen.com.br

- Reservados todos os direitos. É proibida a duplicação ou reprodução deste volume, no todo ou em parte, em quaisquer formas ou por quaisquer meios (eletrônico, mecânico, gravação, fotocópia, distribuição pela Internet ou outros), sem permissão, por escrito, da EDITORA GUANABARA KOOGAN LTDA.

- Designer da capa: Bruno Sales
- Imagens da capa: porco (©korkwellum); cavalos (©Sebastian Kaulitzki)
- Editoração eletrônica: Diretriz
- Ficha catalográfica

F147f
8. ed.

    Fails, Anna Dee
        Frandson : anatomia e fisiologia dos animais de produção / Anna Dee Fails, Christianne Magee ; tradução Maria de Fátima Azevedo, Renata Scavone de Oliveira. - 8. ed. - Rio de Janeiro : Guanabara Koogan, 2019.
        : il. ; 28 cm.

        Tradução de: Anatomy & physiology of farm animals
        Inclui índice
        ISBN 978-85-277-3577-3

    1. Anatomia veterinária. 2. Fisiologia veterinária. I. Magee, Christianne. II. Azevedo, Maria de Fátima. III. Oliveira, Renata Scavone de. IV. Título.

19-58304   CDD: 636.0891
                                                CDU: 636.09:591.4

Vanessa Mafra Xavier Salgado - Bibliotecária - CRB-7/6644

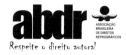

Dedicatória

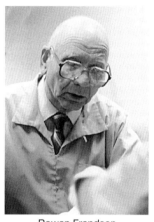

Rowan Frandson
1920-2015

Desde sua primeira edição, em 1964, o livro de Rowan Frandson é um pilar dos cursos de medicina veterinária em todo o mundo. Frandson é bacharel, mestre e doutor em medicina veterinária pela Colorado State University, nos EUA. Atuou como médico-veterinário por um curto período antes de entrar para o corpo docente da Colorado State University, onde lecionou anatomias humana e veterinária. O objetivo inicial de Dr. Frandson para este seu livro era oferecer os princípios fundamentais de anatomia e fisiologia e aplicá-los às espécies de maior importância na prática agropecuária. Agora, em sua oitava edição, a obra *Frandson Anatomia e Fisiologia de Animais de Produção* procura dar continuidade à tradição de viabilizar o acesso às informações para os estudantes nas áreas de medicina veterinária, agropecuária e zootecnia, além de atualizar o conteúdo com novos conhecimentos em fisiologia, biomedicina e anatomia aplicada.

Sumário

1 Introdução à Anatomia e à Fisiologia, *1*

Nomenclatura anatômica, termos direcionais
e planos de corte, *2*
Anatomia microscópica | Células e tecidos animais, *4*
Plano anatômico geral do corpo animal, *12*

2 Anatomia e Fisiologia da Célula, *15*

Propriedades da vida, *16*
Composição química da célula, *17*
Avaliação microscópica da célula, *21*
Membrana celular, *23*
Transporte através das membranas celulares, *26*
Potenciais de membrana e células excitáveis, *29*
Receptores de membrana e sinalização intracelular, *30*
Citoplasma e organelas citoplasmáticas, *32*
Núcleo, *35*
Divisão celular, *40*
Regulação do crescimento e replicação celular, *41*

3 Embriologia, *43*

Desenvolvimento das camadas germinativas, *44*
Princípios da diferenciação, *45*
Neurulação, *46*
Diferenciação do mesoderma, *46*
Teratogênese, *47*

4 Sistema Ósseo, *51*

Funções dos ossos, *51*
Terminologia, *51*
Classificação geral dos ossos segundo o aspecto
macroscópico, *54*
Esqueleto axial, *55*
Esqueleto apendicular, *62*

**5 Anatomia Microscópica e Crescimento
e Desenvolvimento Ósseos, *69***

Anatomia microscópica e formação óssea, *69*

Ossificação, *71*
Fisiologia do osso, *72*
Fraturas e sua cicatrização, *73*
Outras patologias, *75*

6 Articulações, *77*

Classificação das articulações, *77*
Movimentos das articulações, *79*
Tipos de articulações sinoviais, *80*
Articulações do esqueleto axial, *81*
Articulações do esqueleto apendicular, *82*
Patologia das articulações e estruturas relacionadas, *87*

7 Anatomia do Sistema Muscular, *91*

Nomenclatura anatômica dos músculos, *91*
Tipos de tecido muscular, *92*
Organização da musculatura lisa, *92*
Músculos do membro torácico, *95*
Músculos do membro pélvico, *101*
Músculos da cabeça, *105*
Músculos do tronco e do pescoço, *107*

**8 O Pé e o Aparelho de Sustentação
Passiva dos Equinos, *115***

Estrutura do pé, *115*
Função, *122*
Aparelho de sustentação, *123*

**9 Anatomia Microscópica e Fisiologia
do Músculo, *129***

Músculo esquelético, *129*
Músculo liso, *137*
Músculo cardíaco, *140*

10 Anatomia do Sistema Nervoso, *141*

Neuroanatomia microscópica, *142*
Embriologia, *144*
Sistema nervoso central, *146*

viii Frandson | Anatomia e Fisiologia dos Animais de Produção

Sistema nervoso periférico, *152*
Sistema nervoso autônomo, *155*
Sistema nervoso entérico, *157*

11 Fisiologia do Sistema Nervoso, *159*

Regiões funcionais do neurônio, *159*
Fisiologia do impulso nervoso, *159*
Transmissão sináptica, *161*
Neurotransmissores, *163*
Controle nervoso da musculatura esquelética, *165*
Fisiologia do sistema nervoso autônomo, *167*
Regeneração e reparo no sistema nervoso, *169*

12 Órgãos dos Sentidos, *171*

Receptores sensoriais, *172*
Somatossensação, *173*
Sensibilidade visceral, *174*
Sentidos químicos, *175*
Audição e equilíbrio, *176*
Visão, *181*

13 Endocrinologia, *189*

Hormônios e seus receptores, *190*
Efeitos celulares de hormônios peptídicos, *192*
Efeitos celulares de hormônios esteroides e
tireoidianos, *193*
Regulação por *feedback* negativo e positivo, *193*
Eixo hipotalâmico-hipofisário, *194*
Hormônios da neuro-hipófise, *195*
Hormônios da adeno-hipófise, *195*
Outras glândulas endócrinas, *199*

14 Tegumento, *203*

Tegumento, *203*
Pele, *203*
Anexos cutâneos, *205*
Epiderme modificada, *208*
Cor do pelame em equinos, *210*
Lã, *211*

15 Sangue e Outros Fluidos do Corpo, *213*

Sangue, *213*
Plasma e soro, *218*
pH do sangue, *219*
Hemostasia e coagulação, *219*
Linfa, *221*
Fluidos serosos, *222*

16 Defesas Corporais e Sistema Imune, *223*

Defesas não específicas, *224*
Resposta imune específica, *225*
Linfócitos B, *225*
Imunoglobulinas, *226*
Linfócitos T e imunidade celular, *226*
Origem, desenvolvimento e residência dos linfócitos, *227*
Imunidade ativa e imunidade passiva, *228*
Vigilância imunológica, *228*
Sistema linfático, *228*

17 Anatomia do Sistema Cardiovascular, *233*

Coração, *233*
Vasos, *236*
Circulação pulmonar, *237*
Circulação sistêmica, *237*
Veias, *240*
Circulação fetal, *241*

18 Fisiologia do Coração e da Circulação, *245*

Estrutura básica e função do sistema cardiovascular, *245*
Ciclo cardíaco, *248*
Atividade elétrica do coração, *249*
Débito cardíaco e sua regulação, *251*
Estrutura e função dos vasos sanguíneos, *252*
Regulação da pressão arterial e do volume
de sangue, *254*
Função cardiovascular durante exercício
e hipovolemia, *256*

19 Sistema Respiratório, *257*

Sistema respiratório superior, *258*
Tórax, *262*
Fisiologia da respiração, *265*

20 Anatomia do Sistema Digestório, *271*

Organização do sistema digestório, *271*
Boca, *272*
Faringe, *277*
Esôfago, *278*
Estômago simples, *278*
Estômago dos ruminantes, *279*
Intestino delgado, *282*
Intestino grosso, *283*
Características do peritônio, *284*
Órgãos digestórios acessórios, *284*

21 Fisiologia da Digestão, *289*

Fisiologia pré-gástrica, *290*
Pré-estômago ruminante, *291*
Fisiologia gástrica, *292*
Fisiologia do intestino delgado, do pâncreas
exócrino e do fígado, *294*
Fisiologia do ceco e do cólon, *298*
Reto e defecação, *299*
Controle neuroendócrino da alimentação, *299*

22 Nutrição e Metabolismo, *301*

Nutrição, *301*
Metabolismo, *302*

23 Sistema Urinário, *307*

Anatomia do rim, *308*
Ureteres, bexiga e uretra, *309*
Micção, *310*
Resumo da função e histologia dos rins, *310*
Filtração glomerular, *311*
Transporte no túbulo proximal, *313*

Concentração e diluição de urina | Função da alça de Henle e transporte para o ducto coletor, *313*
Sódio, potássio e aldosterona, *317*
Acidificação da urina, *317*
Regulação do equilíbrio acidobásico, *317*

24 Anatomia do Sistema Reprodutor Masculino, *321*

Testículo, *321*
Epidídimo, *322*
Ducto deferente, *324*
Escroto, *324*
Canal inguinal, *324*
Descida dos testículos, *324*
Castração, *326*
Glândulas sexuais acessórias, *327*
Pênis, *328*
Prepúcio, *328*
Músculos da genitália masculina, *330*
Suprimentos sanguíneo e nervoso da genitália masculina, *330*

25 Fisiologia da Reprodução Masculina, *331*

Túbulos seminíferos e espermatogênese, *331*
Epidídimo, *335*
Sêmen e tecnologia do sêmen, *335*
Hormônios da reprodução masculina, *336*
Ereção e ejaculação, *337*

26 Anatomia do Sistema Reprodutor Feminino, *339*

Ovários, *339*
Tubas uterinas, *340*
Útero, *342*
Vagina, *343*
Vestíbulo e vulva, *343*
Irrigação sanguínea e inervação do sistema reprodutor feminino, *344*

27 Ovário e Ciclos Estrais, *347*

Oogênese (ovogênese), *347*

Ovulação, *351*
Corpo lúteo, *352*
Fases do ciclo estral, *353*
Dados específicos dos ciclos estrais de alguns animais, *354*

28 Prenhez e Parto, *357*

Fertilização, *357*
Implantação e placentação, *359*
Hormônios da prenhez, *361*
Diagnóstico de prenhez, *362*
Parto, *363*
Apresentações fetais e parto, *363*
Distocia, *364*

29 Anatomia e Fisiologia das Glândulas Mamárias, *365*

Glândulas mamárias da vaca, *366*
Anatomia microscópica da glândula mamária, *368*
Glândulas mamárias de ovelhas e cabras, *368*
Glândulas mamárias de porcas, *369*
Glândulas mamárias da égua, *370*
Fisiologia da lactação, *370*

30 Aves de Granja, *375*

Tegumento, *376*
Estrutura corpórea, *377*
Esqueleto e ossos, *378*
Musculatura, *379*
Sistema digestório, *380*
Sistema respiratório, *382*
Sistema cardiovascular, *384*
Sistema linfático, *384*
Sistema urinário, *384*
Sistema reprodutor feminino, *387*
Sistema reprodutor masculino, *389*
Cromossomos sexuais, *389*
Reprodução e fotoperíodos, *389*

Abreviaturas, *391*

Bibliografia, *395*

Índice Alfabético, *397*

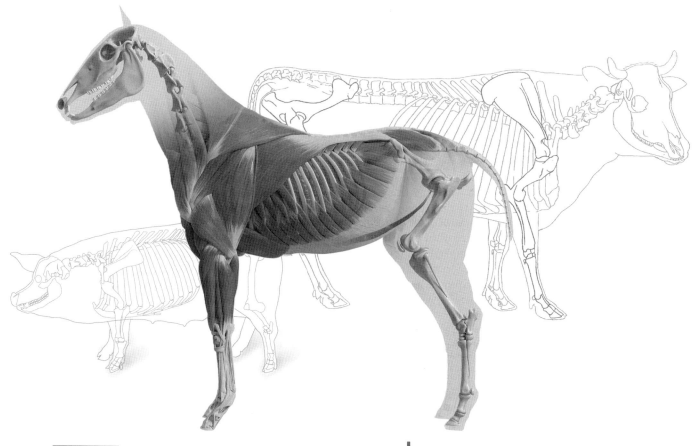

Frandson
Anatomia e Fisiologia dos Animais de Produção

Encarte

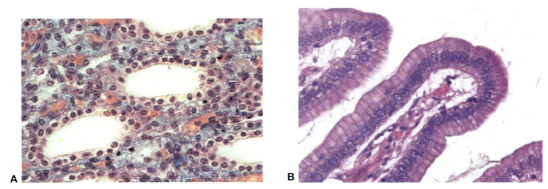

Figura 1.4 A. Células epiteliais cuboides simples que revestem os túbulos coletores dos rins. **B.** Epitélio colunar simples da mucosa do cólon. *Fonte*: **A**, de Bacha e Wood, 1990. Reproduzida, com autorização, de John Wiley & Sons, Inc.; **B**, cortesia de Sandra Pitcaithley, DVM.

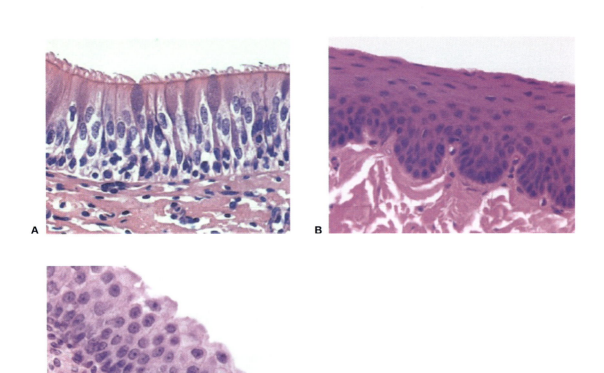

Figura 1.5 A. Epitélio colunar pseudoestratificado característico do epitélio respiratório. Observe a superfície ciliada. **B.** Epitélio escamoso estratificado não queratinizado. **C.** Epitélio de transição da bexiga. *Fonte*: **A**, de Bacha e Wood, 1990. Reproduzida, com autorização, de John Wiley & Sons, Inc.; **B**, cortesia de Sandra Pitcaithley, DVM.

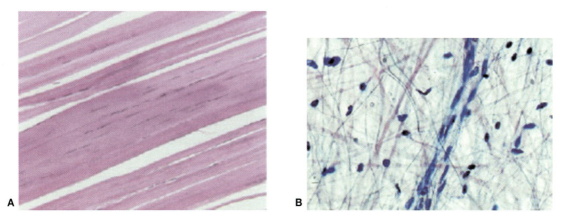

Figura 1.7 A. Tecido conjuntivo denso regular em corte longitudinal de tendão. **B.** Tecido conjuntivo areolar (frouxo) do mesentério. Note as fibras elásticas finas e as fibras mais espessas de colágeno. Um capilar corre da parte superior à parte inferior da imagem. A maioria das células fora do capilar é composta por fibroblastos. *Fonte*: **A**, cortesia de Sandra Pitcaithley, DVM; **B**, Bacha e Wood, 1990. Reproduzida, com autorização, de John Wiley & Sons, Inc.

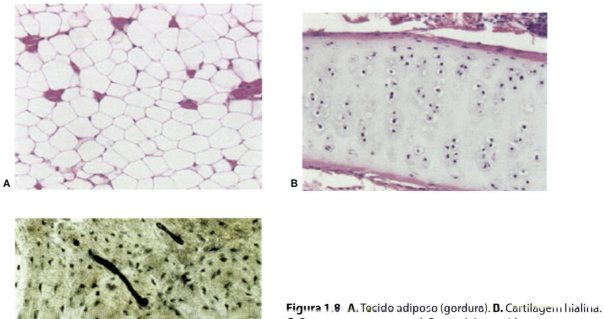

Figura 1.8 A. Tecido adiposo (gordura). **B.** Cartilagem hialina. **C.** Osso em corte transversal. Os osteócitos residem em pequenas lacunas nos círculos concêntricos do sistema dos canais centrais (de Havers). *Fonte*: **A** e **B**, cortesia de Sandra Pitcaithley, DVM; **C**, Bacha e Wood, 1990. Reproduzida, com autorização, de John Wiley & Sons, Inc.

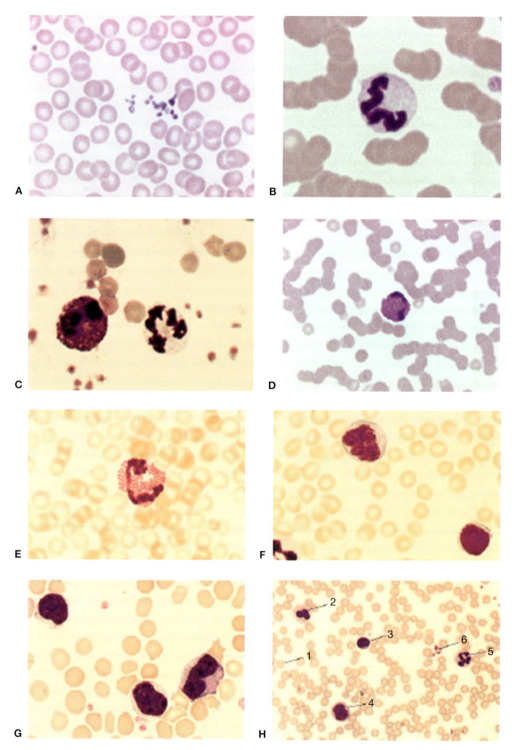

Figura 1.9 **A.** Hemácias (eritrócitos) de cães. No centro do campo óptico, há pequenas plaquetas anucleadas de coloração escura. **B.** Neutrófilo de cão. **C.** Basófilo (à esquerda) e neutrófilo (à direita) de equino. Pequenas plaquetas e hemácias também podem ser observadas. **D.** Eosinófilo de equino. **E.** Eosinófilo de bovino. **F.** Da esquerda para a direita: neutrófilo, monócito e linfócito. **G.** Da esquerda para a direita: dois linfócitos e um monócito. **H.** Micrografia de baixo aumento do sangue felino, mostrando vários tipos celulares sanguíneos: 1, hemácia; 2, eosinófilo; 3, linfócito; 4, monócito; 5, neutrófilo; 6, plaquetas. *Fonte*: imagens **A**, **B** e **D**, cortesia de Sandra Pitcaithley, DVM; **C**, **E** e **H**, Bacha e Wood, 1990. Reproduzida, com autorização, de John Wiley & Sons, Inc.

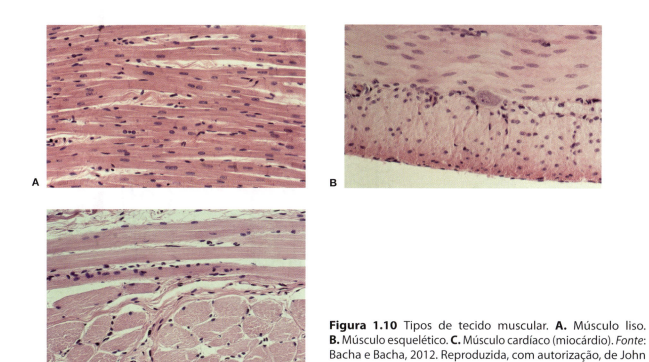

Figura 1.10 Tipos de tecido muscular. **A.** Músculo liso. **B.** Músculo esquelético. **C.** Músculo cardíaco (miocárdio). *Fonte*: Bacha e Bacha, 2012. Reproduzida, com autorização, de John Wiley & Sons, Inc.

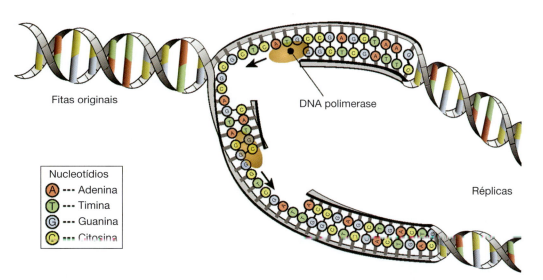

Figura 2.22 Replicação do DNA. As bases nitrogenadas formam fitas complementares. À medida que se separam durante a replicação do DNA, cada fita original serve como modelo para a formação de duas fitas complementares.

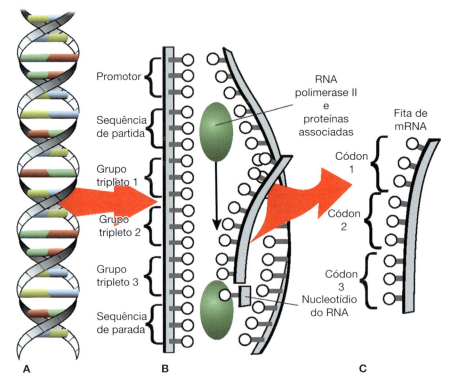

Figura 2.23 Transcrição. **A.** Separação de uma dupla-hélice de DNA. **B.** A RNA polimerase II utiliza grupos tripletos como código para síntese do RNA mensageiro (mRNA). **C.** Os códons no mRNA completo correspondem a grupos tripletos no DNA. Um número mínimo de tripletos e códons está ilustrado para fins de elucidação.

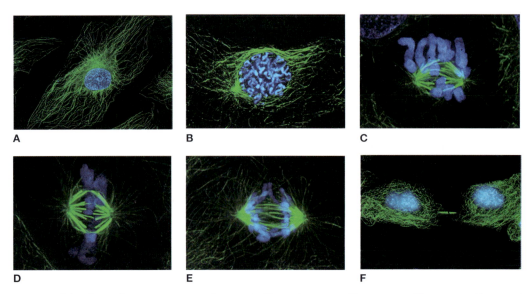

Figura 2.25 Visão geral das fases da mitose. **A.** Interfase. **B.** Prófase. **C.** Prometáfase. **D.** Metáfase. **E.** Anáfase. **F.** Citocinese com DNA (em azul) e microtúbulos (em verde) visíveis em células PtK1 (rato-canguru). *Fonte*: micrografias cortesia de Keith DeLuca, Colorado State University, Fort Collins, Colorado, EUA.

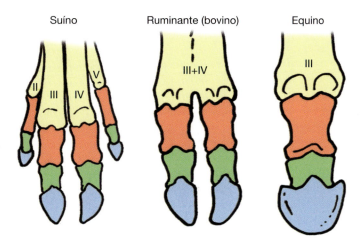

Figura 4.14 Dedos. Cada dedo que sustenta peso é composto por três falanges. Os ossos em amarelo são metacarpos. Em laranja, estão as falanges proximais. Em verde, se encontram as falanges médias. Em azul, têm-se as falanges distais.

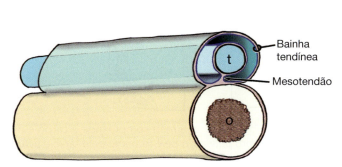

Figura 6.3 Bainha tendínea. O tendão (t) é investido de perto por uma membrana sinovial (linha azul) que se reflete do tendão no mesotendão e o circunda como parte da bainha tendínea. O pequeno espaço entre o tendão e a bainha contém líquido sinovial. O tecido conjuntivo da bainha pode se misturar ao periósteo dos ossos (o) adjacentes para ancorar o tendão, como mostrado aqui. Vasos sanguíneos, nervos e vasos linfáticos chegam ao tendão através do mesotendão.

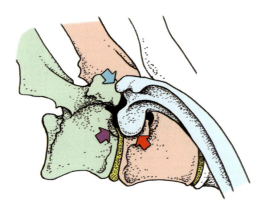

Figura 6.6 Articulações costovertebrais. O sentido cranial está à direita. A ilustração mostra as articulações entre a parte proximal de uma costela (em azul) e duas vértebras adjacentes (em verde e laranja). A cabeça da costela se articula com os corpos de duas vértebras adjacentes na fóvea costal (setas roxa e vermelha). O tubérculo da costela se articula com o processo transverso da vértebra mais caudal (seta azul). As duas articulações são sinoviais. O disco intervertebral, uma articulação sinfisária especializada, é indicado em amarelo.

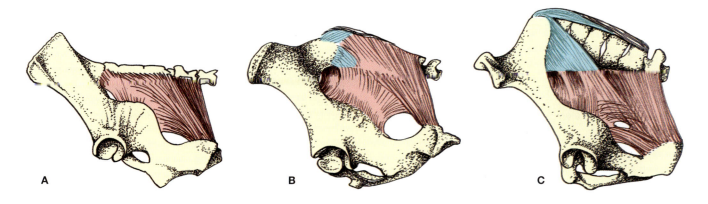

Figura 6.11 Ligamentos da pelve, vista lateral esquerda. O ligamento sacrotuberoso é mostrado em vermelho, e o ligamento iliossacral dorsal, em azul. **A.** Suíno. **B.** Bovino. **C.** Equino.

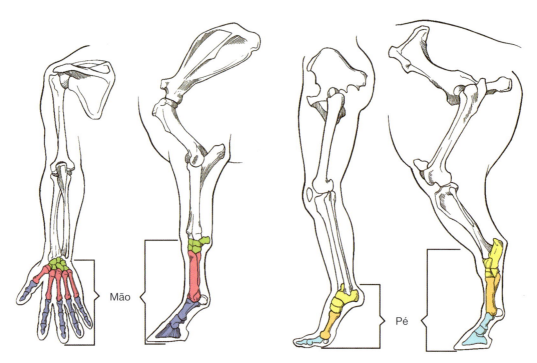

Figura 8.1 Anatomia comparada dos membros humanos e equinos. No membro torácico, a mão compreende o carpo e os elementos mais distais (correspondentes ao punho e à mão humanos). No membro pélvico, o pé é formado pelo tarso e pelos elementos mais distais (o tornozelo e o pé humanos). O cavalo, portanto, fica apoiado em um único dedo, homólogo ao dedo médio humano ou ao hálux.

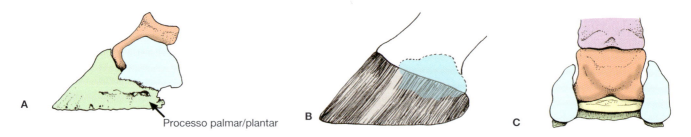

Figura 8.3 **A.** Vista lateral da falange média (em laranja) e da falange distal (em verde). **B.** Vista lateral do casco. **C.** Vista palmar/plantar das falanges média e distal. A falange proximal (em roxo) e o osso navicular (em amarelo) também podem ser observados nesta imagem. As cartilagens ungueais (em azul) estão ligadas ao processo palmar (ou plantar no membro posterior) da falange distal. Essas cartilagens, presentes nos aspectos lateral e medial do pé, se estendem em sentido proximal até a falange média e são palpáveis no cavalo vivo proximal à banda coronária (contorno da cartilagem indicado pela linha tracejada em **B**).

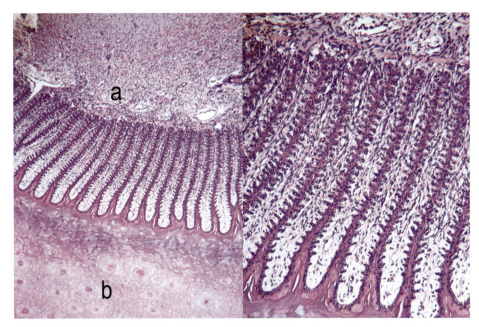

Figura 8.8 Fotomicrografias de um corte transversal do casco fetal equino na região das lâminas. À esquerda: a, cório; b, corno tubular. À direita: o aumento maior mostra interdigitação das lâminas insensíveis (mais escuras) com as lâminas sensíveis (mais claras). *Fonte:* foto cortesia de Gretchen Delcambre, Colorado State University, Fort Collins, Colorado, EUA.

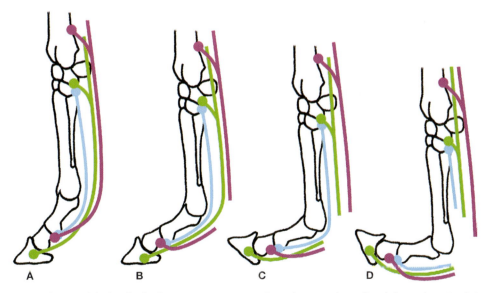

Figura 8.13 Aumento da gravidade da lesão no suporte passivo do membro distal (membro torácico representado). **A.** Suporte normal proporcionado pelos tendões dos músculos flexores digitais superficial (em roxo) e profundo (em verde) e pelo aparelho suspensório (em azul). **B.** A perda do suporte do tendão flexor digital superficial produz hiperextensão das articulações metacarpofalangiana (boleto) e interfalangiana proximal (quartela). **C.** A lesão nos dois tendões flexores aumenta a hiperextensão dessas duas articulações, mas agora a articulação interfalangiana distal também sofre hiperextensão, em decorrência da perda da restrição passiva do tendão flexor digital profundo. **D.** A perda da sustentação conferida pelo aparelho suspensório produz tal hiperextensão do boleto que a articulação entra em colapso no solo.

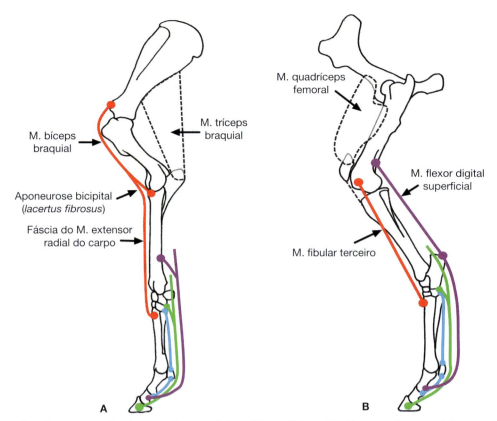

Figura 8.14 Aparelho de sustentação dos membros torácicos (**A**) e pélvicos (**B**). Nos membros torácicos e pélvicos: em roxo, tendão flexor digital superficial; em verde, tendão flexor digital profundo; em azul, aparelho suspensório. Observe os ligamentos acessórios do músculo flexor digital profundo no carpo e no tarso dos membros torácico e pélvico, respectivamente, e o ligamento acessório do músculo flexor digital superficial no membro torácico. Os círculos indicam os pontos de inserção óssea. No membro torácico, o diminuto tônus no músculo tríceps contribui para a estabilidade geral. Do mesmo modo, no membro pélvico, o quadríceps mantém uma pequena quantidade de tônus para que a patela fique travada em extensão. M., músculo.

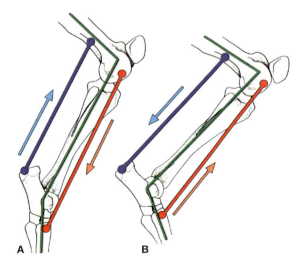

Figura 8.16 Aparelho recíproco. Linha azul, músculo flexor digital superficial. Linha vermelha, músculo fibular terceiro. Os ângulos articulares são indicados pela linha verde. Note que, com o joelho em extensão (**A**), a origem do músculo flexor digital superficial é puxada para cima, o que estende o joelho ao tracionar o calcâneo. A origem do músculo fibular terceiro vira e fica mais perto da tíbia, o que libera a tensão na inserção e permite a extensão do jarrete. A flexão do joelho (**B**) libera a tensão no músculo flexor digital superficial, mas a origem do músculo fibular terceiro gira e se afasta da tíbia, o que causa a tração em sentido superior na inserção e, assim, flexiona o jarrete.

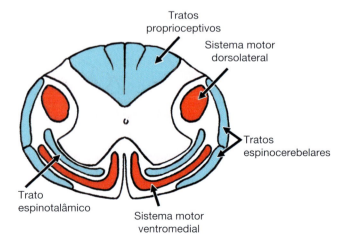

Figura 10.15 Corte transversal da medula espinal cervical com localização aproximada das principais vias sensoriais (em azul) e motoras (em vermelho).

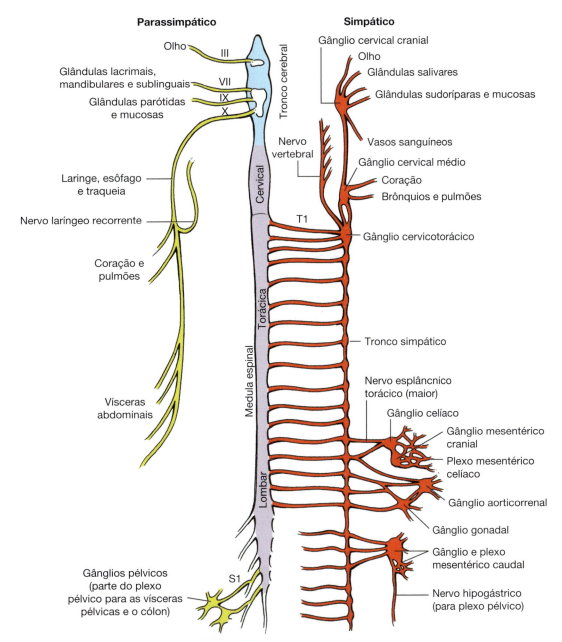

Figura 10.18 O sistema nervoso autônomo. À esquerda, o fluxo parassimpático (em amarelo) com os nervos cranianos III, VII, IX e X e os segmentos sacrais da medula espinal que carreiam as fibras parassimpáticas. À direita, a divisão simpática (em vermelho). Os segmentos lombares torácicos e craniais fazem contribuições ao tronco simpático. Esses nervos são bilaterais e mostrados de apenas um lado neste desenho para fins de clareza.

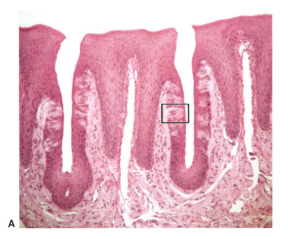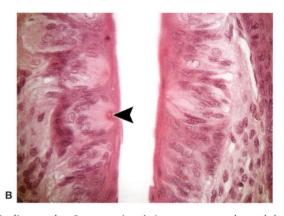

Figura 12.4 Fotomicrografia das papilas linguais. **A.** 10×, a caixa indica um botão gustativo único no aspecto lateral da papila. **B.** 40× de várias papilas gustativas. A seta indica a abertura (poro gustativo) no botão que permite que as substâncias dissolvidas entrem em contato com as células gustativas. *Fonte:* micrografia cortesia de Gretchen Delcambre, Colorado State University, Fort Collins, Colorado, EUA.

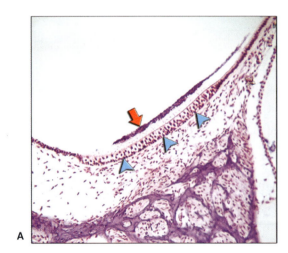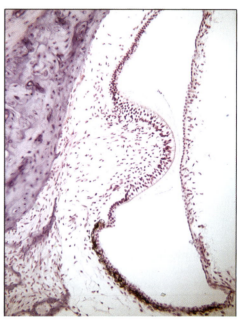

Figura 12.9 Mácula. **A.** Fotomicrografia da mácula. Seta vermelha, otólitos. Pontas de seta azuis, células ciliadas. *Fonte:* fotomicrografia cortesia de Gretchen Delcambre, Colorado State University, Fort Collins, Colorado, EUA.

Figura 12.10 Crista ampular. **A.** Fotomicrografia da crista ampular no interior da ampola. *Fonte:* fotomicrografia cortesia de Gretchen Delcambre, Colorado State University, Fort Collins, Colorado, EUA.

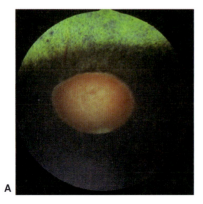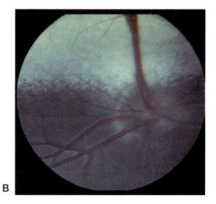

Figura 12.14 Fundo do olho de um equino (**A**) e de um bovino (**B**). O *tapetum* é a região reflexiva vista no topo de ambas as imagens. Nos equinos, o disco óptico é a estrutura oval amarelada no centro da imagem. Os vasos sanguíneos da retina equina são numerosos, pequenos e difíceis de ver ao se irradiarem para fora do disco óptico. O disco óptico bovino é o círculo claro do qual um número menor de vasos maiores é irradiado. *Fonte:* fotografias cortesias de Cynthia Powell, Colorado State University, Fort Collins, Colorado, EUA.

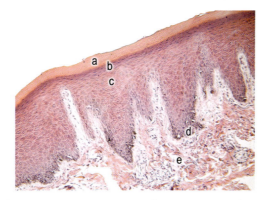

Figura 14.1 Epiderme do focinho suíno, 10×. a, estrato córneo; b, estrato granuloso; c, estrato espinhoso; d, estrato basal; e, derme. O estrato lúcido não é evidente nesta seção. *Fonte:* micrografia cortesia de Gretchen Delcambre, Colorado State University, Fort Collins, Colorado, EUA.

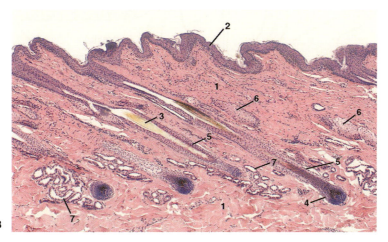

Figura 14.3 B. Fotomicrografia da pele pilosa (equina). 1, derme; 2, epiderme; 3, pelo; 4, papila dérmica; 5, folículo piloso; 6, glândula sebácea; 7, glândula sudorípara. *Fonte:* Bacha e Bacha, 2012. Reproduzida, com autorização, de John Wiley & Sons, Inc.

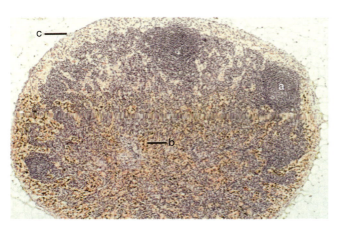

Figura 16.4 Imagem histológica de um nódulo hemático ovino. A organização geral de um nódulo hemático é similar à observada em um nódulo linfático, com uma cápsula distinta (c), mas os nódulos linfáticos (a) são escassos e os seios (b) são preenchidos por sangue. *Fonte:* adaptada de Bacha e Bacha, 2012.

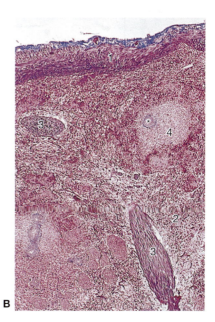

Figura 16.5 B. Corte histológico do baço suíno demonstrando a cápsula (1), a polpa vermelha (2), uma trabécula (3) e uma bainha linfática periarterial (4) com uma artéria central (*). *Fonte:* figura esquemática adaptada de Reece, 2005. Imagem histológica adaptada de Bacha e Bacha, 2012.

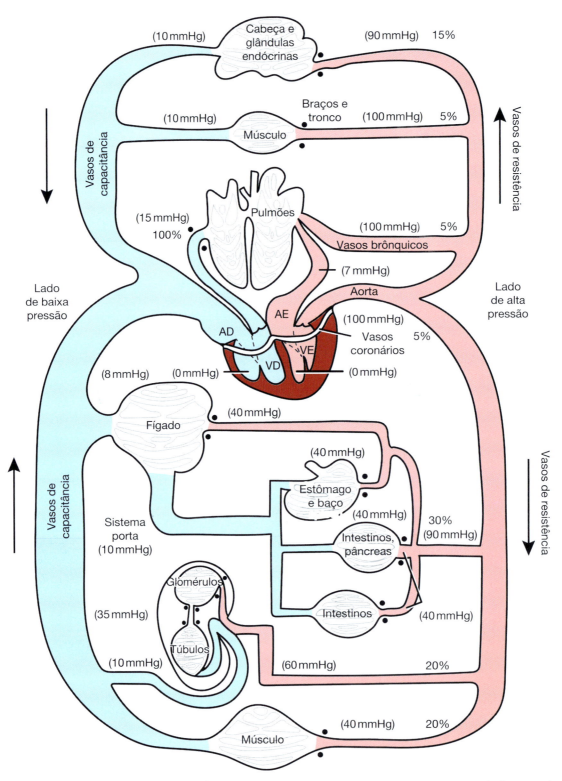

Figura 18.2 Visão geral do sistema cardiovascular. As áreas azuis representam o sangue venoso com baixo teor de oxigênio. As áreas vermelhas representam o sistema arterial com sangue oxigenado. Os círculos pretos sólidos representam áreas de resistência e a porcentagem é a proporção do débito cardíaco que chega ao órgão em repouso. O tamanho do leito capilar varia conforme os sistemas orgânicos. *Fonte:* Reece, 2015. Reproduzida, com autorização, de John Wiley & Sons, Inc. AD, átrio direito; AE, átrio esquerdo; VD, ventrículo direito; VE, ventrículo esquerdo.

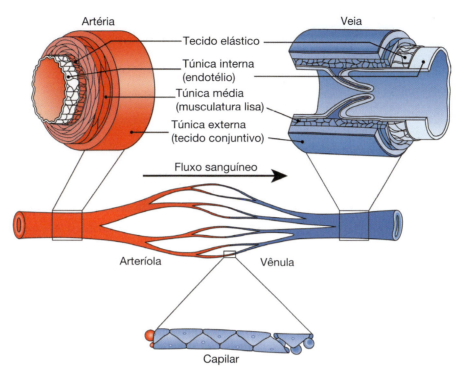

Figura 18.8 Corte de pequenos vasos sanguíneos mostrando a estrutura de suas paredes. Uma válvula venosa também é ilustrada. *Fonte:* adaptada de Cohen e Wood, 2000.

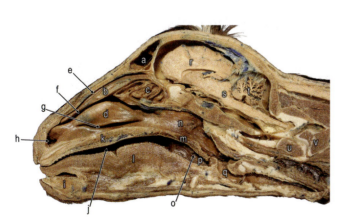

Figura 19.2 Corte mediano da cabeça caprina com o septo nasal removido. a, seio frontal; b, concha nasal dorsal; c, conchas etmoidais; d, concha nasal ventral; e, meato nasal dorsal; f, meato nasal médio; g, meato nasal ventral; h, vestíbulo nasal; i, mandíbula; j, cavidade oral; k, palato duro; l, língua; m, palato mole; n, nasofaringe; o, cripta tonsilar; p, orofaringe; q, vestíbulo laríngeo; r, cérebro; s, tronco cerebral; t, cerebelo; u, atlas; v, áxis.

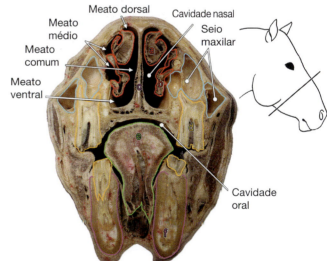

Figura 19.3 Corte transversal do nariz equino. a, concha nasal dorsal; b, concha nasal ventral; c, septo nasal; d, bochecha; e, língua; f, mandíbula.

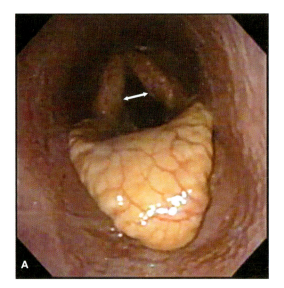
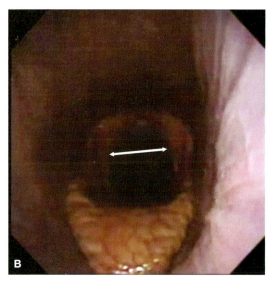

Figura 19.6 Laringe equina observada com o endoscópio. Observe a largura da rima da glote na (**A**) expiração em comparação à (**B**) inspiração vigorosa. O aumento do diâmetro é causado pela rotação das cartilagens aritenoides pelos músculos que abduzem as pregas vocais. *Fonte:* imagens endoscópicas cortesia de Dean Hendrickson, Colorado State University, Colorado, EUA.

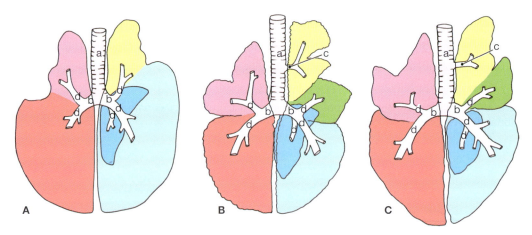

Figura 19.8 Pulmões de (**A**) equinos, (**B**) ruminantes e (**C**) suínos, vistos pelo aspecto dorsal. a, traqueia; b, brônquios primários; c, brônquio traqueal (apenas ruminantes e suínos); d, brônquios secundários (lobares). Rosa, lobo cranial esquerdo; vermelho, lobo caudal esquerdo; amarelo, lobo cranial direito; verde, lobo médio direito (apenas ruminantes e suínos); azul-claro, lobo caudal direito; azul-escuro, lobo acessório.

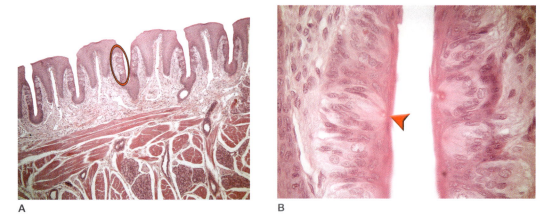

Figura 20.8 A. Papilas fungiformes da língua do coelho (4×). Observe os botões gustativos nas laterais das papilas (círculo). **B.** Maior aumento dos botões gustativos (40×). A ponta de seta indica o poro no ápice do botão gustativo, por onde as substâncias dissolvidas podem alcançar as células gustativas. *Fonte:* fotomicrografias cortesia de Gretchen Delcambre, Colorado State University, Colorado, EUA.

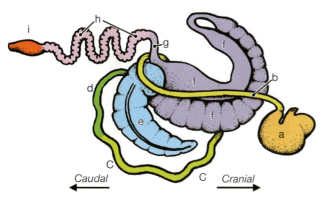

Figura 20.15 Tubo gastrintestinal equino. a, estômago; b, duodeno; c, jejuno; d, íleo; e, ceco; f, cólon ascendente (maior); g, cólon transverso; h, cólon descendente; i, reto.

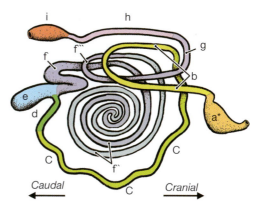

Figura 20.16 Tubo gastrintestinal bovino. a*, abomaso; b, duodeno; c, jejuno; d, íleo; e, ceco; f', alça proximal; f'', alça espiral; f''', alça distal; g, cólon transverso; h, cólon descendente; i, reto.

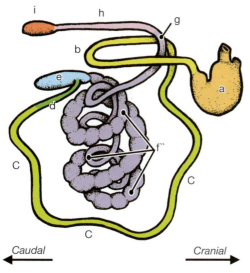

Figura 20.17 Tubo gastrintestinal suíno. a, estômago; b, duodeno; c, jejuno; d, íleo; e, ceco; f'', alça espiral; g, cólon transverso; h, cólon descendente; i, reto.

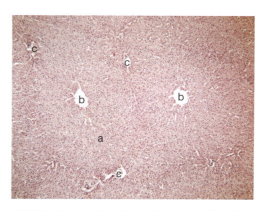

Figura 20.21 Anatomia microscópica do fígado bovino. a, hepatócitos do lobo do fígado; b, veia central; c, veias porta. *Fonte:* foto cortesia de Gretchen Delcambre, Colorado State University, Colorado, EUA.

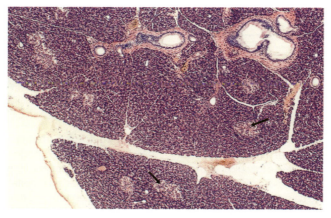

Figura 21.7 Pâncreas equino. A maior parte do pâncreas é composta por células acinares exócrinas com ilhotas de Langerhans (setas) espalhadas pelas regiões exócrinas. O órgão é dividido em lóbulos por septos de tecido conjuntivo com sistemas complexos de ductos. *Fonte:* Bacha e Bacha, 2012. Reproduzida, com autorização, de John Wiley & Sons, Inc.

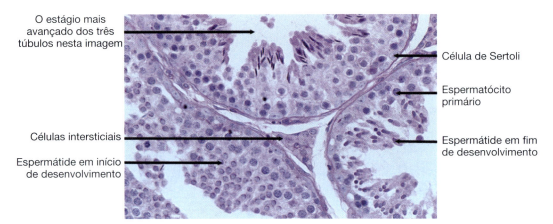

Figura 24.5 Estágios da espermatogênese visíveis nos túbulos seminíferos de um testículo suíno. *Fonte:* imagem cortesia de Library of Reproduction Images (LORI: http://lorimainsection.blogspot.ca).

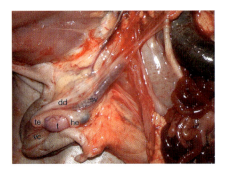

Figura 24.8 Testículo de um caprino neonato normal, com descida completa até o escroto. O gubernáculo está entre a cauda do epidídimo, na parte distal da cavidade vaginal, durante a descida testicular, mas não é macroscopicamente visível. vc, cavidade vaginal; te, cauda do epidídimo; t, testículo; he, cabeça do epidídimo; dd, ducto deferente; sv, veia espermática enrolada no plexo pampiniforme. *Fonte:* imagem cortesia de Library of Reproduction Images (LORI: http://lorimainsection.blogspot.ca).

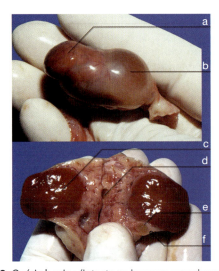

Figura 26.3 Ovário bovino (intacto na imagem superior, seccionado na imagem inferior), mostrando corpo lúteo e folículos. A túnica albugínea (f) do ovário bovino é delgada, possibilitando a protrusão da "coroa" (a) do corpo lúteo ao longo da superfície e a palpação por via retal (VR). Um folículo grande é visível a olho nu (b), mas colapsou no corte (d). Um folículo pequeno também é visível no corte (e). *Fonte*: imagens cortesia de Library of Reproduction Images (LORI: http://lorimainsection.blogspot.ca).

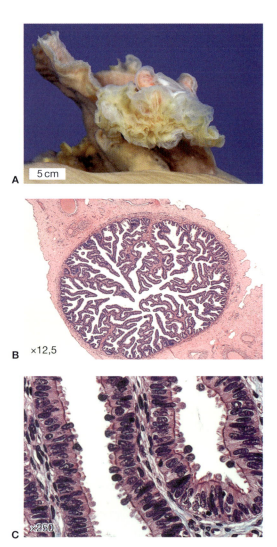

Figura 26.4 Tuba uterina. **A.** Infundíbulo bovino suspenso em água, demonstrando a complexidade das fímbrias. **B.** Micrografia de pequeno aumento do infundíbulo bovino: observe as pregas elaboradas do epitélio. **C.** Micrografia de maior aumento, mostrando o epitélio colunar simples ciliado da tuba uterina. A superfície da mucosa é caracterizada por secreção abundante. *Fonte*: imagem **A** cortesia de Library of Reproduction Images (LORI: http://lorimainsection.blogspot.ca); imagens **B** e **C**, de Bacha e Bacha, 2012. Reproduzida, com autorização, de John Wiley & Sons, Inc.

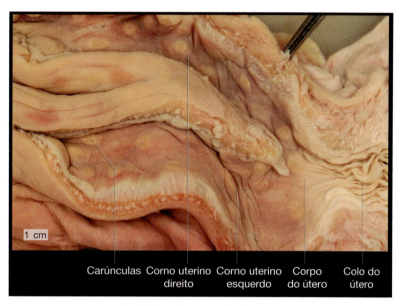

Figura 26.7 Corte do sistema reprodutor feminino bovino. O corpo do útero é relativamente curto em comparação aos cornos uterinos na vaca. *Fonte*: imagem cortesia de Library of Reproduction Images (LORI: http://lorimainsection.blogspot.ca).

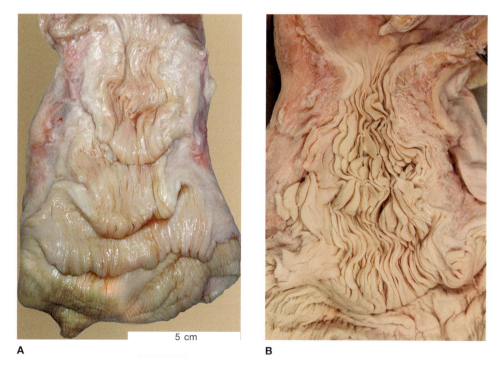

Figura 26.8 Colo do útero bovino. **A.** Aspecto típico de colo do útero aberto para revelar as pregas transversas interdigitais entre a vagina e o útero. **B.** Mesma amostra submersa em água, demonstrando a complexidade das pregas mucosas longitudinais do colo do útero. *Fonte*: imagens cortesia de Library of Reproduction Images (LORI: http://lorimainsection.blogspot.ca).

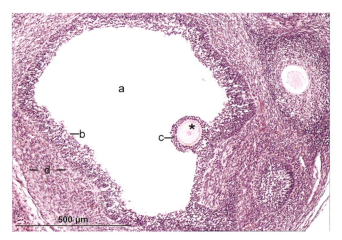

Figura 27.3 Folículo terciário do ovário de uma novilha com 1 mês de vida. O antro (a) do folículo está circundado por uma camada de células da granulosa, a membrana granulosa (b). O cúmulo oóforo (c) é visível em torno do oócito (*). Uma bainha de células do estroma, a teca folicular (d), está formada em torno do folículo e apresenta uma camada vascular interna (teca interna) e uma camada externa de tecido conjuntivo (teca externa), cuja visualização pode ser difícil nessa ampliação. *Fonte*: imagem cortesia de Library of Reproduction Images (LORI: http://lorimainsection.blogspot.ca).

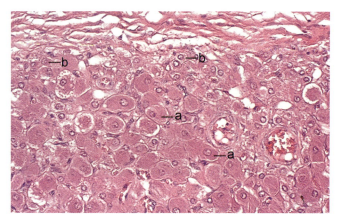

Figura 27.6 Corpo lúteo maduro de uma porca. Células lúteas grandes (a) e pequenas (b) podem ser identificadas. *Fonte*: Bacha e Bacha, 2012. Reproduzida, com autorização, de John Wiley & Sons, Inc.

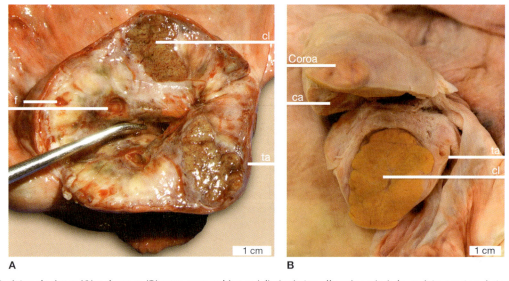

Figura 27.7 Ovários de égua (**A**) e de vaca (**B**) com corpos lúteos (cl). A túnica albugínea (ta) do ovário equino é significativamente mais espessa que a do ovário bovino isto faz com que o corpo lúteo bovino se projete a partir da superfície ovariana (coroa). A sonda está localizada na fossa ovulatória do ovário equino e dois pequenos folículos (f) estão assinalados. Um corpo albicante (ca) é evidente no ovário bovino. *Fonte*: imagens cortesia de Library of Reproduction Images (LORI: http://lorimainsection.blogspot.ca).

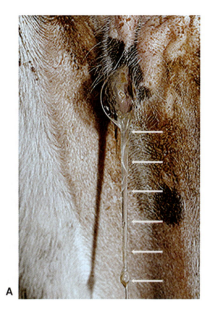
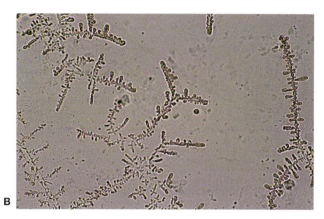

Figura 27.8 A. Secreção mucosa transparente proveniente da vulva de uma vaca no estro. **B.** Se o muco for seco em uma lâmina de vidro e examinado com microscópio óptico, a elevada concentração de cloreto de sódio gera um padrão "em samambaia". *Fonte*: imagens cortesia de Library of Reproduction Images (LORI: http://lorimainsection.blogspot.ca).

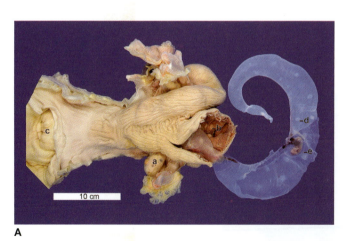
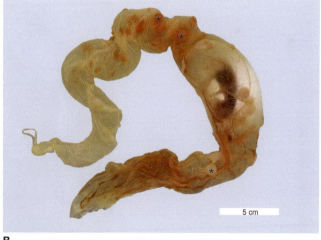

Figura 28.6 Gestações de feto único bovino em aproximadamente 38 dias (**A**) e 54 dias (**B**). Em (**A**), o ovário visível (a) tem um corpo lúteo e o colo do útero (c) está fechado. A formação precoce de placentoma é evidente com carúnculas maternas (b) e cotilédones fetais (d); o cório foi removido para mostrar o alantoide; o âmnio (e) é evidente em torno do feto. Em (**B**), o cório está intacto com vilosidades (*) fetais óbvias que se projetam para o endométrio materno, demonstrado o arranjo típico dos placentomas. *Fonte*: imagens cortesia de Library of Reproduction Images (LORI: http://lorimainsection.blogsport.ca).

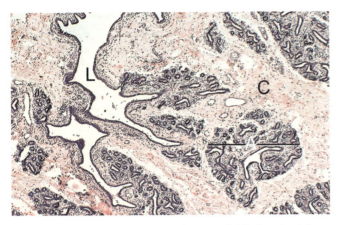

Figura 29.4 Glândula mamária não lactante. **A**, lóbulos glandulares com alvéolos inativos; **L**, ducto intralobular; **C**, tecido conjuntivo. *Fonte*: Bacha e Bacha, 2012. Reproduzida, com autorização, de John Wiley & Sons, Inc.

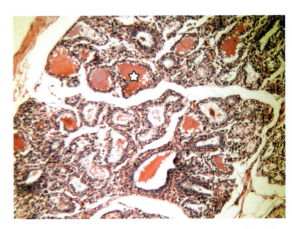

Figura 29.5 Glândula mamária lactante. A estrela indica um único alvéolo. *Fonte*: imagem cortesia de Gretchen Delcambre, Colorado State University, Fort Collins, Colorado, EUA.

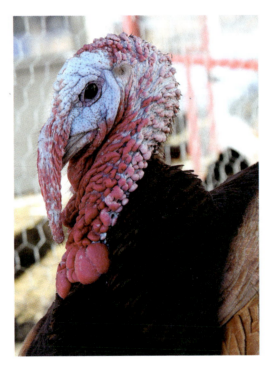

Figura 30.3 Peru-macho. Observe o adorno e as carúnculas, característicos desta espécie.

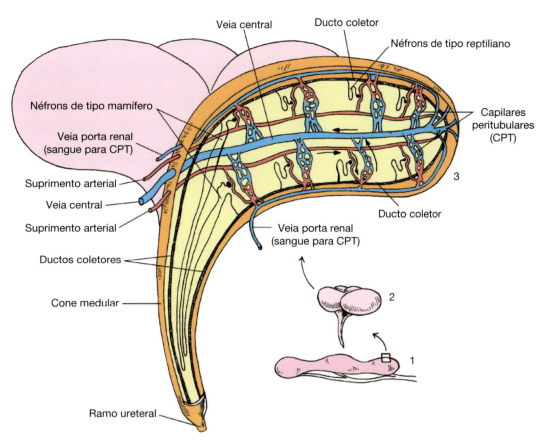

Figura 30.10 Localização dos néfrons de tipo mamífero e reptiliano em um lóbulo do rim aviário típico. As veias porta renais são responsáveis pelo fluxo sanguíneo secundário para os capilares peritubulares. *Fonte*: Reece, 2015. Reproduzida, com autorização, de John Wiley & Sons, Inc.

1 Introdução à Anatomia e à Fisiologia

Nomenclatura anatômica, termos direcionais e planos de corte, 2
Anatomia microscópica | Células e tecidos animais, 4
Tecidos epiteliais, 5

Tecidos conjuntivos, 8
Tecidos musculares, 11
Tecidos nervosos, 11
Plano anatômico geral do corpo animal, 12

Objetivos de aprendizagem

- Definir e ser capaz de explicar a importância dos termos destacados em **negrito e itálico** neste capítulo
- Entender as subdisciplinas específicas que fazem parte do estudo da anatomia
- Estar apto a utilizar os termos direcionais anatômicos corretamente na descrição da anatomia
- Descrever a forma de classificação de estruturas como parte de um sistema corpóreo, órgão, tecido ou tipo celular
- Fazer uma breve descrição dos quatro tipos básicos de tecidos e suas principais subcategorias. Distinguir as características de cada tipo de tecido dessas subcategorias primárias. Localizar onde esses tipos de tecidos ou suas principais subcategorias poderiam ser encontrados
- Descrever os componentes primários do sangue e a diferença entre soro e plasma
- Saber a diferença entre *secreção* e *excreção*
- Saber a diferença entre glândula *endócrina* e *exócrina*. Dar exemplos de cada uma delas, bem como de um tecido que contenha glândulas endócrinas e exócrinas
- Aprender como o celoma embrionário está dividido em adultos e quais as serosas associadas às cavidades e suas estruturas
- Entender o conceito de espaços "potenciais" aplicado às cavidades corpóreas e identificar, por nome, as serosas que revestem cada uma delas.

O termo ***anatomia*** é traduzido literalmente como "cortar em partes", porque reconhece a importância da dissecção no estudo da estrutura corpórea. Em seu uso contemporâneo, no entanto, o termo passou a se referir mais genericamente à ciência que lida com a forma e a estrutura de todos os organismos.

Diferentemente da anatomia, que trata principalmente da estrutura, a ***fisiologia*** é o estudo das funções integradas do corpo e de todas as suas partes (sistemas, órgãos, tecidos, células e componentes celulares), inclusive processos biofísicos e bioquímicos.

De modo geral, o estudo em um típico laboratório de **anatomia macroscópica** se fundamenta na dissecção de cadáveres de animais. A dissecção aliada ao manuseio e à observação direta de estruturas macroscopicamente visíveis dá ao aluno noções de forma, textura, localização e relações de estruturas visíveis a olho nu, que praticamente não podem ser obtidas de outra maneira. Do mesmo modo, o uso do microscópico com cortes de tecidos devidamente preparados em lâminas, por onde o aluno pode "navegar", propicia a compreensão abrangente de estruturas que são tão pequenas a ponto de não poderem ser observadas sem o auxílio do microscópio (***anatomia microscópica***).

No laboratório de fisiologia, o aluno estuda a resposta de animais inteiros, órgãos isolados ou células individuais a mudanças em seu ambiente (tanto interno como externo).

As alterações podem ser induzidas por quase qualquer agente ou manipulação, como medicamentos, mudanças de temperatura ou altitude, intervenções cirúrgicas (como castração) e modificações na dieta. O monitoramento das respostas pode ser simples, como o acompanhamento das alterações do peso corpóreo; ou complexo, como a medida do potencial elétrico através da membrana celular de uma única célula.

Embora a anatomia e a fisiologia sejam normalmente tratadas como disciplinas mais ou menos independentes, são facetas do estudo do corpo animal. O conhecimento completo e aprofundado da estrutura traz muitas informações sobre a sua função. Contudo, a mera descrição da estrutura sem considerar a função seria de pouca utilidade. Por outro lado, é impossível compreender detalhadamente a função sem o conhecimento básico da estrutura.

O campo da anatomia tornou-se tão extenso que hoje é dividido em muitos ramos especializados. Na realidade, o *Dicionário Médico Ilustrado Dorland* define 32 subdivisões da anatomia. Aqui, neste livro de anatomia, será descrita principalmente a **anatomia macroscópica**. Trata-se do estudo da forma e das relações (posições relativas) das estruturas do corpo que podem ser observadas a olho nu. A **anatomia comparada** é o estudo das estruturas de várias espécies animais, com especial ênfase nas características que auxiliam na classificação. A **embriologia** é o estudo da anatomia do desenvolvimento, abrangendo o período entre a concepção (fertilização do oócito maduro) e o nascimento. Outro ramo importante da anatomia, chamado de **anatomia microscópica**, é o estudo de tecidos e células que só podem ser vistos com o auxílio do microscópio.

O avanço mais recente no estudo da anatomia é a **citologia ultraestrutural**, que usa o microscópio eletrônico para visualização de fragmentos de células e tecidos. A expressão *estrutura fina* é frequentemente utilizada em referência a estruturas vistas em micrografias eletrônicas (fotos obtidas com o microscópio eletrônico).

Nossa metodologia para o estudo da anatomia será principalmente por sistemas, uma abordagem que pode ser descrita como **anatomia sistemática**. Para nomear uma subdivisão específica da anatomia sistemática, o sufixo *-logia*, que significa *ramo do conhecimento* ou *ciência*, é adicionado ao radical (raiz da palavra) referente ao sistema. A Tabela 1.1 indica os sistemas comumente aceitos, o nome do estudo desses sistemas e as principais estruturas de cada sistema.

A fisiologia também se tornou tão ampla em termos de alcance que abrange muitas áreas de especialização. Como a anatomia, essas áreas de especialização podem ser baseadas nos sistemas corpóreos (p. ex., neurofisiologia, fisiologia gastrintestinal, fisiologia cardiovascular, fisiologia respiratória, fisiologia endócrina e fisiologia reprodutiva) ou no nível de organização biológica (fisiologia celular e fisiologia orgânica). Todas essas subdivisões se tornam partes de áreas gerais de estudo, como fisiologia aplicada, fisiologia comparada, fisiopatologia, fisiologia médica e fisiologia mamífera. Será dirigida uma atenção especial a esses sistemas e estudos, uma vez que estão especificamente relacionados com animais de produção (também conhecidos como animais de fazenda).

Nomenclatura anatômica, termos direcionais e planos de corte

A anatomia é uma disciplina científica muito antiga. Os anatomistas têm atribuído nomes às partes do corpo há muito tempo, algumas vezes utilizando seus próprios nomes ou termos em latim (L.) ou em grego (Gr.) para descrevê-las. Também não é surpresa que muitos construtos anatômicos tenham recebido denominações diversas ao longo dos séculos. Além disso, a anatomia veterinária está ainda mais sobrecarregada por tentativas não uniformes de adotar nomes de estruturas humanas homólogas. Por isso, as estruturas anatômicas ocasionalmente têm muitos nomes. Um comitê da World Association of Veterinary Anatomists (WAVA) debate e decide o termo único mais adequado para as estruturas na anatomia veterinária. Em 1963, a primeira *Nomina Anatomica Veterinaria* (literalmente, "Nomes Anatômicos Veterinários"), ou NAV, passou a ser amplamente utilizada. Desde então, esse guia foi submetido a várias revisões, e a versão mais recente (6ª edição, revisada), de 2017, está disponível no *site* da WAVA. A NAV está organizada como uma lista de termos anatômicos em sua forma correta em latim, dispostos de maneira lógica, por sistema e região corpórea. Algumas palavras básicas (p. ex., *nervus* para nervo, *os* para osso) ajudam o leitor diligente que começa a "navegar" por esse documento. Este livro tenta seguir as diretrizes da NAV na nomeação de estruturas, desviando-se delas apenas quando um termo alternativo é consagrado por seu uso comum de maneira irrefutável.

Um léxico especializado que descreve os locais e as direções dentro do corpo foi desenvolvido para transmitir informações sobre a localização física e as relações das estruturas anatômicas. Como o corpo é móvel, os critérios de referência têm de ser aplicáveis seja qual for a posição ou a direção do

Tabela 1.1 Nomenclatura para anatomia sistemática.

Sistema	Nome do estudo	Estruturas principais
Esquelético	Osteologia	Ossos
Articular	Artrologia (Sindesmologia)	Articulações
Muscular	Miologia	Músculos
Digestório	Esplancnologia	Estômago e intestinos
Respiratório	Esplancnologia	Pulmões e vias respiratórias
Urinário	Esplancnologia	Rins e bexiga
Reprodutor	Esplancnologia	Ovários e testículos
Endócrino	Endocrinologia	Glândulas endócrinas
Nervoso	Neurologia	Encéfalo, medula espinal e nervos
Circulatório	Cardiologia	Coração e vasos
Sensorial	Estesiologia	Olho e orelha

animal (Figura 1.1). A terminologia direcional na anatomia veterinária difere daquela utilizada na anatomia humana, justamente por conta da orientação da postura bípede em contraposição à quadrúpede. O estudante de anatomia veterinária verá que os termos **anterior**, **posterior**, **superior** e **inferior** não são utilizados, exceto em duas regiões corpóreas específicas: olhos e dentes (ver Capítulos 12 e 20).

Cranial é um termo direcional que significa "em direção à cabeça". O ombro é cranial ao quadril, ou seja, está mais próximo da cabeça que do quadril.

Caudal significa "em direção à cauda". O quarto traseiro (garupa) é caudal ao lombo.

Rostral e **caudal** são termos direcionais usados em referência às características da cabeça, representando estruturas em direção ao nariz (rostral) ou em direção à cauda (caudal).

O **plano mediano** é um plano imaginário traçado no centro do corpo, dividindo-o em metade direita e metade esquerda. Uma carcaça de carne bovina, por exemplo, é dividida em duas metades no plano mediano.

Um **plano sagital** é qualquer plano paralelo ao plano mediano. O plano mediano é às vezes chamado de **plano sagital mediano**. Outros planos sagitais, que não o plano mediano, são geralmente denominados **planos paramedianos**.

Um **plano transverso** é perpendicular ao plano mediano e divide o corpo em segmentos craniais e caudais. Um corte transversal do corpo seria feito em um plano transverso. A cinta usada para segurar a sela define um plano transverso do tórax de um cavalo.

Um **plano horizontal** é perpendicular ao plano mediano e aos planos transversos. O plano horizontal divide o corpo em segmentos dorsal (superior) e ventral (inferior). Se uma vaca entrar em um lago até que a água passe da altura do tórax (peito), a superfície da água estará em um plano horizontal em relação ao animal.

Além dos planos de referência, outros termos descritivos são empregados na definição de uma área que desejamos abordar.

Medial é um adjetivo que significa "próximo ou em direção ao plano mediano". O coração é medial aos pulmões, ou seja, está mais próximo ao plano mediano que os pulmões. A "castanha" (calosidade) está na face medial (parte interna) do membro de um cavalo, ou seja, mais próxima do plano mediano.

Lateral é o antônimo de medial, indicando estruturas afastadas do plano mediano. As costelas são laterais aos pulmões, ou seja, mais distantes do plano mediano.

Dorsal significa "em direção à coluna vertebral ou além de seus limites". Os rins são dorsais aos intestinos, pois estão mais próximos da coluna vertebral. **Dorso** é o substantivo que se refere à porção dorsal ou costas. Uma sela é colocada no dorso de um cavalo.

Ventral significa distante da coluna vertebral ou em direção à parede abdominal mediana. O úbere está na porção ventral do corpo de uma vaca, a parte corpórea mais afastada da coluna vertebral.

Os termos **profundo** e **interno** indicam proximidade com o centro de uma estrutura anatômica. O úmero tem localização profunda em relação a todas as outras estruturas do braço.

Os termos **superficial** e **externo** referem-se à proximidade com a superfície do corpo. Os pelos são superficiais a todas as outras estruturas do corpo.

Proximal significa relativamente próximo a determinada parte do corpo, em geral da coluna vertebral, do corpo ou

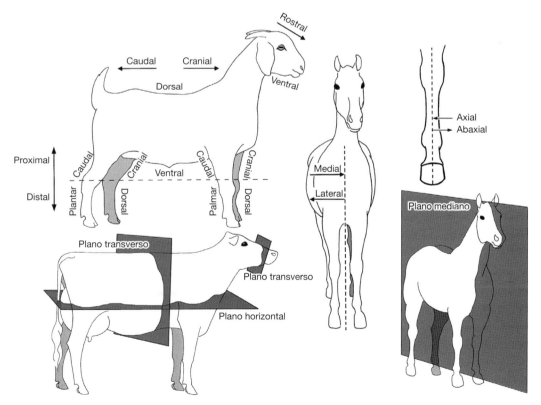

Figura 1.1 Termos direcionais e planos do corpo animal.

do centro de gravidade. O termo "proximal" costuma ser utilizado em referência a uma extremidade ou membro. O carpo ou joelho é proximal ao pé.

Distal significa "mais distante da coluna vertebral" e, assim como proximal, é normalmente empregado em referência a partes do membro. O casco é distal ao carpo ou joelho.

Na descrição do membro torácico (anterior) distal (abaixo) ao carpo, o termo **palmar** refere-se à superfície flexora ou caudal. **Dorsal** é usado nessa região para se referir ao lado oposto (cranial). Na descrição do membro pélvico (posterior) distal ao jarrete, o termo **plantar** refere-se à superfície caudal e, aqui, dorsal também se refere ao lado imediatamente oposto (cranial).

Para se referir a estruturas nos membros (sobretudo nos distais), outro par de termos direcionais é geralmente empregado. Utilizando um plano que divide o membro, em seu eixo central, em metades medial e lateral, as estruturas mais próximas a esse eixo central são descritas como **axiais**, enquanto aquelas mais distantes (mais próximas das faces medial ou lateral) são consideradas mais **abaxiais**.

O sufixo -**almente** é usado para formar um advérbio de qualquer um dos termos direcionais já mencionados, indicando movimento na direção de ou voltado para. Sendo assim, os termos **dorsalmente**, **ventralmente**, **caudalmente** e **cranialmente** indicam em direção ao dorso, ao ventre, à cauda e à cabeça, respectivamente. Por exemplo, o tendão flexor superficial dos dedos insere-se no membro **distal** (o adjetivo *distal* descreve o substantivo *membro*), mas avança **distalmente** (o advérbio *distalmente* indica a *posição*) à medida que segue ao longo do aspecto palmar da mão.

Decúbito ventral (ou posição prona) é aquele no qual o dorso ou qualquer membro está na posição mais elevada. *Pronação* refere-se ao ato de girar para o decúbito ventral.

Decúbito dorsal (ou posição supina) é aquele no qual o dorso do corpo está encostado na mesa de exame ou no chão. *Supinação* refere-se ao ato de girar para o decúbito dorsal.

O termo *mediano* é muitas vezes confundido com *medial*. Ambos são usados como adjetivos ao descrever estruturas anatômicas. *Mediano* significa "na linha média" (como no plano mediano ou na artéria mediana). *Medial* é uma palavra sutilmente distinta, pois quer dizer "em direção à linha mediana", além de ser um termo de relatividade (implica a existência de uma lateral).

Anatomia microscópica | Células e tecidos animais

Todos os seres vivos, vegetais e animais, são formados por pequenas unidades, denominadas **células**. Os animais mais simples, como a ameba, consistem em um ser unicelular capaz de realizar todas as funções comumente associadas à vida. Essas funções são crescimento (aumento de tamanho), metabolismo (utilização de alimentos), resposta a estímulos (como movimento em direção à luz), contração (encurtamento em um sentido) e reprodução (desenvolvimento de novos indivíduos da mesma espécie).

Uma célula eucariótica típica sempre está envolta por uma **membrana celular**. Dentro da membrana celular, encontram-se as organelas suspensas no **citoplasma**, líquido que preenche o interior da célula. A organela mais importante, e a característica estrutural peculiar das células eucarióticas, é o **núcleo**, ligado à membrana, que contém o material genético do organismo (Figura 1.2). Informações detalhadas sobre as outras organelas e a estrutura de cada célula estão descritas no Capítulo 2. Os tecidos são abordados neste capítulo.

Em animais complexos, as células se especializam em várias funções para sua manutenção, e a hierarquia da organização dessas células é importante para descrever a anatomia de um animal. Um *tecido* corresponde a um conjunto de células especializadas. Por exemplo, as células especializadas na condução de impulsos formam o tecido nervoso, enquanto as células especializadas em manter a união de estruturas compõem o tecido conjuntivo. Vários tecidos estão associados em grupos funcionais, denominados **órgãos**. O estômago é um órgão que atua na digestão dos alimentos. Um conjunto de órgãos que participam de uma tarefa comum constitui um **sistema**. Por exemplo, órgãos como estômago, fígado, pâncreas e intestinos fazem parte do sistema digestório.

Os principais tipos de tecidos são: (1) **tecidos epiteliais**, que cobrem a superfície do corpo, revestem as cavidades corpóreas e formam as glândulas; (2) **tecidos conjuntivos**, que sustentam e unem outros tecidos e também originam os elementos formadores do sangue, no caso da medula óssea; (3) **tecidos musculares**, especializados em contração; e (4) **tecidos nervosos**, que conduzem os impulsos de uma parte do corpo para outra.

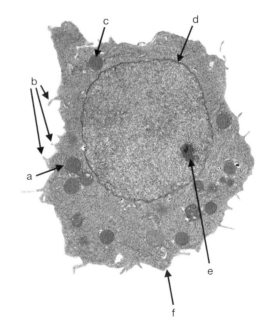

Figura 1.2 Uma célula observada à microscopia eletrônica. As áreas de cor clara no núcleo (eucromatina) indicam que essa célula hepática (do fígado) está em um processo de transcrição ativa. a, retículo endoplasmático rugoso; b, microvilosidades; c, mitocôndria; d, envelope nuclear; e, nucléolo; f, membrana plasmática. *Fonte*: imagem cortesia de D.N. Rao Veeramachaneni, BVSc, MScVet, PhD, Professor of Biomedical Sciences, Colorado State University.

Tecidos epiteliais

De modo geral, os tecidos epiteliais não glandulares são classificados como **simples** (compostos por uma única camada) ou **estratificados** (constituídos por muitas camadas). Cada um desses tipos é subdividido ainda mais, de acordo com o formato das células do tecido epitelial (Figura 1.3). O epitélio simples contém células escamosas (semelhantes a placas), células cuboides (cúbicas), células colunares (cilíndricas) e células colunares pseudoestratificadas. O formato das células e o número de camadas, então, são utilizados em conjunto para descrever especificamente um tipo de tecido epitelial que muitas vezes tem uma função específica. Como formam o revestimento externo de muitos órgãos, os tecidos epiteliais são responsáveis pela formação de barreiras, impedindo a penetração de bactérias ou outros materiais. Essa barreira epitelial ainda deve possibilitar que o órgão participe de atividades como secreção, absorção, excreção ou transporte de outras moléculas e macromoléculas ou na transmissão de informações sensoriais, como o paladar pela língua.

O *epitélio escamoso simples* consiste em uma fina camada de células semelhantes a placas. Essas células se expandem lateralmente, mas têm pouca espessura ou profundidade. As bordas são unidas como um revestimento tipo mosaico em um piso. Uma camada de epitélio escamoso simples tem pouca resistência à tração, sendo encontrada apenas como uma camada de revestimento para tecidos mais fortes e resistentes. O epitélio escamoso simples é observado em locais onde há necessidade de uma superfície lisa para diminuir a fricção (atrito). Os revestimentos das cavidades corpóreas e dos vasos sanguíneos, assim como as serosas que cobrem muitos órgãos no abdome e no tórax, são compostos por epitélio escamoso simples.

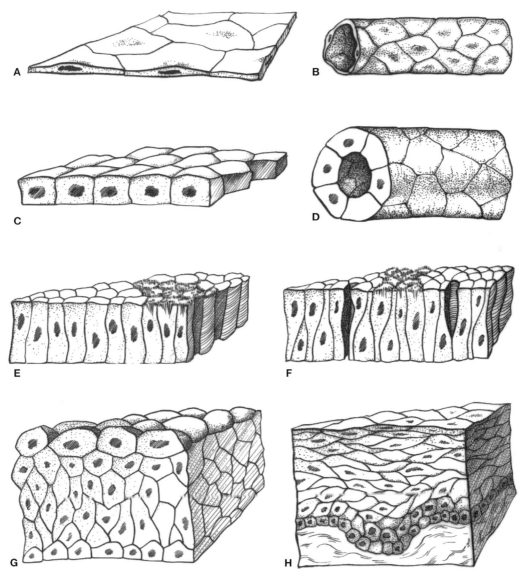

Figura 1.3 Principais tipos de tecidos epiteliais. **A.** Escamoso simples. **B.** Escamoso simples em arranjo tubular. **C.** Cuboide simples. **D.** Cuboide simples disposto sob a forma de ducto. **E.** Colunar simples. **F.** Colunar pseudoestratificado com cílios. **G.** Transicional (também conhecido como epitélio de transição). **H.** Escamoso estratificado.

As **células epiteliais cuboides simples** (Figura 1.4) são praticamente iguais em todas as dimensões. São encontradas em alguns ductos e túbulos nos rins. O tecido ativo de muitas glândulas é composto por células cuboides.

As **células epiteliais colunares simples** (ver Figura 1.4) são cilíndricas. Essas células estão dispostas como uma espécie de favo de mel. Algumas células colunares apresentam **cílios**, pequenas estruturas ou organelas semelhantes a pelos que se estendem da superfície celular até a extremidade livre da célula. Os cílios podem ser móveis, deslocando-se algumas vezes em ondas rítmicas; tais cílios trabalham em conjunto para deslocar líquidos ou partículas para além da célula. Com frequência, essas células epiteliais atuam como barreiras protetoras, revestindo regiões do tubo gastrintestinal (GI).

O **epitélio colunar pseudoestratificado** (Figura 1.5) é composto por uma única camada de células colunares. Contudo, essas células têm comprimento variável, dando a aparência de mais de uma camada ou estrato. Esse tipo de epitélio é ciliado no sistema respiratório superior, enquanto o epitélio colunar pseudoestratificado não ciliado é encontrado no epidídimo do sistema reprodutor masculino.

O **epitélio estratificado** consiste em mais de uma camada de células epiteliais e inclui o epitélio escamoso estratificado, colunar estratificado e transicional. A camada mais profunda do epitélio estratificado liga-se à membrana basal e é a camada em divisão ativa. O formato das células na camada basal, em comparação às camadas mais superficiais do epitélio estratificado, pode variar à medida que as células do epitélio amadurecem.

O **epitélio escamoso estratificado** (ver Figura 1.5) forma a camada externa da pele e o revestimento da porção proximal do tubo GI até o estômago. Em ruminantes, o epitélio escamoso estratificado também reveste a porção anterior do estômago ou pré-estômago (rúmen, retículo e omaso). O epitélio escamoso estratificado é o mais grosso e mais resistente dos epitélios, sendo composto por muitas camadas de células. Da porção mais profunda à superficial,

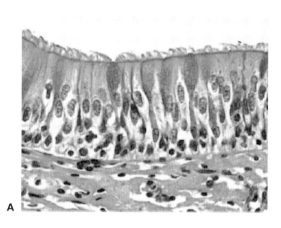

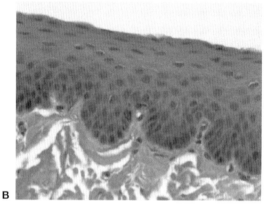

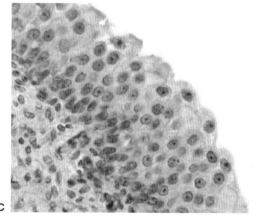

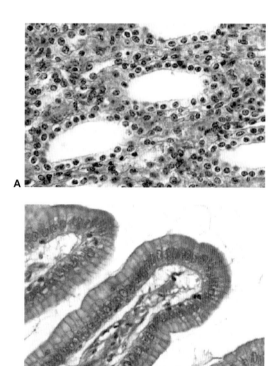

Figura 1.4 A. Células epiteliais cuboides simples que revestem os túbulos coletores dos rins. **B.** Epitélio colunar simples da mucosa do cólon. *Fonte*: **A**, de Bacha e Wood, 1990. Reproduzida, com autorização, de John Wiley & Sons, Inc.; **B**, cortesia de Sandra Pitcaithley, DVM. (Esta figura encontra-se reproduzida em cores no Encarte.)

Figura 1.5 A. Epitélio colunar pseudoestratificado característico do epitélio respiratório. Observe a superfície ciliada. **B.** Epitélio escamoso estratificado não queratinizado. **C.** Epitélio de transição da bexiga. *Fonte*: **A**, de Bacha e Wood, 1990. Reproduzida, com autorização, de John Wiley & Sons, Inc.; **B**, cortesia de Sandra Pitcaithley, DVM. (Esta figura encontra-se reproduzida em cores no Encarte.)

essas camadas são a **camada basal** (*estrato basal*), a **camada parabasal** (*estrato espinhoso*), a **camada intermediária** (*estrato granuloso*) e a **camada superficial** (*estrato córneo*). A camada mais profunda, o estrato basal, contém as células que crescem e se multiplicam de forma ativa. Essas células são um tanto cuboides; no entanto, à medida que são empurradas em direção à superfície e ficam distantes do aporte (suprimento) sanguíneo dos tecidos subjacentes, se transformam em células mortas achatadas, sem núcleo ou organelas. O estrato córneo geralmente tem muitas camadas (15 a 20) de células espessas, com citoplasma preenchido por queratina, o que gera uma camada resistente e inerte de células em constante processo de descamação. Quando submetida à fricção (atrito), essa camada de células torna-se muito espessa, formando calos.

O **epitélio colunar estratificado** é composto por mais de uma camada de células colunares e é parte do revestimento da faringe e dos ductos salivares.

O **epitélio transicional** ou **de transição** (ver Figura 1.5) é peculiar, uma vez que possibilita o estiramento de um órgão sem ruptura. É encontrado principalmente na bexiga e nos ureteres. O epitélio de transição pode ter muitas células de espessura quando a bexiga está pequena e vazia, mas se estica e se transforma em uma única camada quando a bexiga fica completamente cheia.

As **células epiteliais glandulares** são especializadas nas funções de secreção ou excreção. A *secreção* é a liberação de uma substância sintetizada pela célula e que costuma afetar outras células em outras partes do corpo. A *excreção* é a expulsão de metabólitos, geralmente por tecidos especializados.

As glândulas podem ser classificadas como **endócrinas** (glândulas sem ductos que liberam seus produtos secretórios diretamente na corrente sanguínea) ou **exócrinas** (glândulas que liberam seus produtos secretórios em uma superfície epitelial, normalmente por meio de ductos).

As glândulas endócrinas são um importante componente dos mecanismos de controle do corpo porque produzem substâncias químicas especiais, conhecidas como **hormônios**. As glândulas endócrinas são discutidas no Capítulo 13. Os hormônios transportados para todas as partes do corpo pelo sangue constituem o controle humoral do organismo. Os controles nervoso e humoral (neuro-humorais) são os dois mecanismos que mantêm a **homeocinese**, também chamada de **homeostase**, um estado do corpo relativamente estável, mas em constante mudança. As respostas humorais a estímulos ambientais (tanto externos como internos) são mais lentas e mais duradouras que as respostas do sistema nervoso. O sistema nervoso é descrito de forma detalhada nos Capítulos 10 e 11.

Coletivamente, as glândulas endócrinas constituem o **sistema endócrino**, estudado pela **endocrinologia**. No entanto, as glândulas exócrinas estão dispersas por muitos sistemas e são abordadas com os sistemas aos quais pertencem, como os sistemas digestório, urogenital e respiratório. Alguns órgãos podem ter os dois tipos de secreção glandular. Por exemplo, tanto o fígado como o pâncreas são capazes de secretar substâncias de forma endócrina e exócrina.

De acordo com a sua classificação morfológica (Figura 1.6), uma glândula é **simples** se o ducto não se ramifica e

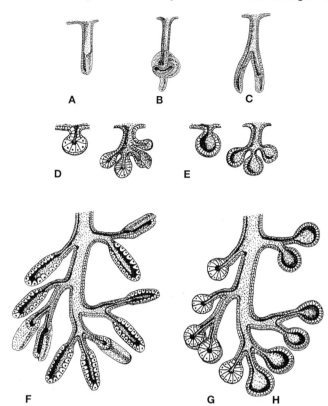

Figura 1.6 Tipos de glândulas exócrinas e comparação entre glândulas simples e compostas. **A.** Glândula tubular simples. **B.** Glândula tubular simples em espiral. **C.** Glândula tubular simples ramificada. **D** e **E.** Glândulas acinares/alveolares simples e glândulas acinares/alveolares ramificadas simples. **F.** Glândula tubular composta. **G** e **H.** Glândulas acinares/alveolares compostas. As glândulas tubuloacinares/tubuloalveolares compostas consistem em um misto de unidades secretoras tubulares e acinares/alveolares ou unidades secretoras tubulares "cobertas" por ácinos ou alvéolos. *Fonte*: Eurell e Frappier, 2006. Reproduzida, com autorização, de John Wiley & Sons.

composta em caso de ramificação. Se formar uma estrutura como um tubo, a porção secretora da glândula é chamada de **tubular**; se a porção secretora se assemelhar a uma uva ou esfera oca, a glândula é denominada **alveolar** ou **acinar** (os termos são utilizados de forma intercambiável). Uma combinação de estruturas secretoras tubulares e alveolares produz uma **glândula tubuloalveolar**.

À macroscopia, as glândulas compostas são geralmente subdivididas em **lobos**. Estes, por sua vez, são subdivididos em **lóbulos**. Consequentemente, os **septos** de tecido conjuntivo são classificados como septos interlobares, caso façam separação de lobos, e septos interlobulares, se fizerem separação de lóbulos. Terminologia semelhante pode ser aplicada aos ductos responsáveis pela drenagem de lobos ou lóbulos das glândulas, ou seja, ductos interlobares e ductos interlobulares, respectivamente.

Outra classificação das glândulas se baseia em como suas células elaboram a secreção. Segundo essa classificação, o tipo mais comum é a **glândula merócrina**. As glândulas merócrinas liberam seus produtos secretórios pela membrana celular sem qualquer perda significativa de citoplasma ou dano perceptível a essa membrana. A **glândula holócrina** é o tipo menos comum. Depois de se encher de material secretor, toda célula glandular holócrina é eliminada no lúmen da glândula para formar a secreção. As glândulas sebáceas associadas aos folículos pilosos da pele são as glândulas holócrinas mais comuns. Uma forma intermediária de secreção é feita pelas **glândulas apócrinas**, que perdem uma pequena quantidade de citoplasma e membrana celular com a secreção. Esse tipo de secreção é às vezes descrito na próstata e em algumas glândulas sudoríparas.

Tecidos conjuntivos

Os **tecidos conjuntivos**, como o próprio nome diz, unem outros tecidos. Esse tipo de tecido dá forma e resistência a muitos órgãos e, muitas vezes, confere proteção e sustentação. Os tecidos conjuntivos podem ser: elástico, colagenoso (matriz fibrosa branca), reticular (semelhante a uma rede) e adiposo (gordura), além de cartilaginoso e ósseo.

O *tecido elástico* contém fibras retorcidas (dobradas) que tendem a recuperar a sua forma original depois de serem estiradas. Esse tipo de tecido é encontrado no ligamento nucal, uma faixa resistente de tecido que ajuda a sustentar a cabeça, principalmente em equinos e bovinos. O tecido elástico também é encontrado na túnica abdominal, nos ligamentos amarelos do canal medular e nas artérias elásticas, bem como misturado a outros tecidos em todos os locais onde a elasticidade é necessária.

O *tecido colagenoso* (*matriz fibrosa branca*) é encontrado em todo o corpo em várias formas. Cada célula formadora desse tecido (conhecida como fibroblasto) produz longas fibras proteicas de colágeno; tais fibras, por sua vez, apresentam notável resistência à tração. Essas fibras podem estar dispostas em unidades repetidas regulares ou ser depositadas de maneira irregular e mais aleatória.

No *tecido conjuntivo denso regular* (Figura 1.7), as fibras estão organizadas em feixes paralelos, formando cordas ou faixas de resistência considerável. Tais tecidos correspondem aos **tendões**, que unem os músculos aos ossos, e **ligamentos**, que conectam os ossos aos outros ossos. As fibras de *tecido conjuntivo denso irregular* estão dispostas em um emaranhado espesso, com fibras correndo em todas as direções. A derme da pele, que pode ser curtida para a confecção do couro, é composta por tecido conjuntivo denso irregular. Isso forma um forte revestimento, que resiste à laceração e ainda é flexível o suficiente para se mover com a epiderme ou a superfície do corpo.

O *tecido conjuntivo areolar* (*frouxo*) (ver Figura 1.7) é encontrado em todo o corpo, nos locais onde há necessidade de amortecimento protetor e flexibilidade. Por exemplo, os vasos sanguíneos são circundados por uma bainha de tecido conjuntivo areolar, o que torna possível sua movimentação e ainda os protege.

Sob a derme, há uma camada de fibras de tecido conjuntivo areolar frouxamente organizado que une a pele aos músculos subjacentes. Essa ligação é flexível o suficiente para permitir o movimento da pele. Também possibilita a formação de uma espessa camada de gordura entre a pele e os músculos subjacentes. Sempre que a pele está aderida a proeminências ósseas devido à ausência de tecido areolar, não há movimentação cutânea nem formação de camada de

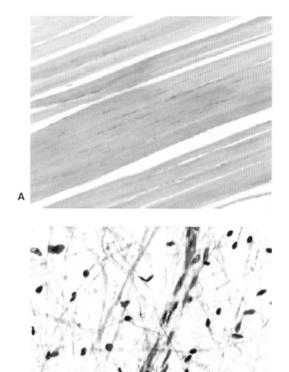

Figura 1.7 A. Tecido conjuntivo denso regular em corte longitudinal de tendão. **B.** Tecido conjuntivo areolar (frouxo) do mesentério. Note as fibras elásticas finas e as fibras mais espessas de colágeno. Um capilar corre da parte superior à parte inferior da imagem. A maioria das células fora do capilar é composta por fibroblastos. *Fonte*: **A**, cortesia de Sandra Pitcaithley, DVM; **B**, Bacha e Wood, 1990. Reproduzida, com autorização, de John Wiley & Sons, Inc. (Esta figura encontra-se reproduzida em cores no Encarte.)

gordura. Essa característica é observada em alguns bovinos de corte; nesse caso, a pele dorsal, por estar aderida às vértebras, revela grandes depressões não ocupadas por gordura.

O *tecido conjuntivo reticular* é composto por fibrilas reticulares finas formadas por fibroblastos e confere sustentação para outras células. O tecido reticular faz parte da estrutura de órgãos endócrinos e linfáticos.

O *tecido adiposo* (gordura) (Figura 1.8) se forma quando as células do tecido conjuntivo, denominadas **adipócitos**, armazenam gordura sob a forma de inclusões citoplasmáticas. O aumento do armazenamento de gordura faz com que a célula fique tão cheia que o núcleo é empurrado para o lado, tornando a célula esférica. A maioria das gorduras no corpo animal é branca, embora possam ter um tom amarelado em equinos e algumas raças de gado leiteiro por causa dos carotenoides presentes na ração.

Diferentemente dessa gordura branca, uma pequena quantidade de **gordura marrom** pode ser observada em mamíferos domésticos, mamíferos em hibernação, roedores e lactentes humanos. A gordura marrom é encontrada entre as escápulas, nas axilas, no mediastino e em associação ao mesentério no abdome. Essa gordura marrom é capaz de

Capítulo 1 Introdução à Anatomia e à Fisiologia **9**

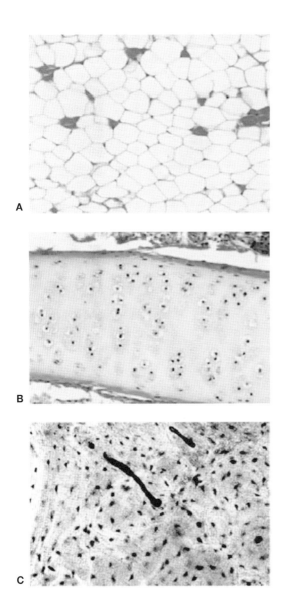

Figura 1.8 A. Tecido adiposo (gordura). **B.** Cartilagem hialina. **C.** Osso em corte transversal. Os osteócitos residem em pequenas lacunas nos círculos concêntricos do sistema dos canais centrais (de Havers). *Fonte*: **A** e **B**, cortesia de Sandra Pitcaithley, DVM; **C**, Bacha e Wood, 1990. Reproduzida, com autorização, de John Wiley & Sons, Inc. (Esta figura encontra-se reproduzida em cores no Encarte.)

gerar calor para proteger os mamíferos jovens e aqueles em hibernação do frio extremo.

A *cartilagem* é um tipo especial de tecido conjuntivo, que é mais firme que o tecido fibroso, mas não tão duro quanto o osso. A natureza da cartilagem se deve à estrutura do material intercelular encontrado entre os *condrócitos* (células cartilaginosas). Os três tipos de cartilagem descritos são: hialina, elástica e fibrosa.

A *cartilagem hialina* (ver Figura 1.8) é uma estrutura semelhante a vidro que reveste os ossos dentro das articulações. Esse tipo de cartilagem forma uma superfície lisa que diminui a fricção (atrito) para que um osso deslize facilmente sobre o outro. As áreas em crescimento ativo próximas às extremidades de ossos longos também apresentam cartilagem hialina. A *cartilagem elástica* consiste em um misto de substância cartilaginosa e fibras elásticas. Esse tipo de cartilagem confere forma e rigidez à orelha externa. A *fibrocartilagem* é composta por uma mistura de cartilagem e fibras colágenas, o que forma um coxim semielástico de grande resistência. Os discos intervertebrais entre os corpos das vértebras adjacentes são constituídos por fibrocartilagem.

O *osso* é produzido por células formadoras de tecido ósseo, denominadas *osteoblastos*. Essas células produzem *tecido osteoide*, que posteriormente sofre calcificação para formar o osso. O osso pode estar organizado na forma de espículas (pequenas agulhas ou projeções) e lâminas planas, formando uma rede semelhante a uma esponja, chamada de *osso esponjoso* ou *trabecular*. O osteoide pode ser depositado sob a forma de cilindros laminados (*sistemas de Havers* ou *osteons*) bem condensados para formar o *osso compacto* (ver Figura 1.8).

O *sangue* é composto por matriz fluida (a porção líquida), plasma, diversas células (Figura 1.9), proteínas, monossacarídeos (açúcares simples), produtos da degradação da gordura e outros nutrientes circulantes, resíduos, eletrólitos e intermediários químicos do metabolismo celular. O sangue ocasionalmente é considerado um tecido conjuntivo, por causa da origem de alguns de seus componentes.

As *hemácias* também são chamadas de *eritrócitos*. Na maioria dos mamíferos domésticos, essas células são discos bicôncavos não nucleados que contêm a proteína *hemoglobina*. A principal função das hemácias é o transporte da hemoglobina. A hemoglobina, por sua vez, exerce o importante papel de conduzir o oxigênio dos pulmões para todos os tecidos do animal. Em nível tecidual, o oxigênio é liberado para as células, enquanto o dióxido de carbono, produzido pelas células, se difunde até o sangue para ser conduzido de volta aos pulmões, onde é eliminado durante a respiração. *Anemia* é a redução da concentração de hemácias funcionais no sangue, podendo ser decorrente de perda (como em casos de hemorragia), produção insuficiente ou degradação inadequada ou prematura dessas células.

Os *leucócitos* são uma das primeiras linhas de defesa do organismo contra infecções. Os leucócitos podem ser agranulócitos ou granulócitos. Os *agranulócitos* são de dois tipos: *monócitos*, células grandes que promovem a fagocitose e destruição de partículas estranhas; e *linfócitos*, que, além de serem menores, estão associados às respostas imunes. O excesso de agranulócitos é geralmente associado a tipos crônicos de doenças.

Os *granulócitos* (*leucócitos polimorfonucleares*) são de três tipos, descritos de acordo com a sua afinidade por diferentes colorações: os grânulos dos *neutrófilos* coram-se de modo indistinto; os *basófilos* apresentam grânulos escuros quando expostos a corantes comuns; e os *eosinófilos* contêm grânulos vermelhos. As *plaquetas* (*trombócitos*) são pequenos fragmentos celulares de formato irregular, associados à coagulação sanguínea. As plaquetas de mamíferos não têm núcleo.

O *plasma* é a parte líquida do sangue não coagulado. É bastante utilizado como substituto do sangue em transfusões, uma vez que suas proteínas conferem a mesma

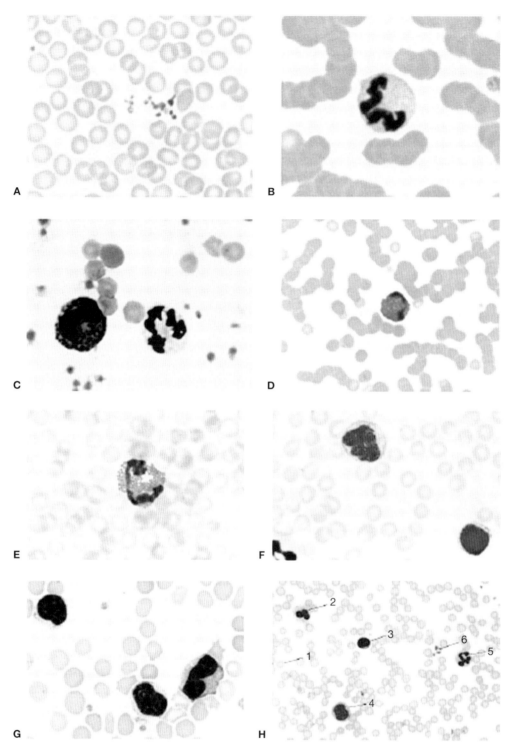

Figura 1.9 A. Hemácias (eritrócitos) de cães. No centro do campo óptico, há pequenas plaquetas anucleadas de coloração escura. **B.** Neutrófilo de cão. **C.** Basófilo (à esquerda) e neutrófilo (à direita) de equino. Pequenas plaquetas e hemácias também podem ser observadas. **D.** Eosinófilo de equino. **E.** Eosinófilo de bovino. **F.** Da esquerda para a direita: neutrófilo, monócito e linfócito. **G.** Da esquerda para a direita: dois linfócitos e um monócito. **H.** Micrografia de baixo aumento do sangue felino, mostrando vários tipos celulares sanguíneos: 1, hemácia; 2, eosinófilo; 3, linfócito; 4, monócito; 5, neutrófilo; 6, plaquetas. *Fonte*: imagens **A**, **B** e **D**, cortesia de Sandra Pitcaithley, DVM; **C**, **E** e **H**, Bacha e Wood, 1990. Reproduzida, com autorização, de John Wiley & Sons, Inc. (Esta figura encontra-se reproduzida em cores no Encarte.)

pressão osmótica que o sangue. O plasma, portanto, não escapa dos vasos sanguíneos tão facilmente quanto uma solução eletrolítica (p. ex., soro fisiológico).

O *soro* é o líquido sobrenadante que permanece após um coágulo se formar e incorporar os componentes celulares do sangue. É semelhante ao plasma, mas não apresenta grande parte dos fatores de coagulação, que foram usados para a formação do coágulo. Algumas vezes, o soro é administrado para a prevenção e o tratamento de doenças, por conter as frações de anticorpos do sangue.

Tecidos musculares

Os três tipos de tecido muscular são: esquelético, liso e cardíaco (Figura 1.10). Tanto as células da musculatura esquelética como as do miocárdio são constituídas por fibras que, sob microscopia, apresentam estriações cruzadas características. Por esse motivo, esses dois tipos de tecido muscular são classificados como **músculo estriado**. As células musculares lisas não apresentam essas estriações cruzadas.

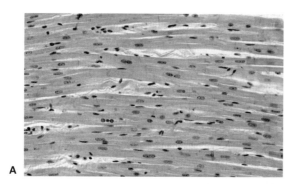

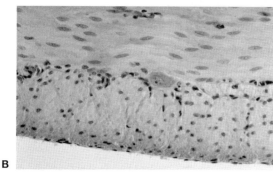

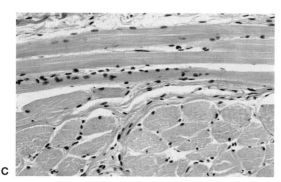

Figura 1.10 Tipos de tecido muscular. **A.** Músculo liso. **B.** Músculo esquelético. **C.** Músculo cardíaco (miocárdio). *Fonte*: Bacha e Bacha, 2012. Reproduzida, com autorização, de John Wiley & Sons, Inc. (Esta figura encontra-se reproduzida em cores no Encarte.)

Cada célula muscular esquelética deve ter seu próprio suprimento nervoso e, quando estimulada, a fibra inteira se contrai. Trata-se da "lei do tudo ou nada" da contração muscular. Contudo, a força de contração depende do estado da fibra em dado momento. Por exemplo, já está fatigada? Está aquecida? Estirada? O tecido muscular esquelético estriado somado a algum tecido conjuntivo compõe a carne dos animais de produção.

As **células musculares lisas** são células fusiformes com um núcleo de localização central por célula. O músculo liso é encontrado nas paredes do tubo GI e dos vasos sanguíneos, bem como dos órgãos urinários e reprodutores. Essas células se contraem mais lentamente que o músculo esquelético e em resposta a vários estímulos, embora não estejam sob controle voluntário.

O **músculo cardíaco** ou **miocárdio** é também conhecido como estriado involuntário porque, embora não esteja sob controle consciente, apresenta estriações cruzadas. O miocárdio exibe um arranjo ramificado complexo de células musculares cardíacas. Células musculares modificadas conhecidas como **fibras de Purkinje** conduzem impulsos elétricos dentro do coração, do mesmo modo que as fibras nervosas em outras partes do corpo.

Tecidos nervosos

A unidade celular básica do tecido nervoso é o **neurônio** (célula nervosa). O neurônio consiste em um corpo celular e dois ou mais processos nervosos (fibras nervosas). Esses processos recebem o nome de **axônios** se conduzem os impulsos nervosos no sentido oposto ao corpo celular e de **dendritos** se tais impulsos são conduzidos em direção ao corpo celular (Figura 1.11).

Os feixes de axônios na medula espinal são chamados de **tratos**, enquanto aqueles na periferia são os **nervos**. Uma fibra nervosa pode ser envolta pela **bainha de mielina**, um envoltório especializado produzido por células de sustentação designadas **células de Schwann** nos nervos, ou por **oligodendrócitos** no encéfalo e na medula espinal.

Os tecidos conjuntivos especiais do tecido nervoso são chamados de **neuróglia** e se encontram apenas no sistema

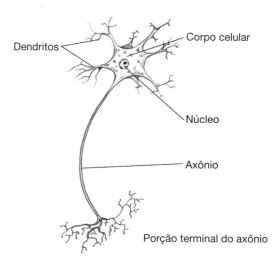

Figura 1.11 Um neurônio motor típico.

nervoso central (SNC). Fora do SNC, um tecido fibroso branco comum, além das células de Schwann, serve como principal revestimento protetor dos nervos. O Capítulo 11 dá mais detalhes a respeito do sistema nervoso.

Plano anatômico geral do corpo animal

O corpo e os membros de todos os mamíferos quadrúpedes apresentam determinadas semelhanças estruturais, mesmo quando esses animais têm aparências diferentes, como os suínos e os equinos, por exemplo. O reconhecimento das semelhanças pode simplificar muito o estudo de várias espécies. Os termos utilizados para identificar as regiões do tronco e dos membros são mostrados na Figura 1.12.

Os membros, o tronco e a cabeça exibem simetria bilateral. Isso significa que o lado direito do corpo é um reflexo do lado esquerdo, e vice-versa. Estruturas semelhantes à direita e à esquerda recebem o nome de estruturas pareadas ou emparelhadas e têm a mesma relação que um par de luvas, pois são similares, mas não intercambiáveis. Por outro lado, os órgãos nas cavidades corpóreas geralmente são não pareados e não simétricos; exemplos são o coração, o fígado e os intestinos.

As regiões corpóreas onde se espera que os órgãos se movimentem de modo mais ou menos constante e precisem deslizar uns sobre os outros e sobre a parede corpórea sem fricção (p. ex., contrações cardíacas e movimento dos intestinos) apresentam uma cavidade serosa. Essas cavidades são revestidas por um epitélio escamoso simples, denominado *mesotélio*, presente também na superfície dos órgãos internos. O mesotélio associado ao tecido conjuntivo sobre o qual repousa constitui uma membrana serosa ou *serosa*.

O espaço dentro de uma cavidade serosa é normalmente muito pequeno, ocupado apenas por uma pequena quantidade de líquido, para facilitar o movimento sem fricção dos tecidos. A expressão "espaço potencial" descreve o arranjo ou a disposição normal em que as serosas dos órgãos e a parede corpórea estão em contato (sem um espaço "real"), mas não estão conectadas; assim, os órgãos ficam livres para se movimentarem em relação uns aos outros e à parede.

As membranas serosas de cada cavidade formam um saco em que a serosa na parede corpórea é contínua com a dos órgãos internos. Em consequência disso, nenhuma víscera é encontrada *dentro* de qualquer um dos sacos serosos. O ato de empurrar o punho de alguém em direção a um balão parcialmente inflado seria uma analogia simplista para esses sacos serosos. O punho, na verdade, nunca fica dentro do espaço interno do balão, mas ainda se encontra circundado por uma parte dele (Figura 1.13).

A parte da serosa na superfície de um órgão é chamada de *membrana serosa visceral* (pericárdio visceral, pleura visceral e peritônio visceral). A membrana serosa que reveste a cavidade recebe o nome de *membrana serosa parietal* (pericárdio parietal, pleura parietal e peritônio parietal). A continuidade de cada saco seroso é mantida por camadas conectantes de membrana serosa que se estendem desde a camada visceral de cada serosa até a camada parietal da mesma serosa. Os nomes dessas camadas conectantes de serosas se baseiam nas áreas específicas às quais se conectam e serão abordados de forma detalhada, com os sistemas relevantes, mais adiante neste livro.

O diafragma divide a cavidade corpórea embrionária (*celoma*) em cavidades torácica e abdominopélvica, as quais são, ainda, subdivididas.

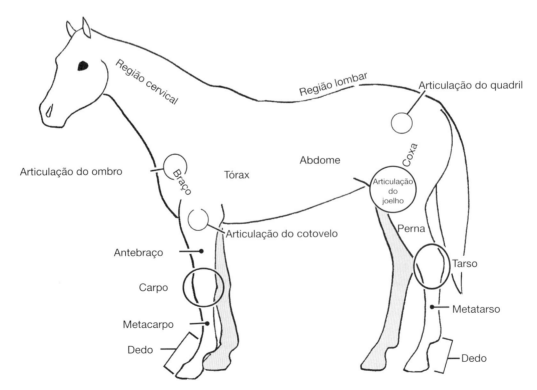

Figura 1.12 Regiões do corpo.

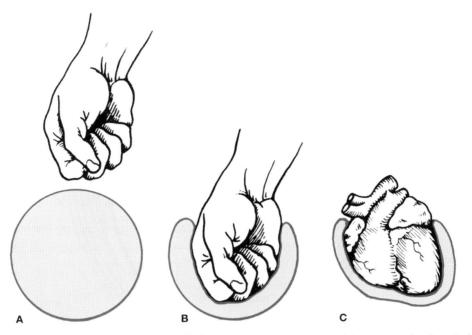

Figura 1.13 A e B. Um punho pressionado contra um balão nunca consegue penetrá-lo; esse punho fica, de fato, envolvido por uma parede dupla do próprio balão. **C.** O coração em seu saco pericárdico. Nesse caso, a parede do balão é análoga ao pericárdio, uma membrana serosa. Isso cria a camada externa (parietal) e a camada interna (visceral) do pericárdio.

A **cavidade torácica** contém o **saco pericárdico**, derivado do pericárdio que envolve o coração, e dois **sacos pleurais**, espaços que cercam os dois pulmões. Esses sacos são formados por uma serosa, a pleura, uma camada de epitélio escamoso simples com tecido conjuntivo subjacente, umedecido por um pequeno volume de líquido na cavidade do saco (os espaços pericárdico e pleural) (Figura 1.14).

A cavidade abdominopélvica é dividida, de modo um tanto arbitrário, em cavidades abdominal e pélvica. A **cavidade abdominal** contém os rins, a maioria dos órgãos do sistema digestório e uma parte variável dos órgãos reprodutores internos em ambos os sexos. A **cavidade pélvica** contém a parte terminal do sistema digestório (o reto) e todas as porções internas do sistema urogenital não encontradas na cavidade abdominal. As cavidades abdominal e pélvica são contínuas entre si, mas a borda da pelve marca a transição entre elas. A serosa que envolve as vísceras abdominais e parte das vísceras pélvicas é denominada **peritônio**.

Um corte transversal esquemático feito pela cavidade abdominal ilustra o plano anatômico geral do corpo como um tubo (o tubo GI e seus derivados) dentro de um tubo (a parede corpórea) (Figura 1.15). Por uma questão de clareza, esta e muitas outras ilustrações mostram uma separação considerável entre as estruturas que, na verdade, estão em contato no corpo animal. Com exceção do sistema respiratório e da orelha média, não há grandes espaços preenchidos por ar no corpo; os órgãos e a parede corpórea estão em contato entre si.

As camadas da parede corpórea e as camadas do tubo GI são muito semelhantes, embora em ordem inversa. As camadas da parede corpórea, de fora para dentro,

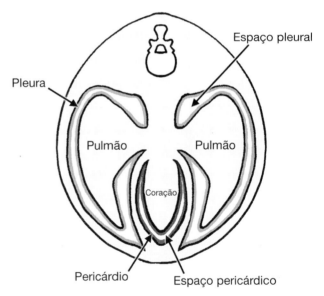

Figura 1.14 Diagrama de corte transversal do tórax. A cavidade torácica contém três cavidades serosas: o espaço pericárdico associado ao coração e dois espaços pleurais, cada um deles vinculado a um dos pulmões. O pericárdio reveste o espaço pericárdico, enquanto a pleura recobre cada espaço pleural.

são: (1) epitélio (epiderme da pele), (2) tecido conjuntivo (derme e fáscia), (3) músculo (estriado), (4) tecido conjuntivo (fáscia transversal) e (5) mesotélio (peritônio parietal). As camadas da parede intestinal, de fora para dentro, são: (1) mesotélio (peritônio visceral), (2) tecido conjuntivo (tecido conjuntivo subseroso), (3) músculo (liso), (4) tecido conjuntivo (submucosa) e (5) epitélio (membrana mucosa) (ver Figura 1.15).

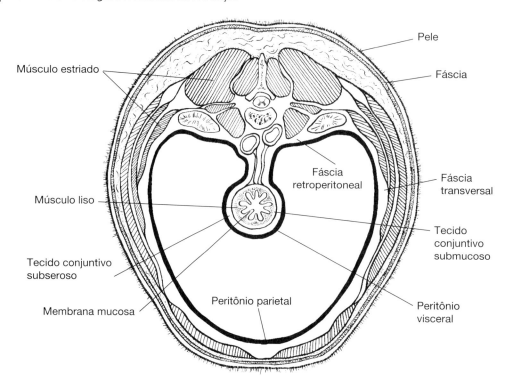

Figura 1.15 Corte transversal da parede corpórea e do tubo gastrintestinal.

2 Anatomia e Fisiologia da Célula

Propriedades da vida, 16

Composição química da célula, 17

Água, 17

Proteínas, 17

Lipídios, 19

Carboidratos, 20

Substâncias inorgânicas, 20

Ácidos, bases e pH, 21

Avaliação microscópica da célula, 21

Microscopia óptica, 21

Microscopia eletrônica, 23

Membrana celular, 23

Estrutura da membrana, 23

Contato e adesão intercelular, 25

Transporte através das membranas celulares, 26

Difusão simples e facilitada, 26

Osmose, 27

Transporte ativo, 28

Potenciais de membrana e células excitáveis, 29

Potencial de membrana em repouso, 29

Células excitáveis e potenciais de ação, 30

Receptores de membrana e sinalização intracelular, 30

Citoplasma e organelas citoplasmáticas, 32

Citoplasma, 32

Complexo de Golgi, 33

Retículo endoplasmático e ribossomos, 33

Mitocôndrias, 34

Lisossomos, 35

Outras estruturas, 35

Núcleo, 35

Estrutura do núcleo, 35

DNA e sua replicação, 36

RNA | Transcrição e tradução, 36

Biotecnologia, 38

Divisão celular, 40

Mitose, 40

Meiose, 41

Regulação do crescimento e replicação celular, 41

Objetivos de aprendizagem

- Definir e ser capaz de explicar a importância dos termos destacados em **negrito e *itálico*** neste capítulo
- Fazer um breve esboço das propriedades básicas de uma célula e como a organização celular contribui para cada uma dessas propriedades
- Descrever a composição química das células e como esses compostos químicos contribuem para a homeostase
- Ser capaz de diferenciar o uso de microscopia óptica e microscopia eletrônica no estudo da célula e seus componentes
- Descrever como ocorre o transporte através da membrana celular. Diferenciar a velocidade de transporte e a necessidade de energia para a realização do transporte em si
- Saber quais células são capazes de gerar um potencial de ação e como ele é alcançado em uma célula
- Saber qual a função de cada uma das organelas
- Entender as principais diferenças entre um receptor de superfície celular e um receptor citoplasmático ou nuclear
- Ser capaz de caracterizar o tipo de ligante, o tipo de receptor, a velocidade da resposta biológica e determinar se essa resposta está ou não associada à transcrição de genes e/ou a segundos mensageiros
- Identificar o dogma central da biologia molecular. Descrever cada uma dessas etapas e onde estas ocorrem na célula
- Diferenciar os processos de mitose e meiose.

A descoberta de células vivas teria sido difícil, ou até mesmo impossível, antes da invenção do microscópio composto por Zacharias Jansen, nos Países Baixos, em 1590. Robert Hooke, da Inglaterra, utilizou o termo *célula* para descrever as cavidades vistas por ele em cortes de cortiça. Em 1665, Hooke publicou uma descrição das células de cortiça com base em um estudo feito com seu microscópio composto aperfeiçoado. Já em 1772, Corti observou o material gelatinoso na célula, que, mais tarde, foi chamado de *protoplasma*. Desde então, o protoplasma da célula foi definido de modo a conter o citoplasma e as organelas necessárias para a função celular.

Em 1839, Matthias Schleiden, um botânico alemão, e Theodor Schwann, um anatomista-veterinário, formularam a **teoria celular**, estabelecendo o conceito de que "as partes elementares de todos os tecidos são formadas por células de maneira análoga, embora muito diversificada; dessa forma, pode-se afirmar que existe um princípio universal de desenvolvimento para os componentes básicos dos organismos (por mais diferentes que sejam) e que esse princípio é a formação de células".

O termo *célula* vem do latim *cella*, que significa "pequena câmara". Na biologia, sobretudo a do reino animal, o termo célula refere-se mais especificamente às unidades individuais da estrutura viva e não aos compartimentos que podem contê-las. À exceção de ossos e cartilagens, grande parte dos tecidos não apresenta compartimentos. As unidades vivas de um organismo, as células, são encontradas em grupos, os quais são classificados como tecidos, órgãos ou sistemas.

Propriedades da vida

Não é uma tarefa fácil dar uma definição satisfatória para o termo vida. Contudo, a célula é a unidade funcional de toda a vida animal. Trata-se da unidade que compõe todos os tecidos, órgãos e sistemas, que, por sua vez, compõem o animal como um todo. As propriedades da célula são, portanto, equiparadas às da vida. Essas propriedades são homeostase, crescimento, reprodução, absorção, metabolismo, secreção, irritabilidade, condutividade e contratilidade. As duas últimas características, no entanto, não são propriedades de todas as células. A condutividade é uma característica funcional importante de células nervosas e musculares, enquanto a contratilidade é um atributo apenas das células musculares.

Homeostase é a tendência de tudo o que é vivo tentar manter um estado de relativa estabilidade. No animal inteiro ou em nível celular, todos os seres vivos respondem às tensões impostas sobre eles por mudanças em seu ambiente. As respostas são tentativas de manter um estado de homeostase.

Crescimento consiste em um aumento de tamanho, que, quando ocorre além do normal em uma célula ou um órgão, recebe o nome de **hipertrofia**. O aumento de tamanho de uma estrutura atribuído a uma elevação no número de células é chamado de **hiperplasia**. A diminuição de tamanho além do normal é denominada **atrofia**. O não desenvolvimento adequado de um tecido ou órgão é designado *aplasia*, enquanto o desenvolvimento incompleto ou defeituoso de um tecido ou órgão é referido como **hipoplasia**.

A **reprodução** de uma célula ou de um organismo implica a capacidade de produção de mais células ou mais organismos basicamente iguais ao original. Algumas células totalmente diferenciadas (p. ex., células nervosas) não costumam conservar a capacidade de se reproduzir no adulto.

As células podem ser encontradas em soluções cuja composição é bastante diferente daquela do fluido em seu interior. Para manter a homeostase intracelular nessas condições, a passagem de partículas e água para dentro e fora da célula deve ser regulada. **Absorção** é o processo de condução de materiais dissolvidos ou água através da membrana celular para o compartimento intracelular. Trata-se de um processo que pode ser: passivo, dependente das forças de difusão e osmose; ativo, dependente do consumo de energia fornecida pelo trifosfato de adenosina (ATP); ou o resultado de forças e afinidades iônicas eletroquímicas que não necessitam do gasto energético direto. Todos os três tipos de eventos podem ocorrer simultaneamente na mesma membrana celular.

A **endocitose** é outro meio de entrada dos materiais extracelulares na célula. Na endocitose, a membrana celular externa se move de modo a envolver os materiais extracelulares em uma bolsa (Figura 2.1). Essa **vesícula** membranosa se desprende da superfície interna da membrana celular e se desloca para o meio intracelular.

Se uma grande quantidade de material particulado for absorvida por endocitose por meio de movimentos celulares ameboides, o processo é mais especificamente chamado de **fagocitose** (ver Figura 2.1). Nesse caso, as células capazes de remover grandes quantidades de material recebem o nome de *fagócitos*. Essa capacidade é característica de alguns leucócitos que realizam a fagocitose de grandes materiais particulados, *debris* teciduais ou bactérias. A vesícula fagocítica formada pode se fundir com um tipo diferente de vesícula membranosa, um **lisossomo**, que foi produzido no interior da célula. Os lisossomos são organelas membranosas especializadas que contêm enzimas, também sintetizadas pela célula, que devem ficar contidas em sua vesícula membranosa

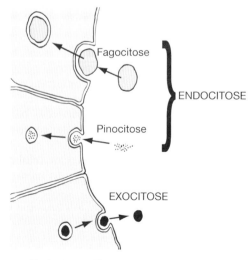

Figura 2.1 Endocitose (fagocitose e pinocitose) e exocitose.

para não promoverem a digestão enzimática do restante da célula. A fusão da vesícula fagocítica com o lisossomo faz com que as enzimas lisossomais atuem sobre o conteúdo dessa vesícula em uma pequena área local isolada do citosol. Praticamente todos os tipos de células são capazes de fazer endocitose de pequenas quantidades de fluido com partículas dissolvidas. Esse tipo de endocitose é denominado *pinocitose* (ver Figura 2.1).

Metabolismo é o somatório das reações físicas e bioquímicas que ocorrem em cada célula e, por conseguinte, em todo o organismo animal. As reações que formam e mantêm os componentes celulares são chamadas de *anabólicas*, e as que degradam os componentes ou constituintes celulares são denominadas *catabólicas*. A oxidação de compostos de carbono em dióxido de carbono e água, com a liberação de energia, é uma reação catabólica.

A secreção de produtos sintetizados pela célula para o fluido extracelular que banha as células ocorre por *exocitose* (ver Figura 2.1), basicamente o oposto da endocitose. As vesículas secretoras ligadas à membrana, que contêm substâncias sintetizadas dentro da célula e acondicionadas pelo complexo de Golgi, migram pelo citoplasma até a membrana plasmática. Nesse local, a membrana de uma vesícula secretora se funde com a membrana celular externa, e um orifício ou abertura no ponto de fusão permite a liberação do conteúdo da vesícula no fluido extracelular. A fusão adequada de membranas, seja como duas vesículas dentro da célula, seja como uma vesícula fundida à membrana celular, geralmente requer o auxílio das proteínas SNARE.[1] As toxinas produzidas pelas bactérias que causam o botulismo e o tétano têm como alvo as proteínas SNARE e, com isso, impedem a fusão normal das vesículas.

Irritabilidade (também chamada de excitabilidade) é a propriedade de reação a um estímulo. A reação deve necessariamente consistir em uma das outras propriedades do protoplasma, como condução, contração ou secreção.

Condutividade é a propriedade de transmissão de um impulso elétrico de um ponto a outro na célula. Essa propriedade é descrita com detalhes mais adiante neste capítulo. As células nervosas e musculares são especializadas em condutividade e irritabilidade.

Contratilidade é a capacidade de se encurtar em uma direção. As células musculares são especializadas em contrações, embora muitas outras células e organelas celulares também contenham proteínas contráteis e exibam movimento limitado (p. ex., cílios).

Composição química da célula

A composição química de várias partes da célula desempenha um papel importante na função celular. A composição aproximada do protoplasma por constituinte é: água (85%),

---

[1]N.T.: O acrônimo SNARE deriva de *SNAP REceptor* (receptor de SNAP). SNAP corresponde a *Soluble NSF Attachment Protein* (receptor de proteína solúvel de fixação a NSF). Por sua vez, NSF significa *N-ethylmaleimide-Sensitive Fusion Protein* (proteína de fusão sensível a *N*-etilmaleimida).

proteína (10%), lipídio (2%), matéria inorgânica (1,5%) e outras substâncias, inclusive carboidratos (1,5%). Observação: ao longo de todo o livro, são apresentados **trechos clínicos** destacados em negrito. Trata-se de exemplos da aplicação de anatomia e/ou fisiologia básica em contextos clínicos.

Água

Cada célula contém cerca de 60 a 65% de água. A água é, sem dúvida, o maior constituinte do protoplasma, que basicamente é uma suspensão coloidal em água. A água atua como um solvente para substâncias inorgânicas e participa de muitas reações bioquímicas.

Grande parte da água corporal está dentro das células, e esse volume é chamado de *fluido intracelular*. Esse volume de fluido corresponde a cerca de 40% do peso corpóreo. O fluido remanescente (em torno de 20% do peso corpóreo), encontrado fora das células, é denominado *fluido extracelular*. A maior parte do fluido extracelular (aproximadamente 15% do peso corpóreo) banha as células em todo o corpo e é denominada *fluido intersticial*. Entre os fluidos intersticiais específicos, estão o liquor, o fluido ao redor das articulações (líquido sinovial), o fluido nos olhos (humores aquoso e vítreo) e o fluido seroso nos espaços viscerais (ou seja, pericárdico, pleural e peritoneal). O plasma sanguíneo, um tipo específico de fluido extracelular, constitui cerca de 5% do peso corpóreo total. As porcentagens de diferentes tipos de fluidos do corpo variam de um animal para outro. Os fatores que afetam essas porcentagens são a condição corpórea (quantidade de gordura), a idade, o estado de hidratação e a espécie animal.

O corpo constantemente perde água, que deve ser reposta, para que o animal permaneça em equilíbrio hídrico e não fique desidratado. A maior parte da água é perdida pela urina, mas também ocorre a perda pelas fezes e por evaporação nas superfícies corpóreas, como a pele e as vias respiratórias. A reposição da água para manter a hidratação é feita quase exclusivamente pela ingestão de líquidos, pois quantidades mínimas de água são produzidas no corpo dos animais domésticos por meio do metabolismo celular (água metabólica). **Essa via orogástrica (boca-estômago) de consumo para a manutenção da hidratação pode ser gravemente comprometida se o animal não for capaz de absorver corretamente a água nos intestinos. A desidratação em animais com sinais de vômito ou diarreia pode ser grave.**

Proteínas

Depois da água, as proteínas representam o segundo maior constituinte do protoplasma. As *proteínas* são moléculas coloidais complexas de alto peso molecular, compostas principalmente por aminoácidos que são polimerizados (unidos) em cadeias *polipeptídicas* (Figura 2.2A). Vinte aminoácidos diferentes são especificados pelo código genético mamífero e combinados de modo a formar diversas proteínas. A união de aminoácidos dentro de uma molécula de proteína é feita por meio de uma ligação peptídica, ou seja, entre o grupo amino (NH_2) de um aminoácido e o grupo carboxila ($COOH$) de outro aminoácido, com eliminação de água. Uma pequena cadeia de aminoácidos é chamada de *peptídio*. Um polipeptídio é uma cadeia de mais de 50 aminoácidos conectados por ligações peptídicas, enquanto uma cadeia com mais de 100 aminoácidos recebe o nome de *proteína*. Essas cadeias de aminoácidos são consideradas a **estrutura primária** da proteína.

As ligações peptídicas entre os aminoácidos de uma proteína são um tanto flexíveis, permitindo que a cadeia se dobre em vários formatos tridimensionais (ver Figura 2.2B). As configurações nessa **estrutura secundária** podem se tornar relativamente estáveis em decorrência da formação de atrações químicas (pontes de hidrogênio) entre os aminoácidos em vários pontos da cadeia. A forma tridimensional final, ou **estrutura terciária**, de uma proteína é um importante determinante da sua função biológica, já que a configuração pode determinar quais segmentos da cadeia proteica ficam expostos e disponíveis para interagir com outras moléculas.

Os aminoácidos (e, consequentemente, as proteínas) contêm carbono, hidrogênio, oxigênio e nitrogênio. As proteínas também podem conter outros elementos, como enxofre, fósforo ou ferro. As proteínas simples geram apenas aminoácidos ou seus derivados após hidrólise. As proteínas simples e seus respectivos exemplos são:

1. Albuminas (albumina plasmática, lactoalbumina do leite)
2. Globulinas (globulinas plasmáticas, globulinas das sementes de plantas)
3. Protaminas (em espermatozoides)
4. Histonas (com nucleoproteínas nos núcleos celulares)
5. Albuminoides (colágeno e elastina do tecido conjuntivo).

As proteínas conjugadas são proteínas simples combinadas a um componente que não é uma proteína nem um aminoácido. Em vez disso, é chamado de grupo prostético.[2] As proteínas conjugadas e seus respectivos exemplos são:

1. Glicoproteínas: o grupo prostético é composto por carboidratos, inclusive mucopolissacarídeos e oligossacarídeos (no tecido conjuntivo e muco salivar)
2. Lipoproteínas: o grupo prostético é lipídico (no plasma do sangue e na gema do ovo)
3. Nucleoproteínas: o grupo prostético é formado por ácido nucleico (nos núcleos celulares, cromossomos e vírus)
4. Cromoproteínas: proteínas conjugadas que contêm um grupo prostético pigmentado (hemoglobina, citocromos)
5. Metaloproteínas: o grupo prostético contém ferro, zinco ou cobre (transferrina, ferritina e anidrase carbônica do sangue)
6. Fosfoproteínas: o grupo prostético contém fosfato (caseína no leite, membrana vitelina em ovos).

A maioria das proteínas pode ser classificada como **proteínas estruturais** ou **reativas**. As proteínas estruturais incluem as seguintes proteínas fibrosas: **colágenos**, que constituem as principais proteínas do tecido conjuntivo e representam cerca de 30% do conteúdo proteico total do organismo animal; **elastinas**, presentes em tecidos elásticos, como ligamento nucal, túnica abdominal e algumas artérias; e **queratinas**, que são as proteínas de lãs, pelos, chifres e cascos. As proteínas reativas incluem **enzimas**, **hormônios proteicos** e **histonas** (associadas aos ácidos nucleicos no núcleo das células), bem como **proteínas contráteis** no músculo (actina e miosina). Há diversas proteínas no plasma sanguíneo. As funções das proteínas plasmáticas são o transporte de substâncias como hormônios e lipídios no sangue, contribuindo para o processo de coagulação sanguínea e produzindo uma diferença efetiva de pressão osmótica entre o plasma e o fluido intersticial. As proteínas plasmáticas também incluem os anticorpos, que, além de serem produzidos por determinadas células sanguíneas, fazem parte de uma resposta imune global.

Todas as membranas celulares contêm proteínas e, assim como as proteínas do plasma, as proteínas dessas membranas exercem inúmeras funções. Entre estas, estão a atuação como receptores de membrana para hormônios e medicamentos, a contribuição para o transporte de água e partículas para dentro e para fora das células, a ação como enzimas ligadas à membrana e a atuação como marcadores para

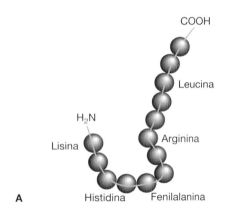

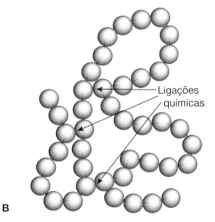

Figura 2.2 A. Uma cadeia de aminoácidos unidos por ligações peptídicas para formar uma proteína. **B.** Uma macroproteína. Cada círculo preenchido representa um único aminoácido. As ligações químicas entre os aminoácidos em pontos distantes na cadeia produzem a configuração tridimensional da molécula proteica.

---

[2]N.T.: Um grupo prostético é um componente de natureza não proteica de proteínas conjugadas que é essencial para a atividade biológica dessas proteínas.

permitir o reconhecimento de células como componentes normais ou anormais do corpo pelo sistema imunológico.

Diferenças na sequência dos aminoácidos das cadeias polipeptídicas de proteínas são frequentemente observadas entre as espécies. **Por exemplo, a albumina sérica do plasma sanguíneo de equinos é diferente daquela encontrada em bovinos e ovinos. Em bovinos, a insulina, um hormônio proteico, é um pouco diferente da molécula suína. Tais proteínas variáveis ainda podem atuar em espécies diferentes, embora geralmente em níveis menores que aqueles da forma de ocorrência natural da molécula.**

Lipídios

Os *lipídios* (substâncias gordurosas) são formados principalmente por carbono, hidrogênio e oxigênio, mas alguns também contêm pequenas quantidades de fósforo, nitrogênio e enxofre. A maioria dos lipídios é composta por moléculas apolares e, por isso, é insolúvel em água. Os quatro principais tipos químicos de lipídios em animais são: ácidos graxos, triglicerídeos ou triacilgliceróis, fosfolipídios e esteroides.

Os *ácidos graxos* são cadeias de átomos de carbono unidos por ligação covalente e ligados a átomos de hidrogênio (Figura 2.3). Se cada átomo de carbono tiver quatro ligações covalentes simples, o ácido graxo é *saturado*. Se o átomo de carbono tiver menos de quatro ligações simples, o ácido graxo é *insaturado*. Um ácido graxo poli-insaturado tem múltiplos átomos de carbono, com menos de quatro ligações simples. Os tecidos de origem animal tendem a ter quantidades maiores de ácidos graxos saturados que os óleos de origem vegetal.

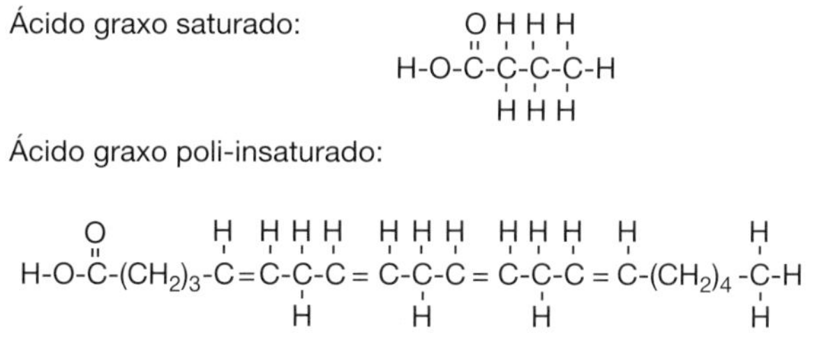

As *prostaglandinas* e os *leucotrienos*, derivados de ácidos graxos, são produzidos por diversas células de todo o corpo. Em muitos casos, atuam como mensageiros locais, permitindo que uma célula influencie a função de outra adjacente. As prostaglandinas e os leucotrienos são mensageiros locais no processo de inflamação. Além disso, as prostaglandinas regulam a função ovariana em algumas espécies.

Os *triglicerídeos* consistem em uma molécula de glicerol com três ácidos graxos ligados a essa molécula (Figura 2.4). Também conhecidos como gorduras neutras, os triglicerídeos são a principal forma de armazenamento de lipídios no tecido adiposo animal. Os ácidos graxos devem se desprender do glicerol antes de serem metabolizados novamente. Essa separação é função das enzimas conhecidas como *lipases*. Como os triglicerídeos não são solúveis em água, a maioria dessas moléculas não é transportada de modo individual no plasma sanguíneo. Para o transporte, os triglicerídeos são combinados a outros lipídios e proteínas em partículas relativamente grandes, conhecidas como *lipoproteínas*. Nessa forma, podem ser transportados de um local para outro dentro do organismo.

O glicerol e os ácidos graxos derivados da degradação dos triglicerídeos são fontes de energia. O glicerol pode servir como substrato para a *via glicolítica* no citosol. Os ácidos graxos entram na mitocôndria, onde são degradados em duas unidades de carbono, que se transformam em *acetilcoenzima A* (*acetil-CoA*). O metabolismo da acetil-CoA dentro da mitocôndria leva à produção de *trifosfato de adenosina* (*ATP*), um composto rico em energia. Os detalhes sobre a função da mitocôndria na geração de ATP estão descritos na seção sobre organelas, mais adiante neste capítulo.

Os *fosfolipídios* são semelhantes aos triglicerídeos, exceto pelo fato de que uma molécula contendo um grupo fosfato substitui um dos três ácidos graxos. A substituição do ácido graxo apolar (*hidrofóbico*) por uma molécula polar não lipídica (*hidrofílica*) resulta em um composto único com duas regiões com hidrossolubilidade variável. A região com o fosfato em sua composição torna-se hidrossolúvel (semelhante a uma "cabeça"), enquanto o restante da molécula de fosfolipídio é insolúvel em água (semelhante a uma "cauda"). Essa característica única é importante no papel desempenhado pelos fosfolipídios na estrutura das membranas celulares, que são compostas, em todo o corpo, principalmente por fosfolipídios.

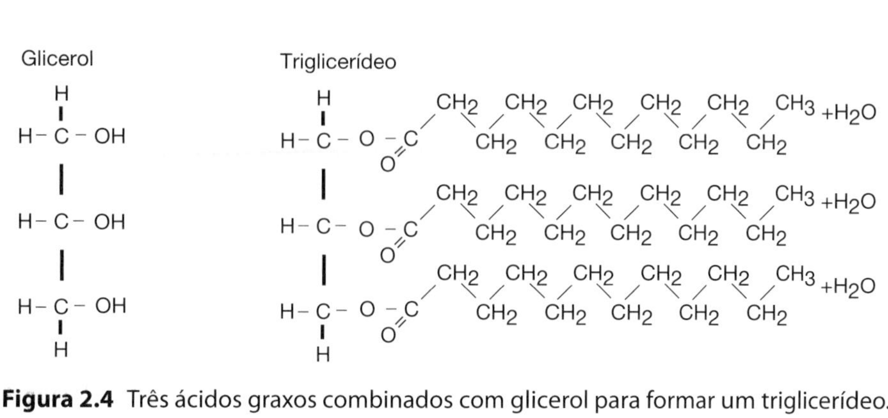

Figura 2.3 Ácidos graxos saturados e poli-insaturados. O ácido graxo saturado com quatro carbonos é o ácido butírico, enquanto o ácido graxo de 20 carbonos é o ácido araquidônico.

Figura 2.4 Três ácidos graxos combinados com glicerol para formar um triglicerídeo.

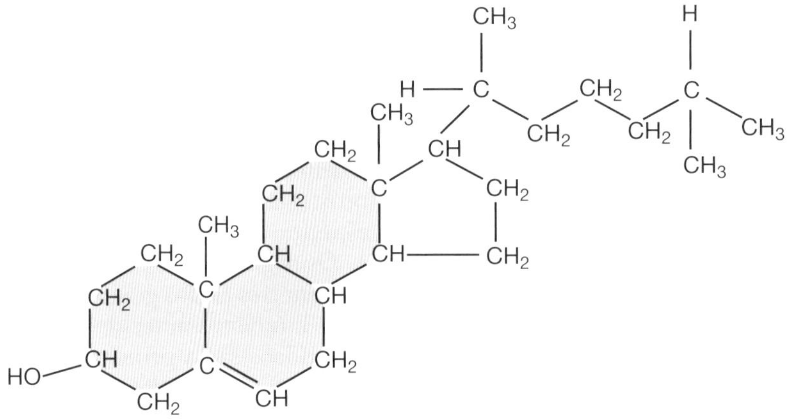

Figura 2.5 Colesterol. Embora diferentes esteroides biológicos sejam formados pela modificação da molécula de colesterol, os quatro anéis de carbono permanecem intactos.

Os **esteroides** são lipídios em que os átomos de carbono estão conectados em estruturas anelares. O **colesterol** é um esteroide (Figura 2.5), e a maioria dos esteroides encontrados nos animais é derivada do colesterol (p. ex., sais biliares e vários hormônios, inclusive diversos hormônios sexuais). O colesterol em si é um componente essencial da membrana celular de todas as células dos animais. **O colesterol pode ser obtido pela dieta, mas também é sintetizado no fígado de animais, inclusive no dos seres humanos também. Taxas inadequadas da síntese de colesterol pelo fígado são responsáveis pela elevação nos níveis séricos de colesterol em seres humanos, apesar das reduções na ingestão alimentar de colesterol.**

As ceras são uma classe de lipídios. As ceras sintetizadas no animal estão principalmente nas células epiteliais da pele e formam uma camada protetora na pele ou nos pelos, como uma espécie de impermeabilizante e uma barreira contra a penetração de bactérias. A lanolina é a gordura da lã, enquanto o cerume é a cera do ouvido.

Carboidratos

Assim como os lipídios, os carboidratos são compostos por carbono, oxigênio e hidrogênio. Açúcares simples, ou monossacarídeos, são carboidratos com três a sete átomos de carbono. A glicose, com seis átomos de carbono, é o açúcar simples mais prevalente no corpo. Duas moléculas de açúcar simples podem ser combinadas para formar um dissacarídeo. Alguns dissacarídeos comuns e importantes são: sacarose ou açúcar de mesa (glicose + frutose); lactose ou açúcar do leite (glicose + galactose); e maltose (glicose + glicose).

Múltiplas moléculas de glicose podem ser unidas (polimerizadas) para formar um polissacarídeo, o **glicogênio**. Os dois principais locais de síntese de glicogênio são o fígado e a musculatura esquelética. No fígado, o glicogênio armazenado pode ser degradado em glicose e metabolizado pelas células hepáticas ou secretado sob a forma de glicose no sangue. No músculo esquelético, as reservas de glicogênio são uma fonte imediata de energia, mas esse glicogênio não pode ser uma fonte de glicose para liberação no sangue.

A glicose é uma fonte de energia celular, e a via enzimática que metaboliza a glicose para a geração de energia é a **glicólise**. Essa via pode ser concluída dentro do citosol, levando à produção de ATP e piruvato. Se houver oxigênio à disposição, o piruvato pode entrar na mitocôndria para ser metabolizado.

O açúcar desoxirribose é encontrado combinado a uma base (purina ou pirimidina) e um fosfato, formando o **DNA (ácido desoxirribonucleico)**, que é o portador de todas as informações genéticas de geração a geração e de célula a célula, controlando todas as funções celulares. O DNA é encontrado quase exclusivamente no núcleo da célula. Uma substância similar, o **RNA (ácido ribonucleico)**, é formado pelo açúcar ribose combinado com uma base e um fosfato. O RNA é transcrito do DNA no interior do núcleo da célula e, por fim, traduzido para a síntese de proteínas dentro do citoplasma.

Embora os carboidratos sejam um importante componente da dieta da maioria dos animais, sua quantidade no organismo animal é relativamente pequena; perfazem menos de 1% da maioria das células.

Substâncias inorgânicas

Dos átomos ou elementos encontrados no protoplasma, mais de 99% são o hidrogênio, o carbono, o oxigênio e o nitrogênio contidos nos compostos orgânicos descritos anteriormente. O osso contém cerca de 65% de material inorgânico por volume. A maior parte desse material mineral encontra-se na forma de cristais de hidroxiapatita, com fórmula molecular $Ca_{10}(PO_4)_6(OH)_2$. Além disso, elementos como sódio, magnésio e ferro podem ser incorporados na estrutura mineral. O protoplasma também tem compostos inorgânicos contendo iodo, ferro, fósforo, cálcio, cloro, potássio, enxofre, sódio, magnésio, cobre, manganês, zinco, cobalto, cromo, selênio, molibdênio, flúor, silício, estanho e vanádio. Dos 24 elementos encontrados nas células do corpo, 20 representam menos de 1% da quantidade total de elementos no tecido vivo.

Um **eletrólito** é qualquer substância molecular que, em solução, se dissocia em seus componentes eletricamente carregados, chamados de **íons**. Por exemplo, isso ocorre quando o cloreto de sódio em solução se dissocia em Na^+ e Cl^-. A solução pode, então, carrear uma carga e corrente elétricas.

Os principais íons encontrados dentro das células em ordem de abundância, expressos em miliequivalentes por litro de líquido, são: potássio (K^+), 140 mEq/ℓ; fosfato (HPO_4^{2-}), 75 mEq/ℓ; magnésio (Mg^{2+}), 60 mEq/ℓ; sódio (Na^+), 10 mEq/ℓ; íon bicarbonato (HCO_3^-), 10 mEq/ℓ; e íon cloreto (Cl^-), 4 mEq/ℓ.

Um *miliequivalente* corresponde a um milésimo de um equivalente. O peso equivalente é o peso em gramas que desloca ou reage com o peso atômico de 1 grama do íon hidrogênio (H^+ = 1,008 g).

A importância prática desse conceito está no fato de que os laudos e registros laboratoriais de medições das concentrações de íons e eletrólitos nos fluidos do corpo são frequentemente expressos como miliequivalentes por litro (mEq/ℓ). Outra forma de expressar as medidas é em miligramas por cento (mg%) ou miligramas por 100 mililitros (mg/100 mℓ). Alguns constituintes também são relatados como milimoles por litro (mmol/ℓ) ou miligramas por decilitro (mg/dℓ); um decilitro corresponde a 100 mℓ ou um décimo de um litro. Um litro equivale a 1.000 mℓ ou 1,06 quarto.

Ácidos, bases e pH

Um *ácido* é um composto capaz de ionizar e liberar um íon hidrogênio. O pH de uma solução é uma medida da concentração de H^+. Contudo, o pH é descrito como o **negativo** do **logaritmo** na base 10 da concentração de H^+ em moles; assim, quanto maior a concentração de H^+, mais negativo ou menor será o pH. As concentrações de H^+ nos fluidos do corpo normais são muito mais baixas que as de outros eletrólitos. Uma concentração típica de H^+ no plasma é de 4×10^{-9} moles por litro ou 4 nanomoles por litro, equivalente a um pH de 7,45. Um nanomole corresponde a um milionésimo de um milimole.

Uma *base* é um composto capaz de reduzir a concentração dos íons hidrogênio em uma solução, combinando-se com eles. A adição de bases às soluções reduz a concentração de H^+ e, com isso, o pH aumenta. Uma **solução tampão** contém ácidos e bases; portanto, pode liberar íons H^+ ou se combinar a esses íons. Essa dupla capacidade tende a conferir um pH relativamente estável.

Todos os fluidos do corpo (intra e extracelulares) contêm um misto de vários tampões químicos. Esses tampões atuam de maneira simultânea para manter um pH relativamente estável em seus respectivos fluidos. Essa estabilidade é crucial para os processos metabólicos e as reações enzimáticas normais.

Avaliação microscópica da célula

O diâmetro das células varia de 10 a 100 µm (micrômetros). As células em processo ativo de multiplicação têm aproximadamente 20 a 30 µm de diâmetro. A Tabela 2.1 lista as relações entre as unidades métricas utilizadas em microscopia (p. ex., 1 µm corresponde a um milésimo de milímetro, e há 25 mm em 2,5 cm; dessa forma, aproximadamente 1.000 células, com 25 µm de diâmetro cada, poderiam ser enfileiradas entre as marcas de 2,5 e 5 cm de uma régua). O tamanho das células varia consideravelmente de um tipo celular para outro. No entanto, com exceção das gemas de ovos de aves (consideradas unicelulares), a distância do centro da célula até alguma parte da membrana celular (superfície da célula) raramente é maior que alguns micrômetros. A membrana celular externa também é delgada (7 a 10 nm). Seja qual for a sua composição, uma membrana dessa dimensão pode ter pouca resistência à tração; esse é o outro motivo pelo qual as células devem ser pequenas.

O tamanho uniformemente pequeno das células e as dimensões muito menores das estruturas em seu interior tornaram o estudo efetivo das células algo desafiador. Conforme já discutido, a existência das células não foi confirmada antes da invenção do microscópio. Os detalhes da estrutura real das várias partes das células não eram conhecidos com algum grau de certeza até depois do desenvolvimento do microscópio eletrônico. O estudo da anatomia macroscópica remonta a muitos séculos, mas a compreensão das estruturas mais delicadas do organismo animal aguardou por avanços tecnológicos mais recentes.

Microscopia óptica

Algumas células encontram-se em tecidos finos o suficiente para serem iluminados de um lado e observados com um microscópio do lado oposto. Isso se aplica, por exemplo, à membrana da pata da rã, ao mesentério do intestino e a alguns outros tecidos. Nesses casos, as células vivas podem ser observadas por via direta. Essa técnica é empregada no estudo de amostras de fluidos, inclusive sangue, urina e leite. Células ou tecidos específicos também podem ser extraídos do animal vivo e cultivados em meios artificiais por *cultura tecidual*. Essas células podem, então, ser estudadas, mesmo sob grande aumento, em um estado vivo.

Tabela 2.1 Medidas lineares métricas.

Unidade	Abreviatura	Relações
Metro	m	$1 \text{ m} = 10^2 \text{ cm}, 10^3 \text{ mm}, 10^6 \text{ µm}, 10^9 \text{ nm}, 10^{10} \text{ Å}$
Centímetro	cm	$1 \text{ cm} = 10^{-2} \text{ m}, 10^1 \text{ mm}, 10^4 \text{ µm}, 10^7 \text{ nm}, 10^8 \text{ Å}$
Micrômetro (mícron)	µm	$1 \text{ µm} = 10^{-6} \text{ m}, 10^{-4} \text{ cm}, 10^{-3} \text{ mm}, 10^3 \text{ nm}, 10^4 \text{ Å}$
Nanômetro	nm	$1 \text{ nm} = 10^{-9} \text{ m}, 10^{-7} \text{ cm}, 10^{-6} \text{ mm}, 10^{-3} \text{ µm}, 10 \text{ Å}$
Ångstrom	Å	$1 \text{ Å} = 10^{-10} \text{ m}, 10^{-8} \text{ cm}, 10^{-7} \text{ mm}, 10^{-4} \text{ µm}, 10^{-1} \text{ nm}$

Como esse processo frequentemente requer a separação (dissociação enzimática) do tecido em células individuais, essas células não se encontram em seu estado "natural". A replicação e a geração de novas células constituem um importante processo *in vivo* (no animal). Essa capacidade proliferativa muitas vezes se perde nas células dissociadas *in vitro* (em tubo de ensaio ou placa de Petri), e essas células primárias têm um período limitado para "sobreviver" em cultura, enquanto outros tipos celulares podem ser imortais e proliferar de modo indefinido em cultura. A natureza imortal das células cancerígenas permitiu que fossem feitos grandes avanços na saúde humana e animal que, de outra maneira, não teriam sido possíveis.

Assim como no estudo de células em cultura tecidual, a análise de células obtidas de amostras de tecidos geralmente requer certo grau de manipulação. Dessa forma, o que realmente é visto com o microscópio pode ter pouca semelhança com a célula viva. O tratamento típico do tecido antes de seu exame com o microscópio óptico é composto por:

1. *Fixação* com algum agente, como o aldeído, que forma ligações cruzadas com as proteínas teciduais, impedindo novas e futuras alterações no tecido, como autólise e degradação bacteriana. Como alternativa, o tecido pode ser congelado em nitrogênio líquido, para evitar tais alterações degenerativas
2. *Inclusão* do tecido em material que possibilite a obtenção de cortes muito finos. A parafina é o material utilizado para obter cortes de 5 a 10 μm de espessura; cortes de até 1 a 2 μm podem ser obtidos com inclusão em um material plástico, como o metacrilato de glicol. Como a maioria dos meios usados no processo de inclusão não é hidrossolúvel, o tecido fixado deve ser desidratado e, depois, infiltrado com algum material, como o xileno, um solvente miscível em parafina. Os tecidos congelados não precisam passar por esse processo de inclusão
3. *Corte* do tecido em fatias muito finas para que possam ser colocadas em uma lâmina de vidro. Isso é feito com um *micrótomo*. Esse processo de secção consiste no uso de uma lâmina afiada, na passagem dessa lâmina pelo bloco de parafina contendo o tecido e, em seguida, no avanço do bloco de tecido a determinada distância após cada corte. Os tecidos congelados são cortados em um criostato, um micrótomo mantido em uma câmara fria
4. *Coloração* do corte para diferenciação de células ou partes das células de acordo com a cor. A **hematoxilina** e a *eosina* são corantes comumente utilizados juntos, e esse tratamento é descrito como coloração H&E. A hematoxilina tende a corar porções ácidas de uma célula de azul-escuro ou roxo (essas áreas **basófilas** incluem o núcleo celular com os ácidos nucleicos em seu interior), enquanto a eosina tende a corar as porções básicas de uma célula de rosa a vermelho (essas áreas **acidófilas** compreendem grande parte das proteínas mais básicas dentro da célula). A **coloração de Wright**, utilizada para corar as células sanguíneas (ver Figura 1.9), cora as áreas basófilas de azul, quando combinada ao azul de metileno, e as áreas acidófilas de vermelho, quando combinada à eosina. Os cortes também podem ser tratados com diversas soluções químicas para demonstrar a presença de certos tipos de compostos ou a atividade de enzimas no tecido ou na célula, uma técnica conhecida como **histoquímica** (Figura 2.6). A presença de tipos específicos de moléculas pode ser determinada pela exposição do corte a uma solução com *anticorpos* contra essas moléculas. Essa técnica é chamada de **imunocitoquímica**

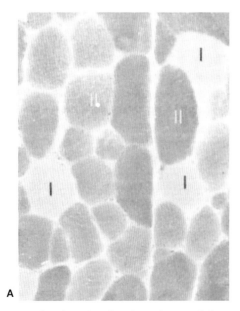 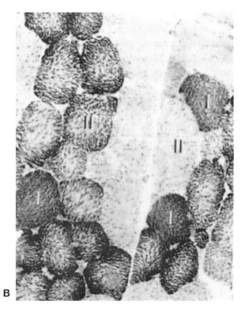

Figura 2.6 Cortes seriados do músculo tríceps braquial do equino, corados pelo método histoquímico para avaliação da atividade enzimática. As mesmas células musculares (I e II) são visíveis em ambos os cortes. **A.** Atividade da ATPase (adenosina trifosfatase) dependente de cálcio. **B.** Atividade de uma enzima oxidativa mitocondrial.

5. O último passo, obviamente, é o exame de fato do corte tecidual corado na lâmina com o uso de microscópio e luz transmitida através do corte.

Essa abordagem ao estudo do corpo animal é padrão há muitos anos e continuará a ser utilizada, independentemente dos avanços mais recentes. Contudo, alguns fatores devem ser lembrados durante o estudo de cortes ou suas fotografias.

A relação dos cortes teciduais com o tecido real é quase a mesma que a de um saco de batatas fritas com uma batata em crescimento. Como os cortes e as batatas fritas foram processados, a semelhança real com a estrutura original é limitada. Ambos são vistos em duas dimensões (comprimento e largura), e sua espessura é relativamente sem importância para a visualização. Avanços tecnológicos recentes, como a microscopia confocal e a reconstrução computadorizada, fornecem imagens tridimensionais da estrutura celular e tecidual.

A microscopia óptica pode ampliar objetos até no máximo 1.500 vezes o tamanho original. Isso é conhecido como capacidade de aumento ou potência do microscópio. A potência de resolução é a propriedade de mostrar dois objetos como estruturas separadas. O microscópio óptico é capaz de separar duas estruturas bastante próximas, a aproximadamente 0,2 μm (cerca de 200 nm). Essa potência de resolução depende consideravelmente do comprimento de onda da luz utilizada para a observação do tecido e da qualidade óptica da lente objetiva do microscópio.

Outros avanços em microscopia óptica são a de contraste de fase e a de fluorescência. A microscopia de contraste de fase pode ser usada com células vivas e/ou não coradas, pois depende de diferenças na refração de várias partes de uma célula para a formação da imagem. A microscopia de fluorescência é frequentemente aplicada com técnicas de imunocitoquímica, em que as células marcadas com anticorpos são identificadas pela fluorescência emitida após sua exposição à luz de um comprimento de onda específico.

A difração de raios X é empregada para estudar a estrutura de cristais (inorgânicos e orgânicos) e a estrutura molecular de substâncias biológicas (como DNA, colágeno e hemoglobina). Esse método de estudo consiste na passagem de um feixe de raios X através da substância e no registro do padrão de difração (dispersão do feixe) em uma emulsão fotográfica.

Microscopia eletrônica

Os microscópios eletrônicos não usam luz visível para a delimitação de estruturas como na microscopia óptica; utilizam um feixe de elétrons focados por lentes eletromagnéticas. O feixe de elétrons pode atravessar uma amostra fina na *microscopia eletrônica de transmissão* ou ser refletido da superfície de um objeto e estudado com a *microscopia eletrônica de varredura*. No entanto, as imagens obtidas com o microscópio eletrônico são apenas em preto e branco (ver um exemplo de imagem de microscopia eletrônica na Figura 1.2).

O microscópio eletrônico de varredura é um equipamento versátil, com aumento de 15× a 10.000× e resolução próxima a 10 nm. A profundidade do campo do microscópio eletrônico de varredura é muito maior que qualquer microscópio óptico. O preparo de amostras para a observação com o microscópio eletrônico de varredura é relativamente simples. Materiais biológicos não metálicos são geralmente desidratados e cobertos com uma fina camada de ouro metálico antes de serem colocados no microscópio eletrônico de varredura.

O microscópio eletrônico de transmissão é capaz de obter um aumento muito maior (de até 1 milhão×) com resolução efetiva de 0,1 nm. Com o uso das técnicas de ampliação e projeção fotográficas, os aumentos podem ultrapassar 1 milhão e ainda revelar imagens com um bom nível de detalhes. Embora vários outros detalhes possam ser visualizados em uma pequena área, o preparo de tecidos para a microscopia eletrônica de transmissão é muito mais exigente e demorado que para a microscopia óptica (uma imagem típica obtida por microscopia eletrônica de transmissão é mostrada na Figura 2.9, mais adiante).

O melhor método de fixação é a aplicação do agente fixador (geralmente glutaraldeído seguido por tetróxido de ósmio) na amostra de tecido vivo ou biopsia. O tempo transcorrido desde o estado vivo até a imersão no fixador não deve exceder 2 minutos. Além disso, o tamanho do tecido não deve ultrapassar 1 mm de lado. O tetróxido de ósmio atua como fixador e corante. Outros metais pesados, inclusive o chumbo, podem ser usados como corantes. O termo *corante* pode ser empregado de modo um tanto vago, pois as áreas onde os metais se concentram inibem a passagem de elétrons, conferindo um aspecto eletrodenso. Isso, por sua vez, aparece como uma área escura na impressão fotográfica final. Após a fixação, o tecido é desidratado e infiltrado com plástico, e em seguida, incluso em plástico para o corte. Os cortes são extremamente finos (< 30 nm), colocados em uma grade e examinados com o microscópio eletrônico.

A imagem de uma célula típica (Figura 2.7) à microscopia eletrônica (ver Figura 1.2) ainda revela grande parte das estruturas descritas pela microscopia óptica, mas com muito mais detalhes. A célula típica observada com o microscópio óptico é formada por núcleo e citoplasma envolto pela membrana celular. O núcleo contém o **nucléolo** e a **cromatina**, que se transforma em **cromossomos** durante a divisão celular. Uma membrana chamada de *envelope nuclear* cerca o núcleo. O citoplasma contém uma série de estruturas ou **organelas**, inclusive o retículo endoplasmático, o complexo de Golgi, as mitocôndrias e as inclusões.

Membrana celular

Estrutura da membrana

A membrana celular externa, também conhecida como *membrana plasmática*, e outras membranas dentro da célula são compostas principalmente por fosfolipídios, proteínas e colesterol. De acordo com o modelo de mosaico fluido, os fosfolipídios estão dispostos com suas extremidades polares (hidrofílicas) voltadas para as camadas proteicas, enquanto suas extremidades apolares

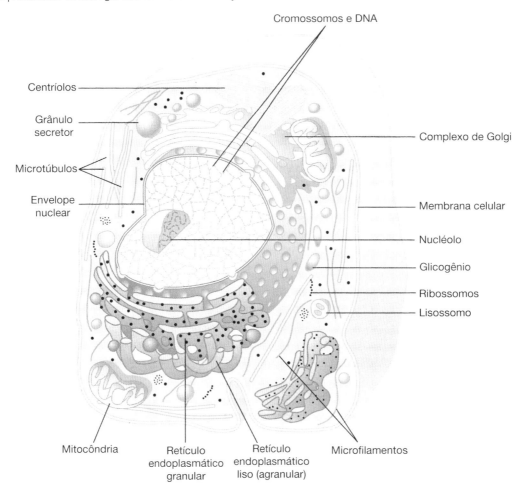

Figura 2.7 Organização geral de uma célula. *Fonte*: adaptada de Guyton e Hall, 2006. Reproduzida, com autorização, de Elsevier.

(hidrofóbicas) se voltam uma de frente para a outra no centro da membrana (Figura 2.8). Por causa das propriedades hidrofóbicas dos fosfolipídios, a membrana forma uma barreira impermeável à água, separando o interior da célula do fluido extracelular. Essa barreira protege a célula, impedindo a difusão simples de água e partículas hidrossolúveis. As membranas plasmáticas contêm quantidades variadas de colesterol, que é encontrado entre as moléculas de fosfolipídios e regula a fluidez e a flexibilidade da membrana.

A composição proteica da membrana celular externa é extremamente variável entre os diferentes tipos de células, e essa variação exerce uma grande influência sobre as diferenças funcionais entre as células. Algumas proteínas membranosas encontram-se firmemente inseridas na membrana entre os fosfolipídios (ver Figura 2.8). Essas são as **proteínas integrais**, que podem ser organizadas de modo que atravessem totalmente a bicamada lipídica da membrana. As proteínas expostas tanto ao citosol no interior da célula como ao fluido extracelular em torno da célula são as **proteínas transmembrânicas** (ver Figura 2.8). Muitas proteínas transmembrânicas participam de processos de transporte de substâncias através da membrana celular. Na Figura 2.8, uma proteína transmembrânica forma um canal para permitir a passagem através da membrana celular. As proteínas também podem estar ligadas à superfície da membrana, sendo classificadas como **proteínas periféricas** (ver Figura 2.8), e a maior parte delas localiza-se na superfície citosólica da membrana e, de modo geral, é ligada a uma proteína integral.

As funções das proteínas da membrana celular são: (1) transporte de substâncias através da membrana; (2) fornecimento de um local de ligação para substâncias encontradas no fluido extracelular, como os hormônios; (3) contribuição para a formação de junções intercelulares; (4) provisão de enzimas com locais ativos voltados para o citosol ou para o fluido extracelular; e (5) identificação ou reconhecimento do tipo ou da origem celular por outras células. Essas funções estão descritas em detalhes mais adiante neste capítulo.

Modificações estruturais da membrana celular ocorrem principalmente na superfície livre das células (uma superfície não adjacente a quaisquer outras células). Essas modificações costumam aumentar a superfície celular e é possível que atuem nos processos de absorção ou secreção. A **borda estriada** ou **borda em escova** observada na microscopia óptica aparece nas imagens obtidas por microscopia eletrônica como projeções uniformes semelhantes a dedos, chamadas de **microvilosidades**. Projeções menos regulares, denominadas estereocílios, são extensões ramificadas irregulares do citoplasma celular que não são móveis.

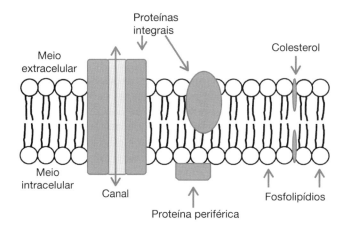

Figura 2.8 Modelo de mosaico fluido da membrana celular e das proteínas associadas à membrana.

Os cílios móveis (quinocílios) são projeções alongadas e complexas, semelhantes a dedos, que se estendem das superfícies celulares e são encontradas em áreas onde há o deslocamento de material além da superfície, como nos revestimentos da traqueia e nas tubas uterinas. Cada cílio é associado a um corpo basal que se assemelha a um centríolo, normalmente observado no citoplasma de todas as células.

Contato e adesão intercelular

Todos os vertebrados se desenvolvem da divisão de uma única célula, o oócito fertilizado. Os organismos unicelulares também se desenvolvem por meio da divisão de uma única célula-mãe (célula precursora). Quando a célula-mãe de um organismo unicelular se divide, cada célula-filha resultante segue seu próprio caminho. Em contrapartida, as células-filhas do oócito fertilizado de um animal multicelular permanecem unidas e acabam se diferenciando em células que formam diversos tecidos e, por fim, outro animal.

A capacidade de múltiplas células individuais permanecerem juntas e atuarem como tecido ou órgão depende de modificações locais da membrana celular externa. Em alguns casos, essas modificações simplesmente conectam uma célula a outra em termos físicos. Em outros, essas modificações conectam as células e formam uma passagem para trocas entre elas. As modificações das membranas celulares geram acúmulos focais de proteínas de membrana específicas, denominadas *moléculas de adesão celular*. As áreas das membranas celulares envolvidas no contato e adesão intercelular foram nomeadas ao serem examinadas pela primeira vez por meio de microscopias óptica e eletrônica.

Nas imagens obtidas por microscopia eletrônica, os **desmossomos** aparecem como espessamentos locais de membranas plasmáticas adjacentes, com fibrilas delgadas se irradiando desde o espessamento até o citoplasma da célula (Figura 2.9). Os desmossomos se ligam fortemente às células adjacentes por meio das interações das proteínas de membrana que se estendem da superfície das membranas celulares. Esses desmossomos são observados como um local único ou um círculo mais extenso semelhante a um cinto ao redor das células.

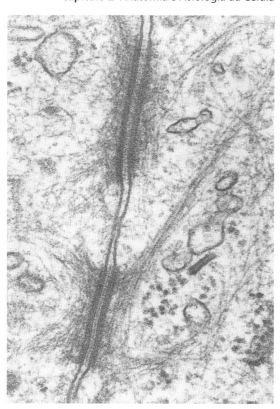

Figura 2.9 Imagem obtida por microscopia eletrônica de transmissão de dois desmossomos unindo as membranas de duas células. *Fonte*: Dellmann e Eurell, 1998. Reproduzida, com autorização, de John Wiley & Sons, Inc.

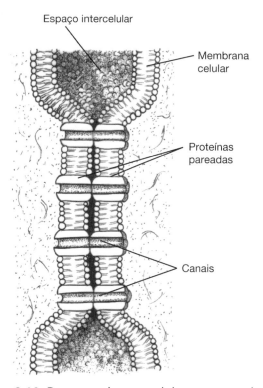

Figura 2.10 Duas membranas celulares conectadas em uma junção comunicante por proteínas que se estendem entre elas.

As **junções de oclusão** (também conhecidas por seu nome em inglês, **tight junctions**) aparecem como uma área ou zona onde as membranas plasmáticas de duas células adjacentes aderem entre si. Com frequência, essas junções são encontradas imediatamente abaixo da superfície livre das células epiteliais. Cada junção de oclusão passa completamente em volta da periferia da célula à mesma altura. As junções de oclusão restringem o deslocamento da água ou de materiais dissolvidos no espaço entre as células adjacentes.

As **junções comunicantes** (também conhecidas por seu nome em inglês, **gap junctions**) são formadas por proteínas de membrana que se estendem entre as células adjacentes, de modo a formar uma passagem para a troca de pequenas moléculas e íons (Figura 2.10). A troca de íons permite que uma célula afete a atividade elétrica da célula adjacente. Esses tipos de trocas têm uma importância funcional especial no músculo cardíaco e em certos tipos de músculo liso no tubo gastrintestinal (GI).

Transporte através das membranas celulares

A membrana plasmática e as membranas de organelas intracelulares desempenham uma função relevante na determinação do que entra e sai da célula ou de suas organelas. Nossa própria vida e a dos animais dependem dessa capacidade de controlar o que entra e sai de uma célula. É importante, portanto, entender e reconhecer os processos de transporte através da membrana antes de abordar as funções dos órgãos e sistemas do animal. O transporte para dentro e para fora das células pode ocorrer por difusão (simples e facilitada), osmose, transporte ativo, endocitose ou exocitose (os processos de endocitose e exocitose foram descritos no início deste capítulo).

Difusão simples e facilitada

A difusão é um mecanismo passivo. Trata-se da mera distribuição de uma substância em um meio solvente (em geral, a água) para que sua concentração seja a mesma em todo o meio. A difusão se dá porque todas as moléculas e íons apresentam energia cinética. Eles colidem entre si e se afastam, ficando tão dispersos no solvente que sua concentração é equivalente em toda parte. Nas soluções, a difusão segue de uma região de maior concentração de partículas para uma de menor concentração e, assim, a difusão resultante ocorre a favor de um **gradiente de concentração**. A velocidade do transporte também é determinada por seu mecanismo. Os mecanismos passivos que usam movimento de partículas a favor de um gradiente de concentração normalmente apresentam velocidade de transporte maior (10^7 a 10^8 íons/segundo) que o transporte ativo (10^0 a 10^3 íons/segundo) ou o facilitado (10^2 a 10^4 moléculas/segundo).

Apenas algumas substâncias, como oxigênio, dióxido de carbono e álcool, são solúveis nas membranas das células, ou seja, são capazes de se difundir livremente através da bicamada lipídica das membranas plasmáticas. Tais moléculas devem ser obrigatoriamente lipossolúveis. Determinados medicamentos, como os barbitúricos, uma classe de anestésicos, são solúveis nas membranas. Se uma substância não conseguir se difundir livremente através da bicamada lipídica da membrana celular, sua capacidade de entrada ou saída de uma célula depende de alguns outros mecanismos para atravessar a membrana.

Uma forma utilizada por substâncias não lipossolúveis para atravessar a membrana celular é o uso de uma proteína transmembrânica ou das proteínas que formam um canal ou passagem através da membrana (ver Figura 2.8). Se houver um canal que permita a passagem de determinada molécula, a membrana é considerada **permeável** à molécula. O grau de permeabilidade de cada canal também pode estar sujeito à regulação por fatores como o potencial elétrico através da membrana. Os canais cuja permeabilidade varia com o potencial elétrico através da membrana são denominados **eletricamente dependentes** ou **voltagem-dependentes**. Uma alteração no potencial de membrana pode modificar a conformação ou configuração da proteína de membrana, o que leva à abertura ou ao fechamento do canal e às subsequentes modificações em sua permeabilidade (Figura 2.11).

Os íons (átomos ou radicais com carga positiva ou negativa) não conseguem se difundir livremente através da bicamada lipídica da membrana plasmática. Assim, um canal permeável a determinado íon deve estar presente para que esse íon se difunda através das membranas celulares. **A maioria dos canais é permeável apenas a um único íon específico ou a um pequeno número de íons específicos. Essa característica é importante do ponto de vista clínico, pois alguns medicamentos são relativamente específicos para determinado tipo de canal. O uso desses agentes permite a regulação do movimento de um íon específico através das membranas celulares. O movimento de cálcio para dentro das células do coração, por exemplo, pode ser regulado com tais medicamentos, e isso é benéfico em certos tipos de arritmias cardíacas (anomalias na atividade elétrica do coração).**

A velocidade e a direção de passagem de um íon carregado através de um canal dependem de dois fatores que podem atuar de forma sinérgica. Ou seja, ambos os fatores podem ter o mesmo efeito sobre a velocidade e a direção do movimento. Ou, então, podem agir de modo antagônico, em que cada um tem efeitos opostos sobre a velocidade e a direção do movimento. O primeiro fator é o gradiente de concentração entre os dois lados da membrana para determinado íon. Em virtude da difusão, os íons apresentam um movimento líquido (real) através de canais permeáveis das áreas de maior concentração para aquelas de menor concentração. O segundo fator é qualquer gradiente elétrico gerado por diferenças de concentração entre outros íons carregados nos dois lados da membrana. Em todas as células animais, as concentrações de íons carregados nos dois lados da membrana celular normalmente fazem com que o interior da célula seja negativo em comparação ao exterior (ver Figura 2.11). A carga negativa líquida (real) dentro da célula inibe a difusão de íons de carga negativa (ânions) para o meio intracelular, ao mesmo tempo que promove a difusão de íons de carga positiva (cátions) para esse meio. A expressão **gradiente eletroquímico** é utilizada para se referir aos efeitos combinados do gradiente de concentração e do gradiente elétrico sobre a taxa de difusão de um íon individual.

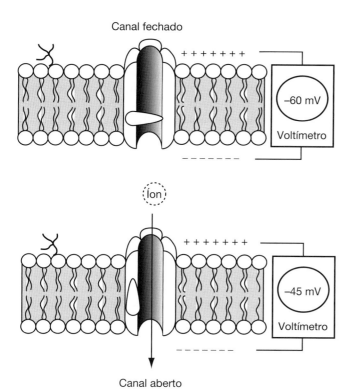

Figura 2.11 O canal voltagem-dependente se abre e se fecha conforme as alterações no potencial elétrico através da membrana celular.

A *difusão facilitada* é igual à difusão simples ou livre, pois opera de forma passiva a favor do gradiente de concentração ou eletroquímico. Contudo, a difusão facilitada requer um *sistema transportador* na membrana para auxiliar a passagem, que é uma proteína transmembrânica que se liga à molécula em difusão de um lado da membrana e a transfere para o outro lado, onde é liberada (Figura 2.12). O movimento ou transporte através da membrana provavelmente implica uma mudança na configuração da proteína, mas não exige nenhuma utilização direta de ATP para a produção de energia, como ocorre no transporte ativo.

Os açúcares, especialmente a glicose, dependem de difusão facilitada para entrar nas células, unindo-se às proteínas transportadoras no momento que chegam à bicamada lipídica da membrana. Em muitos tipos de células, o complexo transportador de glicose leva esse açúcar a favor do seu gradiente de concentração para o interior da membrana celular. Nesse local, o transportador libera a glicose para entrar na célula. O transportador, por sua vez, permanece na membrana e se reconfigura, ficando disponível para outros transportes. Além da glicose, outras substâncias, como aminoácidos, também dependem da difusão facilitada para atravessar as membranas celulares.

A velocidade com que a difusão facilitada ocorre também depende do número de proteínas transportadoras disponíveis na membrana. No caso da glicose, a velocidade de entrada em muitas células, como na musculatura esquelética, é consideravelmente aumentada pela insulina, um hormônio produzido e secretado pelo pâncreas. A insulina facilita a entrada de glicose no músculo esquelético, em parte por aumentar o número de proteínas transportadoras na membrana celular dessas células.

Osmose

Osmose é o movimento da água através das membranas. Como muitos solutos, a água não se difunde livremente através da bicamada lipídica das membranas celulares, mas pode se difundir através dos canais de água formados pelas proteínas transmembrânicas, que são as **aquaporinas**. Se o fluido intracelular tiver uma concentração mais alta de solutos não passíveis de difusão do que o fluido intersticial em torno da célula, a água entra na célula até que as concentrações fiquem iguais em ambos os lados da membrana. A entrada de água aumenta o volume intracelular. A força motriz que movimenta a água da solução do lado de menor concentração de solutos para o lado de maior concentração de solutos é conhecida como **pressão osmótica**.

A pressão osmótica de uma solução aquosa pode ser medida com o uso de um tubo em "U", cujos dois lados são separados por uma membrana permeável apenas à água (Figura 2.13). Uma solução com alta concentração de solutos é colocada em um dos lados do tubo em "U", e no outro lado é colocada água destilada. A pressão hidrostática é a pressão gerada pelo fluido por meio da força da gravidade. A força da osmose desloca a água através da membrana do lado que contém a água destilada para o lado com a solução. Esse movimento continua até que a pressão hidrostática gerada pelo aumento da altura da coluna de fluido no lado da solução se iguale à força osmótica (ver Figura 2.13). As unidades da pressão osmótica podem ser expressas em centímetros de água (altura da coluna de água) ou convertidas em milímetros de mercúrio (mmHg; altura de uma coluna de mercúrio, criando um montante equivalente de pressão hidrostática).

A pressão osmótica é um importante mecanismo na manutenção do volume celular, por determinar a entrada

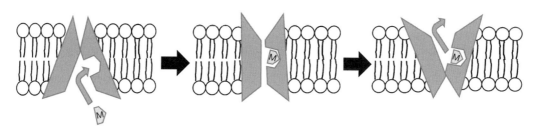

Figura 2.12 Difusão facilitada de soluto (identificado com a letra M) através de uma membrana celular pela ação de uma proteína transportadora transmembrânica.

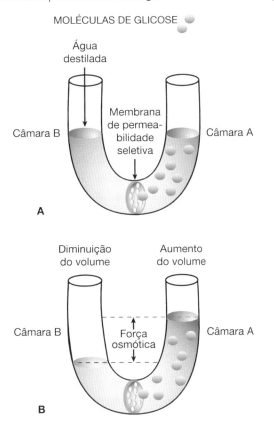

Figura 2.13 Osmose e pressão osmótica. Uma membrana impermeável a partículas de soluto impede a difusão dessas partículas da câmara A para a câmara B. A água destilada da câmara B migra para a câmara A até que a diferença na altura das colunas de água seja igual à pressão osmótica da solução na câmara A.

ou a saída de água das células. Se a concentração de soluções em cada lado de uma membrana for a mesma, como observado nas células do sangue, o fluido extracelular é chamado de **isotônico** (isosmótico) em relação às células. Isso significa que a pressão osmótica é igual nos dois lados da membrana. **Uma solução de cloreto de sódio a 0,9% é considerada isotônica em relação às hemácias dos mamíferos e, por isso, recebe o nome de solução salina normal ou soro fisiológico. O soro fisiológico pode ser usado para umedecer tecidos expostos, como feridas abertas, sem danificar as células.**

Se o fluido extracelular tiver pressão osmótica mais baixa que o interior das células, é denominado **hipotônico**, e a água tende a atravessar a membrana e entrar nas células. No caso das hemácias no plasma hipotônico ou coletadas em um volume de água, a água entra nessas células, o que causa seu aumento de volume e, por fim, lise, em um processo chamado de hemólise. Se o fluido extracelular for mais concentrado que o citoplasma da célula, as células perdem água para a solução **hipertônica**. As hemácias em plasma hipertônico ficam enrugadas ao perderem água, um processo conhecido como crenação. Em relação às células dos mamíferos: uma solução menos concentrada que o cloreto de sódio a 0,9% é considerada hipotônica; já uma solução mais concentrada que o cloreto de sódio a 0,9% é dita hipertônica; e, obviamente, uma solução de cloreto de sódio a 0,9% é isotônica.

A pressão osmótica de uma solução é determinada pelo número de partículas de soluto: quanto mais partículas de soluto em um volume de líquido, maior a pressão osmótica. O número de partículas é determinado pela **concentração molar** da solução e pelo número de íons formados se o soluto for um eletrólito. Por exemplo, a glicose não é um eletrólito, apresentando uma partícula por molécula; no entanto, o cloreto de sódio é um eletrólito, doando duas partículas (Na^+ e Cl^-) por molécula quando colocado em solução. Uma solução de 1 molar de cloreto de sódio tem o dobro da pressão osmótica de uma solução de 1 molar de glicose, porque a solução de cloreto de sódio tem o dobro do número de partículas em solução.

Esses conceitos de osmose e pressão osmótica adquirem importância quando fluidos intravenosos são administrados em animais com problemas como desidratação, anorexia, febre do leite e diarreia. Além disso, são princípios importantes nas funções normais dos animais, como o fluxo de sangue e linfa, a excreção de resíduos na urina pelos rins e a digestão e a absorção de alimentos, que serão abordadas nos capítulos subsequentes.

Transporte ativo

Algumas moléculas e íons podem se deslocar através das membranas celulares (dentro ou fora das células) contra os gradientes de concentração ou elétrico. Aqui, o termo *contra* significa que as partículas se movem na direção oposta à da difusão. Esse movimento através da membrana celular consome a energia produzida pela célula e recebe o nome de **transporte ativo**.

O exemplo mais conhecido de um sistema de transporte ativo primário é a **bomba de sódio-potássio (Na^+-K^+)**, que é, na verdade, uma proteína de membrana que também é uma enzima. A proteína se liga de modo reversível a três íons Na^+ e dois íons K^+. A atividade enzimática dessa proteína permite a hidrólise do ATP para a geração de energia. O ganho de energia faz com que a proteína altere sua configuração para que o Na^+ e o K^+ passem para o outro lado da membrana. Nesse local, os íons são liberados e a proteína retorna à sua configuração original. Esses movimentos estão resumidos na Figura 2.14. A bomba de Na^+-K^+, ou ***Na^+-K^+-ATPase***, é um componente da membrana de todas as células e sua disposição sempre torna viável que o Na^+ saia da célula e o K^+ entre na célula. O funcionamento contínuo desse sistema de transporte é um importante fator para manter a concentração intracelular de Na^+ relativamente baixa em todas as células, enquanto a concentração intracelular de K^+ permanece relativamente alta em todas as células.

O ***transporte ativo secundário*** também requer uma proteína de membrana transportadora e a energia da célula, mas as proteínas transportadoras não são ATPases (enzimas que podem usar o ATP diretamente). A captação de glicose a partir do lúmen do intestino e do lúmen dos túbulos renais pelas células epiteliais é um exemplo de transporte ativo secundário. Em ambos os tipos de células epiteliais, há

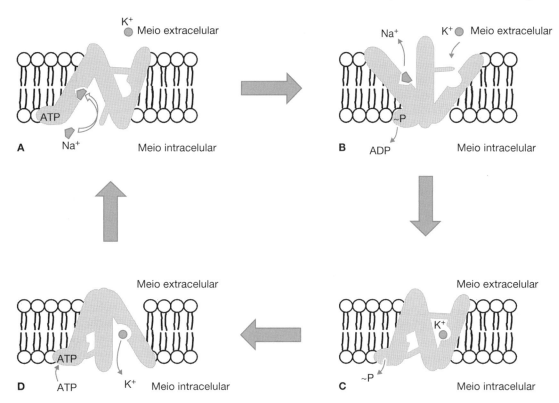

Figura 2.14 Representação esquemática do funcionamento hipotético da bomba de Na⁺-K⁺ (Na⁺-K⁺-ATPase). O ícone Na⁺ representa três íons Na (sódio), enquanto o ícone K⁺ representa dois íons K (potássio).

uma proteína de membrana que atua como transportador na porção da membrana celular voltada para o lúmen. Essa proteína é capaz de se ligar ao Na⁺ e à glicose simultaneamente quando ambos estão no lúmen. Após a ligação com o Na⁺ e a glicose, a proteína muda a sua configuração para que ambos atravessem a membrana; em seguida, são liberados no interior da célula. Esse transporte pode conduzir a glicose contra o seu gradiente de concentração por causa da energia potencial do gradiente de concentração do Na⁺. Lembre-se de que a baixa concentração intracelular de Na⁺ em todas as células é mantida pelo funcionamento contínuo da Na⁺-K⁺-ATPase. Dessa maneira, o ATP é utilizado diretamente na manutenção da baixa concentração intracelular de Na⁺, e essa energia é usada de maneira indireta ou secundária no transporte de glicose.

Uma característica importante dos sistemas de transporte ativo primário e secundário é o seu grau de *especificidade*. Na maioria dos casos, determinada proteína transporta apenas moléculas ou íons específicos. Por exemplo, a bomba de Na⁺-K⁺ transporta apenas Na⁺ e K⁺. Outros eletrólitos não são transportados por esse sistema.

Potenciais de membrana e células excitáveis

Potencial de membrana em repouso

Existe uma diferença relativamente pequena nas quantidades locais de íons carregados nos lados opostos da membrana celular externa de todas as células animais. Na maioria das condições (ou seja, condições de repouso), o exterior da membrana celular tem um pequeno excesso de íons positivos (cátions), enquanto o interior apresenta um pequeno excesso de íons negativos (ânions). As cargas negativas e positivas em excesso tendem a se atrair mutuamente, de modo a se alinharem em cada lado da membrana, criando um *potencial elétrico* através da membrana. A diferença de voltagem mensurável através da membrana é o *potencial de membrana* (ver Figura 2.11). A magnitude do potencial de membrana varia entre os tipos de células, de −10 mV (milivolts) a −100 mV. Em muitas células nervosas e musculares, esse potencial gira em torno de −85 mV. Isso significa que o interior da membrana é 85 mV mais negativo que o exterior.

As concentrações de vários cátions e ânions nos fluidos intracelular e extracelular são mantidas relativamente constantes em animais normais e saudáveis. Em consequência disso, duas características da membrana determinam principalmente a magnitude do potencial de membrana. Essas características são os mecanismos de transporte disponíveis para deslocamento de cátions e ânions através da membrana, além da permeabilidade da membrana aos diferentes íons.

Lembre-se de que todas as membranas celulares contêm a bomba de Na⁺-K⁺ ou o sistema Na⁺-K⁺-ATPase (Figura 2.14). O efeito final do sistema Na⁺-K⁺-ATPase consiste no deslocamento constante de Na⁺ para fora da célula e de K⁺ para dentro dela. O sistema, na verdade, retira três íons Na⁺ da célula para cada dois íons K⁺ que entram na célula. Essa diferença contribui para a carga negativa líquida na parte interna da membrana.

Em condições de repouso, as membranas celulares são relativamente impermeáveis ao Na⁺ (e às proteínas, que tendem a ser aniônicas), mas são bastante permeáveis ao K⁺. Embora um pouco do Na⁺ tenda a voltar para o interior da célula a favor de seu gradiente de concentração, a permeabilidade de membrana relativamente baixa ao Na⁺ e o funcionamento contínuo da bomba de Na⁺-K⁺ mantêm a concentração intracelular de Na⁺ (10 mEq/ℓ) menor que a concentração no fluido extracelular (140 mEq/ℓ).

Em contrapartida, a concentração intracelular de K⁺ (140 mEq/ℓ) é muito maior que a sua concentração extracelular (5 mEq/ℓ). Como a membrana celular é muito permeável ao K⁺, o íon pode se difundir livremente para fora da célula a favor do gradiente de concentração. Essa saída de um cátion de carga positiva é um dos principais fatores que contribuem para o excesso relativo de íons de carga negativa no interior da membrana. **A importância dessa saída de K⁺ é ilustrada pelos efeitos de mudanças na concentração extracelular desse íon sobre a atividade elétrica do coração. Aumentos anormais na concentração extracelular de K⁺, como nos casos de doença renal, são frequentemente associados a anomalias na atividade elétrica do coração (arritmias cardíacas), o que pode colocar a vida do animal em risco.**

Na célula típica em condições de repouso, o Na⁺ e K⁺ são os principais determinantes do potencial de membrana. Em alguns tipos de células e em determinadas condições, no entanto, a permeabilidade de membrana a outros íons e, consequentemente, a passagem desses íons através da membrana podem ser um fator importante que contribui para o potencial de membrana. O aumento da permeabilidade de membrana ao Cl⁻, por exemplo, faz com que esse íon se difunda para dentro da célula a favor do gradiente de concentração, e, com isso, o interior da célula se torna mais negativo.

Células excitáveis e potenciais de ação

As células nervosas e musculares são *células excitáveis*. Em resposta ao estímulo adequado, o potencial elétrico de membrana dessas células pode sofrer uma inversão rápida, porém de curta duração, de modo que o interior da membrana celular fique mais positivo que o exterior. Esse evento é conhecido como *potencial de ação* (Figura 2.15). A inversão do potencial de membrana em repouso é descrita como *despolarização* da membrana, já que, durante esse período, o potencial de membrana se encontra mais próximo de zero.

As alterações no potencial de membrana durante um potencial de ação se devem a rápidas mudanças em sua permeabilidade a diferentes íons e ao movimento desses íons através da membrana. Essas rápidas modificações na permeabilidade são atribuídas à abertura e/ou ao fechamento dos canais de membrana (ou seja, canais formados pelas proteínas transmembrânicas). O próprio canal pode responder a estímulos físicos, químicos ou elétricos, e essa resposta se refere à relação entre os estímulos limiares e os potenciais de ação. Um estímulo para a célula pode fazer com que o potencial de membrana se torne mais ou menos negativo. Um estímulo pode, na verdade, ser vários estímulos

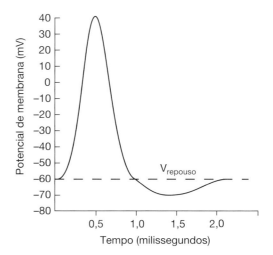

Figura 2.15 Potencial de ação do nervo.

sucessivamente sofridos pela célula. Se a soma desses estímulos for capaz de deixar a membrana menos negativa e se houver uma mudança suficiente nas condições do canal a ponto de produzir uma rápida inversão do potencial de membrana, o processo é chamado de *estímulo limiar*, porque a célula alcançou o potencial limiar para a ocorrência de um potencial de ação.

Quando um potencial de ação ocorre em um único local em uma célula excitável, o potencial de membrana de áreas adjacentes da membrana da mesma célula também muda. A mudança de potencial na área adjacente se deve ao movimento de carga (íons) entre as duas áreas (Figura 2.16). Se a membrana na área adjacente tiver canais sensíveis às alterações na voltagem (canais voltagem-dependentes) e se a mudança no potencial de membrana na área adjacente alcançar um potencial limiar (mV), outro potencial de ação na área adjacente será eliciado. Isso pode ocorrer repetidas vezes, de modo que uma série de potenciais de ação se mova pela superfície membranosa de uma célula (ver Figura 2.16). Esse deslocamento dos potenciais de ação é a *propagação* do potencial de ação, que é típico de todas as células excitáveis (células musculares e nervosas).

A interrupção da atividade dos canais de membrana pode impedir os potenciais de ação e sua propagação. Por exemplo, a propagação dos potenciais de ação nos nervos periféricos depende da rápida abertura dos canais de Na⁺ voltagem-dependentes. Os anestésicos locais, como a lidocaína, aplicados ao longo de um nervo periférico, bloqueiam esses canais de Na⁺ voltagem-dependentes e impedem a propagação do potencial de ação. O resultado é a perda da sensibilidade (analgesia) e da função motora na região suprida pelo nervo.

Receptores de membrana e sinalização intracelular

A membrana celular protege a célula do meio extracelular, restringindo a troca entre os espaços dos fluidos intracelular e extracelular. Contudo, as células também devem ser capazes de detectar a presença de determinadas

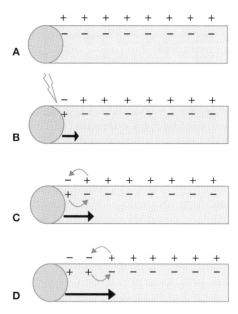

Figura 2.16 Propagação do potencial de ação. **A.** Potencial de membrana em repouso. **B.** Estímulo limiar inicial. **C** e **D.** Propagação. As setas de cor preta indicam a direção do potencial de ação com a membrana adjacente em estímulo limiar.

substâncias químicas no fluido extracelular e alterar as próprias funções intracelulares em virtude dessas substâncias. Essas habilidades são essenciais para a comunicação entre neurônios, entre neurônios e células musculares e entre as células de glândulas endócrinas e as células afetadas pelos hormônios secretados por essas glândulas. O reconhecimento da substância química específica no fluido extracelular e a resposta à sua presença se baseiam na interação dessa substância com uma proteína de membrana. *Ligante* é o termo geral aplicado a qualquer substância química capaz de interagir com, ou se ligar a, uma proteína de membrana ou a um receptor de membrana. Características importantes da relação ligante-receptor são reversibilidade, especificidade, afinidade e saturação. Neste capítulo, descrevemos as características de todas as interações da relação ligante-receptor, mas nos concentramos nos receptores da superfície celular ou de membrana. A capacidade de uma substância química atravessar a membrana da célula determina a sua ligação a um receptor na superfície celular ou no interior da célula.

A interação de um ligante com um receptor de membrana é geralmente **reversível**, pois se deve a atrações químicas relativamente fracas (ligante + receptor ⇌ ligante-receptor). A fraqueza dessa ligação também é uma das razões para algumas das outras características da relação ligante-receptor. Os receptores de membrana podem se ligar apenas a um número limitado de substâncias químicas ou ligantes específicos; ou seja, os receptores demonstram *especificidade* para determinados ligantes. Por exemplo, embora um receptor possa ser capaz de interagir com dois ligantes quaisquer, a *afinidade*, ou força de ligação, entre o receptor e o ligante pode ser maior para um ligante do que para o outro. Os ligantes que interagem fortemente com um receptor são descritos como tendo uma alta afinidade pelo receptor. A **constante de dissociação** (K_d) é uma expressão usada em biologia e farmacologia para descrever a probabilidade de dois objetos se separarem em suas subunidades individuais (ligante-receptor → ligante + receptor). Assim, a K_d é o inverso da constante de associação (K_a), que descreveria a probabilidade de os dois objetos se unirem (ligante + receptor → ligante-receptor). Ao descrever a afinidade de um ligante por um receptor, quanto maior a afinidade, menor será a K_d.

O número de receptores de membrana em qualquer célula ou população celular é finito. Assim, é possível prover uma quantidade suficiente de ligantes para que todas as moléculas de receptores interajam com um ligante. Um receptor é descrito como ocupado quando está unido a um ligante. A *saturação* dos receptores ocorre quando todos os receptores estão ocupados por ligante.

Esses conceitos e características de ligantes e receptores constituem a base para diversos agentes farmacológicos. Por exemplo, os betabloqueadores são ligantes que interagem com receptores beta-adrenérgicos, mas não produzem resposta biológica. No entanto, como o betabloqueador ocupa o receptor, a ligação de qualquer outro ligante é impedida. Por essa razão, os betabloqueadores são utilizados quando se deseja reduzir a atividade biológica da estimulação dos receptores beta-adrenérgicos. A ligação do betabloqueador ao receptor beta evita que agentes endógenos normais (epinefrina e norepinefrina) interajam com o receptor e produzam uma resposta biológica.

A interação de um ligante com um receptor de membrana é apenas o primeiro passo no processo pelo qual uma substância química no líquido extracelular pode alterar a função de uma célula sem entrar nela. O segundo passo depende do tipo específico de receptor de membrana, que, em alguns casos, também é um canal de membrana. A interação de um ligante com esses tipos de receptores está associada a uma mudança na permeabilidade do canal. Por isso, esses canais são descritos como *ligante-dependentes*. Outros receptores de membrana também são enzimas ativadas pela interação com um ligante. Essas enzimas contam com sítios ativos voltados para o interior da célula, e assim as funções intracelulares são alteradas pela interação ligante-receptor. As substâncias que se ligam a receptores ou canais na superfície externa da célula são geralmente hidrofílicas e incapazes de atravessar a membrana plasmática da célula.

A interação com um ligante também pode ativar os receptores que atuam como proteinoquinases. Uma quinase é uma enzima que adiciona grupos fosfato (*fosforilação*) a resíduos de aminoácidos específicos, normalmente serina/treonina ou tirosina. Por outro lado, uma fosfatase é uma enzima que remove os grupos fosfato. A ligação de insulina ao receptor dimerizado desse hormônio, um receptor transmembrânico tirosinoquinase, inicia a fosforilação da tirosina na porção citoplasmática do receptor, bem como a fosforilação de outras proteínas que são recrutadas para facilitar o efeito biológico da interação ligante-receptor.

Outra maneira pela qual a função de uma célula pode ser alterada após a interação de um ligante a receptores de membrana envolve outro grupo específico de proteínas de membrana, conhecidas como *proteínas G*. Essas são proteínas heterotriméricas ligantes do nucleotídio guanina, compostas por subunidades α, β e γ dentro da membrana celular e intimamente associadas a determinadas proteínas receptoras. Os receptores associados às proteínas G recebem o nome de *receptores acoplados à proteína G* (GPCRs) e são únicos por terem sete domínios transmembrânicos (Figura 2.17). Um GPCR pode ser classificado com base na resposta intracelular desencadeada pela interação do ligante com o receptor. Após a interação com o ligante, as proteínas G atuam como intermediários em uma cadeia de eventos entre o GPCR e a resposta celular (Figura 2.18). Em contrapartida, os ligantes que interagem com receptores intracelulares apenas conseguem iniciar a transcrição de genes (Figura 2.19). Esses ligantes, que muitas vezes são hormônios esteroides, são hidrofóbicos e podem se mover facilmente pela membrana plasmática após serem transportados através do sangue e do fluido extracelular por uma proteína transportadora. A diversidade de respostas intracelulares, inclusive de segundos mensageiros e transcrição gênica, bem como a amplificação do sinal criado pela interação ligante-receptor, são características dos receptores da superfície celular, tais como os receptores de proteinoquinase e os GPCRs.

Os GPCRs são classificados como modificadores das vias de sinalização do **monofosfato de adenosina cíclico** (**cAMP**) ou do fosfatidilinositol. A **adenilciclase** é uma enzima da membrana celular cuja atividade é regulada por interações ligante-receptor. Em alguns casos, a enzima também atua como um receptor de membrana celular. Em outros casos, no entanto, a enzima está ligada a um receptor por meio de uma proteína G. A adenilciclase catalisa a formação intracelular do cAMP, que, por sua vez, pode ativar as quinases intracelulares. Essas quinases ativadas podem ativar outras proteínas intracelulares para modificar a função celular. Nesse esquema geral, o cAMP é denominado **segundo mensageiro**, pois transmite um sinal químico da membrana para o interior da célula. A associação de subunidades específicas da proteína G com o GPCR determina o efeito biológico da interação do ligante sobre os segundos mensageiros. Se o receptor estiver associado a uma subunidade Gα$_i$, o efeito é uma diminuição na atividade da adenilciclase. Por outro lado, um GPCR associado à subunidade Gα$_s$ aumenta a atividade da adenilciclase, ampliando ou reduzindo a formação do cAMP dentro da célula (ver Figura 2.18). Em contrapartida, os GPCRs que interagem com as proteínas G associadas à subunidade Gα$_q$ desencadeiam a ativação da fosfolipase C no interior da membrana plasmática. A fosfolipase C hidrolisa o fosfatidilinositol 4,5-bisfosfato (PIP$_2$) em dois segundos mensageiros: **inositol 1,4,5-trifosfato** (**IP$_3$**) e **diacilglicerol** (**DAG**). O IP$_3$ provoca a liberação de cálcio pelo retículo endoplasmático liso. A ativação de quinases é uma sequela comum da interação de ligantes com receptores associados às subunidades Gα$_s$ e Gα$_q$. A proteinoquinase A (PKA) é uma quinase dependente do cAMP, e sua atividade segue a disponibilidade do cAMP dentro da célula, enquanto a proteinoquinase C (PKC) é ativada pelo DAG. A atividade de quinases após a interação ligante-receptor é responsável por grande parte da diversidade na transdução de sinal dentro da célula, bem como pelo término do sinal. Exemplos de hormônios que utilizam os GPCRs são todos os hormônios proteicos e peptídicos (à exceção do paratormônio, do glucagon e do hormônio luteinizante), os hormônios derivados de ácidos graxos modificados (excluindo as prostaglandinas) e alguns hormônios derivados de aminoácidos (exceto a epinefrina). Esses hormônios são revistos com mais detalhes no Capítulo 13.

As proteínas de membrana também podem atuar como sítios receptores para a entrada de agentes causadores de doença, como vírus. Alguns vírus se ligam a receptores de membrana específicos em células suscetíveis, com subsequente endocitose do complexo vírus-receptor. Isso representa um meio pelo qual o vírus pode infectar a célula suscetível.

Citoplasma e organelas citoplasmáticas

Citoplasma

O *citoplasma* é o material que ocupa o interior da célula e contém as organelas intracelulares e o núcleo (ver Figura 2.7). As **organelas** são estruturas intracelulares

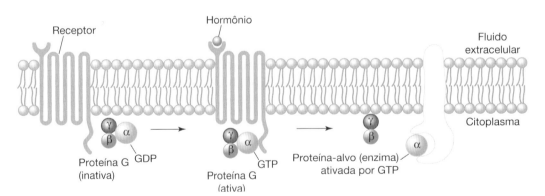

Figura 2.17 Os ligantes de receptores acoplados à proteína G geralmente são substâncias hidrofílicas, incapazes de atravessar a membrana plasmática, inclusive muitos hormônios proteicos e peptídicos. A interação do ligante com o receptor faz com que o complexo da proteína G inativa, formado pelas subunidades alfa (α), beta (β) e gama (γ), se associe ao receptor e se ative com a troca de um trifosfato de guanosina (GTP) por um difosfato de guanina (GDP). A subunidade α ligada ao GTP se dissocia das outras subunidades da proteína G e interage com as proteínas-alvo (enzimas) ligadas à membrana. Essas proteínas, por sua vez, desencadeiam sinais intracelulares. *Fonte*: adaptada de Guyton e Hall, 2006. Reproduzida, com autorização, de Elsevier.

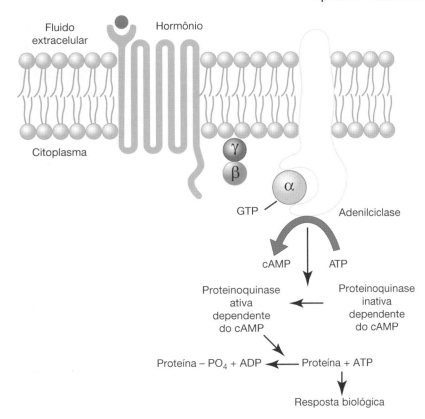

Figura 2.18 Após a interação com o ligante, as proteínas G associadas ao receptor de membrana podem facilitar o aumento ou a diminuição na atividade enzimática associada à membrana, abrindo ou fechando seus canais, com inúmeros efeitos intracelulares decorrentes dos segundos mensageiros eliciados pela interação ligante-receptor. Nesta figura, a proteína G está *estimulando* o sistema adenilciclase-cAMP e recebe o nome de proteína $G\alpha_s$, pois a subunidade alfa é *estimuladora*. A proteína $G\alpha_s$ catalisa a conversão do trifosfato de adenosina (ATP) citoplasmático em monofosfato de adenosina cíclico (cAMP). Isso ativa a proteinoquinase dependente do cAMP, o que promove a fosforilação de proteínas específicas dentro da célula e deflagra uma resposta biológica ao ligante pela célula. ADP, difosfato de adenosina; GTP, trifosfato de guanosina. *Fonte*: adaptada de Guyton e Hall, 2006. Reproduzida, com autorização, de Elsevier.

organizadas para uma função específica dentro da célula. Entre as organelas, estão o complexo de Golgi, o retículo endoplasmático (liso e rugoso), as mitocôndrias, os centríolos, os ribossomos livres, os lisossomos, os peroxissomos e diversos cristais, os grânulos e as gotículas (outrora coletivamente chamados de inclusões). O componente relativamente líquido do citoplasma é o ***citosol***. As organelas estão dispostas dentro do citosol por um complexo sistema de filamentos e microtúbulos intracelulares chamado de ***citoesqueleto***.

Diversos sais, açúcares e proteínas estão dissolvidos ou suspensos no líquido do citosol. Muitas proteínas são enzimas que participam das atividades metabólicas da célula. Algumas células contêm proteínas que servem como ligantes de receptores que chegaram ao citosol depois de atravessarem a membrana celular.

Complexo de Golgi

O ***complexo de Golgi*** tem tamanho e localização variáveis nas células de diferentes tecidos, mas geralmente parece uma pilha de sacos membranosos achatados (lamelas) próximos ao núcleo (ver Figura 2.7). O complexo de Golgi é o local das fases finais de síntese e empacotamento dos produtos secretores da célula. No interior do complexo de Golgi, os produtos secretores ficam contidos em uma vesícula membranosa para armazenamento temporário na célula ou transporte até a membrana plasmática, onde o processo de exocitose libera os produtos no fluido extracelular sob a forma de secreção. Os mucopolissacarídeos podem se formar no complexo de Golgi, que também é o local da síntese terminal de glicoproteínas, como combinações de carboidratos e proteínas que foram transportados até lá pelo retículo endoplasmático liso e rugoso.

Retículo endoplasmático e ribossomos

O ***retículo endoplasmático*** é uma rede membranosa encontrada em todo o citoplasma da célula (ver Figura 2.7). Foi descrito pela primeira vez no endoplasma (o citoplasma mais profundo na célula), o que deu origem ao nome retículo endoplasmático. Embora ainda seja chamada de retículo endoplasmático, essa organela foi observada em todas as

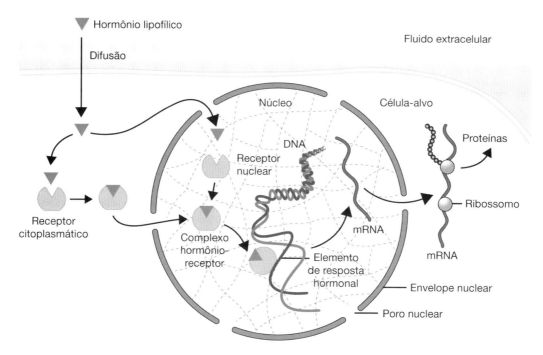

Figura 2.19 Ligantes lipofílicos, como os hormônios esteroides, interagem com receptores intracelulares em células-alvo. Após a ligação do hormônio ao receptor no citoplasma ou no núcleo, geralmente há o processo de dimerização (não ilustrado), e o complexo hormônio-receptor se liga ao elemento de resposta hormonal na região promotora do DNA. A interação do complexo hormônio-receptor com o elemento de resposta hormonal pode ativar ou inibir a transcrição gênica. Nesta figura, essa interação ativou a transcrição de genes, a formação de RNA mensageiro (mRNA) e a síntese de proteínas. *Fonte*: adaptada de Guyton e Hall, 2006. Reproduzida, com autorização, de Elsevier.

partes do citoplasma e pode ser contígua à membrana nuclear externa. O retículo endoplasmático tem a forma de túbulos e lâminas, com algumas vesículas ou sacos aumentados denominados **cisternas**.

Em alguns locais, o retículo endoplasmático está associado aos ribossomos, que parecem pequenas esferas ao longo da membrana. O **retículo endoplasmático rugoso** ou granular (ver Figuras 1.2 e 2.7) é associado aos ribossomos e participa da síntese de proteínas. O **retículo endoplasmático liso** ou agranular não tem ribossomos e atua na síntese de lipídios, inclusive colesterol e fosfolipídios. O retículo endoplasmático também pode atuar como um local de armazenamento intracelular de cálcio. O segundo mensageiro IP_3 liga-se aos receptores de IP_3, liberando o cálcio no citosol.

Mitocôndrias

As **mitocôndrias** são organelas ovoides com cerca de 10 μm de comprimento. A membrana dupla da mitocôndria, com as cristas projetadas para o interior, proporciona uma ampla área superficial para a fixação de enzimas (ver Figuras 1.2 e 2.7). Os estudos de mitocôndrias fragmentadas indicam que todas as enzimas associadas à oxidação de nutrientes em dióxido de carbono, ATP e água são encontradas nessas organelas. Assim, todas as enzimas e coenzimas envolvidas no **ciclo do ácido tricarboxílico** (também conhecido como ciclo de Krebs ou ciclo do ácido cítrico) estão nas mitocôndrias.

A oxidação durante o ciclo do ácido tricarboxílico libera dióxido de carbono e pares de átomos de hidrogênio (H_2). O H_2 fornece seus elétrons para o sistema de transporte mitocondrial de elétrons, para a realização de uma série de reações de redução que culminam na formação de água e no armazenamento de energia sob a forma de ATP. O ATP é formado pela fosforilação oxidativa do ADP (**difosfato de adenosina**), que adiciona uma molécula de fosfato inorgânico ao ADP, resultando em um composto de maior energia. A energia incorporada nas moléculas de ATP é disponibilizada para qualquer atividade celular que necessite dela, como a síntese proteica, a contração muscular e o transporte ativo. A energia é liberada durante a conversão do ATP em ADP e fosfato inorgânico. A maioria dos processos celulares que necessitam de energia ocorre fora das mitocôndrias.

As mitocôndrias produzem energia para a célula, e assim seu maior número reflete a maior atividade da célula. Como a produção de ATP mitocondrial depende de oxigênio, as células altamente ativas também necessitam de um aporte imediato desse gás. As enzimas da via glicolítica que utilizam a glicose como substrato podem produzir ATP sem oxigênio no citoplasma. Contudo, essa via é menos eficiente que a produção mitocondrial, ou seja, menos ATP por molécula de substrato.

As mitocôndrias contêm seu próprio DNA e RNA para se reproduzirem. Esse DNA é herdado no momento da fertilização pela contribuição citoplasmática do oócito; daí o nome *DNA materno*. A reprodução mitocondrial pode ser estimulada pelo aumento na demanda de energia celular e não depende da divisão celular. As mitocôndrias também realizam a síntese parcial de proteínas e lipídios, além de terem seus próprios ribossomos. A primeira etapa limitada pela velocidade na síntese de hormônios esteroides é a clivagem da cadeia lateral do colesterol em pregnenolona nas mitocôndrias.

Lisossomos

Os *lisossomos* são vesículas que contêm enzimas digestivas (hidrofílicas) e são delimitadas por uma membrana. São maiores que os ribossomos, mas menores que as mitocôndrias, com 0,25 a 0,75 µm de diâmetro. Além de se originarem do retículo endoplasmático e do complexo de Golgi, os lisossomos contêm diversas enzimas que degradam todos os tipos de moléculas biológicas. Normalmente, a membrana dos lisossomos impede a ação das enzimas lisossomais sobre as moléculas do citoplasma. Em determinadas condições, no entanto, as enzimas são liberadas no citosol, o que pode provocar a lise (destruição) da própria célula.

As vesículas citoplasmáticas formadas pela fagocitose de material extracelular podem se fundir com os lisossomos, permitindo, assim, a digestão enzimática do conteúdo da vesícula e protegendo a própria célula de lise. Os leucócitos, que atuam como células de varredura através da fagocitose de bactérias, tecido morto e *debris* celulares, contêm muitos lisossomos. Os lisossomos também fagocitam e degradam as organelas intracelulares. Esse é um meio pelo qual cada célula pode remover e recuperar componentes de partes danificadas de si mesmas. As únicas células de mamíferos que sabidamente não contêm lisossomos são as hemácias.

A inatividade dos lisossomos pode causar doenças. Um exemplo disso é a doença de Pompe, na qual os lisossomos não conseguem digerir o glicogênio. Além disso, as alterações causadas pela queimadura solar ocorrem quando a luz ultravioleta do sol rompe os lisossomos das células da pele.

Outras estruturas

Os peroxissomos são menores que os lisossomos e muito numerosos nas células hepáticas e renais. Os peroxissomos contêm enzimas responsáveis pela degradação de lipídios, álcoois e diversas substâncias que podem ser tóxicas. O peróxido de hidrogênio é produzido pelo peroxissomo em decorrência dessa ação enzimática. Outras enzimas do peroxissomo logo degradam o peróxido de hidrogênio potencialmente tóxico para proteger a célula.

Microtúbulos, filamentos intermediários e microfilamentos são organelas em forma de bastão que compõem o *citoesqueleto*, que atua principalmente para determinar o formato da célula e auxilia o movimento celular. Os microtúbulos estão dispersos por todo o citoplasma em grande parte das células, sendo os maiores e mais rígidos dos três componentes citoesqueléticos (Figura 2.20). Os microtúbulos são fibras fusiformes na divisão celular, elementos móveis nos cílios e assistentes do transporte de moléculas dentro de algumas células, como nos processos dos neurônios (células nervosas). Os filamentos

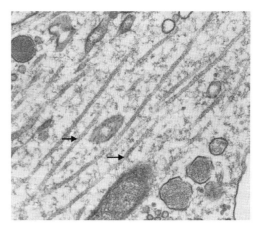

Figura 2.20 Microtúbulos em axônios de neurônios neurossecretores. *Fonte*: Dellmann e Eurell, 1998. Reproduzida, com autorização, de John Wiley & Sons, Inc.

intermediários são encontrados essencialmente em associação a junções intercelulares especializadas, como desmossomos (ver Figura 2.9).

Os microfilamentos são mais delgados que os microtúbulos, mas compõem a maior parte do citoesqueleto. Tais microfilamentos são compostos de actina, uma proteína envolvida no movimento celular e na contração muscular.

O centríolo é um cilindro curto de aproximadamente 0,2 µm de largura e 0,4 µm de comprimento. Os centríolos, constituídos por nove tripletos de microtúbulos, geralmente estão situados nas bases dos cílios, onde são chamados de corpos basais. Em todas as células, também há um par de centríolos, o centrossomo, localizado próximo ao núcleo. O centrossomo organiza os microtúbulos, que formam o fuso mitótico durante a divisão celular.

Núcleo

Estrutura do núcleo

O *núcleo* contém o material genético da célula, codificado em moléculas de DNA. À microscopia óptica, o DNA e suas proteínas associadas são visualizados como uma **cromatina** corada mais difusamente na célula que não está se dividindo e como **cromossomos** na célula em divisão. Os núcleos das células somáticas contêm as informações necessárias para determinar a forma e a estrutura de novas células, enquanto os núcleos das células sexuais contêm os dados necessários para definir as características de um novo indivíduo. Os *nucléolos* consistem basicamente em um aglomerado de DNA para a transcrição e o processamento do RNA ribossômico e a montagem dos ribossomos. Eles são corpos esféricos de coloração densa no núcleo (ver Figuras 1.2 e 2.7).

O *envelope nuclear* (ver Figuras 2.7 e 2.19), que envolve o núcleo da célula, é composto por duas membranas distintas, separadas por cerca de 20 nm. A membrana externa é contínua ao retículo endoplasmático. A presença de poros (pequenas lacunas ou interrupções) no envelope nuclear permite a troca entre o protoplasma do núcleo (nucleoplasma) e o citoplasma fora do núcleo, inclusive o deslocamento do RNA sintetizado no núcleo para o citoplasma.

A atividade funcional e a sobrevivência da célula dependem da presença e integridade funcional de um núcleo. Uma célula cujo núcleo foi removido (ou seja, uma célula enucleada) gradativamente interrompe suas atividades, sofre atrofia e, por fim, morre. Todavia, se o núcleo for substituído por outro núcleo de uma célula da mesma espécie antes de uma atrofia irreversível, a função celular pode ser restabelecida. Em animais superiores, as únicas células sem núcleos são as hemácias maduras. Essa ausência de núcleo está associada à sua vida curta, de apenas 120 dias.

As principais funções do núcleo são: (1) controlar a síntese de proteínas na célula, regulando as atividades bioquímicas celulares, e (2) garantir a transmissão do material genético (os cromossomos e seus genes constituintes) às gerações subsequentes de células e/ou organismos.

DNA e sua replicação

O material genético necessário para direcionar as funções celulares é composto principalmente por cadeias de DNA. As cadeias de DNA são formadas pela união de pequenas unidades (*nucleotídios*), cada uma com um fosfato, um açúcar (desoxirribose) e uma base de purina ou pirimidina. As bases purínicas no DNA são a adenina e a guanina, enquanto as bases pirimidínicas são a timina e a citosina (Figura 2.21).

Watson e Crick definiram a estrutura do DNA como uma *dupla-hélice*, algo semelhante a uma escada em espiral ou caracol. Os corrimões externos são duas cadeias longas de moléculas de açúcar-fosfato, e os degraus são bases pareadas que mantêm a união entre as duas partes da dupla-hélice. A adenina sempre está pareada com a timina, ao passo que a guanina sempre está pareada com a citosina. As fitas são unidas por pontes de hidrogênio entre as bases. As duas fitas da dupla-hélice do DNA não são idênticas, mas, sim, complementares (Figura 2.22). Em outras palavras, sempre que houver adenina em uma fita, haverá timina na mesma posição na fita oposta. Da mesma maneira, sempre que a guanina estiver em uma das fitas, a citosina estará na mesma posição na outra fita.

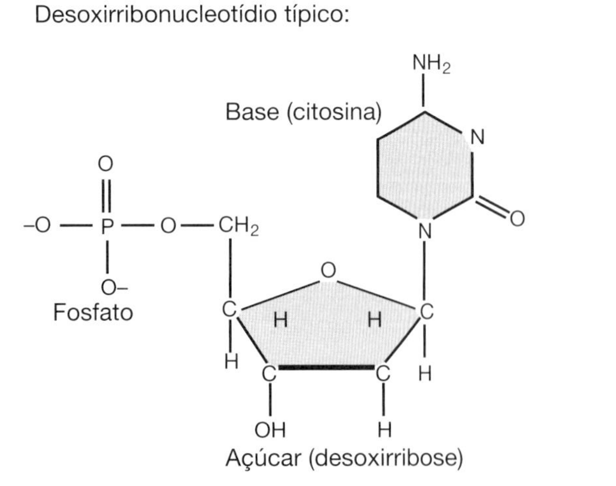

Para transmitir as informações genéticas para a próxima geração de células ou animais, a dupla-hélice do DNA precisa ser replicada. A replicação do DNA começa com o desenrolamento da hélice e a separação da cadeia no ponto de junção das bases complementares. Cada fita separada serve como um *modelo* (muitas vezes referido pelo nome em inglês, *template*) para a formação de sua fita complementar, o que produz duas duplas-hélices de DNA que são réplicas do original. Cada nova dupla-hélice é composta por uma fita da original e uma fita recém-sintetizada (ver Figura 2.22). Erros na duplicação das fitas de DNA durante a replicação dão origem a *mutações genéticas*. Embora esses erros possam ocorrer de modo espontâneo, a sua frequência pode ser ampliada por inúmeros fatores externos, conhecidos como *agentes mutagênicos* (p. ex., radiação ionizante, exposição a certas substâncias químicas).

As informações genéticas no DNA são codificadas pela sequência específica de bases purínicas e pirimidínicas na molécula. Esse arranjo sequencial das bases e seu controle de hereditariedade, tanto em nível celular quanto de espécie, são chamados de *código genético* ou a *linguagem da vida*. A interpretação desse código leva à síntese de proteínas específicas, e esse processo é considerado o dogma central da biologia molecular. O único constituinte celular cuja síntese é especificamente determinada pelo código genético é a proteína. Tais proteínas podem ser secretadas como produtos celulares, encontradas na membrana celular ou ainda atuar no citosol ou nas organelas celulares.

O código do DNA é denominado *código tripleto*, já que cada grupo de três nucleotídios na cadeia do DNA, em última análise, gera um aminoácido específico no processo de síntese proteica. Existem cerca de 20 aminoácidos na célula. Como quatro bases podem ser incluídas em um tripleto, há possíveis códigos tripletos mais que suficientes para representar os 20 aminoácidos. Outros códigos tripletos no DNA atuam como sinais não apenas para delimitar o segmento da cadeia do DNA que representa uma proteína específica, mas também para regular as etapas iniciais e finais na síntese proteica.

Um *gene* é um segmento de DNA que contém os códigos tripletos para todos os aminoácidos em uma ou mais proteínas e as sequências de sinais necessárias para regular o processamento do segmento de DNA. Intercaladas dentro de um gene, no entanto, também há sequências de nucleotídios que, além de não serem reguladores do processo, não contêm os códigos tripletos necessários. Esses segmentos não codificantes e não reguladores são os *íntrons*. Os segmentos codificantes do DNA em um gene são os *éxons*. Um único gene pode ter múltiplos éxons e íntrons em toda a sua extensão.

RNA | Transcrição e tradução

Os processos de interpretação do código genético e síntese de proteínas exigem a participação de três formas de RNA, que são: o *RNA mensageiro* (mRNA), o *RNA transportador* (tRNA) e o *RNA ribossômico* (rRNA). Como o DNA, todas as três formas de RNA são unidades

Figura 2.21 Estrutura geral de um nucleotídio (subunidades de DNA e RNA).

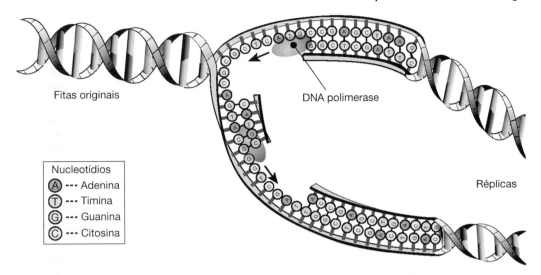

Figura 2.22 Replicação do DNA. As bases nitrogenadas formam fitas complementares. À medida que se separam durante a replicação do DNA, cada fita original serve como modelo para a formação de duas fitas complementares. (Esta figura encontra-se reproduzida em cores no Encarte.)

de nucleotídios com um açúcar (ribose), um fosfato e uma base purínica ou pirimidínica. As duas purinas encontradas no DNA, adenina e guanina, também são observadas no RNA, assim como a pirimidina citosina. Contudo, o RNA não contém a pirimidina tiamina encontrada no DNA. Em vez disso, o RNA contém a pirimidina uracila. Enquanto a estrutura do DNA tem duas fitas ou cadeias de nucleotídios unidos em uma dupla-hélice, o RNA existe apenas como uma única fita.

O primeiro passo na interpretação do código genético, a **transcrição**, leva à formação de um mRNA. Esse processo é semelhante à replicação do DNA, exceto pelo fato de que o DNA agora serve como modelo para a síntese do mRNA, em vez de uma nova fita complementar de DNA. Uma enzima nuclear específica, a **RNA polimerase II**, e outras proteínas nucleares, conhecidas coletivamente como **fatores gerais de transcrição**, unem-se em um local específico no DNA para iniciar a transcrição de determinado gene. O local no DNA onde ocorre a ligação e começa a transcrição é conhecido como **promotor**. Um segmento especial de DNA adjacente à região promotora contém uma sequência de partida de nucleotídios que dá o sinal para a RNA polimerase II começar a síntese do mRNA. Outras proteínas reguladoras que atuam como fatores de transcrição **ativadores** ou **repressores** também podem influenciar a taxa de transcrição de determinado gene. Esses fatores de transcrição reguladores podem se ligar a sítios no DNA distantes da região promotora, mas, por conta do dobramento e enrolamento da fita de DNA, tais fatores podem interagir com as proteínas ligadas na região promotora.

Utilizando o DNA como modelo, a RNA polimerase II sintetiza uma única fita complementar de nucleotídios. Como ocorre com o DNA, cada grupo de três nucleotídios no mRNA recém-sintetizado corresponde ao código para um aminoácido específico. Cada grupo de três nucleotídios no mRNA é um **códon**. Ao alcançar a extremidade do segmento de DNA que representa uma proteína em particular, uma sequência de parada no DNA termina a síntese do mRNA e a fita desse mRNA se desprende da RNA polimerase. A Figura 2.23 resume as etapas do processo de transcrição.

Lembre-se de que o segmento de DNA que representa um gene e serve como modelo para o mRNA contém tanto éxons como íntrons (ou seja, regiões codificadoras e não codificadoras). Assim, o mRNA recém-sintetizado deve ser processado para remover os segmentos que correspondem aos íntrons no DNA. Esse processamento é feito antes de o mRNA sair do núcleo e entrar no citoplasma, onde ocorre a síntese proteica. Os segmentos de mRNA correspondentes aos íntrons não codificadores são excisados, e os segmentos referentes aos éxons codificadores são unidos por um complexo constituído por RNA e uma proteína chamada de **spliceossomo**. Durante o *splicing*,[3] o spliceossomo às vezes omite segmentos do mRNA inicial que correspondem a alguns dos éxons codificadores. Essa omissão gera mRNA de **splicing alternativo** e, por fim, a síntese de diferentes proteínas a partir da transcrição de um único gene.

No citoplasma, o mRNA processado liga-se a um **ribossomo**. Essa ligação ocorre em uma extremidade específica do mRNA sob a direção de um códon de partida nesse local. O códon de partida também sinaliza a ligação de um tRNA inicial com um aminoácido específico unido a ele. Existe pelo menos um tRNA específico para cada um dos cerca de 20 aminoácidos na célula. Após a ligação do primeiro tRNA, um segundo tRNA com seu aminoácido unido chega e se liga ao próximo códon da fila. As enzimas ribossômicas, então, separam o aminoácido do primeiro

---

[3] N.T.: O *splicing* é um processo que remove os íntrons e une os éxons depois da transcrição do RNA. O *splicing* só ocorre em células eucarióticas, já que o DNA das células procarióticas não contém íntrons. A estrutura fundamental para clivar essas ligações entre os nucleotídios é o spliceossomo.

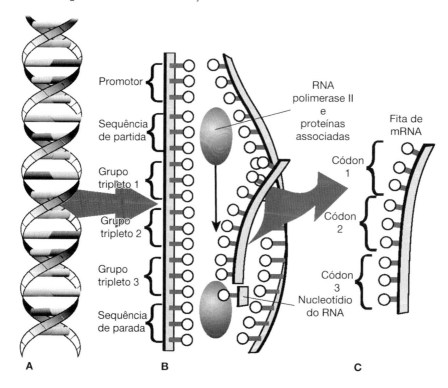

Figura 2.23 Transcrição. **A.** Separação de uma dupla-hélice de DNA. **B.** A RNA polimerase II utiliza grupos tripletos como código para síntese do RNA mensageiro (mRNA). **C.** Os códons no mRNA completo correspondem a grupos tripletos no DNA. Um número mínimo de tripletos e códons está ilustrado para fins de elucidação. (Esta figura encontra-se reproduzida em cores no Encarte.)

tRNA e unem os dois aminoácidos para iniciar a formação de uma cadeia peptídica. O primeiro tRNA pode ser separado do ribossomo e transferir outro aminoácido. O ribossomo agora conduz a ligação de um terceiro tRNA com seu aminoácido específico e a subsequente união do terceiro aminoácido ao segundo. A Figura 2.24 resume essas primeiras etapas da síntese proteica.

Esse processo básico de ligação do tRNA e união dos aminoácidos continua à medida que o ribossomo se move ao longo da fita de mRNA. O resultado disso é uma sequência específica de aminoácidos apropriados para os códons contidos na fita de mRNA. Um códon de parada na extremidade do mRNA dá o sinal para o ribossomo separar a cadeia de aminoácidos recém-sintetizada do mRNA. O mRNA permanece intacto e pode ser reutilizado várias vezes. A decodificação do mRNA e a síntese da cadeia de aminoácidos específicos constituem o processo de *tradução*. A cadeia única de aminoácidos que foram unidos se dobra na estrutura terciária necessária para condução da atividade biológica.

Biotecnologia

Engenharia genética e ***biotecnologia*** são termos gerais utilizados para descrever as diversas técnicas empregadas para alteração do código genético dos organismos. Como os mesmos princípios de armazenamento e transmissão de informações genéticas se aplicam a todos os organismos vivos (desde vírus até a hierarquia de plantas, invertebrados, vertebrados e seres humanos), esses procedimentos e técnicas são amplamente aplicados. **Em função da semelhança das substâncias químicas envolvidas (DNA e RNA), também é possível mover o material genético de uma espécie para outra. Por exemplo, o DNA de mamíferos pode ser inserido no genoma de *Escherichia coli*, que se torna apta a produzir proteínas de mamíferos. *DNA recombinante*** é o termo geral usado para descrever o DNA que contém novos segmentos inseridos por meio de técnicas biotecnológicas. Um animal ou vegetal que contenha DNA de outro organismo é considerado **transgênico**.

A descoberta de um grupo de enzimas conhecidas como **nucleases de restrição** foi um fator essencial no desenvolvimento das técnicas de DNA recombinante. Essas enzimas cortam o DNA em segmentos mais curtos, dividindo as uniões entre os nucleotídios. As enzimas não agem em locais aleatórios na fita de DNA; em vez disso, cada nuclease atua em um local específico, designado como seu *sítio de restrição*. Se o DNA de dois organismos diferentes for tratado com a mesma nuclease, a enzima fragmentará o DNA em sítios de restrição semelhantes em ambos. Isso produz segmentos de DNA com características similares em suas extremidades, mas as sequências dos segmentos podem ser muito diferentes. Como as extremidades dos segmentos dos dois organismos são similares, a **DNA ligase** (uma enzima que restabelece as uniões dos nucleotídios) pode ser usada para unir os diferentes segmentos de DNA. O resultado é uma fita de DNA que contém o DNA de dois organismos diferentes.

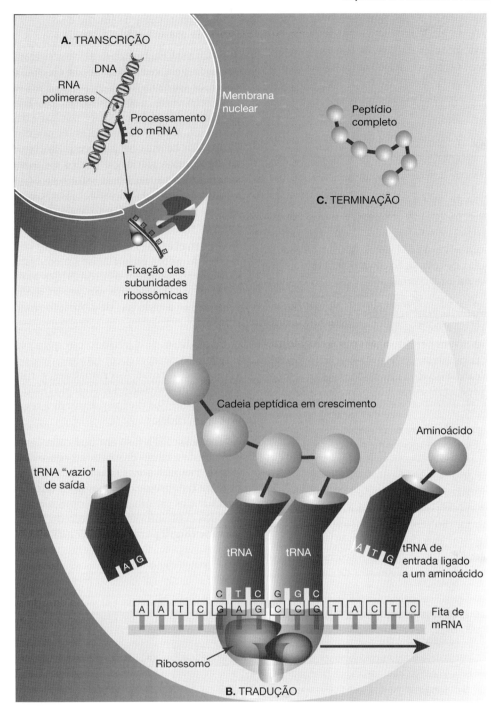

Figura 2.24 Síntese de proteínas. **A.** A transcrição gera um mRNA processado que sai do núcleo. **B.** A tradução do mRNA produz uma cadeia peptídica. **C.** O peptídio completo é, então, liberado.

Para produzir um organismo transgênico, o DNA recombinante deve ser inserido em um genoma. Nos animais domésticos, isso foi conseguido por meio da microinjeção de DNA recombinante em um **pronúcleo** de embriões unicelulares. O pronúcleo é uma estrutura semelhante ao núcleo do embrião, que contém o material genético de um dos progenitores. Os embriões unicelulares contêm dois pronúcleos, que acabam se fundindo para que o material genético dos dois progenitores se una no novo indivíduo. O DNA recombinante também foi transferido para embriões por meio da inoculação de **retrovírus** contendo esse tipo de material genético no genoma de embriões em estágio inicial. Os retrovírus constituem um grupo específico de vírus que inserem seu próprio material genético no genoma dos organismos infectados por eles. Ao inserirem seu próprio material genético, os retrovírus também inserem o DNA recombinante.

Os **clones** são indivíduos geneticamente idênticos produzidos de maneira assexuada. A clonagem foi realizada pela divisão de um embrião multicelular em estágio inicial em células únicas, que continuam seu desenvolvimento em indivíduos idênticos. Essa técnica foi utilizada com sucesso em animais domésticos. Os clones também foram produzidos por **transferência nuclear**. Nessa técnica, os núcleos obtidos das células de animais adultos são transferidos para oócitos cujos núcleos originais foram removidos. Os oócitos com os núcleos transferidos podem ser depositados no útero de uma fêmea adequada para a gestação.

Divisão celular

Mitose

Diariamente, milhares de células no corpo de qualquer animal saudável sofrem eventos, como morte, deterioração ou descamação das superfícies epiteliais. Essas células precisam ser repostas ou substituídas caso a vida prossiga normalmente. Nesse caso, as células de reposição devem ser réplicas das células originais. A **mitose**, o processo de divisão de células somáticas para produção de duas células-filhas, requer a duplicação do material genético para cada célula-filha. Embora a divisão celular geralmente seja um processo contínuo, foi aqui dividido em períodos, ou fases, para facilitar o aprendizado. As fases ativas são baseadas principalmente em alterações nucleares visíveis à microscopia óptica. Essas fases são prófase, prometáfase, metáfase, anáfase e telófase (ver Figura 2.25).

▶ **Interfase.** O período entre as divisões celulares ativas é a interfase. Esse período pode variar de algumas horas em tecidos de proliferação ativa até um estado quase permanente de ausência de divisão, como nos cardiomiócitos maduros. A replicação do DNA durante a interfase prepara a célula para iniciar a mitose. Dois pares de centríolos também são replicados durante a interfase e começam a se afastar um do outro à medida que um complexo de microtúbulos se forma. Os microtúbulos que crescem em sentido radial, distantes de cada um dos centríolos, recebem o nome de **áster**[4] e são encontrados em cada extremidade da célula.

▶ **Prófase.** É a primeira das fases ativas da mitose, caracterizada pela condensação da cromatina em filamentos torcidos (**cromátides**). A palavra *mitose* vem do termo em grego *mitos*, que significa fio ou "filamento". Também durante a prófase, o envelope nuclear e o nucléolo começam a se decompor e desaparecer, enquanto os dois pares de centríolos se movem para os polos opostos da célula. Os microtúbulos são organizados e dispostos na forma de um leque, irradiando-se para fora dos centríolos para o equador (centro) da célula. Esse arranjo de microtúbulos que se estendem entre os dois centríolos é o início do **fuso mitótico**.

▶ **Prometáfase.** Os cromossomos continuam a se condensar durante a prometáfase à medida que os microtúbulos dos ásteres se unem às cromátides pareadas. Os túbulos do fuso mitótico começam, então, a puxar as cromátides em direção a cada par de centríolos localizados em polos opostos.

▶ **Metáfase.** É o período em que o envelope nuclear e o nucléolo desaparecem totalmente e o fuso mitótico termina de se formar. As cromátides se movem e se alinham ao longo do equador da célula no meio do fuso, enquanto os microtúbulos do fuso se unem à região do centrômero das cromátides.

▶ **Anáfase.** É a fase em que cada centrômero se divide, separando as duas cromátides, agora devidamente chamadas de **cromossomos** outra vez. Nesse momento, a célula contém o dobro de cromossomos que a sua forma original. Metade dos cromossomos começa a migrar em direção a um dos centríolos em um polo do fuso, enquanto a outra metade migra para o outro centríolo.

---

[4]N.T.: Do termo em grego *aster*, que significa "estrela".

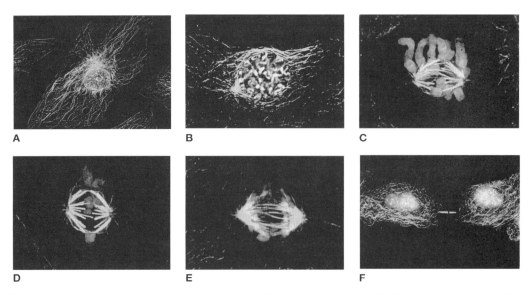

Figura 2.25 Visão geral das fases da mitose. **A.** Interfase. **B.** Prófase. **C.** Prometáfase. **D.** Metáfase. **E.** Anáfase. **F.** Citocinese com DNA (em azul) e microtúbulos (em verde) visíveis em células PtK1 (rato-canguru). *Fonte*: micrografias cortesia de Keith DeLuca, Colorado State University, Fort Collins, Colorado, EUA. (Esta figura encontra-se reproduzida em cores no Encarte.)

► **Telófase.** Essa fase começa quando metade dos cromossomos foi arrastada pelos microtúbulos para cada polo da célula. Um envelope nuclear se forma em torno de cada conjunto de cromossomos-filhos e um nucléolo surge em cada novo núcleo. Os túbulos do fuso desaparecem e os cromossomos começam a se desenrolar em filamentos. Por fim, os cromossomos perdem sua identidade visível e se transformam na cromatina do período da interfase.

A própria célula deve, então, se dividir em duas células-filhas. A divisão do citoplasma recebe o nome de ***citocinese***. Ela começa com a invaginação da membrana plasmática ao redor do equador da célula e termina pela separação das duas metades com um núcleo em cada uma, gerando as células-filhas. Cada centríolo também é duplicado, e agora cada célula-filha é uma réplica da célula original. Nesse momento, a mitose está concluída.

Meiose

A ***meiose*** (divisão de redução) difere da mitose em diversos aspectos. A meiose ocorre durante a ***gametogênese***, ou seja, a formação de oócitos na fêmea (***oogênese***) e de espermatozoides no macho (***espermatogênese***). Esses processos são discutidos com mais detalhes nos Capítulos 25 e 27. O número de cromossomos varia com a espécie e, quando abordados em relação aos eventos de mitose e meiose, o número de cromossomos é abreviado simplesmente como "n". Como a fertilização gera um número igual de cromossomos vindos dos gametas feminino e masculino, a meiose é o mecanismo pelo qual o número somático, ou ***diploide*** (2n), de cromossomos em cada gameta é reduzido para o número ***haploide*** (1n) de cromossomos antes da fertilização.

A meiose não só reduz o número diploide de cromossomos para o número haploide, mas também aumenta a variabilidade genética da descendência por meio da ***permuta*** (***crossing over***). Cromossomos homólogos nas células sexuais (germinativas) primárias se emparelham durante a prófase da meiose. Os cromossomos homólogos são cromossomos semelhantes que foram formados pela contribuição feita pelos dois progenitores do indivíduo. Esses cromossomos homólogos pareados podem, então, ***permutar*** (***cross over***) áreas semelhantes, gerando dois cromossomos diferentes do cromossomo de cada progenitor.

Regulação do crescimento e replicação celular

A maioria dos tipos de células do corpo pode crescer além do tamanho normal (hipertrofia). No entanto, nem todos os tipos de células no animal adulto têm a mesma capacidade de se replicar e produzir duas novas células-filhas. Alguns tipos de células (p. ex., revestimento epitelial do intestino delgado e certas células sanguíneas) se replicam de maneira contínua para repor as células perdidas do corpo ou aquelas que morrem. Outros tipos de células (p. ex., células musculares cardíacas e esqueléticas) normalmente não se replicam e produzem novas células-filhas. Ainda não se sabe totalmente o que determina a capacidade de replicação e divisão das células. Contudo, diversos sinais químicos estimulam o crescimento celular e, em alguns casos, a divisão celular. Os sinais químicos com esses atributos são conhecidos como ***fatores de crescimento***. De modo geral, os fatores de crescimento estimulam apenas determinadas populações de células. Por exemplo, os fatores de crescimento estimuladores de colônias estimulam as células da medula óssea a produzirem células sanguíneas, enquanto os fatores de crescimento insulinossímiles estimulam a proliferação da cartilagem nas placas ósseas de crescimento para promover o aumento do tamanho do corpo.

A ausência de regulação do crescimento e da replicação das células são fatores envolvidos no desenvolvimento do câncer. O *tumor* é a massa de células que sofre crescimento descontrolado. Um tumor é considerado *benigno* se for local e não invadir outros tecidos. Os tumores *malignos* são capazes de invadir tecidos circundantes, espalhando-se para outros locais do corpo (*metástase*).

Às vezes, as células normais devem sofrer morte espontânea ou programada e ser removidas sem uma resposta inflamatória para que a função normal de um tecido ou órgão possa prosseguir. Por exemplo, um corpo lúteo formado em um ovário durante o ciclo estral deve parar de funcionar antes que outro ciclo estral possa ter início. O termo ***apoptose*** é aplicado a essa morte espontânea ou programada de células normais. Em alguns casos, o desenvolvimento de tumores também pode envolver uma diminuição na taxa normal de apoptose.

3 Embriologia

Desenvolvimento das camadas germinativas, 44
Princípios da diferenciação, 45
Neurulação, 46

Diferenciação do mesoderma, 46
Teratogênese, 47

Objetivos de aprendizagem

- Definir e ser capaz de explicar a importância dos termos destacados em **negrito e *itálico*** neste capítulo
- Descrever os eventos no desenvolvimento que ocorrem no concepto, desde zigoto até nêurula
- Diferenciar período embrionário de período fetal
- Identificar, por nome, as três camadas germinativas fundamentais (folhetos embrionários) e os tecidos e as estruturas que originam
- Definir as células-tronco embrionárias e identificar quais são essas células no desenvolvimento animal
- Definir teratogênese e saber quando é maior a probabilidade de ocorrerem anomalias do desenvolvimento
- Descrever as categorias gerais de anomalias do desenvolvimento.

*E*mbriologia é o estudo do início do desenvolvimento pré-natal do corpo. Como disciplina descritiva, tem sido amplamente suplantada nos currículos universitários pela biologia do desenvolvimento, uma abordagem que tende a enfocar os eventos celulares, genéticos e moleculares subjacentes ao desenvolvimento do embrião. Embora esses eventos tenham relevância biomédica, o conhecimento das alterações morfológicas – que são o assunto da embriologia descritiva – facilita o entendimento da anatomia, além de deixar mais lógica a anatomia dos defeitos congênitos.

O desenvolvimento começa com a fertilização do ***oócito maduro*** por um ***espermatozoide***, para a formação do ***zigoto*** (ver Capítulo 28). O oócito maduro e o espermatozoide contribuem cada um com metade dos cromossomos nucleares do zigoto recém-formado. As células do zigoto passarão por divisão, migração e diferenciação, transformando-se sucessivamente em mórula, blástula, gástrula e nêurula (Tabela 3.1). O zigoto, e cada um de seus estágios subsequentes até o nascimento, pode ser definido como ***concepto***, um termo conveniente que também inclui as membranas extraembrionárias.

Do ponto de vista do desenvolvimento, o ***período embrionário*** termina com o estabelecimento dos vários órgãos e sistemas. O embrião, então, se torna feto, que se assemelha mais ou menos ao adulto da mesma espécie. Nesse ***período fetal*** subsequente, há basicamente o aumento do tamanho e a diferenciação funcional dos órgãos. O feto se torna ***neonato*** (animal recém-nascido) no ***parto*** (nascimento).

Tabela 3.1 Tempo aproximado (em dias) para o estabelecimento dos estágios de desenvolvimento.

Espécie	Chegada do embrião ao útero	Mórula	Blástula	Nêurula	Término do período embrionário	Gestação
Suína	2,5	4	5	14	30	114
Ovina	4	4	6	15	32	150
Bovina	4	4	7	19	30 a 40	280
Equina	4	4	6	18	35 a 40	340

Desenvolvimento das camadas germinativas

O zigoto unicelular sofre as primeiras divisões mitóticas, conhecidas como **clivagem**, pouco após a fertilização. A clivagem aumenta o número de células sem aumentar o volume do embrião em desenvolvimento. Assim, após cada divisão celular, as células-filhas têm massa citoplasmática menor. No entanto, os núcleos das células-filhas são de tamanho normal e contêm um complemento integral de cromossomos. O aglomerado de pequenas células resultantes da clivagem tem aparência lobulada, semelhante a uma amora. Por isso, esse estágio é chamado de **mórula** (termo originário do latim, que significa *pequena amora*) (Figura 3.1). As divisões após esse ponto começam a aumentar as dimensões do concepto.

No útero, a mórula desenvolve uma cavidade em seu interior, a **blastocele**, e se transforma em uma bola oca chamada de **blástula**. A blástula é formada por uma camada de células, o **trofoblasto**, ao redor da blastocele, para a qual se projeta uma coleção de células, a **massa celular interna**. Essa massa acaba formando o corpo do embrião. O trofoblasto formará os tecidos extraembrionários, inclusive a placenta.

Como as células da massa celular interna conservam o potencial de se transformarem em qualquer outra célula do embrião (exceto os tecidos extraembrionários), são frequentemente descritas como **pluripotentes** ou **multipotentes**. Essas primeiras células do embrião, também chamadas de células-tronco embrionárias, são objeto de grande interesse e debate na comunidade científica.

O estágio de blástula é coletado dos animais doadores para a transferência do embrião.

Durante o desenvolvimento da massa celular interna, há a formação de uma cavidade dorsal (mas ainda dentro do trofoblasto), a **cavidade amniótica**. A porção da massa celular interna voltada para a cavidade amniótica é o **epiblasto**, e a porção adjacente à blastocele é o **hipoblasto**.

Próximo ao fim da segunda semana de desenvolvimento, o epiblasto começa a espessar, em decorrência da proliferação de células no eixo longitudinal do embrião. Esse espessamento é a **linha primitiva**, e, aqui, as células do epiblasto migram para o interior do embrião, alojando-se abaixo da camada superficial de células (agora chamada de **ectoderma**) e deslocando o hipoblasto para criar uma camada profunda, o **endoderma**. Entre o ectoderma e o endoderma, o terceiro e último folheto embrionário, o **mesoderma**, é estabelecido. Essa migração de células é a **gastrulação** (Figura 3.2), e o embrião, nesse estágio, é denominado **gástrula**. Nesse ponto, o embrião já estabeleceu as três linhagens primárias de células, que originarão todos os tecidos no corpo adulto, e pode ser descrito como embrião trilaminar.

Cada um dos três folhetos embrionários formará tipos específicos de tecidos (Tabela 3.2). O ectoderma na superfície dorsal do embrião se tornará a epiderme e o tecido nervoso. O endoderma é o folheto destinado a se tornar o revestimento dos sistemas digestório e respiratório, as partes epiteliais das glândulas associadas ao sistema digestório e as partes do sistema reprodutor. O mesoderma dará origem aos músculos, ao esqueleto e a partes dos sistemas urinário, cardiovascular e reprodutor.

A princípio, o embrião trilaminar é achatado e em formato de disco, mas, após a gastrulação, os lados e as regiões cranial e caudal do embrião dobram-se para dentro, de modo

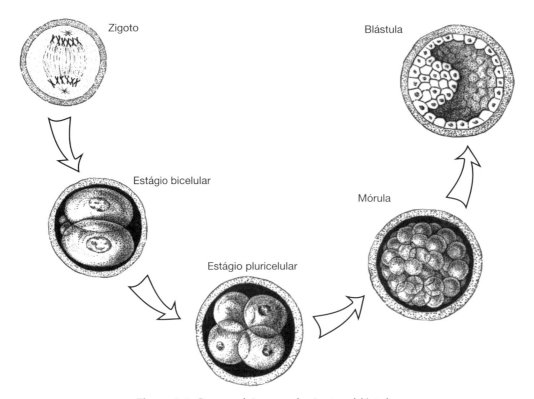

Figura 3.1 Desenvolvimento de zigoto a blástula.

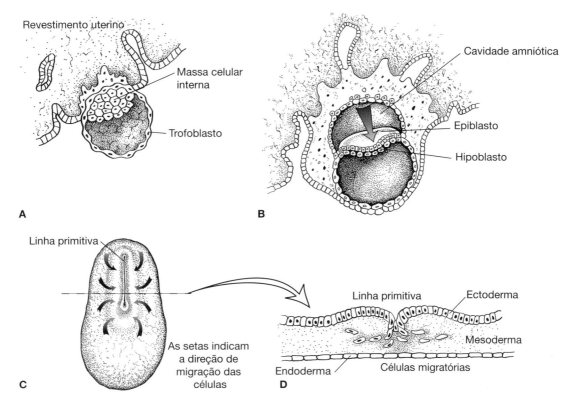

Figura 3.2 Gastrulação. **A** e **B**. No momento da nidação, quando o embrião penetra na parede do útero, a massa celular interna torna-se um disco com duas camadas distintas, o epiblasto e o hipoblasto. **C.** Embrião visto de cima, como indicado pela seta em **B** (vista dorsal). As células do epiblasto começam a proliferar e migrar em direção à linha primitiva longitudinal até a linha média dorsal. **D.** Vista dorsal do embrião (**C**) em corte transversal da região da linha primitiva. As células migratórias se movem para o interior do embrião, onde se tornam endoderma e mesoderma.

Tabela 3.2 Tecidos originados dos folhetos embrionários.

Ectoderma	Mesoderma	Endoderma
Epiderme, inclusive glândulas cutâneas, cabelos, unhas (garras e cascos), cristalino	Músculos (todos os tipos)	Epitélios de:
	Cartilagem	Faringe, inclusive base da língua, meato acústico, amígdalas
Epitélio dos órgãos dos sentidos, cavidade nasal, seios paranasais, cavidade oral	Osso	
	Sangue, medula óssea	Laringe, traqueia, pulmões
Esmalte dentário	Endotélio	Tireoide, paratireoide, timo
Tecido nervoso	Mesotélio (revestimento das cavidades serosas)	Tubo gastrintestinal e glândulas
Adeno-hipófise		Bexiga
Células cromafins da adrenal	Epitélio dos rins e ureteres	Vagina e vestíbulo vaginal
	Epitélio das gônadas e ductos genitais	Uretra e glândulas associadas
	Córtex adrenal	
	Membrana sinovial	

que o endoderma fica voltado para o interior e o ectoderma recobre o exterior; assim, todo o corpo assume um formato cilíndrico, mais reconhecível (Figura 3.3).

Princípios da diferenciação

As células do zigoto e da mórula podem se tornar qualquer uma das centenas de tipos celulares que constituem o corpo e as membranas extraembrionárias (p. ex., a placenta). Essa propriedade é denominada *totipotência*. Uma vez que o desenvolvimento tenha progredido para o estágio de blástula, as células perdem a capacidade de se tornarem *qualquer* tipo celular. *Diferenciação* (também chamada de *determinação* ou *comprometimento celular*) é o processo pelo qual uma célula modifica sua expressão gênica e se torna mais especializada. Durante a diferenciação, conjuntos de genes são ativados ou inativados e a célula assume uma aparência mais especializada e funcional, de acordo com a expressão de seus genes. Diz-se que sofreu

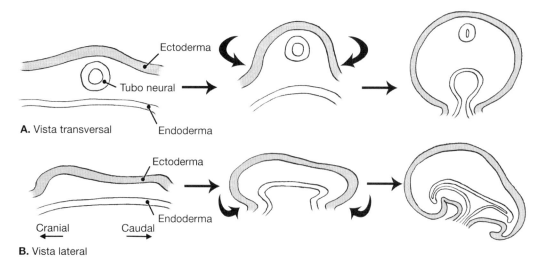

Figura 3.3 Dobramento embrionário. **A.** Os lados do disco embrionário crescem de tal maneira que se dobram para dentro, criando um aspecto do corpo mais ou menos circular no corte transversal. **B.** Vistas de lado, as extremidades cranial e caudal do embrião dobram-se para baixo e o corpo assume um formato semelhante à letra "C". Note como o endoderma reveste o tubo gastrintestinal após o dobramento embrionário.

determinação ou ***comprometimento celular*** a célula que sofreu uma mudança em sua expressão gênica que reduz sua potência (*i. e.*, torna-se mais especializada). A diferenciação normalmente é um processo irreversível durante o desenvolvimento normal. De modo geral, ocorre em etapas com muitas gerações de células. Há, portanto, diversos níveis intermediários de diferenciação entre o zigoto totipotente e, por exemplo, uma célula óssea completamente diferenciada.

Como os diferentes tipos de tecidos no embrião interagem por proximidade, um tipo pode induzir a diferenciação de outro. ***Indução*** é o processo molecular e genético pelo qual algumas células influenciam outras células adjacentes a seguir um destino específico de desenvolvimento. A substância indutora é uma proteína expressa na superfície da célula indutora ou liberada por ela no ambiente extracelular e para a qual existe um receptor complementar na célula a ser induzida. Há uma sequência temporal e estrita de indução e diferenciação dos tecidos embrionários. Ou seja, um grupo de células é induzido a se diferenciar em um tipo específico de tecido, cuja presença induzirá outras diferenciações de células adjacentes, que induzirão a formação de outros tecidos etc. Essa sequência é determinada por ativação e repressão cuidadosamente cronometradas de genes específicos, uma série de etapas controladas, em parte, por pré-programação genética e, em parte, por influências ambientais. É provável que erros em qualquer etapa da sequência tenham influências profundas nas etapas subsequentes, uma vez que cada fase do desenvolvimento geralmente depende da expressão correta da fase anterior.

Neurulação

A partir da segunda semana de desenvolvimento, o mesoderma na linha média do embrião em desenvolvimento se condensa em um cilindro longitudinal, a **notocorda**. Nos vertebrados, a notocorda é essencial para a formação do sistema nervoso sobrejacente e para a diferenciação do mesoderma adjacente em vértebras definitivas.

A notocorda induz o espessamento do ectoderma superficial a ela, formando a **placa neural**. A partir desse ponto, essas células, destinadas a formar o sistema nervoso, constituem o **neuroectoderma**. As bordas laterais da placa neural espessam e crescem no sentido dorsal, transformando a placa neural em **sulco neural**. O crescimento das bordas do sulco neural continua até elas se encontrarem e se fundirem, formando o **tubo neural** (Figura 3.4), que é orientado longitudinalmente na linha média dorsal do corpo. As células do tubo neural vão se desenvolver em cérebro e medula espinal. Essas etapas (***neurulação***) criam um estágio de desenvolvimento chamado de **nêurula**. O lúmen do tubo neural persiste na fase adulta, como o sistema ventricular do cérebro e o canal central da medula espinal (ver Capítulo 10).

Diferenciação do mesoderma

As células mesodérmicas de cada lado da notocorda condensam-se em blocos, formando massas pareadas. Estas são segmentadas e arranjadas em **somitos**, que darão origem às vértebras, à derme e aos músculos. O mesoderma lateral aos somitos é chamado de **mesoderma nefrogênico** (*intermediário*) e originará os órgãos urogenitais (Figura 3.5).

À medida que o embrião achatado começa a se dobrar em um formato mais tubular, o **mesoderma lateral** se divide em duas camadas, formando uma cavidade, o **celoma**, que finalmente se transformará nas cavidades torácica, abdominal e pélvica.

A camada externa do mesoderma lateral e o ectoderma adjacente geram a **somatopleura**, que constitui parte da parede corpórea e participa da formação das membranas

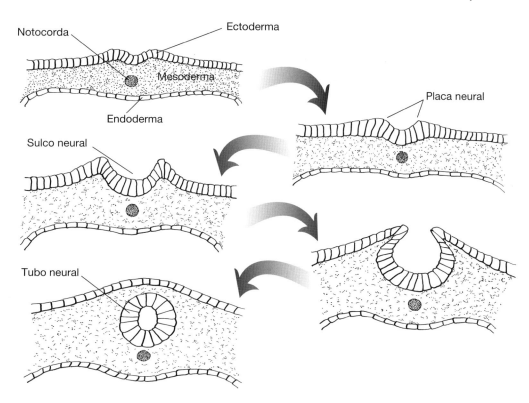

Figura 3.4 Neurulação. No corte transversal, é possível observar que o ectoderma sobreposto à notocorda é induzido a se espessar, formando a placa neural. O crescimento diferencial de células na placa neural produz uma depressão, o sulco neural. As extremidades dos sulcos neurais se aproximam uma a outra e se fundem, criando o tubo neural, o precursor da medula espinal e do cérebro.

fetais. A camada interna do mesoderma lateral e o endoderma geram a *esplancnopleura*, que forma a parede do intestino (Figura 3.6).

Os membros começam como pequenos **botões embrionários**, semelhantes a pás. O membro torácico se forma antes do membro pélvico (Figura 3.7). Esses botões são os precursores mesodérmicos das cartilagens, dos ossos e dos músculos cobertos por ectoderma. As células musculares embrionárias migram dos somitos para o botão embrionário em crescimento, levando consigo os axônios dos neurônios motores. Moléculas sinalizadoras de tecidos especializados dos membros em desenvolvimento direcionam o crescimento, para que o membro apresente claramente os eixos cranial a caudal, medial a lateral e proximal a distal. Anomalias no desenvolvimento dos membros são defeitos congênitos comuns, já que não comprometem a sobrevida do concepto.

Teratogênese

Teratogênese é a formação de uma anomalia do desenvolvimento. A causa do desenvolvimento anormal (se conhecida) pode ser um agente (infeccioso ou tóxico) ou outro insulto (como radiação ou hipervitaminose), que é chamado de *teratógeno*. Embora haja muitos agentes conhecidos de malformações do desenvolvimento, a maioria não tem causa identificável.

O fator isolado mais importante no desenvolvimento de uma anomalia em resposta ao teratógeno é o estágio de ocorrência do insulto. Os tecidos e as estruturas embrionárias geralmente têm um período crítico em que a exposição a um teratógeno tem maior probabilidade de causar uma anomalia do desenvolvimento. Esse período crítico é normalmente associado ao início da indução ou diferenciação de um tipo celular ou de estruturas.

Anomalias muito precoces do desenvolvimento (nas primeiras 2 semanas de gestação) tendem a ser fatais e provocar aborto espontâneo. A teratogênese em estágios mais avançados do período embrionário é mais propensa a ocasionar malformações estruturais. Insultos durante o período fetal geralmente causam distúrbios funcionais e/ou retardo de crescimento.

As anomalias que provocam alteração da formação (que ocorrem durante o período embrionário) normalmente se encaixam em uma das seguintes categorias:

- Ausência de desenvolvimento: a ausência de formação de uma estrutura é chamada de *agenesia*
- Desenvolvimento excessivo: normalmente causam aumento de tamanho ou número. A polidactilia (aumento no número de dígitos) é o exemplo mais comum desse tipo de anomalia
- Desenvolvimento incompleto: essa anomalia ocorre quando estruturas começam a se formar, mas seu desenvolvimento não se completa, provocando *aplasia*

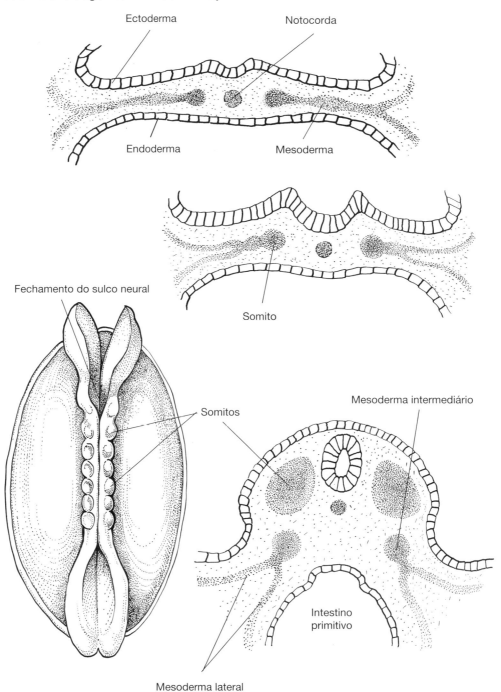

Figura 3.5 Diferenciação do mesoderma. Os somitos formam-se mais medialmente. Eles darão origem aos músculos e aos ossos associados à coluna vertebral. Lateralmente aos somitos, está o mesoderma intermediário, que se diferenciará nos tecidos do sistema urogenital. Mais lateralmente, o mesoderma lateral se tornará parte da parede corpórea e da parede do tubo gastrintestinal.

(ausência completa ou parcial de formação) ou *hipoplasia* (formação inadequada)
- Persistência de estruturas embrionárias: existem várias estruturas embrionárias que se formam durante o desenvolvimento, mas não devem existir na fase adulta. A persistência de estruturas que não sofreram apoptose ou não se desenvolveram de modo apropriado em uma forma mais madura pode não ter significado clínico ou ser fatal se interferir em estruturas vitais.

As células-tronco embrionárias são capazes de se transformar em qualquer um dos vários tipos celulares do corpo. Ao contrário da maioria dos tecidos diferenciados, essas células conseguem sobreviver longos períodos em culturas (fora do corpo). As células-tronco embrionárias são de profundo interesse para pesquisas biomédicas, pois aparentemente podem ser induzidas em cultura a se diferenciarem em uma ampla gama de tipos teciduais. Essa técnica promete ser uma nova

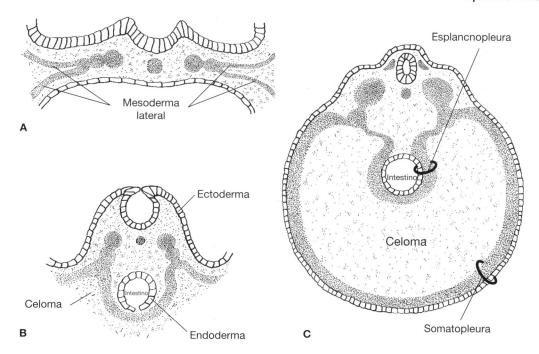

Figura 3.6 A. O mesoderma lateral se divide no início do desenvolvimento, criando o celoma (primeira cavidade corpórea). **B.** A camada externa se associa ao ectoderma e a camada interna se associa ao endoderma do intestino em desenvolvimento. **C.** O ectoderma e a camada externa do mesoderma lateral constituem a somatopleura, que se transformará na parede corpórea. O mesoderma interno e o endoderma são chamados de esplancnopleura e formarão a parede do tubo gastrintestinal.

maneira de tratar doenças em que há perda do tecido normal. Algumas das várias possibilidades incluem o uso de células-tronco para criar (1) células hematopoéticas para regeneração de precursores normais do sangue no tratamento de doenças sanguíneas e imunológicas, (2) cartilagens e ossos para substituir componentes esqueléticos com lesões e (3) precursores neurais para reposição de neurônios perdidos pela doença de Parkinson ou Alzheimer. As pesquisas com células-tronco embrionárias humanas são repletas de questões éticas a seres consideradas, uma vez que essas células são geralmente obtidas de embriões e fetos abortados. As pesquisas com embriões não humanos tendem a gerar menos problemas éticos, mas naturalmente provocarão intenso debate quando as técnicas desenvolvidas em modelos animais forem extrapoladas para a medicina humana.

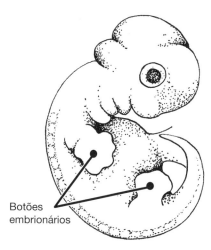

Figura 3.7 Vista lateral do embrião em estágio inicial de desenvolvimento com os botões embrionários.

4 Sistema Ósseo

Funções dos ossos, 51	*Coluna vertebral, 59*
Terminologia, 51	*Esterno e costelas, 61*
Classificação geral dos ossos segundo o aspecto	**Esqueleto apendicular, 62**
macroscópico, 54	*Membros torácicos, 62*
Esqueleto axial, 55	*Membros pélvicos, 64*
Crânio, 55	

Objetivos de aprendizagem

- Definir e ser capaz de explicar a importância dos termos destacados em **negrito e *itálico*** neste capítulo
- Descrever as funções dos ossos
- Ser capaz de usar os termos padrões que descrevem as características macroscópicas dos ossos
- Ser capaz de classificar ossos com base em seu formato geral
- Definir e identificar os ossos do esqueleto axial
- Definir e identificar os ossos do esqueleto apendicular. Reconhecer as modificações distais importantes dos membros dos animais domésticos.

*O**steologia** é o estudo dos ossos que formam o esqueleto, ou a estrutura óssea do corpo. O esqueleto dá a base para a estrutura externa e a aparência da maioria dos animais vertebrados assim como os conhecemos (Figuras 4.1 e 4.2). Todos os mamíferos compartilham um plano corpóreo básico com semelhanças impressionantes na estrutura esquelética. As diferenças refletem a adaptação aos diferentes estilos de vida.

O esqueleto de um animal vivo é constituído por ossos que são estruturas vivas. Os ossos: têm vasos sanguíneos, vasos linfáticos e nervos; estão sujeitos a doenças; podem sofrer reparos; e se ajustam a mudanças quando sofrem tensão. As funções dos ossos são proteger, dar rigidez e forma ao corpo, atuar como alavancas, armazenar sais minerais e formar os elementos celulares do sangue.

Funções dos ossos

A proteção de órgãos vitais é uma das funções mais importantes dos ossos. O sistema nervoso central é protegido pelo crânio e pela coluna vertebral; o coração e os pulmões, pela caixa torácica; e as partes internas do sistema urogenital, pela pelve.

Nos vertebrados, a locomoção, a defesa, o ataque, a preensão e outras atividades desse tipo dependem em grande parte da ação de músculos, que se inserem em alavancas. Quase sem exceção, essas alavancas são feitas de ossos e são partes integrais do esqueleto.

Todo o esqueleto é uma área dinâmica de armazenamento de sais minerais, principalmente cálcio e fósforo. Esses sais minerais são depositados e retirados em um processo homeocinético. A produção de sangue não é estritamente uma função do osso em si, mas da medula óssea no interior da cavidade de ossos longos e da substância esponjosa de todos os ossos jovens.

Terminologia

Determinados termos são rotineiramente usados quando se fala dos ossos, sobretudo dos ossos longos (Figura 4.3), como os apresentados a seguir.

Osso compacto (***denso*** ou ***cortical***) é a camada dura que constitui o exterior da maioria dos ossos e forma quase toda a diáfise dos ossos longos.

O ***osso esponjoso*** é composto por espículas dispostas de modo a formar uma rede porosa. Os espaços são geralmente preenchidos por medula óssea.

52 Frandson | Anatomia e Fisiologia dos Animais de Produção

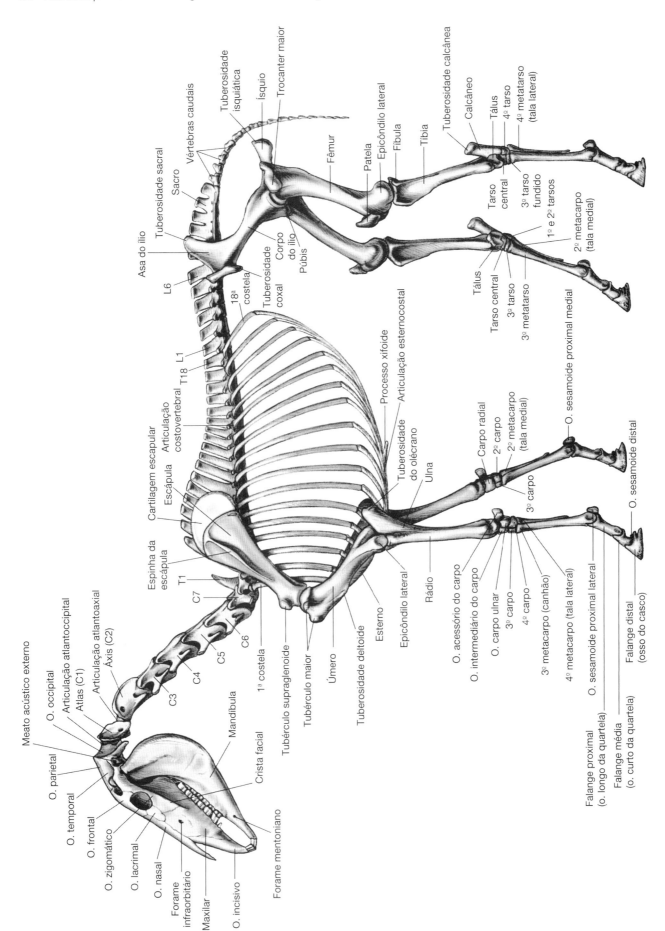

Figura 4.1 Esqueleto equino. O., osso. *Fonte:* McCracken, Kainer e Spurgeon, 1999. Reproduzida, com autorização, de John Wiley & Sons, Inc.

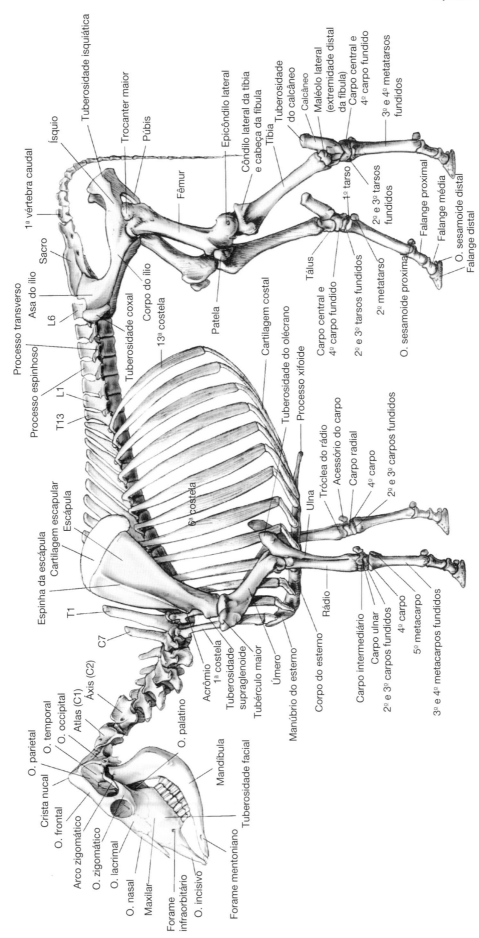

Figura 4.2 Esqueleto bovino. O., osso. *Fonte:* McCracken, Kainer e Spurgeon, 1999. Reproduzida, com autorização, de John Wiley & Sons, Inc.

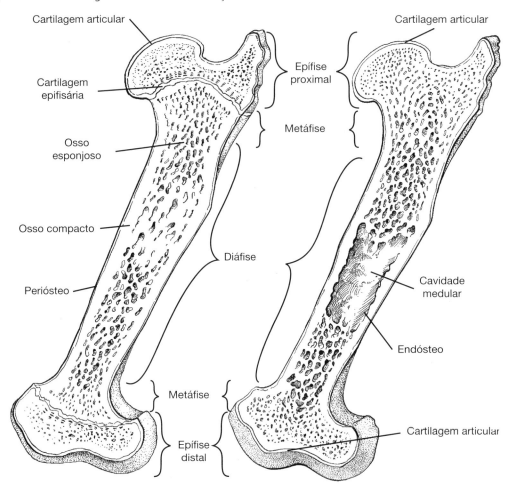

Figura 4.3 Seção longitudinal do fêmur equino. À esquerda, osso imaturo (placas de crescimento abertas). À direita, osso maduro (placas de crescimento fundidas).

A **cavidade medular** é o espaço cercado pelo córtex de um osso longo. Em animais jovens, esse espaço é preenchido por **medula vermelha** (tecido hematopoético), que é gradualmente substituída por **medula amarela** (gordura) à medida que o animal envelhece.

Epífise é uma das duas extremidades de um longo osso. A extremidade mais próxima ao corpo do animal é a epífise proximal, e a extremidade mais distante do corpo é a epífise distal.

Diáfise é o eixo cilíndrico de um osso longo entre as duas epífises.

A **metáfise** de um osso maduro é a área triangular adjacente à epífise.

Cartilagem ou disco epifisial ou epifisário (fise) é uma camada de cartilagem hialina na metáfise de ossos imaturos que separa a diáfise da epífise. É a única área em que o osso pode crescer.

Cartilagem articular é uma fina camada de cartilagem hialina que cobre a superfície articular de um osso.

Periósteo é uma membrana fibrosa que recobre a superfície de um osso, exceto onde há cartilagem articular. Os **osteoblastos** (células produtoras de osso) do periósteo são responsáveis pelo aumento do diâmetro dos ossos, e a atividade das células periósteas é importante na consolidação de fraturas. O periósteo é vascularizado e bem inervado.

Endósteo é uma membrana fibrosa que reveste a cavidade medular e os canais osteonais (**osteons**) de um osso. A erosão de um osso existente por **osteoclastos** (células de destruição óssea) no endósteo determina o tamanho da cavidade medular e do córtex diafisário. O periósteo e o endósteo contêm osteoblastos e osteoclastos (ver Capítulo 5).

Muitas das projeções e depressões nos ossos têm nomes gerais que dependem, em algum grau, de seu tamanho e de sua função. Essas projeções e depressões podem ser articulares ou não articulares. Se forem articulares, são parte essencial de uma articulação e são revestidas por cartilagem articular. As projeções e depressões não articulares existem fora das articulações. Muitas delas formam áreas para inserção de tendões musculares ou ligamentos. A Tabela 4.1 reúne algumas características ósseas comuns.

Classificação geral dos ossos segundo o aspecto macroscópico

Qualquer osso pode ser classificado em um dos seguintes grupos: longo, curto, plano, sesamoide, pneumático ou irregular.

Tabela 4.1 Características ósseas.

		Exemplo
Projeções articulares		
Cabeça	Projeção articular esférica	Cabeça do fêmur
Côndilo	Massa articular aproximadamente cilíndrica	Côndilos femorais medial e lateral
Tróclea	Massa articular similar a uma polia	Tróclea do úmero distal
Faceta	Superfície articular relativamente plana	Facetas articulares entre os carpos
Projeções não articulares		
Processo	Termo geral para projeção óssea	Processo espinhoso ou processo transverso de vértebra
Tuberosidade (túber)	Projeção não articular relativamente grande	Tuberosidade deltoide do úmero e tuberosidade sacral da pelve
Tubérculo	Projeção menor	Tubérculos maior e menor do úmero
Espinha	Projeção ou crista pontiaguda	Espinha nasal do osso palatino e espinha da escápula
Crista	Aresta	Crista sacral mediana
Colo	Parte do osso ligada a uma cabeça	Colo do fêmur
Linha	Pequena crista ou marca no osso	Linhas glúteas do ílio
Depressões articulares		
Fóvea	Pequena depressão (pode ser articular ou não)	Fóvea da cabeça do fêmur
Cavidade glenoide	Concavidade articular rasa	Cavidade glenoide da escápula
Sulco	Endentação (pode ser articular ou não)	Sulco semilunar de ulna e sulco alar do atlas
Depressões não articulares		
Fossa	Grande depressão não articular	Fossa supraespinhosa da escápula
Forame	Orifício circunscrito no osso	Forame magno na base do crânio
Canal	Túnel por um ou mais ossos	Canal vertebral ao longo do comprimento da coluna vertebral

Os ***ossos longos*** são maiores em uma dimensão do que nas demais. Cada um é composto por uma diáfise relativamente cilíndrica e duas extremidades; as epífises, com uma metáfise entre cada epífise e diáfise. Os melhores exemplos de ossos longos estão nos membros, onde participam principalmente da sustentação e da locomoção. Nos membros torácicos, os ossos longos incluem o úmero, o rádio, a ulna, os metacarpos e as falanges. Nos membros pélvicos, os ossos longos são o fêmur, a tíbia, a fíbula, os metatarsos e as falanges.

Os ***ossos curtos*** são cuboides ou aproximadamente iguais em todas as dimensões. Absorvem concussões e são encontrados em articulações complexas, como o ***carpo*** (o "joelho" do membro torácico) e o ***tarso*** (***jarrete***), onde, além de absorverem o choque, suas facetas articulares acomodam diversos movimentos.

Os ***ossos planos*** são relativamente finos e expandidos em duas direções. Atuam principalmente na proteção de órgãos vitais, como o cérebro (crânio), o coração e os pulmões (escápulas e costelas), e as vísceras pélvicas (pelve), mas muitos, em especial a escápula e a pelve, apresentam grandes áreas para a inserção de músculos.

Os ***ossos sesamoides*** recebem esse nome por causa de sua semelhança com a semente de gergelim (ao menos em seres humanos), embora muitos sesamoides de animais domésticos decididamente não tenham tamanho nem formato de semente. Os ossos sesamoides se desenvolvem nos tendões, onde aumentam a alavancagem e protegem o tendão contra as forças exercidas pela mudança de direção do estiramento do músculo. A ***patela*** é o maior osso sesamoide do corpo.

Os ***ossos pneumáticos*** contêm espaços aéreos ou seios que se comunicam com a atmosfera. Os ossos frontais e maxilares do crânio são exemplos desse tipo de ossos nos mamíferos. Muitos ossos de aves também são "pneumatizados" (ver Capítulo 30).

Os ***ossos irregulares*** são aqueles que não se encaixam bem em outras classificações descritas. Entre eles, estão as vértebras e alguns dos ossos não pareados do crânio. Alguns anatomistas incluem os ossos da pelve entre os ossos irregulares. Os formatos desses ossos são específicos para as suas localizações.

Esqueleto axial

O ***esqueleto axial*** é composto pelos ossos que estão na linha média (eixo) do corpo ou ligados a esta e compreende o crânio, a coluna vertebral, o esterno e as costelas. A Tabela 4.2 apresenta os ossos do esqueleto axial por regiões.

Crânio

A parte do esqueleto dentro da cabeça é chamada de ***crânio***. O crânio protege o cérebro, sustenta muitos dos órgãos de sentido e forma passagens para a entrada

Tabela 4.2 Ossos do esqueleto axial.

Crânio		Vértebras	Costelas	Esterno
Parte cranial	**Parte facial**			
Pareados:	Incisivo	Cervicais	Verdadeiras (ligadas ao esterno por cartilagens)	Estérnebra
Frontal	Lacrimal	Torácicas		Manúbrio
Parietal	Mandibular	Lombares	Não esternais ("falsas") (não ligadas diretamente ao esterno)	Processo xifoide
Temporal	Maxilar	Sacrais		
Não pareados:	Palatino	Caudais	Flutuantes (ligadas apenas às vértebras; último 1 ou 2 pares)	
Etmoide	Pterigoide			
Interparietal	Nasal			
Occipital	Turbinados (conchas)			
Esfenoide	Vômer			
	Zigomático			
	Aparato hioide			

dos sistemas digestório e respiratório. O crânio é composto pela parte cranial (caixa craniana) que circunda o cérebro e pela parte facial (Figuras 4.4 a 4.6). O termo *crânio* é usado às vezes para denotar o crânio inteiro, mas comumente se refere apenas à caixa craniana e não aos ossos faciais. A maioria das diferenças observadas entre as espécies em relação à cabeça depende de variações na parte facial do crânio.

As paredes caudal e dorsal do crânio são formadas pelos ***ossos occipital***, ***parietais***, ***interparietais*** e ***frontais***. Os ossos interparietais, que são aqueles estreitos localizados perto do plano mediano, normalmente se fundem entre si, aos dois ossos parietais adjacentes e ao occipital (único), embora isso ocorra em diferentes momentos em cada espécie. Nos animais domésticos que têm chifres, os cornos são originários de projeções ósseas dos ossos frontais. Essas projeções são os ***processos cornuais***.

Lateral e ventralmente, as paredes do crânio são formadas pelos ***ossos temporais***, que contêm a orelha interna e a orelha média, e o ***osso esfenoide***, que sustenta o cérebro e a hipófise. O ***osso etmoide***, não pareado, tem localização rostral e não pode ser visto do lado de fora de um crânio intacto. Nos limites entre a cavidade nasal e a caixa craniana, há numerosas aberturas para a passagem dos nervos olfatórios, relacionados ao sentido do olfato.

A parte facial do crânio pode ser dividida em regiões orbital, nasal e oral.

A ***órbita***, que significa *círculo*, é o soquete ósseo que protege o olho. A órbita é circunscrita por partes dos ***ossos frontais***, ***lacrimais*** e ***zigomáticos***. Os ossos frontal, zigomático e temporal participam da formação do proeminente ***arco zigomático*** que ladeia as partes ventral e caudal da órbita. Os ruminantes e os equinos apresentam órbita completa, com margens ósseas que circundam o olho. Os suínos têm órbita incompleta (ver Figura 4.4), cuja margem caudal é finalizada por um ***ligamento orbital*** robusto, em vez de osso.

A passagem de ar através da parte nasal do crânio é delimitada dorsalmente pelos ***ossos nasais***, lateralmente pelos ***ossos maxilares*** e ***incisivos*** e, ventralmente, pelos ***processos palatinos*** do maxilar, pelos incisivos e pelos ***ossos palatinos***.

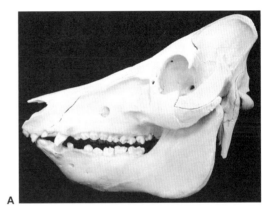

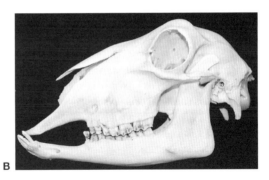

Figura 4.4 Visão lateral das cabeças suína (**A**) e ovina (**B**). Note que a órbita suína é incompleta caudalmente, enquanto a ovina é completa.

As passagens nasais direita e esquerda são separadas longitudinalmente pelo ***osso vômer*** e por um septo cartilaginoso e ósseo. ***Conchas*** enrodilhadas (***ossos turbinados***) surgem das paredes laterais da cavidade nasal e se projetam para o interior das passagens nasais. As conchas são cobertas por mucosa altamente vascularizada, que ajuda a aquecer e umidificar o ar inspirado. As conchas das partes caudais da cavidade nasal são parte do ***osso etmoide*** e, às vezes, são chamadas de *etmoturbinados*. Essas estruturas são revestidas pelo ***epitélio olfatório***, que contém neurônios especializados na detecção de odores.

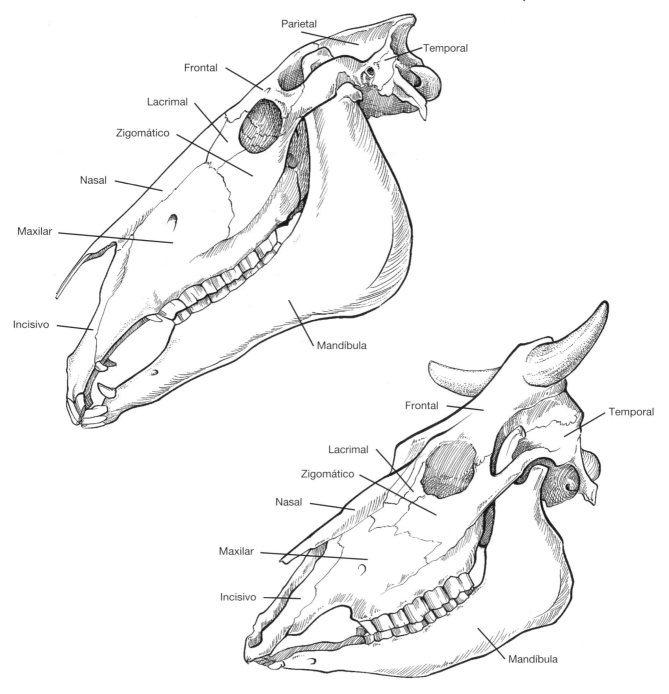

Figura 4.5 Crânios equino (superior) e bovino (inferior), vista lateral.

O maxilar e o osso zigomático do cavalo apresentam uma crista afiada, a **crista facial**, facilmente visualizada e palpada na parte lateral da cabeça do animal, ventral e rostralmente ao olho.

Há divertículos cheios de ar da cavidade nasal, também conhecidos como **seios paranasais**, em alguns dos ossos da face e da caixa craniana. Os ossos que podem conter esses seios são frontal, maxilar, etmoide, esfenoide e palatino. Por ter um divertículo que se estende até o processo cornual, o seio frontal dos bovinos pode ser exposto durante a descorna de animais adultos (ver Figura 14.8).

A parte oral do crânio é recoberta pelos ossos maxilar, incisivo e palatino. Os ossos maxilares e incisivos contêm os dentes da arcada superior (embora os ossos incisivos dos ruminantes não tenham dentes). Ventrolateralmente, a **mandíbula** completa a porção oral. A mandíbula se encaixa em uma fossa no osso temporal, de modo imediato, rostralmente à abertura da orelha. A mandíbula contém todos os dentes inferiores e é o local de inserção dos músculos associados à mastigação ("músculos mastigatórios").

O **aparato hioide** é uma estrutura óssea (Figura 4.7) que sustenta a faringe (garganta) e permite a inserção de alguns músculos faríngeos, laríngeos e linguais. Repousa entre o lado direito e o esquerdo da mandíbula e se liga ao **processo estiloide** de cada osso temporal.

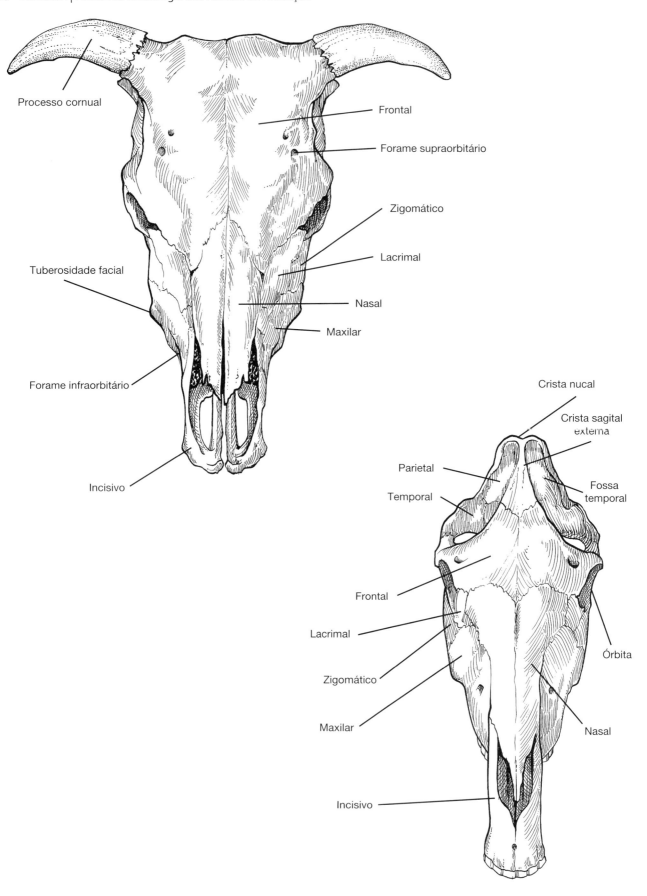

Figura 4.6 Crânios bovino (à esquerda) e equino (à direita), vista dorsal.

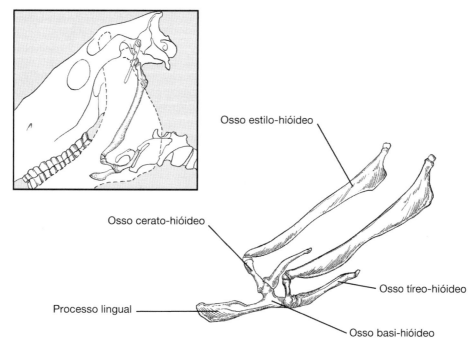

Figura 4.7 Aparato hioide equino. Os ossos estilo-hióideos se articulam com o processo estiloide do crânio e os ossos tíreo-hióideos se articulam com a laringe. O processo lingual se estende até a base da língua e permite a inserção de alguns músculos linguais; é grande em equinos e menor em ruminantes.

Coluna vertebral

A **coluna vertebral** é composta por ossos irregulares não pareados medianos, chamados de **vértebras**. As letras a seguir são geralmente usadas para designar as respectivas regiões vertebrais.

C – Cervical: pescoço
T – Torácica: tórax
L – Lombar: lombo
S – Sacral: região pélvica (vértebras fundidas)
Cd – Caudal: cauda.

A **fórmula vertebral** para determinada espécie é composta pela letra indicativa de cada região e pelo número de vértebras dessa região naquela espécie. As fórmulas vertebrais de animais domésticos comuns e de seres humanos são mostradas na Tabela 4.3. Há uma variação considerável no aspecto individual das vértebras, porém suas partes típicas são o corpo, o arco e os processos (Figura 4.8).

O **corpo** consiste na massa cilíndrica que forma a parte ventral da vértebra e o assoalho do forame vertebral. A primeira vértebra cervical, o atlas, não tem corpo.

Dorsalmente, o **arco** completa o **forame vertebral**, que contém a medula espinal. Quando as vértebras são colocadas em sequência, os forames vertebrais adjacentes formam o **canal vertebral**, por onde a medula espinal segue longitudinalmente.

Os **processos articulares** craniais e caudais formam as articulações entre vértebras adjacentes. Na região torácica, também formam articulações com as costelas. Todas essas articulações são sinoviais típicas (ver Capítulo 6).

O **processo espinhoso** se projeta dorsalmente ao arco da vértebra. Os processos espinhosos formam importantes locais para a inserção dos músculos epaxiais. Em ungulados, os processos espinhosos muito altos das primeiras vértebras torácicas formam uma proeminência dorsal que ancora o ligamento nucal (ver Figura 7.18) para a sustentação da cabeça. Em equinos, essa proeminência é chamada de **cernelha**.

Tabela 4.3 Fórmula vertebral dos animais domésticos comuns e dos seres humanos.

Espécie	Cervical	Torácica	Lombar	Sacral	Caudal
Equinos	7	18	6	5	15 a 20
Bovinos	7	13	6	5	18 a 20
Ovinos	7	13	6 e 7	4	16 a 18
Suínos	7	13	7	4	12
Caprinos	7	14 e 15	6 e 7	4	20 a 23
Cães	7	13	7	3	20 a 23
Galinhas	14	7	14 (lombossacra)		6
Seres humanos	7	12	5	5	4

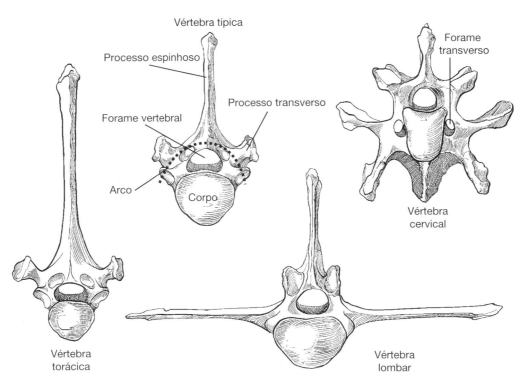

Figura 4.8 Vértebras representativas, vistas do aspecto cranial.

Os ***processos transversos*** se projetam lateralmente ao arco e formam sítios de inserção dos músculos que movimentam a coluna vertebral. Os processos transversos das vértebras lombares são particularmente grandes.

Os ***forames intervertebrais*** são formados pelo alinhamento de chanfros de arcos vertebrais adjacentes, criando uma abertura entre essas vértebras. Os nervos espinais saem do canal vertebral através dos forames intervertebrais para inervarem estruturas periféricas.

As ***vértebras cervicais*** contam com processos articulares bem desenvolvidos para acomodar a ampla capacidade de movimentação do pescoço. Todos os mamíferos domésticos têm sete vértebras cervicais.

O ***atlas*** é a primeira vértebra cervical (Figura 4.9). Essa vértebra não apresenta processo espinhoso ou corpo vertebral. O atlas se articula cranialmente com o côndilo occipital do crânio e caudalmente com o áxis.

O ***áxis*** é a segunda vértebra cervical (Figura 4.9). O processo espinhoso forma uma projeção longitudinal em seu dorso. O corpo do áxis apresenta uma projeção cranial chamada de ***dente*** (por sua semelhança com a estrutura dentária), que se articula com o atlas em uma articulação pivotante.

As demais vértebras cervicais restantes são semelhantes umas às outras, com processos espinhosos pequenos e processos articulares e transversos maiores. À exceção da última vértebra cervical (C7), cada processo transverso cervical contém um ***forame transverso*** por onde passa a artéria vertebral.

As ***vértebras torácicas*** são caracterizadas por processos espinhosos bem desenvolvidos e facetas articulares para as costelas. As ***fóveas costais*** no corpo das vértebras

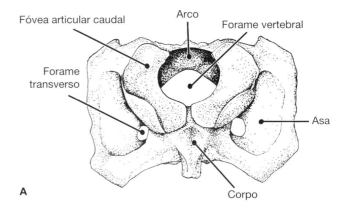

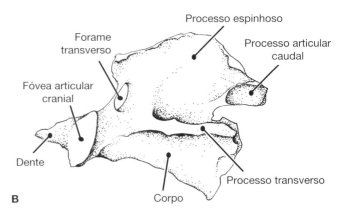

Figura 4.9 C1, atlas (equino), vista do aspecto cranial (**A**). C2, áxis (equino), vista lateral (**B**).

torácicas adjacentes formam depressões para articulação com as cabeças das costelas. Cada processo transverso também apresenta uma fóvea para a articulação com o tubérculo da costela de mesmo número que a vértebra.

As **vértebras lombares** têm processos transversos grandes e planos que se projetam lateralmente. Os processos espinhosos são semelhantes aos das últimas vértebras torácicas. Os processos articulares são mais robustos do que os das vértebras torácicas, mas não tão largos como os processos articulares na região cervical. O corpo e os processos articulares caudais da última vértebra lombar se articulam com o sacro.

As **vértebras sacrais** são fundidas para formar um único osso em formato de cunha, o *sacro* (Figura 4.10), se que articula com a última vértebra lombar cranialmente, com a primeira vértebra caudal caudalmente e com as asas do ílio craniolateralmente. Os forames intervertebrais do sacro são representados pelas fileiras dorsais e ventrais de *forames sacrais* nos lados dorsal e ventral (ou pélvico) do sacro. Esses forames, assim como outros forames intervertebrais, permitem a passagem dos nervos espinais.

As **vértebras caudais** formam a base óssea da cauda. Dependendo do comprimento da cauda, o número de vértebras varia consideravelmente de espécie para espécie e até mesmo entre indivíduos. O tamanho da vértebra diminui rapidamente na direção caudal, até que as últimas vértebras caudais sejam meramente pequenos bastões ósseos. Como os animais não têm o cóccix curvo e fundido dos seres humanos, o uso do termo anatômico *coccígeo* para descrever as vértebras da cauda é desencorajado.

Esterno e costelas

O *esterno* forma a região ventral do tórax ósseo e permite a inserção das **cartilagens costais** das costelas, além de formar a origem óssea dos músculos peitorais (Tabela 4.4). A extremidade cranial do esterno é o *manúbrio*, a porção média é o *corpo*, e a extremidade caudal é o *processo xifoide*, que é parcial ou totalmente cartilaginoso. A princípio, o esterno é composto por ossos individuais chamados de *estérnebras*, que podem se fundir à medida que o animal envelhece.

Tabela 4.4 Número de costelas e estérnebras.

Espécie	Costelas verdadeiras	Costelas falsas	Estérnebras
Equinos	8	10	7
Ruminantes	8	5	7
Suínos	7	7 e 8	6

As *costelas* formam as paredes laterais do tórax ósseo. Comumente, o número de pares de costelas é o mesmo que o de vértebras torácicas. Raramente, uma costela extra ou um par de costelas repousa cranial ou caudalmente às vértebras torácicas. A extremidade dorsal de uma costela típica é formada por uma **cabeça** arredondada, que se articula com dois corpos vertebrais adjacentes, e um **tubérculo**, que se articula com o processo transversal da vértebra. O corpo da costela é achatado em corte transversal e ligeiramente curvo (dependendo de sua região de origem na parede torácica) à medida que se aproxima de sua extremidade esternal. Nessa extremidade, o osso da costela se fixa a uma **cartilagem costal** que se insere no esterno. As articulações, costovertebrais e costoesternais, são de natureza sinovial.

As extremidades esternais das costelas mais craniais são diretamente ligadas ao esterno pela cartilagem hialina costal. Essas costelas são chamadas de *costelas esternais* (*verdadeiras*). Mais caudalmente, as cartilagens costais são maiores, com arcos em sentido cranial, e se fundem para criar o arco costal. Por esse arco de cartilagem fundida, essas costelas mais caudais, denominadas *costelas asternais* (*falsas*), se ligam indiretamente ao esterno. Em caso de ausência de fusão da cartilagem costal da última costela ao arco costal, a costela é chamada de *flutuante*. Embora o último par de costelas em seres humanos, gatos e cães geralmente seja composto por costelas flutuantes, essas estruturas são muito menos comuns em ungulados.

Os espaços entre costelas adjacentes são os *espaços intercostais*, numerados para corresponder ao número da costela cranial ao espaço.

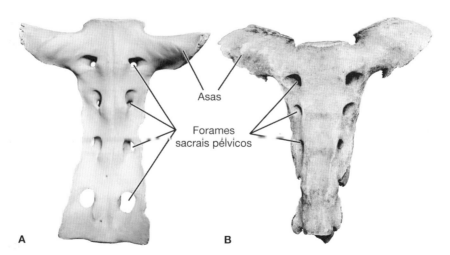

Figura 4.10 Vista ventral do sacro. Cranial em direção ao topo. **A.** Bovino. **B.** Equino.

Esqueleto apendicular

O *esqueleto apendicular* é composto pelos ossos dos membros. Os ossos do membro torácico são comparados aos do membro pélvico por região na Tabela 4.5. As proeminências do esqueleto apendicular próximas à pele podem ser palpadas e identificadas como pontos de referência clínica (Figura 4.11).

Membros torácicos

A *escápula* (omoplata) de todos os animais é um osso triangular relativamente plano (Figura 4.12). A sua porção distal é seu ângulo ventral e forma a única articulação verdadeira entre a escápula e outro osso na maioria dos animais domésticos. As aves e os primatas têm uma *clavícula*, que forma uma articulação com a escápula, mas, na maioria dos quadrúpedes, a clavícula é representada apenas pelo *tendão clavicular*, uma banda de tecido conjuntivo dentro do músculo braquiocefálico. As clavículas fundidas são chamadas de "osso da sorte" ou *fúrcula*, no caso das aves (ver Capítulo 30). As aves apresentam um osso separado, denominado *coracoide*, além da escápula e da clavícula. Em seres humanos e mamíferos domésticos, o coracoide foi reduzido ao *processo coracoide* (uma proeminência óssea), que se projeta medialmente da escápula, perto do ângulo ventral na maioria das espécies.

A face lateral da escápula apresenta uma crista, chamada de *espinha*, que se estende do ângulo ventral até a borda dorsal. Em ruminantes, a extremidade distal da espinha é achatada para formar o *processo acromial*. A espinha divide a face lateral em *fossa supraespinhosa* e *fossa infraespinhosa*, respectivamente cranial e caudal à espinha. A face costal (medial ou profunda) da escápula sustenta alguns dos músculos que conectam os membros ao corpo.

O *úmero* (osso do braço) é um osso longo que varia apenas em pequenos detalhes de um animal para outro.

Tabela 4.5 Comparação dos ossos dos membros torácico e pélvico.

Membro torácico		Membro pélvico	
Parte do membro	Ossos	Parte do membro	Ossos
Cintura escapular	Escápula, clavícula, coracoide	Cintura pélvica	Sacro, pelve (ílio, ísquio, púbis)
Braço	Úmero	Coxa	Fêmur
Antebraço	Rádio, ulna	Perna	Tíbia, fíbula
Carpo ("joelho")	Carpos	Tarso (jarrete)	Tarsos
Metacarpos	Metacarpos	Metatarso	Metatarsos
Falanges (dedo)	Falanges proximal, média e distal	Falanges (dedo)	Falanges proximal, média e distal
	Ossos sesamoides proximal e distal		Ossos sesamoides proximal e distal

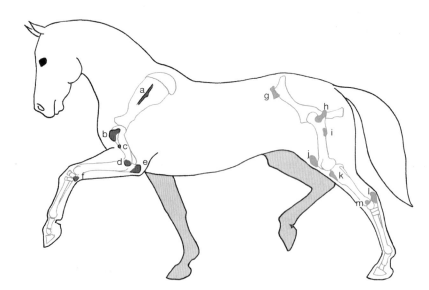

Figura 4.11 Alguns pontos de referência óssea palpáveis no cavalo. a, espinha e tuberosidade da escápula; b, tubérculo maior do úmero; c, tuberosidade deltoide do úmero; d, epicôndilo lateral do úmero; e, processo olécrano da ulna; f, acessório do carpo; g, tuberosidade coxal; h, trocanter maior do fêmur; i, terceiro trocanter do fêmur; j, patela; k, tuberosidade tibial; l, tuberosidade do calcâneo; m, epicôndilo lateral da tíbia.

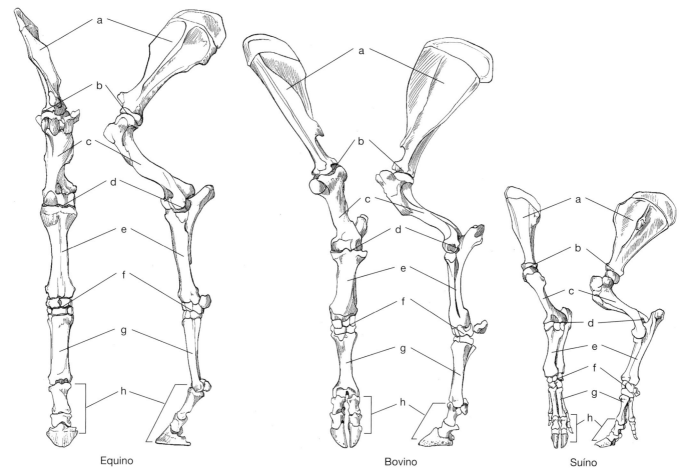

Figura 4.12 Anatomia comparada dos ossos do membro torácico. a, escápula; b, escapuloumeral (articulação do ombro); c, úmero; d, articulação do cotovelo; e, antebraço (rádio e ulna); f, carpo; g, metacarpos; h, dedo (falanges).

Tem um corpo e duas extremidades. A extremidade proximal tem uma *cabeça* articular arredondada que, com o ângulo ventral da escápula, forma a ***articulação escapuloumeral*** (*ombro*). A extremidade proximal do úmero também apresenta várias tuberosidades e tubérculos irregulares, que servem de locais para inserção dos músculos da região do ombro. A proeminência palpável produzida por essa extremidade do úmero é chamada de ***ponta do ombro***. A extremidade distal do úmero forma um ***côndilo*** em formato de carretel, que se articula com as extremidades proximais do rádio e da ulna no cotovelo.

O ***rádio*** e a ***ulna*** são os ossos do ***antebraço***. Nos mamíferos, o rádio é o maior dos dois, mas, em aves, é menor do que a ulna. O rádio entra na articulação do cotovelo proximalmente, e o carpo, distalmente. O rádio pode ser palpado diretamente abaixo da pele, no lado medial do antebraço.

A ***ulna*** tem grau de desenvolvimento variável entre as espécies. O proeminente ***processo do olécrano*** (***ponta do cotovelo***) é encontrado em todos os mamíferos, proximal e caudalmente à articulação do cotovelo. Esse processo forma uma alavanca para inserção dos músculos que fazem a extensão do cotovelo. Em cavalos, a porção proximal do corpo da ulna é bem desenvolvida, porém é fundida ao rádio; não há ulna distal. Em bovinos, ovinos, caprinos e suínos, a ulna é completa, mas há pouco ou nenhum movimento entre a ulna e o rádio. Em gatos e cães, o movimento entre esses ossos completos é consideravelmente maior, mas não tanto quanto nos primatas, que podem fazer a pronação e a supinação de suas mãos por meio da rotação do rádio e da ulna em relação um ao outro.

O ***carpo*** de todos os animais é uma região complexa e formada por duas fileiras de ossos pequenos (Figura 4.13). Essa região corresponde ao punho humano, e com frequência, embora erroneamente, é chamada de "joelho" por criadores de equinos (o termo correto que equivale ao joelho humano é *articulação do joelho*). Os carpos da fileira proximal são denominados (de medial para lateral) ***radial***, ***intermediário*** e ***ulnar***, enquanto os carpos da fileira distal são numerados de 1 a 4 (de medial para lateral). Além disso, um ***osso acessório do carpo*** se projeta caudalmente ao aspecto lateral do carpo. A numeração dos carpos da fileira distal é baseada em um ancestral com quatro ossos, porém, entre os animais domésticos típicos de fazenda, apenas os suínos ainda apresentam os quatro carpos na fileira distal. O primeiro carpo do cavalo, quando presente, é pequeno e não sustenta peso. Em ruminantes, o primeiro carpo não existe e o segundo e o terceiro estão fundidos.

O ***metacarpo*** é imediatamente distal ao carpo. O cavalo tem um único e grande ***metacarpo*** (***canhão***), a base para o terceiro dedo (correspondente ao dedo médio) e dois

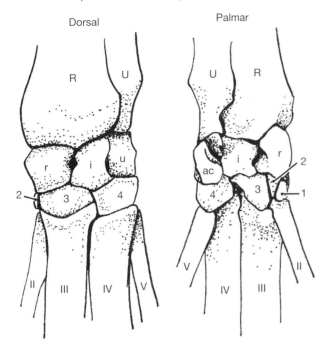

Figura 4.13 Carpo suíno. R, rádio; U, ulna; r, carpo radial; i, carpo intermediário; u, carpo ulnar; ac, acessório do carpo; 1 a 4, carpos numerados; II a V, metacarpos.

ossos metacarpos pequenos (*talas*). O segundo metacarpo se localiza no aspecto medial, e o quarto está no aspecto lateral. Traumas nesses pequenos ossos, com consequente formação óssea excessiva, geram *talas*. Essas lesões às vezes causam claudicação, mas geralmente constituem apenas um *defeito*, uma alteração não patológica.

O osso do canhão de bovinos e ovinos se funde aos terceiro e quarto metacarpos. Um sulco vertical no dorso do osso canhão demarca o desenvolvimento da linha de fusão.

Os suínos têm quatro metacarpos. O primeiro é ausente; o segundo e o quinto têm tamanho reduzido; e o terceiro e o quarto suportam a maior parte do peso.[1]

Há um a cinco *dedos*, dependendo da espécie (Figura 4.14). Os equinos, por terem apenas um dedo, literalmente caminham sobre a ponta do dedo médio ou terceiro dedo. Os dedos, como os metacarpos, são numerados de um a cinco, da região medial para lateral. Cada dedo completo é formado por três *falanges* (*falange proximal*, *falange média* e *falange distal*). Nos equinos, a falange proximal é também chamada de *osso longo da quartela*. A falange média corresponde ao *osso curto da quartela*. A falange distal também é conhecida como o *osso do casco*. Cada dedo também tem dois *ossos sesamoides proximais* no aspecto palmar da articulação, entre o terceiro metacarpo e a falange proximal e um *osso sesamoide distal* (*navicular*) na junção das falanges média e distal.

---

[1] N.R.T.: Para melhor entendimento, em anatomia veterinária, adota-se que todas as espécies têm cinco metacarpos, cada um com aparência característica. No entanto, ainda que os suínos não tenham o primeiro, prefere-se assim a renumerar os ossos dos suínos e perder a base de comparação com as demais espécies. Ou seja, para manter a uniformidade com outras espécies, a numeração é de I a V, mas os suínos só têm quatro metacarpos (II, III, IV e V).

Os criadores de equinos se referem à articulação entre o osso de canhão e a falange proximal (articulação metacarpofalangiana) como *boleto*. A região do dedo entre o boleto e o casco é a *quartela*.

Bovinos, ovinos e caprinos apresentam dois dedos principais, o terceiro e o quarto, enquanto o segundo e o quinto dedos são representados apenas por pequenos *dedos vestigiais* na parte de trás da quartela. Esses dedos não têm elementos ósseos em seu interior. Nos suínos, no entanto, são totalmente desenvolvidos como dedos, com o complemento normal de falanges (ver Figura 4.13). Em pé sobre um substrato firme, os dedos vestigiais dos suínos não tocam o solo, mas, em superfícies macias (p. ex., areia ou lama), sustentam algum peso.

Membros pélvicos

A *pelve* é composta por um círculo de ossos pelo qual os membros pélvicos se articulam com a coluna vertebral. Cada *hemipelve* (metade da pelve) possui três ossos, que se fundem para formar o *quadril* ou *osso pélvico* (Figura 4.15). Os dois *ossos do quadril* são firmemente unidos ventralmente na *sínfise pélvica* e se ligam ao sacro do esqueleto axial por duas fortes *articulações sacroilíacas*. Os três ossos que formam o quadril são o *ílio*, o *ísquio* e o *púbis*. Todos eles participam da formação do acetábulo na articulação do quadril.

O *ílio* é o maior e mais dorsal dos ossos pélvicos. Tem o formato de um triângulo irregular com o ápice no acetábulo e a base em projeção craniodorsal. O ângulo medial, a *tuberosidade sacral*, está próximo à articulação sacroilíaca, perto da linha média. O ângulo lateral, a *tuberosidade coxal*, é conhecido como *ponta do quadril*. Uma fratura na tuberosidade coxal equina causa uma assimetria óbvia entre os dois pontos do quadril visto por trás, o que foi denominado *quadril caído* pelos criadores de equinos.

A ampla porção plana entre a tuberosidade coxal e a tuberosidade sacral é conhecida como *asa* do ílio, e sua margem dorsal é a *crista ilíaca*. O corpo do ílio se projeta ventral e caudalmente entre a asa e o acetábulo e ajuda a formar a parede lateral da cavidade pélvica.

O *ísquio* se projeta para trás e ventralmente ao acetábulo, formando grande parte do assoalho da cavidade pélvica. O ísquio tem uma proeminência caudal grande e áspera, a *tuberosidade isquiática*, comumente chamada de *pino ósseo* em gado.

O *púbis*, o menor dos três ossos pélvicos, forma a parte cranial do assoalho da cavidade pélvica. O púbis também participa da formação do acetábulo e se encontra com o púbis do lado oposto, na sínfise. O púbis e o ísquio formam os limites do *forame obturador*.

O *fêmur* (osso da coxa) se estende da *articulação coxofemoral* (*quadril*) até a *articulação do joelho* (correspondente ao joelho humano) (Figura 4.16). A extremidade proximal do fêmur tem uma *cabeça* quase esférica, que se articula com o acetábulo da coxa para formar a articulação do quadril. Existem também várias proeminências ásperas (duas em ruminantes e suínos e três em equinos) chamadas de *trocanteres* para a inserção de músculos pesados da coxa e do quadril. A diáfise reta (ver Figura

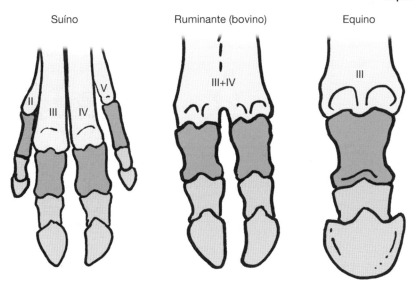

Figura 4.14 Dedos. Cada dedo que sustenta peso é composto por três falanges. Os ossos em amarelo são metacarpos. Em laranja, estão as falanges proximais. Em verde, se encontram as falanges médias. Em azul, têm-se as falanges distais. (Esta figura encontra-se reproduzida em cores no Encarte.)

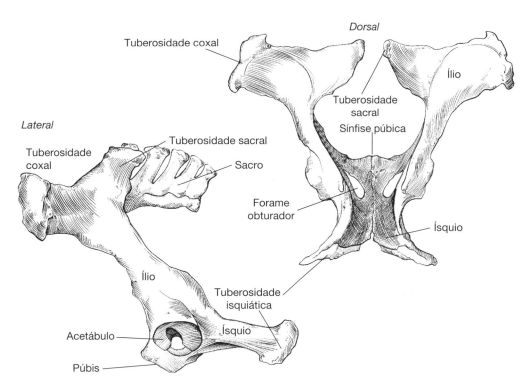

Figura 4.15 A pelve equina. Vista lateral (à esquerda) e dorsal (à direita).

4.3) do fêmur é quase circular à seção transversal. A porção distal tem dois côndilos para articulação com a tíbia e uma tróclea para articulação com a **patela**, um osso sesamoide embutido no tendão de inserção do grande músculo quadríceps.

A **tíbia** e a **fíbula** são os ossos da perna verdadeira (em latim, **crus**), a parte do membro pélvico entre o joelho e o jarrete. A tíbia, o maior entre os dois, é palpável abaixo da pele medialmente. A fíbula, bem menor, está no aspecto lateral da perna. É um osso completo, embora delgado, em suínos, mas, em equinos e ruminantes, a fíbula é reduzida. No membro dos ruminantes, existe como dois ossos nodulares separados, um em cada extremidade do aspecto lateral. Em equinos, a fíbula assume formato delgado em lágrima na porção proximal do membro.

A tíbia apresenta uma extremidade proximal expandida, que participa da articulação do joelho. Seu corpo é triangular em corte transversal. A extremidade distal da tíbia apresenta duas depressões côncavas, que formam a articulação em dobradiça do jarrete com o **tálus** (**osso tibiotarsal**).

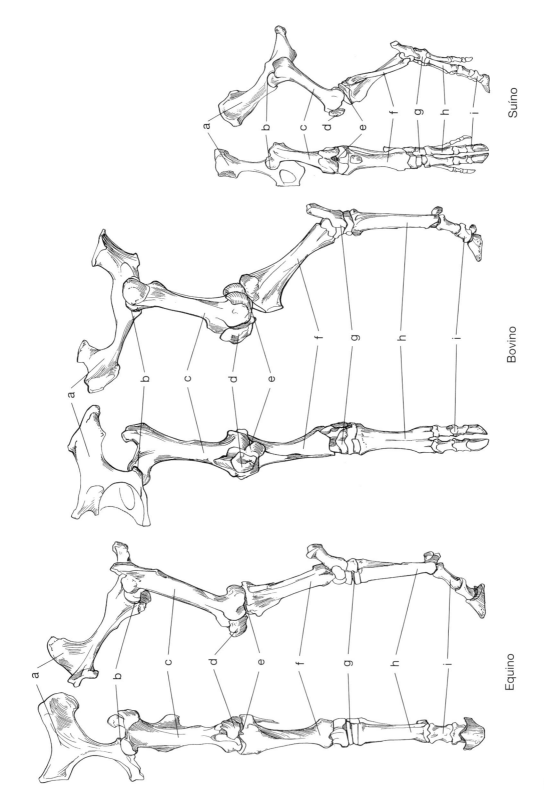

Figura 4.16 Anatomia comparada dos ossos do membro pélvico. a, pelve; b, articulação coxofemoral (quadril); c, fêmur; d, patela; e, articulação do joelho; f, tíbia e fíbula; g, tarso (jarrete); h, metatarsos; i, dedo (falanges).

Em cães, suínos e seres humanos, a fíbula é um osso longo e fino, que se estende da extremidade proximal da tíbia até o aspecto lateral do jarrete. O cavalo tem a extremidade proximal e uma parte do corpo, enquanto apenas um vestígio de fíbula é observado nos ruminantes domésticos. Todas as espécies domésticas têm a extremidade distal da fíbula, formando o proeminente *maléolo lateral* do jarrete. O maléolo lateral se funde à tíbia nos equinos, mas é um osso pequeno separado que se articula com a tíbia distal e os tarsos em ruminantes.

O *tarso* (*jarrete*), como o carpo no membro torácico, é composto por múltiplos ossos pequenos, correspondente ao tornozelo humano (Figura 4.17). A fileira proximal dos ossos do tarso é formada por dois ossos grandes. Dorsalmente, o *tálus* apresenta dois sulcos semelhantes a carretéis para articulação com a tíbia. O *calcâneo* se projeta proximal e caudalmente para formar a ponta do jarrete. O calcâneo, que corresponde ao calcanhar humano, atua como uma alavanca para os músculos que estendem o jarrete.

Nos equinos, fileira central dos tarsos é reduzida a um único *tarso central*. Os ossos da fileira distal são numerados de 1 a 4 da região medial para a lateral, com os ossos 1 e 2 fundidos em um único tarso. Em bovinos, o segundo e o terceiro tarsos são fundidos, assim como o central e o quarto tarsos.

O metatarso e os dedos do membro pélvico se assemelham ao metacarpo e aos dedos do membro torácico.

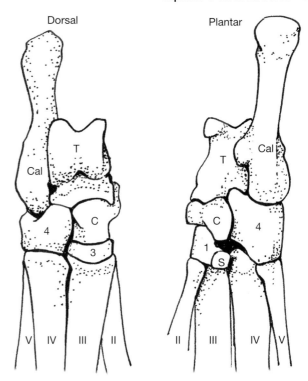

Figura 4.17 Tarso suíno. Cal, calcâneo; T, tálus; C, tarso central; S, osso sesamoide; 1 a 4, tarsos numerados; II a V, metacarpos.

5 Anatomia Microscópica e Crescimento e Desenvolvimento Ósseos

Anatomia microscópica e formação óssea, 69
Ossificação, 71
Ossificação endocondral (intracartilaginosa), 71
Ossificação intramembranosa, 72

Fisiologia do osso, 72
Mecânica e remodelação óssea, 72
Calcificação óssea, 73
Fraturas e sua cicatrização, 73
Outras patologias, 75

Objetivos de aprendizagem

- Definir e ser capaz de explicar a importância dos termos destacados em *negrito e itálico* neste capítulo
- Saber a composição primária do osso e sua formação
- Distinguir entre centros primário e secundário de ossificação
- Descrever brevemente um osteon e sua relação com estruturas neurovasculares, osteócitos, periósteo e endósteo
- Conhecer os fatores que regulam a ossificação endocondral
- Descrever brevemente a cicatrização dos ossos e sua remodelação após uma fratura
- Compreender a regulação do cálcio no corpo.

Anatomia microscópica e formação óssea

Cerca de um terço do peso do osso consiste em estrutura orgânica formada por tecido fibroso e células. Essa matéria orgânica é composta principalmente por colágeno e polissacarídeos, chamados de *glicosaminoglicanas* (*GAGs*), que contêm sulfato de condroitina. Essas substâncias conferem resiliência e robustez aos ossos. Os dois terços remanescentes do peso ósseo consistem em cálcio inorgânico e sais de fósforo em estrutura orgânica. Cerca de 80% desses sais são fosfato de cálcio e o restante é formado primariamente por carbonato de cálcio e fosfato de magnésio. O fosfato de cálcio é encontrado principalmente nos cristais de *hidroxiapatita*, formados com hidróxido de cálcio. Esses sais são responsáveis pela dureza e rigidez dos ossos e os tornam resistentes à passagem dos raios X. Se os sais inorgânicos forem removidos dos ossos por imersão em ácido diluído, o osso descalcificado resultante permanece em sua forma original, mas é flexível o suficiente para ser amarrado em um nó. Por outro lado, se a matéria orgânica for removida por meio de carbonização em um forno, para que apenas os sais inorgânicos permaneçam, o osso mantém sua forma original, mas é frágil e se quebra com facilidade, a menos que seja manuseado com extremo cuidado.

O osso maduro é composto por *osteócitos* (células ósseas) cercados por matriz intercelular formada pelo material *osteoide* calcificado. Os osteócitos estão em pequenas cavidades nos ossos, chamadas de *lacunas* (palavra que significa "pequenos lagos") (Figura 5.1). Um sistema de canais minúsculos, denominados canalículos, conectam as lacunas dentro da substância óssea. Embora o osso seja altamente vascular, com capilares muito próximos entre si, os canalículos viabilizam a passagem de líquido tecidual, que é essencial para manter a vida dos osteócitos.

As lacunas e os canalículos se formam porque processos citoplasmáticos conectam os *osteoblastos* (células de formação óssea) durante a deposição do material osteoide. Assim, as células e seus processos agem como um molde enquanto o tecido osteoide é depositado e mineralizado.

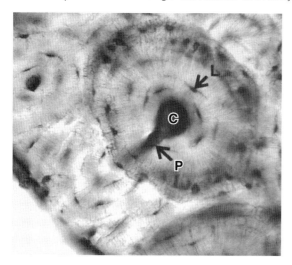

Figura 5.1 Osso não corado. Osteócitos em lacunas (L) e canalículos finos se estendem de cada lacuna. O canal central (C) e o canal perfurante (P) contêm vasos sanguíneos, nervos e vasos linfáticos. *Fonte:* Dellmann e Eurell, 1998. Reproduzida, com autorização, de John Wiley & Sons, Inc.

O citoplasma, então, é parcialmente retirado, deixando as células, agora chamadas de osteócitos, que são conectados pelos canalículos com extensões citoplasmáticas.

Os **ossos esponjosos** são compostos por uma rede de espículas ósseas semelhantes a dedos, as **trabéculas**. Esse tipo de osso é encontrado nas extremidades dos ossos longos, onde a resistência à compressão sem peso excessivo é necessária. Os ossos planos entre duas camadas de osso compacto, como no crânio, também são ossos esponjosos. As espículas ósseas são dispostas para resistir às tensões impostas ao osso pelo peso ou pela tração dos músculos.

O osso compacto, encontrado nas diáfises dos ossos longos, é composto principalmente por muitos tubos laminados, conhecidos como sistemas **osteonais** (antigamente denominados *sistemas haversianos*). Cada osteon é composto por um canal central, com vasos e nervos ao seu redor e envolto por placas circulares de osso (**lamelas osteonais**), formando um cilindro laminado (Figura 5.2). Essas placas são dispostas de maneira centrípeta (da periferia para o centro). Após a formação óssea, os osteoblastos que ficaram embebidos na substância óssea são chamados de osteócitos. De modo geral, esses osteons são adicionados na periferia da diáfise do osso à medida que este aumenta em diâmetro. Vasos sanguíneos se estendem do periósteo em direção os canais centrais por meio de **canais perfurantes** (também conhecidos como *canais de Volkmann*), que muitas vezes seguem em ângulos retos para os canais centrais (ver Figura 5.2).

Os osteoblastos geralmente são oriundos de células mesenquimais, as células-mães de todos os tecidos conjuntivos. Os osteoblastos se dividem rapidamente, mas apenas uma parte das novas células secreta a substância osteoide e produz osso; o restante é mantido como reserva em uma camada osteogênica do **periósteo** e do **endósteo** dentro da cavidade medular e dos canais centrais. Essas células de reserva se dividem e formam mais osteoblastos sempre que há necessidade por mais osso, como no reparo de fraturas, na resposta ao estresse ou o crescimento. Como a matriz intercelular é inflexível, o osso só pode ser acrescentado na superfície e os osteócitos (osteoblastos maduros) provavelmente perderam sua capacidade de divisão.

A diáfise de um osso longo cresce em diâmetro, em razão da atividade da camada osteogênica do periósteo, enquanto o osso da superfície interna é normalmente reabsorvido pelo endósteo para aumentar o tamanho da cavidade medular (Figura 5.3). A reabsorção óssea também pode ocorrer sob condições anormais, como um período de deficiência de cálcio. Sempre que há reabsorção óssea (em condições normais ou anormais), grandes células multinucleadas, chamadas de **osteoclastos** (células destruidoras de osso),

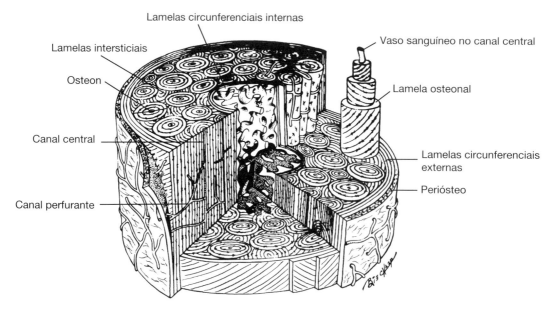

Figura 5.2 A unidade estrutural do osso compacto é o osteon. Apresenta-se o osteon aumentado para mostrar as duas camadas concêntricas de osso que circundam o canal central. As lamelas intersticiais de osso preenchem o espaço entre os osteons, e as superfícies internas e externas são formadas por lamelas circunferenciais internas e externas. *Fonte:* Dellmann e Eurell, 1998. Reproduzida, com autorização, de John Wiley & Sons, Inc.

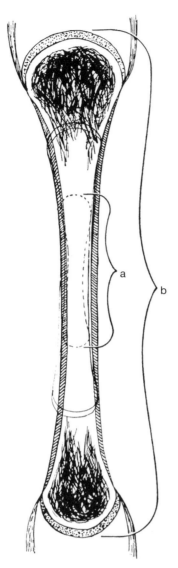

Figura 5.3 Remodelação para aumento de tamanho de um osso longo. Há reabsorção e deposição de osso. a, tamanho e forma de osso jovem; b, tamanho e forma do osso maduro.

são encontradas (Figura 5.4). Essas células, derivadas de macrófagos, têm participação ativa na destruição óssea por meio da liberação de ácidos orgânicos e enzimas.

Ossificação

Ossificação é a formação de osso verdadeiro por deposição de sais de cálcio em matriz de tecido osteoide. ***Calcificação*** é a deposição de sais de cálcio em qualquer tecido. A calcificação de um tecido não osteoide é geralmente associada a algum processo patológico.

Independentemente da localização, a sequência de formação óssea consiste na deposição de tecido osteoide por osteoblastos, que subsequentemente é calcificado por influência da enzima fosfatase alcalina. Uma área local de formação óssea é denominada ***centro de ossificação*** (Figura 5.5). O ambiente de formação do osso determina se a ossificação é endocondral ou intramembranosa.

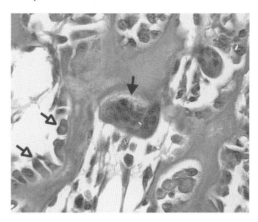

Figura 5.4 O osteoclasto (seta sólida) reabsorve ossos. Os osteoblastos (setas abertas) formam os ossos. *Fonte:* Dellmann e Eurell, 1998. Reproduzida, com autorização, de John Wiley & Sons, Inc.

Ossificação endocondral (intracartilaginosa)

Durante o desenvolvimento fetal, a maior parte do esqueleto desenvolve primeiro um padrão ou modelo cartilaginoso. Depois a cartilagem desse modelo é gradualmente substituída por osso. Esse processo é chamado de ossificação endocondral. O centro de ossificação que se desenvolve na região medial de um osso longo é o ***centro primário de ossificação*** (ver Figura 5.5). Os centros secundários de ossificação, então, desenvolvem-se perto das extremidades dos ossos longos. Esses centros de ossificação crescem e se expandem, mas a região da cartilagem, a "*fise*", continua separada dos centros durante o crescimento e o desenvolvimento. Os ***condrócitos*** dessa região continuam a proliferar e produzir cartilagem para promover essa separação e, portanto, permitir o crescimento contínuo em comprimento do osso longo.

A região medial de um osso longo que contém o centro primário de ossificação é a ***diáfise***. Cada extremidade que contém um centro secundário de ossificação é uma ***epífise*** (ver Figura 5.5). Durante o crescimento e amadurecimento dos animais, a região da cartilagem que separa a diáfise e as epífises continua a se estreitar. A ***placa epifisária***, outro termo utilizado para descrever essa região da cartilagem em animais em crescimento, enfatiza quão delgada pode vir a ser.

Quando a cartilagem da placa epifisária, que permite o crescimento em comprimento, é completamente substituída por osso, o aumento da estatura do animal passa a ser impossível. Esse processo é chamado de fechamento epifisário. Uma linha epifisária geralmente pode ser vista em ossos que passaram por esse fechamento. A região de um osso longo em que a diáfise e a epífise se encontram é a ***metáfise*** (ver Figura 5.5).

Vários hormônios influenciam a taxa de crescimento de ossos longos, mas o ***hormônio de crescimento*** e os hormônios sexuais (***andrógenos*** e ***estrógenos***) são os principais reguladores. De modo geral, o hormônio do crescimento promove o alongamento de ossos longos, e os hormônios sexuais provocam o crescimento e o fechamento epifisário. O hormônio do crescimento por si só tem pouco efeito direto

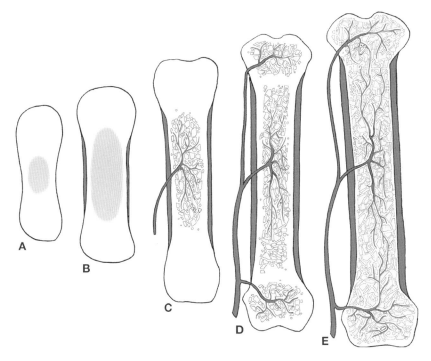

Figura 5.5 Estágios de ossificação endocondral de um osso longo. **A.** Hipertrofia dos condrócitos no centro do modelo. **B.** Um colar ósseo começa a se formar ao redor do modelo de cartilagem. **C.** Vasos sanguíneos do periósteo (broto periósteo) invadem o modelo cartilaginoso, trazendo as células de formação óssea para iniciar o centro primário de ossificação. **D.** O anel epifisário e os centros secundários de ossificação se estabelecem nas duas extremidades do osso (mostrada apenas em uma extremidade para simplificação da figura). **E.** A placa de crescimento se fecha no osso maduro, e uma cavidade medular confluente da epífise para a diáfise é formada. *Fonte:* adaptada de Dellmann e Eurell, 1998. Reproduzida, com autorização, de John Wiley & Sons, Inc.

sobre os condrócitos das placas epifisárias. Ele estimula outras células da área das placas e do fígado a produzirem peptídios, **fatores de crescimento insulino-símiles** (IGFs, sigla em inglês para *insulin-like growth factors*), que, por sua vez, estimulam os condrócitos a proliferar e aumentar sua taxa de produção de cartilagem. Isso gera mais cartilagem em que o tecido ósseo pode se formar, para aumentar o comprimento de um osso longo. **O papel principal dos IGFs foi confirmado em alguns tipos de nanismo humano, inclusive em um grupo de caçadores-coletores africanos, comumente conhecidos como pigmeus, cuja altura média é excepcionalmente baixa em decorrência dos baixos níveis de IGF, apesar das concentrações normais de hormônio do crescimento.**

Andrógenos, como o hormônio sexual testosterona, e os estrógenos têm diversos efeitos complexos sobre as taxas de crescimento do osso. Acredita-se que o conhecido período de crescimento rápido associado à puberdade se deva aos efeitos estimulantes dos andrógenos e estrógenos, cuja concentração circulante aumenta nessa fase. Os andrógenos parecem ter efeito estimulante maior do que os estrógenos, e isso é responsável, ao menos em parte, por diferenças no tamanho corpóreo entre machos e fêmeas. Os efeitos estimulantes dos andrógenos sobre o crescimento se devem, em parte, por sua capacidade de aumentar a secreção do hormônio do crescimento. Embora os hormônios sexuais sejam capazes de estimular a taxa de crescimento, também promovem o fechamento epifisário, que acaba por limitar o tamanho do corpo. Os mecanismos responsáveis por esse efeito não são completamente compreendidos, mas podem estar relacionados com diferenças na magnitude do seu efeito estimulante sobre a ossificação em comparação à produção de cartilagem.

Ossificação intramembranosa

Muitos dos ossos planos, como os ossos do crânio, são pré-formados em uma membrana fibrosa, ou matriz, que é infiltrada por tecido osteoide, o qual se calcifica para formar o osso verdadeiro. As camadas do periósteo de ambos os lados do osso formam, então, mais osso. Assim como nos ossos longos dos membros, os grandes ossos planos de animais adultos são compostos por osso compacto ao redor de um núcleo de osso esponjoso.

Fisiologia do osso

Mecânica e remodelação óssea

Elasticidade é a característica de uma substância que permite que mude de forma ao ser submetida a um estresse e retorne à forma original quando o estresse é removido. O osso maduro é relativamente inelástico. Uma haste de osso pode ser alongada apenas cerca de 0,5% de seu comprimento antes de se quebrar. Todavia, mesmo essa deformação não é perfeitamente elástica. A deformidade é permanente e o osso não volta completamente ao seu comprimento original caso seja tracionado perto do seu ponto de ruptura. Essa característica de deformação sob estresse é exacerbada em doenças ósseas, como o raquitismo.

Além de tensão (alongamento), o osso pode estar sujeito aos estresses de compressão, cisalhamento, dobramento e torção. O osso suporta consideravelmente mais peso em uma situação estática (sustentação de peso sem movimento) do que sob uma carga dinâmica, que é resultado do impacto entre o osso e outro objeto. Por exemplo, os ossos das patas de um cavalo podem suportar uma carga estática quando o animal está em pé, sem se movimentar, mas sustentam uma carga dinâmica quando o animal estiver correndo, pulando ou dando um coice. A compressão, o dobramento e o cisalhamento dos ossos da perna são estresses produzidos por esse tipo de atividade. Quando um cavalo ou outro animal gira sobre uma ou mais patas suportando o peso, a torção é considerada outro tipo de estresse. Isso é bem percebido em cavalos treinados para separar o gado. Os músculos e tendões que correm paralelos ao osso tendem a agir como cabos e reduzem o estresse, principalmente de dobramento e cisalhamento.

O osso, mesmo em uma carcaça fresca, tem aparência dura, densa, inelástica e quase sem vida. Porém, na verdade, o osso é um tecido bastante dinâmico, e todos os ossos são continuamente formados e reabsorvidos. Essa rotatividade contínua dos ossos de animais adultos é chamada de **remodelação**. Por meio da remodelação, o osso pode encolher (atrofiar), aumentar em tamanho (hipertrofiar), sofrer reparos e reorganizar sua estrutura interna para resistir melhor ao estresse e às tensões. Em condições normais e patológicas, o osso pode ser remodelado de acordo com os bons princípios de engenharia, a fim de sustentar o máximo de estresse com o mínimo de tecido ósseo. **O osso sofre atrofia em caso de pressão constante e excessiva ou pouco ou nenhum estresse, como na ausência de peso no espaço ou ao ser imobilizado e não sustentar peso algum. A proliferação de osso pode ocorrer em resposta a concussão ou pressão intermitente. Portanto, a pressão pode causar atrofia ou proliferação óssea, dependendo do grau de duração do estresse e da maturidade do osso. A pressão excessiva no osso em desenvolvimento diminui ou interrompe o crescimento e, no osso maduro, pode estimular o crescimento excessivo ou o rearranjo de sua estrutura.**

Calcificação óssea

Em 100 cm^3 de osso, há 10 g de cálcio, em comparação a 6 mg por 100 cm^3 na maioria dos tecidos, e cerca de 10 mg por 100 mℓ de sangue. O osso é, portanto, um reservatório de minerais (especialmente cálcio) que está constantemente sendo reabastecido ou depletado pelo organismo. Por meio da ação dos osteoclastos e osteócitos, o cálcio pode ser retirado do reservatório caso seus níveis séricos estejam baixos. O reservatório pode ser reabastecido pela ação dos osteoblastos e osteócitos.

A atividade das células dentro do osso é regulada pelo **paratormônio (PTH)** e pela **calcitonina**. As fontes desses hormônios e a regulação de sua secreção são discutidas no Capítulo 13. O efeito geral do PTH é o aumento do cálcio sérico por meio da maior liberação geral de sais de cálcio do osso. Esse efeito se deve, em parte, à maior atividade dos osteoclastos e à inibição da atividade dos osteoblastos. O PTH também afeta os osteócitos no osso maduro, e essas células também atuam na liberação rápida de sais de cálcio em resposta ao PTH. Contudo, o mecanismo pelo qual os osteócitos promovem a liberação de cálcio ainda está em elucidação. O efeito primário da calcitonina é reduzir a atividade dos osteoclastos, o que tende a diminuir o nível sérico de cálcio. Portanto, a regulação normal das concentrações séricas de cálcio depende do equilíbrio entre os efeitos do PTH e da calcitonina nas células ósseas.

Fraturas e sua cicatrização

Uma fratura é simplesmente a perda da continuidade do osso. Entre os muitos tipos de fraturas descritas, estão as citadas a seguir (Figura 5.6).

Fratura simples é aquela em que a pele não está rompida no local da fratura.

Fratura exposta é aquela em que ferida do exterior entra em contato com o osso no ponto da fratura. A ferida pode ser causada pela extremidade quebrada do osso, perfurando a pele, ou pela penetração de um objeto estranho, como um projétil, que causa a fratura.

Fratura em galho verde é aquela em que um lado do osso está quebrado ou lascado e o outro lado apenas inclinado. Esse tipo de fratura geralmente é observado apenas em animais jovens.

Fratura completa é aquela em que o osso está completamente partido.

Fratura fisária (antigamente conhecida como fratura epifisária) é aquela que ocorre na junção da epífise e da diáfise óssea. Esse tipo de fratura é limitado a animais jovens.

Fratura cominutiva é aquela em que o osso é lascado ou esmagado, produzindo pequenos fragmentos.

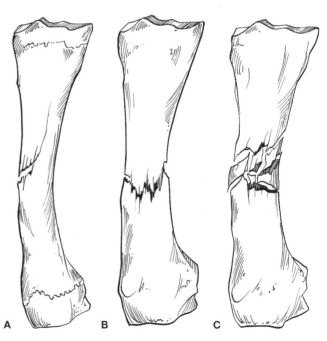

Figura 5.6 Tipos de fraturas. **A.** Galho verde. **B.** Completa. **C.** Cominutiva.

Se as extremidades quebradas de um osso fraturado forem trazidas em aposição (entrarem em contato) e imobilizadas (impedidas de se moverem), o processo normal de cicatrização se inicia (Figura 5.7). A fratura rompe alguns vasos sanguíneos, liberando sangue ao redor das extremidades quebradas. Isso forma um coágulo, ou hematoma, que é invadido por células do tecido conjuntivo, formando o **tecido de granulação** (termo usado para a massa de tecido composta principalmente por fibroblastos e capilares). Primeiramente, o periósteo e os elementos da medula óssea morrem por falta de suprimento vascular e, em seguida, os osteoblastos da superfície do osso, do periósteo e do endósteo que reveste as cavidades medulares e os canais centrais começam a se dividir rapidamente e a produzir uma grande quantidade de tecido osteoide, chamada de **calo**. À medida que o hematoma é reorganizado, o tecido osteoide preenche a lacuna entre as extremidades quebradas do osso e a cavidade da medula óssea, formando um calo interno (no endósteo). Ao longo do periósteo, há uma proliferação maior, e o calo externo circunda completamente as extremidades quebradas do osso, formando uma tala eficaz, que geralmente impede o movimento entre os segmentos quebrados. No entanto, a rápida proliferação das células osteogênicas do periósteo supera o suprimento vascular, e matriz cartilaginosa começa a se formar adjacente ao espaço da fratura. A parte interna do calo sofre mineralização com a formação de osso verdadeiro sem intermediário cartilaginoso. Assim, o calo ósseo interno é responsável pelo reparo da fratura, e o remodelamento desse calo para formação de um osso típico com cavidade medular é necessário para completar o processo de cicatrização interna. A resolução final do calo externo requer a substituição da cartilagem por osso compacto, semelhante à ossificação endocondral.

O mau alinhamento do osso fraturado é corrigido até certo ponto pela ação de osteócitos e osteoclastos, que também removem o excesso de calo ósseo interno e externo. Assim que o osso passa a ser usado, a orientação funcional do calo começa e tende a endireitar as imperfeições no alinhamento ósseo. O calo aumenta de tamanho no lado côncavo, onde o estresse é maior, e tende a ser erodido no lado convexo, o que tende a corrigir qualquer deformidade. A magnitude da correção espontânea que é possível nas fraturas depende de uma série de fatores, inclusive a idade do animal, o aporte sanguíneo para os ossos, o grau de correção necessária, a presença ou ausência de infecção e a quantidade de lesão nos tecidos adjacentes. A separação excessiva de fragmentos, que pode ser causada por tração excessiva ou imobilização incompleta de uma fratura, pode levar a não união, com tecido fibroso preenchendo a lacuna entre os fragmentos. A falta de suprimento vascular para o local também pode causar a ausência de cicatrização e a desvitalização do fragmento ósseo, conhecida como **sequestro ósseo**.

A cicatrização das fraturas é rápida em animais jovens, principalmente se o local acometido tiver bom aporte sanguíneo e for completamente imobilizado com as extremidades dos fragmentos em aposição. Em seres humanos, uma fratura pode cicatrizar completamente em 1 mês em uma criança,

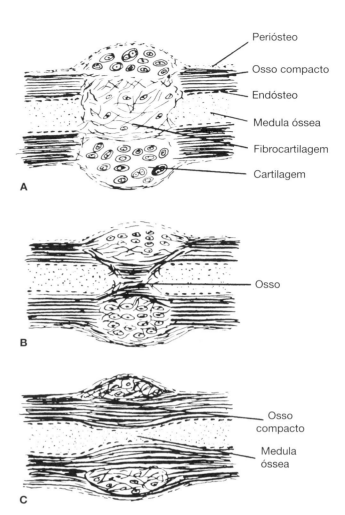

Figura 5.7 Algumas etapas da consolidação da fratura em um osso longo. **A.** O calo delgado inicial substitui o coágulo sanguíneo. **B.** Calo intermediário. **C.** Calo quase cicatrizado.

mas uma fratura similar em uma pessoa de meia-idade pode levar 6 meses ou mais para o seu restabelecimento.

Se houver demora na cicatrização óssea ou formação de um grande defeito em decorrência de uma fratura grave ou da remoção cirúrgica de osso, o enxerto ou transplante de osso na área danificada pode estimular a cicatrização. Os ossos para enxertos podem ser obtidos do mesmo animal que receberá o enxerto (**enxerto autógeno**) ou de outro animal da mesma espécie (**aloenxerto**). Os enxertos autógenos normalmente são de ossos esponjosos, obtidos de um local como a extremidade proximal do úmero. Os aloenxertos de osso cortical podem ser usados se o osso estiver relativamente intacto ou com pequenos fragmentos ósseos, para preencher áreas deficientes. Os enxertos autógenos têm uma vantagem, já que a parte do osso em contato com o líquido tecidual pode sobreviver e os osteoblastos podem se tornar ativos. Ao mesmo tempo, os osteoclastos removem as partes mortas do enxerto autógeno, que são substituídos por osso saudável se o enxerto for funcional e submetido à quantidade adequada de estresse. Os osteoblastos dos aloenxertos morrem porque o corpo do animal tende a rejeitar qualquer proteína estranha.

Outras patologias

Outras patologias ósseas podem ser causadas por infecções, tumores, distúrbios endócrinos ou desequilíbrios nutricionais. A tuberculose óssea e a **osteomielite** (inflamação do osso e da medula óssea) são as duas infecções ocasionalmente observadas em ossos. Em seres humanos, a osteomielite bacteriana é geralmente causada por *Staphylococcus* sp. ou *Streptococcus* sp., que chegam ao osso pela corrente sanguínea e provocam uma infecção generalizada ou por uma ferida, quando a infecção pode permanecer localizada.

Os tumores ósseos benignos (de crescimento lento, não invasivos e com baixa probabilidade de causar morte) são nomeados de acordo com as células ósseas de origem. Um tumor de tecido ósseo é chamado de **osteoma**. Os **condromas** podem se desenvolver a partir da cartilagem epifisária ou de ilhas cartilaginosas não absorvidas que precedem o osso em desenvolvimento. Os tumores se desenvolvem e crescem em razão de mudanças intrínsecas nas células de origem, mas os crescimentos ósseos também podem ocorrer na superfície do osso simplesmente em resposta a uma irritação prolongada. Esses crescimentos são chamados de **exostoses**.

Os tumores malignos crescem rapidamente, causam metástases (disseminação para outros locais) e, na maioria das vezes, são fatais caso não tratados. Os **sarcomas osteogênicos** são tumores ósseos malignos que se desenvolvem mais comumente nas extremidades dos ossos longos (epífises). **Sarcoma** é um termo geral para indicar tumores malignos provenientes de tecidos de origem mesodérmica, como o tecido conjuntivo.

Osteodistrofia é um termo geral para qualquer anomalia no desenvolvimento ósseo. Muitas osteodistrofias se devem a alterações na regulação normal de cálcio e fósforo. A anomalia pode ser causada pela dieta inadequada ou por alguma doença que prejudica a regulação dos níveis de cálcio e fósforo.

O **raquitismo** em animais jovens e em crescimento e a **osteomalacia** em adultos são doenças da mineralização inadequada do osteoide. Sem a mineralização apropriada, os ossos ficam relativamente fracos e flexíveis. O raquitismo e a osteomalacia geralmente se devem à ausência de vitamina D, que é necessária para absorção normal de cálcio do sistema digestório. No entanto, essas patologias podem ser causadas por um desequilíbrio ou falta de cálcio e/ou fósforo na alimentação. O raquitismo afeta principalmente as áreas em crescimento ósseo, enquanto a osteomalacia, às vezes chamada de raquitismo adulto, acomete todo o osso, já que não há áreas de crescimento rápido no osso maduro.

Acondroplasia é uma doença hereditária em que as metáfises se fundem cedo, no início da vida, mas os ossos continuam a aumentar de diâmetro. Um animal acometido por essa patologia é chamado de acondroplásico (anão). Dachshund é uma raça de cães seletivamente criados com essa doença. O nanismo em bovinos é bastante similar à acondroplasia.

6 Articulações

Classificação das articulações, 77
Articulações fibrosas, 77
Articulações cartilaginosas, 77
Articulações sinoviais, 78
Outras estruturas sinoviais, 79
Movimentos das articulações, 79

Tipos de articulações sinoviais, 80
Articulações do esqueleto axial, 81
Articulações do esqueleto apendicular, 82
Articulações do membro torácico, 82
Articulações do membro pélvico, 84
Patologia das articulações e estruturas relacionadas, 87

Objetivos de aprendizagem

- Definir e ser capaz de explicar a importância dos termos destacados em *negrito e itálico* neste capítulo
- Descrever as articulações com base no tecido que as une ou pelo tipo de movimentos que permitem. Dar exemplos de locais no corpo em que cada tipo é encontrado
- Conhecer as partes de uma articulação sinovial
- Ser capaz de descrever a anatomia e a função de outras estruturas sinoviais (bursas e bainhas tendíneas)
- Usar corretamente os termos direcionais que descrevem movimentos
- Identificar as articulações do esqueleto axial, do membro torácico e do membro pélvico
- Descrever os tipos comuns de patologias articulares.

*S*indesmologia (artrologia) é o estudo das ***articulações*** (uniões) entre os ossos. Nem todas as articulações são móveis; muitas permitem apenas movimentos muito pequenos ou mesmo nenhum movimento em circunstâncias normais. Ao descrevê-las, as articulações podem ser classificadas segundo diversos esquemas, geralmente por anatomia ou grau de movimento. O tecido que une os ossos de uma articulação normalmente é um tecido fibroso ou cartilaginoso. A estrutura e o arranjo desses tecidos refletem a tarefa específica da articulação.

Classificação das articulações

As articulações podem ser descritas de acordo com o material que as une ou pelo tipo de movimentos que permitem. Com base nos tipos de tecido que as constituem, as articulações podem ser classificadas como fibrosas, cartilaginosas ou sinoviais.

Articulações fibrosas

As **articulações fibrosas** não têm cavidade articular. Os ossos são unidos por tecido fibroso (Figura 6.1). A articulação, portanto, é capaz apenas de movimento muito limitado.

Sindesmose é uma articulação unida por tecido fibroso que permite apenas movimentos discretos. A união normal dos corpos dos metacarpos acessórios com o osso de canhão do cavalo é um exemplo de sindesmose.

Uma ***sutura*** é a articulação fibrosa especial entre os ossos planos do crânio. De modo geral, as suturas são ossificadas por completo na maturidade.

A ***gonfose*** é uma articulação fibrosa especializada que une os dentes às cavidades ósseas (alvéolos) da mandíbula e do maxilar. Os tecidos colagenosos e os fibroblastos que unem o dente à cavidade constituem o ***periodonto***.

Articulações cartilaginosas

Os ossos de uma ***articulação cartilaginosa*** são unidos por cartilagem, sem cavidade articular. Essas articulações também são relativamente imóveis. A presença de cartilagem confere certo amortecimento e absorve a energia compressiva sob carga.

A ***sincondrose*** é uma articulação imóvel em que a união é feita por cartilagem hialina. A união da diáfise e da epífise de um osso imaturo (sua fise ou placa de crescimento) é um exemplo de sincondrose (ver Figura 6.1).

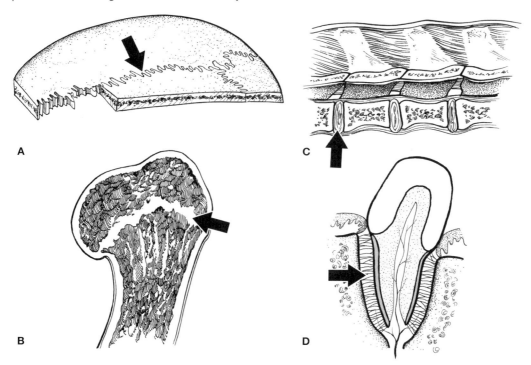

Figura 6.1 Tipos de articulações não sinoviais. **A.** Sutura entre ossos planos do crânio. **B.** Sincondrose (placa de crescimento) visível no corte longitudinal do úmero imaturo. **C.** Sínfise (um disco intervertebral) entre os corpos vertebrais (corte mediano). **D.** Gonfose entre dente e osso.

A *sínfise* (articulação fibrocartilaginosa) é unida por tecido fibroso e cartilagem, como observado entre as duas metades da pelve e entre os corpos das vértebras adjacentes. Neste último caso, a articulação é tão especial que merece um nome próprio: ***disco intervertebral***.

Os tecidos fibrosos ou cartilaginosos que separam os ossos adjacentes em sindesmoses, sincondroses e sínfises podem ser substituídos por osso em decorrência de envelhecimento ou de processos degenerativos. Nesse caso, a articulação pode ser chamada de ***sinostose***.

Articulações sinoviais

A maioria das ***articulações sinoviais*** (antigamente conhecidas como diartrodiais) apresenta estrutura geral similar, com superfícies articulares, cartilagens articulares, cavidade articular, cápsula articular e ligamentos (Figura 6.2).

As ***superfícies articulares*** são camadas especializadas de osso compacto nas superfícies que se articulam com outros ossos.

A ***cartilagem articular*** é uma camada de cartilagem hialina que cobre a superfície articular.

A ***cavidade articular*** é um espaço entre os ossos adjacentes da articulação que é circundado pela cápsula articular. Como o espaço normalmente é muito pequeno e contém somente uma quantidade muito pequena de líquido lubrificante, é denominado espaço potencial. A inflamação pode expandir o espaço com acúmulo de líquido no chamado de ***derrame articular***.

A ***cápsula articular*** tem dois componentes. A camada mais profunda é a ***membrana sinovial*** (***sinóvia***), uma delicada

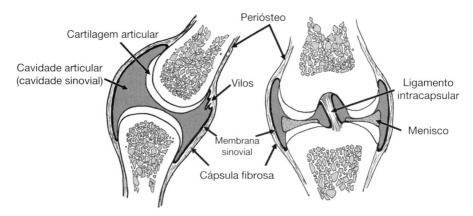

Figura 6.2 Articulações sinoviais. Nestas figuras, a linha preta grossa representa a membrana sinovial. Note que a membrana sinovial não cobre a cartilagem articular ou os meniscos, embora envolva os ligamentos intracapsulares. A cápsula fibrosa é contínua em suas inserções no periósteo dos ossos.

camada de tecido conjuntivo especializado que se estende das bordas das cartilagens articulares dos ossos adjacentes, mas não recobre a cartilagem articular. Essa membrana secreta o *líquido sinovial*, que lubrifica a articulação normal. A área da superfície da membrana sinovial pode ser aumentada por *dobras* (*pregas sinoviais*), que podem conter coxins de gordura que se projetam na cavidade articular. Os *vilos* (*vilos sinoviais*) são projeções digitiformes e também podem se projetar na cavidade articular.

A camada superficial da cápsula articular é a *cápsula fibrosa*, uma bainha fibrosa pesada adjacente à membrana sinovial. Essa camada fibrosa pode ser mais espessa em certas áreas para formar os ligamentos extracapsulares (ou periarticulares) que conectam os ossos adjacentes e ajudam a estabilizar a articulação.

Os *ligamentos* são bandas de tecido conjuntivo que se estendem de um osso a outro. (As dobras de membrana serosa, observadas nas cavidades torácica, abdominal e pélvica, também se chamam ligamentos e são descritas com os órgãos apropriados em outros capítulos.) Os *tendões* são bandas de tecido conjuntivo que conectam o músculo ao osso. São descritos no Capítulo 7. Os ligamentos e tendões são compostos principalmente por feixes de colágeno densos e organização regular.

Os *ligamentos intracapsulares* (*intra-articulares*) são encontrados nas articulações e cobertos pela membrana sinovial (ver Figura 6.2). Os ligamentos cruzados do joelho são os intracapsulares.

Os *ligamentos extracapsulares* (*periarticulares*) são externos à articulação e constituem espessamentos em formato de banda da cápsula fibrosa. Entre eles, estão os ligamentos colaterais, dorsais, palmares, plantares e anulares. Os *ligamentos colaterais* repousam nos aspectos medial e lateral de uma articulação. Os *ligamentos dorsais e palmares* (ou *plantares*) estão na frente e atrás da articulação. Os *ligamentos anulares* envolvem a articulação e suas fibras geralmente a circundam para fortalecer e proteger a cápsula.

Os *meniscos* (*discos de fibrocartilagem*) são interpostos entre as superfícies de algumas articulações, onde contribuem para a congruência das cartilagens articulares e provavelmente atuam em movimentos articulares complexos. Os meniscos são verdadeiramente intracapsulares, pois não são cobertos por membrana sinovial. Meniscos proeminentes são encontrados no joelho e na articulação temporomandibular.

Outras estruturas sinoviais

A membrana sinovial é também uma característica importante de duas outras estruturas, discutidas com mais detalhes no Capítulo 7. Uma *bursa* (também chamada de *bolsa*) é um saco pequeno, repleto de líquido e revestido por membrana sinovial. As bursas atuam como coxins e geralmente são encontradas nos pontos em que os tendões cruzam uma proeminência óssea.

Os tendões também podem ser protegidos de proeminências ósseas por uma *bainha sinovial (tendínea)*, um tubo revestido por membrana sinovial que envolve a circunferência do tendão (Figura 6.3). As bainhas sinoviais são bastante notáveis nos membros distais, nos locais em

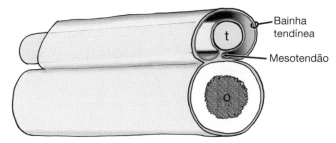

Figura 6.3 Bainha tendínea. O tendão (t) é investido de perto por uma membrana sinovial (linha azul) que se reflete do tendão no mesotendão e o circunda como parte da bainha tendínea. O pequeno espaço entre o tendão e a bainha contém líquido sinovial. O tecido conjuntivo da bainha pode se misturar ao periósteo dos ossos (o) adjacentes para ancorar o tendão, como mostrado aqui. Vasos sanguíneos, nervos e vasos linfáticos chegam ao tendão através do mesotendão. (Esta figura encontra-se reproduzida em cores no Encarte.)

que tendões longos passam sobre as articulações. A inflamação de uma bainha sinovial e seu tendão, ou *tenossinovite*, pode ser causada por trauma ou lesão penetrante e provocar uma distensão muito óbvia e dolorosa da bainha. Os tendões e as bainhas sinoviais são discutidos com mais detalhes no Capítulo 7.

Movimentos das articulações

As articulações também podem ser descritas com base no tipo de movimento que facilitam. Dos vários tipos de articulações, apenas as articulações sinoviais permitem movimentos significativos. As articulações podem exibir um ou mais dos seguintes movimentos: deslizamento, flexão, extensão, hiperextensão, rotação, adução, abdução e circundução (Figura 6.4).

O *deslizamento* ocorre entre duas superfícies mais ou menos planas em articulações planas.

A *flexão* é o movimento no plano sagital que diminui o ângulo entre as partes que formam uma articulação. O carpo deve ser flexionado quando o membro anterior de um cavalo é levantado para casqueamento.

A *extensão* é o inverso da flexão e é o movimento no plano sagital que aumenta o ângulo entre os segmentos que formam a articulação. Muitas das articulações dos membros são mantidas em extensão durante a posição normal.

Hiperextensão é o movimento em que o ângulo entre segmentos aumenta além de 180 graus (uma linha reta). As articulações metacárpicas e metatársicas dos equinos são hiperestendidas na posição normal e estação (denominada *hiperextensão fisiológica*). Outras articulações não sofrem hiperextensão, a menos em caso de fadiga ou estresse ou ainda quando a má conformação dá suporte inadequado à articulação. A hiperextensão do carpo equino, por exemplo, pode ocorrer ao final de uma corrida, quando o animal galopante está cansado, e causar lesões articulares. Um cavalo com hiperextensão do carpo por má conformação é chamado de *transcurvo* (*calf-kneed*, em inglês) e é suscetível à claudicação em caso de esforço intenso.

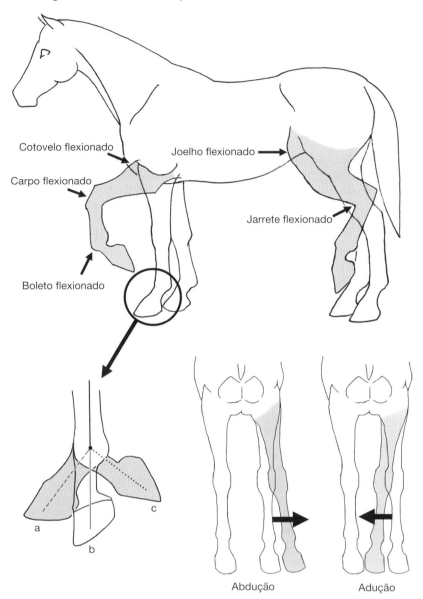

Figura 6.4 Movimentos articulares. Na figura superior, os membros sombreados são mostrados flexionados durante a fase de balanço da marcha. A figura inferior esquerda ilustra a ampla faixa de movimento na articulação do boleto. a, *hiperextensão fisiológica* normal do boleto em estação; b, posição *estendida* em linha reta; c, posição *flexionada* da articulação.

A **rotação** consiste em um movimento de torção de um segmento em torno de seu próprio eixo. Agitar a cabeça em sinal de "não" é um bom exemplo de rotação, neste caso entre o atlas e o áxis da coluna vertebral.

Adução é o movimento em direção ao plano mediano. **Abdução** é o movimento para longe do plano mediano.

A **circundução** combina os outros tipos de movimento, à exceção da rotação. Pode ser definida como um movimento em que o membro descreve um cone e sua porção distal descreve um círculo. Um cavalo cambaleante (com balanço externo indesejável dos membros durante o movimento) apresenta circundução.

A **pronação** gira um membro para que o dorso fique para cima. A **supinação** é um movimento que gira o membro para que seu aspecto palmar ou plantar do membro fique para cima. A pronação e a supinação raramente são observadas em qualquer extensão em animais de produção, embora cães e gatos sejam mais capazes de exibi-las.

Tipos de articulações sinoviais

As articulações sinoviais podem ser descritas de acordo com a forma da superfície articular e dos movimentos (Figura 6.5). As **articulações simples** envolvem apenas dois ossos articulares, enquanto as **articulações compostas** incluem mais de dois ossos na mesma cápsula articular. Os tipos de articulações sinoviais comumente encontradas em animais domésticos são gínglimo, plano, trocoide, esferoide e condilar. Outro tipo de articulação, descrito principalmente em cães, é a articulação selar ou em sela.

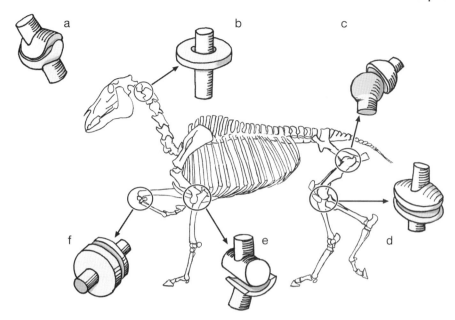

Figura 6.5 Tipos de articulação com base na forma e movimento. a, articulação em sela, incomum em animais de produção; b, articulação pivotante, por exemplo, articulação atlantoaxial; c, articulação esferoide, por exemplo, articulação coxofemoral; d, articulação condilar, por exemplo, articulação femorotibial; e, articulação em dobradiça (gínglimo), por exemplo, cotovelo; f, articulação plana, por exemplo, articulações intercárpicas.

As **articulações em dobradiça** (**gínglimo**) se movem apenas em seu plano sagital. Os movimentos desse tipo de articulação são flexão, extensão e, em alguns casos, hiperextensão. O boleto é um bom exemplo de gínglimo.

As **articulações planas** permitem apenas o leve deslizamento entre superfícies justapostas relativamente planas. Essas superfícies são chamadas de **facetas**. As articulações entre os carpos adjacentes da mesma fileira são exemplos de articulações planas.

Uma **articulação pivotante** (**trocoide**) é aquela em que o movimento de rotação ocorre em torno de um eixo. A articulação atlantoaxial é o melhor exemplo de uma articulação pivotante.

As **articulações esferoides** (**bola e soquete**) permitem o movimento em praticamente qualquer direção. Uma cabeça esférica em um osso se encaixa em uma depressão caliciforme em outro osso. Essas articulações possibilitam movimentos de flexão, extensão, adução, abdução, rotação e circundução. A **articulação coxofemoral** (**quadril**) é o melhor exemplo de articulação esferoide, embora o quadril da maioria dos animais de produção tenha menor capacidade de movimentação além de flexão e extensão, em virtude dos componentes de tecido mole da articulação.

Em uma **articulação condilar** (**condiloide**), os côndilos articulares convexos se unem a superfícies articulares ligeiramente côncavas. Exemplos são as **articulações temporomandibulares** e **femorotibiais** (**joelho**). Alguns especialistas chamam esse tipo de articulação de **articulação elipsoide**, descrevendo as superfícies articulares que se expandem mais em uma direção do que em outra. A distinção entre as articulações condilares e elipsoides é muito pequena, e esse tipo de articulação, além dos exemplos já citados, não é comum em animais de produção.

A **articulação selar** tem superfícies que lembram uma sela inglesa. Permite todos os tipos de movimento, exceto a rotação. A articulação carpometacárpica do polegar humano é o melhor exemplo, mas as articulações interfalangianas do cão são ocasionalmente classificadas como articulações selares.

Articulações do esqueleto axial

As articulações do crânio são, em grande parte, suturas, com ossos adjacentes unidos por tecido fibroso. Na velhice, essas suturas normalmente ossificam e se tornam sinostoses. Além das suturas associadas à caixa craniana, o crânio também apresenta a sínfise da mandíbula, a sincondrose na junção entre o osso esfenoide e o osso occipital na base do crânio e a articulação temporomandibular.

A **articulação temporomandibular** entre a mandíbula e o osso temporal do crânio é composta por uma superfície articular no crânio e outra na mandíbula, com uma placa de cartilagem (disco articular ou menisco) entre elas. A articulação temporomandibular atua como um gínglimo quando a boca se abre e se fecha e como uma articulação plana quando a mandíbula se move de um lado para o outro e para a frente e para trás, como na trituração de alimentos. Essa combinação de movimentos com a forma das superfícies articulares significa que a articulação temporomandibular pode ser descrita como articulação condilar.

A **articulação atlantoccipital** entre o osso occipital do crânio e a primeira vértebra cervical (o atlas) é estritamente um gínglimo. Dois côndilos no osso occipital se encaixam em depressões correspondentes no atlas. Os únicos movimentos possíveis são flexão e extensão no plano sagital, como no aceno da cabeça indicando "sim".

A rotação da cabeça ocorre entre o atlas e o áxis na articulação **atlantoaxial**. O **processo odontoide**, uma projeção similar a um dente na extremidade cranial do áxis, se projeta no forame vertebral do atlas, onde é sustentado por um grupo de ligamentos fortes que permitem um movimento rotativo considerável. A articulação atlantoaxial é o melhor exemplo de articulação pivotante, em que um segmento gira em torno do eixo longo de outro.

As sínfises (articulações fibrocartilaginosas), entre as vértebras adjacentes no restante da coluna vertebral, exibem relativamente pouco movimento. Os corpos das vértebras adjacentes são unidos por um disco pesado de fibrocartilagem, o **disco intervertebral** (**DIV**), flexível o suficiente para tornar possível certo dobramento em qualquer direção, até mesmo a torção. Essa fibrocartilagem tem um centro macio, o **núcleo pulposo**, que pode se projetar de maneira anormal através do **anel fibroso** circundante no canal vertebral. A doença resultante, a ruptura do disco intervertebral, pode causar danos significativos à medula espinal sobrejacente.

Os processos articulares das vértebras adjacentes têm superfícies planas que se justapõem para formar articulações planas com movimentos limitados de deslizamento. Essas superfícies são maiores, e os movimentos são mais extensos perto da cabeça, diminuem na região torácica e são novamente mais extensos na região lombar. As articulações entre as vértebras sacrais se fundem por completo e o sacro se torna um único osso com os segmentos unidos por sinostoses.

As costelas são presas à coluna vertebral por duas articulações separadas (Figura 6.6). Uma delas está entre a cabeça da costela e a depressão caliciforme (fóvea), composta pelos corpos de duas vértebras torácicas adjacentes. A outra fica entre o tubérculo da costela e uma faceta no processo transversal da vértebra de mesmo número que a costela. As cabeças das costelas pareadas em lados opostos de um espaço intervertebral são unidas por um **ligamento** *intercapital*, que forma uma banda reforçada no lado dorsal do disco intervertebral. O ligamento intercapital contribui para a raridade das protrusões do disco dorsal na região torácica da coluna vertebral.

Articulações do esqueleto apendicular

Articulações do membro torácico

A escápula não apresenta uma conexão óssea verdadeira com o tórax. Sua posição é mantida por vários músculos e ligamentos. Esse tipo de articulação é ocasionalmente chamado de **sinsarcose**.

A **articulação do ombro** (**escapoloumeral**) é esferoide. Movimentos em todas as direções, inclusive rotação, são possíveis. Em animais domésticos, porém, a disposição dos músculos do ombro praticamente limita o movimento a um tipo de ação em dobradiça no plano sagital. Assim, extensão e flexão são os principais movimentos. A cabeça do úmero é uma grande esfera, muito mais extensa em comparação à cavidade da escápula. A cápsula articular é grande, com ligamentos colaterais pouco desenvolvidos. Em vez disso, os tendões dos músculos que atravessam a articulação do ombro em todos os lados agem efetivamente como ligamentos de suporte. (São esses tendões bem desenvolvidos que se misturam em seres humanos para formar o chamado de "manguito rotador". No entanto, esse termo não é usado em anatomia veterinária.)

O **cotovelo** é um gínglimo verdadeiro formado pelo côndilo do úmero ao encontrar as extremidades proximais do rádio e da ulna. A extremidade proximal do rádio é ligeiramente côncava e expandida para aumentar a superfície de sustentação. Combinado com a incisura semilunar da ulna, o rádio forma um semicírculo com o côndilo umeral. Nos ungulados (animais com cascos), o movimento do cotovelo é limitado a flexão e extensão. Em seres humanos e, em menor grau, nos carnívoros, a articulação entre o rádio e a ulna permite supinação e pronação.

O **carpo** (Figuras 6.7 e 6.8; ver também Figura 4.12) é uma articulação complexa que possibilita a flexão e a extensão não apenas entre o rádio e a fileira proximal dos ossos do carpo (**articulação radiocárpica**), mas também, em menor grau, entre as fileiras proximais e distais dos ossos do carpo (**articulação cárpica medial**). A articulação inteira é capaz de absorver choques consideráveis, devido às várias pequenas articulações formadas por carpos adjacentes e conectados por ligamentos curtos. A articulação entre a fileira distal dos carpos e os metacarpos (**articulação carpometacárpica**) é quase toda uma articulação plana, que permite apenas movimentos de deslizamento muito limitados e quase não contribui para o grau de flexão do carpo inteiro.

A camada fibrosa da cápsula articular do carpo é extensa, uma bainha longa que vai do rádio ao metacarpo e envolve os ossos do carpo. A membrana sinovial, no entanto, forma três sacos separados: um **saco radiocárpico**, um **saco cárpico medial** e um **saco carpometacárpico**.

Em equinos, normalmente há pouco movimento entre o grande terceiro metacarpo e o segundo e o quarto

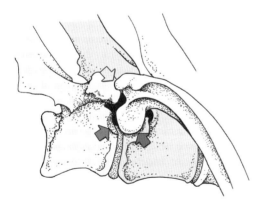

Figura 6.6 Articulações costovertebrais. O sentido cranial está à direita. A ilustração mostra as articulações entre a parte proximal de uma costela (em azul) e duas vértebras adjacentes (em verde e laranja). A cabeça da costela se articula com os corpos de duas vértebras adjacentes na fóvea costal (setas roxa e vermelha). O tubérculo da costela se articula com o processo transverso da vértebra mais caudal (seta azul). As duas articulações são sinoviais. O disco intervertebral, uma articulação sinfisária especializada, é indicado em amarelo. (Esta figura encontra-se reproduzida em cores no Encarte.)

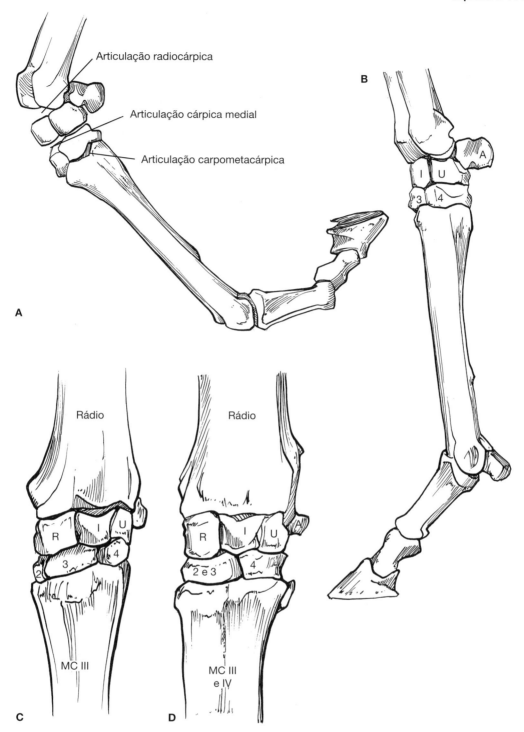

Figura 6.7 Carpo e articulações distais do membro torácico equino. **A.** Membro em flexão. A maior parte da flexão do carpo deriva da flexão nas articulações radiocárpica e cárpica medial. A articulação carpometacárpica tem pouco movimento. **B.** Vista lateral do membro torácico equino em posição com sustentação de peso. **C.** Vista dorsal do carpo equino. **D.** Vista dorsal do carpo bovino. O pequeno primeiro tarso repousa no aspecto lateropalmar da articulação e não pode ser observado nesta vista dorsal. A, carpo acessório; I, carpo intermediário; MC, metacarpo; R, carpo radial; U, carpo ulnar.

metacarpos, que são menores (metacarpos acessórios). Movimento excessivo ou trauma causam inflamação nesse local, criando uma "tala". Em estado agudo, a tala é um inchaço doloroso no local de encontro dos eixos dos metacarpos maiores e menores. Mais tarde, esse inchaço pode se ossificar e formar uma proeminência óssea que pode não causar claudicação alguma (Figura 6.9).

Em ruminantes, o terceiro e o quarto ossos metacarpos se fundem para formar o osso de canhão, que se articula proximalmente com os ossos distais do carpo e distalmente com as falanges proximais. Em cães e suínos, as extremidades proximais dos metacarpos adjacentes tocam umas nas outras em uma série de articulações planas (***articulações intermetacárpicas***).

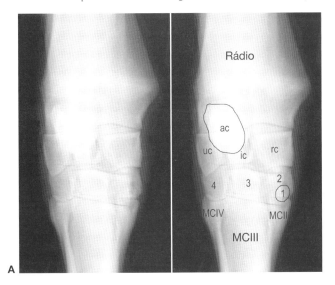

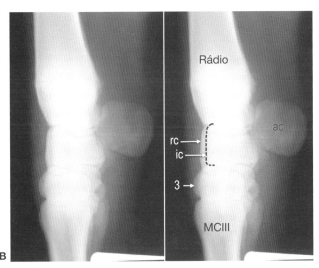

Figura 6.8 Radiografias do equino do carpo **A.** Projeção dorsopalmar. **B.** Projeção lateral. ac, carpo acessório; ic, carpo intermediário; MCII, segundo metacarpo; MCIII, terceiro metacarpo; MCIV, quarto metacarpo; rc, carpo radial; uc, carpo ulnar. A fileira distal de ossos do carpo está numerada. Os carpos sobrepostos na projeção lateral não estão identificados. *Fonte*: radiografias cortesia de Susan Kraft, DVM.

A *articulação metacarpofalangiana* (*boleto*) dos equinos (Figura 6.10) é formada pela extremidade distal do metacarpo, pela extremidade proximal da primeira falange ou quartela longa e pelos dois ossos sesamoides proximais. É uma articulação em gínglimo que, na posição normal em estação, está hiperestendida (ver Figura 6.4).

A *articulação interfalangiana proximal* (*quartela*) é uma articulação em gínglimo entre a primeira e a segunda falanges (a falange proximal e a falange medial). Embora seja uma articulação em gínglimo, seu movimento é bastante limitado. As alterações degenerativas nessa articulação são chamadas de **high ringbone** (osteoartrite da articulação interfalangiana proximal).

A *articulação interfalangiana distal* (*articulação do casco*) é formada pelas segunda e terceira falanges e pelo osso sesamoide distal (navicular). A articulação do casco

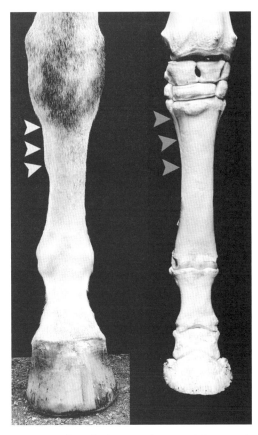

Figura 6.9 Vista dorsal do membro torácico equino. As setas à esquerda indicam uma "tala", um aumento de volume decorrente de traumas na sindesmose entre o segundo e o terceiro metacarpos. As setas à direita mostram o contorno regular normal desta região.

é, em grande parte, encapsulada no casco e essencialmente uma articulação em gínglimo. A doença articular degenerativa nessa articulação é comumente chamada de **low ringbone** (osteoartrite da articulação interfalangiana distal). Um padrão similar de articulações é observado em cada dígito em animais que tenham mais de um dedo por pé (p. ex., ruminantes e suínos) (ver Figura 4.13).

Articulações do membro pélvico

A *articulação sacroilíaca* é a única conexão óssea entre os esqueletos axial e apendicular. No animal jovem, essa articulação exibe características de sincondroses e articulações sinoviais, embora sua mobilidade diminua progressivamente no adulto. A superfície articular do sacro é mantida justaposta à asa do ílio por diversos ligamentos curtos e fortes. Nessa articulação, o movimento tende a ser bastante limitado, mas pode aumentar antes do parto, quando os ligamentos se estendem sob a influência do hormônio **relaxina** (ver Capítulo 28). Outros ligamentos dessa área são os **ligamentos sacroilíacos** e **sacrotuberosos** dorsais e ventrais. Este último é uma banda larga e forte que se estende do sacro até o tubérculo isquiático. Em parte, forma a parede lateral da pelve e um amplo local de inserção de alguns músculos do quadril e da coxa caudal (Figura 6.11).

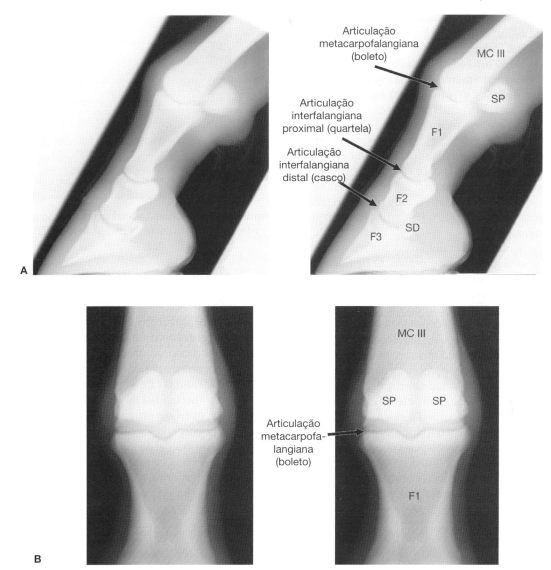

Figura 6.10 Radiografias do dígito (projeção lateral) (**A**) e do boleto equino (projeção craniocaudal) (**B**). SD, osso sesamoide distal (navicular); MC III, terceiro metacarpo; F1, falange proximal; F2, falange média; F3, falange distal; SP, ossos sesamoides proximais. *Fonte*: radiografias cortesia de Susan Kraft, DVM.

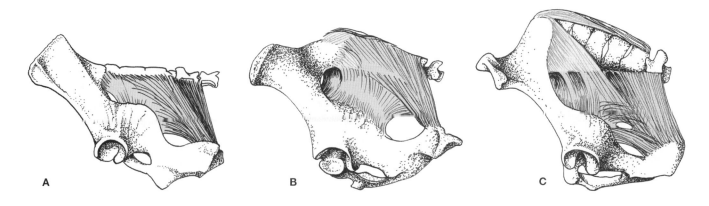

Figura 6.11 Ligamentos da pelve, vista lateral esquerda. O ligamento sacrotuberoso é mostrado em vermelho, e o ligamento iliossacral dorsal, em azul. **A.** Suíno. **B.** Bovino. **C.** Equino. (Esta figura encontra-se reproduzida em cores no Encarte.)

A articulação sacroilíaca equina pode ser parcialmente separada (uma *subluxação sacroilíaca*) por uma queda ou outro trauma. Essa lesão produz dor e espasmo muscular e geralmente se torna uma fonte de dor crônica nas costas. Às vezes, há o desenvolvimento de uma assimetria visível nas duas tuberosidades sacrais, com o lado subluxado deslocado para cima. Em inglês, esse sinal é comumente chamado de *hunter's bump* (proeminência da tuberosidade sacral).

A **articulação coxofemoral** (**quadril**) é o melhor exemplo de uma articulação esferoide (bola e soquete). A cabeça do fêmur é cerca de dois terços de uma esfera e parcialmente coberta pelo acetábulo do coxal. A margem do acetábulo é reforçada e aprofundada por uma cartilagem marginal (*labro cartilaginoso*).

A cápsula articular da articulação do quadril é extensa, mas não tão grande quanto a do ombro. O **ligamento da cabeça do fêmur** (antigamente conhecido como **ligamento redondo**) conecta a cabeça do fêmur a uma área não articular do acetábulo. A articulação do quadril do cavalo é reforçada por um **ligamento acessório** que se estende do tendão pré-púbico até a cabeça do fêmur. Acredita-se que evite a abdução significativa do membro pélvico. A articulação do quadril teoricamente permite a movimentação em quase todas as direções, mas, como na articulação do ombro, os músculos, tendões e ligamentos efetivamente limitam a amplitude de movimento normal à extensão e à flexão.

A **articulação do joelho** corresponde ao joelho humano (Figuras 6.12 e 6.13). É composta pelos côndilos do fêmur distal, pela patela e pela tíbia proximal. Os côndilos femorais são parcialmente separados da tíbia proximal por dois **meniscos** intra-articulares. Cada menisco é um disco em formato

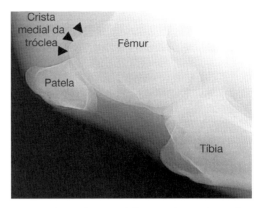

Figura 6.13 Radiografia lateral da articulação do joelho equino. *Fonte*: radiografias cortesia de Susan Kraft, DVM.

de meia-lua que se ajusta à superfície da tíbia proximal e é côncavo na superfície superior para se ajustar ao respectivo côndilo do fêmur. Esses meniscos ajudam a manter a articulação congruente e a absorver choques. O joelho é estabilizado por **ligamentos colaterais mediais** e **laterais** e por dois **ligamentos cruzados** intracapsulares que formam um X ao se cruzarem entre a tíbia e o fêmur, no meio da articulação.

A **patela** (**rótula**) é um osso sesamoide (o maior do corpo) incorporado no tendão de inserção dos grandes músculos craniais da coxa. Esse grupo muscular (ver Capítulo 7) é um poderoso extensor do joelho, atuando através de sua conexão com o aspecto cranial da tíbia proximal por meio de um (em suínos) ou três (em equinos e ruminantes) fortes **ligamentos patelares**. Em equinos, o **ligamento patelar medial** se insere no aspecto medial da patela por uma fibrocartilagem grande

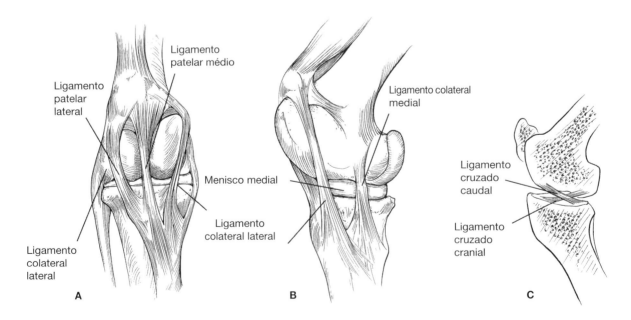

Figura 6.12 Joelho equino. **A.** Vista cranial do joelho direito. Observe a relação entre o ligamento patelar medial e a crista medial da tróclea femoral e a presença dos meniscos medial e lateral dentro da articulação femorotibial. **B.** Vista medial do joelho direito. Nesta posição, a patela fica travada sobre a tróclea e não há necessidade de esforço muscular para manter a articulação em extensão. **C.** Corte sagital do joelho mostrando os ligamentos cruzados, cuja localização intra-articular proporciona estabilidade craniocaudal à articulação.

em formato de gancho. A cartilagem e o tendão combinados criam um laço robusto que pode ser travado sobre a crista medial da tróclea femoral de maneira voluntária (Figura 6.12, ver também Figura 8.15). Nessa posição, o joelho é mantido em extensão com esforço muscular mínimo. Tal disposição anatômica, portanto, contribui para a capacidade do cavalo de ficar em pé durante o sono.

Ocasionalmente, a patela de equinos jovens pode se travar de maneira intermitente na crista medial da tróclea femoral durante a marcha e produzir uma extensão súbita e inadequada da articulação do joelho. Isso é chamado de *fixação dorsal da patela*. De modo geral, é tratado com condicionamento físico, embora, às vezes, a secção cirúrgica do ligamento patelar medial seja necessária.

A **articulação do tarso** (**jarrete**), como o carpo, é uma articulação composta (Figuras 6.14 a 6.16). A porção em gínglimo, chamada de articulação tibiotársica, é formada entre a extremidade distal da tíbia e o tálus. As outras três articulações de orientação horizontal do jarrete (Figura 6.14) contribuem pouco ou nada para a amplitude geral de movimento articular.

Entre os ossos do tarso, o grande **calcâneo** se projeta em sentido proximal e caudal para formar uma alavanca para a fixação do **tendão calcâneo comum** (**tendão de Aquiles**), que é o tendão de inserção comum dos músculos extensores do jarrete. O calcâneo está firmemente preso aos outros ossos do tarso por muitos ligamentos curtos e fortes. Os ligamentos são menos extensos sobre o aspecto craniomedial do jarrete. Nesse local, a cápsula articular fica imediatamente abaixo da pele e a distensão dessa articulação provoca a formação de uma protuberância macia óbvia, comumente chamada de **esparavão falso**. Nos equinos, o movimento entre os tarsos adjacentes é limitado a um grau muito pequeno de deslizamento. No entanto, em bovinos, ovinos e suínos, a articulação intertársica proximal tem algum movimento articulado. Distal ao jarrete, as articulações são semelhantes às do membro anterior.

Patologia das articulações e estruturas relacionadas

Como as articulações sinoviais dependem da livre movimentação para seu bom funcionamento, qualquer coisa que interfira em sua mobilidade pode produzir anomalias

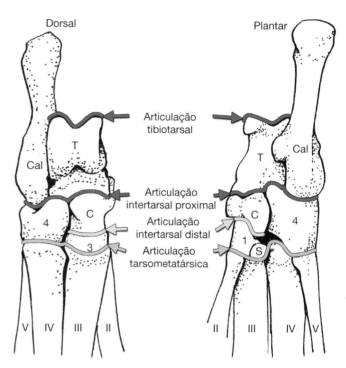

Figura 6.14 Tarso suíno. Com três fileiras, os ossos do tarso apresentam quatro articulações horizontais. Destas, a articulação entre a extremidade distal da tíbia e o tálus é responsável pela maior parte da amplitude de movimento do tarso. Nos artiodátilos, uma pequena quantidade de movimento depende da articulação intertarsal proximal. C, tarso central; Cal, calcâneo; S, osso sesamoide; T, tálus.

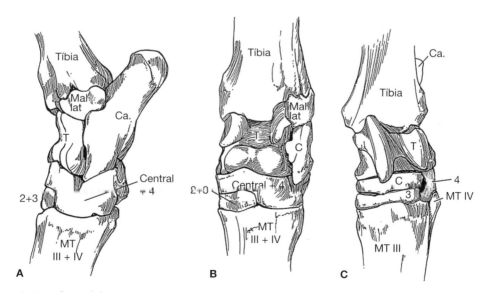

Figura 6.15 Jarrete. **A.** Vista lateral do tarso esquerdo bovino. **B.** Vista cranial do tarso esquerdo bovino. **C.** Vista cranial do tarso esquerdo equino. T, tálus; Ca, calcâneo; Mal lat, maléolo lateral (da fíbula); C, tarso central; MT, metatarso.

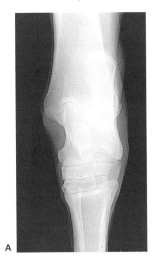
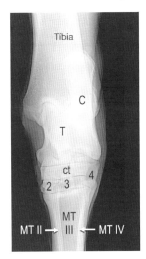
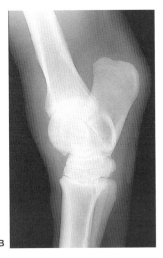
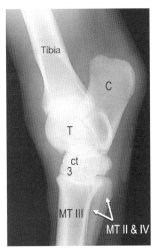

Figura 6.16 A. Projeção craniocaudal do tarso equino. **B.** Projeção lateral do tarso equino. C, calcâneo; T, tálus; ct, tarso central; 2, segundo tarso; 3, terceiro tarso; 4, quarto tarso; MT III, terceiro metatarso; MT II, segundo metatarso (metacarpo acessório medial); MT IV, quarto metatarso (metacarpo acessório lateral). O segundo e o quarto tarsos são bastante sobrepostos na projeção lateral e, portanto, não são identificados. *Fonte:* radiografias cortesia de Susan Kraft, DVM.

na marcha. Os distúrbios que afetam as articulações são comumente causados por lesões, infecções ou inflamações.

Uma **luxação** é a perda significativa de congruência entre as superfícies articulares (luxações menos graves são **subluxações**). A luxação de uma articulação quase sempre inclui estiramento ou ruptura de ligamentos e, se for grave o suficiente, laceração da cápsula articular. O tratamento usual da luxação consiste em recolocação da articulação em sua posição normal ("redução" da luxação), reparo cirúrgico de elementos com alterações graves, se necessário, e suporte externo e/ou imobilização durante a cicatrização. A redução pode ser difícil, a menos que o animal seja submetido à anestesia geral para relaxamento de todos os músculos. O tratamento rápido é importante para evitar o preenchimento da cavidade articular por tecido conjuntivo. Devido ao estiramento excessivo ou ruptura dos ligamentos, a recuperação da luxação pode ser menos satisfatória e levar mais tempo do que a recuperação de uma fratura submetida ao tratamento adequado.

Às vezes, uma articulação razoavelmente funcional, chamada de **articulação falsa**, pode se desenvolver no local de uma luxação crônica. Em uma articulação falsa, o tecido conjuntivo fibroso que se desenvolve em resposta à inflamação e às tensões anormais na luxação pode conferir estabilidade suficiente para permitir o movimento considerável, mesmo na ausência de cápsula articular ou cartilagem, como nas articulações verdadeiras. As articulações falsas também podem se formar em local de fraturas se as extremidades da lesão não forem imobilizadas.

As fraturas ósseas podem afetar um ou mais dos segmentos que formam uma articulação. A redução de fraturas próximas ou no interior de uma articulação tende a ser difícil, uma vez que até mesmo pequenas perdas de continuidade na superfície articular podem causar alterações artríticas graves. A imobilização após a redução também tende a ser difícil devido ao baixo comprimento de, pelo menos, um dos segmentos.

Entorse (torção) é o estiramento de ligamentos, mas sem subluxação persistente da articulação depois da remoção da força de deslocamento. O termo **distensão** às vezes substitui *entorse*, embora seja usado com maior frequência para indicar o estiramento excessivo de um músculo ou tendão. Embora a entorse possa ser acompanhada por uma quantidade considerável de aumento de volume, a articulação afetada geralmente se recupera de maneira espontânea após o repouso adequado.

Lacerações, como as causadas por arame farpado, podem se estender para a cavidade articular, o que causa perda do líquido sinovial e exposição do interior da articulação ao ambiente externo. Uma lesão dessa natureza é grave e seu tratamento pode ser difícil. O perigo não é a perda de líquido sinovial (que é rapidamente reposto), mas, sim, a infecção da cavidade articular. O líquido sinovial é um bom meio para o crescimento bacteriano, e os muitos recessos da maioria das cavidades articulares dificultam a drenagem e o tratamento da articulação infectada. Há risco de danos permanentes na cartilagem articular decorrentes da infecção.

As articulações podem sofrer perfurações devido à penetração de um objeto pontiagudo, como prego, arame ou farpa de madeira. Essas feridas são especialmente perigosas, uma vez que o ferimento geralmente não é óbvio, drena mal e o ambiente em que as bactérias são introduzidas tende a ser anaeróbio (não exposto ao ar). Nessas condições, a ferida por punção pode precipitar uma infecção bastante grave.

A infecção também pode atingir a articulação por meio de sangue ou linfa. A erisipela de suínos e as infecções umbilicais causadas por diversas bactérias em potros, por exemplo, frequentemente provocam infecções articulares. Certas doenças virais, por exemplo, o vírus da artrite-encefalite caprina (CAE), podem causar artrite asséptica em múltiplas articulações.

A **artrite** ou, mais corretamente, a **osteoartrite**, é a inflamação dos componentes de uma articulação, causando inchaço e dor. Geralmente acompanha cada uma das doenças já mencionadas. É provável que a inflamação crônica produza alterações ósseas e cartilaginosas, que podem afetar a função da articulação de maneira permanente. **Doença articular**

degenerativa (DAD) é a expressão médica usada para descrever as múltiplas alterações em uma articulação com inflamação crônica, inclusive perda de cartilagem articular, erosão do osso subjacente e desenvolvimento de esporões ósseos (**entesiófitos** ou **osteófitos**) ao redor das margens da articulação. Os aumentos óbvios associados à osteoartrite da articulação interfalangiana proximal e medial em equinos são causados por entesiófitos associados às articulações da quartela e do osso do casco, respectivamente. Esses e outros distúrbios que acometem as articulações ou estruturas relacionadas (principalmente em cavalos) são reunidos na Tabela 6.1.

Tabela 6.1 Distúrbios patológicos das articulações e estruturas relacionadas.

Nome da doença	Patologia
Alifafe (*windgall*)	Sinovite da articulação do boleto ou tenossinovite dos tendões flexores digitais na região do boleto
Artrite do carpo (luxação do joelho)	Inflamação da cápsula articular e/ou dos ligamentos do carpo
Bursite	Inflamação de qualquer bursa
Bursite bicipital	Inflamação da bursa entre o tendão do músculo bíceps braquial e o úmero
Bursite do cotovelo	Inflamação da bursa sobre o processo do olécrano (ponta do cotovelo)
Bursite do jarrete	Inflamação da bursa sobre o calcâneo (ponta do jarrete)
Bursite nucal (*poll evil*)	Inflamação ou infecção de bursa sobre o atlas (C1)
Bursite trocantérica	Inflamação da bursa entre o trocanter maior do fêmur e tendão do músculo glúteo médio
Curb	Espessamento do ligamento plantar longo no aspecto caudal do jarrete
Distensão	Estiramento excessivo de músculo e/ou tendão
Doença navicular	Inflamação da bursa e do osso navicular, geralmente com acometimento dos tendões associados
Entorse	Estiramento dos ligamentos de qualquer articulação
Esparavão falso	Distensão da cápsula articular do jarrete; aumento de volume no aspecto craniomedial do jarrete
Esparavão ósseo (esparavão verdadeiro)	Doença articular degenerativa das articulações intertarsais e tarsometatársicas distais
Fístula de cernelha	Inflamação ou infecção com fístula da bursa sobre o processo espinhoso
Fixação ascendente da patela (*stifling*)	Bloqueio inadvertido da patela sobre a crista medial da tróclea femoral; mantém a patela e os jarretes em extensão
Hérnia de disco	Prolapso do núcleo pulposo do disco intervertebral, geralmente para o canal vertebral; pode causar danos na medula espinal
Hunter's bump	Subluxação da articulação sacroilíaca
Laminite (aguamento)	Inflamação das lâminas entre a parede do casco e a falange distal
Luxação	Componentes da articulação com perda de congruência
Necrose da cartilagem colateral (*quittor*)	Infecção das cartilagens colaterais da falange distal
Osselets	Periostite da falange proximal e/ou do terceiro metacarpo distal, com capsulite da articulação do boleto
Osteoartrite	Inflamação de qualquer articulação. Como o termo inclui os elementos ósseos da articulação, é mais descritivo do que artrite
Osteoartrite da articulação interfalangiana (*ring bone*)	Formação de entesiófitos em articulações interfalangianas
Side bone	Ossificação das cartilagens colaterais da falange distal
Sinovite	Inflamação de qualquer membrana sinovial
Subluxação	Luxação parcial de qualquer articulação
Talas (*splints*)	Inflamação e exostose da articulação entre o osso do canhão e um metacarpo acessório (geralmente medial)
Tenossinovite	Inflamação, geralmente causada por estiramento, dos tendões flexores digitais e de suas bainhas sinoviais caudais ao osso do canhão; tende a afetar os membros torácicos
Thorough-pin	Sinovite da bainha do tendão flexor digital profundo proximal ao jarrete

7 Anatomia do Sistema Muscular

Nomenclatura anatômica dos músculos, 91
Tipos de tecido muscular, 92
Organização da musculatura lisa, 92
  Inserções musculares, 93
  Agrupamento funcional de músculos, 93
  Estruturas sinoviais, 94
Músculos do membro torácico, 95
  Músculos extrínsecos do membro torácico, 95
  Músculos da articulação do ombro, 98
  Músculos do cotovelo, 99
  Músculos da porção distal do membro, 100
Músculos do membro pélvico, 101
  Músculos da articulação do quadril, 101

Músculos do joelho, 104
Músculos do jarrete, 104
Músculos dos dedos, 105
Músculos da cabeça, 105
  Músculos da mastigação, 105
  Músculos da expressão facial, 105
  Outros músculos da cabeça, 107
Músculos do tronco e do pescoço, 107
  Extensores da coluna vertebral, 107
  Flexores da coluna vertebral, 109
  Músculos abdominais, 109
  Músculos da respiração, 109

Objetivos de aprendizagem

- Definir e ser capaz de explicar a importância dos termos destacados em **negrito e itálico** neste capítulo
- Diferenciar os três tipos histológicos de músculo
- Descrever as configurações básicas do músculo, identificando quais são capazes de maior grau de encurtamento e quais são mais fortes
- Definir origem e inserção e ser capaz de descrever as configurações de união entre o músculo e os ossos ou outras estruturas
- Usar corretamente os termos flexor, extensor, agonista, antagonista e sinérgico na descrição das funções dos músculos e de movimentos individuais
- Identificar e descrever as estruturas sinoviais que protegem os tendões móveis
- Identificar os músculos extrínsecos e intrínsecos do membro torácico por nome, ação, inervação, origem e inserção
- Identificar os músculos extrínsecos e intrínsecos do membro pélvico por nome, ação, inervação, origem e inserção

- Identificar os músculos da cabeça por nome, anexos, inervação e ação
- Identificar os músculos do tronco e do pescoço por nome, anexos e ação.

Nomenclatura anatômica dos músculos

Um comentário sobre a nomenclatura deve ser feito antes do exame dos músculos dos animais domésticos. Tradicionalmente, os músculos são referidos por seus nomes latinos e, como são palavras estrangeiras, grafados em itálico. De modo geral, os nomes latinos são altamente descritivos da função e/ou aparência do músculo e oriento o estudante a consultar um dicionário médico para explorar seu significado. O músculo tríceps braquial, por exemplo, é chamado, em latim, de *musculus triceps brachii*, o que literalmente significa "músculo de três cabeças do braço"; *musculus* pode ser abreviado, no singular, como *M.* ou, no plural, *Mm.* Observe que o nome em português não está em itálico. Outro exemplo é o M. flexor digital profundo, que, em latim, se denomina *M. flexor digitalis profundus*. Este texto usa os nomes dos músculos em português ou em latim e opta por aquele de uso mais amplo, mas ambos devem ser considerados corretos.

Tipos de tecido muscular

Os três tipos de músculos são chamados de esquelético, liso e cardíaco. A maior parte da musculatura do corpo é composta por **músculo esquelético**, que é responsável pela produção dos movimentos voluntários dos membros, do tronco e da cabeça. É também o tecido muscular com o qual estamos mais familiarizados, como a carne de nossos animais. Cada músculo é composto por agregados de células musculares grandes e multinucleadas (também chamadas de **fibras musculares**) (ver Capítulo 9). Esses agregados são geralmente ligados aos ossos do esqueleto (daí o termo "músculo esquelético") e estão sob controle voluntário. À microscopia, as fibras musculares esqueléticas exibem um padrão listrado característico decorrente da disposição ordenada das proteínas contráteis no interior das células (ver Figura 1.10). Consequentemente, o músculo esquelético também é chamado de **músculo estriado**.

O **músculo liso** (**involuntário** ou **não**) é composto por células musculares sem estrias, visíveis ao microscópio. O músculo liso é encontrado em sistemas corpóreos com função autônoma. Assim, o músculo liso é um componente importante da parede dos órgãos dos sistemas digestório e urogenital e da maioria dos vasos sanguíneos. A contração do músculo liso é uma propriedade intrínseca das próprias fibras, o que significa que a contração geralmente não requer estimulação por um nervo. No entanto, a contratilidade do músculo liso é regulada e coordenada pelo sistema nervoso autônomo.

O **músculo cardíaco** é caracterizado por fibras com estrias visíveis e, por isso, é considerado um tipo de músculo estriado. Entretanto, o músculo cardíaco, como o músculo liso, se contrai de maneira intrínseca e está sob controle autônomo, não voluntário. O músculo cardíaco é restrito ao coração, onde constitui a maior parte das paredes do órgão.

Organização da musculatura lisa

O músculo vertebrado tem apenas uma função: **contração**. O "relaxamento" é um processo passivo, a ausência de contração. Assim, as diversas funções do sistema muscular são baseadas na contração (geralmente acompanhada de encurtamento) das fibras musculares. No sistema musculoesquelético, a contração pode alterar os ângulos das articulações ou estabilizar as articulações em determinado ângulo quando houver carga (p. ex., manter o membro reto ao carregar peso).

As fibras musculares são organizadas em feixes cercados por tecido conjuntivo fibroso. A camada muito fina de tecido conjuntivo que investe cada célula muscular é chamada de **endomísio**. O tecido conjuntivo que envolve os feixes de fibras musculares forma uma bainha chamada de **perimísio**, e o tecido conjuntivo robusto em torno de um músculo inteiro é denominado **epimísio**, que é também conhecido como **fáscia profunda** do músculo.

As fibras musculares podem ser dispostas em lâminas paralelas, como nos músculos abdominais, ou faixas paralelas mais estreitas, como no músculo sartório no aspecto medial da coxa. Os músculos com fibras dispostas assim são chamados de **músculos paralelos**. Em outros casos, as fibras musculares divergem obliquamente umas das outras e formam um ventre muscular arredondado com extremidades afiladas. Essa disposição é característica dos músculos **fusiformes**. A união oblíqua de feixes individuais de fibras musculares a bandas de tecido conjuntivo cria vários arranjos de músculos **penados** ou **peniformes** (semelhantes a penas). Nos arranjos peniformes, uma faixa de tecido conjuntivo representa a pena, e as fibras musculares que se ligam a ela em um ângulo representam a bárbula da pena. Se as fibras vêm de apenas um lado da banda, o arranjo é chamado de **unipenado**; de dois lados, **bipenado**; e de três ou mais lados, **multipenado** (Figura 7.1).

A disposição paralela das fibras musculares nos músculos paralelos proporciona o maior potencial de encurta-

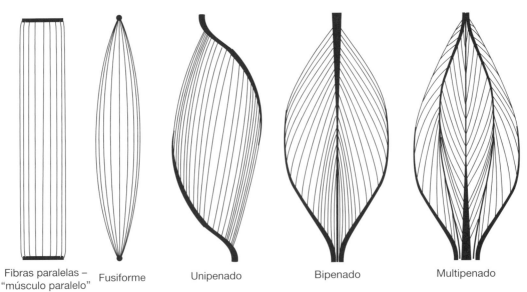

Figura 7.1 Disposição das fibras musculares.

Tabela 7.1 Características dos arranjos musculares.

	Configuração das fibras musculares	Potencial de encurtamento relativo	Força relativa	Exemplo
Paralelo	Paralelo ao eixo longo do músculo	Encurtamento máximo	Mínima	Músculo sartório
Fusiforme	Algumas fibras em ângulo com o eixo longo	Um pouco menor do que o músculo paralelo	Maior	Músculo extensor digital longo
Penado	Maioria das fibras em ângulo em relação ao eixo longo do músculo e ligadas a bandas de tecido conjuntivo no interior do músculo	Mínimo	Máxima	Músculo tríceps braquial

mento muscular geral, mas é relativamente fraca, enquanto o arranjo peniforme aumenta a potência de um músculo, mas à custa da distância em que pode se contrair (Tabela 7.1).

Inserções musculares

Se um músculo parece surgir diretamente do osso, diz-se que ele tem *inserção carnosa*. Na realidade, as fibras musculares estão ligadas ao periósteo do osso por uma conexão curta e forte feita pelos tecidos conjuntivos associados ao endomísio, perimísio e epimísio do músculo.

Os *tendões*, bandas fibrosas que ligam os músculos ao osso, são compostos por colágeno regular e denso em feixes paralelos. Em sua maioria, os tendões são cordas ou bandas que prendem os músculos fusiformes ou penados aos ossos. Outros tendões são lâminas planas conhecidas como *aponeuroses*, e geralmente ligam-se a músculos um pouco achatados. As camadas fibrosas pesadas que recobrem os músculos do lombo são bons exemplos de aponeuroses.

A maioria dos músculos tem inserções em dois ou mais ossos. Alguns músculos também estão ligados a tecidos moles, como a pele, ou a outros músculos (p. ex., M. tensor da fáscia do antebraço e sua inserção no M. grande dorsal). Tradicionalmente, o sítio de ligação mais proximal é chamado de *origem* do músculo e o mais distal é sua *inserção*. Esse arranjo é razoavelmente claro nos membros, mas nem tanto em outros lugares (p. ex., o tronco e o pescoço), nos quais o sítio menos móvel é geralmente denominado origem, e o ponto mais móvel é a sua inserção. Como a única coisa que um músculo pode ativamente fazer é se contrair, quase sempre tende a aproximar sua origem e inserção, movimentando um ou ambos os pontos de conexão.

É importante notar que a distinção entre origem e inserção de alguns músculos é muito difícil, pois o movimento relativo pode mudar. Por exemplo, a contração do M. braquiocefálico, preso às vértebras cervicais e ao crânio em sentido cranial e ao úmero em sentido caudal, pode avançar o membro torácico quando o pé está fora do chão e livre para balançar; ou pode flexionar o pescoço para o lado se o pé sustentar peso. Em tais casos, a distinção entre origem e inserção é primariamente semântica, sem qualquer importância anatômica real.

Alguns músculos têm divisões distintas, chamadas de *cabeças*, que têm origens separadas, mas uma inserção comum. O M. tríceps braquial é um exemplo de músculo com múltiplas cabeças, neste caso, três.

Agrupamento funcional de músculos

Um músculo que está ao lado de uma articulação na direção em que se dobra (diminuindo o ângulo descrito pela articulação) é um *flexor* dessa articulação. Um músculo do lado oposto é um extensor (Figura 7.2). O M. bíceps braquial, no aspecto cranial do membro, flexiona o cotovelo. O M. tríceps braquial, no aspecto caudal do membro, tem origem na escápula e no úmero e se insere na ulna. Assim, o tríceps é um *extensor* do cotovelo (Figura 7.3).

Os músculos que tendem a puxar o membro em direção ao plano mediano são os *adutores* e aqueles que tendem a afastar o membro do plano mediano são os *abdutores*. Os músculos que passam por mais de uma articulação geralmente têm descrições diferentes de suas funções, dependendo da articulação em que agem. O M. flexor digital profundo do membro posterior é um flexor das articulações digitais e, simultaneamente, um extensor do jarrete.

Os músculos que cercam uma abertura, sejam estriados ou lisos, são os *esfíncteres*. O músculo liso que envolve a abertura entre o estômago e o intestino forma o esfíncter pilórico, que controla a passagem de alimento do estômago. O M. orbicular do olho é composto por fibras musculares estriadas nas pálpebras e sua contração as fecha.

Os *músculos cutâneos* estão na fáscia superficial (uma camada de tecido conjuntivo), entre a pele e a fáscia profunda que cobre os músculos esqueléticos. Esses músculos cutâneos se ligam à pele e são responsáveis por seu movimento. Quando uma mosca pousa em um cavalo, os músculos cutâneos do animal permitem que a pele se agite para espantá-la.

Os músculos envolvidos em uma ação específica, como a extensão do cotovelo, também podem ser classificados de acordo com a parte que cada um desempenha na ação. Os *agonistas* são os músculos diretamente responsáveis pela produção da ação desejada. Os *antagonistas* são músculos que se opõem a essa ação; têm ação diretamente oposta à dos agonistas. Os *sinérgicos* são músculos que se opõem a qualquer ação indesejada dos agonistas. Por exemplo, na extensão do cotovelo (movimento produzido pela contração do M. tríceps braquial, o agonista da extensão do cotovelo), o M. bíceps braquial e o M. braquial são antagonistas, porque sua contração produz a ação oposta, a flexão do cotovelo. Como a cabeça longa do tríceps pode flexionar a articulação do ombro, além de estender o cotovelo, qualquer músculo que se oponha à flexão da articulação do ombro é sinérgico da flexão do cotovelo. O M. supraespinhoso e o M. braquiocefálico são sinérgicos para essa ação particular.

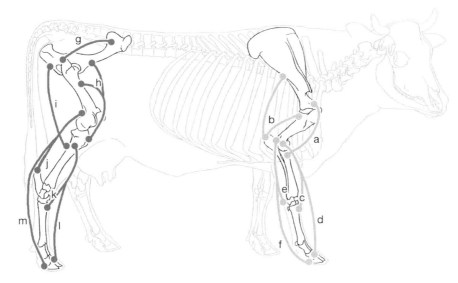

Figura 7.2 As inserções dos músculos podem prever suas ações principais. a, extensores do ombro e flexores do cotovelo; b, flexores do ombro e extensores do cotovelo; c, extensores do carpo; d, extensores do carpo e dos dedos; e, flexores do carpo; f, flexores do carpo e dos dedos; g, extensores do quadril; h, flexores do quadril e extensores do joelho; i, extensores do quadril e flexores do joelho; j, flexores do joelho e extensores do jarrete; k, flexores do jarrete; l, flexores do jarrete e extensores dos dedos; m, extensores do jarrete e flexores do dedo.

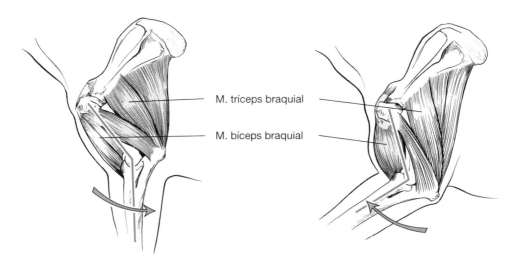

Figura 7.3 Agrupamento funcional de músculos. As linhas indicam os eixos longos do úmero no braço e o rádio no antebraço do cavalo. À esquerda, a articulação do cotovelo está totalmente estendida. O ângulo entre os ossos diminui quando a articulação está em flexão. O M. bíceps braquial é um flexor do cotovelo, e o M. tríceps braquial é um extensor. Neste caso, o M. bíceps braquial é um agonista da flexão do cotovelo (à direita) e o M. tríceps braquial age como um antagonista desse movimento. Quaisquer músculos que auxiliem a flexão do cotovelo indiretamente pela estabilização de outras articulações são considerados sinérgicos desse movimento.

Se determinado músculo é classificado como agonista, antagonista ou sinérgico depende inteiramente da ação específica. Se a ação desejada for a flexão (em vez de extensão) do cotovelo, o M. bíceps braquial e o M. braquial se tornam agonistas, e o M. tríceps braquial e os M. ancôneos se tornam antagonistas.

Estruturas sinoviais

As estruturas sinoviais do corpo são as ***cápsulas articulares***, as ***bursas*** e as ***bainhas sinoviais*** (***tendíneas***). A camada interna dessas estruturas é formada por uma membrana de tecido conjuntivo que produz líquido sinovial para a redução do atrito. As articulações sinoviais foram descritas em detalhes no Capítulo 6.

A ***bursa*** é um saco sinovial entre duas estruturas que tendem a encostar uma na outra, normalmente um tendão em contato com uma proeminência óssea (Figura 7.4). Entre as bursas de importância clínica, estão: (1) a ***bursa bicipital***, entre o tendão do bíceps braquial e a extremidade proximal do úmero; (2) a ***bursa nucal cranial***, entre o ligamento nucal e o atlas; (3) a ***bursa supraespinhosa***, entre o ligamento nucal e o processo espinhoso da segunda vértebra torácica; (4) as ***bursas superficiais***, entre a pele e o processo

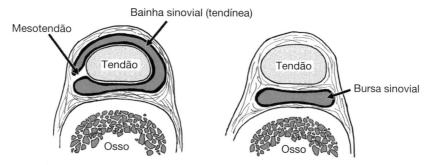

Figura 7.4 Estruturas sinoviais. À esquerda, uma bainha sinovial envolve um tendão a uma distância maior e facilita seu movimento sem fricção. O reflexo da membrana sinovial cria o mesotendão de suporte, através do qual vasos e nervos chegam ao tendão. À direita, há uma bursa interposta entre um tendão ou ligamento e uma proeminência óssea.

olécrano da ulna, na ponta do cotovelo, e entre a pele e o tendão flexor digital superficial na ponta do jarrete; e (5) a *bursa navicular*, entre o tendão flexor digital profundo e o osso navicular (sesamoide distal). Normalmente, a bursa contém apenas líquido suficiente para reduzir o atrito entre as partes adjacentes.

A inflamação de uma bursa, geralmente associada ao aumento da quantidade de líquidos em seu interior, é chamada de *bursite*. O aumento de volume das bursas pode ser decorrente de trauma, como geralmente ocorre na *bursite do jarrete*, na *bursite do cotovelo* e no *higroma do carpo*. A inflamação pode ser acompanhada pela formação de uma fístula. Esse fenômeno é observado na *bursite nucal* e na *fístula de cernelha*, a bursite supraespinhosa.

A bursa protege as estruturas que se movem apenas a uma curta distância umas das outras. No entanto, os tendões que devem percorrer longas distâncias (às vezes, até alguns centímetros) sobre as articulações em movimento precisam de proteção e movimento livre de fricção em toda a sua extensão. Isso é feito pela **bainha sinovial** (Figura 7.4; ver Figura 6.3).

A bainha sinovial lembra uma bursa alongada entre o tendão e o tecido subjacente, com as bordas de membrana sinovial refletidas ao redor do tendão até se encontrarem. Isso gera uma camada interna de sinóvia na superfície do tendão e uma camada superficial de sinóvia fora do tendão, gerando um saco fechado que contém uma pequena quantidade de líquido sinovial para a redução do atrito entre o tendão em movimento e as estruturas adjacentes. A dobra dupla da membrana formada onde as bordas da bainha sinovial se encontram é o *mesotendão*. Os vasos e nervos chegam ao tendão ao atravessarem o mesotendão.

A inflamação de uma bainha sinovial e seu tendão é chamada de *tenossinovite*. O trauma de grau baixo (p. ex., associado ao treinamento rigoroso de equinos jovens) pode causar uma tenossinovite branda e indolor na bainha do tendão flexor digital (*windpuffs*) ou na bainha do tendão flexor digital profundo proximal ao jarrete (*thoroughpin*).

Músculos do membro torácico

Veja uma revisão sobre os músculos do membro torácico na Figura 7.5 e na Tabela 7.2.

Músculos extrínsecos do membro torácico

Os músculos extrínsecos são aqueles com uma inserção no pescoço ou no tronco e outra no esqueleto apendicular. Em sua maioria, essa inserção no membro torácico ocorre na escápula ou no úmero, o que significa que esses músculos extrínsecos agem no membro como um todo (p. ex., puxando-o para a frente ou para trás em relação ao tronco, Figura 7.6) ou produzem movimento na articulação do ombro. Ao contrário dos primatas, nos quais a articulação do ombro é capaz de uma ampla gama de movimentos, o movimento principal da parte proximal do membro torácico dos animais domésticos é um movimento pendular para a frente e para trás.

Superficialmente, o **M. trapézio** é um músculo triangular achatado com origem na linha média dorsal da cabeça que segue até as vértebras lombares. As fibras musculares do M. trapézio convergem para se inserirem na espinha da escápula. A porção que se origina cranial à escápula ajuda a movê-la para a frente; o que está por trás a puxa de volta.

O **M. romboide** é um músculo mais pesado que fica logo abaixo do trapézio. M. romboide também se origina da linha média dorsal cranial e continua em sentido caudal até a escápula, para se inserir no aspecto profundo (medial) da cartilagem escapular.

O **M. serrátil ventral** é o maior e mais importante músculo que liga o membro torácico ao tronco. É um músculo grande, em formato de leque. A origem do M. serrátil ventral é a parte mais larga do músculo e se estende dos processos transversos das vértebras cervicais e torácicas e das costelas ao longo de uma linha curva imediatamente dorsal ao esterno e segue caudalmente até a décima cartilagem costal. A inserção está no lado medial da porção dorsal da escápula. Juntos, os Mm. serráteis ventrais de cada lado do corpo formam uma porção significativa da faixa que sustenta o tronco entre os membros torácicos (Figura 7.7). A porção cervical, na contração, tende a girar a parte distal da escápula para trás, enquanto a porção torácica a gira para a frente. As inserções cervicais do músculo permitem que ele também levante o pescoço.

O **M. omotransverso** é originário dos processos transversos das vértebras cervicais mais craniais e se insere na parte distal da espinha da escápula (nos equinos, na fáscia associada ao ombro). Com essas inserções, o

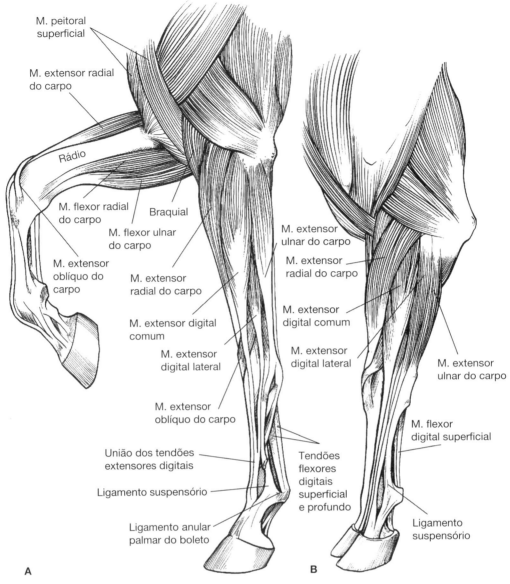

Figura 7.5 Músculos do membro torácico. **A.** Equino. **B.** Bovino. M., músculo.

Tabela 7.2 Músculos do membro torácico.

Músculo	Origem	Inserção	Ações primárias	Inervação
M. trapézio	Ligamentos da linha média dorsal	Espinha da escápula	Levantamento, avanço e retração da escápula	N. acessório
M. romboide	Ligamentos da linha média dorsal	Lado medial da cartilagem escapular	Levantamento e avanço da escápula, levanta pescoço	Nn. espinais cervicais e torácicos
M. serrátil ventral	Processos transversais das vértebras cervicais caudais e torácicas craniais, primeiras 8 ou 9 costelas	Lado medial da escápula e cartilagem escapular	Sustentação do tronco, levantamento do pescoço, avanço e retração da escápula	Nn. espinais cervicais e N. torácico longo
M. omotransversário	Fáscia do ombro e do braço	Processos transversos das vértebras cervicais craniais	Avanço do membro, flexão lateral do pescoço	Nn. espinais cervicais
M. braquiocefálico M. cleidobraquial M. cleidocefálico (M. cleidomastóideo)	Osso occipital, processos transversos das vértebras cervicais	Fáscia medial do braço e antebraço, aspecto lateral do úmero, tuberosidade deltoide	Flexão lateral do pescoço, extensão do ombro, avanço do membro	Nn. espinais cervicais, N. acessório

Tabela 7.2 Músculos do membro torácico. (*continuação*)

Músculo	Origem	Inserção	Ações primárias	Inervação
M. grande dorsal	Processos espinhosos das vértebras torácicas e lombares	Úmero medial	Retração do membro, flexão do ombro	N. toracodorsal
M. peitoral superficial	Esterno e cartilagens costais craniais	Úmero medial e fáscia do braço e antebraço	Adução do membro	Nn. peitorais craniais e caudais
M. peitoral profundo	Esterno, costelas, fáscia abdominal	Úmero craniomedial	Adução e retração do membro, avanço do tronco quando o membro sustenta peso	Nn. peitorais craniais e caudais
M. subclávio	Esterno cranial e cartilagens costais	Epimísio do M. supraespinhoso	Suporte do tronco, estabilização do ombro	Nn. peitorais craniais
M. supraespinhoso	Fossa supraespinhosa da escápula	Tubérculo maior do úmero	Estabilização e extensão do ombro	N. supraescapular
M. infraespinhoso	Fossa infraespinhosa da escápula	Tubérculo maior do úmero	Estabilização e flexão do ombro	N. supraescapular
M. subescapular	Fossa subescapular	Úmero medial	Estabilização do ombro	N. subescapular
M. redondo maior	Borda caudal da escápula	Úmero medial (tuberosidade do redondo maior)	Flexão do ombro	N. axilar
M. redondo menor	Borda caudal da escápula	Proximal à tuberosidade deltoide	Flexão do ombro	N. axilar
M. deltoide	Espinha da escápula	Tuberosidade deltoide	Flexão do ombro	N. axilar
M. coracobraquial	Processo coracoide da escápula	Úmero medial	Extensão do ombro	N. musculocutâneo
M. bíceps braquial	Tubérculo supraglenoide	Aspecto cranial do rádio proximal e da ulna	Flexão do cotovelo, extensão do ombro	N. musculocutâneo
M. braquial	Aspecto caudal do úmero proximal	Aspecto medial do rádio proximal	Flexão do cotovelo	N. musculocutâneo
M. tríceps braquial	Borda caudal da escápula, úmero proximal	Processo do olécrano	Extensão do cotovelo, flexão do ombro (somente a cabeça longa)	N. radial
M. ancôneo	Úmero caudolateral	Processo do olécrano	Extensão do cotovelo	N. radial
M. tensor da fáscia do antebraço	Borda caudal da escápula (via epimísio do M. tríceps)	Processo do olécrano, fáscia profunda do antebraço	Extensão do cotovelo, tensão da fáscia do antebraço	N. radial
M. extensor radial do carpo	Epicôndilo lateral do úmero	Aspecto cranial do metacarpo proximal	Extensão do carpo	N. radial
M. extensor oblíquo do carpo	Rádio craniolateral	Metacarpo medial	Extensão do carpo	N. radial
M. extensor digital comum	Epicôndilo lateral do úmero	Falange distal	Extensão digital, extensão do carpo	N. radial
M. extensor digital lateral	Ligamento colateral lateral do cotovelo, rádio e ulna proximal	Aspecto dorsal do dedo	Extensão do dedo, extensão do carpo	N. radial
M. extensor ulnar do carpo	Epicôndilo lateral do úmero	Metacarpo lateral, carpo acessório	Flexão do carpo (?)	N. radial
M. pronador redondo	Epicôndilo medial do úmero	Aspecto medial do rádio proximal	Flexão do cotovelo	N. mediano
M. flexor radial do carpo	Epicôndilo medial do úmero	Aspecto palmaromedial do metacarpo proximal	Flexão do carpo	N. mediano
M. flexor ulnar do carpo	Epicôndilo medial do úmero, olécrano	Carpo acessório	Flexão do carpo	N. ulnar
M. flexor digital superficial	Epicôndilo medial do úmero	Falange média	Flexão do dedo, flexão do carpo	N. ulnar
M. flexor digital profundo	Epicôndilo medial do úmero, rádio caudal, olécrano medial	Superfície palmar da falange distal	Flexão digital, flexão do carpo	Nn. mediano e ulnar

M. = músculo; N. = nervo; Nn. = nervos.

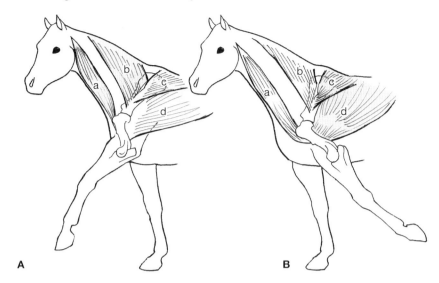

Figura 7.6 Exemplos de músculos que movimentam todo o membro torácico para a frente (**A**) ou para trás (**B**). a, M. braquiocefálico; b, parte cervical do M. trapézio; c, parte torácica do M. trapézio; d, M. grande dorsal. Observe que a e b avançam o membro inteiro, enquanto c e d o puxam para trás.

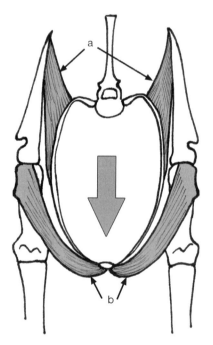

Figura 7.7 Suspensão muscular do tórax entre os membros torácicos. A seta maior representa o peso do tronco, do pescoço e da cabeça. a, M. serrátil ventral; b, Mm. peitorais. Outros músculos não representados também contribuem para esse suporte muscular.

M. omotransverso geralmente puxa a extremidade distal da escápula para a frente, mas, com o membro na posição de sustentação de peso, auxilia a flexão lateral do pescoço.

O **M. grande dorsal** é um músculo triangular extenso que se origina dos processos espinhosos das vértebras torácicas e lombares por meio de uma aponeurose ampla e espessa, a ***fáscia toracolombar***. Insere-se com o M. redondo maior no lado medial do úmero, onde sua contração pode puxar o membro torácico caudal ou, se o membro estiver fixo, avançar o tronco.

Músculos da articulação do ombro

O ombro, sendo uma articulação esferoide, pode criar uma ampla gama de movimentos. Em quadrúpedes, porém, suas principais ações são extensão e flexão.

▶ **Extensores do ombro.** O *M. braquiocefálico*, como o nome indica, se estende da cabeça até o braço (em sua porção superior) e é, portanto, também um músculo extrínseco do membro anterior. Origina-se no osso occipital do crânio e nos processos transversos das vértebras cervicais e se insere no aspecto lateral da parte proximal do úmero proximal à tuberosidade do deltoide. O M. braquiocefálico recobre o aspecto cranial da ponta do ombro. Eleva e avança o ombro. O M. braquiocefálico é também o principal extensor do ombro e atua como flexor lateral do pescoço quando o membro sustenta peso.

Em primatas e em aves, o M. braquiocefálico é totalmente dividido em parte cranial e parte caudal dada a presença de uma clavícula, que é um vestígio do tecido conjuntivo (identificado como "tendão clavicular") ou está ausente em ungulados. Nessas espécies, a clavícula vestigial subdivide o M. braquiocefálico em ***M. cleidobraquial***, que se estende do tendão clavicular ao úmero, e ***M. cleidocefálico***, que se estende do tendão clavicular até a cabeça e o pescoço. Em outras espécies que não a equina, o M. cleidocefálico pode ser ainda subdividido em uma parte mastoide, que se insere no processo mastoide do osso temporal, e uma parte occipital (em ruminantes e suínos) ou uma parte cervical (em carnívoros). Nos equinos, a única inserção do M. cleidocefálico é no processo mastoide e, nesta espécie, o músculo é chamado de M. cleidomastóideo.

O ***M. supraespinhoso*** se origina na fossa supraespinhosa da escápula cranial e segue até a coluna vertebral. O músculo se insere no tubérculo maior do úmero. O M. supraespinhoso pode ajudar a estender o ombro, mas atua principalmente como um músculo estabilizador da articulação do ombro.

É um dos músculos que se atrofia na doença denominada *sweeny* em equinos, causada pela lesão em sua inervação motora, o nervo supraescapular.

▶ **Flexores do ombro.** O *M. redondo maior* se origina na parte dorsal da borda caudal da escápula e se insere na tuberosidade redonda maior no aspecto medial do colo do úmero. É um forte flexor da articulação do ombro.

O *M. grande dorsal* foi descrito anteriormente como um músculo extrínseco do membro anterior. Suas inserções nas vértebras toracolombares e no úmero medial fazem com que seja um flexor muito potente do ombro. Com o pé firmemente plantado no chão, a contração do M. grande dorsal leva o tronco para a frente, uma ação importante durante a marcha.

O *M. infraespinhoso* se origina da fossa infraespinhosa imediatamente caudal e ventral à espinha da escápula. Esse músculo se insere na parte caudal do tubérculo maior do úmero. O M. infraespinhoso também atua como um forte ligamento colateral da articulação do ombro e pode abduzir, flexionar e girar para fora o ombro. Esse músculo também sofre atrofia em casos de *sweeny*.

O *M. redondo menor* repousa imediatamente distal ao músculo infraespinhoso e tem a mesma ação que este último. O M. redondo menor se origina da borda caudal distal da escápula e se insere na tuberosidade redonda menor do úmero, imediatamente distal ao tubérculo maior desse osso.

O *M. deltoide* se estende da espinha da escápula à tuberosidade deltoide do úmero. É um abdutor e flexor da articulação do ombro.

▶ **Adutores do ombro.** Os *músculos peitorais* formam a substância do peito. Esses músculos se originam do esterno e se inserem principalmente na parte proximal do úmero. São comumente divididos em *M. peitoral superficial* (*M. pectoralis superficialis*) e *M. peitoral profundo* (*M. pectoralis profundus*). Os músculos peitorais são fortes adutores do membro anterior e o músculo peitoral profundo também avança o tronco quando o pé está fixo no chão (com sustentação de peso).

O *M. subclávio* é ausente em carnívoros, pequeno em ruminantes e bem desenvolvido em equinos e suínos. É, às vezes, considerado parte do músculo peitoral profundo. O *M. subclávio* é originário do esterno cranial e das cartilagens e arcos costais craniodorsais e se insere na fáscia profunda do M. supraespinhoso. Esse músculo participa da sustentação do tronco e contribui para a estabilização da articulação do ombro.

O *M. coracobraquial* é um músculo pequeno que se estende do processo coracoide no aspecto medial da escápula até o aspecto medial do colo do úmero. A localização do ventre do músculo sugere um flexor de ombro, mas suas inserções fazem dele um extensor dessa articulação.

O *M. subescapular* estabiliza o ombro no aspecto medial. É originário da fossa subescapular no aspecto medial da escápula, abaixo das inserções do M. romboide e M. serrátil ventral. O M. subescapular se insere na tuberosidade menor do úmero e é responsável por parte da adução da articulação do ombro.

Músculos do cotovelo

Como o cotovelo é uma articulação em dobradiça (*gínglimo*), seus músculos são flexores ou extensores.

Em quadrúpedes, os extensores são normalmente mais fortes do que os flexores porque suportam o peso do corpo, mantendo os membros em extensão em repouso.

▶ **Extensores do cotovelo.** O *M. tríceps braquial* tem três cabeças. A *cabeça longa* se origina da borda caudal da escápula e as *cabeças medial* e *lateral* são originárias de seus respectivos lados na diáfise do úmero. Os carnívoros têm uma *cabeça acessória* que também se origina do úmero entre as cabeças medial e lateral (embora esse arranjo lhe dê quatro cabeças, esse músculo ainda é chamado de tríceps). Todas as cabeças se inserem no processo olécrano da ulna. O tríceps é o extensor mais forte do cotovelo. A cabeça longa também pode flexionar o ombro.

O *M. ancôneo*, profundo ao M. tríceps braquial, é um músculo pequeno que recobre o aspecto caudal da cápsula articular do cotovelo. Também se origina no úmero, insere-se no processo do olécrano e, nominalmente, estende o cotovelo. Como o lado profundo do músculo está preso à cápsula articular do cotovelo, é provável que uma função importante seja, na verdade, afastar a cápsula articular dos ossos em movimento e impedir o "pinçamento" dos tecidos entre o úmero e a ulna com a articulação em extensão.

O *M. tensor da fáscia do antebraço* se origina de uma aponeurose delgada que se mistura à cabeça longa do M. tríceps e do M. grande dorsal. O ventre muscular achatado repousa sobre o aspecto caudomedial do braço e se insere por meio de uma segunda aponeurose no olécrano e na fáscia do antebraço. O nome do músculo reflete sua ação na fáscia do antebraço (sua tensão), mas, através dessas conexões fasciais, o M. tensor da fáscia do antebraço também auxilia o tríceps na extensão do cotovelo.

▶ **Flexores do cotovelo.** O *M. bíceps braquial* se origina no tubérculo supraglenoide imediatamente dorsal e cranial à superfície articular da escápula. O músculo se insere (1) na tuberosidade radial na face cranial do rádio proximal, (2) no ligamento colateral medial do cotovelo e (3) na fáscia do antebraço. Em equinos, a combinação tendínea com a fáscia do antebraço forma uma estrutura semelhante a um cordão palpável na superfície flexora do cotovelo, chamada de *aponeurose bicipital* (*lacertus fibrosus*). O bíceps ajuda a segurar a articulação do ombro em aposição e pode auxiliar sua extensão. No entanto, a principal ação do M. bíceps braquial é a flexão do cotovelo.

O *M. braquial* é estritamente um flexor do cotovelo, já que se origina no úmero e se insere no aspecto cranial do rádio (e, em algumas espécies, na ulna).

Como a capacidade de supinação e pronação dos ungulados é apenas limitada ou ausente, o *M. pronador redondo* é reduzido a um ligamento em cavalos e a um músculo pequeno e fraco em ruminantes e suínos. Nessas espécies, age principalmente como flexor fraco do cotovelo. É originário do epicôndilo medial do úmero e se insere no aspecto medial do rádio.

Os músculos extensores do carpo e dos dedos (discutidos na próxima seção), originários do epicôndilo lateral do úmero, podem auxiliar a flexão do cotovelo como uma função secundária.

Músculos da porção distal do membro

Com poucas exceções, os extensores do carpo e dos dedos têm origem no epicôndilo lateral do úmero e têm ventres musculares que ocupam a parte cranial e a parte lateral do antebraço. Do mesmo modo, os músculos que flexionam o carpo e os dedos têm origem no epicôndilo umeral médio e nos aspectos mediais do rádio proximal e da ulna; seus ventres musculares formam a maior parte dos aspectos caudais do antebraço (Figura 7.8).

▶ **Extensores do carpo.** O *M. extensor radial do carpo* é o maior extensor do carpo. Estende-se do epicôndilo lateral do úmero até a extremidade proximal da região do metacarpo, onde se insere na tuberosidade metacárpica na superfície dorsal do metacarpo proximal. Esse é o músculo mais proeminente na frente do antebraço e é o músculo mais cranial do grupo.

O *M. extensor oblíquo do carpo* é um extensor plano e triangular do carpo, localizado profundamente aos músculos extensores digitais do antebraço. É originário do aspecto craniolateral da metade distal do rádio (e da ulna, em espécies com ulna completa). Seu tendão oblíquo cruza em sentido medial no aspecto cranial do carpo, superficial ao tendão do M. extensor radial do carpo, para se inserir no metacarpo mais medial, o qual é o segundo metacarpo em equinos, o terceiro em bovinos e ovinos, e o segundo em suínos. Em seres humanos, esse músculo é um dos abdutores e extensores bem desenvolvidos do polegar e, assim, é chamado de M. abdutor longo do polegar. Esse nome é pouco usado em anatomia veterinária, já que a maioria das espécies domésticas não tem um primeiro dígito bem desenvolvido. Outro sinônimo para o mesmo músculo é M. abdutor digital I, termo que também reflete sua função na abdução do primeiro dedo.

O *M. extensor ulnar do carpo* (antigamente conhecido como *M. ulnaris lateralis* ou *M. ulnar lateral*) é o mais caudal dos músculos extensores. Também tem origem no epicôndilo lateral do úmero, mas passa para baixo sobre o aspecto lateral do carpo para se inserir no metacarpo mais lateral e no carpo acessório. Apesar de seu nome oficial, é provável que esse músculo, em ungulados, produza quantidades variáveis de flexão no carpo, embora pertença, por origem e suprimento nervoso, ao grupo extensor (por isso, muitos anatomistas-veterinários recomendam o nome alternativo, M. ulnar lateral).

Além desses extensores do carpo, os músculos extensores dos dedos cujos tendões passam sobre a superfície dorsal do carpo podem agir secundariamente como extensores do carpo.

▶ **Flexores do carpo.** No aspecto medial do antebraço, o *M. flexor radial do carpo* é imediatamente caudal ao rádio, que é palpável logo abaixo da pele. Tem origem no epicôndilo medial do úmero e se insere no aspecto palmar da extremidade proximal do metacarpo (lado medial).

No aspecto caudal do antebraço, o *M. flexor ulnar do carpo* exerce função considerável de alavanca como flexor do carpo, inserindo-se no carpo acessório, que se projeta em direção palmar a partir do aspecto lateral do carpo.

▶ **Extensores do dedo.** O *M. extensor digital comum* (*M. extensor digitorum communis*) é o maior músculo extensor do membro torácico. É originário do epicôndilo lateral do úmero próximo ao M. extensor radial do carpo. Sua inserção tendínea está no processo extensor da falange distal e nas extremidades proximais das falanges média e proximal. O tendão é único em equinos; duplo em bovinos, ovinos e caprinos; e dividido em quatro tendões separados em suínos e carnívoros, nos quais se insere no segundo ao quinto dedos. Esse músculo é um extensor de todas as articulações do dedo, inclusive da articulação metacarpofalangiana. Também pode auxiliar a extensão do carpo e até a flexão do cotovelo (dada a sua origem no úmero).

O M. extensor digital comum de animais com mais de um dedo tem várias cabeças distintas. Em ruminantes, uma dessas cabeças dá origem a seu próprio tendão, que se insere no terceiro dígito (o dedo médio). Essa cabeça do M. extensor digital comum é, às vezes, identificada como um músculo separado, o M. extensor digital medial.

O *M. extensor digital lateral* (*M. extensor digitorum lateralis*) é encontrado em todas as espécies. Sua origem é imediatamente caudal ao M. extensor digital comum no ligamento colateral lateral do cotovelo e do rádio lateral e da ulna. A inserção varia de acordo com o número de dígitos presentes e existem diferenças interespecíficas em relação à falange de inserção do tendão. Em suínos, insere-se no quarto e no quinto dedos; em ruminantes, na falange média do quarto dedo; e, em equinos, na falange proximal do terceiro (e único) dedo.

▶ **Flexores dos dedos.** Em todos os animais, os principais flexores dos dedos são os músculos flexores digitais superficiais e profundos. O *M. flexor digital profundo* (*M. flexor digitorum profundus*) é o mais próximo dos metacarpos.

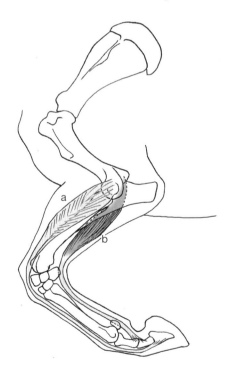

Figura 7.8 Os músculos que estendem das articulações do carpo e das falanges estão no aspecto cranial do antebraço. Os músculos que flexionam essas articulações estão no aspecto caudal. Dois exemplos são mostrados: a, M. extensor digital comum; b, M. flexor digital superficial.

É originário do úmero, do rádio e da ulna. Seu tendão longo e robusto se estende em sentido distal pelo canal do carpo e depois ao longo do aspecto palmar do metacarpo, para se inserir na superfície palmar das falanges distais. Como acontece com o tendão extensor digital comum, o número de inserções depende do número de dedos, e o tendão principal se divide em faixas individuais, uma por dedo, imediatamente proximal ao boleto. O flexor digital profundo é o único músculo que flexiona a articulação interfalangiana distal. Secundariamente, também flexiona as articulações mais proximais do dedo e do carpo. O M. flexor digital profundo também é importante na sustentação do boleto.

O **M. flexor digital superficial** (*M. flexor digitorum superficialis*) é semelhante ao M. flexor digital profundo, mas se insere principalmente na parte proximal da falange média de cada dedo. Em equinos, o tendão flexor digital superficial se insere nos aspectos palmares da extremidade proximal da falange média e na extremidade distal da falange proximal. Os tendões dos Mm. flexores digitais superficial e profundo podem ser palpados palmares ao terceiro metacarpo (canhão). **Uma lesão traumática em equinos (*bowed tendons*) provoca tendinite em um ou ambos os tendões na região do canhão (Figura 7.9).**

Os ***músculos interósseos*** repousam entre os metacarpos de carnívoros e humanos. Em grandes ungulados, a maior parte do tecido muscular foi substituída por tecido conjuntivo, e essas estruturas são conhecidas como ***ligamentos suspensores***. Têm origem no aspecto palmar do metacarpo proximal e se inserem nos ossos sesamoides proximais. Os ligamentos suspensores fazem parte do suporte passivo da articulação metacarpofalangiana.

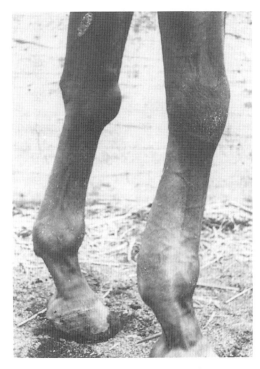

Figura 7.9 Tenossinovite (*bowed tendon*). Observe o aumento de volume do aspecto palmar acima do boleto na área dos tendões flexores.

Músculos do membro pélvico

Veja uma revisão sobre os músculos do membro pélvico na Figura 7.10 e na Tabela 7.3.

Diferentemente do membro torácico, o membro pélvico se une ao esqueleto axial por uma articulação sinovial, a articulação coxofemoral ou do quadril. O quadril é uma articulação esferoide e, assim, pode se mover em praticamente qualquer direção. No entanto, em ungulados, os principais movimentos são extensão e flexão. Pequenas quantidades de adução, abdução e certa rotação também são possíveis. As articulações distais ao quadril atuam principalmente no plano sagital e produzem, em sua maioria, flexão e extensão.

Músculos da articulação do quadril

▶ **Extensores do quadril.** Os principais extensores do quadril são chamados de ***isquiotibiais*** ou ***isquiossurais*** e passam caudais ao quadril, da pelve à extremidade proximal da tíbia, da fíbula ou do calcâneo do tarso. Esses músculos são o ***M. bíceps femoral*** (o mais lateral dos músculos caudais da coxa), o ***M. semitendinoso*** (o músculo médio do grupo caudal) e o ***M. semimembranoso*** (o músculo medial desse grupo). As divisões entre esses músculos podem ser vistas como sulcos verticais em animais magros e musculosos. Em equinos, o M. bíceps femoral e o M. semitendinoso se estendem sobre a anca para se unirem às espinhas vertebrais sacrais e caudais (as denominadas "cabeças vertebrais" desses músculos). Na maioria dos outros animais, os músculos isquiotibiais são originários quase que exclusivamente da tuberosidade isquiática. Em ruminantes, o M. bíceps femoral se mistura ao M. glúteo superficial e é, portanto, chamado de ***M. gluteobíceps***. Esse músculo combinado é um poderoso extensor do quadril, do joelho e do jarrete.

O ***M. glúteo médio*** (*M. gluteus medius*) é outro extensor forte do quadril. É originário da asa do ílio e se insere no trocanter maior do fêmur, uma alavanca que se projeta acima do quadril.

▶ **Flexores do quadril.** Os flexores do quadril são craniais ao fêmur. Os mais importantes são os ***M. ilíaco*** e o ***M. psoas maior***, que se inserem no trocanter menor no aspecto medial do fêmur. Em razão da mistura de ventres e inserções musculares, esses músculos são, muitas vezes, referidos coletivamente como ***músculo iliopsoas***. O M. ilíaco se origina da superfície ventral da asa do ílio. O M. psoas maior se origina das superfícies ventrais dos processos transversos lombares.

O ***M. sartório*** é um músculo fino, em formato de tira, que se estende da tuberosidade coxal até a tíbia, atravessando diagonalmente a superfície medial da coxa. O ***M. reto femoral*** (uma cabeça do M. quadríceps femoral) e o ***M. tensor da fáscia lata*** também flexionam o quadril e são descritos como extensores do joelho.

▶ **Abdutores do quadril.** Os abdutores do quadril se estendem lateralmente sobre a articulação, afastando o membro do plano mediano. O ***M. glúteo profundo*** (*M. gluteus profundus*) se estende da espinha do ísquio, lateralmente à articulação do quadril, até se inserir no trocanter maior.

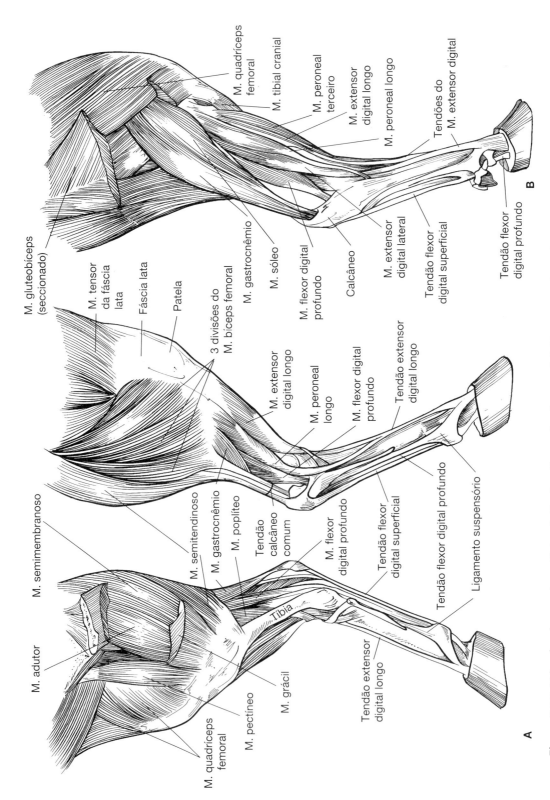

Figura 7.10 Músculos do membro pélvico. **A.** Equino. Esquerda, vista medial. Direita, vista lateral. **B.** Bovino: vista lateral. M., músculo.

Capítulo 7 Anatomia do Sistema Muscular 103

Tabela 7.3 Músculos do membro pélvico.

Músculo	Origem	Inserção	Ações primárias	Inervação
M. bíceps femoral (M. gluteobíceps em ruminantes)	Sacro, ligamento sacroisquiático, tuberosidade isquiática	Ligamento patelar, patela e tíbia via fáscia femoral e crural, tuberosidade calcânea	Extensão do quadril e do joelho (parte cranial do M.); flexão do joelho e extensão do jarrete (parte caudal)	Nn. glúteo caudal e tibial
M. semitendinoso	Sacro e vértebras caudais, ligamento sacroisquiático, tuberosidade isquiática	Tíbia cranial, fáscia crural, tuberosidade calcânea	Extensão do quadril, joelho e jarretes (com sustentação de peso); flexão do joelho (com membro fora do chão)	Nn. glúteo caudal e tibial
M. semimembranoso	Vértebras caudais, ligamento sacroisquiático, tuberosidade isquiática	Fêmur medial distal, tíbia medial proximal	Extensão do quadril e do joelho (com apoio de peso); flexão do joelho (quando do membro)	Nn. glúteo caudal e tibial
M. iliopsoas	Aspectos ventrais das vértebras lombares, ílio, sacro	Trocanter menor do fêmur	Flexão do quadril	Ramos ventrais dos Nn. espinais lombares
M. sartório	Ílio	Fáscia medial do joelho	Flexão do quadril, extensão do joelho	N. femoral
M. quadríceps femoral M. reto femoral M. vasto lateral M. vasto intermediário M. vasto medial	Fêmur proximal (Mm. vastos), corpo do ílio (M. reto femoral)	Patela	Extensão do joelho, flexão do quadril (somente reto)	N. femoral
M. tensor da fáscia lata	Tuberosidade coxal	Fáscia lata	Flexão do quadril, extensão do joelho	N. glúteo cranial
M. glúteo superficial	Fáscia glútea	Terceiro trocanter do fêmur	Abdução do quadril	Nn. glúteo cranial e caudal
M. glúteo médio	Asa do ílio, tuberosidade coxal, sacro, ligamento sacroisquiático	Trocanter maior do fêmur	Extensão do quadril	N. glúteo cranial
M. glúteo profundo	Corpo do ílio	Trocanter maior do fêmur	Abdução do quadril	N. glúteo cranial
M. grácil	Sínfise pélvica	Aspecto medial da crista tibial	Adução do membro	N. obturador
M. pectíneo	Púbis	Aspecto medial da tíbia proximal	Adução do membro, flexão do quadril	N. obturador
M. adutor	Pelve ventral	Fêmur medial	Adução do membro	N. obturador
M. quadrado femoral	Sacro ventral	Fêmur proximal caudal	Rotação externa do quadril, extensão do quadril	N. isquiático
M. obturador externo	Pelve ventral, cobrindo o forame obturador	Fossa trocantérica do fêmur proximal	Rotação externa do quadril, adução do membro	N. obturador
M. obturador interno	(Ausente em ruminantes) Recobre o forame obturador no interior do canal pélvico	Fossa trocantérica do fêmur proximal	Rotação externa do quadril, extensão do quadril	N. isquiático
Mm. gêmeos	Ísquio	Fossa trocantérica do fêmur proximal	Rotação externa do quadril, extensão do quadril	N. isquiático
M. poplíteo	Aspecto lateral do côndilo femoral lateral	Tíbia caudoproximal	Flexão do joelho	N. tibial
M. gastrocnêmio	Aspecto caudal dos côndilos femorais	Tuberosidade calcânea	Extensão do jarrete	N. tibial
M. flexor digital superficial	Fêmur caudodistal, entre as cabeças do M. gastrocnêmio	Tuberosidade calcânea, aspecto plantar da falange média	Extensão do jarrete, flexão dos dedos	N. tibial
M. tibial cranial	Aspecto craniolateral da tíbia proximal	Tarso e metatarso mediais	Flexão do jarrete	N. fibular

(continua)

104 Frandson | Anatomia e Fisiologia dos Animais de Produção

Tabela 7.3 Músculos do membro pélvico. (*continuação*)

Músculo	Origem	Inserção	Ações primárias	Inervação
M. fibular terceiro	Fossa extensora do fêmur distolateral	Aspecto cranial do tarso distal e metatarso proximal	Flexão do jarrete	N. fibular
M. fibular longo	Cabeça da fíbula e côndilo femoral lateral	Aspecto plantar do tarso e metatarso distal	Flexão do jarrete	N. fibular
M. extensor digital longo	Fossa extensora do fêmur distolateral	Aspecto dorsal da falange distal	Flexão do jarrete, extensão dos dedos	N. fibular
M. extensor digital lateral	Fíbula proximal	Falange média (artiodátilos), tendão do extensor digital longo (Equidae)	Flexão do jarrete, extensão dos dedos	N. fibular
M. flexor digital profundo	Tíbia proximocaudal	Aspecto plantar da falange distal	Extensão do jarrete, flexão dos dedos	N. tibial

M. = músculo; N. = nervo; Nn. = nervos.

O **M. glúteo superficial** (**M. gluteus superficialis**) de espécies não ruminantes se estende das espinhas vertebrais sacrais até o terceiro trocanter imediatamente distal ao trocanter maior. O **M. tensor da fáscia lata** se estende da tuberosidade coxal à fáscia lateral do fêmur, que se liga à patela. Além de abduzir a articulação do quadril, esse músculo flexiona a articulação do quadril e estende o joelho.

▶ **Adutores e rotadores do quadril.** Os adutores do quadril puxam o membro em direção ao plano mediano. Estão todos no aspecto medial da coxa e se estendem da pelve ao fêmur ou à tíbia. O **M. grácil** é o músculo mais medial que se estende desde a sínfise da pelve até a tíbia.

O **M. pectíneo**, um músculo fusiforme pequeno e profundo ao M. grácil, é tanto adutor quanto, em decorrência de sua posição um pouco cranial, flexor do quadril.

O **M. adutor** é o maior músculo do aspecto medial da coxa. Esse músculo se estende do aspecto ventral da pelve até o aspecto medial do fêmur e da tíbia. É um forte adutor, mas também pode ajudar a estender o quadril.

O **M. quadrado femoral** é um adutor da coxa. Diversos outros pequenos músculos nessa camada profunda da musculatura do quadril que se estende da área do forame obturador até o fêmur proximal são responsáveis pela rotação externa da coxa. Entre eles, estão os **músculos obturadores internos e externos** (**Mm. obturatorius internus et externus**) e os **Mm. gêmeos**. Os ruminantes não têm o músculo obturador interno.

Músculos do joelho

O joelho funciona essencialmente como uma articulação em gínglimo e, assim, seus músculos são extensores ou flexores.

▶ **Extensores do joelho.** Um músculo grande, o **M. quadríceps femoral**, é o extensor principal do joelho. Esse músculo tem quatro cabeças. Suas origens distintas e ventres musculares claramente distinguíveis tornam prática comum nomeá-las como músculos separados. A cabeça mais longa, o **M. reto femoral**, é originário do ílio logo acima do acetábulo. As outras três cabeças, **M. vasto medial**, **M. vasto intermediário** e **M. vasto lateral**, se originam das respectivas áreas do colo do fêmur. Todas as quatro cabeças se inserem na patela. A patela, sendo presa à frente da tíbia pelos ligamentos patelares, estende o joelho ao ser tracionada em sentido proximal pelo M. quadríceps femoral. Por causa de sua origem no ílio, o M. reto femoral também flexiona o quadril.

▶ **Flexores do joelho.** Os flexores principais do joelho são os músculos isquiotibiais, que também estendem o quadril (M. bíceps femoral, M. semitendinoso, M. semimembranoso, já discutidos). Além disso, os músculos extensores do jarrete que se originam na superfície caudal da extremidade distal do fêmur também podem flexionar o joelho. Esses músculos são o M. gastrocnêmio e o M. flexor digital superficial (discutidos adiante). O **M. poplíteo** é relativamente pequeno e caudal ao joelho. Sua principal ação é a flexão do joelho, embora possa fazer uma pequena rotação medial da perna (tíbia e fíbula).

Músculos do jarrete

As principais ações do jarrete são extensão e flexão.

▶ **Extensores do jarrete.** Os extensores do jarrete se inserem principalmente no calcâneo (ponta do jarrete) por meio do **tendão calcâneo comum**. O **M. gastrocnêmio** e o **M. flexor digital superficial** são originários do aspecto caudal do fêmur distal e seus tendões formam a maior parte do tendão calcâneo comum. São parcialmente unidos por porções do M. bíceps femoral, M. grácil e M. semitendinoso, que também ajudam na extensão do jarrete e do quadril e flexionam o joelho. O M. flexor digital profundo também estende o jarrete.

▶ **Flexores do jarrete.** Os flexores do jarrete são o **M. tibial cranial** e os vários músculos fibulares (anteriormente denominados peroneais), cujos tendões passam sobre a superfície dorsal do jarrete e se inserem no tarso e no metatarso. O M. fibular terceiro (anteriormente chamado de peroneal terceiro) é o único músculo fibular nomeado em equinos. Além disso, o M. fibular longo é encontrado em bovinos, ovinos, caprinos, suínos e cães. O M. fibular breve é observado apenas em carnívoros e seres humanos. Os extensores dos dedos também flexionam o jarrete, porque seus tendões passam sobre sua superfície flexora.

Músculos dos dedos

Os extensores dos dedos do membro torácico também são capazes de estender o carpo, mas os extensores dos dedos do membro pélvico produzem flexão no jarrete. Da mesma maneira, os flexores dos dedos do membro torácico produzem flexão do carpo, enquanto os flexores dos dedos do membro pélvico produzem extensão do jarrete (Figura 7.11). Os músculos dos dedos do membro pélvico apresentam inserções e localizações semelhantes às do membro torácico.

▶ **Extensores do dedo.** O *M. extensor digital longo* (*M. extensor digitorum longus*) se origina na extremidade distal do fêmur e segue em sentido distal para se inserir na falange distal de cada dedo. Como ocorre com o extensor comum do membro torácico, o tendão tem uma parte em equinos; duas partes em bovinos, caprinos e ovinos; e quatro partes em suínos e carnívoros.

O *M. extensor digital lateral* (*M. extensor digitorum lateralis*) está situado entre os grupos extensor e flexor dos músculos da perna. No cavalo, seu tendão se une ao do M. extensor digital longo no meio do canhão. Em ruminantes, se insere por meio de um tendão separado na falange média proximal do quarto dedo. Em suínos, é semelhante ao observado em ruminantes, com a adição de uma pequena parte profunda do músculo que apresenta um tendão separado inserido no quinto dedo.

▶ **Flexores do dedo.** Os *Mm. flexores digitais superficial* e *profundo* são organizados no membro pélvico de maneira similar à observada no membro torácico. No entanto, o tendão do músculo flexor digital superficial também se liga ao calcâneo.

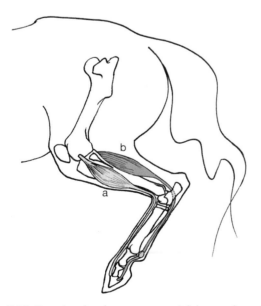

Figura 7.11 Os músculos do aspecto cranial do membro pélvico que se estendem até as falanges flexionam os jarretes, mas estendem o dedo, enquanto aqueles do aspecto caudal estendem o jarrete e flexionam o dedo. Dois exemplos são mostrados: a, M. extensor digital longo; b, M. flexor digital profundo.

Músculos da cabeça

Músculos da mastigação

Os ***músculos da mastigação*** são aqueles com inserções na mandíbula e cujas contrações produzem os movimentos mandibulares associados à mastigação (Figura 7.12). Como regra geral, massa muscular (e, portanto, força) consideravelmente maior é devotada à elevação (fechamento) da mandíbula do que à depressão (abertura). Quase todos os músculos da mastigação são inervados pelo nervo trigêmeo (ver Capítulo 10), à exceção do ventre caudal do M. digástrico, suprido pelo N. facial.

O *M. temporal* é um músculo forte que surge da crista sagital e da fossa temporal expansiva do crânio lateral e se insere no processo coronoide (uma extensão em formato de lâmina em projeção dorsal) da mandíbula. Sua ação é elevar a mandíbula, unindo os dentes superiores e inferiores.

O *M. masseter* é especialmente bem desenvolvido em espécies herbívoras. Esse poderoso músculo mastigatório surge da região maxilar da face e do arco zigomático. O masseter se insere na mandíbula caudolateral e suas ações primárias são a elevação da mandíbula e sua movimentação lateral. A ampla extensão da bochecha do cavalo é formada pelo músculo masseter.

Medialmente à mandíbula, estão os dois ***músculos pterigoides*** (*Mm. pterygoidei*). Eles são originários das partes ventrais do crânio (ossos pterigoide e palatino) e se inserem na mandíbula. Os músculos pterigoides auxiliam no fechamento da mandíbula e desempenham um papel importante nos movimentos de moagem lado a lado, típicos da mastigação herbívora.

A abertura da boca é amplamente assistida pela gravidade, mas a forte depressão da mandíbula é a função primária do *M. digástrico*. Esse músculo se origina da região caudal à articulação temporomandibular e se insere na borda caudoventral da mandíbula. Como o nome indica, o músculo tem dois ventres, separados por tecido conjuntivo perto do centro da estrutura.

Músculos da expressão facial

Os músculos que movem a pele e os anexos da face e da cabeça são os ***músculos da expressão facial*** ou ***músculos miméticos***. De modo geral, são músculos cutâneos finos supridos pelo nervo facial (ver Capítulo 10).

Os ***músculos auriculares*** são aproximadamente divididos em um grupo rostral e um grupo caudal. A contração dos músculos auriculares produz a amplitude dos movimentos da orelha característicos dos animais domésticos.

O *M. orbicular do olho* é um músculo esfinctérico que envolve a fissura palpebral (a abertura entre as pálpebras). A contração do M. orbicular do olho produz um fechamento forçado da fissura.

Um grande número de músculos movimenta os lábios e as bochechas. Eles são importantes na preensão de alimentos e auxiliam a mastigação, posicionando a comida entre os dentes e na cavidade oral. Um músculo esfinctérico, o *M. orbicular da boca*, envolve os lábios e sua contração os franze. O *M. bucinador* forma a parede da bochecha. Outros músculos miméticos levantam e deprimem os lábios, mudam o formato das narinas e são responsáveis por outros movimentos faciais (Tabela 7.4).

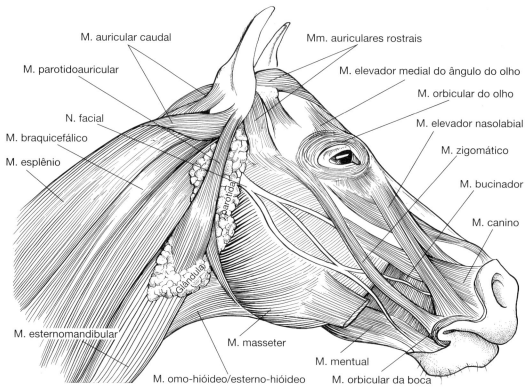

Figura 7.12 Músculos superficiais da cabeça equina. M., músculo; Mm., músculos; N., nervo.

Tabela 7.4 Músculos da cabeça e do tronco.

Músculo	Origem	Inserção	Ações primárias	Inervação
M. temporal	Lado do crânio	Mandíbula	Fechamento da boca	N. cr. V (N. trigêmeo)
M. masseter	Arco zigomático	Mandíbula	Fechamento da boca	N. cr. V (N. trigêmeo)
Mm. pterigoides	Base do crânio	Lado medial da mandíbula	Fechamento da boca, movimentos laterais da mandíbula	N. cr. V (N. trigêmeo)
M. digástrico	Base do crânio	Mandíbula	Abertura da boca	Nn. cr. V e VII (Nn. trigêmeo e facial)
M. orbicular do olho	Circunda o olho		Fechamento forte do olho	N. cr. VII (N. facial)
M. orbicular da boca	Circunda os lábios		Fechamento dos lábios	N. cr. VII (N. facial)
M. zigomático	Cruza o aspecto lateral da face ao canto da boca		Retração do canto da boca	N. cr. VII (N. facial)
M. elevador nasolabial	Do osso frontal ao lábio superior e borda externa da narina		Levantamento do lábio e dilatação da narina	N. cr. VII (N. facial)
M. genioglosso	Mandíbula cranial	Língua	Tração rostral da língua	N. cr. XII (N. hipoglosso)
M. milo-hióideo	Inserção nos lados direito e esquerdo da mandíbula		Elevação do assoalho da boca	N. cr. V (N. trigêmeo)
M. hioglosso	Aparato hioide	Língua	Tração caudal da língua	N. cr. XII (N. hipoglosso)
M. longuíssimo	Ílio, todas as vértebras	Vértebras adjacentes, crânio	Extensão da coluna vertebral	Nn. espinais
Mm. transversoespinais	Processos das vértebras	Vértebras adjacentes	Extensão e rotação da coluna vertebral	Nn. espinais
M. iliocostal	Vértebras cervicais caudais e lombares, costelas	Costelas	Estabilização e extensão da coluna vertebral	Nn. espinais
M. esplênio	Vértebras torácicas e ligamento nucal	Crânio e vértebras cervicais	Extensão do pescoço	Nn. espinais e N. cr. XI (N. acessório)
M. semiespinhoso da cabeça	Vértebras cervicais caudais e torácicas craniais	Osso occipital	Extensão do pescoço e da cabeça	Nn. espinais

Tabela 7.4 Músculos da cabeça e do tronco. (*continuação*)

Músculo	Origem	Inserção	Ações primárias	Inervação
Mm. retos da cabeça	Atlas e áxis	Osso occipital	Movimentos da cabeça	Nn. espinais
Mm. oblíquo da cabeça	Atlas e áxis	Atlas e osso occipital	Movimentos da cabeça	Nn. espinais
M. esternocefálico	Manúbrio	Mandíbula e/ou crânio	Flexão do pescoço	N. cr. XI (N. acessório)
M. esterno-hióideo	Manúbrio	Aparato hioide	Retração do hioide e da língua	C1
M. esternotíreo-hióideo	Manúbrio	Laringe	Retração da laringe	C1
M. longo do pescoço	Vértebras cervicais e primeiras vértebras torácicas	Vértebras adjacentes	Flexão do pescoço	Nn. espinais
M. longo da cabeça	Vértebras cervicais	Base do crânio	Flexão da cabeça/ pescoço	Nn. espinais
M. psoas maior	Lado ventral das vértebras lombares	Trocanter menor do fêmur	Flexão do quadril, flexão da coluna lombar	Nn. espinais
M. psoas menor	Últimas vértebras torácicas e primeiras vértebras lombares	Ílio	Flexão da coluna lombar	Nn. espinais
M. quadrado lombar	Vértebras lombares do lado ventral	Sacro e ligamentos próximos	Flexão da coluna lombar (fraca)	Nn. espinais
M. reto abdominal	Cartilagens costais	Borda pélvica	Compressão das vísceras abdominais, flexão da coluna	Nn. espinais
M. oblíquo externo do abdome	Costelas	Borda pélvica, linha alba, tuberosidade coxal	Compressão das vísceras abdominais	Nn. espinais
M. oblíquo interno do abdome	Tuberosidade coxal e ligamentos próximos	Costelas caudais, linha alba, borda pélvica	Compressão das vísceras abdominais	Nn. espinais
M. transverso do abdome	Costelas caudais, vértebras lombares	Linha alba	Compressão das vísceras abdominais	Nn. espinais
Mm. intercostais externos	Espaços intercostais		Inspiração	Nn. espinais
Mm. intercostais internos	Espaços intercostais		Expiração	Nn. espinais

M. = músculo; Mm. = músculos; N. cr. = nervo craniano; N. = nervo; Nn. = nervos.

Outros músculos da cabeça

Há diversos músculos estriados no interior da órbita associada ao globo ocular. Esses *músculos extraoculares* (assim chamados porque estão ligados à parte externa do globo ocular) movem o globo ocular em várias direções. Os músculos extraoculares são descritos no Capítulo 12 com a anatomia do aparato visual.

Um grande número de músculos associados à faringe e ao palato mole é importante na *deglutição* e na *fonação* (vocalização). Suas várias funções são levantar ou deprimir o palato e constringir ou dilatar a faringe. Essa mesma região contém muitos músculos que se ligam ao aparato hioide. Esses músculos movimentam o aparato hioide em relação à língua e à laringe ou, quando o aparato hioide está fixo, movem essas estruturas em relação a ele.

A língua dos animais domésticos é um órgão capaz de extraordinária destreza. Ela é usada para preparar e mastigar alimentos, beber água e durante a amamentação, além de ser uma ferramenta de limpeza. Os *músculos intrínsecos* da língua (músculos contidos inteiramente em seu interior) são dispostos em fascículos, que correm em sentido longitudinal, transversal e vertical, permitindo que a língua mude de forma em múltiplos planos. Entre os *músculos extrínsecos* da língua, aqueles que se inserem fora do órgão, está o *M. genioglosso*, originário da parte rostral da mandíbula (o genu) e que se insere na base da língua. Assim, sua contração coloca a língua inteira para fora. O *M. hioglosso* surge do aparelho hioide e se insere na base da língua. Movimenta a língua em sentido caudal. O *M. milo-hióideo* repousa transversalmente entre os ramos da mandíbula. Não é, portanto, em essência, um músculo da língua, mas sua contração eleva o assoalho da boca e, consequentemente, a língua, pressionando-a contra o céu da boca.

Músculos do tronco e do pescoço

Extensores da coluna vertebral

O grupo de músculos dorsais aos processos transversos das vértebras em ambos os lados dos processos espinhosos são os *músculos epaxiais* (Figura 7.13). Coletivamente, podem ser chamados de *M. eretor da espinha* (também conhecido como M. sacroiliolombar). Os músculos epaxiais são inervados pelos ramos dorsais dos nervos espinais de maneira segmentar (*i. e.*, cada fascículo muscular é inervado por ramos do nervo espinal mais próximo).

Os músculos epaxiais formam colunas longas, paralelas à coluna vertebral, que se inserem nas vértebras, no ilíaco (na região lombar), nas costelas (no tórax) e no crânio (no pescoço) (Figura 7.14). Sua posição dorsal ao processo

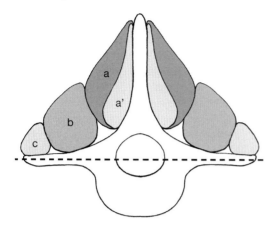

Figura 7.13 Ilustração esquemática transversal dos sistemas musculares epaxiais. Por definição, esses músculos são dorsais aos processos transversos das vértebras (linha tracejada). Há três grupos principais: a, sistema transversoespinal (incluindo a', Mm. multifídos); b, sistema longuíssimo; c, sistema iliocostal.

transverso significa que esses músculos são responsáveis pela extensão e, em ação unilateral, pela flexão lateral da coluna vertebral. Também podem causar rotação (torção) da coluna vertebral, como observado quando um cavalo corcoveia e joga os membros anteriores para um lado e os posteriores para o lado oposto.

Os músculos epaxiais mais próximos das espinhas das vértebras são coletivamente parte do ***sistema transversoespinal***. Esse sistema inclui muitos músculos com nomes específicos e que atuam diretamente nas articulações entre as vértebras. As fibras desses músculos normalmente abrangem uma ou algumas vértebras, dos processos transversos aos espinhosos.

Lateralmente a esse sistema, está o maior (em massa e comprimento) dos músculos epaxiais, o ***M. longuíssimo***, do qual partes se estendem do crânio ao sacro. É composto por muitos pequenos feixes de fibras musculares, que se estendem dos processos transversos vertebrais aos processos espinhosos, entre processos transversos ou entre processos

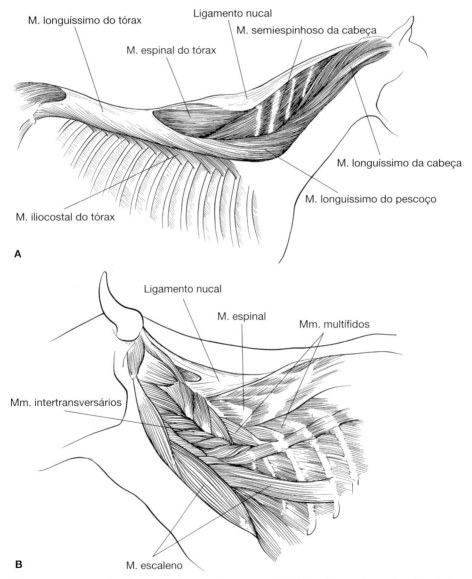

Figura 7.14 Músculos epaxiais. **A.** Músculos superficiais de equinos. **B.** Músculos mais profundos de bovinos. M., músculo; Mm., músculos.

espinhosos. Essas inserções podem se estender de uma vértebra à próxima ou se sobrepor por uma ou mais vértebras.

O mais lateral é o **sistema iliocostal**, caracterizado por faixas tendíneas distintas que o conectam às costelas e uma ampla inserção fascial na região lombar.

A mesma disposição geral dos músculos epaxiais continua no pescoço, onde outros músculos contribuem para a flexibilidade dos movimentos da cabeça. O mais superficial desses músculos é o **M. esplênio**, e profundo a ele está o **M. semiespinhoso da cabeça**, que é uma continuação do sistema transversoespinal no pescoço (Figuras 7.15 a 7.17). Além disso, há uma série de músculos mais curtos que unem a porção occipital do crânio ao atlas e/ou áxis. Esses músculos são os **Mm. retos da cabeça** e **Mm. oblíquos da cabeça** e, em cada categoria, há vários músculos identificados individualmente. Todos atuam nas articulações atlantoccipitais e/ou atlantoaxiais.

Uma forte banda elástica, o **ligamento nucal** (**ligamentum nuchae**), vai da cernelha ao crânio (Figura 7.18). O ligamento da nuca dá considerável ajuda passiva aos músculos responsáveis pela extensão e sustentação da cabeça e do pescoço. Esse ligamento tem uma parte *funicular* semelhante a uma corda presa ao crânio e uma porção *laminar* similar a uma folha que se insere nos aspectos dorsais de C2 a C7. Os suínos não têm ligamento nucal.

Flexores da coluna vertebral

Os músculos ventrais aos processos transversos das vértebras são os **músculos hipaxiais**. Esses músculos flexionam o tronco, o pescoço e a cabeça. Na região do pescoço, são o **M. esternocefálico**, que se estende do esterno à mandíbula em equinos e à mandíbula e ao processo mastoide do crânio em ruminantes. Além disso, o **M. esternotíreo-hióideo**, o **M. esterno-hióideo**, o **M. longo do pescoço** e o **M. longo da cabeça** são flexores do pescoço.

Caudalmente ao pescoço, a flexão da coluna vertebral é realizada principalmente pelos músculos ventrais que compõem a parede abdominal (ver adiante). Na região lombar, músculos longos e espessos que se inserem no aspecto ventral dos corpos vertebrais e/ou seus processos transversos podem produzir uma forte flexão. Esses músculos são o **M. psoas maior**, o **M. psoas menor** e o **M. quadrado lombar**. Em bovinos de corte, esses músculos constituem o filémignon e uma parte da chuleta.

Músculos abdominais

Os músculos que formam a maior parte da parede abdominal sustentam os órgãos da digestão e muitos dos órgãos reprodutores, principalmente o útero gravídico. Os músculos abdominais também flexionam a coluna vertebral. A contração de apenas um lado flexiona a coluna vertebral em sentido lateral ou até mesmo a retorce. Por sua capacidade de compressão do conteúdo abdominal, esses músculos são importantes para o esvaziamento dos sistemas digestório (defecação), urinário (micção) e reprodutor feminino no parto. Os músculos abdominais também são usados na regurgitação e no vômito e são músculos fortes para a expiração forçada do ar dos pulmões, como observado na tosse ou espirro.

Os músculos abdominais são dispostos em camadas muito parecidas com um compensado de madeira, com as fibras musculares correndo em direções diferentes. A maioria desses músculos tem inserções aponeuróticas amplas que se encontram na linha média do ventre, conhecida como **linha alba** (linha branca).

O **M. oblíquo externo abdominal** (**M. obliquus externus abdominis**) é o mais superficial. As fibras desse músculo seguem obliquamente em direção ventral e caudal. Sua origem é nas últimas costelas e na fáscia toracolombar (lombodorsal) nas costas e nos lombos. A inserção é feita por um tendão plano e amplo (aponeurose) que se encontra com a inserção do músculo do lado oposto na linha alba. Caudalmente, o músculo é continuado por uma aponeurose, às vezes chamada de **ligamento inguinal**, na junção da parede abdominal com o membro pélvico. Esse ligamento forma a parede superficial do **canal inguinal** para a passagem do cordão espermático do macho. Apresenta uma fenda, o **anel inguinal superficial**, por onde o cordão espermático passa do canal inguinal para o escroto.

O **M. oblíquo interno abdominal** (**M. obliquus internus abdominis**) é imediatamente profundo ao músculo oblíquo abdominal externo. Suas fibras passam obliquamente em sentido ventral e cranial e o músculo também se insere na linha alba por meio de uma aponeurose. Em alguns animais, esse músculo gera a parede profunda do canal inguinal e também parte do **anel inguinal profundo**. O grupo de fibras mais caudal do músculo oblíquo abdominal interno passa pelo canal inguinal com o cordão espermático e se insere no revestimento externo do testículo. Essa faixa muscular constitui o **M. cremaster**, que puxa o testículo em direção ao canal inguinal.

O **M. transverso do abdome** é o mais profundo dos músculos abdominais. É originário da camada mais profunda da fáscia toracolombar e suas fibras seguem perpendicularmente ao longo eixo do corpo para se inserir na linha alba.

O **M. reto do abdome** compõe o assoalho muscular do abdome. Origina-se das cartilagens das costelas e do esterno. As fibras correm em sentido diretamente caudal em um plano horizontal para se fixarem ao púbis por meio do forte **tendão pré-púbico**. O M. reto do abdome é caracteristicamente dividido por uma série de **interseções tendíneas**. As aponeuroses ventrais dos outros músculos abdominais formam um denso envelope de tecido conjuntivo, a **bainha do reto**, que envolve o M. reto do abdome.

Músculos da respiração

Os músculos da respiração são expiratórios, forçando o ar para fora dos pulmões e diminuindo o tamanho do tórax, ou inspiratórios, fazendo com que o ar entre nos pulmões e aumentando o tamanho do tórax.

O **diafragma** é o principal músculo da inspiração. É uma lâmina em formato de cúpula de músculo esquelético (voluntário) que separa as cavidades torácica e abdominal. O diafragma se insere ventralmente no esterno, lateralmente ao longo das costelas mais caudais e dorsalmente nas vértebras lombares. O domo ou **cúpula** do diafragma

110 Frandson | Anatomia e Fisiologia dos Animais de Produção

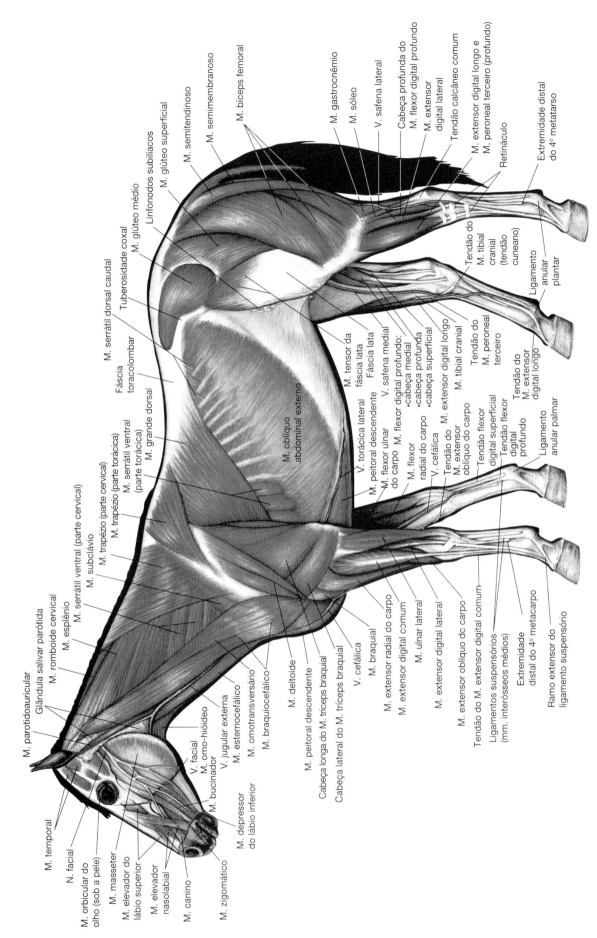

Figura 7.15 Músculos superficiais do cavalo. M., músculo; N., nervo; V., veia. *Fonte:* McCracken e Kainer, 1999. Reproduzida, com autorização, de John Wiley & Sons, Inc.

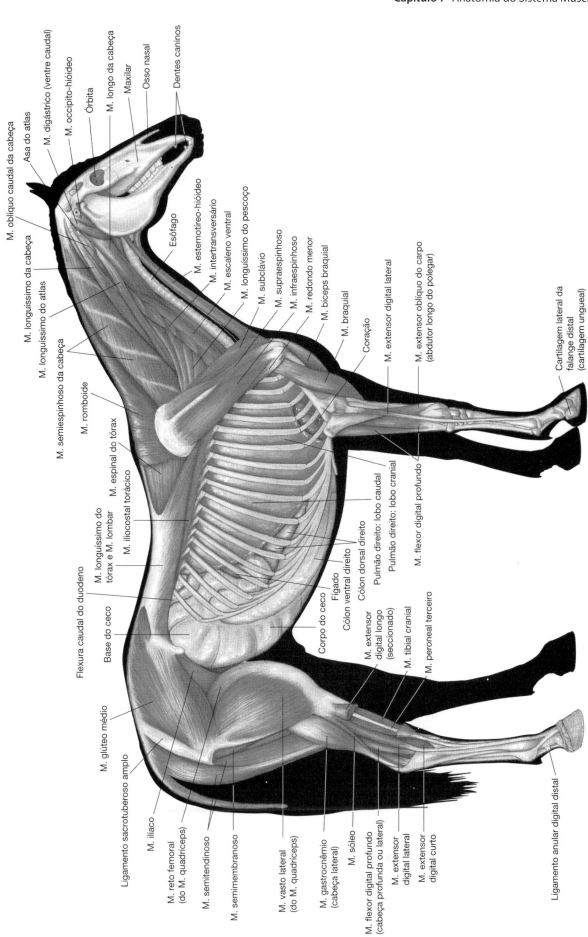

Figura 7.16 Músculos mais profundos do cavalo. M., músculo. *Fonte:* McCracken e Kainer, 1999. Reproduzida, com autorização, de John Wiley & Sons, Inc.

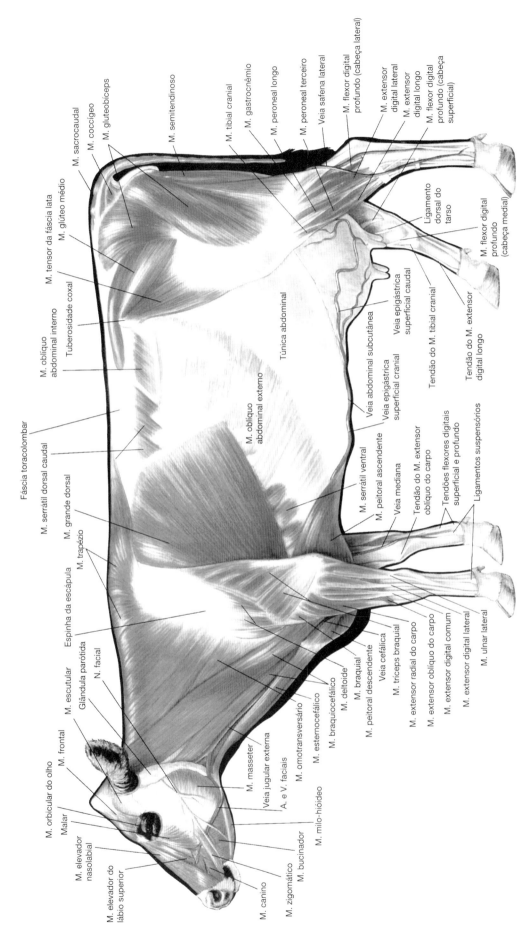

Figura 7.17 Músculos superficiais da vaca. A., artéria; M., músculo; N., nervo; V., veia. *Fonte:* McCracken e Kainer, 1999. Reproduzida, com autorização, de John Wiley & Sons, Inc.

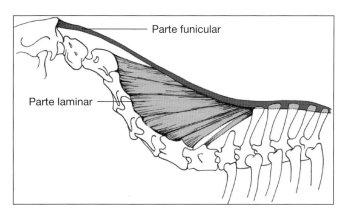

Figura 7.18 Ligamento nucal do cavalo.

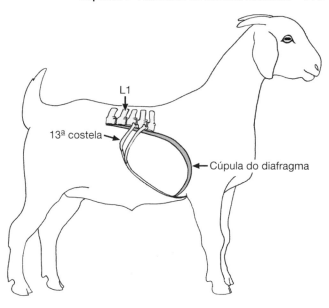

Figura 7.19 Projeção do diafragma na região torácica. Dada a forma do diafragma, uma porcentagem significativa do conteúdo abdominal é coberta pela caixa torácica.

se projeta no tórax de maneira profunda (Figura 7.19). A contração das fibras do diafragma tende a achatá-lo e forçar as vísceras abdominais caudais para dentro do abdome. Isso efetivamente aumenta o volume do tórax e diminui a pressão intratorácica, puxando o ar para os pulmões.

Os **Mm. intercostais externos** (*Mm. intercostales externi*) se estendem de cada costela para a costela adjacente atrás. As fibras têm direção ventral e caudal, como no músculo oblíquo abdominal externo. A contração desses músculos tende a girar as costelas para cima e para a frente, aumentando o tamanho do tórax. Os **Mm. intercostais internos** (*Mm. intercostales interni*), que repousam profundamente aos músculos intercostais externos, correm de cada costela para a próxima à frente e suas fibras têm direção ventral e cranial. Embora nem todos os estudos estejam de acordo, a maioria dos anatomistas descreve sua ação como a redução do volume do tórax e, portanto, auxiliar na expiração forçada. Alguns especialistas acreditam que os músculos intercostais externos e internos possam atuar tanto na inspiração quanto na expiração.

Como mencionado, os músculos abdominais podem agir como músculos de expiração, forçando as vísceras abdominais contra o diafragma e puxando as costelas caudais, o que diminui o tamanho do tórax.

8 O Pé e o Aparelho de Sustentação Passiva dos Equinos

Estrutura do pé, 115
Ossos e cartilagens, 115
Tecidos córneos, 116
Tendões, 120
Ligamentos, 121
Estruturas sinoviais, 121

Função, 122
Concussão e armazenamento de energia, 122
Aparelho de sustentação, 123
Membro torácico, 123
Membro pélvico, 124

Objetivos de aprendizagem

- Definir e ser capaz de explicar a importância dos termos destacados em *negrito e itálico* neste capítulo
- Ser capaz de descrever os ossos e as articulações da mão e do pé dos equinos
- Descrever as camadas e características anatômicas macroscópicas do casco
- Reconhecer o significado das lâminas e das doenças que afetam essa camada (laminite)
- Articular os princípios do aparelho de sustentação passiva, reconhecendo o papel dos ligamentos e de outros tecidos colágenos que dão suporte passivo ao peso corpóreo
- Identificar e descrever as funções específicas dos elementos do aparelho de sustentação passiva no membro torácico
- Identificar e descrever as funções específicas dos elementos do aparelho de sustentação passiva no membro pélvico
- Descrever detalhadamente os elementos anatômicos que impedem a hiperextensão do boleto e das articulações interfalangianas.

O pé do cavalo é um dedo único altamente modificado, adaptado para grande velocidade em pastagens. As estruturas do carpo (que os leigos normalmente chamam de joelho) e distais do membro torácico correspondem ao punho e à mão dos seres humanos (Figura 8.1). Essas estruturas constituem a *mão*, e um exame dos componentes ósseos revela o mesmo plano básico nas duas espécies: duas fileiras horizontais de carpos, um único metacarpo totalmente formado para cada dedo (dos quais o cavalo tem apenas um) e três falanges em cada dedo. Da mesma maneira, o jarrete e as estruturas mais distais no membro pélvico equino são homólogos ao tornozelo e ao pé humano; essas estruturas formam o *pé*. Distalmente ao osso do canhão, a mão e o pé equinos são quase idênticos, exceto em alguns detalhes do suprimento sanguíneo e da inervação. Entre os equinos domésticos, a maior parte dos casos de claudicação se refere ao pé (e a maioria está associada ao membro anterior, que sustenta mais peso do que o membro posterior).

O casco é o revestimento córneo (queratináceo) da parte distal do dedo. Este capítulo integra a anatomia detalhada do casco com os outros componentes do pé e descreve o aparelho ligamentar especializado (aparelho de sustentação e aparelho recíproco) característico dos membros de Equidae.

Estrutura do pé

Ossos e cartilagens

A anatomia do carpo e do tarso é discutida nos Capítulos 4 e 6. No membro torácico, o grande terceiro metacarpo (*osso do canhão*) e os metacarpos medial (segundo) e lateral

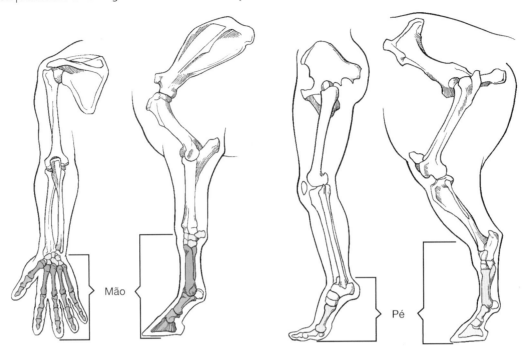

Figura 8.1 Anatomia comparada dos membros humanos e equinos. No membro torácico, a mão compreende o carpo e os elementos mais distais (correspondentes ao punho e à mão humanos). No membro pélvico, o pé é formado pelo tarso e pelos elementos mais distais (o tornozelo e o pé humanos). O cavalo, portanto, fica apoiado em um único dedo, homólogo ao dedo médio humano ou ao hálux. (Esta figura encontra-se reproduzida em cores no Encarte.)

(quarto) – *metacarpos acessórios* –, que são menores, se articulam proximalmente com o carpo. O osso do canhão se articula distalmente com a falange proximal e os dois sesamoides proximais. Do mesmo modo, no membro pélvico, o segundo ao quarto metatarsos se articulam proximalmente com o tarso, e o osso do canhão (terceiro metatarso) se articula distalmente com a falange proximal e os dois sesamoides proximais. De modo geral, o terceiro metatarso é um pouco mais longo e arredondado em corte transversal do que o terceiro metacarpo.

As três falanges são: (1) a *falange proximal*; (2) a *falange medial*; e (3) a *falange distal* (Figura 8.2). A falange proximal se articula com o osso do canhão no *boleto* (articulações metacarpofalangianas e metatarsofalangianas) e com a falange média na *quartela* (articulação interfalangiana proximal). A articulação entre as falanges média e distal é chamada de *articulação interfalangiana distal*.

Os dois *sesamoides proximais* repousam na superfície palmar/plantar do boleto. O *sesamoide distal* (*navicular*), não pareado, está no aspecto palmar ou plantar da articulação interfalangiana distal.

A falange distal apresenta processos palmares/plantares mediais e laterais que se ligam às *cartilagens ungueais* (cartilagens colaterais) (Figura 8.3). As margens dorsais dessas cartilagens flexíveis se estendem proximalmente até o casco, onde são palpáveis sob a pele perto dos calcanhares. A flexibilidade das cartilagens ungueais provavelmente ajuda a bombear o sangue para longe do pé.

O trauma (por lesão direta ou trabalho pesado crônico) pode provocar ossificação das cartilagens ungueais, também chamada de *sidebone* **(Figura 8.4). Essa** ossificação pode ou não causar claudicação. Lesões penetrantes na região da banda coronária podem provocar infecção da cartilagem ungueal e levar ao desenvolvimento de fístulas crônicas e à necrose da cartilagem colateral (*quittor*).

Tecidos córneos

O casco é uma modificação córnea da epiderme, sob a qual se encontra uma camada vascular, o cório (Figura 8.5). A região em que a pele pilosa se transforma em casco é a **banda coronária** (ou coroa). A **muralha do casco** é a parte visível quando o cavalo está em pé. É dividida em uma **pinça** na frente, nos **quartos** medial e lateral dos lados e nos **talões** medial e lateral atrás. No talão, a muralha do casco faz uma curva abrupta para a frente, nos **ângulos**, e continua como as **barras** na porção inferior do casco (Figura 8.6).

A pigmentação da camada germinativa da epiderme determina a cor da muralha do casco. Cascos brancos são encontrados onde os pelos da banda coronária também são brancos, enquanto cascos escuros são associados a pelos escuros nessa área. A crença amplamente difundida de que os cascos pretos são mais fortes do que os cascos não pigmentados (brancos) não tem base científica, mas ainda se mantém.

Os tecidos inervados vasculares abaixo do casco córneo são análogos à derme da pele. No entanto, ao serem associados ao casco, esses tecidos são chamados de *cório*. Na banda coronária, uma fina banda, denominada *cório perióplico*, repousa adjacente à camada de epiderme

Capítulo 8 O Pé e o Aparelho de Sustentação Passiva dos Equinos   117

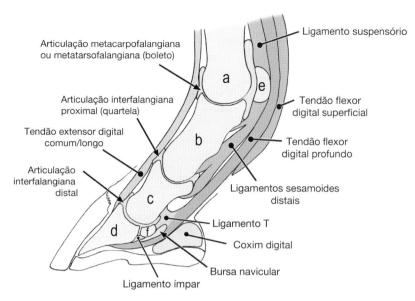

Figura 8.2 Corte sagital do dedo equino. a, terceiro metacarpo/metatarso; b, falange proximal; c, falange média; d, falange distal; e, ligamento palmar; f, osso navicular. Observe que o tendão extensor no aspecto dorsal do dedo fará parte do músculo extensor digital comum no membro torácico ou do músculo extensor digital longo no membro pélvico.

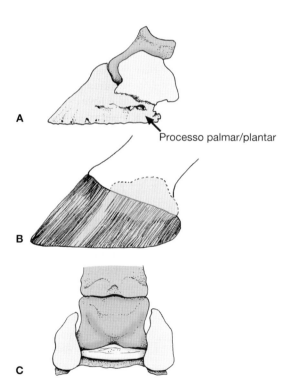

Figura 8.3 A. Vista lateral da falange média (em laranja) e da falange distal (em verde). **B.** Vista lateral do casco. **C.** Vista palmar/plantar das falanges média e distal. A falange proximal (em roxo) e o osso navicular (em amarelo) também podem ser observados nesta imagem. As cartilagens ungueais (em azul) estão ligadas ao processo palmar (ou plantar no membro posterior) da falange distal. Essas cartilagens, presentes nos aspectos lateral e medial do pé, se estendem em sentido proximal até a falange média e são palpáveis no cavalo vivo proximal à banda coronária (contorno da cartilagem indicado pela linha tracejada em **B**). (Esta figura encontra-se reproduzida em cores no Encarte.)

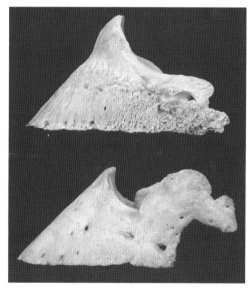

Figura 8.4 Vista lateral das falanges distais. Acima, falange distal normal. Abaixo, ossificação da cartilagem ungueal, observada como uma projeção óssea irregular no processo palmar dessa falange. Essa lesão é também chamada de *sidebone*. Fonte: foto cortesia de A. Fails, Colorado State University, Fort Collins, Colorado, EUA.

que produz o **perióplio** (**estrato tectório**) delgado e céreo na superfície da muralha do casco. Uma banda mais larga de **cório coronário** repousa abaixo da porção da epiderme que gera a maior parte da muralha do casco (geralmente chamado de **estrato médio**). O cório coronário apresenta papilas muito proeminentes (projeções microscópicas), que formam interdigitações com a epiderme coronária. A muralha do casco produzida pela epiderme adjacente a

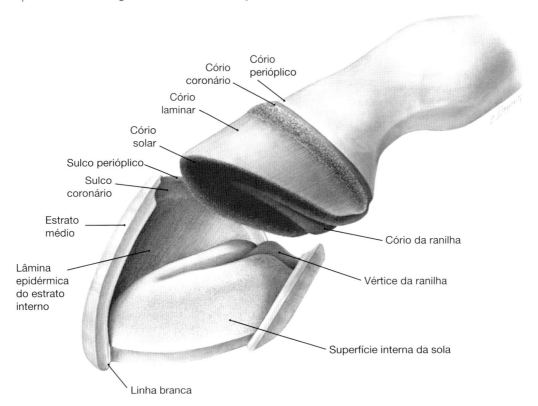

Figura 8.5 Vista após dissecção da relação do casco com o cório subjacente. *Fonte:* Baxter, 2011. Reproduzida, com autorização, de John Wiley & Sons, Inc.

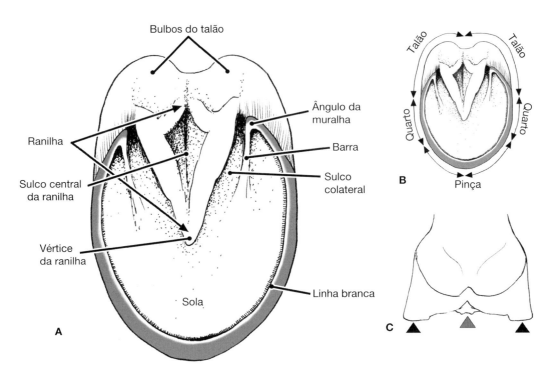

Figura 8.6 Anatomia macroscópica do casco equino. **A.** Superfície plantar (solar). **B.** Regiões. **C.** Vista palmar/plantar do casco desferrado no solo. Normalmente, o peso é carreado na muralha do casco (triângulos pretos) e na ranilha (triângulo cinza).

essas papilas assume uma configuração tubular. Esse *corno tubular* pode ser diferenciado do *corno intertubular* ao exame microscópico. Ambos contribuem para o estrato médio (Figura 8.7).

O periósteo da superfície convexa da falange distal se mescla às folhas longitudinais do cório, chamadas de *cório laminar*, que, por ser bem inervado, é geralmente denominado *lâmina sensível* do casco. As lâminas sensíveis formam interdigitações com as lâminas epidérmicas (Figuras 8.7 e 8.8), que, por não serem inervadas, são descritas como *lâminas insensíveis*. A grande área superficial proporcionada por milhares de lâminas interdigitantes cria uma forte ligação entre a falange distal e a muralha do casco. A maior parte do peso do cavalo é transferida pelas lâminas para a muralha do casco, e não diretamente para a sola do pé.

A inflamação das lâminas é denominada *laminite*. Uma vez que o casco é um espaço relativamente fechado, essa inflamação é extremamente dolorosa. A laminite de gravidade suficiente pode provocar o descolamento das lâminas insensíveis e sensíveis, o que leva à perda da associação íntima entre a muralha do casco e a falange distal (Figura 8.9). Nesse caso, a falange distal pode girar para baixo e a parede do casco cresce de maneira anormal.

Assim, a muralha fica irregular e alargada e a pinça se enrola para cima. Essa doença crônica é denominada *aguamento* (*founder*).

A *sola* do pé é uma placa queratinizada côncava que se liga à superfície palmar/plantar da terceira falange. Inclui toda a superfície inferior do pé não ocupada pela muralha ou pela ranilha (ver a seguir). Normalmente, a concavidade da sola permite que a muralha e a ranilha suportem a maior parte do peso (ver Figura 8.6C).

Os leigos e ferradores reconhecem uma faixa estreita da parte mais profunda do meio do estrato, normalmente de coloração um pouco mais clara que o restante da muralha do casco, que é a *linha branca*. A linha branca é um bom ponto de referência para a colocação dos pregos da ferradura. O prego bem orientado, inserido na linha branca ou fora dela, não toca nenhuma estrutura sensível do pé.

A *ranilha* (*cuneus unguis*) é um coxim cuneiforme especial no centro e na região do talão da superfície inferior do pé. O corno da ranilha é relativamente maleável e a compressão da ranilha contra o solo é importante para o retorno do sangue do pé. Sulcos profundos (*sulcos colaterais* ou *sulcos paracuneais*) demarcam os lados da ranilha da sola adjacente e um único *sulco central* corresponde à

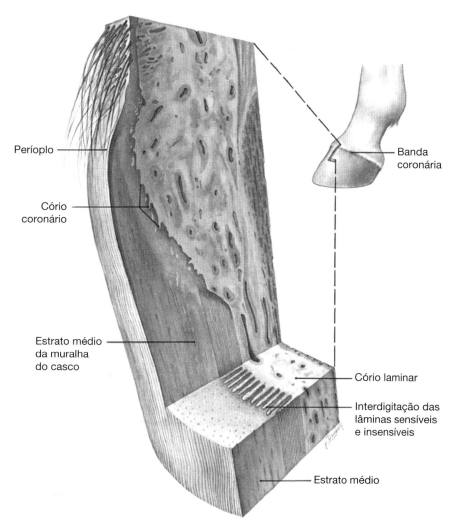

Figura 8.7 Relação entre o cório da região coronária (coroa) e a muralha do casco. Detalhe, localização macroscópica desse corte. Observe a aparência transversal das lâminas. *Fonte:* Baxter, 2011. Reproduzida, com autorização, de John Wiley & Sons, Inc.

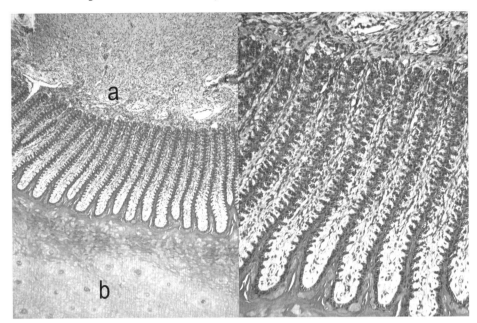

Figura 8.8 Fotomicrografias de um corte transversal do casco fetal equino na região das lâminas. À esquerda: a, cório; b, corno tubular. À direita: o aumento maior mostra interdigitação das lâminas insensíveis (mais escuras) com as lâminas sensíveis (mais claras). *Fonte:* foto cortesia de Gretchen Delcambre, Colorado State University, Fort Collins, Colorado, EUA. (Esta figura encontra-se reproduzida em cores no Encarte.)

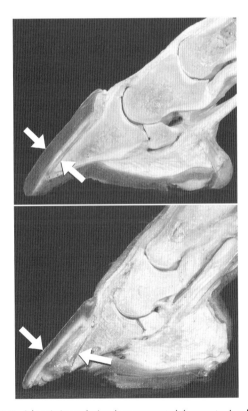

Figura 8.9 A laminite crônica (aguamento) é caracterizada pela perda de congruência entre a lâmina epidérmica e a lâmina dérmica. A falange distal gira e se distancia da muralha do casco pela força de distração do tendão flexor digital profundo. Acima, casco normal em corte sagital. As setas enfatizam as superfícies paralelas da muralha do casco e da falange distal. Abaixo, casco com laminite crônica e rotação da falange distal. *Fonte:* foto cortesia de A. Fails, Colorado State University, Fort Collins, Colorado, EUA.

espinha de tecido, chamada de **vértice da ranilha** no lado dorsal (profundo) da ranilha (ver Figura 8.5). Abaixo da ranilha, está o **coxim digital**, uma cunha espessa de tecido fibroadiposo (ver Figura 8.2).

Tendões

Nenhum ventre muscular se estende distal ao carpo ou tarso em cavalos adultos. Os tendões de vários músculos continuam até o pé, onde cada tendão se insere em uma ou mais falanges, como descrito no Capítulo 7.

O tendão digital extensor comum passa pelo aspecto dorsal do metacarpo, sobre o boleto, e se insere no processo extensor da falange distal. O tendão extensor digital longo tem o mesmo trajeto e inserção no membro pélvico (ver Figura 8.2).

No membro torácico, o tendão extensor digital lateral se insere na extremidade proximal da falange proximal após seguir um trajeto lateral ao tendão extensor digital comum. No membro pélvico, o tendão extensor digital lateral se funde com o tendão do músculo extensor digital longo e, através dele, se insere no processo extensor da falange distal.

O tendão do músculo flexor digital profundo (nos membros torácico e pélvico) passa pelo lado palmar/plantar do canhão, atravessa o boleto e se insere na porção palmar/plantar da falange distal. Nesse trajeto, passa superficialmente aos sesamoides proximais e distais.

O tendão flexor digital superficial passa distal ao osso do canhão, imediatamente superficial ao tendão flexor digital profundo, com quem compartilha uma bainha sinovial. Distalmente ao boleto, o tendão flexor digital superficial se divide em dois ramos, que passam em cada lado do tendão flexor digital profundo e se inserem na extremidade proximal da falange média e na extremidade distal da falange proximal.

A distensão dos tendões flexores pode causar tendinite, mais corretamente chamada de *tenossinovite* ao reconhecer o papel da inflamação das estruturas sinoviais. A inflamação produz um perfil convexo nos tendões normalmente retos. Esse *tendão curvo* é mais comum em cavalos usados em velocidade (p. ex., cavalos de corrida) (ver Figura 7.12).

Ligamentos

Os ligamentos do pé são os **ligamentos colaterais mediais** e **laterais** da articulação metacarpofalangiana ou metatarsofalangiana (boleto), interfalangiana proximal (quartela) e interfalangiana distal. Essas estruturas são ligamentos colaterais típicos, como aqueles encontrados em qualquer articulação em gínglimo. Além disso, uma estrutura especializada, o **ligamento suspensório**, corre paralelamente ao osso de canhão em seu aspecto palmar/plantar. Em animais com mais de um dedo, essa estrutura geralmente tem uma quantidade considerável de músculo. Nesses animais, está situada entre os metacarpos ou metatarsos adjacentes e, portanto, é chamada de músculo interósseo. O ligamento suspensório de potros tem uma quantidade significativa de tecido muscular, que é subsequentemente substituído por tecido conjuntivo durante o crescimento.

O ligamento suspensório equino fica entre o osso do canhão e o tendão flexor digital profundo. Esse ligamento se insere proximalmente à extremidade proximal do osso do canhão e à linha distal dos carpos ou tarsos. Passa entre os metacarpos acessórios na superfície palmar/plantar do canhão do cavalo (Figura 8.10).

Ao chegar ao boleto, o ligamento suspensório se divide em vários ramos. A principal continuação do ligamento suspensório se insere nos sesamoides proximais e nos ligamentos que unem esses dois ossos. Além disso, bandas mediais e laterais (*tiras extensoras* ou *ramos extensores*) se estendem até o lado dorsal do boleto para inserção no tendão do músculo extensor digital comum (Figura 8.11B). O ligamento suspensório age como um forte mecanismo de suporte para o boleto, discutido a seguir com o aparelho de sustentação.

Os sesamoides proximais formam uma importante conexão física entre o ligamento suspensório e três conjuntos de **ligamentos sesamoides distais**, que conectam esses ossos às falanges média e proximal. Juntas, essas estruturas formam uma banda, que dá suporte ao boleto (discutida a seguir na seção sobre o aparelho de sustentação). Os ligamentos sesamoides que conectam os sesamoides proximais a estruturas mais distais são, de superficial a profundo, um **ligamento sesamoide reto**, dois **ligamentos sesamoides oblíquos** e um par de **ligamentos sesamoides cruzados** (Figura 8.11A). Os nomes descrevem a aparência macroscópica dos ligamentos. O ligamento reto se insere na falange média, e os demais, na falange proximal.

Os sesamoides proximais também são unidos por um ligamento amplo, o **ligamento palmar** (*plantar*). Esse ligamento forma uma depressão suave entre os sesamoides, que é coberta pela membrana sinovial para o movimento sem fricção dos tendões flexores que passam sobre o aspecto palmar/plantar desses ossos.

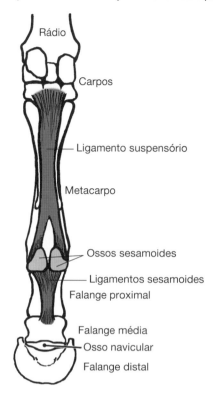

Figura 8.10 Vista palmar da mão equina, ilustrando os elementos do aparelho suspensório: ligamento suspensório, ossos sesamoides proximais e ligamentos sesamoides distais. O aparelho suspensório forma uma banda ligamentar contínua que passa do carpo e metacarpo proximal até as falanges proximais e médias. Essa parte do aparelho de sustentação é o suporte mais importante para a articulação do boleto.

O sesamoide distal (osso navicular) é associado a vários ligamentos. Os **ligamentos colaterais medial** e **lateral** unem o navicular à falange distal, e outro ligamento não pareado (**ligamento ímpar**) se estende do sesamoide distal à superfície solar da falange distal. A face proximal do osso navicular está conectada à falange média e ao tendão flexor digital profundo pelo **ligamento T** (ver Figura 8.2).

Os muitos ligamentos e tendões do dedo equino são unidos por diversos ligamentos anulares circunvizinhos. Esses ligamentos são espessamentos razoavelmente diferenciados da fáscia profunda local. O **ligamento anular palmar/plantar** é originário dos sesamoides proximais e envolve o aspecto palmar/plantar do boleto, onde suas fibras colágenas se misturam à bainha do tendão flexor (Figura 8.11B). Mais distalmente, dois **ligamentos anulares digitais** (proximal e distal) cercam os ossos do dedo e os tendões flexores digitais.

Estruturas sinoviais

Os tendões dos músculos flexores digitais superficiais e profundos compartilham uma bainha sinovial com extensão mais proximal cerca de 5 a 8 cm acima do boleto e que chega até o meio da falange média. A **bursa navicular** repousa entre o osso navicular e o tendão flexor digital profundo. A inflamação dessa estrutura é um componente da **doença navicular**.

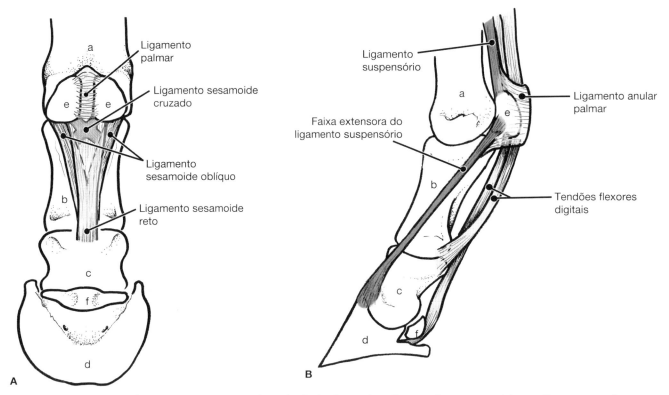

Figura 8.11 Ligamentos do pé equino. **A.** Vista palmar do dedo. Os tendões flexores foram removidos e o ligamento palmar e os ligamentos sesamoides distais são mostrados. **B.** Vista lateral do dedo. Os tendões flexores digitais profundos e superficiais seguem em direção distal no aspecto palmar (os ligamentos sesamoides distais não são representados). Esses tendões são mantidos no sulco entre os sesamoides proximais pelo ligamento anular palmar que envolve o aspecto palmar do boleto. a, metacarpo/metatarso; b, falange proximal; c, falange média; d, falange distal; e, sesamoides proximais; f, osso sesamoide distal (navicular).

A doença navicular é uma causa comum de claudicação do membro torácico em cavalos quartos de milha e puros-sangues. Diversas patologias são descritas com a doença navicular e nem todo cavalo acometido apresenta todas elas. Dentre essas patologias, estão a erosão das cartilagens articulares do osso navicular, a bursite navicular, as aderências entre o tendão flexor digital profundo e o osso navicular e as erosões ou a necrose do osso navicular. A doença tem um componente hereditário, provavelmente relacionado a um certo tipo conformacional, descrito como um cavalo pesado, com pés e quartelas verticais, o que expõe o osso navicular e as estruturas associadas a forças excessivas de concussão. O casqueamento inadequado, deixando a pinça muito longa e/ou os talões muito curtos, aumenta a tensão no tendão flexor digital profundo e pode agravar a predisposição à doença navicular.

A estrutura das articulações entre as falanges e entre o canhão e a falange proximal é típica das articulações sinoviais (ver Capítulo 6). A cavidade articular do boleto é bastante volumosa para acomodar a ampla gama de movimentos nessa articulação em gínglimo. Parte da cavidade articular se estende proximal entre o canhão e o ligamento suspensório. O acúmulo de excesso de líquido sinovial nesse *recesso palmar* (*plantar*) pode estar associado ao trauma do treinamento excessivo. Isso produz uma distensão visível do recesso, chamada de **alifafe** (***wind puffs*** ou ***wind galls***).

Função

As funções do pé são a locomoção eficiente e a sustentação em estação. O dedo único do cavalo é um auxílio altamente adaptado à marcha eficiente, já que o pé absorve a concussão, armazena energia em seus tecidos elásticos e forma uma alavanca para os músculos que se inserem em seus ossos. Do mesmo modo, a famosa capacidade dos cavalos de dormir em estação se deve principalmente às estruturas ligamentares do pé e a outras partes mais proximais do membro.

Concussão e armazenamento de energia

Uma grande parte do mecanismo de absorção da concussão depende da angulação das articulações dos membros no momento do impacto e imediatamente após o contato do pé com o solo. Os músculos, tendões e ligamentos atuam como molas que absorvem o choque de impacto, permitindo alguma flexão do ombro e do cotovelo e hiperextensão fisiológica das articulações metacarpofalangiana ou metatarsofalangiana (boleto), interfalangiana proximal (quartela) e interfalangiana distal. Parte da energia do pé que atinge o solo é armazenada pela distensão das estruturas ligamentares e tendíneas. Essa energia é liberada quando o pé sai do chão. O rebote dos ligamentos e tendões endireita as articulações e ajuda a levantar o pé e, assim, pouquíssima energia é gasta nessas partes da marcha.

O casco e seu conteúdo absorvem a concussão devido à elasticidade da muralha do casco, das cartilagens ungueais, do coxim digital e da ranilha. Ao bater no chão, a ranilha e o coxim digital são comprimidos, alargados e adelgaçados. A pressão sobre as barras, as cartilagens ungueais e a muralha separa os talões e força o sangue para fora do leito vascular do pé. O efeito de amortecimento direto da ranilha e do coxim digital é reforçado pela resiliência da muralha e pelo efeito hidráulico de absorção de choque do sangue no casco. Ao mesmo tempo que o casco se distende pela pressão da ranilha, o sangue é forçado a sair das estruturas vasculares do pé, o que não só absorve a concussão, mas também bombeia o sangue do pé para as veias da perna contra a gravidade. Essa ação de bombeamento do pé é um meio importante de retornar o sangue venoso do pé para a circulação geral.

Cavalos confinados em estábulo ou imobilizados por períodos longos geralmente são privados dos benefícios do bombeamento do pé ativo, o que leva ao acúmulo de líquido tecidual no membro distal. Isso dá a aparência de inchaço nos metacarpos, boletos e, às vezes, até mais proximal. O inchaço, no entanto, não se deve à inflamação, não é doloroso e se resolve muito rapidamente quando o cavalo é incentivado a se exercitar por um tempo.

A flexibilidade do casco também é uma consideração importante no ferrageamento correto. Na maioria dos casos, a ferradura deve ser pregada apenas nos quartos, para que os talões fiquem livres para se estender por cima dela. Pelo mesmo motivo, a maioria dos ferradores coloca ferraduras ligeiramente maiores nos talões. Assim, os talões em expansão conseguem se distender e ainda manter contato com a ferradura.

Aparelho de sustentação

Também há estruturas ligamentares que armazenam e liberam energia durante a locomoção na região proximal ao pé. Esses elementos do *aparelho de sustentação* também são os elementos do membro que permitem que o cavalo permaneça em pé com o mínimo de esforço físico.

Para entender a função do aparelho de sustentação, é necessário saber vários conceitos importantes:

1. Os ligamentos, embora elásticos, não se alongam tanto quanto os músculos. Por conseguinte, os tendões, por se conectarem aos músculos, oferecem muito menos resistência ao alongamento do que os ligamentos
2. Articulações que sustentam peso tendem a sofrer colapso
3. Para evitar o colapso das articulações com o mínimo de esforço muscular, as faixas ligamentares devem cruzar a articulação para contrabalançar a tendência ao dobramento durante a sustentação de peso (Figura 8.12).

Membro torácico

O membro torácico é afixado em parte ao tronco pelo M. serrátil ventral, que tem formato de leque e se estende da escápula até as costelas. Esse músculo é caracterizado por uma camada tendínea espessa, capaz de suportar o tronco sem contração das fibras musculares. O peso do tronco é, assim, sustentado sem esforço por uma estrutura semelhante a um estilingue, composta pelos Mm. serráteis ventrais direito e esquerdo (ver Figura 7.8). Com essa construção, grande parte do peso do cavalo é transferida para os membros torácicos.

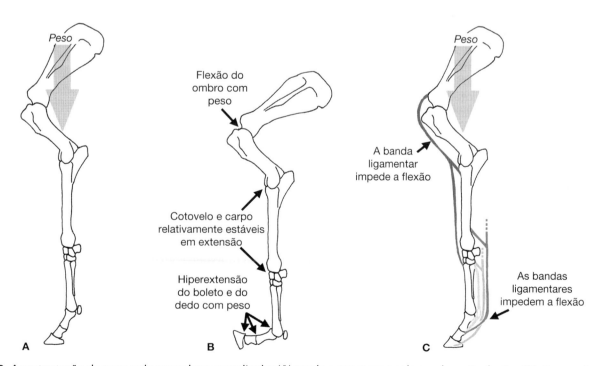

Figura 8.12 A sustentação de peso pelo esqueleto apendicular (**A**) tende a provocar o colapso das articulações (**B**). O aparelho de sustentação é uma série de bandas ligamentares que atravessam as articulações e passivamente previnem esse colapso (**C**).

Ao sustentar o peso, a articulação do ombro tende a se flexionar e as articulações metacarpofalangiana ou metatarsofalangiana (boleto), interfalangiana proximal (quartela) e interfalangiana distal tendem a sofrer hiperextensão além de seus ângulos fisiológicos normais, enquanto o carpo e o cotovelo são relativamente estáveis ao sustentarem peso em posição estendida. Os componentes do aparelho de sustentação atravessam todas essas articulações, compensando sua tendência de colapso sob carga (Figura 8.12).

A superfície extensora do ombro é atravessada pelo tendão que é a origem do músculo bíceps braquial. Esse tendão é muito amplo, parcialmente cartilaginoso, contínuo a uma faixa fibrosa bastante densa que cruza o comprimento do ventre muscular. Essa banda fibrosa se mistura distalmente com os tendões de inserção, inclusive a *aponeurose bicipital* (*lacertus fibrosus*), uma faixa substancial que continua na fáscia profunda (epimísio) do músculo extensor radial do carpo. Essa característica do músculo bíceps braquial cria uma conexão ligamentar contínua, desde a escápula, passando por todo o comprimento do braço e pelo cotovelo, até o rádio proximal, por meio do tendão de inserção do bíceps, e o metacarpo proximal, através de sua conexão com o tendão do músculo extensor radial do carpo. É essa faixa de tecido conjunto que, sem esforço muscular, resiste à flexão do ombro quando o membro sustenta peso. Essa mesma banda contínua, por meio de sua conexão com o músculo extensor radial do carpo, contribui ainda mais para a estabilidade do carpo em extensão.

O cotovelo é surpreendentemente estável quando totalmente estendido e com sustentação de peso. O músculo tríceps braquial, o principal extensor do cotovelo, contribui para essa estabilidade, mantendo uma ligeira quantidade de tônus, mesmo quando o cavalo dorme em pé.

O restante do aparelho de sustentação é responsável principalmente pela manutenção das articulações metacarpofalangiana ou metatarsofalangiana (boleto) e, em menor grau, das articulações interfalangiana proximal (quartela) e interfalangiana distal em uma posição fisiológica. Sem apoio ligamentar no aspecto palmar dessas articulações, o boleto cairia no chão e a pinça apontaria para cima, com a sola fora do chão quando o membro sustentasse peso.

O suporte primário das articulações do boleto e da quartela compreende o ligamento suspensório, os sesamoides proximais e os ligamentos dos sesamoides proximais. Lembre-se de que essas estruturas formam uma conexão ligamentar contínua entre o aspecto palmar do carpo e o metacarpo proximal distais às falanges proximal e média (ver Figura 8.10).

Os tendões de ambos os músculos flexores digitais oferecem maior suporte às articulações do boleto e da quartela, e o tendão do músculo flexor digital profundo resiste à hiperextensão da articulação interfalangiana distal. Lembre-se, porém, que o músculo tende a se esticar com facilidade e se cansaria rapidamente sem modificações ligamentares. Os flexores digitais podem suportar as articulações distais sem esforço muscular, pois ambos apresentam ligamentos acessórios, conexões ligamentares entre os ossos mais proximais e as inserções dos tendões.

O músculo flexor digital superficial tem uma cabeça ligamentar que se insere no aspecto caudal do rádio distal e se une ao tendão do músculo próximo ao carpo. Esse é o *ligamento acessório do músculo flexor digital superficial* e sua presença cria uma banda ligamentar contínua do rádio até a inserção do tendão nas falanges proximal e média. Isso dá maior suporte ao boleto e à quartela.

O músculo flexor digital profundo também tem um ligamento acessório que se insere na parte caudal da cápsula articular do carpo e se mistura ao tendão do músculo distalmente ao carpo. Esse é o *ligamento acessório do músculo flexor digital profundo*, que cria uma banda ligamentar contínua que se estende do carpo à falange distal e sustenta todas as articulações do dedo.

A lesão nos tendões flexores produz alguma queda do boleto, já que há perda de parte da resistência à hiperextensão. Se a lesão incluir o tendão flexor digital profundo, é provável que a pinça saia do chão, já que esse tendão é o único que resiste à hiperextensão da articulação interfalangiana distal. As lesões mais graves, entretanto, acometem o ligamento suspensório e/ou os sesamoides proximais. As fraturas dos sesamoides proximais são as mais comuns de todas as fraturas do membro anterior. Se as fraturas forem completas (fraturas transversais de ambos os sesamoides) ou se houver secção do ligamento suspensório, o ligamento perde suas conexões com as falanges e o boleto cai até o chão. Essa lesão geralmente é irreparável e pode requerer a eutanásia do cavalo (Figura 8.13).

Membro pélvico

Distalmente ao tarso, o aparelho de sustentação no membro pélvico é mais ou menos idêntico ao do membro torácico (Figura 8.14). O *ligamento acessório do músculo flexor digital profundo* surge do aspecto plantar do tarso e metatarsos proximais. Esse ligamento acessório é bastante longo e delgado e pode até estar ausente em alguns indivíduos. O músculo flexor digital superficial do membro pélvico é quase inteiramente tendíneo e, portanto, não precisa de nenhum ligamento acessório para criar uma faixa contínua de sua origem (fêmur distal caudal) até a inserção nas falanges proximal e média. Além disso, o tendão do músculo flexor digital superficial se insere firmemente na tuberosidade calcânea, formando um ligamento acessório nesse ponto.

Para que o membro pélvico sustente o peso sem sofrer colapso, a flexão do joelho e do jarrete deve ser impedida. Isso é conseguido por um mecanismo que bloqueia o joelho em extensão e um segundo mecanismo (o *aparelho recíproco*) assegura que o jarrete sempre se flexione e estenda em uníssono com o joelho. O aparelho recíproco faz com que o jarrete fique travado em extensão assim como o joelho.

Lembre-se de que a patela equina apresenta uma cartilagem parapatelar medial em formato de gancho e três ligamentos patelares que se inserem na tuberosidade da tíbia (ver Figura 6.12). Durante o movimento, a patela desliza para cima e para baixo na tróclea femoral enquanto o músculo quadríceps se contrai e relaxa, respectivamente. Com o cavalo em repouso, porém, a patela é tracionada

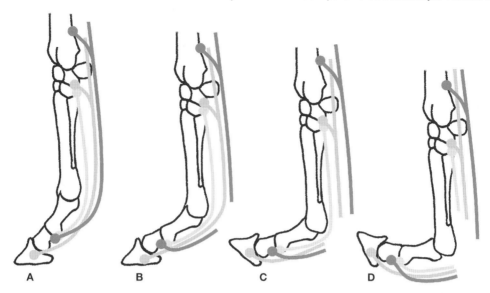

Figura 8.13 Aumento da gravidade da lesão no suporte passivo do membro distal (membro torácico representado). **A.** Suporte normal proporcionado pelos tendões dos músculos flexores digitais superficial (em roxo) e profundo (em verde) e pelo aparelho suspensório (em azul). **B.** A perda do suporte do tendão flexor digital superficial produz hiperextensão das articulações metacarpofalangiana (boleto) e interfalangiana proximal (quartela). **C.** A lesão nos dois tendões flexores aumenta a hiperextensão dessas duas articulações, mas agora a articulação interfalangiana distal também sofre hiperextensão, em decorrência da perda da restrição passiva do tendão flexor digital profundo. **D.** A perda da sustentação conferida pelo aparelho suspensório produz tal hiperextensão do boleto que a articulação entra em colapso no solo. (Esta figura encontra-se reproduzida em cores no Encarte.)

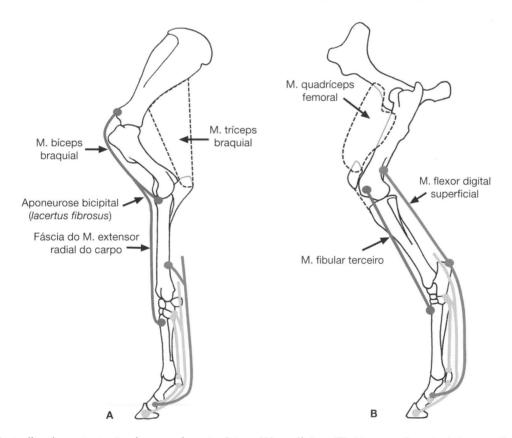

Figura 8.14 Aparelho de sustentação dos membros torácicos (**A**) e pélvicos (**B**). Nos membros torácicos e pélvicos: em roxo, tendão flexor digital superficial; em verde, tendão flexor digital profundo; em azul, aparelho suspensório. Observe os ligamentos acessórios do músculo flexor digital profundo no carpo e no tarso dos membros torácico e pélvico, respectivamente, e o ligamento acessório do músculo flexor digital superficial no membro torácico. Os círculos indicam os pontos de inserção óssea. No membro torácico, o diminuto tônus no músculo tríceps contribui para a estabilidade geral. Do mesmo modo, no membro pélvico, o quadríceps mantém uma pequena quantidade de tônus para que a patela fique travada em extensão. M., músculo. (Esta figura encontra-se reproduzida em cores no Encarte.)

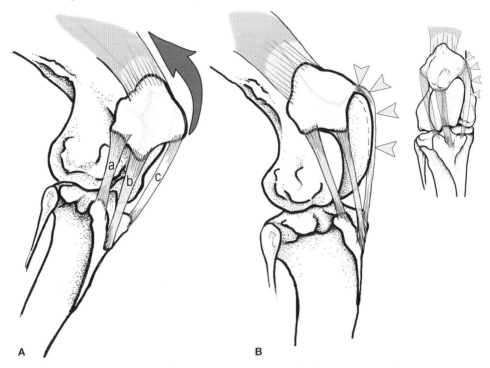

Figura 8.15 A. Vista craniolateral do joelho direito. a, ligamento patelar lateral; b, ligamento patelar médio; c, ligamento patelar medial. A seta grande, à esquerda, indica a direção de tração com a contração do músculo quadríceps. Isso produz extensão do joelho pelas inserções tibiais dos ligamentos patelares. **B.** Quando o cavalo quer "travar" o joelho em extensão, a patela é tracionada em sentido proximal e virada de modo que o ligamento patelar medial (pontas de seta, à direita) envolva a crista troclear medial. O detalhe mostra a vista cranial direta dessa posição travada.

em sentido proximal, de modo que a cartilagem parapatelar e o ligamento patelar medial se engancham sobre a grande crista medial da tróclea (Figura 8.15). Nessa posição, o joelho é mantido em extensão com esforço muscular mínimo. Normalmente, o cavalo ativa esse mecanismo em um membro pélvico, descansando o outro com a pinça no chão.

O jarrete e o joelho normalmente são flexionados e estendidos em uníssono, devido ao aparelho recíproco, uma combinação de estruturas ligamentares que conectam o fêmur ao tarso e ao metatarso (Figura 8.16). No aspecto cranial da perna, o ***fibular terceiro*** (antigamente conhecido como peroneal terceiro), uma estrutura inteiramente ligamentar, se estende do côndilo femoral lateral até as inserções no tarso e metatarsos proximais. Ao fazê-lo, forma uma faixa relativamente não passível de extensão pela superfície extensora do joelho e pela superfície flexora do tarso. No aspecto caudal da perna, o músculo flexor digital superficial, que também é inteiramente tendíneo, é originário do fêmur distocaudal e se insere no calcâneo antes de continuar distal no pé e se inserir na falange distal. Isso gera uma conexão ligamentar que cruza a superfície flexora do joelho e extensora do tarso. Como mostra a Figura 8.16, esses elementos criam um paralelogramo de ligamentos, em que a mudança de ângulo no joelho é acompanhada por uma mudança similar no tarso. Um cavalo em pé com o joelho travado necessariamente também está com o jarrete travado em extensão.

Na ***fixação ascendente da patela***, a patela trava acima da crista medial da tróclea femoral em momentos inapropriados.

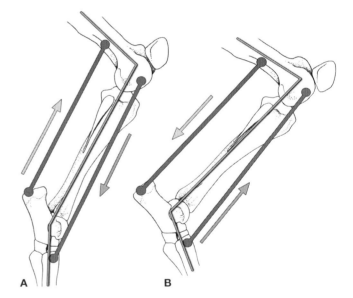

Figura 8.16 Aparelho recíproco. Linha azul, músculo flexor digital superficial. Linha vermelha, músculo fibular terceiro. Os ângulos articulares são indicados pela linha verde. Note que, com o joelho em extensão (**A**), a origem do músculo flexor digital superficial é puxada para cima, o que estende o joelho ao tracionar o calcâneo. A origem do músculo fibular terceiro vira e fica mais perto da tíbia, o que libera a tensão na inserção e permite a extensão do jarrete. A flexão do joelho (**B**) libera a tensão no músculo flexor digital superficial, mas a origem do músculo fibular terceiro gira e se afasta da tíbia, o que causa a tração em sentido superior na inserção e, assim, flexiona o jarrete. (Esta figura encontra-se reproduzida em cores no Encarte.)

A doença pode ser provocada por anomalias conformacionais ou um distúrbio neuromuscular. O animal acometido exibe extensão súbita do joelho, que pode ser intermitente ou persistente. O tratamento conservador é composto por condicionamento físico para melhorar a capacidade de controle da patela pelo cavalo. Se for ineficaz, o ligamento patelar medial pode ser seccionado. Isso impede que a patela se fixe sobre a crista.

Cavalos podem dormir em pé? Sim e não. O sono é dividido em cinco estágios, numerados de I a V. Os estágios I a IV são um contínuo de aumento da profundidade do sono, em que I e II são sono leve (sonolência) e III e IV são sono profundo ("sono de ondas lentas"). O estágio V é descrito em seres humanos como sono REM (*rapid eye movement*, movimento rápido dos olhos). Essa é a parte do sono mais comumente associada aos sonhos. Uma das características que definem o sono REM é a paralisia flácida dos músculos oculares e respiratórios e também de todos os músculos esqueléticos. Os cavalos ficam acordados cerca de 19 horas por dia e gastam cerca de 2 horas em sono leve e de ondas lentas, quando podem ficar em pé com o mínimo de tônus muscular, graças ao aparelho de sustentação. Os cavalos normalmente têm sono REM por somente cerca de 1 hora por dia, mas, como o sono REM está associado à paralisia dos músculos voluntários, devem se deitar durante esse período.

9 Anatomia Microscópica e Fisiologia do Músculo

Músculo esquelético, 129

Estrutura, 129
Excitação, contração e relaxamento, 132
Força de contração, 135
Fármacos que afetam a função dos
músculos esqueléticos, 136
Tipos de contração muscular, 136

Músculo liso, 137

Estrutura, 137

Estresse-relaxamento, 137
Contração e relaxamento, 138
Papel e fontes de cálcio, 138
Potenciais de ação e ondas lentas, 139
Inervação autônoma, 139

Músculo cardíaco, 140

Excitação e contração, 140
Hipertrofia cardíaca, 140

Objetivos de aprendizagem

- Definir e ser capaz de explicar a importância dos termos destacados em ***negrito e itálico*** neste capítulo
- Comparar e contrastar a estrutura microscópica e a localização dos músculos esquelético, liso e cardíaco
- Comparar e contrastar a excitação e a contração dos músculos esquelético, liso e cardíaco
- Comparar e contrastar a inervação autônoma dos músculos esquelético, liso e cardíaco. Descrever a função essencial desempenhada pelo cálcio nos músculos liso e esquelético
- Descrever o reabastecimento da célula com trifosfato de adenosina e a função dessa molécula no músculo
- Descrever brevemente a geração de um potencial de ação no músculo liso.

Nas células vivas, a movimentação depende de proteínas contráteis, que podem converter energia química em energia mecânica de tensão e movimento. As células musculares são altamente especializadas em contração, e seus constituintes primários são proteínas contráteis. No entanto, proteínas com propriedades contráteis também foram extraídas de muitos outros tipos celulares. Essas proteínas, por exemplo, são responsáveis pela migração de alguns leucócitos dos capilares para os tecidos periféricos, pelos movimentos das mitocôndrias e pelos movimentos dos cílios de algumas células epiteliais.

Músculo esquelético

Estrutura

A fibra do músculo esquelético (também chamada de fibra muscular estriada voluntária) é, na verdade, uma célula longa, multinucleada e com estriações visíveis. Imediatamente abaixo da membrana celular externa (***sarcolema***), há numerosos núcleos, refletindo a fusão de ponta a ponta das células musculares primitivas mais curtas durante o desenvolvimento. O interior da fibra é cheio de fitas proteicas alongadas (***miofibrilas***) e, nas fendas e espaços entre essas fitas, há uma rede extensa de ***retículos endoplasmáticos*** lisos (***retículos sarcoplasmáticos***) e invaginações tubulares associadas do sarcolema (***túbulos transversos*** ou ***túbulos T***) (Figura 9.1). Como você já notou, muitas das estruturas relacionadas ao músculo são modificadas com o prefixo "sarco-", da palavra grega *sark*, que significa carne.

Embora as fibras musculares esqueléticas pareçam quase idênticas nas colorações histológicas de rotina (ver Figura 1.10), técnicas histoquímicas revelam suas diferenças bioquímicas. A coloração para análise da atividade da miosina, que é uma adenosina trifosfatase (ATPase), a enzima que cliva o trifosfato de adenosina (ATP) para a produção de energia para realizar a contração muscular, mostra que algumas fibras musculares adquirem coloração escura (***fibras de tipo II***), enquanto outras se coram de maneira mais clara (***fibras de tipo I***) (ver Figura 2.6). Esses resultados histoquímicos são correlacionados às propriedades

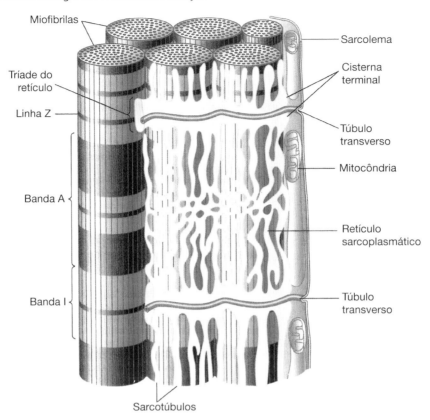

Figura 9.1 As miofibrilas de uma célula muscular esquelética são cercadas por retículo sarcoplasmático. Os túbulos T se estendem para dentro do sarcoplasma a partir do sarcolema para envolver as miofibrilas. *Fonte:* Guyton e Hall, 2006. Reproduzida, com autorização, de Elsevier.

fisiológicas das próprias fibras musculares: as fibras do tipo I se contraem de maneira lenta (***contração lenta***), mas podem ficar contraídas por períodos longos. As fibras de tipo II se contraem rapidamente (***contração rápida***), mas são mais suscetíveis à fadiga. A velocidade de contração é, portanto, uma propriedade da atividade da miosina (ATPase) e da taxa de hidrólise do ATP. A resistência está relacionada ao conteúdo e à atividade intracelular das mitocôndrias e da capacidade de geração de ATP para a contração pelo metabolismo oxidativo ou aeróbico.

Os tipos específicos de fibras musculares que compõem o músculo determinam as características funcionais da estrutura por inteiro. Os músculos que precisam ficar em contração contínua, como os músculos antigravitacionais, normalmente contêm mais fibras de resistência de contração lenta do que os que se contraem de modo breve, rápido e com grande força. É possível até mesmo mostrar uma diferença entre raças equinas em relação à composição das fibras musculares do mesmo músculo. O músculo glúteo médio do cavalo da raça Quarto de Milha em um período curto de atividade intensa é caracterizado por uma quantidade maior de grandes fibras do tipo II, de contração rápida, mas baixa resistência, do que o mesmo músculo de cavalos da raça Árabe, que são mais lentos, porém mais resistentes.

No exame casual à microscopia óptica, as estrias do músculo esquelético parecem ser discos distribuídos ao longo de toda a fibra. No entanto, o microscópio eletrônico mostra as estrias apenas nas miofibrilas e não no sarcoplasma (citoplasma da célula muscular). As bandas claras e escuras alternadas de todas as miofibrilas aparecem nos locais correspondentes na fibra (Figuras 9.2 e 9.3). A correspondência das bandas em miofibrilas adjacentes faz parecer que essas bandas se estendem por toda a fibra (Figuras 9.2 e 9.3; ver Figura 9.1). As bandas aparentes de miofibrilas são devido à densidade relativa e à sobreposição parcial de ***filamentos grossos*** e ***finos***. As diferentes bandas são indicadas por letras.

As zonas, ou bandas, claras, chamadas de ***bandas I***, são compostas apenas por filamentos finos. As regiões escuras, as ***bandas A***, são formadas pela sobreposição de filamentos

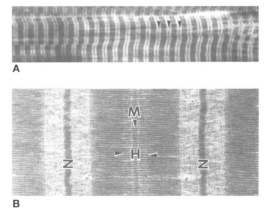

Figura 9.2 Micrografias óptica (**A**) e eletrônica (**B**) do músculo esquelético longitudinal. *Fonte:* Dellman e Eurell, 1998. Reproduzida, com autorização, de John Wiley & Sons, Inc.

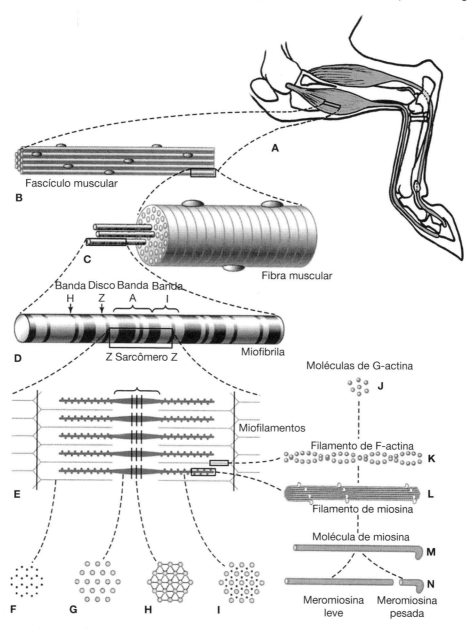

Figura 9.3 Organização do músculo esquelético, de macroscópica a molecular. O músculo esquelético (**A**) é organizado em feixes (fascículos) de fibras musculares, onde a unidade funcional de contração é o sarcômero (**E**). Vistas transversais (**F-I**) do sarcômero mostrado em (**E**). A organização do filamento de miosina (**L**) e do filamento de actina (**K**) e seus respectivos componentes. Os monômeros de actina (**J**) se polimerizam para formar filamentos (**K**), enquanto o filamento de miosina é gerado por uma série de moléculas de miosina (**M**) compostas por subunidades pesadas e leves de meromiosina (**N**). *Fonte:* adaptada de Guyton e Hall, 2006. Reproduzida, com autorização, de Elsevier.

grossos e finos (ver Figura 9.2). Assim, a alternância de bandas A e I produz o padrão observado na miofibrila. A banda A tem uma região de filamentos grossos não sobrepostos por filamentos finos, denominada zona H. No centro da zona H, está a linha M, que é outra característica visível formada pela ligação cruzada de filamentos grossos (ver Figura 9.2).

Uma linha densa, a **linha Z**, divide cada banda I ao meio (na verdade, uma extremidade de cada filamento fino é anexada à linha Z; a extremidade oposta do filamento fino é livre). O segmento de miofibrila entre as linhas Z adjacentes é o **sarcômero**, a unidade fundamental de contração no músculo estriado (ver Figuras 9.2 e 9.3).

Cada fibra muscular estriada contém centenas ou milhares de miofibrilas e cada miofibrila contém aproximadamente 1.500 **miofilamentos** grossos e 3.000 miofilamentos finos (ver Figura 9.3). Cada filamento grosso é composto por centenas de moléculas de **miosina**, uma molécula proteica em formato de taco de golfe, com peso molecular de 332.000 (em comparação, o peso molecular do hidrogênio é 2). Um filamento fino é composto principalmente por cadeias de moléculas de **actina**, uma proteína globular de peso molecular igual a 70.000. A estrutura desses filamentos e detalhes de suas ações na contração são descritos com mais detalhes em uma seção posterior.

O retículo sarcoplasmático é agranular (não contém ribossomos) e atua no acoplamento excitação-contração (discutido mais adiante neste capítulo). As fibras musculares também apresentam complexos de Golgi, um grande número de mitocôndrias e inclusões de glicogênio.

Os túbulos transversos (ou sistemas T) são contínuos à membrana plasmática e se estendem para o interior da fibra muscular em ângulos retos nas miofibrilas e no retículo sarcoplasmático. O sistema T propaga os potenciais de ação do sarcolema para o interior da fibra muscular (ver Figura 9.1), para iniciar a contração de toda a fibra.

As fibras do músculo esquelético têm 10 a 100 μm de diâmetro. De modo geral, as fibras grandes parecem ser mais longas e tendem a ser encontradas em músculos maiores do que em músculos pequenos. Animais bem-alimentados apresentam fibras maiores do que aqueles submetidos à restrição alimentar. Normalmente, as fibras musculares são consideradas maiores em machos do que em fêmeas. O comprimento das fibras musculares esqueléticas varia bastante de acordo com a extensão do músculo e o arranjo das fibras musculares (paralelas ou penadas). Algumas fibras dos músculos paralelos provavelmente se estendem por todo o comprimento muscular.

Acredita-se que as fibras musculares esqueléticas sejam células tão especializadas que sua multiplicação ou formação de novas fibras após o nascimento é mínima ou nula. Todos os aumentos de tamanho dos músculos em qualquer estágio da vida após o nascimento são causados por hipertrofia de fibras musculares individuais, com síntese de mais miofibrilas e elevação do suprimento vascular. É bem sabido que o exercício pode aumentar o desenvolvimento muscular, como observado em levantadores de peso. Isso, claro, é realizado pelo aumento do tamanho das fibras musculares individuais existentes. **A destruição do suprimento nervoso de um músculo provoca a diminuição das fibras musculares, um processo chamado de *atrofia neurogênica* ou *por denervação*. Quando os cavalos eram utilizados como meio primário de transporte, um tipo de atrofia denominado *sweeny* era observado com maior frequência em animais de tração com correias mal ajustadas. O nervo supraescapular sofria lesões repetitivas causadas pelas correias, o que provocava denervação e atrofia dos músculos supraespinhoso e infraespinhoso e desestabilização da articulação do ombro.**

Excitação, contração e relaxamento

A contração do músculo esquelético é desencadeada pela geração de um potencial de ação no sarcolema. Esse potencial de ação é iniciado pelo disparo de um neurônio motor cujo axônio termina na **junção neuromuscular** perto do ponto médio da fibra muscular. A junção neuromuscular (Figura 9.4) é um tipo de sinapse excitatória.

O potencial de ação do nervo não é propagado diretamente na célula muscular adjacente. Em vez disso, a despolarização da terminação nervosa motora libera um neurotransmissor químico, a **acetilcolina** (ACh). Ao se difundir através da fenda sináptica da junção neuromuscular, a ACh se liga a

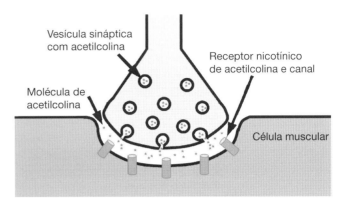

Figura 9.4 Características estruturais de uma junção neuromuscular. A extremidade terminal do axônio contém vesículas sinápticas com o neurotransmissor acetilcolina. Receptores nicotínicos de acetilcolina estão na membrana da célula muscular esquelética.

receptores específicos (receptores nicotínicos de ACh) na membrana celular pós-juncional da fibra muscular (ver Figura 9.4). A ligação da ACh aos seus receptores provoca a abertura de canais de membrana acionados por ligantes, que permitem a entrada de íons sódio na célula muscular. A entrada de sódio (um cátion, com carga positiva) desloca o potencial elétrico da membrana em direção positiva (***despolarização***). O efeito da ACh persiste apenas momentaneamente, uma vez que outra enzima, a ***acetilcolinesterase***, rapidamente a degrada.

A ACh é sintetizada no citoplasma das terminações nervosas pré-sinápticas e armazenada em vesículas sinápticas ligadas à membrana no fim da fibra nervosa (ver Figura 9.4). Cada potencial de ação que chega à extremidade do nervo estimula a liberação de um número definido de vesículas e, assim, uma quantidade definida de ACh. A síntese contínua mantém um fornecimento constante de vesículas para que a ACh não se esgote, mesmo com exercícios intensos.

▶ **Placa terminal e potenciais de ação.** A despolarização local do sarcolema na junção neuromuscular é chamada de ***potencial de placa terminal***. Essa mudança no potencial produz um fluxo de corrente local que despolariza áreas adjacentes no sarcolema. Normalmente, a despolarização do sarcolema adjacente é suficiente para alcançar o potencial limiar dos canais dependentes de eletricidade nessas áreas da membrana celular. Quando isso ocorre, esses canais se abrem para possibilitar a entrada de sódio por difusão, gerando um novo potencial de ação. Há um novo fluxo local de corrente e outros potenciais de ação são gerados nas áreas adjacentes ao local do primeiro potencial de ação. O processo é repetido e o efeito geral é a propagação dos potenciais de ação por todo o sarcolema da fibra muscular. Esse processo é semelhante ao da propagação de potenciais de ação ao longo do axônio de uma célula nervosa (ver Figura 2.16).

Como os túbulos T são continuações internas do sarcolema, o potencial de ação (ou impulso) trafega por esses túbulos e atravessa a fibra muscular (Figura 9.5). Em certos locais, onde os túbulos T são imediatamente adjacentes ao retículo sarcoplasmático, há uma ligação estrutural entre uma proteína do sarcolema do túbulo T (***receptor***

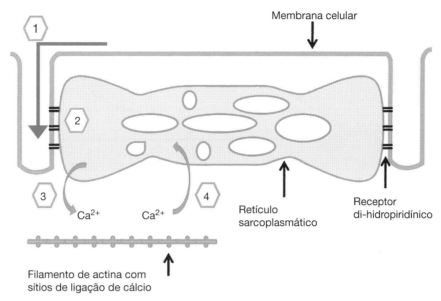

Figura 9.5 As fontes e o papel do cálcio durante o acoplamento excitação-contração no músculo esquelético. Um potencial de ação é propagado ao longo do túbulo T (1). O potencial de ação no túbulo T alcança uma região com receptores di-hidropiridínicos (2). Os íons cálcio são liberados do retículo sarcoplasmático para se ligarem às proteínas reguladoras nos filamentos de actina (3), o que provoca a contração muscular. Quando o cálcio é liberado de seus sítios de ligação e transportado de volta para o retículo sarcoplasmático, há o relaxamento muscular (4).

di-hidropiridínico) e um canal proteico de membrana no retículo sarcoplasmático. Um potencial de ação no sarcolema, na área do receptor de di-hidropiridínico, faz com que o canal no retículo sarcoplasmático se torne *permeável a* Ca^{2+}. A permeabilidade é possível devido à ligação entre as duas proteínas da membrana.

Antes da estimulação, a concentração de Ca^{2+} dentro do retículo sarcoplasmático é muito maior (mais de 100 vezes) do que no sarcoplasma. Com a abertura dos canais de Ca^{2+} no retículo sarcoplasmático, o íon se difunde para o sarcoplasma adjacente da fibra muscular e para as miofibrilas. O aumento da concentração de Ca^{2+} nas miofibrilas provoca a interação de filamentos grossos e finos e a movimentação (deslizamento) dos filamentos finos, que passam dos filamentos grossos em direção ao centro do sarcômero. Esse movimento de deslizamento encurta os sarcômeros, o que encurta as miofibrilas e, consequentemente, toda a fibra muscular. A Figura 9.5 resume os movimentos do Ca^{2+} durante o **acoplamento de excitação-contração** no músculo esquelético.

A *paralisia periódica hiperpotassêmica* (*HYPP*) **é uma doença hereditária de equinos causada por mutação genética em uma proteína transmembrânica. O canal de sódio acionado por voltagem (já descrito como participante da geração de potenciais de ação nas membranas celulares do músculo esquelético) é defeituoso nos animais acometidos e, assim, a permeabilidade do canal a esse íon pode ser inadequadamente maior. Isso permite a entrada de sódio e a despolarização da membrana, provocando contrações musculares involuntárias. A hiperpotassemia é uma elevação na concentração sérica de potássio. Esse é um estímulo que pode aumentar a permeabilidade dos canais anormais, daí o nome da doença. Os sinais clínicos são espasmos musculares, tremores, sudorese e fraqueza. Essa doença é também conhecida como a síndrome Impressive, por ser observada principalmente em cavalos da raça Quarto de Milha e outros descendentes do garanhão Quarto de Milha Impressive.**

▶ **Filamentos de miosina e actina.** Cada filamento grosso em um sarcômero é um feixe de moléculas de miosina. Cada molécula tem duas partes: (1) uma parte filamentosa, que fica paralela a partes similares de outras moléculas de miosina, formando o comprimento do filamento grosso e (2) uma parte que se projeta para fora, como um braço no final do filamento (Figura 9.6). O alargamento no final do braço é denominado *cabeça de miosina*. O braço que prende a cabeça da miosina ao filamento é flexível, como uma dobradiça, onde se une ao segmento do filamento e também à cabeça. As cabeças de miosina se projetam de todo o filamento grosso. Essas cabeças se afastam do centro em ambas as direções até os filamentos finos ao redor (Figura 9.6).

Cada filamento fino é composto por três proteínas: *actina*, *tropomiosina* e *troponina*. As moléculas de actina são as mais proeminentes e estão dispostas em duas longas cadeias espiraladas. As moléculas de tropomiosina também são unidas em um fio em espiral ao redor dos fios de actina. A terceira proteína, a troponina, é ligada à tropomiosina em locais específicos ao longo da cadeia. Juntas, são chamadas de *complexo troponina-tropomiosina*.

Os filamentos de tropomiosina repousam nos locais da cadeia de actina em que pode haver ligação das cabeças de miosina. Os íons cálcio liberados do retículo sarcoplasmático se ligam à troponina do complexo troponina-tropomiosina e induzem uma alteração molecular na cadeia da tropomiosina. Essa alteração revela os sítios de ligação da miosina nas cadeias de actina, possibilitando a interação com as cabeças de miosina.

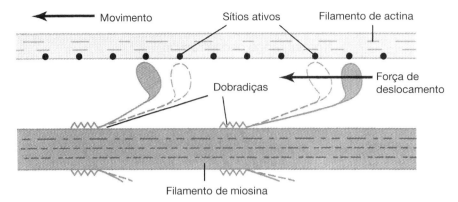

Figura 9.6 O mecanismo postulado "caminhar" da contração muscular. As cabeças de duas ligações cruzadas são fixadas e desencaixadas dos sítios ativos do filamento de actina. Acredita-se que a fixação da cabeça ao sítio ativo faça com que ela se incline em direção ao braço para mover o filamento de actina, criando assim a força de deslocamento. *Fonte:* adaptada de Guyton e Hall, 2006. Reproduzida, com autorização, de Elsevier.

A ligação da cabeça da miosina à actina provoca a liberação de fosfato e difosfato de adenosina (ADP), que estavam unidos à cabeça da miosina. A cabeça da miosina também gira de sua posição em repouso em direção ao centro do sarcômero. Esse movimento puxa a cadeia de actina presa ao filamento grosso (ver Figura 9.6).

A cabeça da miosina permanece no seu ângulo final e ligada à actina do filamento fino até que uma molécula intacta de ATP se ligue a outro local da cabeça da miosina. Esse sítio na cabeça da miosina é uma ATPase, que também promove a hidrólise do ATP antes do movimento da cabeça. Com a ligação de um novo ATP, a cabeça de miosina se desprende da cadeia de actina e retoma seu ângulo de repouso. Assim, está pronta para repetir o processo de ligação à actina, movendo-se do repouso para o ângulo final e puxando o filamento fino anexo em direção ao centro do sarcômero, se separando e se ligando a outra molécula de ATP.

O ciclo de eventos que produz o encurtamento de cada sarcômero, o **modelo do deslizamento de filamento da contração muscular**, está resumido na Figura 9.6. Cada movimento do filamento de actina cria uma nova força de deslocamento (*power stroke*) e contribui para a ação de "caminhar", semelhante ao movimento de um dente em uma engrenagem, que encurta o sarcômero e as bandas I. A banda A continua sempre do mesmo tamanho. Durante o encurtamento, os filamentos finos deslizam sobre os filamentos grossos ao serem tracionados das duas extremidades, aproximando as linhas Z (ver Figura 9.2). Os filamentos em si não sofrem encurtamento.

▶ **Relaxamento.** A contração muscular continua enquanto houver um excesso de Ca^{2+} no sarcoplasma, mas, com o término do efeito dos potenciais de ação no sarcolema, o Ca^{2+} é sequestrado de volta ao retículo sarcoplasmático (ver Figura 9.5). As bombas de íons na membrana do retículo sarcoplasmático usam a energia do ATP para bombear o Ca^{2+} do líquido sarcoplasmático de volta ao armazenamento, para que fique pronto para a próxima despolarização. (Sem o ATP, o músculo não consegue relaxar.) Apenas uma pequena quantidade de Ca^{2+} é deixada fora do sarcoplasma do músculo relaxado em repouso e não é suficiente para atuar no complexo troponina-tropomiosina. Portanto, durante o relaxamento, os filamentos finos e grossos são dissociados, permitindo o retorno da elasticidade do músculo a seu comprimento de repouso, o que faz com que as linhas Z e os filamentos finos voltem às suas posições originais.

▶ **Reabastecimento de ATP.** Uma grande quantidade de ATP é necessária porque a energia para a contração é derivada da hidrólise (desfosforilação) do ATP em ADP. Além disso, a fibra muscular usa o ATP para sequestrar o Ca^{2+} de volta ao retículo sarcoplasmático. O ATP também é necessário para a recuperação completa da membrana após a despolarização – o sistema adenosina-trifosfatase ativado por sódio e potássio (Na^+-K^+-ATPase).

A concentração de ATP no músculo esquelético em repouso é relativamente pequena, fornecendo energia suficiente apenas para manter a contração por um breve período. Como os músculos continuam a se contrair após o fornecimento inicial de ATP, o ADP resultante é fosforilado novamente a partir de outra fonte, a ***fosfocreatina*** (CP).

Normalmente, há cerca de cinco vezes mais CP que ATP armazenado no sarcoplasma do músculo esquelético. O ATP é usado para contração e relaxamento e há transfosforilação da CP para o ADP resultante, formando ATP novamente. Essa reação de reabastecimento é quase tão rápida quanto a utilização do ATP. Portanto, o nível de ATP muda pouco até a diminuição da concentração de CP. A CP é a fonte de energia imediata para a nova síntese de ATP. Esse é um bom meio de transferência de energia para a contração muscular.

A concentração de CP também é limitada. Assim, se a contração muscular continuar por mais de alguns segundos, a CP e o novo ATP precisam ser reconstituídos pelo ciclo do ácido cítrico (ciclo de Krebs) nas mitocôndrias das fibras musculares. Se a atividade muscular superar a capacidade mitocondrial de produção aeróbica de ATP, o metabolismo anaeróbico de carboidratos é desencadeado e há acúmulo de ácido láctico na célula muscular. A glicose (o carboidrato principal) é obtida do suprimento de sangue para o músculo e do ***glicogênio*** armazenado nas fibras musculares. O glicogênio é metabolizado por ***glicogenólise***. A glicogenólise e a ***glicólise*** são processos complexos, com várias reações, enzimas e compostos intermediários.

As mitocôndrias dos músculos também devem receber o oxigênio do sangue para que o ciclo do ácido cítrico aconteça e provoque a fosforilação oxidativa do ADP em ATP. A produção principalmente anaeróbica de ácido láctico durante a contração muscular gera um *débito de oxigênio*. Esse débito deve ser pago durante o relaxamento antes da retomada da atividade muscular ideal.

A cadeia de reações participantes do fornecimento de energia para a contração e a recuperação muscular é mostrada na Tabela 9.1.

Força de contração

Sempre que uma única fibra muscular recebe um impulso nervoso, os potenciais de ação gerados se propagam por toda a fibra e causam a contração da fibra. Essa é a *lei do tudo ou nada* da contração muscular.

A lei do tudo ou nada se aplica a uma única fibra muscular ou uma *única unidade motora* (um neurônio motor e todas as fibras musculares supridas por ele); não se aplica a um músculo inteiro, como o músculo bíceps braquial. A lei do tudo ou nada também não afirma que uma fibra muscular será contraída sempre com a mesma velocidade ou a mesma força. Em vez disso, afirma que, de acordo com as condições no momento da estimulação, a fibra muscular irá se contrair ao máximo. A força de contração depende do estado da fibra no momento, ou seja, se está fatigada, esticada até seu comprimento ideal e assim por diante. O mecanismo de deslizamento do filamento é possível devido à sobreposição dos filamentos finos e grossos. Essa sobreposição permite a ligação entre a actina e a miosina. Estudos experimentais demonstraram que a quantidade de sobreposição dos filamentos antes do início da contração influencia a força de contração de cada fibra muscular. O alongamento das fibras musculares antes do estímulo aumenta a força de contração até o alongamento ideal. Qualquer alongamento adicional diminui a força de contração. Essa mesma relação é observada no outro músculo estriado, o músculo cardíaco, e é um fator importante na regulação da força de contração cardíaca.

▶ **Soma.** Cada músculo, composto por múltiplas unidades motoras e muitas fibras musculares individuais, é capaz de se contrair com vários graus de força. Esse é o resultado da soma das contrações de duas maneiras. A *soma das unidades motoras* (recrutamento) ocorre quando há estímulo para a contração simultânea de mais unidades motoras no músculo. Portanto, mais fibras e feixes musculares se contraem, produzindo maior força em todo o músculo. A *soma temporal* ocorre quando há elevação da frequência de estimulação de uma ou mais unidades motoras. Isto é, a frequência da estimulação é tal que a primeira contração não termina com o início da segunda contração; as duas se somam, o que aumenta a força de contração (Figura 9.7). De modo geral, na função muscular normal, os dois tipos de soma ocorrem ao mesmo tempo.

▶ **Tetania (Tétano).** Caso a frequência de estimulação fique tão rápida que elevações posteriores não aumentem a força de contração, a maior força que o músculo pode desenvolver foi alcançada. Isso é chamado de **tetania**, **tétano** ou tetanização. Todos esses termos são definidos como um espasmo tônico contínuo do músculo ou um estado estacionário de contração (Figura 9.8). **A doença causada pela toxina de *Clostridium tetani*, que produz espasmo dos músculos masseteres (trismo) seguido por espasmo de outros músculos, também é especificamente denominada tétano. A toxina de *Clostridium* produz tetania esquelética por inibir a liberação de neuromediadores inibidores no sistema nervoso central. Esses inibidores normalmente atuam na medula espinal para regular a atividade dos neurônios motores para o músculo esquelético. Sem esses inibidores, qualquer atividade motora pode provocar**

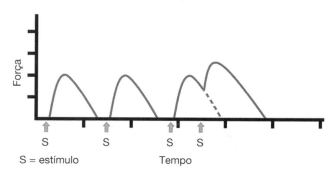

Figura 9.7 Soma temporal das contrações musculares. As duas primeiras contrações ilustram a força gerada por um único estímulo (potencial de ação). A aplicação de um segundo estímulo antes do relaxamento completo do músculo causa a soma e aumenta a força de contração (terceiro registro).

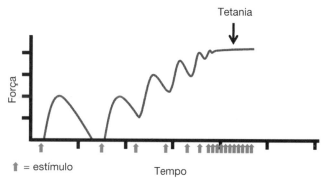

Figura 9.8 Tetania. O intervalo entre os estímulos (potenciais de ação) diminui gradualmente até que não haja relaxamento entre os potenciais de ação.

Tabela 9.1 Cadeia de reações que geram energia para a contração e a recuperação muscular.

ATP →	ADP + ácido fosfórico + energia (para uso imediato na contração)
CP →	Creatina + ácido fosfórico + energia (para nova síntese de ATP a partir de ADP)
Glicose (glicogênio ou sangue) →	Ácido láctico + energia (para nova síntese de CP a partir de creatina e ácido fosfórico)
Ácido láctico + oxigênio →	Água + dióxido de carbono + energia (para nova síntese de ATP e CP)

ATP = trifosfato de adenosina; ADP = difosfato de adenosina; CP = fosfocreatina.

136 Frandson | Anatomia e Fisiologia dos Animais de Produção

contrações espásticas ou tetânicas do músculo esquelético. Ruídos altos ou movimentos repentinos podem fazer com que os animais acometidos tensionem seus músculos, induzindo espasmos generalizados.

▶ **Fadiga.** A *fadiga* é uma diminuição na capacidade de trabalho causada pelo próprio trabalho. A fadiga pode ocorrer em fibras musculares individuais ou ser um estado generalizado que afeta o animal como um todo. No animal por inteiro, a resistência à fadiga envolve alguns fatores mal definidos, como a motivação. Os fatores que contribuem para a fadiga de uma fibra muscular individual têm sido estudados em células musculares em preparações *in vitro* isoladas fora do corpo. Esses estudos indicam que a fadiga é uma função da própria célula muscular e não se deve a um problema ou à fadiga dos neurônios que inervam o músculo esquelético.

Em cada célula, um contribuinte para a fadiga é uma diminuição na disponibilidade de ATP, pois seu uso é maior com o aumento das contrações musculares. No entanto, mesmo com o exercício prolongado extenuante, o ATP nunca se esgota por completo, porque sua geração intracelular também aumenta durante o exercício. Aumentos nas concentrações intracelulares de vários metabólitos gerados pela contração também contribuem para a fadiga. Entre eles, estão o fosfato da divisão do ATP em ADP e os ácidos orgânicos, como o *ácido láctico*. O ácido láctico pode se difundir para fora da célula e reduzir o pH dos fluidos intersticiais do músculo. Os acúmulos de ácido láctico nos músculos contribuem para a sensibilidade e a dor muscular após exercícios extenuantes.

A taxa de geração de ATP em um músculo em exercício depende da disponibilidade de substratos para as diferentes vias metabólicas que o produzem. Em um músculo que usa principalmente a via glicolítica, a glicose deve estar à disposição. A glicose pode ser armazenada na célula muscular como glicogênio ou liberada pela circulação. Se um músculo usa a via oxidativa para produção de ATP, o oxigênio deve estar à disposição, além dos ácidos graxos ou outros substratos similares. O oxigênio, claro, deve chegar por meio da circulação. O fluxo sanguíneo adequado durante o exercício, para fornecimento de oxigênio, ácidos graxos e/ou glicose para o músculo esquelético, é um fator essencial na resistência à fadiga.

Fármacos que afetam a função dos músculos esqueléticos

Assim que a ACh inicia o impulso de contração muscular, a enzima acetilcolinesterase a inativa. Essa enzima, que degrada a ACh, é encontrada na área da junção neuromuscular. Os agentes capazes de inibir a ação da enzima acetilcolinesterase são chamados de *anticolinesterásicos*. Na junção neuromuscular, os anticolinesterásicos prolongam a disponibilidade e os efeitos da ACh.

Essas ações podem ser desejáveis em algumas doenças. A neostigmina e a fisostigmina são anticolinesterásicos comumente usados. No entanto, a atividade anticolinesterásica excessiva pode produzir uma toxicidade caracterizada por espasmos musculares e asfixia por espasmos dos músculos esqueléticos necessários para a respiração. Os sinais de toxicidade anticolinesterásica também incluem constrição da pupila do olho, cãibras intestinais, vômitos e diarreia. Esses sinais são provocados pelo aumento da disponibilidade de ACh nas sinapses neurais da divisão parassimpática do sistema nervoso autônomo. Os nervos parassimpáticos são discutidos com mais detalhes no Capítulo 11.

A atividade anticolinesterásica é a base de alguns inseticidas eficazes e de armas químicas extensivamente estudadas pelas forças armadas desde a Segunda Guerra Mundial. A maioria desses compostos consiste em alquilfosfatos, e os inseticidas também são conhecidos como *organofosfatos*. Entre os inseticidas, estão produtos como malation, paration e diazinon. Os organofosfatos podem ser encontrados em produtos para aplicação externa e administração oral. Usado de maneira indevida, qualquer organofosfato é extremamente perigoso, não apenas para os animais domésticos, mas também para a pessoa que o administra. É essencial, portanto, que essa classe de inseticidas seja empregada sob supervisão adequada e com obediência estrita às instruções de uso.

Outro grupo de fármacos que afetam a junção neuromuscular são os curariformes. Esses fármacos agem como o *curare*, o veneno mortal que alguns caçadores selvagens da América do Sul usam nas pontas de suas flechas. Esses agentes se ligam aos receptores de ACh na membrana pós-juncional, impedindo a ligação da ACh aos receptores e a produção de um potencial de placa terminal. O curare não é destruído pela acetilcolinesterase. A morte pode ser causada pela asfixia por paralisia dos músculos necessários para a respiração. A paralisia induzida pelos curariformes depende da concentração do fármaco, e esses agentes são terapeuticamente usados para produção de quantidades variáveis de paralisia, como no relaxamento muscular durante certos tipos de cirurgia.

A toxina botulínica, produzida pela bactéria *Clostridium botulinum*, também atua na junção neuromuscular. A toxina impede a liberação de ACh da terminação nervosa e, assim, impede que as vesículas sinápticas contendo ACh se liguem à membrana celular e sofram exocitose. Há paralisia flácida por impossibilidade de produção de potenciais de ação no sarcolema para provocar a contração muscular. Aves expostas à toxina botulínica apresentam uma característica paralisia flácida do pescoço, chamada de *limberneck* (literalmente, pescoço mole).

Tipos de contração muscular

A principal função do músculo é contrair, isto é, desenvolver tensão e encurtar. No entanto, a contração é geralmente descrita como quatro tipos: concêntrica (encurtamento), excêntrica (alongamento), isométrica (mesmo comprimento, mas com tensão maior) e isotônica (mesma tensão, mas com mudanças de comprimento).

A *contração concêntrica* é a forma usual, em que o músculo move um osso ou segmento por meio de seu encurtamento. Um exemplo é a flexão do cotovelo pela contração do m. bíceps braquial.

A *contração isométrica* ocorre naturalmente sempre que um membro ou parte do corpo se mantém parado contra uma resistência igual, como a gravidade. Para manter a cabeça erguida em posição fixa, os músculos do pescoço dorsal devem se contrair de maneira isométrica.

A **contração excêntrica** ocorre nos músculos extensores do pescoço quando um animal abaixa sua cabeça de maneira gradual. Músculos antagonistas também podem sofrer contração excêntrica quando, sem sucesso, se opõem às ações de um músculo motor primário.

A **contração isotônica** ocorre quando o comprimento do músculo muda, mas a tensão permanece a mesma, principalmente quando um músculo levanta um determinado peso. O peso é constante, portanto, a tensão não é alterada.

▶ **Rigor e *rigor mortis*.** Em caso de esgotamento da maior parte do ATP em um músculo, as cabeças de miosina não podem se separar da actina nos filamentos finos e o cálcio não pode mais ser sequestrado de volta no retículo sarcoplasmático por sua bomba iônica. Portanto, não pode haver relaxamento porque os filamentos de actina e miosina estão ligados em um estado contínuo de contração. Isso é chamado de **rigor** e se mantém até que haja mais ATP à disposição. ***Rigor mortis* é o rigor que ocorre algumas horas após a morte, quando não há mais ATP à disposição. Os músculos de todo o animal ficam cada vez mais duros e rígidos. Sem ATP para sequestrar o cálcio e separar as ligações cruzadas, os filamentos continuam juntos. A rigidez persiste até que a autólise celular e a degradação de proteínas destruam o músculo.**

▶ **Tônus.** O termo ***tônus muscular*** se refere à leve tensão exibida por todos os músculos em repouso. O tônus se deve à transmissão contínua de impulsos em frequência muito baixa da medula espinal para os músculos. O tônus mantém os músculos em um estado de contração parcial e evita que se tornem flácidos, como ocorre na paralisia.

O tônus muscular se intensifica quando o animal fica ansioso, com medo ou excitado. Portanto, os músculos ficam tensos (a tensão aumenta) e o animal pode responder mais rapidamente a qualquer estímulo. Isso é bastante observado no animal nervoso ou assustado. Durante o sono, o tônus muscular é baixo para permitir o relaxamento ideal.

Músculo liso

O músculo liso é ocasionalmente denominado ***músculo involuntário***, por ser encontrado em estruturas que não estão sob regulação voluntária ou consciente (p. ex., sistema digestório, vasos sanguíneos, sistema reprodutor). Cerca de 99% do músculo liso do corpo do animal é do ***tipo visceral***, também conhecido como ***músculo liso unitário***. Nesse tipo de músculo liso, as células são unidas por junções comunicantes (*gap junctions*), que fazem conexões mecânicas e elétricas entre elas. As conexões elétricas possibilitam a propagação de potenciais de ação diretamente de célula para célula. A disseminação dos potenciais de ação e a contração induzida permitem que um grupo de células musculares atue em conjunto como uma única unidade. Esse tipo de atividade é adequado para as ações generalizadas de um órgão inteiro, como a contração do estômago.

Cerca de 1% do músculo liso do corpo do animal é composto por ***músculo liso multiunitário*** (p. ex., íris e corpo ciliar do olho e fibras pilomotoras que eriçam os pelos da pele). Nesse tipo de músculo liso, a contração de cada célula muscular lisa é mais dependente de sua inervação autônoma. As junções comunicantes não são predominantes entre essas células.

Estrutura

A célula muscular lisa é uma unidade contrátil fusiforme com um núcleo central. O tamanho das fibras de músculo liso é bastante variável. A maioria das células tem 50 a 250 μm de comprimento e 5 a 10 μm de diâmetro maior. A maior parte da célula é constituída por sarcoplasma. A estriação cruzada, as miofibrilas ou o sarcolema não são facilmente visíveis à microscopia óptica (ver Figura 1.10). Há filamentos como moléculas de actina e miosina, mas não arranjos ordenados para formar as estrias. Acredita-se que as interações entre os filamentos de actina e miosina (*i. e.*, o deslizamento de filamentos) sejam a base das contrações do músculo liso, mas o encurtamento característico dos sarcômeros não é observado porque não há uma organização distinta dos filamentos. Embora o retículo sarcoplasmático, que acumula cálcio, esteja presente, não é tão extenso ou tão organizado quanto na musculatura esquelética.

Como no músculo esquelético, as células da musculatura lisa podem sofrer hipertrofia para aumentar o tamanho dos órgãos. Entretanto, diferentemente do músculo esquelético, as células da musculatura lisa também podem se dividir por mitose para ampliar o número de células. O aumento do tamanho da parede uterina durante a gravidez em várias vezes o seu volume não gestacional, por exemplo, se deve principalmente ao aumento da quantidade de músculo liso na parede. Parte do aumento se deve à ampliação do tamanho das fibras musculares individuais, mas também há uma elevação no número de células. Essa hipertrofia e hiperplasia do útero estão sob a influência de hormônios reprodutivos. No final da gestação, também há uma mudança na estrutura das membranas das células do músculo liso uterino. Um aumento nas junções comunicantes entre as células no final da gravidez permite o acoplamento mecânico e elétrico entre as células do músculo liso, necessário para o parto normal. De modo geral, a estrutura e a função do músculo liso estão mais sujeitas a modificações por fatores externos, como os hormônios, do que a musculatura esquelética.

Estresse-relaxamento

O músculo liso apresenta uma propriedade especial chamada de ***estresse-relaxamento*** ou ***plasticidade***. Essa é a capacidade de se ajustar ao alongamento sem aumento da tensão final ou da pressão exercida sobre o conteúdo de uma víscera oca cercada por músculo liso. À princípio, o alongamento do músculo aumenta a tensão, mas, depois de alguns segundos ou minutos, o músculo liso relaxa novamente até sua tensão original, embora ainda esteja alongado.

Esse estresse-relaxamento ocorre: no estômago, que se enche de alimento; nos intestinos, durante o avanço do alimento processado; nos vasos sanguíneos, quando o volume de sangue aumenta; na bexiga, com o aumento do volume de urina; e no útero, durante o desenvolvimento da gestação.

A plasticidade possibilita a expansão do alongamento dentro dos limites fisiológicos, sem aumento da pressão e sem dor; o músculo liso não perde sua capacidade contrátil. O inverso ocorre com o esvaziamento de um órgão visceral, quando o músculo alongado volta ao seu comprimento original: a princípio, toda a tensão é perdida, mas retorna em breve. Acredita-se que a plasticidade ocorra devido a mudanças no arranjo ou na ligação dos filamentos de miosina e actina durante o alongamento ou encurtamento.

Contração e relaxamento

Toda contração muscular esquelética depende da liberação de ACh em uma junção neuromuscular e da geração e propagação de potenciais de ação na membrana celular. Isso não acontece no músculo liso. Os estímulos que provocam a contração e o relaxamento do músculo liso são bastante variáveis. Assim, o músculo liso é um tecido funcionalmente muito mais diverso do que o músculo esquelético.

A contração e o relaxamento da maioria dos músculos lisos são eventos muito mais lentos que a contração muscular rápida característica da musculatura esquelética. Isso torna possível a manutenção de uma pressão relativamente constante, com o uso de pouca energia celular. Isso é característico do músculo liso em órgãos que precisam ficar em um estado constante de tônus ou de algum grau de contração para a função normal (p. ex., o músculo liso nas paredes dos vasos sanguíneos).

Papel e fontes de cálcio

Como no músculo esquelético, a contração e o relaxamento do músculo liso estão ligados à concentração de Ca^{2+} no citosol das células. No entanto, a regulação dessa concentração e o papel do Ca^{2+} no processo de contração são bastante diferentes nos dois tipos de músculo. Há um pouco de cálcio armazenado no retículo sarcoplasmático das células do músculo liso, mas muitos tipos de células musculares lisas também apresentam um número significativo de *canais de cálcio* em sua membrana celular externa (Figura 9.9). Esses canais de cálcio podem ser *acionados por voltagem ou acionados por ligantes* e o músculo liso de um determinado órgão pode ter os dois tipos de canais ou apenas um deles. A abertura desses canais em resposta ao estímulo apropriado (alterações no potencial de membrana ou presença de ligantes específicos) permite a difusão do cálcio na célula para iniciar a contração (ver Figura 9.9). Receptores específicos para muitos ligantes diferentes (p. ex., hormônios e neurotransmissores) são encontrados no músculo liso de diversos órgãos. Esses receptores têm uma função importante, já que um determinado hormônio produz contração apenas de órgãos com receptores para esse hormônio específico. O cálcio que entra pelos canais pode estimular a liberação de mais cálcio do retículo sarcoplasmático, o que fortalece ainda mais as contrações.

A compreensão da função dos canais de cálcio na membrana externa das células do músculo liso levou ao desenvolvimento de um grupo de fármacos, os bloqueadores dos canais de cálcio. Esses agentes são capazes de se ligar e inativar os canais de cálcio, o que tende a reduzir a força das contrações. As células da musculatura lisa das paredes de muitos vasos arteriais têm esses canais, e tais fármacos se mostraram eficazes na redução da pressão arterial em seres humanos e animais.

O aumento da concentração citosólica de Ca^{2+} nos músculos lisos faz com que esses íons se liguem a uma proteína reguladora (*calmodulina*) (ver Figura 9.9). Diferentemente do músculo esquelético, cujas proteínas reguladoras estão associadas aos filamentos de actina, a calmodulina do músculo liso está associada às moléculas de miosina nos filamentos. A ligação do cálcio à calmodulina ativa uma

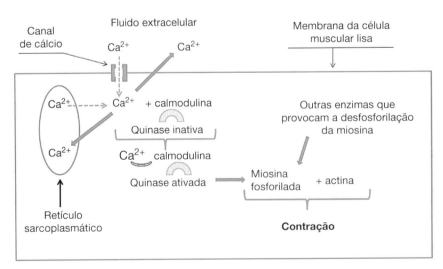

Figura 9.9 Fontes e papel dos íons cálcio no desencadeamento e na regulação da contração do músculo liso. As linhas pontilhadas associadas a íons cálcio indicam movimento por difusão. As linhas sólidas associadas a íons cálcio indicam a remoção do cálcio do citosol para promover o relaxamento. O relaxamento também pode ser promovido pela ação de outras enzimas intracelulares que provocam a desfosforilação da miosina.

quinase, também associada à miosina, e essa quinase *fosforila* outros sítios da molécula. Essa fosforilação acaba provocando uma contração e, assim, a *fosforilação da miosina* é uma importante etapa reguladora (ver Figura 9.9). Isso é diferente do observado na musculatura esquelética, cuja miosina não requer fosforilação. Para o relaxamento, a fosforilação da miosina é revertida por outras enzimas intracelulares que estão sempre presentes e ativas (ver Figura 9.9). Essa reversão e relaxamento podem ocorrer quando a concentração de cálcio no citosol é reduzida. O cálcio é removido do citosol pelo transporte de volta para o retículo sarcoplasmático ou para fora da célula. A maior parte desse transporte é feita por um sistema ativo (Ca^{2+}-ATPase) na membrana do retículo endoplasmático e na membrana celular externa.

Diferentemente do músculo esquelético, alguns músculos lisos respondem a certos estímulos por relaxamento ou redução na força de contração. A estimulação dos receptores β_2-adrenérgicos do músculo liso das vias respiratórias nos pulmões, por exemplo, produz relaxamento e aumenta o diâmetro dessas vias. De modo geral, esse tipo de relaxamento se deve à redução do número ou da disponibilidade de canais de cálcio na membrana celular ou à redução da fosforilação da miosina nos miofilamentos das células musculares lisas.

Potenciais de ação e ondas lentas

Nem todas as células do músculo liso apresentam potenciais de ação em suas membranas celulares durante a contração e o relaxamento. As células com canais de cálcio predominantemente acionados por ligantes em suas membranas podem sofrer um ciclo de contração-relaxamento sem potenciais de ação. A membrana celular pode despolarizar ligeiramente por causa da entrada de cálcio, mas não há potencial de ação. As células musculares lisas que apresentam potenciais de ação durante a contração têm canais de sódio e cálcio eletricamente acionados em sua membrana.

Na musculatura esquelética, os potenciais de ação ocorrem após a ligação da ACh aos seus receptores na membrana celular. No músculo liso, os potenciais de ação podem ser provocados por diversos estímulos. Alguns músculos lisos são semelhantes aos esqueléticos, já que seus potenciais de ação ocorrem somente após a interação dos ligantes com os receptores da membrana celular, mas os potenciais de ação também podem ocorrer no músculo liso em resposta à *distensão mecânica* ou durante a *atividade elétrica de ondas lentas*. Acredita-se que o músculo liso que responde à distensão tenha canais de membrana sujeitos à estimulação mecânica.

O músculo liso visceral ou unitário em alguns órgãos (o sistema digestório é o exemplo clássico) apresenta um tipo único de atividade elétrica de membrana denominado ondas lentas. São ondas ou períodos de flutuações espontâneas no potencial de membrana em repouso que se espalham por todo o músculo liso, normalmente em algum ritmo regular (Figura 9.10). As ondas lentas sozinhas não causam contrações, mas os potenciais de ação podem ocorrer no pico dessas ondas e estão associados a contrações (ver Figura 9.10). Como os potenciais de ação e as contrações são vistos apenas no pico das ondas lentas, a taxa de seu desenvolvimento determina a taxa de contrações do músculo liso. A origem precisa das ondas lentas é incerta, mas vários estímulos, como hormônios, neurotransmissores e o ambiente químico local, podem determinar a ocorrência de potenciais de ação no pico das ondas lentas. A relação entre a atividade de ondas lentas e os potenciais de ação é importante na regulação da motilidade gastrintestinal e é discutida com mais detalhes no Capítulo 21.

Os potenciais de ação se espalham por grupos de fibras musculares lisas unitárias por causa de junções comunicantes entre as fibras (onde as membranas plasmáticas das células adjacentes se tocam). Assim, as células musculares lisas unitárias podem ser eletricamente ligadas enquanto permanecem quimicamente independentes (não há necessidade de secreção de substância transmissora de célula para célula).

Inervação autônoma

No músculo liso visceral ou unitário, as fibras do *sistema nervoso autônomo* trafegam entre as células em uma rede ramificada de fibrilas terminais. Essas fibrilas têm varicosidades (ampliações semelhantes a contas) em intervalos ao longo de seus axônios. Sua despolarização por potenciais de ação libera a substância transmissora, que se difunde para as membranas de várias células musculares lisas, onde ocorre a estimulação. No músculo liso multiunitário, um ramo de um nervo autônomo inerva cada fibra muscular. Isso proporciona um controle neural mais direto de cada célula muscular, mas a junção entre neurônio e músculo não é tão altamente estruturada quanto a junção neuromuscular do músculo esquelético. Nos dois tipos de músculo liso, a inervação geralmente é dupla, ou seja, ambas as divisões do sistema nervoso autônomo inervam o músculo liso. Exceções importantes são os vasos sanguíneos (artérias, arteríolas e veias), cuja inervação é predominantemente simpática, e a pele, na qual as fibras pilomotoras e as glândulas sudoríparas recebem apenas inervação simpática.

A *acetilcolina* é liberada pelas fibras nervosas *pós-ganglionares parassimpáticas* e a *norepinefrina* é liberada das fibras *pós-ganglionares simpáticas*. A resposta do músculo liso (contração ou relaxamento) a esses neuromediadores depende do tipo de receptor autônomo (ver Tabelas 11.1 e 11.2) no

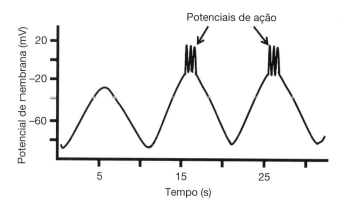

Figura 9.10 Atividade elétrica de ondas lentas no músculo liso com ocorrência de potenciais de ação em seus picos.

músculo liso e dos eventos intracelulares desencadeados pela interação dos neuromediadores com seus receptores. A estimulação dos receptores β_2-adrenérgicos, por exemplo, causa o relaxamento do músculo liso, enquanto a estimulação dos receptores α_1-adrenérgicos provoca a contração do músculo liso. A contração de alguns músculos lisos também pode ser estimulada pela ação da ACh em receptores muscarínicos. As células musculares lisas podem apresentar múltiplos tipos de receptores em suas membranas celulares e responder aos dois neurotransmissores autônomos. Nesse caso, a resposta geral do músculo liso também depende dos níveis relativos dos diferentes neurotransmissores.

Músculo cardíaco

O músculo cardíaco (às vezes chamado de músculo estriado involuntário) tem muitas características anatômicas semelhantes às das fibras estriadas do músculo esquelético, embora as estriações sejam menos distintas. Os dois tipos de músculos são compostos principalmente por sarcoplasma, miofibrilas, um retículo sarcoplasmático, túbulos transversais, núcleos e um sarcolema. A diferença mais marcante é a tendência de ramificação e união das fibras musculares cardíacas, formando uma rede. O coração é composto por células que são entidades separadas. No entanto, estruturas únicas, nos locais em que as pontas das células cardíacas se encontram, são os *discos intercalados*. Esses discos podem ser observados à microscopia óptica (ver Figura 1.10) e são interpostos às células musculares. Os discos representam as membranas celulares e junções comunicantes. As junções comunicantes fazem a ligação mecânica entre as células e permitem a transmissão elétrica de uma célula muscular cardíaca para a seguinte. Os potenciais de ação podem se espalhar rapidamente de uma célula para outra, fazendo com que o músculo cardíaco aja elétrica e mecanicamente como um *sincício* funcional, como se fosse uma única massa celular.

Vasos sanguíneos e linfáticos são abundantes no músculo cardíaco. O suprimento sanguíneo generoso é essencial, porque a maior parte da produção de ATP depende do metabolismo aeróbico. Em seres humanos, a interrupção do suprimento sanguíneo para o músculo cardíaco rapidamente provoca isquemia miocárdica e os sintomas de um ataque cardíaco (infarto). O músculo cardíaco também pode sofrer necrose (morte celular) em caso de perda prolongada ou extremamente grave do suprimento sanguíneo.

Excitação e contração

A contração das células musculares cardíacas não requer estimulação nervosa, mas potenciais de ação devem ocorrer na membrana celular. Primeiramente, os potenciais de ação ocorrem de modo espontâneo nas *células do marca-passo* do miocárdio e se propagam pelo coração por um sistema especializado de condução e de célula a célula pelas junções comunicantes (nos discos intercalados). O *sistema de geração e condução do impulso* é descrito em detalhes no Capítulo 18. Os nervos autônomos inervam as células do marca-passo e modificam a taxa de formação espontânea dos potenciais de ação que, por sua vez, determina a taxa de contração de todo o coração.

O potencial de ação cardíaco é muito mais lento do que no músculo esquelético. Tem duração de centenas de milissegundos (1 ms = 1/1.000 s), ao contrário dos 5 a 10 ms da musculatura esquelética. Além disso, a contração no músculo cardíaco dura tanto quanto o potencial de ação. Em vez de um potencial com elevação aguda, o potencial de ação cardíaco tem um platô longo, o que aumenta o tempo tanto do potencial de ação quanto da contração muscular.

Como nos outros dois tipos de músculo, a concentração intracelular de Ca^{2+} deve ocorrer para que as células cardíacas se contraiam. O Ca^{2+} entra nas células cardíacas por canais de membrana de acionamento elétrico e também é liberado por uma extensa rede de retículos sarcoplasmáticos. Assim, o músculo cardíaco tem certas semelhanças com a musculatura lisa e esquelética. O Ca^{2+} se liga às proteínas reguladoras nos filamentos de actina e a contração ocorre de maneira semelhante à observada no músculo esquelético.

Hipertrofia cardíaca

A hipertrofia (aumento no tamanho da célula) ocorre no músculo cardíaco quando o trabalho do coração é excessivo, mas, à semelhança do músculo esquelético, as células cardíacas maduras não se regeneram prontamente ou sofrem hiperplasia. **A vida em altitudes elevadas pode causar hipertrofia do coração tanto em seres humanos quanto em animais, em parte por causa do aumento da resistência vascular e da pressão sanguínea nos pulmões. A** *doença da grande altitude do bovino* **ocorre quando a hipertrofia do coração não consegue compensar adequadamente o aumento da resistência vascular. Um sinal clínico comum é o edema da região esternal. A hipertrofia cardíaca também ocorre em pessoas e animais que passam por treinamento atlético extenuante.**

10 Anatomia do Sistema Nervoso

Neuroanatomia microscópica, 142
Embriologia, 144
Sistema nervoso central, 146
  Encéfalo, 146
  Meninges, 149
  Medula espinal, 150

Sistema nervoso periférico, 152
  Nervos espinais, 152
  Nervos cranianos, 153
Sistema nervoso autônomo, 155
  Sistema nervoso simpático, 155
  Sistema nervoso parassimpático, 157
Sistema nervoso entérico, 157

Objetivos de aprendizagem

- Definir e ser capaz de explicar a importância dos termos destacados em *negrito e itálico* neste capítulo
- Descrever a anatomia característica e as funções dos neurônios sensoriais e motores
- Descrever a anatomia de um neurônio típico
- Identificar as substâncias cinzenta e branca e descrever onde cada uma é encontrada, tanto no sistema nervoso central quanto no sistema nervoso periférico
- Definir glia. Identificar as células da glia responsáveis pela mielinização
- Descrever os eventos iniciais de formação do sistema nervoso. Identificar as partes específicas do cérebro adulto que são originárias do cérebro primitivo
- Identificar as principais partes do cérebro e do tronco cerebral em espécimes e/ou diagramas e descrever brevemente suas funções
- Descrever a produção, o fluxo e a reabsorção do liquor no sistema ventricular e no espaço subaracnoide
- Descrever a anatomia das meninges
- Identificar as substâncias cinzenta e branca em um corte transversal de medula espinal e quais regiões são de natureza essencialmente sensorial e quais são motoras
- Identificar, por nome, os nervos do plexo braquial, indicando quais são sensoriais e/ou motores
- Identificar, por nome, os nervos do plexo lombossacral, indicando quais são sensoriais e/ou motores
- Nomear os 12 nervos cranianos e descrever as funções de cada um. Indicar o local de origem de cada um deles em um espécime ou diagrama do cérebro

- Descrever a anatomia e as funções do sistema nervoso autônomo, diferenciando a divisão simpática e a divisão parassimpática.

O sistema nervoso é formado por ***encéfalo***, ***medula espinal*** e ***nervos periféricos*** que conectam as várias partes do corpo ao encéfalo ou à medula espinal. O sistema nervoso tem diversos tipos de células, mas a célula funcional primária é o ***neurônio***. A função principal dos outros tipos de células (a ***glia***) parece ser a manutenção do ambiente celular para dar suporte à atividade dos neurônios.

As funções básicas do sistema nervoso podem ser resumidas assim:

1. Iniciar e/ou regular o movimento das partes do corpo ao iniciar e/ou regular a contração dos músculos esqueléticos, cardíacos e lisos
2. Regular as secreções das glândulas
3. Reunir informações sobre o ambiente externo e as condições internas do corpo, usando os sentidos (visão, audição, tato, equilíbrio, paladar) e mecanismos para detecção de dor, temperatura, pressão e certas substâncias químicas, como dióxido de carbono, hidrogênio e oxigênio
4. Manter um estado apropriado de consciência
5. Gerar comportamentos em resposta a impulsos básicos de sobrevivência (p. ex., beber em resposta à sede).

Todas as funções do sistema nervoso requerem a rápida transmissão de informações de um local do corpo para outro. Essa transmissão é possível porque os neurônios têm a propriedade de ***excitabilidade*** (ver Capítulo 2). Essa propriedade permite que os neurônios desenvolvam ondas de despolarização da membrana, chamadas de **potenciais de ação**, que se propagam rapidamente por longas extensões celulares, os **axônios**, para locais distantes. Quando um potencial de ação alcança o fim de um axônio, a informação codificada por ele é transmitida para outro neurônio ou algum outro tipo de célula (um exemplo notável são as células musculares). Essa transmissão é realizada em junções especializadas, conhecidas como **sinapses**.

Para fins descritivos, todo o sistema nervoso (Figura 10.1) pode ser dividido em duas partes: o *sistema nervoso central* (*SNC*), que inclui o encéfalo e a medula espinal, e o *sistema nervoso periférico* (*SNP*), composto principalmente pelos nervos cranianos e espinais que entram e saem de estruturas somáticas (corpóreas). O *sistema nervoso autônomo* (*SNA*) é a parte do sistema nervoso que coordena a atividade das estruturas viscerais (músculo liso, músculo cardíaco e glândulas). O SNA tem elementos tanto do sistema nervoso central quanto do sistema nervoso periférico, além de componentes sensoriais e motores. Outra divisão do SNP é o **sistema nervoso entérico**, uma coleção parcialmente autônoma de neurônios nas paredes do tubo gastrintestinal (GI) que controla a função gastrintestinal local e cuja atividade é influenciada pelo SNA.

No SNP, os *nervos sensoriais* (*aferentes*) coletam informações sobre os ambientes externo e interno e as retransmitem para o SNC. A informação é obtida por órgãos especializados, células ou terminais de axônio que reagem a energias ambientais específicas e desencadeiam potenciais de ação nos axônios sensoriais associados. As estruturas especializadas que detectam estímulos ambientais são os **receptores sensoriais**. Os sistemas sensoriais são discutidos com mais detalhes no Capítulo 12.

O SNC recebe informações do SNP, integra essas informações e inicia o movimento apropriado de partes do corpo, a secreção glandular ou o comportamento de resposta. Isso é feito por meio do processamento voluntário ou involuntário (*i. e.*, autônomo ou reflexo). A comunicação entre o SNC e os músculos e as glândulas-alvo na periferia ocorre por *nervos motores* (*eferentes*) do SNP.

Neuroanatomia microscópica

A célula nervosa individual é chamada de **neurônio** (Figura 10.2). Os neurônios apresentam as características usuais das células, mas, de acordo com sua função de comunicação a longas distâncias, também exibem diversas especializações. Cada corpo celular neuronal dá origem a um ou mais **processos nervosos**, extensões citoplasmáticas da célula. Os processos nervosos são chamados de **dendritos** caso transmitam sinais elétricos para os corpos celulares e são denominados **axônios** se conduzirem sinais elétricos para longe dos corpos celulares. O axônio (cada neurônio dá origem a apenas um, que geralmente se ramifica) é originário de uma projeção cônica da célula, a **proeminência axonal**, e sua porção terminal se ramifica em uma arborização chamada de **telodendro**. O telodendro faz contato com outros neurônios ou **órgãos efetores** (alvo), como músculo ou tecido glandular. Em termos gerais, os agregados de

corpos celulares neuronais formam a **substância cinzenta** do SNC, enquanto regiões caracterizadas principalmente por feixes de axônios são a **substância branca** (Tabela 10.1). A substância cinzenta do SNC é geralmente encontrada na superfície do encéfalo (**córtex**), em aglomerados (**núcleos**) profundos em relação à superfície do encéfalo, e no centro da medula espinal (**medula espinal cinzenta**). Os grupos de corpos de células nervosas no SNP são chamados de **gânglios**. Feixes de axônios neuronais no SNC são denominados **tratos** ou, às vezes, **fascículos** ou **funículos**, e os feixes de axônios no SNP são chamados de **nervos**.

A junção entre o axônio de um neurônio e outro neurônio ou uma célula-alvo é a **sinapse**. O neurônio que pertence ao axônio é o **neurônio pré-sináptico** e o que recebe a informação do axônio é o **neurônio pós-sináptico**. O fluxo de informação é, em grande parte, unidirecional e o neurônio pré-sináptico envia informações para o neurônio pós-sináptico. As sinapses podem ocorrer entre o axônio de um neurônio e o corpo celular, os dendritos e/ou o axônio do neurônio pós-sináptico. Normalmente, cada neurônio faz sinapses com muitos outros neurônios através da extensa ramificação de seu telodendro e de seu axônio. Os ramos do axônio principal são os **colaterais axonais**.

Os neurônios podem ser morfologicamente classificados de acordo com o número de processos nervosos (Figura 10.3). Os **neurônios unipolares** têm um processo e os verdadeiros são observados apenas durante o desenvolvimento. Os **neurônios bipolares** têm um dendrito e um axônio e são comuns em sistemas sensoriais. Muitos neurônios sensoriais têm seu único dendrito e axônio fundidos, dando a aparência e a função de um único processo. Essa configuração é chamada de **pseudounipolar**. Os **neurônios multipolares** têm vários dendritos, além de seu único axônio. A maioria dos neurônios é de natureza multipolar.

O tecido nervoso não é composto somente por neurônios, mas também por células de suporte, que superam os neurônios em até 10 para 1. Essas células de suporte são a **neuróglia** ou, às vezes, simplesmente **glia**. As funções dos diferentes tipos de glia são a atuação como células imunes, a fagocitose de *debris* celulares após traumas, a regulação do ambiente fluido extracelular, a mielinização dos axônios e muitas outras relacionadas ao funcionamento normal do tecido nervoso.

As fibras nervosas podem ser **mielinizadas** ou **não mielinizadas**. As fibras mielinizadas são cercadas por uma bainha de material branco e gorduroso, a **mielina**. A bainha de mielina consiste, na verdade, em muitas camadas de membrana celular de uma célula da glia especializada que se enrola em torno dos axônios, de modo que, em um corte transversal, parece uma fatia de rocambole. No SNP, a célula responsável pela mielinização é a **célula de Schwann** (*neurolemócito*) e, no SNC, o **oligodendrócito** cumpre essa função. As fibras nervosas não mielinizadas não são diretamente expostas ao fluido extracelular. Em vez disso, são simplesmente invaginadas na membrana celular de uma célula da glia adjacente, para que esta envolva o axônio. Os axônios cobertos dessa maneira *não* são mielinizados, o que é, muito especificamente, a condição de estarem contidos em múltiplas camadas da membrana da célula da glia. Diversas fibras não mielinizadas podem ser invaginadas em áreas separadas da mesma célula de Schwann (Figura 10.4).

Capítulo 10 Anatomia do Sistema Nervoso **143**

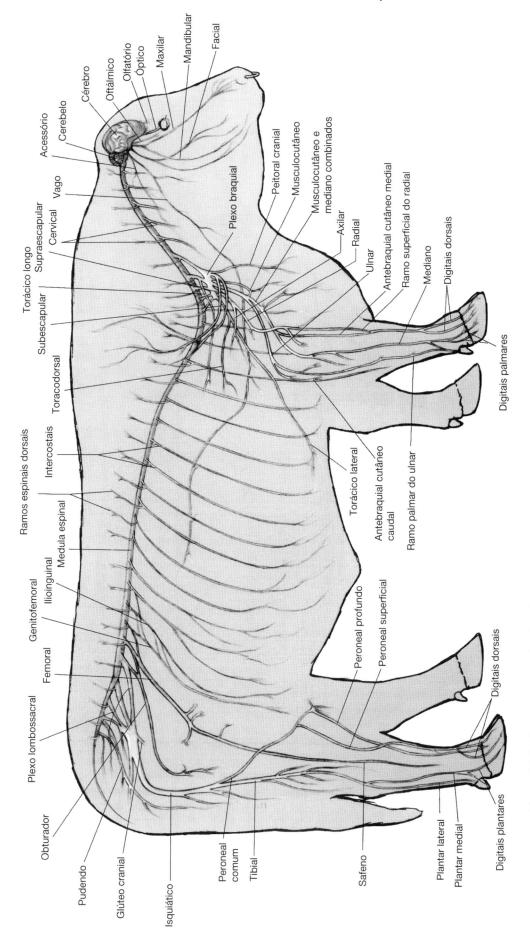

Figura 10.1 Sistema nervoso bovino. *Fonte:* McCracken e Kainer, 1999. Reproduzida, com autorização, de John Wiley & Sons, Inc.

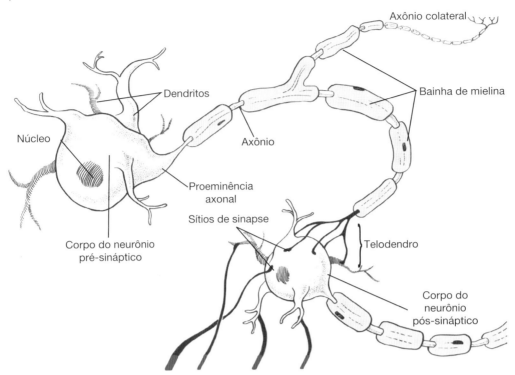

Figura 10.2 Anatomia celular de um neurônio multipolar.

Tabela 10.1 Localizações das substâncias cinzenta e branca.

	Substância cinzenta (corpos neuronais)	Substância branca (axônios)
SNC	Córtex cerebral	Tratos/fascículos/funículos
	Córtex cerebelar	
	Núcleos	
	Substância cinzenta da medula espinal	
SNP	Gânglios	Nervos

Anomalias de mielinização não são comuns em animais, mas são ocasionalmente observadas em bovinos, suínos e pequenos animais. As causas podem ser hereditárias, infecciosas ou tóxicas. Danos à mielina (ou seu desenvolvimento anormal) afetam a neurotransmissão, e o paciente pode apresentar fraqueza e déficits de algumas funções sensoriais. Ao contrário dos seres humanos, nos quais a esclerose múltipla é uma importante doença de desmielinização do SNC, as doenças da mielina no SNC são incomuns em medicina veterinária.

Embriologia

O sistema nervoso é o primeiro sistema orgânico a começar a se formar no embrião (ver Capítulo 3). Logo após a gastrulação, as células ectodérmicas do dorso imediatamente cranial à linha primitiva começam a proliferar e se diferenciar em **placa neural**. A placa neural prolifera mais depressa em suas margens laterais do que em sua linha média, criando

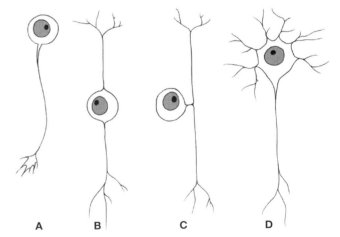

Figura 10.3 Tipos morfológicos de neurônios. A classificação é baseada no número de processos que se estendem do corpo da célula. Os sistemas nervosos de vertebrados adultos não apresentam neurônios unipolares (**A**). Aqui, o neurônio unipolar é representado com um cone de crescimento na ponta do seu axônio, ilustrando sua natureza de desenvolvimento. Os neurônios bipolares (**B**) e pseudounipolares (**C**) são característicos de sistemas sensoriais. A maioria dos neurônios no sistema nervoso é multipolar (**D**) e pode assumir diversas formas.

o **sulco neural**, cujas bordas (as **pregas neurais**) acabam se encontrando dorsalmente para formar o **tubo neural** (Figura 10.5). Todo o SNC é formado pelas células do tubo neural. O lúmen do tubo neural persiste em adultos como o canal central da medula espinal e os ventrículos do cérebro (discutidos adiante).

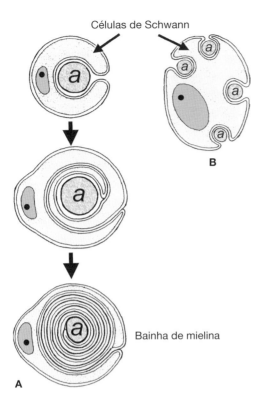

Figura 10.4 A. Corte transversal do desenvolvimento de um axônio mielinizado. No SNP, a célula da glia mielinizante é uma célula de Schwann. No SNC, o oligodendrócito é responsável pela criação da bainha de mielina. **B.** Nos nervos periféricos, algumas células de Schwann envolvem múltiplos axônios sem formar bainhas de mielina. Esses axônios são considerados não mielinizados.

O fechamento do tubo neural não é simultâneo em todo o embrião. A fusão ocorre primeiro no que acabará por formar o bulbo (a parte mais caudal do tronco cerebral) e daí prossegue em sentido cranial e caudal. As aberturas na extremidade cranial e caudal do tubo em fechamento são chamadas de **neuróporos rostral** e **caudal**, respectivamente (ver Figura 3.5).

O neuróporo rostral se fecha antes. Caso isso não ocorra, o desenvolvimento do encéfalo é interrompido, o que causa anomalias profundas na cabeça. A sua forma mais grave (à exceção da morte embrionária) é a *anencefalia* (a ausência completa de encéfalo, frequentemente com ausência concomitante de meninges e do crânio). O neuróporo caudal se fecha depois. O não fechamento da parte caudal do tubo neural provoca diversas anomalias da espinal medula, chamadas de *mielodisplasias*. Às vezes, as mielodisplasias também são associadas a anomalias vertebrais, como a *espinha bífida*.

Enquanto as bordas do sulco neural se aproximam uma da outra na linha média dorsal, uma coluna longitudinal de células se diferencia na união entre o ectoderma e o neuroectoderma em cada lado do sulco. Essas células, denominadas **crista neural**, ficam de cada lado do tubo neural e, por fim, formam células ganglionares sensoriais e autônomas, células de Schwann e outros tecidos similares. Além disso, a crista neural dá origem a vários outros tipos de

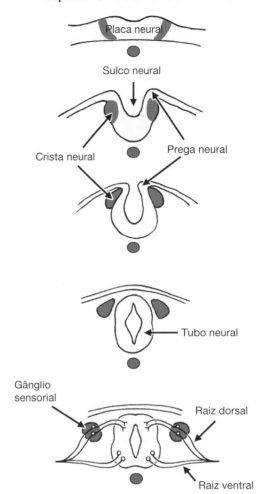

Figura 10.5 Formação do tubo neural. O ectoderma espessado da placa neural forma um sulco que posteriormente se funde no lado dorsal para fechar o tubo. As células da crista neural adjacentes às dobras neurais se diferenciam em muitos tecidos, inclusive os neurônios dos gânglios.

células, inclusive partes das meninges e muitos dos ossos e músculos da cabeça.

O desenvolvimento da medula espinal continua por um aumento na espessura da parede do tubo neural. Conforme as células se dividem e se diferenciam, surgem três camadas concêntricas do tubo neural: uma zona ventricular interna, uma zona intermediária média e uma zona marginal superficial (Figura 10.6).

A fina **zona ventricular** de células (também chamada de **zona ependimal** ou **germinativa**) circunda o lúmen do tubo neural e é o local da mitose dos precursores de neurônios e células da glia no sistema nervoso em desenvolvimento. Por fim, formará o epêndima do canal central da medula espinal e dos ventrículos do cérebro.

Na medida em que nascem na camada germinativa, as células migram para fora, para formar a **zona intermediária** (também chamada de **zona do manto**). A zona intermediária compreende neurônios e neuróglia e se torna a substância cinzenta perto do centro do cordão. As partes dorsais da zona intermediária formam os **cornos dorsais**. Aqui ocorre o processamento sensorial. A zona intermediária ventral se torna os **cornos ventrais**, o local dos neurônios motores

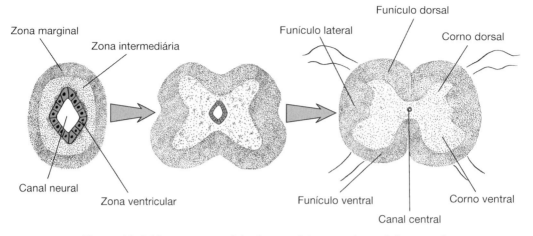

Figura 10.6 Vista transversal do desenvolvimento da medula espinal.

cujos axônios se estenderão para a periferia para inervar músculos e glândulas.

A **zona marginal**, que é mais superficial, é composta por processos nervosos que geram a substância branca da medula espinal. A cor branca vem das bainhas de mielina. A substância branca da medula espinal é dividida em **funículos dorsal**, **lateral** e **ventral**, que são delimitados pelos cornos dorsais e ventrais de substância cinzenta.

O desenvolvimento do encéfalo (Figura 10.7) começa antes do fechamento caudal total do tubo neural. O encéfalo cresce rapidamente durante toda a vida embrionária e fetal e no período neonatal. As primeiras subdivisões macroscópicas do encéfalo criam o estágio em três vesículas. Essas subdivisões, que consistem nas três dilatações do futuro encéfalo, são o **prosencéfalo**, o **mesencéfalo** e o **rombencéfalo**. O prosencéfalo desenvolve extensões laterais, as **vesículas ópticas**, as precursoras dos nervos ópticos e das retinas.

Com o maior desenvolvimento, as três vesículas se diferenciam em cinco regiões distintas. Nesse estágio de cinco vesículas de desenvolvimento, o prosencéfalo se subdivide ainda mais para formar o **telencéfalo** (futuro cérebro) e o **diencéfalo**, enquanto o rombencéfalo se divide em **metencéfalo** (futuros ponte e cerebelo) e **mielencéfalo** (futuro bulbo). O mesencéfalo não se subdivide e mantém a mesma denominação.

Sistema nervoso central

Encéfalo

As subdivisões macroscópicas do encéfalo adulto são **cérebro**, **cerebelo** e **tronco cerebral** (Figuras 10.8 e 10.9). O cérebro se desenvolve a partir do telencéfalo embrionário. Os componentes do tronco cerebral são definidos de várias maneiras. Para nossos propósitos, incluímos **diencéfalo**, **mesencéfalo**, **ponte** e **bulbo** como partes do tronco cerebral.

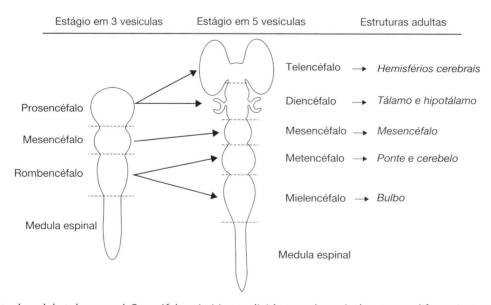

Figura 10.7 Vista dorsal do tubo neural. O encéfalo primitivo se divide em três vesículas, que se diferenciam em cinco vesículas e dão origem às principais regiões do encéfalo adulto. Observe os cálices ópticos (retina primitiva e nervos ópticos) que se desenvolvem do diencéfalo.

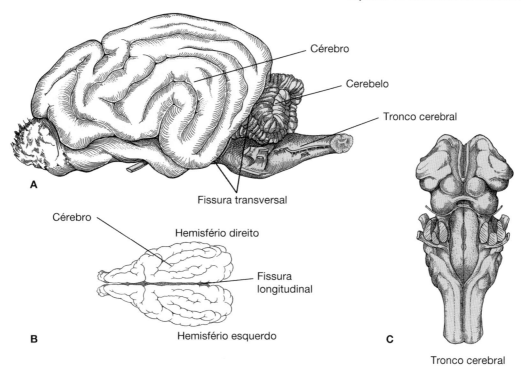

Figura 10.8 Subdivisões do encéfalo. **A.** Vista lateral esquerda. **B.** Vista dorsal. O cérebro é constituído por hemisférios cerebrais direito e esquerdo. **C.** Vista dorsal do tronco cerebral com o cérebro e o cerebelo removidos.

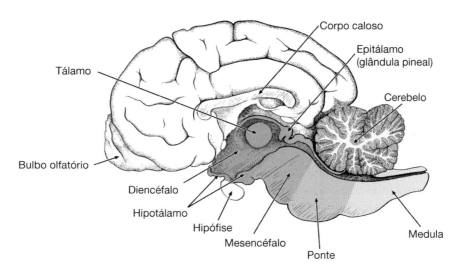

Figura 10.9 Corte mediano (sagital médio) do encéfalo.

▶ **Telencéfalo.** O telencéfalo, ou *cérebro*, é formado por dois **hemisférios cerebrais**, incluindo o ***córtex cerebral***, os ***núcleos da base*** e outros núcleos subcorticais e um agregado de estruturas funcionalmente semelhantes, chamado de ***rinencéfalo***. O telencéfalo envolve as cavidades dos ventrículos laterais.

A área superficial do cérebro dos mamíferos domésticos é aumentada por numerosos dobramentos, que formam cristas convexas, denominadas ***giros***, separados por ***fissuras*** ou ***sulcos***. Uma fissura bastante proeminente, a ***fissura longitudinal***, encontra-se no plano mediano e separa o cérebro em seus hemisférios direito e esquerdo. Ao contrário da medula espinal, no cérebro, a maioria dos corpos celulares neuronais (ou seja, a substância cinzenta) está no exterior. Essa camada de substância cinzenta cerebral é chamada de ***córtex cerebral***. Em humanos e alguns animais, as áreas corticais foram extensivamente mapeadas para localizar funções sensoriais e motoras específicas. As regiões anatômicas definidas por giros e sulcos consistentes e função geral são chamadas de ***lobos***. O córtex cerebral é o local de início dos movimentos voluntários, no qual as sensações são trazidas à consciência e funções superiores, como raciocínio e planejamento, ocorrem.

Os córtices dos dois hemisférios estão conectados anatômica e funcionalmente por um feixe maciço de axônios, o *corpo caloso*. Essa estrutura permite que as duas metades do cérebro compartilhem e integrem informações.

Bem abaixo do córtex cerebral, há agregados de substância cinzenta subcortical, conhecidos como **núcleos da base** (um termo antigo, *gânglios da base*, não deve ser utilizado, já que *gânglio* geralmente se refere a um acúmulo de corpos celulares *fora* do SNC). Os núcleos da base são importantes para o início e a manutenção da atividade motora normal. **Em seres humanos, a *coreia de Sydenham* e o *mal de Parkinson* são distúrbios do movimento causados pela degeneração de partes do núcleo da base. A doença nuclear basal é incomum em animais.**

O *rinencéfalo* é, do ponto de vista evolutivo, uma das partes mais antigas do cérebro. Compreende uma série de estruturas corticais ventrais e profundas associadas principalmente ao olfato. O rinencéfalo tem conexões proeminentes com as partes do cérebro que controlam as funções autônomas e endócrinas, os comportamentos emocionais e a memória, o que explica a notável capacidade de os odores afetarem essas funções.

▶ **Diencéfalo.** O *diencéfalo* é originário do prosencéfalo. O tálamo, o epitálamo, o hipotálamo e o terceiro ventrículo estão incluídos no diencéfalo.

O *tálamo* é um importante centro de relé das fibras nervosas que conectam os hemisférios cerebrais ao tronco cerebral, ao cerebelo e à medula espinal. O *epitálamo*, dorsal ao tálamo, inclui a *glândula pineal*, que é um órgão endócrino em mamíferos. Sua secreção primária, a *melatonina*, parece ser importante nos ritmos circadianos (diários) e nos ciclos de sono. Além disso, é provável que a atividade da glândula pineal seja importante em espécies com ciclos reprodutores sazonais.

O *hipotálamo*, ventral ao tálamo, circunda a parte ventral do terceiro ventrículo e compreende muitos núcleos que atuam em atividades autônomas e no comportamento. Na parte ventral do hipotálamo, está a *hipófise*, ou *glândula pituitária*, uma das glândulas endócrinas mais importantes. As conexões neuronais entre o hipotálamo e a hipófise são um ponto crítico de integração dos dois sistemas de comunicação primários do corpo: os sistemas nervoso e endócrino.

▶ **Mesencéfalo.** O *mesencéfalo* fica entre o diencéfalo, rostralmente, e a ponte, caudalmente. Os dois pedúnculos cerebrais e os quatro colículos são as características mais proeminentes do mesencéfalo.

Os dois **pedúnculos cerebrais**, também chamados de **cruras cerebrais**, são grandes feixes de fibras nervosas que ligam a medula espinal e o tronco cerebral aos hemisférios cerebrais. Esses pedúnculos são compostos, em sua maioria (mas não exclusivamente), de tratos descendentes de fibras motoras.

Os *colículos* (*corpora quadrigemina*) são quatro pequenas saliências (*colliculus* em latim significa *pequeno monte*) no lado dorsal do mesencéfalo: *colículos rostrais* direito e esquerdo e *colículos caudais* direito e esquerdo. Os colículos rostrais coordenam certos reflexos visuais e os colículos caudais são núcleos de relé para a audição.

▶ **Metencéfalo.** A porção dorsal do *metencéfalo* é o *cerebelo*, e a ventral, a *ponte*. O cerebelo apresenta dois **hemisférios laterais** e uma crista mediana, denominada **verme**, por causa de sua aparência. A superfície do cerebelo é formada por muitas lâminas, conhecidas como **folhas**. No cerebelo, como no cérebro, a substância branca é central e a substância cinzenta é periférica no *córtex cerebelar*. O cerebelo é essencial para a determinação do momento e a execução precisa dos movimentos. Faz ajustes finos e coordena a atividade muscular.

A ponte é ventral ao cerebelo, e sua superfície apresenta *fibras transversas* visíveis que formam uma ponte de um hemisfério do cerebelo para o outro. Muitos outros tratos de fibras e núcleos de nervos cranianos compõem o restante da ponte.

▶ **Mielencéfalo.** O *mielencéfalo* passa a ser o *bulbo* no adulto. É a continuação cranial da medula espinal, da qual é arbitrariamente distinguida no forame magno. O bulbo (muitas vezes chamado de medula oblonga) contém importantes centros autônomos e núcleos para os nervos cranianos.

▶ **Sistema ventricular.** Os *ventrículos* do cérebro se desenvolvem do lúmen do tubo neural embrionário (Figura 10.10). Os *ventrículos laterais* direito e esquerdo repousam nos respectivos hemisférios cerebrais. Esses ventrículos se comunicam com o *terceiro ventrículo* na linha média por dois *forames interventriculares*. O terceiro ventrículo é cercado pelo diencéfalo. Ele se conecta com o *quarto ventrículo* por meio do estreito *aqueduto mesencefálico* (aqueduto cerebral) que passa pelo mesencéfalo. O quarto

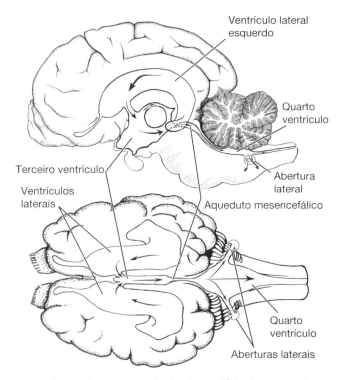

Figura 10.10 Sistema ventricular do encéfalo. As setas indicam a direção do fluxo do liquor, que é produzido nos ventrículos e flui através das aberturas laterais para o espaço subaracnoide ao redor do encéfalo e da medula espinal. Parte superior, vista lateral; parte inferior, vista dorsal.

ventrículo, entre o cerebelo acima e a ponte e o bulbo abaixo, se comunica com o *espaço subaracnoide* que cerca o SNC por duas *aberturas laterais*.

Cada ventrículo apresenta um **plexo coroide**, um tufo de capilares que se projetam no lúmen ventricular. O plexo de capilares é recoberto por uma camada de células ependimais que são contínuas à membrana de revestimento dos ventrículos.

O plexo coroide é responsável pela formação da maior parte do *liquor* (também chamado de *líquido cefalorraquidiano*), que preenche o sistema ventricular e envolve o SNC. Menor contribuição para essa formação é feita pelo epêndima que reveste os ventrículos. O liquor é continuamente formado, circulado e reabsorvido nos espaços do sistema nervoso. Todo o seu volume é substituído várias vezes ao dia.

A circulação do liquor começa nos dois ventrículos laterais (onde a maior parte é produzida). O liquor flui pelo forame interventricular para o terceiro ventrículo, atravessa o aqueduto cerebral até o quarto ventrículo e, finalmente, chega ao espaço subaracnoide pelas aberturas laterais, onde envolve o encéfalo e a medula espinal. O liquor é reabsorvido para o sangue venoso por modificações especiais das meninges, as **granulações aracnoides**. Essas estruturas minúsculas se projetam para os seios da dura-máter preenchidos com sangue (ver adiante) e atuam como válvulas unidirecionais para o retorno do liquor do espaço subaracnoide para o sangue venoso. A reabsorção de liquor é passiva, impulsionada pelo gradiente de pressão através das granulações aracnoides (*i. e.*, a maior pressão do liquor no espaço subaracnoide o leva para o seio de baixa pressão).

Qualquer obstrução na circulação cerebroespinal pode causar lesão encefálica, já que os plexos coroides produzem liquor independentemente da pressão no sistema ventricular. O acúmulo de liquor expande os espaços ventriculares afetados à custa do tecido nervoso, que, assim, pode ser bastante comprimido. Se isso ocorrer durante o desenvolvimento (como é frequente em caso de formação inadequada do aqueduto mesencefálico), a cabeça pode ficar muito aumentada, e o tecido cerebral, extremamente comprimido. Isso é chamado de *hidrocefalia*. Em um indivíduo mais velho, cujos ossos cranianos estão totalmente formados e fundidos nas suturas, o acúmulo de liquor não provoca aumento de volume visível da cabeça. A pressão elevada dentro da caixa craniana, no entanto, pode afetar profundamente o encéfalo em seu interior.

Meninges

As coberturas de tecido conjuntivo do encéfalo e da medula espinal são as **meninges**. De profundo a superficial, são a **pia-máter**, a **aracnoide** e a **dura-máter** (Figura 10.11).

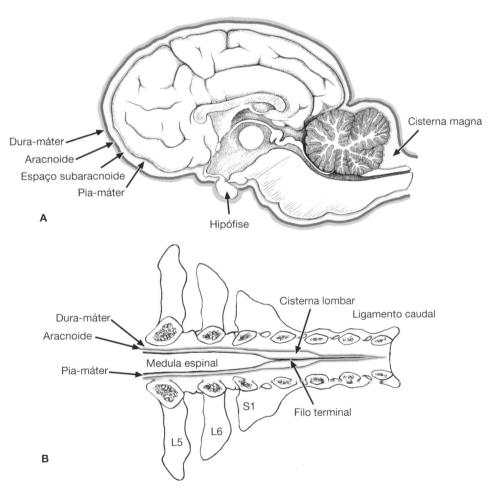

Figura 10.11 Meninges. **A.** Meninges cranianas. **B.** Meninges espinais, representadas na extremidade caudal da medula espinal bovina. A cisterna lombar e a cisterna magna são expansões anatômicas do espaço subaracnoide.

A **pia-máter**, a mais profunda das meninges, é uma membrana delicada que investe o encéfalo e a medula espinal, acompanhando de perto os sulcos e as depressões. A pia-máter forma uma bainha ao redor dos vasos sanguíneos e os segue até a substância do SNC.

Do ponto de visto embriológico, a meninge média é originária da mesma camada que a pia-máter, mas se separa dela durante o desenvolvimento, o que cria um espaço entre as duas. No adulto, os resquícios de sua conexão anterior assumem o formato de muitos filamentos de tecido conjuntivo, que se estendem entre elas. Como essa camada intermediária parece uma teia, é chamada de **aracnoide**, e os filamentos de conexão são as **trabéculas aracnoides**. O espaço entre as duas camadas, atravessado pelas trabéculas aracnoides, é o **espaço subaracnoide**, que é preenchido por liquor. **A coleta de liquor em uma punção lombar é feita nesse espaço.**

Na extremidade caudal da medula espinal, uma fina camada de pia-máter acompanha um filamento delgado de tecido nervoso, o **filo terminal**, por meio do canal vertebral do sacro e, por fim, se une às outras meninges para criar um cordão de tecido conjuntivo, denominado **ligamento caudal**. Essa estrutura ancora a extremidade caudal do cordão no assoalho do canal vertebral sacral (ver Figura 10.11).

A **dura-máter** é o revestimento exterior fibroso do SNC. Na caixa craniana, a dura-máter está intimamente ligada ao interior dos ossos e, assim, cumpre o papel do periósteo. Também forma a **foice cerebral**, uma dobra falciforme medial que se encontra na fissura longitudinal e separa parcialmente os hemisférios cerebrais. Outra dobra da dura-máter, o **tentório cerebelar**, corre em sentido transversal entre o cerebelo e o cérebro. Em alguns locais do crânio, a dura-máter se divide em duas camadas separadas por canais cheios de sangue. Esses **seios da dura** recebem sangue das veias do encéfalo e drenam nas veias jugulares. Também são o local de reabsorção do liquor pelas granulações aracnoides de volta à circulação.

A pia-máter e a aracnoide das meninges espinais são muito parecidas com as observadas na caixa craniana. A dura-máter das meninges vertebrais, no entanto, é separada do periósteo do canal vertebral por um espaço cheio de gordura, o **espaço epidural**.

Médicos e médicos-veterinários introduzem anestésicos locais no espaço epidural para produzir anestesia nas partes caudais do corpo. Esse procedimento, a *anestesia epidural* ou *peridural*, é geralmente feito para procedimentos obstétricos. Uma aplicação comum é a injeção de anestésico entre a primeira e a segunda vértebras caudais bovinas, para o auxílio de reparo de prolapsos uterinos, vaginais ou retais.

Medula espinal

A medula espinal (Figuras 10.12 a 10.14) é a continuação caudal do bulbo. Ao contrário do cérebro, a substância cinzenta da medula espinal está no centro do cordão, formando uma borboleta no corte transversal. Tratos de fibras, a substância branca, cercam esse núcleo de massa cinzenta. Um **segmento de medula espinal** é definido pela presença de um par de nervos espinais. Os nervos espinais são formados pela junção de raízes dorsais e ventrais, que se unem no ponto em que os axônios atravessam o forame intervertebral. Na região cervical, os nervos espinais emergem no forame intervertebral cranial à vértebra de mesmo número (p. ex., o nervo espinal C1 emerge cranial à vértebra C1). O oitavo nervo espinal cervical emerge entre os corpos vertebrais de C7 e T1. Depois disso, os nervos espinais saem no forame intervertebral caudal do corpo vertebral de mesmo número (p. ex., o nervo espinal T1 sai caudal à vértebra T1, o nervo espinal L5, caudal à vértebra L5 etc.) (ver Figura 10.13).

Os corpos celulares de neurônios sensoriais estão em agregados, chamados de **gânglios da raiz dorsal**, laterais à medula espinal. Os neurônios desses gânglios são pseudounipolares e dão origem a axônios que entram no corno dorsal da medula espinal e outros que se unem às fibras motoras dos neurônios do corno anterior e formam o **nervo espinal**, que se estende até a periferia. Os processos que se estendem do nervo espinal até a medula espinal constituem a **raiz dorsal**, de função sensorial.

A **raiz ventral** do nervo espinal é composta por axônios motores de neurônios principalmente do corno anterior da medula espinal. As raízes dorsal e ventral se unem para formar o nervo espinal próximo ao forame intervertebral entre as vértebras adjacentes. De modo geral, o gânglio da

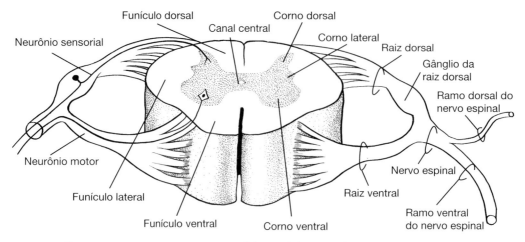

Figura 10.12 Anatomia transversal da medula espinal e dos nervos espinais.

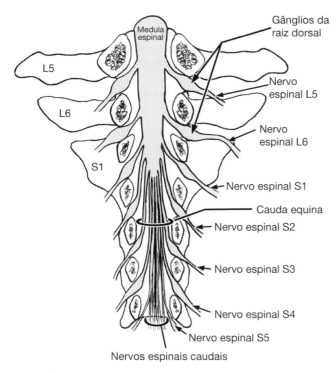

Figura 10.13 Extremidade caudal da medula espinal bovina. Vista dorsal com arcos vertebrais removidos para mostrar a medula espinal, as raízes nervosas e o(s) nervo(s) espinal(is).

raiz dorsal é muito próximo a essa combinação de raízes dorsais e ventrais. Com frequência, pode ser encontrado apenas dentro do forame intervertebral. Nesse local, é suscetível à compressão em caso de projeção de um disco intervertebral. Em grande parte, é essa compressão que causa a dor elétrica intensa associada à discopatia.

Ao longo das porções cervical, torácica e lombar cranial da coluna vertebral, o segmento espinal e seus nervos espinais estão intimamente associados à vértebra de mesmo número, mas, na parte caudal da coluna vertebral, os segmentos se tornam mais curtos para que o cordão termine antes do fim da coluna vertebral (nas vértebras S1-S2 em cavalos e ruminantes e S2-S3 em suínos). Por isso, as raízes dos nervos espinais emergentes da medula caudal ficam progressivamente mais longas em sentido caudal no canal vertebral para alcançar seu respectivo forame intervertebral. Isso significa que o canal vertebral caudal ao fim da medula espinal contém as raízes nervosas da maioria dos nervos sacrais e de todos os nervos espinais caudais. Esse feixe de raízes nervosas é chamado de **cauda equina**, por causa de sua aparência (ver Figura 10.13).

▶ **Tratos da medula espinal.** Um *trato* é um feixe de axônios funcionalmente relacionados no SNC. Os tratos que transportam informações *sensoriais* são tratos **ascendentes**, enquanto aqueles que carreiam comandos *motores* são os tratos **descendentes**. A substância branca da medula espinal que apresenta os tratos pode ser dividida em três colunas em cada metade do cordão: um *funículo dorsal* (também denominado *coluna dorsal*), um *funículo lateral* e um *funículo ventral* (Figura 10.15; ver Figura 10.12).

▶ **Tratos sensoriais.** As vias que carregam as informações sensoriais para a percepção consciente terminam nas regiões sensoriais do córtex cerebral, depois de passarem pelo tálamo (ver Figura 10.14). No entanto, nem todas as sensações são enviadas ao córtex, já que também podem ser usadas para coordenar reflexos posturais, mediar reflexos ou para determinar comportamentos autônomos e emocionais.

Os funículos dorsais contêm tratos aferentes que carreiam informações sobre a posição do corpo a partir das articulações, tendões e músculos. Esse tipo de sentido é chamado de **propriocepção**. A lesão dessa via produz movimentos descoordenados e imprecisos, já que o córtex carece de algumas das informações necessárias para fazer ajustes contínuos no planejamento e na execução de movimentos voluntários. Essa incoordenação é conhecida como **ataxia sensorial**.

As informações proprioceptivas também ascendem a medula espinal em vários **tratos espinocerebelares**, localizados nos funículos laterais e ventrais. Como o nome sugere, esses tratos se dirigem ao cerebelo, onde as informações proprioceptivas são usadas para ajudar a moldar os movimentos voluntários para que sejam precisos e suaves.

As informações sobre dor são carreadas por diversas vias, frequentemente agrupadas sob os nomes **tratos espinotalâmicos** ou **sistema anterolateral**. Esse grande grupo de fibras é encontrado em uma banda larga nos funículos

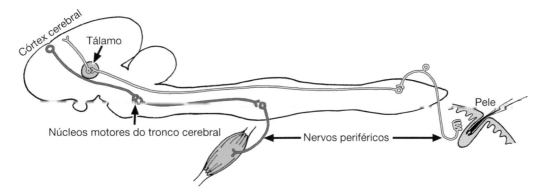

Figura 10.14 Esquema dos tratos sensoriais conscientes (em cinza-claro, na parte superior) e motores voluntários (em cinza-escuro, na parte inferior) do encéfalo e da medula espinal. Os círculos representam os corpos celulares dos neurônios e os formatos em "Y" são os terminais sinápticos.

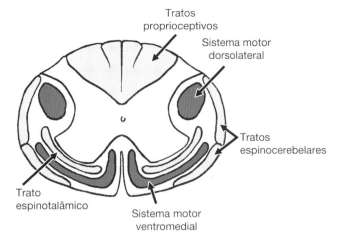

Figura 10.15 Corte transversal da medula espinal cervical com localização aproximada das principais vias sensoriais (em azul) e motoras (em vermelho). (Esta figura encontra-se reproduzida em cores no Encarte.)

lateral e ventral. Alguns desses tratos terminam no tronco cerebral, onde mediam determinados reflexos associados a estímulos dolorosos. Outros fazem conexões que alertam o córtex inteiro e iniciam comportamentos aversivos. Outros ainda são retransmitidos de modo direto para as partes do córtex que criam a percepção consciente do estímulo doloroso.

Como a dor, as informações de tato e temperatura são carreadas por diversos tratos ascendentes. Alguns desses tratos são encontrados nas colunas dorsais e outros, no sistema anterolateral.

▶ **Tratos motores.** Os sistemas motores podem ser funcionalmente agrupados em duas categorias principais: um sistema motor ventromedial, localizado principalmente no funículo ventral, e um sistema motor dorsolateral, encontrado na parte dorsal do funículo lateral. O movimento dirigido pelo cérebro (diferentemente dos arcos reflexos locais) pode ser voluntário e, portanto, controlado pelo córtex cerebral (de modo geral, de forma indireta; ver Figura 10.14), ou pode ser involuntário, como no caso de grandes ajustes posturais de origem reflexa no tronco cerebral.

O *sistema motor ventromedial* é responsável principalmente pela atividade dos músculos dos membros axiais e proximais, em especial músculos extensores e antigravitacionais. A atividade nos tratos desse sistema auxilia a fase de apoio da marcha, quando os membros estão em posição de sustentação de peso com as articulações em extensão. Um trato particularmente notável do sistema motor ventromedial é o *trato vestibuloespinal lateral*, originário da região da ponte e do bulbo.

O *sistema motor dorsolateral* é, em muitos aspectos, complementar ao sistema ventromedial. Os tratos dorsolaterais tendem a controlar os músculos do membro distal, em especial os flexores. Aqui, a atividade é mais importante na fase de flexão ou balanço da marcha, quando os membros saem do solo e avançam enquanto flexionados. Nos quadrúpedes, o trato mais proeminente no sistema motor dorsolateral é o *trato rubroespinal*, que surge do mesencéfalo. Em primatas, e principalmente em humanos, os *tratos corticospinais* originários diretamente do córtex motor do cérebro são muito bem-desenvolvidos.

Sistema nervoso periférico

O SNP inclui os nervos e gânglios fora do SNC. Seu objetivo é a transmissão de informações sensoriais para o encéfalo e a medula espinal e a produção de movimento muscular e secreção das glândulas através de seus nervos motores.

Nervos espinais

Como já discutido, os nervos espinais emergem do canal vertebral no forame intervertebral. O primeiro par de nervos cervicais emerge pelos forames vertebrais laterais do atlas e o segundo par entre o atlas (C1) e o áxis (C2). Portanto, existem oito pares de nervos cervicais, embora apenas sete vértebras cervicais. Nas regiões torácica, lombar e sacral, há o mesmo número de segmentos medulares espinais (e pares de nervos espinais) e vértebras. De modo geral, há menos pares de nervos caudais do que vértebras caudais. Os ungulados domésticos normalmente apresentam cinco ou seis pares.

O *nervo espinal* é criado pela fusão das raízes dorsais e ventrais originárias da medula espinal. Nesse ponto, as fibras sensoriais unidas da raiz dorsal e as fibras motoras da raiz ventral criam um *nervo misto*, já que este apresenta elementos sensoriais e motores (ver Figura 10.12).

Assim que o nervo espinal emerge do forame intervertebral para a periferia, se divide em um *ramo dorsal* e um *ramo ventral*. Os dois ramos são nervos mistos, já que cada um apresenta fibras sensoriais e motoras.

De modo geral, os ramos dorsais dos nervos espinais inervam estruturas (músculos e pele) que são dorsais aos processos transversos das vértebras. Os ramos ventrais suprem estruturas ventrais aos processos transversos e grande parte dos membros torácicos e pélvicos.

Os nervos espinais tendem a inervar a região adjacente ao local de onde emergem na coluna vertebral. Os membros, no entanto, são supridos por fibras sensoriais e motoras em arranjos emaranhados de nervos espinais conhecidos como *plexos*. As regiões da medula espinal que suprem os plexos têm diâmetro visivelmente maior porque contêm mais neurônios sensoriais e motores que inervam a massa dos membros. Esses aumentos de volume são chamados de *intumescências*.

▶ **Plexo braquial.** Cada membro torácico é suprido por um *plexo braquial*, uma rede derivada dos três últimos nervos cervicais e um ou dois nervos torácicos (Figura 10.16A; ver Figura 10.1). A medula espinal associada ao plexo braquial tem diâmetro maior do que as partes adjacentes e está principalmente dentro das vértebras cervicais caudais; consequentemente, é descrita como *protuberância cervical*.

O plexo braquial dá origem a nervos nomeados específicos que suprem os músculos do membro torácico e são responsáveis pela sensibilidade nas mesmas regiões gerais da pele. A Tabela 10.2 lista os nervos originários do plexo braquial e a região e os músculos supridos por cada um deles.

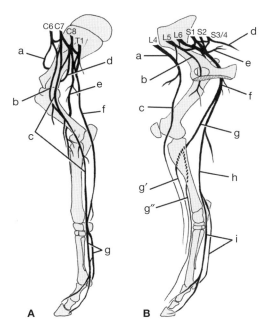

Figura 10.16 A. Suprimento nervoso do membro torácico equino. a, N. supraescapular; b, N. musculocutâneo; c, N. mediano; d, N. axilar; e, N. radial; f, N. ulnar; g, Nn. palmares medial e lateral. **B.** Suprimento nervoso do membro pélvico equino. a, N. femoral; b, N. obturador; c, N. safeno; d, N. pudendo; e, N. glúteo; f, N. isquiático; g, N. peroneal comum; g′, N. peroneal superficial; g″, N. peroneal profundo; h, N. tibial; i, Nn. plantares medial e lateral. N., nervo; Nn.; nervos.

▶ **Plexo lombossacral.** Os *plexos lombossacrais* direito e esquerdo suprem nervos para os respectivos membros pélvicos (Figura 10.16B; ver Figura 10.1). Os plexos lombossacrais são compostos pelos ramos ventrais dos últimos nervos lombares e dos primeiros dois ou três nervos sacrais. Aqui, o visível aumento de volume da medula espinal é chamado de **protuberância lombar**. Os nervos derivados do plexo lombossacral são descritos na Tabela 10.3.

Nervos cranianos

Classicamente, 12 pares de **nervos cranianos** originários do cérebro são descritos (Figura 10.17). Esses nervos são designados por algarismos romanos, numerados do mais rostral (I) ao mais caudal (XII). À exceção dos nervos cranianos I (olfatórios) e II (óticos), os nervos cranianos são originários do mesencéfalo, da ponte e do bulbo e, de modo geral, se assemelham a nervos espinais comuns. No entanto, não apresentam raízes dorsais e ventrais discerníveis e alguns são estritamente motores ou sensoriais (diferentemente dos nervos espinais, que são todos nervos mistos).

O nervo craniano II, o nervo óptico, é apenas superficialmente similar a um nervo real do SNP. Seus axônios são, na verdade, um trato do SNC, investidos por meninges e com mielina formada por oligodendrócitos. As características e funções dos 12 nervos cranianos estão descritas na Tabela 10.4.

Tabela 10.2 Nervos do plexo braquial.

Nervo	Músculos inervados	Distribuição cutânea
Supraespinhoso	Supraespinhoso e infraespinhoso	Não tem fibras sensoriais
Peitoral	Peitoral superficial, profundo	Não tem fibras sensoriais
Subescapular	Subescapular	Não tem fibras sensoriais
Musculocutâneo	Bíceps braquial Coracobraquial Braquial	Aspecto medial do antebraço e do carpo; aspecto craniomedial do metacarpo
Axilar	Redondos menor e maior Deltoide	Região do ombro
Radial	Tríceps braquial Ancôneo Extensor radial do carpo Extensores digitais comuns e laterais Ulnar lateral Extensor oblíquo do carpo Supinador	Aspecto craniolateral do antebraço
Ulnar	Flexor ulnar do carpo Flexor digital profundo Milímetro intrínseco do dígito (quando presente)	Aspecto caudal do antebraço, aspecto craniolateral do metacarpo, quartela/pé
Mediano	Flexor radial do carpo Flexor digital superficial e profundo Pronador redondo (quando presente)	Metacarpo caudal, quartela/pé
Toracodorsal	Grande dorsal	Não tem fibras sensoriais
Torácico lateral	Tronco cutâneo	Não tem fibras sensoriais

Tabela 10.3 Nervos do plexo lombossacral.

Nervo	Músculos inervados	Distribuição cutânea
Glúteo cranial	Glúteos médio e profundo, tensor da fáscia lata	Não tem fibras sensoriais
Glúteo caudal	Glúteo superficial	Não tem fibras sensoriais
	Partes do glúteo médio, semitendinoso, bíceps femoral em equinos	
Femoral	Sartório	Aspecto medial da coxa
	Quadríceps femoral	
	Iliopsoas	
Obturador	Adutor	Não tem fibras sensoriais
	Grácil	
	Pectíneo	
	Obturador externo	
Isquiático	Semitendinoso e semimembranoso	As fibras sensoriais são originárias dos ramos distais (nervos fibular e tibial)
	Bíceps femoral	
	Obturador interno	
	Gêmeos	
	Quadrado femoral	
Fibular comum	Tibial cranial	Metatarso dorsal e quartela/pé
	Extensor digital longo e lateral	
	Fibular terceiro	
Tibial	Gastrocnêmio	Porção caudal da perna, metatarsos plantares, quartela/pé
	Flexores digitais superficial e profundo	
	Tibial caudal	
	Poplíteo	

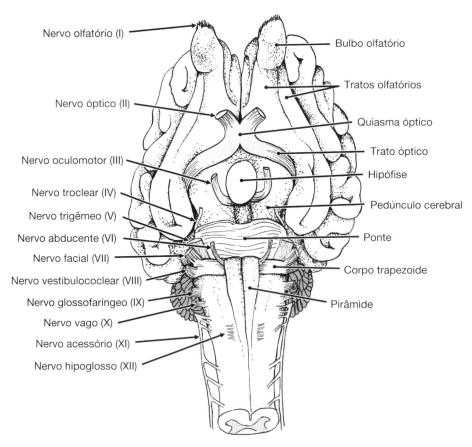

Figura 10.17 Vista ventral do encéfalo bovino.

Tabela 10.4 Sinopse dos nervos cranianos.

Número	Nome	Tipo	Local de origem	Função e distribuição
I	Olfatório	Sensorial	Bulbo olfatório	Olfato; mucosa nasal
II	Óptico	Sensorial	Diencéfalo	Visão; retina
III	Oculomotor	Motor	Mesencéfalo	Motor para os músculos extraoculares do olho; inervação parassimpática do esfíncter da íris e dos músculos ciliares
IV	Troclear	Motor	Mesencéfalo dorsal	Músculo oblíquo dorsal do olho
V	Trigêmeo	Misto	Ponte	
	Divisão oftálmica	Sensorial		Sensorial para o olho e as partes dorsais da cabeça
	Divisão maxilar	Sensorial		Sensorial para a região maxilar, a cavidade nasal, o palato e os dentes superiores
	Divisão mandibular	Misto		Sensorial para a língua, os dentes inferiores e a mandíbula; motor para os músculos da mastigação
VI	Abducente	Motor	Bulbo	Músculos reto lateral e retrator do bulbo do olho
VII	Facial	Misto	Bulbo	Sensorial (paladar) para os dois terços rostrais da língua; parassimpático para as glândulas salivares e lacrimais; motor para os músculos da expressão facial
VIII	Vestibulococlear	Sensorial	Bulbo	Audição (divisão coclear) e sensação de aceleração (divisão vestibular)
IX	Glossofaríngeo	Misto	Bulbo	Sensorial (paladar) para o terço caudal da língua; parassimpático para as glândulas salivares; motor para os músculos faríngeos
X	Vago	Misto	Bulbo	Sensorial para as mucosas laríngea e faríngea e a maioria das vísceras; parassimpático para as vísceras cervicais, torácicas e a maioria das abdominais; motor para os músculos faríngeos e laríngeos
XI	Acessório	Motor	Bulbo e medula espinal cervical	Motor para os músculos cervicais e do ombro (p. ex., trapézio)
XII	Hipoglosso	Motor	Bulbo	Motor para os músculos da língua

Sistema nervoso autônomo

O SNA é a parte do sistema nervoso que regula a atividade em vísceras e outras estruturas que normalmente não estão sob controle voluntário (Figura 10.18). A representação comum do SNA como uma subdivisão motora do sistema periférico clássico ignora que (1) as fibras sensoriais das vísceras constituem uma grande proporção das fibras nos nervos autônomos e (2) alguns tratos e núcleos do SNC integram e controlam a atividade visceral. No entanto, para os fins desta introdução, consideramos apenas os componentes motores periféricos do SNA. Esses são os nervos que influenciam a atividade de músculos lisos, do músculo cardíaco e das glândulas.

No sistema motor somático (o sistema muscular voluntário), os corpos celulares dos neurônios que inervam diretamente o alvo são encontrados na substância cinzenta do SNC e seus telodendros fazem contato direto com o alvo. Os nervos motores do SNA, por outro lado, são compostos por uma série de *dois* neurônios (Figura 10.19). O primeiro tem seu corpo celular no SNC e seu axônio se estende até a periferia, onde se conecta com o corpo celular de um segundo neurônio. É o axônio do segundo neurônio que entra em contato com o alvo visceral. Por causa desse arranjo de dois neurônios, os nervos autônomos são caracterizados pela presença de *gânglios autônomos*, coleções periféricas dos corpos celulares dos segundos neurônios. Usando o gânglio autônomo como ponto de referência, o primeiro neurônio é chamado de *pré-ganglionar* e o segundo, *pós-ganglionar*.

O ramo motor do SNA é associado à *homeocinese*, o processo dinâmico de regulação do ambiente interno para atender às necessidades do organismo. Consequentemente, o membro motor do SNA é funcional e anatomicamente dividido em duas partes. A *divisão simpática* do SNA prepara o organismo para enfrentar o estresse por meio da produção de uma combinação de mudanças fisiológicas que aumentam as moléculas combustíveis à disposição, o fluxo sanguíneo para os músculos e o débito cardíaco, ao mesmo tempo que diminuem os processos digestórios. A *divisão parassimpática* do SNA é, em muitos aspectos, o oposto da divisão simpática. A atividade parassimpática estimula a digestão e o armazenamento de moléculas de combustível e leva o organismo a um estado de repouso. Os efeitos fisiológicos das duas divisões são discutidos de modo mais completo no Capítulo 11.

Sistema nervoso simpático

As fibras nervosas simpáticas são originárias de segmentos torácicos e lombares da medula espinal. Por isso, a divisão simpática é às vezes denominada *divisão toracolumbar*. Os neurônios simpáticos pré-ganglionares têm seus corpos celulares em um pequeno *corno lateral* da substância cinzenta da medula espinal, entre os cornos dorsal e ventral. Os axônios mielinizados dessas fibras saem pela raiz ventral, entram no nervo espinal e voltam a sair imediatamente periféricos ao forame intervertebral, para se unir a uma cadeia longitudinal de gânglios autônomos. Uma cadeia

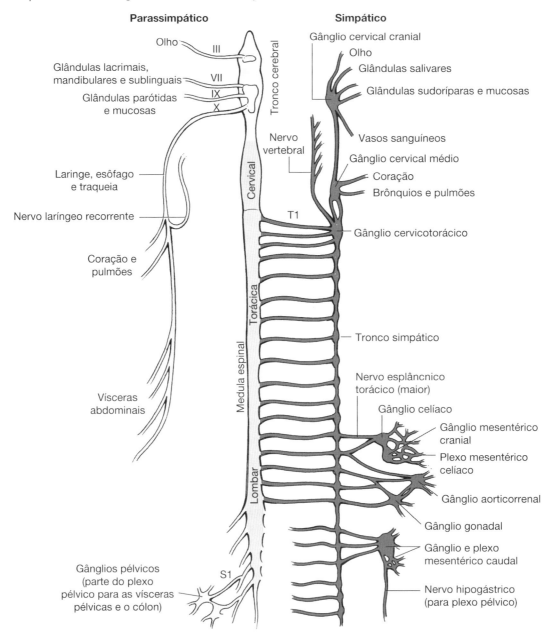

Figura 10.18 O sistema nervoso autônomo. À esquerda, o fluxo parassimpático (em amarelo) com os nervos cranianos III, VII, IX e X e os segmentos sacrais da medula espinal que carreiam as fibras parassimpáticas. À direita, a divisão simpática (em vermelho). Os segmentos lombares torácicos e craniais fazem contribuições ao tronco simpático. Esses nervos são bilaterais e mostrados de apenas um lado neste desenho para fins de clareza. (Esta figura encontra-se reproduzida em cores no Encarte.)

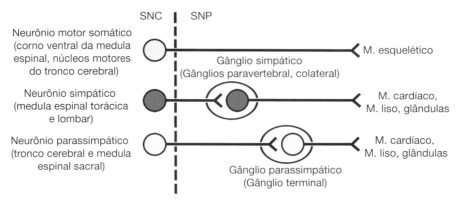

Figura 10.19 Comparação do sistema motor somático (voluntário) com o sistema motor visceral (sistema nervoso autônomo). M., músculo; SNC, sistema nervoso central; SNP, sistema nervoso periférico.

desses gânglios repousa de cada lado da coluna vertebral. Cada uma recebe fibras pré-ganglionares dos nervos espinais apenas nas regiões torácica e lombar, embora as próprias cadeias se estendam da região cervical craniana até as partes mais caudais da coluna vertebral. Os gânglios, junto às fibras nervosas que os ligam em sentido longitudinal, são denominados *tronco simpático*. É mais correto chamar os gânglios em si de *gânglios do tronco simpático*, embora também sejam conhecidos como *gânglios da cadeia paravertebral* ou *simpática*. Os corpos celulares de muitos dos neurônios simpáticos pós-ganglionares estão aqui. A partir dos gânglios simpáticos do tronco, os axônios não mielinizados dos neurônios pós-ganglionares alcançam seus alvos, seja seguindo nervos espinais ou nervos autônomos únicos.

Os axônios pré-ganglionares dos nervos simpáticos que chegam às vísceras abdominais passam pelo tronco sem sinapses e se tornam os *nervos esplâncnicos*, que se projetam no abdome a partir do tronco simpático. Esses axônios pré-ganglionares fazem sinapses com outros gânglios simpáticos fora do tronco simpático. Este segundo grupo, coletivamente conhecido como *gânglios colaterais* ou *pré-vertebrais*, são às vezes associados a grandes ramos arteriais não pareados da aorta abdominal, que geralmente os denominam, ou a órgãos-alvo específicos.

Nenhum corpo celular pré-ganglionar simpático é cranial à medula espinal torácica e, assim, a inervação simpática das estruturas da cabeça (p. ex., íris, glândulas sudoríparas, glândulas salivares) chega aos alvos ao trafegar em sentido cranial em feixes direito e esquerdo de fibras na porção ventral do pescoço. Esses feixes são as continuações cervicais dos troncos simpáticos do tórax. Essas fibras simpáticas pré-ganglionares são ligadas em uma bainha de tecido conjuntivo com fibras de cada nervo vago (nervo craniano X). As fibras combinadas são, portanto, chamadas de *tronco vagossimpático*, facilmente identificado dorsolateral e paralelamente à traqueia. Essas fibras simpáticas pré-ganglionares no tronco vagossimpático fazem sinapse no *gânglio cervical cranial*, ventral à base do crânio. Desse gânglio, as fibras pós-ganglionares se espalham para as glândulas e a musculatura lisa da cabeça.

Não há corpos celulares pré-ganglionares simpáticos caudais à região lombar média. Assim, a inervação simpática dos órgãos pélvicos (reto e órgãos urogenitais) é feita pelos órgãos *nervos hipogástricos* direito e esquerdo, uma continuação das partes caudais do tronco simpático. As fibras do nervo hipogástrico são misturadas a fibras parassimpáticas em uma rede difusa de nervos autônomos na superfície lateral do reto, chamada de *plexo pélvico*.

A inervação simpática para a *glândula adrenal* (ver Capítulo 11) é especial, já que as fibras simpáticas pré-ganglionares fazem sinapses diretamente nas células cromafins da medula do órgão, sem um gânglio interveniente. A estimulação simpática faz com que esse tecido libere *catecolaminas* (epinefrina [adrenalina] e norepinefrina [noradrenalina]) na corrente sanguínea, produzindo uma resposta de luta ou fuga generalizada, pronunciada e prolongada. Esse é um local fisiologicamente importante, onde o sistema de comunicação rápida do corpo (o sistema nervoso) é integrado ao sistema de comunicação mais lento e prolongado (o sistema endócrino).

Sistema nervoso parassimpático

A divisão parassimpática do SNA surge dos nervos cranianos e segmentos sacrais da medula espinal. Por esse motivo, é às vezes denominada *divisão craniossacral*. As fibras da porção cranial são distribuídas pelos quatro nervos cranianos: oculomotor (III), facial (VII), glossofaríngeo (IX) e vago (X). Os três primeiros dão fibras parassimpáticas para a musculatura lisa e as glândulas da cabeça. O nervo vago leva fibras parassimpáticas para as vísceras do tórax, do pescoço e quase todas as abdominais.

A parte caudal do tubo GI (inclusive o cólon transverso e a área caudal) e as vísceras pélvicas são inervadas por fibras parassimpáticas da porção sacral do sistema nervoso parassimpático. Essas fibras pélvicas se misturam com os nervos simpáticos dessa região para formar o plexo pélvico, uma rede de fibras autônomas nas paredes laterais do reto.

De modo geral, as sinapses entre os neurônios pré e pós-ganglionares da divisão parassimpática ocorrem sobre ou dentro das paredes dos órgãos que inervam. Por isso, esses gânglios são frequentemente chamados de *gânglios terminais*.

Sistema nervoso entérico

Os neuroanatomistas reconhecem outra subdivisão do sistema nervoso, o *sistema nervoso entérico*. Essa é a rede de neurônios motores e sensoriais incorporados às paredes do tubo GI e suas glândulas acessórias (p. ex., pâncreas, fígado). A atividade no sistema nervoso entérico é influenciada pelas divisões parassimpática e simpática do SNA, mas o sistema é funcional sem estímulos externos às vísceras. Há duas redes densas de neurônios nas paredes desses órgãos. Um, o *plexo submucoso* (*de Meissner*), está imediatamente abaixo do revestimento interno do intestino. O outro, o *plexo mioentérico* (*de Auerbach*), está na camada muscular.

Normalmente, a saída motora do SNA controla a atividade global das vísceras, mas, em grande parte, os neurônios intrínsecos do sistema nervoso entérico controlam os eventos locais. Os neurônios sensoriais monitoram a distensão local, a composição química do conteúdo do intestino e os hormônios gastrintestinais. A atividade desses neurônios sensoriais estimula movimentos reflexos locais, mediados pelos neurônios motores do sistema nervoso. Dessa maneira, a motilidade do intestino, a dilatação dos vasos sanguíneos locais e as secreções podem ser ajustadas para atender às demandas locais imediatas da digestão, enquanto o comportamento geral do sistema digestório é coordenado pelos estímulos do SNA.

11 Fisiologia do Sistema Nervoso

Regiões funcionais do neurônio, 159	*Reflexos com contração da musculatura esquelética, 165*
Fisiologia do impulso nervoso, 159	*Movimento voluntário, 166*
Velocidade de condução e mielinização, 161	**Fisiologia do sistema nervoso autônomo, 167**
Transmissão sináptica, 161	*Regulação da atividade do sistema nervoso autônomo, 167*
Neurotransmissores, 163	*Neurotransmissores autônomos e seus receptores, 168*
Controle nervoso da musculatura esquelética, 165	**Regeneração e reparo no sistema nervoso, 169**

Objetivos de aprendizagem

- Definir e ser capaz de explicar a importância dos termos destacados em ***negrito e itálico*** neste capítulo
- Ser capaz de detalhar os eventos associados à geração e à propagação do potencial de ação. Conseguir esboçar graficamente o potencial de ação e explicar quais eventos produzem cada parte do gráfico
- Explicar a anatomia e a função da mielinização na propagação do potencial de ação
- Descrever a anatomia da sinapse e explicar os eventos que levam à transmissão sináptica
- Identificar o nome dos neurotransmissores mais comuns; descrever onde são encontrados e seus principais efeitos
- Ser capaz de desenhar e explicar as partes de um arco reflexo típico
- Ser capaz de explicar a natureza do arco reflexo miotático e apontar suas diferenças da maioria dos reflexos
- Explicar como a vontade consciente de se movimentar chega aos músculos
- Descrever a função do cerebelo no movimento voluntário
- Descrever e ilustrar o sistema motor visceral e prever os efeitos dos estímulos parassimpáticos e simpáticos nos órgãos-alvo
- Identificar os neurotransmissores e receptores encontrados na sinapse de gânglios autônomos, entre os neurônios simpáticos e seus alvos e entre os neurônios parassimpáticos e seus alvos

- Explicar como a regeneração axonal no sistema nervoso periférico (SNP) difere daquela observada no sistema nervoso central (SNC).

Regiões funcionais do neurônio

As Figuras 10.2 e 10.3 mostraram anteriormente que os neurônios têm corpos celulares e processos que se estendem a partir deles. Dessas extensões celulares, uma é o axônio e todas as outras são consideradas dendritos. À exceção dos neurônios pseudounipolares do sistema nervoso periférico (SNP), os dendritos e o corpo celular representam a ***zona receptiva*** do neurônio, onde as informações de outros neurônios são recebidas. O axônio é a ***zona de condução*** do neurônio, na qual canais iônicos especializados na membrana permitem a condução rápida de uma onda de despolarização (o ***potencial de ação***) até o telodendro, iniciando os passos que levam à transmissão da informação para as células-alvo (Figura 11.1).

Fisiologia do impulso nervoso

Os nervos transmitem rapidamente informações de um local do corpo para outro por meio de potenciais de ação propagados ao longo dos axônios dos neurônios no interior dos nervos. A gênese de um potencial de membrana em repouso e o desenvolvimento de potenciais de ação e sua propagação são descritos em detalhes no Capítulo 2 e apenas brevemente revistos aqui.

160 Frandson | Anatomia e Fisiologia dos Animais de Produção

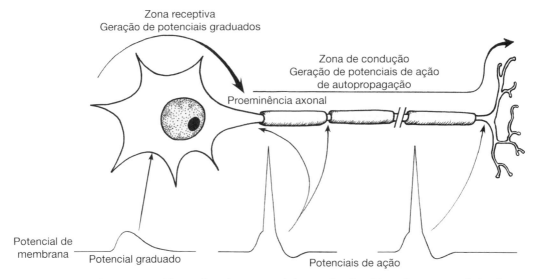

Figura 11.1 A zona receptiva do neurônio é formada pelo corpo celular e pelos dendritos. Outros neurônios fazem sinapse nessa parte do neurônio. Alterações no potencial de membrana em resposta a essa via aferente são proporcionais à força do estímulo, ou seja, a mudança é um potencial graduado. A zona de condução do neurônio é seu axônio (e o telodendro). Aqui, mudanças no potencial de membrana são potenciais de ação. Esses sinais têm sempre o mesmo grau de polarização e, uma vez iniciados, se movem ao longo do axônio sem perder sua força.

O potencial específico de membrana em repouso dos neurônios depende: (1) da **bomba eletrogênica de Na+-K+-ATPase** ou **bomba de Na+-K+**, que move íons potássio (K+) para dentro e íons sódio (Na+) para fora da célula; (2) **canais de abertura constitutiva (leak) de potássio** na membrana celular; e (3) a presença de moléculas grandes de carga negativa no interior da célula (Figura 11.2). O efeito líquido dessas forças faz com que o interior da célula seja mais negativo do que o exterior.

De modo geral, a sinalização entre os neurônios envolve a mudança temporária da permeabilidade da membrana celular aos íons. A abertura de canais proteicos que possibilitam a passagem de íons sódio, por exemplo, faz com que essa substância entre na célula em resposta aos seus gradientes químicos e elétricos. Esse influxo de íons positivos despolariza (torna menos negativo) o interior do neurônio.

Na zona receptiva, isso acontece em regiões localizadas da membrana celular em resposta aos sinais de outros neurônios em proporção à força do sinal, o chamado **potencial graduado**. Esses tipos de despolarização se espalham apenas a uma pequena distância do local de sua geração e enfraquecem quanto mais se disseminam.

Na junção do axônio com o corpo celular, denominada **proeminência axonal**, porém, a despolarização tem um efeito diferente. É aqui que o **potencial de ação**, uma onda de despolarização grande e de autopropagação, se inicia.

A membrana da proeminência axonal e do axônio contém **canais de sódio voltagem-dependentes**. Esses canais são fechados em potenciais normais de membrana em repouso, mas se abrem rapidamente quando o potencial de membrana é despolarizado até o limiar de voltagem. Essa abertura provoca a entrada de sódio e a despolarização extensa e rápida

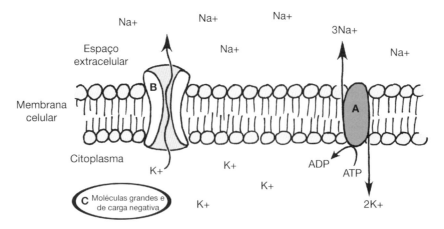

Figura 11.2 A membrana celular do neurônio em repouso é polarizada pela separação de cargas. **A.** Íons sódio com carga positiva são ativamente bombeados para fora do neurônio em troca de íons potássio (em uma proporção de 3 Na para 3 K). **B.** Os íons potássio saem lentamente do neurônio em resposta aos seus gradientes elétricos e químicos. **C.** Moléculas grandes, com muitas cargas negativas, ficam presas dentro da célula porque seu tamanho impede que atravessem a membrana.

da membrana (Figura 11.3). No pico do potencial de ação (despolarização máxima), os canais de sódio se fecham e os ***canais de potássio voltagem-dependentes*** se abrem. O fechamento dos canais de sódio e a maior saída de potássio ***repolarizam*** a membrana. A rápida saída do potássio produz uma pequena ***pós-hiperpolarização*** (mais negativo do que o potencial de repouso normal) até que as condições de repouso possam ser restabelecidas (ver Figura 11.3).

O potencial de ação no axônio de um neurônio faz com que o potencial de membrana das áreas próximas seja despolarizado pela movimentação local de carga. Como resultado, os canais de sódio na área adjacente alcançam seu limiar de voltagem, criando os eventos do potencial de ação nessas regiões adjacentes. Isso influencia outras regiões mais uma vez, e, por isso, os potenciais de ação podem ser propagados ao longo dos axônios (ver Figura 2.16). A propagação normalmente ocorre em apenas uma direção, principalmente porque os canais de sódio em que o potencial de ação acabou de ocorrer são brevemente insensíveis ou ***refratários*** a outro estímulo. Esse período refratário é uma característica dos canais normais de sódio. O período refratário evita que o potencial de ação se propague e volte para o axônio (chegando ao corpo da célula), mas é breve, de modo que o axônio é capaz de transmitir potenciais de ação em alta frequência.

Velocidade de condução e mielinização

Como mencionado no Capítulo 10, os axônios dos neurônios podem ser não mielinizados ou mielinizados. Os axônios não mielinizados têm canais de sódio voltagem-dependentes em toda a sua membrana celular e, assim, a propagação de potenciais de ação ao longo desses axônios ocorre como descrito anteriormente. A condução por esses axônios é relativamente lenta, uma vez que cada parte da membrana deve passar pelas etapas envolvidas na despolarização e repolarização à medida que o potencial de ação percorre o axônio.

Para aumentar a velocidade de condução, os sistemas nervosos dos vertebrados empregam a ***mielina***, um envoltório de gordura que é um bom isolante contra fluxos iônicos. Cada célula formadora de mielina (células de Schwann no SNP e oligodendrócitos no sistema nervoso central [SNC]) cobre cerca de 1 mm ao longo do axônio. Um pequeno espaço, o ***nó de Ranvier***, ocorre na junção entre os envoltórios de mielina e é aqui que os canais de sódio voltagem-dependentes tendem a se concentrar. Portanto, a corrente criada pela despolarização da membrana axonal se espalha de um nó para outro. O potencial de ação é iniciado apenas nesses locais restritos e efetivamente pula a membrana intermediária coberta de mielina. Por praticamente saltar de um nó para o próximo, é chamada de ***condução aos saltos*** (Figura 11.4). Esse tipo de condução contribui para o aumento da taxa de condução do impulso nos axônios mielinizados.

As velocidades de condução dos axônios também dependem do seu diâmetro. Os axônios de diâmetro maior propagam os potenciais de ação em velocidades mais altas do que os axônios de diâmetro pequeno porque têm menor resistência interna ao fluxo de corrente. As fibras com maior quantidade de mielina (até 20 μm de diâmetro) têm velocidades de condução de 130 m/s. Nesse ritmo, um impulso poderia percorrer 1,8 m em cerca de 16 ms. Nas menores fibras não mielinizadas do corpo, com cerca de 0,5 μm de diâmetro, a condução ocorre a somente cerca de 0,5 m/s.

Os axônios de condução mais rápida – descritos como axônios A-alfa em um sistema comum – do sistema nervoso transmitem informações sensoriais sobre propriocepção (posição do corpo) e instruções motoras para a musculatura voluntária. Os axônios mais lentos – chamados de *axônios C* – transmitem informações sobre a dor visceral profunda.

Transmissão sináptica

As sinapses são junções especializadas nas quais a informação é transmitida entre os neurônios ou entre um neurônio e a(s) célula(s) que inerva. Dois tipos gerais de sinapses, ***elétricas*** e ***químicas***, são encontrados entre os neurônios do sistema nervoso. As sinapses químicas são as mais prevalentes. As sinapses elétricas são essencialmente junções comunicantes (*gap junctions*) (ver Figura 2.10) entre a membrana celular dos neurônios adjacentes que permitem a troca iônica.

A troca de informações em sinapses químicas implica a liberação de uma substância química, um ***neurotransmissor***, de um neurônio (descrito como ***neurônio pré-sináptico***) que, então, influencia o comportamento de outro neurônio (o ***neurônio pós-sináptico***) ou outra célula-alvo (Figura 11.5). Ao chegar ao terminal do neurônio pré-sináptico, o potencial de ação muda o potencial de membrana, abrindo os canais de cálcio voltagem-dependentes. Como a concentração de cálcio dentro da célula é menor do que a concentração de cálcio no fluido extracelular, o cálcio atravessa os canais abertos e entra na célula até alcançar seu gradiente de concentração. O aumento da concentração intracelular de cálcio na extremidade terminal do neurônio pré-sináptico

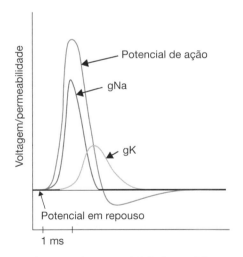

Figura 11.3 Alteração da permeabilidade ao sódio e ao potássio durante o potencial de ação dos neurônios. gNa, condutância para o sódio; gK, condutância para o potássio. O influxo inicial de sódio (gNa) conduz a parte mais íngreme da despolarização do potencial de ação. O influxo de sódio começa a diminuir e a condutância para o potássio (gK) aumenta. O influxo de potássio contribui significativamente para o retorno da membrana ao seu estado hiperpolarizado em repouso.

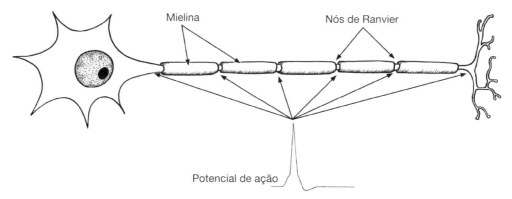

Figura 11.4 Propagação do potencial de ação em um axônio mielinizado por condução aos saltos. Depois de começarem no axônio, os potenciais de ação "saltam" de um nó para outro ao longo da estrutura.

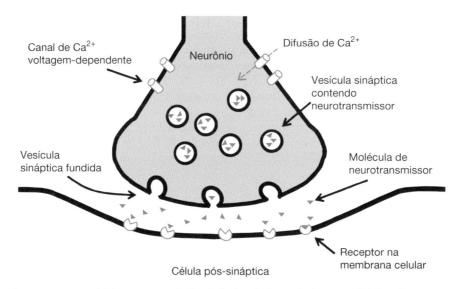

Figura 11.5 Resumo dos eventos envolvidos na transmissão sináptica. A chegada do potencial de ação provoca a abertura dos canais de cálcio voltagem-dependentes. A entrada de cálcio promove a fusão das vesículas sinápticas, que liberam o neurotransmissor. O neurotransmissor se difunde até a membrana celular pós-sináptica e se liga ao seu receptor da membrana celular.

ativa uma série complexa de eventos que culminam na liberação de neurotransmissores armazenados em vesículas secretoras no interior da célula. Normalmente, um neurônio contém vesículas com apenas um neurotransmissor principal, mas a maioria dos neurônios libera diversos mensageiros químicos que influenciam o comportamento da célula pós-sináptica.

As membranas celulares dos neurônios pré-sinápticos e pós-sinápticos (ou de outras células-alvo) não estão em contato direto. Há uma separação pequena, mas distinta, e o espaço entre essas membranas celulares é chamado de *fenda sináptica*. Os neurotransmissores liberados pelo neurônio pré-sináptico devem se difundir através da fenda sináptica para exercerem seu efeito sobre as células pós-sinápticas. No entanto, essa difusão ocorre quase instantaneamente, devido ao tamanho muito pequeno da fenda (em média, 20 nm).

Os neurotransmissores se ligam a receptores na membrana das células pós-sinápticas. Nas sinapses entre os neurônios, a ligação geralmente altera a permeabilidade da membrana pós-sináptica aos íons (direta ou indiretamente, via segundos mensageiros), e isso, por sua vez, muda o potencial de membrana do neurônio pós-sináptico. As sinapses e os neurotransmissores que despolarizam o neurônio pós-sináptico são **sinapses excitatórias** e **neurotransmissores excitatórios**, enquanto as sinapses e neurotransmissores que **hiperpolarizam** o neurônio pós-sináptico são **inibidores**.

Normalmente, os neurotransmissores excitatórios causam despolarização da membrana por aumento da permeabilidade da membrana ao sódio, o que torna possível que esse íon positivo siga sua concentração e gradientes elétricos, fluindo para o interior da célula.

Os neurotransmissores inibidores provocam *hiper*polarização da membrana ao aumentar sua permeabilidade ao potássio (um íon positivo que flui para *fora* da célula) e ao cloreto (um íon negativo que flui para *dentro* da célula). Isso torna o interior da célula mais negativo, uma hiperpolarização da membrana celular que, portanto, reduz a excitabilidade da célula pós-sináptica.

A quantidade de neurotransmissor excitatório liberada por um único potencial de ação em um único neurônio pré-sináptico é uma constante. No entanto, de modo geral, também é insuficiente para despolarizar o neurônio pós-sináptico até o limiar de voltagem em que outro potencial de ação pode ser induzido. Portanto, para que um neurônio pós-sináptico alcance o limiar, a mudança de voltagem produzida por múltiplos eventos de um único potencial de ação deve ser *somada*. A soma é classificada como *espacial* ou *temporal* (Figura 11.6).

Na soma espacial, há liberação simultânea ou quase simultânea de neurotransmissores em mais de uma sinapse do neurônio pós-sináptico e seus efeitos cumulativos levam essa célula ao limiar. A soma espacial é possível porque os corpos celulares dos neurônios geralmente apresentam centenas ou mesmo milhares de neurônios pré-sinápticos.

Na soma temporal, um único neurônio pré-sináptico libera neurotransmissor de maneira repetida e rápida, antes que o efeito de cada liberação única se perca. Na soma efetiva, os efeitos aditivos das múltiplas liberações são suficientes para produzir um potencial de ação no neurônio pós-sináptico.

Depois que um neurotransmissor foi liberado e agiu sobre o neurônio pós-sináptico, deve ser removido para evitar a estimulação contínua do neurônio pós-sináptico. Os mecanismos específicos de remoção dos neurotransmissores das sinapses neurais variam conforme a molécula. No entanto, de modo geral, esses mecanismos podem ser qualquer um ou, então, uma combinação dos seguintes: (1) degradação do neurotransmissor por enzimas na área da sinapse; (2) absorção do neurotransmissor pelos sistemas de transporte da membrana celular; ou (3) difusão do neurotransmissor na área da sinapse. Os dois primeiros são, de longe, os mecanismos mais importantes de interrupção do sinal sináptico.

Uma classe grande e importante de inseticidas, conhecidos como *organofosforados*, inibe a degradação de um neurotransmissor chamado de *acetilcolina* (ACh) nas sinapses que o utilizam. Isso prolonga a ação da ACh, interferindo na neurotransmissão normal e, por fim, mata o inseto. Os organofosforados são ocasionalmente usados no tratamento de pulgas, piolhos e outros parasitas externos em animais. Uma vez que os sistemas nervosos de mamíferos também usam ACh (ver adiante), os organofosforados podem produzir sinais de envenenamento em humanos e animais pelo mesmo mecanismo.

Como já descrito, um único neurônio e seus dendritos contêm múltiplas junções sinápticas e recebem estímulos sinápticos de múltiplos neurônios pré-sinápticos. Assim, um único neurônio pode receber impulsos de várias fontes. Esse padrão ou organização é descrito como **convergência** (Figura 11.7). **Divergência** é o oposto: cada axônio se ramifica de modo que as conexões sinápticas sejam feitas com muitos neurônios (ver Figura 11.7). Esses padrões organizacionais permitem que a informação seja amplamente distribuída por toda a rede neural (divergência) ou que múltiplas fontes de informação sejam enfocadas em um único neurônio para uma resposta média (convergência). Essas são ilustrações muito simples de como a organização de redes neuronais pode contribuir para o processamento e a integração de informações. Um único neurônio, por exemplo, pode ser simultaneamente estimulado por neurotransmissores excitatórios e inibitórios de diferentes neurônios pré-sinápticos (uma rede convergente). A propriedade da soma espacial possibilita ao neurônio receber esses estímulos convergentes, integrá-los e responder da maneira apropriada.

Neurotransmissores

A maioria dos neurotransmissores pode ser classificada como "moléculas pequenas" (das quais várias moléculas importantes são aminoácidos modificados) ou polipeptídios. Embora centenas de moléculas tenham ação neurotransmissora, um pequeno número é bastante prevalente em todo o sistema nervoso e deve ser considerado de modo individual (Tabela 11.1).

A **acetilcolina** ou **ACh** é o neurotransmissor liberado na junção neuromuscular da musculatura esquelética e por alguns neurônios periféricos do sistema nervoso autônomo e é encontrado em muitas sinapses de todo o SNC. Os neurônios, receptores e sinapses que utilizam ACh são considerados **colinérgicos**. Duas classes gerais de receptores colinérgicos, os receptores **nicotínicos** e **muscarínicos**, são encontradas em sinapses colinérgicas. Os receptores nicotínicos (nAChR) são canais iônicos dependentes de ligantes e, assim, se abrem devido à interação com seu neurotransmissor (o "ligante"). Ao se ligar à ACh, o nAChR é sempre excitatório para a membrana pós-sináptica. Os receptores muscarínicos (mAChR) são acoplados a diversos segundos mensageiros proteicos no interior da célula e, dependendo do subtipo, podem ser excitatórios ou inibitórios. Nas sinapses colinérgicas, a enzima **acetilcolinesterase** é responsável pela rápida degradação da ACh e, assim, pela interrupção de seu efeito.

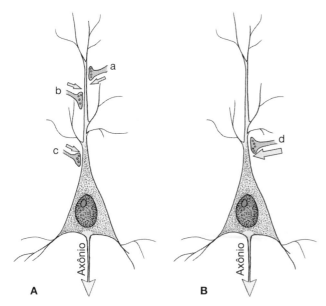

Figura 11.6 A. Soma espacial. Cada uma das múltiplas sinapses (a até c) dispara simultaneamente e os efeitos aditivos de cada sinapse trazem o neurônio pós-sináptico ao limiar. **B.** Soma temporal. O disparo rápido e repetido de uma única sinapse (d) permite uma despolarização suficiente para levar o neurônio pós-sináptico ao limiar.

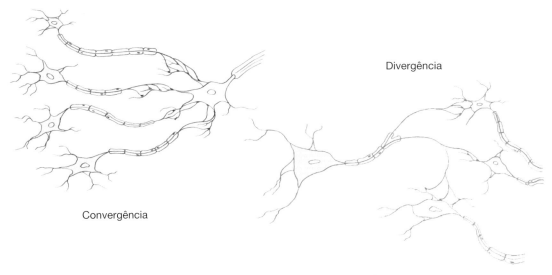

Figura 11.7 Convergência e divergência em redes neurais.

Tabela 11.1 Neurotransmissores comuns e seus receptores.

Neurotransmissor	Onde é encontrado	Receptor(es)	Efeito
Acetilcolina (ACh)	Junção neuromuscular	nAChR	Excitação
	Gânglios autônomos	nAChR	Excitação
	Neurônios pós-ganglionares parassimpáticos	mAChR	Excitação ou inibição (dependendo do tipo de receptor)
	SNC	nAChR e mAChR	Excitação ou inibição (dependendo do tipo de receptor)
Norepinefrina	Neurônios pós-ganglionares simpáticos	Receptores adrenérgicos	Excitação ou inibição (dependendo do tipo de receptor)
	SNC	Receptores adrenérgicos	Excitação ou inibição (dependendo do tipo de receptor)
Dopamina	SNC	Receptores D1	Excitação
		Receptores D2	Inibição
GABA	SNC	Receptor GABA	Inibição
Glutamato	SNC	Receptor AMPA	Excitação (influxo de Na^+)
		Receptor NMDA	Excitação (influxo de Na^+ e Ca^{2+})

SNC = sistema nervoso central; GABA = ácido γ-aminobutírico; mAChR = receptores muscarínicos de acetilcolina; nAChR = receptores nicotínicos de acetilcolina; AMPA = alfa-amino-3-hidroxi-5-metil-4-isoxazol propiônico; NMDA = *N*-metil-D-aspartato.

A **norepinefrina** (também conhecida como **noradrenalina**) é o neurotransmissor usado por muitos neurônios periféricos na divisão simpática do sistema nervoso autônomo (SNA) e em sinapses de determinados locais do SNC. Os neurônios pré-sinápticos e as sinapses que utilizam norepinefrina são descritos como **adrenérgicos** e esse termo também se aplica a receptores de membrana celular que se ligam à norepinefrina. O termo *adrenérgico* é dado a esses receptores porque o hormônio **epinefrina**, também chamado de **adrenalina**, igualmente se liga a eles. Os receptores adrenérgicos não são canais iônicos que se abrem para mudar a polarização. Ao contrário, estão ligados a proteínas no interior da célula que, de maneira indireta, produzem despolarização ou hiperpolarização, dependendo do tipo de receptor adrenérgico.

Tanto o neurotransmissor norepinefrina quanto o hormônio endócrino epinefrina são classificados como *catecolaminas*, por causa de sua estrutura química, derivada do aminoácido tirosina. A **dopamina** é outra catecolamina que funciona como neurotransmissor no SNC e no SNP. Além disso, há receptores específicos de dopamina.

O **ácido gama-aminobutírico** (GABA) é o aminoácido neurotransmissor inibitório mais prevalente no SNC. A ligação do GABA ao seu receptor produz hiperpolarização neuronal (inibição). **Parte dos efeitos de vários agentes que atuam como sedativos, tranquilizantes e relaxantes musculares gerais se deve à promoção dos efeitos do GABA no SNC. Entre eles, estão o álcool, os barbitúricos e os benzodiazepínicos (p. ex., diazepam ou Valium®).** Alguns desses agentes se ligam diretamente aos receptores GABAérgicos; outros parecem facilitar a ação do GABA endógeno. Os receptores GABAérgicos também podem ser o alvo principal de alguns anestésicos gerais.

O *glutamato*, um aminoácido, é o neurotransmissor excitatório predominante no SNC, e vários subtipos de receptores de glutamato foram identificados. O receptor primário, o receptor AMPA, é um clássico canal iônico de sódio dependente de ligante e sua abertura permite a entrada de cátions na célula para sua despolarização (excitação). Outro subtipo de receptor de glutamato, o receptor NMDA (que recebe o nome do agonista *N*-metil-D-aspartato), participa da memória e do aprendizado. A estimulação dos receptores NMDA faz com que a membrana pós-sináptica responda de maneira mais vigorosa à estimulação subsequente, um processo que é o correlato fisiológico da atividade de "recordação".

Controle nervoso da musculatura esquelética

Como descrito no Capítulo 9, cada contração da musculatura esquelética requer a estimulação do músculo por um neurônio motor somático. Um neurônio motor somático tem seu corpo celular no SNC e seu axônio se estende até entrar em contato com uma célula muscular esquelética na **junção neuromuscular**. Um único neurônio motor pode estimular mais de uma célula muscular esquelética, mas uma única célula muscular esquelética recebe informações de apenas um neurônio motor. Um neurônio motor e todas as células musculares inervadas por ele constituem a **unidade motora**.

Uma classificação clínica aplicada ao neurônio motor que se estende do SNC às fibras musculares esqueléticas é o *neurônio motor inferior* (*NMI*). (Mais especificamente, este é um NMI somático, mas o termo *somático* é geralmente omitido no uso comum.) Qualquer contração da musculatura esquelética, seja voluntária ou reflexa, depende de um NMI intacto, com função adequada.

Normalmente, um único neurônio recebe estímulos de muitos outros neurônios por causa da convergência das redes neurais. Portanto, um único NMI está sujeito à regulação por múltiplos estímulos de outros neurônios do SNC. *Neurônio motor superior* (*NMS*) é o termo geral aplicado a um neurônio dentro do SNC que regula a atividade de um NMI. Os NMSs são responsáveis por iniciar o movimento voluntário e manter a postura e a posição corporal relativamente estáveis, considerando a gravidade para que os movimentos voluntários sejam normais. Se os NMIs de um músculo estão intactos, mas os NMSs que normalmente os regulam apresentam uma disfunção, pode haver redução ou ausência dos movimentos voluntários. Enquanto as conexões reflexas locais estiverem intactas, porém, os reflexos ainda estarão presentes (ver adiante).

A ausência total de movimento voluntário é chamada de *paralisia*. A redução no movimento voluntário é denominada *paresia*. Os músculos podem estar paralisados e também não apresentar movimento reflexo (como nos casos de lesão dos NMIs) ou podem estar paralisados e ainda ter movimento reflexo (como nos casos de lesão dos NMSs).

Reflexos com contração da musculatura esquelética

Um **reflexo** é uma resposta estereotipada a um determinado estímulo que pode operar sem influência consciente/voluntária. Dizer que a resposta é "estereotipada" significa que ela é a mesma cada vez que o reflexo é ativado. Existem reflexos para manter a estabilidade do ambiente interno (p. ex., a elevação da frequência cardíaca devido ao aumento da depleção de oxigênio durante o exercício), para fazer correções posturais rápidas (p. ex., contração de um músculo alongado por uma carga inesperada) ou proteger o indivíduo (p. ex., retirar um membro de um estímulo doloroso).

A maioria dos reflexos consiste em: (1) um membro sensorial, que compreende um receptor e um neurônio sensorial; (2) integração central via interneurônio(s); e (3) um membro motor, composto por um neurônio motor e o alvo do reflexo (Figuras 11.8 e 11.9). Os reflexos podem produzir contração do músculo esquelético ou, no caso de reflexos autônomos, alterações no comportamento dos músculos liso e cardíaco ou das glândulas.

Um tipo específico de arco reflexo requer apenas dois neurônios, e o neurônio sensorial faz sinapse diretamente com o neurônio motor. Com apenas uma sinapse entre os membros aferente e eferente, a resposta desse reflexo **monossináptico** é extremamente rápida. A única circunstância em que os reflexos são organizados dessa maneira é no caso dos **reflexos miotáticos** (também chamados de reflexos tendíneos ou de estiramento). Os reflexos miotáticos são ativados quando um músculo é alongado. Esse é o tipo de reflexo demonstrado ao golpear o ligamento patelar com um martelo neurológico (Figura 11.10). A resposta é uma contração muito rápida do músculo alongado. Esse reflexo é essencial para manter a postura estável durante a marcha, pois permite que os músculos respondam rapidamente a aumentos súbitos de carga.

Embora os reflexos possam ser bastante simples e envolver apenas uma região restrita da medula espinal ou do tronco cerebral (como ilustrado nas Figuras 11.9 e 11.10), também podem ser muito complexos e requerer integração

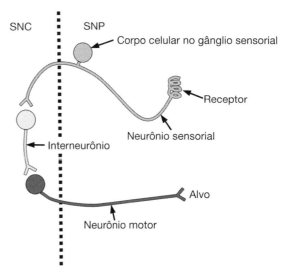

Figura 11.8 Esquema de um arco reflexo típico. SNC, sistema nervoso central; SNP, sistema nervoso periférico.

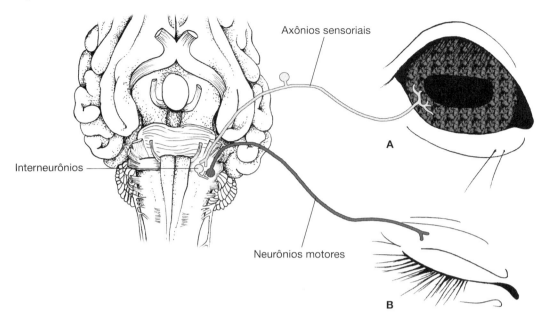

Figura 11.9 Exemplo de um arco reflexo específico. Esse é o reflexo da córnea. **A.** A córnea do olho é densamente inervada com receptores sensoriais que fazem parte do nervo trigêmeo. Quando a córnea é tocada, os axônios sensoriais levam essa informação para o tronco cerebral. Os interneurônios no tronco cerebral transmitem a informação para o núcleo motor facial, para estimular os neurônios motores que fazem parte do nervo facial. **B.** Esses neurônios causam o piscar pela contração do músculo orbicular do olho.

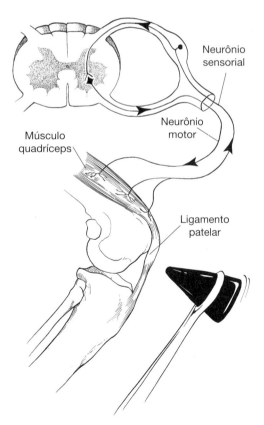

Figura 11.10 O arco reflexo do tendão patelar é um reflexo espinal monossináptico. A pancada no ligamento patelar produz alongamento do músculo quadríceps. Isso é detectado por receptores de estiramento no músculo, que enviam o sinal para a medula espinal via neurônios sensoriais. Esses neurônios fazem sinapses diretas nos neurônios inferiores (NMIs) que inervam o músculo quadríceps femoral e estimulam sua contração.

em grandes distâncias. **Como exemplo, o vômito é um reflexo que pode ser estimulado por diversas incitações e requer uma série de contrações altamente coordenadas da musculatura diafragmática, gástrica, esofágica e abdominal. Essas ações são coordenadas por um centro reflexo no tronco cerebral chamado de** *centro emético*. **Esse centro recebe informações aferentes de áreas bastante diversas (como o revestimento do estômago e a orelha interna) e estimula os neurônios eferentes para todos os músculos esqueléticos participantes. Esse centro pode ser estimulado ou suprimido pela administração de vários fármacos.**

Movimento voluntário

Uma área específica do córtex cerebral, o *córtex motor*, é associada à atividade motora voluntária. De modo geral, o córtex de um lado do cérebro instrui o movimento voluntário do lado oposto ou *contralateral* do corpo. No córtex motor, áreas mais específicas controlam grupos específicos de músculos esqueléticos ao influenciarem o comportamento dos NMIs que inervam esses músculos. Esses neurônios motores corticais são neurônios motores superiores e seu arranjo no córtex motor cria um "mapa" funcional do corpo. Além disso, o número de NMSs individuais corresponde ao grau de controle motor fino que uma determinada região muscular do corpo tem. Grupos de músculos esqueléticos usados para atividade motora fina (p. ex., os dedos humanos ou os músculos de expressão facial na maioria dos animais) têm maior número de NMSs e, portanto, uma área maior de representação no córtex motor do que grupos de músculos usados na atividade motora menos fina (p. ex., os músculos da garupa que estendem o quadril) (Figura 11.11).

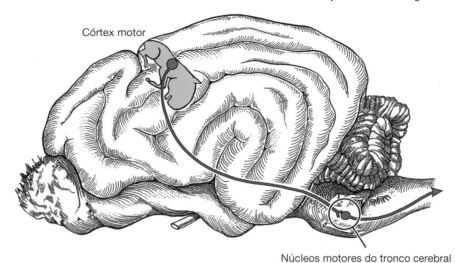

Figura 11.11 O córtex motor é povoado por neurônios motores superiores (NMSs), cuja distribuição cria um mapa funcional do lado contralateral do corpo. O lado esquerdo do cérebro (representado aqui), portanto, controla o movimento voluntário predominantemente no lado direito do corpo. O mapa do corpo é distorcido e as regiões (como a face) de controle motor fino ocupam uma área relativamente maior do que regiões (como o tronco) com mais potência e menos precisão. Os NMSs do córtex motor produzem a maioria dos movimentos voluntários por meio dos intermediários dos núcleos motores do tronco cerebral.

Nos animais domésticos, os axônios dos NMSs que surgem no córtex motor determinam os movimentos voluntários principalmente pelo recrutamento de outros NMSs em núcleos específicos do tronco cerebral. Esses NMSs, por sua vez, influenciam os NMIs no tronco cerebral (associados aos nervos cranianos) e na medula espinal (associados aos nervos espinais). Isso é diferente do observado nos movimentos voluntários em primatas (inclusive em seres humanos), nos quais o córtex motor tem muitos axônios que influenciam *diretamente* os NMIs. Os NMSs que surgem no tronco cerebral de animais domésticos transmitem instruções motoras do córtex motor para os NMIs, para a realização dos movimentos voluntários.

A precisão e a eficiência do movimento são bastante aumentadas pela participação do *cerebelo*. Uma de suas principais funções é o recebimento de informações sensoriais sobre o movimento, sua comparação ao plano motor pretendido e, em seguida, a modificação da estimulação dos NMSs para que o movimento real seja mais preciso e suave. O cerebelo não inicia movimentos, mas é essencial para a coordenação normal de movimentos voluntários. **A disfunção cerebelar não produz fraqueza ou paralisia, mas sim movimentos exagerados, grosseiros e mal cronometrados.**

É claro que a repetição de padrões de movimentos aumenta a facilidade com que esses movimentos podem ser repetidos. Isso equivale a um tipo de aprendizado e memória. Depois que esse aprendizado motor ocorre, uma série de movimentos praticados é virtualmente automática e pode ser feita com pouquíssima direção consciente. A prática repetida de um movimento com o objetivo de torná-lo mais preciso e automático é frequentemente chamada de *memória muscular*, mas, como é o sistema nervoso que está aprendendo (e não o tecido muscular), é mais precisamente referida como *memória motora* ou *memória processual*. O cerebelo, junto aos núcleos da base (ver Capítulo 10), parece ter importância especial no tipo de memória que torna os movimentos praticados habilidosos e automáticos.

Fisiologia do sistema nervoso autônomo

Regulação da atividade do sistema nervoso autônomo

A função do SNA é manter o ambiente corpóreo interno relativamente estável e permitir que o corpo responda a fatores estressantes. Isso é feito pelos reflexos autônomos. A via eferente motora dos reflexos autônomos, o *sistema motor visceral*, é dividido em componentes *simpáticos* e *parassimpáticos*, descritos no Capítulo 10. Essas duas divisões da via eferente motora do SNA são complementares entre si e tendem a ter efeitos mais ou menos opostos em seus alvos, que são o músculo liso, o tecido cardíaco e as glândulas. Normalmente, a regulação da atividade do SNA ocorre abaixo do nível de consciência. No entanto, reações emocionais (como medo ou excitação) e as informações vindas do córtex cerebral também influenciam a atividade do SNA.

A maioria dos órgãos supridos pelo SNA tem inervação simpática e parassimpática. O comportamento de um órgão, em qualquer momento, é uma soma da atividade das duas divisões. Para enfrentar estressores imediatos (p. ex., o esforço físico envolvido na corrida), a atividade simpática é dominante e a atividade parassimpática é mínima. Por outro lado, quando o corpo está em repouso ou processando uma refeição, a atividade parassimpática é predominante. Os alvos do SNA respondem de modo adequado a esses dois estados fisiológicos.

Para um exemplo específico desses conceitos, imagine um cavalo relaxado, cochilando em estação (Tabela 11.2).

Tabela 11.2 Sinopse de alguns efeitos da atividade simpática e parassimpática.

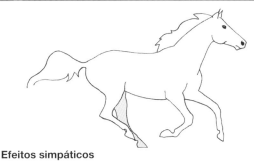 Efeitos simpáticos	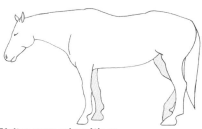 Efeitos parassimpáticos
Aumento da frequência cardíaca	Diminuição da frequência cardíaca
Aumento da força da contração cardíaca	Redução da força de contração do coração
Dilatação das vias respiratórias	Constrição das vias respiratórias
Aumento do fluxo sanguíneo para a musculatura esquelética	Redução do fluxo sanguíneo para a musculatura esquelética
Diminuição do fluxo sanguíneo para as vísceras	Aumento do fluxo sanguíneo para as vísceras
Diminuição da contração do intestino	Aumento da contração do intestino
Diminuição da secreção de glândulas digestórias	Aumento da secreção das glândulas digestórias
Relaxamento da parede da bexiga	Contração da parede da bexiga
Dilatação da pupila	Constrição da pupila
Liberação de epinefrina pela glândula adrenal	Aumento da secreção da glândula lacrimal

Nessas condições, no coração, a atividade parassimpática é relativamente baixa e a atividade simpática é baixa para manter a frequência cardíaca baixa em repouso. Compare isso ao mesmo cavalo em esforço, durante o galope. Para aumentar a frequência cardíaca, a atividade nervosa parassimpática é reduzida e os nervos simpáticos para o coração são ativados à medida que o esforço (e, por conseguinte, a demanda sobre o sistema cardiovascular) se torna maior.

Alterações na atividade do SNA geralmente ocorrem como expressão de reflexos. O diâmetro da pupila do olho, por exemplo, é em parte controlado por um reflexo do SNA desencadeado pela luz detectada pela retina. Os membros sensoriais do reflexo são a retina e o nervo óptico. A estimulação desse membro sensorial ativa interneurônios, que, por sua vez, influenciam o membro motor do reflexo, neste caso, os axônios parassimpáticos do nervo oculomotor. Esses axônios inervam as fibras musculares lisas da íris, que provocam a constrição da pupila. Outros exemplos são: a produção de lágrimas em resposta à estimulação da superfície ocular; a vasoconstrição em resposta à pressão arterial baixa; ou a contração do intestino em resposta à distensão da parede. A maioria das funções autônomas pode ser entendida em termos de um arco reflexo (em outras palavras, uma resposta autônoma a algum estado corpóreo mensurável), embora algumas delas sejam muito complexas.

Como já descrito, a divisão simpática do SNA é ativada quando o corpo precisa atender a alguma demanda física. É também o braço do SNA que domina em caso de fortes estados emocionais, como medo ou raiva. Nessas condições, uma ativação generalizada de efeitos simpáticos, chamada de *resposta de "luta ou fuga"*, pode ocorrer. A resposta de luta ou fuga é um estado caracterizado por altos níveis de atividade simpática em todo o corpo. Essa ativação simpática generalizada não é decorrente de um único reflexo, mas sim desencadeada em resposta a estados emocionais fortes. Os centros emocionais do cérebro (o **sistema límbico**) se comunicam com o hipotálamo, que é importante na coordenação da atividade do SNA por todo o corpo.

Além do aumento generalizado da atividade nervosa simpática, a resposta de luta ou fuga aumenta a liberação dos hormônios epinefrina e norepinefrina (também conhecidos como *adrenalina* e *noradrenalina*) da medula adrenal. As células cromafins da medula adrenal são inervadas pelos neurônios simpáticos pré-ganglionares (ver Capítulo 10) e liberam seus hormônios quando estimuladas. Na maioria das espécies, a epinefrina é a principal substância liberada pelas células cromafins. Na circulação, a epinefrina e a norepinefrina se ligam receptores adrenérgicos em todo o corpo, para amplificar os efeitos gerais do aumento da atividade nervosa simpática. Quando os animais não estão em resposta de luta ou fuga, os níveis sanguíneos desses hormônios são relativamente baixos e funcionalmente insignificantes.

Neurotransmissores autônomos e seus receptores

Os neurônios pós-ganglionares da divisão parassimpática do SNA liberam ACh como neurotransmissor, enquanto quase todos os neurônios pós-ganglionares da divisão simpática liberam norepinefrina. A ACh também é o neurotransmissor usado pelos neurônios pré-ganglionares nas divisões simpática e parassimpática (Figura 11.12).

A resposta do órgão à estimulação do SNA depende do tipo de receptor na membrana de suas células. Os receptores de ACh são divididos em dois tipos principais, nomeados de

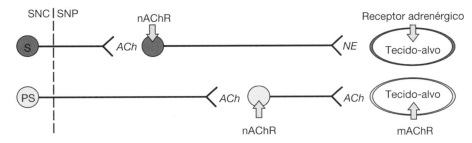

Figura 11.12 Neurotransmissores e receptores no sistema motor visceral. ACh, acetilcolina; SNC, sistema nervoso central; mAChR, receptores muscarínicos de acetilcolina; nAChR, receptores nicotínicos de acetilcolina; NE, norepinefrina; SNP, sistema nervoso periférico; PS, parassimpático; S, simpático.

acordo com as substâncias químicas utilizadas pelos laboratórios de pesquisa para elucidar sua natureza. Os ***receptores nicotínicos de acetilcolina (nAChR)*** são encontrados em todos os gânglios autônomos (simpáticos e parassimpáticos). Esses receptores são canais iônicos acionados por ligante e são excitatórios para seus alvos. Os ***receptores muscarínicos de acetilcolina (mAChR)*** são encontrados na maioria dos órgãos inervados por neurônios parassimpáticos pós-ganglionares. Há uma série de subtipos de mAChRs, e sua estimulação provoca diversas respostas celulares que vão desde a hiperpolarização de células do nó sinoatrial para retardo da frequência cardíaca à contração da musculatura lisa da bexiga para a micção. A Tabela 11.3 lista os órgãos em que os receptores muscarínicos são encontrados e a resposta do órgão à estimulação desses receptores pelos nervos parassimpáticos.

A estimulação parassimpática aumenta a secreção das glândulas salivares, estimula a motilidade gastrintestinal, diminui a frequência cardíaca e tende a reduzir o débito cardíaco. De modo geral, esses efeitos são indesejáveis durante a cirurgia. Os antagonistas dos receptores muscarínicos (como a atropina) são bastante usados como agentes pré-anestésicos para bloquear os receptores muscarínicos periféricos e reduzir esses efeitos da estimulação parassimpática que podem ser prejudiciais.

Os receptores adrenérgicos se ligam à norepinefrina (e também ao hormônio epinefrina) e se dividem em duas classes gerais, os ***receptores α*** e os ***receptores β***. No entanto, devido à sua importância fisiológica e clínica, os subtipos de receptores α e β também devem ser considerados. A estimulação dos receptores $α_1$ causa contração da musculatura lisa, enquanto a estimulação dos receptores $β_2$ causa relaxamento dos músculos lisos. Os receptores $β_1$ são encontrados exclusivamente no coração, onde medeiam os efeitos cardíacos do SNP. A Tabela 11.4 lista os principais subtipos de receptores adrenérgicos, onde são encontrados e os efeitos de sua estimulação.

Regeneração e reparo no sistema nervoso

Nos mamíferos, a maioria dos neurônios é totalmente diferenciada ao nascimento, embora a divisão das células da glia (inclusive aquelas responsáveis pela mielinização dos axônios) continue após o nascimento. Com pouquíssimas exceções, os neurônios não sofrem mitose e, portanto, as células nervosas perdidas por lesão ou doença não são substituídas. Os axônios, no entanto, podem se regenerar após a lesão se o corpo celular do neurônio estiver saudável.

No SNC, a regeneração axonal geralmente não leva à recuperação da função. Acredita-se que o ambiente glial

Tabela 11.3 Localização dos receptores muscarínicos e efeitos da estimulação dos nervos autônomos por neurotransmissores.

Localização	Efeito
Coração	
Nó sinoatrial	Redução da frequência cardíaca
Nó atrioventricular	Redução da velocidade de condução do impulso
Glândulas salivares	Aumento da secreção
Tubo gastrintestinal	Aumento da motilidade da musculatura lisa na parede e da secreção do epitélio de revestimento
Bexiga	Contração da musculatura lisa para esvaziamento da bexiga
Músculo circular da íris do olho	Contração do músculo liso para a redução da pupila
Músculo ciliar que controla a lente do olho	Contração muscular para a acomodação da lente
Células endoteliais que revestem os vasos sanguíneos	Estimulação da liberação de óxido nítrico para o relaxamento do músculo liso
Musculatura lisa das vias respiratórias pulmonares (bronquiolar)	Contração da musculatura lisa para a diminuição do lúmen das vias respiratórias

Frandson | Anatomia e Fisiologia dos Animais de Produção

Tabela 11.4 Localização dos receptores adrenérgicos e efeitos da estimulação dos nervos autônomos por neurotransmissores.

Subtipo de receptor	Localizações	Efeito
α_1	Musculatura lisa vascular	Contração muscular para a constrição do vaso
	Esfíncteres de músculo liso do tubo gastrintestinal	Contração muscular para a contração dos esfíncteres
	Músculo radial da íris do olho	Contração muscular para o aumento da pupila
	Esfíncter de músculo liso da bexiga	Contração muscular para a redução da abertura na uretra
β_1	Coração: nó sinoatrial	Aumento da frequência cardíaca
	Coração: nó atrioventricular	Aumento da velocidade de condução do impulso
	Coração: músculo ventricular	Aumento da força de contração
β_2	Vasos arteriais que levam sangue para o músculo esquelético	Relaxamento da musculatura lisa para a dilatação dos vasos
	Músculo liso das vias respiratórias pulmonares (bronquiolares)	Relaxamento do músculo para a abertura das vias respiratórias
	Músculo liso na parede do tubo gastrintestinal	Relaxamento muscular para a redução da motilidade
	Fígado	Aumento da glicogenólise e da gliconeogênese em algumas espécies

impeça o novo crescimento e o restabelecimento de conexões neuronais significativas. É por isso que as lesões da medula espinal em que os axônios são seccionados tendem a ser irreversíveis. A recuperação parcial da função observada ao longo do tempo em algumas lesões do SNC é atribuída principalmente ao recrutamento de conexões não lesionadas remanescentes e à capacidade do indivíduo de aprender a utilizar as conexões restantes.

Os axônios do sistema nervoso periférico (*i. e.*, nervos) dos animais frequentemente sofrem lesões por secção (p. ex., cortes de arame) ou esmagamento (como na extração forçada de um bezerro durante a distocia). Ao contrário do observado no SNC, os axônios periféricos são capazes de reparo considerável. A probabilidade de uma determinada lesão nervosa sofrer recuperação funcional está correlacionada a (1) proximidade do corpo da célula nervosa à lesão e (2) desestruturação ou não da bainha nervosa de tecido conjuntivo. Quanto mais proximal a lesão do nervo, menor a probabilidade de recuperação. Na verdade, a lesão axonal muito próxima ao corpo celular pode causar a morte do neurônio. As lesões axonais que preservam os tecidos de sustentação do nervo (p. ex., uma lesão por esmagamento com mínima ruptura da bainha de mielina e do tecido conjuntivo) têm chance maior de cura funcional do que

aquelas em que a bainha é danificada (p. ex., um nervo seccionado). Lesões menores nos nervos periféricos podem se regenerar em 2 a 4 mm por dia, enquanto a recuperação de lesões mais graves, se ocorrer, pode levar muitos meses.

Cavalos anestesiados ou contidos em decúbito lateral devem ter o cabresto removido, para evitar lesões no nervo facial. De modo geral, as fivelas dos cabrestos são imediatamente ventrais à orelha, onde os ramos do nervo facial são próximos à pele. A paralisia facial resultante da compressão do nervo pela fivela do cabresto pode ou não ser reversível, dependendo da gravidade e da duração da lesão compressiva.

A distocia, ou parto difícil, é comum entre novilhas de primeira cria cruzadas com touros de grande porte. Em vacas jovens, a passagem de bezerros muito grandes pelo canal pélvico pode ser difícil. Como o nervo obturador passa pelo aspecto medial do corpo do ílio ao lado do sistema reprodutor, é suscetível à compressão pelo bezerro grande. O excesso de zelo na tração do bezerro grande pode provocar o esmagamento bilateral dos nervos obturadores, paralisando os músculos responsáveis pela adução dos membros pélvicos. A vaca assim afetada pode ficar em decúbito, com os membros pélvicos deslocados em sentido lateral. A recuperação depende da gravidade da lesão.

12 Órgãos dos Sentidos

Receptores sensoriais, 172

Somatossensação, 173

Dor, 173

Propriocepção, 174

Tato, 174

Sensibilidade visceral, 174

Sentidos químicos, 175

Paladar, 175

Olfato, 175

Audição e equilíbrio, 176

Orelha externa, 176

Orelha média, 176

Orelha interna, 178

Fisiologia da audição, 178

Mecanismos do equilíbrio, 180

Visão, 181

Anexos oculares, 181

Globo, 184

Lente, 186

Campo visual e caminho óptico, 186

Vias visuais do cérebro, 186

Objetivos de aprendizagem

- Definir e ser capaz de explicar a importância dos termos destacados em ***negrito e itálico*** neste capítulo
- Descrever os tipos anatômicos e funcionais dos receptores sensoriais
- Explicar quais tipos de estímulos são considerados nocivos e descrever a natureza dos neurônios sensoriais que transmitem informações desses estímulos
- Descrever como a sensibilidade das vias de nocicepção pode ser alterada
- Comparar e contrastar a natureza e a anatomia de várias modalidades sensoriais
- Descrever as vias mecânica e neurológica do som entre a membrana timpânica e o córtex auditivo
- Descrever a anatomia e a função do aparelho vestibular
- Ser capaz de identificar as partes de um diagrama da anatomia do olho e das estruturas extraoculares e traçar o caminho óptico pelo meio dióptrico
- Identificar os destinos da informação visual no cérebro e explicar como essa informação é usada em cada local.

Os sistemas sensoriais, ou ***aferentes***, são as formas pelas quais o sistema nervoso recebe informações sobre o ambiente externo (***exterocepção***), o ambiente interno (***interocepção***) e o posicionamento e a movimentação do corpo (***propriocepção***). O corpo usa as informações sensoriais para gerar movimentos reflexos (p. ex., o piscar ao tocar os olhos, a retirada de um membro de uma superfície quente, a contração do intestino ao ser distendido) sem a participação consciente do cérebro. Muitas (mas não todas) informações sensoriais também são direcionadas ao córtex cerebral para percepção consciente.

Estritamente falando, *sensação* é a percepção consciente de estímulos sensoriais quando a informação chega ao córtex. É impossível saber exatamente o que um animal (ou uma pessoa, aliás) vê, sente, ouve ou cheira. Inferimos as sensações que um animal pode ter por meio da observação de sua reação a vários estímulos, identificando homologias com os sistemas sensoriais humanos e imaginando o que poderíamos sentir em situações semelhantes.

A experiência de determinada sensação, da maneira que é percebida no córtex, tem qualidades que a distinguem de outros tipos de sensações. Essa distinção perceptiva define a ***modalidade sensorial***. O estímulo para os fotorreceptores da retina, por exemplo, é a luz. A modalidade sensorial relacionada à estimulação dos fotorreceptores é a visão. A sensibilidade somática ou ***somatossensação*** descreve as modalidades originárias principalmente da inervação de superfícies corpóreas e elementos musculoesqueléticos, como a dor, o tato, a temperatura e a noção de posicionamento (propriocepção). Os *sentidos especiais* são *visão*, *audição* e *equilíbrio* (*sensações vestibulares*). Os sentidos químicos são o *olfato* e o *paladar*. As experiências sensoriais conscientes com origem nas vísceras são limitadas, principalmente dor, distensão e pressão.

Determinados animais apresentam sistemas sensoriais que não têm homologia em seres humanos. As aves migratórias e alguns insetos, por exemplo, são capazes de perceber o geomagnetismo da terra e usam essas informações para navegação. Várias espécies de peixes podem detectar e gerar campos elétricos. Outros animais exploram as modalidades tradicionais de sentidos com fins bastante específicos (e expressamente não humanos). Os cetáceos e os morcegos, por exemplo, usam circuitos auditivos altamente modificados para navegação por sonar. Apesar do apoio empírico, não há evidências confiáveis de que os animais domésticos possam perceber um terremoto iminente por meio de uma experiência sensorial que os seres humanos não conseguem perceber.

Receptores sensoriais

As experiências sensoriais começam em *receptores*, células especializadas ou terminações nervosas que detectam um aspecto particular do ambiente interno ou externo. Os receptores são o mecanismo pelo qual o sistema nervoso transforma algum tipo de energia ambiental (p. ex., calor, pressão, luz) em atividade elétrica dos neurônios, um processo chamado de *transdução*.

Nos sistemas somatossensoriais, o receptor geralmente é um terminal periférico especializado do *neurônio aferente primário* (o neurônio sensorial que se estende do sistema nervoso central [SNC] para a periferia). Para os sentidos especiais, o receptor normalmente é uma célula nervosa especializada distinta que faz sinapses com o neurônio aferente primário. Como já mencionado, os receptores sensoriais podem ser descritos de acordo com a origem do estímulo: exteroceptores, interoceptores e proprioceptores. Também podem ser descritos em uma base estrutural como tipos *encapsulados* e *não encapsulados*. As *terminações nervosas livres* (*desnudas*) não encapsuladas são os terminais não modificados dos neurônios aferentes primários. Essas terminações são amplamente distribuídas e sensíveis principalmente a estímulos dolorosos. Os receptores encapsulados, de estrutura bastante variável, estão relacionados principalmente ao tato. Esses receptores são recobertos por cápsulas especializadas de tecido conjuntivo que conferem especificidade de modalidade (Figura 12.1).

Nos sentidos especiais e químicos, o receptor é uma célula especializada separada do neurônio aferente primário. Às vezes, essas células são neurônios especializados (p. ex., fotorreceptores no olho) ou células derivadas de tecidos não nervosos, mas que sofreram diferenciação e se tornaram eletricamente excitáveis (p. ex., as células ciliares da orelha ou as células gustativas da língua).

O melhor esquema de classificação para os receptores é baseado no tipo de estimulação em que a resposta é melhor. Nesse sistema, os receptores podem ser agru-

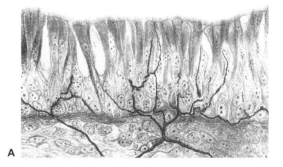

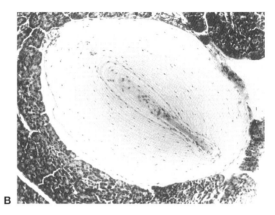

Figura 12.1 Receptores encapsulados e não encapsulados. **A.** Terminações nervosas desnudas à coloração de Golgi (preto) no epitélio respiratório. Esses receptores transmitem informações sobre dor. **B.** O corpúsculo de Pacini, um tipo de receptor de tato, apresenta uma cápsula de tecido conjuntivo ao redor da terminação do neurônio aferente primário.

pados como: (1) *mecanorreceptores*, que respondem à deformação física; (2) *termorreceptores*, que respondem ao calor e ao frio; (3) *nociceptores*, que respondem a estímulos que podem ser prejudiciais ao tecido (*estímulos nocivos*); (4) *fotorreceptores*, que são os receptores de luz da retina; e (5) *quimiorreceptores*, que respondem a alterações químicas associadas ao paladar, ao olfato e ao pH e concentrações de gases no sangue. Em circunstâncias normais, cada receptor é preferencialmente sensível a um tipo de estímulo. O estímulo único ao qual determinado receptor é mais sensível é denominado *estímulo adequado* para aquele receptor.

Os receptores são responsáveis pela transdução da energia ambiental em alterações no potencial de membrana. O estímulo adequado produz uma mudança local no potencial de membrana do receptor, uma alteração de voltagem conhecida como *potencial receptor* ou *potencial gerador*. Na maioria dos tipos de receptores, o potencial receptor é despolarizante, provocado pela abertura de canais catiônicos permeáveis a Na^+ e/ou K^+.

O potencial receptor é um evento graduado que se dissemina de modo passivo pela membrana local do receptor. A amplitude da mudança de potencial e a distância percorrida pelo potencial receptor ao longo da membrana são proporcionais à força do estímulo. Com um estímulo forte o suficiente, a mudança no potencial de membrana alcança um nível crítico (o *limiar*), iniciando um potencial de ação na zona de disparo do processo periférico do neurônio sensorial. Esse sinal se propaga de maneira ativa pelo axônio até o SNC (Figura 12.2; ver também Capítulo 11).

Muitos receptores encapsulados apresentam uma característica fisiológica denominada **adaptação**. Com a estimulação contínua, os receptores param de disparar após a explosão inicial de atividade. Ao remover o estímulo, o receptor volta a responder com uma salva de potenciais de ação. Ao fazer isso, o receptor adaptado sinaliza o início e o fim do estímulo, em vez de disparar por toda sua duração. Normalmente, os receptores de tato se adaptam com rapidez. Como regra, as terminações nervosas desnudas, os nociceptores, não se adaptam, mas disparam continuamente durante o estímulo nocivo.

Somatossensação

Dor

A **dor** é a percepção consciente de um **estímulo nocivo**. Um estímulo nocivo é aquele capaz de produzir danos nos tecidos. Pode ser térmico, químico ou mecânico. O receptor de estímulos nocivos é o **nociceptor**, uma terminação nervosa desnuda.

Como regra geral, os axônios que transmitem informações nocivas são menores e menos mielinizados do que aqueles que transportam informações táteis ou sobre a posição do corpo. A ativação de fibras de dor de diâmetro médio e mielinizadas (chamadas de *fibras Aδ*) está associada à dor de qualidade aguda e em pontadas, conforme o relato de seres humanos. A ativação de *fibras C*, de diâmetro menor e não mielinizadas, produzem um tipo de dor branda. A preponderância das fibras C nas fibras sensoriais viscerais explica a qualidade moderada, persistente e ardente da dor visceral.

Como discutido no Capítulo 10, vários tratos ascendentes da medula espinal transmitem informações sobre os estímulos nocivos às estruturas cerebrais. A maioria das informações nocivas é transmitida para a cabeça pelo nervo trigêmeo. Além da projeção da percepção consciente para o córtex cerebral, as vias de dor normalmente têm fortes conexões com centros autônomos no tronco cerebral e nas partes do cérebro, que aumentam o estado de alerta mental e as respostas comportamentais e emocionais aos estímulos dolorosos. Essas conexões são responsáveis pelos sinais de estimulação simpática (p. ex., aumento das frequências cardíaca e respiratória, dilatação das pupilas), pelas respostas emocionais e pelos comportamentos de fuga (Figura 12.3).

A capacidade de determinado estímulo nocivo produzir uma percepção de dor é uma propriedade altamente mutável, que pode ser modificada na periferia, na medula espinal e no tronco cerebral.

O limiar de nociceptores na periferia é mutável. É importante ressaltar que muitas substâncias liberadas por tecidos danificados e células inflamatórias elevam ou diminuem o limiar de nociceptores. Assim, em tecidos com lesão ou inflamação, os estímulos que normalmente estariam abaixo do limiar de detecção podem gerar atividade em aferentes nociceptivos. Esses eventos contribuem para o desenvolvimento de **hiperalgesia primária**, um fenômeno em que a percepção de dor nos tecidos com lesão é maior. **Um exemplo conhecido e significativo disso é a pele humana com queimadura de sol. A inflamação da pele danificada diminui o limiar de nociceptores e, assim, até um toque leve (p. ex., o contato com roupas) pode ativá-los.**

Eventos no corno dorsal da medula espinal também podem influenciar a transmissão de informações

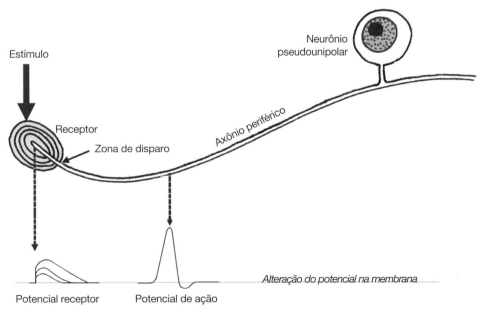

Figura 12.2 Os neurônios somatossensoriais são de natureza pseudounipolar e seu corpo celular está localizado em um gânglio sensorial. O estímulo adequado produz um potencial receptor proporcional à força do estímulo. Ao atingir o limiar na zona de disparo, um potencial de ação de amplitude e duração uniformes é gerado e conduzido no axônio em direção ao sistema nervoso central.

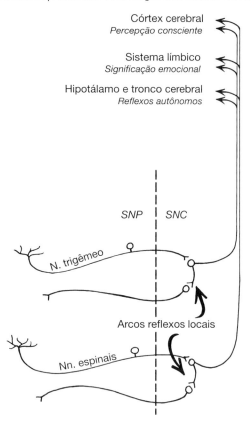

Figura 12.3 Divergência nas vias nociceptivas. O neurônio aferente primário dos nervos cranianos e espinais traz informações sobre estímulos dolorosos para o SNC. A partir daí, as informações estimulam os movimentos reflexos de proteção e são enviadas para outras partes do SNC, para produzir respostas autônomas e emocionais. A percepção no córtex é apenas um destino para a nocicepção. N., nervo; Nn., nervos; SNC, sistema nervoso central; SNP, sistema nervoso periférico.

nociceptivas. O disparo rápido e prolongado de potenciais de ação no neurônio aferente primário pode causar mudanças no neurônio em que faz sinapse, que passa a responder de maneira mais vigorosa à estimulação subsequente. Isso é chamado de **windup** ou *facilitação medular da dor*.

A atividade das vias nociceptivas da medula espinal também é fortemente influenciada pelos sistemas antinociceptivos descendentes originários do tronco cerebral. O mesencéfalo e a medula têm núcleos mediais que inibem a nocicepção por meio de suas conexões com vias nociceptivas. Esses núcleos usam diversos neurotransmissores, em especial *endorfinas*, que têm fortes propriedades antinociceptivas.

O estoicismo, uma aparente indiferença à dor, é em grande parte determinado por personalidade e treinamento em seres humanos e animais. Indivíduos hipersensíveis podem ter reações exageradas a estímulos que dificilmente mereceriam atenção naqueles mais "relaxados". Curiosamente, a eficácia da aplicação de uma contração muscular no lábio superior de um cavalo como método de contenção durante procedimentos levemente dolorosos tem sido atribuída ao redirecionamento da atenção do animal do procedimento para o estímulo moderadamente nocivo. Estudos mostram, porém, que a contração bem aplicada realmente estimula a liberação de endorfinas, diminui a frequência cardíaca e produz sinais comportamentais de sedação em equinos. Essa técnica muito antiga de contenção equina pode realmente recrutar algumas das vias neuroanatômicas que se acredita serem estimuladas pela acupuntura.

Propriocepção

Propriocepção é a percepção não visual da posição do corpo. É uma modalidade sensorial complexa, criada pelas informações advindas de diversos receptores coletivamente chamados de **proprioceptores**. Dentre eles, estão os **receptores articulares** (que trazem informações sobre a tensão e a pressão nas articulações), os **fusos musculares** (que sinalizam alterações no comprimento dos músculos), os **órgãos tendinosos de Golgi** (que sinalizam a tensão nos tendões) e os **mecanorreceptores cutâneos** (que relatam o contato físico com o ambiente).

As vias proprioceptivas ascendentes se projetam tanto no córtex cerebral quanto no cerebelo (ver Figura 10.15). O córtex cerebral usa a propriocepção para ajudar a formulação de planos motores voluntários. O cerebelo a utiliza para ajustar os movimentos motores contínuos, para que sejam suaves e precisos. As informações transportadas em tratos separados para esses alvos são originárias dos mesmos receptores periféricos e neurônios aferentes primários; somente o destino final (e, portanto, a utilização) é diferente.

Para que o córtex cerebral e o cerebelo façam uso efetivo do *feedback* sobre a posição do corpo para orientação dos movimentos, a informação proprioceptiva deve ser levada com muita rapidez a essas regiões. Consequentemente, os tratos proprioceptivos normalmente têm poucas sinapses e são compostos por axônios altamente mielinizados de diâmetro muito grande (conhecidos como **fibras Aα**). Na verdade, axônios muito mais rápidos (até 120 m/s) de todo o sistema nervoso transmitem informações proprioceptivas.

De modo geral, nós e, talvez, os animais, não focamos a atenção consciente na propriocepção, que é importantíssima na execução de movimentos precisos e bem coordenados. A lesão das vias proprioceptivas faz com que a marcha e o movimento sejam desajeitados, imprecisos e descoordenados. A incoordenação típica dos déficits proprioceptivos é denominada *ataxia*.

Tato

O *tato* é a modalidade associada ao contato mecânico não nocivo com o corpo. Os receptores táteis são encapsulados e os axônios que transmitem as informações para o cérebro normalmente têm diâmetro e mielinização médios. Os tratos medulares associados ao tato estão em todos os funículos da medula.

Sensibilidade visceral

A sensibilidade visceral está relacionada a estruturas no interior das cavidades corpóreas. A maior parte das informações aferentes viscerais não pode ser acessada pela consciência, mas, por outro lado, é importante para direcionar a atividade autônoma nas vísceras. Os receptores das vísceras são confinados a mecanorreceptores e quimiorreceptores. Os segundos, como regra, não se projetam ao córtex, de modo que sensações percebidas são principalmente limitadas a dor e pressão. Como as fibras C não mielinizadas são o tipo predominante de fibra sensorial que inerva as vísceras, a dor visceral tem uma qualidade moderada e ardente.

É importante ressaltar que as vísceras tendem a ser relativamente insensíveis a estímulos como esmagamento, cortes e lesões térmicas. A manipulação cirúrgica, portanto, tende a produzir atividade surpreendentemente baixa nos sistemas sensoriais. Os aferentes viscerais respondem bastante a estiramento, dilatação, tensão e isquemia (redução do fluxo sanguíneo). Por isso, as cólicas (aumento da tensão muscular na parede de uma víscera) e a dilatação pelo acúmulo de gás são bastante dolorosas. As contrações musculares, a dilatação e/ou a isquemia observados nos casos de torção ou deslocamento do intestino grosso equino podem causar dor abdominal grave, chamada de *cólica*, nesses animais.

Sentidos químicos

Os sentidos químicos são aqueles que detectam moléculas específicas no ambiente externo ou interno. Os sentidos químicos que detectam moléculas fora do corpo são o *paladar* e o *olfato*. Dentro do corpo, os sentidos químicos são a detecção do pH do sangue e da concentração de dióxido de carbono. Estes últimos aferentes estão associados a reflexos autônomos e não se projetam até o córtex cerebral para percepção.

Paladar

O *paladar* é a modalidade associada a substâncias dissolvidas que entram em contato com células receptoras especializadas na região da língua e garganta. Os receptores, simplesmente denominados *células gustativas*, são agrupados com células de sustentação, formando um *botão gustativo* (Figura 12.4). Os botões gustativos não se distribuem de maneira uniforme na superfície da língua, estão confinados a formas específicas de papilas (pequenas projeções), como as *papilas valadas*, *foliadas* e *fungiformes*, encontradas na língua (em maior número), no palato mole, em partes da faringe e na epiglote da laringe.

As fibras nervosas sensoriais relacionadas ao paladar chegam às porções rostrais da língua por um ramo do nervo facial, a *corda do tímpano*. Na parte caudal da língua, o paladar é transmitido pelas fibras do nervo glossofaríngeo. As sensações somáticas (calor, frio, tato, dor) da língua são transmitidas por ramos dos nervos trigêmeo e glossofaríngeo. Os botões gustativos de outras áreas além da língua (p. ex., palato mole) são inervados pelo nervo vago.

Tradicionalmente, quatro gostos básicos foram identificados. Esses são *doce*, *salgado*, *amargo* e *azedo*. A fisiologia de receptor de membrana das células gustativas é projetada para detectar as substâncias químicas associadas a esses gostos. As experiências sensoriais mais complexas, que normalmente associamos ao paladar (p. ex., os sabores que detectamos ao diferenciar uma maçã de uma cenoura),

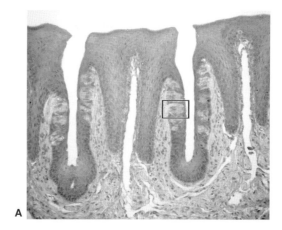

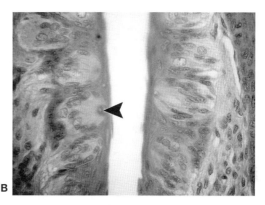

Figura 12.4 Fotomicrografia das papilas linguais. **A.** 10×, a caixa indica um botão gustativo único no aspecto lateral da papila. **B.** 40× de várias papilas gustativas. A seta indica a abertura (poro gustativo) no botão que permite que as substâncias dissolvidas entrem em contato com as células gustativas. *Fonte:* micrografia cortesia de Gretchen Delcambre, Colorado State University, Fort Collins, Colorado, EUA. (Esta figura encontra-se reproduzida em cores no Encarte.)

são criadas principalmente a partir da estimulação de receptores olfatórios (cheiros) em combinação às modalidades básicas de gosto. Para estimular as células gustativas, os produtos químicos devem estar em solução. A dissolução de substâncias para que seu sabor possa ser detectado é uma função importante da saliva.

Além dos quatro gostos básicos, há também uma quinta modalidade de paladar com seu próprio receptor específico de células gustativas. Esse gosto, associado à presença do aminoácido glutamato juntamente ao sódio, dá uma qualidade saborosa aos alimentos. Como essa modalidade de sabor foi descrita pela primeira vez por pesquisadores japoneses, é conhecida pela palavra japonesa para saborosa ou deliciosa: *umami*. É a presença do receptor gustativo umami que explica o sabor acentuado dos alimentos após a adição de *glutamato monossódico* (*MSG*).

Olfato

Olfato é o sentido que distingue os *odores*. Os *neurônios sensoriais olfatórios* estão espalhados entre as células de sustentação em toda a mucosa olfatória da parte dorso-caudal da cavidade nasal (Figura 12.5). O ápice de cada

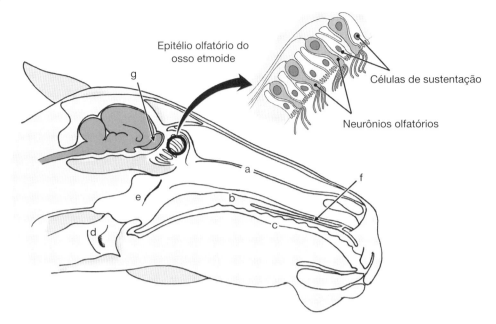

Figura 12.5 Sistema olfatório. Cabeça equina em corte sagital. O inserto mostra uma visão microscópica do epitélio olfatório, que cobre o osso etmoide no interior da cavidade nasal caudodorsal. a, cavidade nasal; b, palato; c, cavidade oral; d, laringe; e, faringe; f, órgão vomeronasal; g, bulbo olfatório do cérebro.

neurônio olfatório tem um único dendrito com um tufo de várias projeções finas, semelhantes a pelos, que carregam os receptores químicos para o sentido do olfato. O axônio de cada neurônio olfatório passa pela placa cribriforme do osso etmoide. Coletivamente, a massa de fibras finas que entram na caixa craniana constitui o ***nervo olfatório***. Essas fibras fazem sinapse no ***bulbo olfatório*** com neurônios cujos axônios formam os ***tratos olfatórios*** do cérebro.

As conexões nervosas nas partes olfatórias do cérebro são complexas. O olfato é a única modalidade sensorial que não passa necessariamente pelo tálamo antes de chegar ao córtex cerebral. O olfato também é conhecido por ter conexões robustas com o lobo límbico e o hipotálamo, as partes do cérebro que geram respostas emocionais e autônomas. Os odores, portanto, são singularmente capazes de provocar emoções e comportamentos.

Existe um subconjunto de neurônios sensoriais olfatórios fora do epitélio olfatório que inerva a mucosa do ***órgão vomeronasal***, um divertículo da cavidade nasal no palato duro. Esses neurônios olfatórios parecem ser receptores de ***feromônios***, substâncias químicas que podem influenciar o comportamento de outros indivíduos. É provável que os feromônios sejam especialmente importantes nos comportamentos reprodutivos. Apesar dos vigorosos esforços de pesquisa, nenhum feromônio humano foi identificado de maneira inequívoca.

Audição e equilíbrio

A orelha pode ser dividida em três partes principais: externa, média e interna. A ***orelha externa*** se estende do exterior até a ***membrana timpânica***. A ***orelha média*** começa na membrana timpânica. É um espaço preenchido por ar no interior do osso temporal. A ***orelha interna*** é igualmente alojada no osso temporal e é formada por um sistema elaborado de câmaras e canais preenchidos por fluido (Figura 12.6).

Orelha externa

A parte da orelha visível por fora da cabeça, o ***pavilhão auricular***, tem formato e tamanho consideravelmente variáveis entre espécies e indivíduos. Sua aparência é determinada principalmente pelo formato e pela rigidez da ***cartilagem auricular***, uma estrutura afunilada de cartilagem elástica e hialina. O pavilhão auricular atua como um dispositivo de captura de ondas de pressão de ar e seu formato e mobilidade são estruturalmente importantes para a localização do som. Os muitos músculos esqueléticos que movimentam o pavilhão auricular são vagamente categorizados como músculos auriculares rostrais e caudais. Todos são inervados pelo nervo facial.

Uma extensão tubular do pavilhão auricular, o ***meato acústico externo*** cartilaginoso, se estende do pavilhão auricular até a membrana timpânica. O meato acústico externo é revestido por uma pele modificada que tem poucos pelos e muitas glândulas sebáceas e ceruminosas. A secreção combinada dessas glândulas é chamada de ***cerume*** ou ***cerúmen***, uma substância cerosa marrom que protege o canal. Uma ***cartilagem anular*** distinta, adjacente à base afunilada da cartilagem auricular, forma a maior parte do meato acústico externo. Uma terceira cartilagem, a ***cartilagem escutiforme***, é medial à cartilagem auricular e embebida nos músculos auriculares rostrais. Essa cartilagem é um ponto de sustentação para a inserção dos músculos auriculares.

Orelha média

A orelha média é um espaço preenchido por ar, a ***cavidade timpânica***, revestida por membrana mucosa e contida no

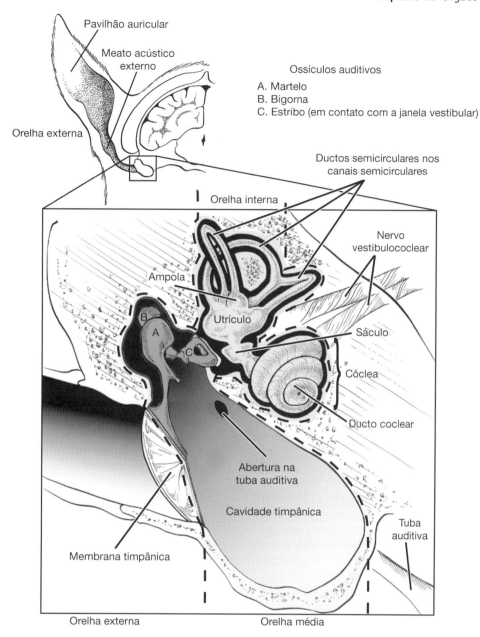

Figura 12.6 Anatomia dos aparelhos auditivo e vestibular. Orelhas externa, média e interna circundadas pelo osso temporal. Os ossículos auditivos (A, B e C) atravessam a orelha média da membrana timpânica até a orelha interna.

osso temporal. Na maioria dos animais domésticos, a orelha média apresenta uma cavidade ventralmente expandida, a *bula timpânica*, visível na superfície ventral do crânio. A orelha média é fechada para o meato acústico externo pela membrana timpânica íntegra e se comunica com a nasofaringe pela *tuba auditiva* (antes conhecida como tuba auditiva). Nos equinos, a tubo auditiva se expande e forma a grande *bolsa gutural* dorsocaudal à nasofaringe. A conexão entre a orelha média e a faringe normalmente é fechada, exceto brevemente durante a deglutição. A abertura da tuba auditiva provocada pela deglutição ou bocejo permite a equalização das pressões de ar entre a orelha média e a orelha externa.

Três *ossículos auditivos* atravessam a orelha média da membrana timpânica à *janela vestibular* (*oval*). De superficial a profundo, são o *martelo*, a *bigorna* e o *estribo* (ver Figura 12.6). Esses pequenos ossos fazem a ligação mecânica entre a membrana timpânica e a *janela vestibular* (também denominada *janela oval*), transmitindo as vibrações de uma a outra. O tamanho e a alavancagem dos ossículos auditivos conferem uma vantagem mecânica. A energia das ondas de pressão que atingem a membrana timpânica está concentrada na janela vestibular menor, aumentando a sensibilidade do sistema a estímulos fracos.

Há também dois músculos estriados no interior da orelha média, o *m. tensor do tímpano* e o *m. estapédio*. Esses dois pequenos músculos amortecem as vibrações dos ossículos auditivos no caso de ruídos excessivamente altos. A contração persistente desses músculos contribui para a diminuição temporária da acuidade auditiva, após, por exemplo, assistir a um concerto de música em volume muito alto.

A corda do tímpano, um ramo do nervo facial, passa pela cavidade timpânica. A corda do tímpano carreia fibras para o paladar dos dois terços rostrais da língua, além de fibras parassimpáticas destinadas às glândulas salivares mandibulares e sublinguais. Infecções da orelha média podem estar associadas à disfunção desse nervo. Da mesma maneira, as fibras simpáticas que inervam o olho passam pela cavidade timpânica. As doenças que afetam a orelha média podem produzir sinais de perda da inervação simpática das estruturas da cabeça, inclusive contração da pupila, afundamento do globo ocular e ptose da pálpebra superior (*síndrome de Horner*).

Em equinos, os nervos cranianos VII e IX a XII e os axônios simpáticos para a cabeça passam ao longo da parede da bolsa gutural, separados de seu interior apenas pela mucosa. As doenças da bolsa gutural podem, portanto, causar disfunções neurológicas distintas em caso de acometimento desses nervos.

Orelha interna

A orelha interna está alojada inteiramente no osso temporal petroso. É caracterizada por um saco membranoso de múltiplas câmaras (o *labirinto membranoso*) cercado por uma cavidade óssea esculpida (o *labirinto ósseo*). A orelha interna detecta tanto o som quanto a aceleração da cabeça (ver Figura 12.6).

O labirinto membranoso da orelha interna é um sistema de sacos e ductos cheios de fluido. As principais características anatômicas do labirinto membranoso são: (1) dois aumentos de volume, o *utrículo* e o *sáculo*; (2) três alças ligadas ao utrículo, os *ductos semicirculares*; e (3) o espiralado *ducto coclear*. Essas estruturas são preenchidas por um fluido, a *endolinfa*. O labirinto membranoso está alojado no labirinto ósseo, uma escavação ligeiramente maior no osso temporal petroso. O labirinto ósseo é preenchido por um fluido conhecido como *perilinfa*.

A orelha interna pode ser dividida em duas partes funcionais. Em uma delas, o labirinto ósseo forma uma espiral, como uma concha de caracol, chamada de *cóclea*, dentro da qual está o ducto coclear, uma parte do labirinto membranoso. O ducto coclear abriga os receptores para audição. Esses receptores são inervados pela *divisão coclear* do nervo vestibulococlear.

A segunda parte constitui o *aparelho vestibular*. Dentro do utrículo, os ductos saculares e semicirculares que constituem o aparelho vestibular são os receptores que detectam as acelerações da cabeça, inclusive a aceleração devido à gravidade. As acelerações da cabeça contribuem para o sentido de *equilíbrio*. O aparelho vestibular é inervado pela *divisão vestibular* do nervo vestibulococlear.

Fisiologia da audição

A energia ambiental detectada pela audição é a onda de pressão do ar produzida pela vibração. Essas ondas de pressão podem ser descritas em termos de *frequência*, e o tempo entre picos de ondas de pressão, medido em hertz (Hz, ciclos por segundo). A frequência determina o tom percebido dos sons. Frequências mais altas produzem sons de tons mais altos. As ondas de pressão de ar também são descritas em termos de *amplitude*, uma propriedade que reflete a energia e, consequentemente, o volume dessas ondas. A amplitude é expressa em *decibéis* (dB), as unidades de medida do volume. A escala de decibéis é logarítmica, de modo que os sons mais altos que podem ser ouvidos sem desconforto (cerca de 100 dB) têm um milhão de vezes mais energia que os sons audíveis mais fracos.

A porção coclear do labirinto ósseo se assemelha a uma concha de caracol (*cóclea* é o termo latino para esse animal). O espaço no interior da cóclea é preenchido por perilinfa e se espirala ao redor de um núcleo ósseo central, o *modíolo*. A parte correspondente do labirinto membranoso é o ducto coclear, que se estende pelo comprimento espiralado da cóclea. O ducto se estica em sentido transversal do modíolo à parede externa da cóclea óssea, dividindo esse espaço preenchido por perilinfa em dois: a *escala vestibular* acima e a *escala timpânica* abaixo do ducto (Figuras 12.7 e 12.8).

A escala vestibular se origina na região da janela vestibular e, por essa associação, a perilinfa em seu interior recebe as ondas de pressão a partir da vibração dos ossículos auditivos. No ápice da cóclea, a escala vestibular é contínua com a escala timpânica em uma conexão chamada de *helicotrema*. A escala timpânica recebe ondas de pressão do fluido na escala vestibular (porém, mais importante, através de vibrações transmitidas pelo ducto coclear intermediário). Essas ondas são dissipadas no final da escala timpânica, a *janela coclear* (*redonda*), que encosta no espaço preenchido por ar da orelha média.

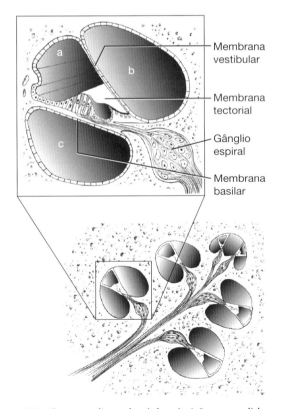

Figura 12.7 Corte mediano da cóclea. A visão expandida mostra o órgão espiral: a, no ducto coclear; b, entre a escala vestibular; c, na escala timpânica.

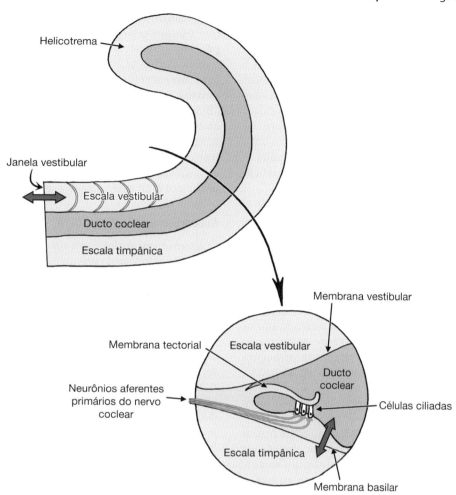

Figura 12.8 Diagrama esquemático da função da cóclea. As escalas e o ducto coclear estão representados de maneira desenrolada na parte superior desta figura para maior clareza. Abaixo, há um corte transversal mostrando os detalhes dos espaços preenchidos por fluido e do órgão espiral. A seta na parte superior, na horizontal, indica vibrações da janela vestibular que configuram as ondas de pressão (arcos) na perilinfa da escala vestibular. Em determinada região do ducto coclear, essas ondas de pressão produzem uma vibração ressonante na membrana basilar (seta na parte inferior, inclinada). As células ciliadas móveis se dobram contra a membrana tectorial sobrejacente e sofrem despolarização.

As células receptoras do sistema auditivo estão no interior do ducto coclear como componentes do **órgão espiral** (**órgão de Corti**) (ver Figuras 12.7 e 12.8). O órgão espiral contém as células receptoras da orelha interna, mecanorreceptores denominados **células ciliadas**, por causa dos feixes de **cílios** em seus ápices. Os cílios dessas células do órgão espiral são embutidos em uma membrana sobreposta relativamente rígida, a **membrana tectorial**. As paredes entre o ducto coclear e as escalas vestibulares e timpânicas são conhecidas como **membranas vestibular** e **basilar**, respectivamente.

Em cortes transversais da cóclea, tem-se a impressão de que os componentes internos são dispostos como unidades separadas repetidas, mas são **longitudinalmente contínuas** em toda a extensão da estrutura espiralada.

As células ciliadas fazem sinapse com os processos periféricos de neurônios aferentes primários, cujos corpos celulares se encontram no **gânglio espiral**. O gânglio espiral é abrigado no modíolo, e os axônios dos neurônios aferentes em seu interior se unem para formar o **nervo coclear**.

A transdução da energia mecânica das ondas de pressão de ar nos impulsos elétricos dos neurônios no sistema auditivo é descrita a seguir.

As ondas de pressão do ar captadas pelo pavilhão auricular são canalizadas até a membrana timpânica e a colocam em movimento vibratório. Esse movimento é carreado pela cavidade preenchida por ar da orelha média pela movimentação dos ossículos auditivos. Esses ossículos transferem as vibrações para a janela vestibular pelo pé do estribo. A perilinfa no labirinto ósseo recebe as ondas de pressão transmitidas pelas vibrações da janela vestibular (ver Figura 12.8). Essas são levadas para a cóclea pela escala vestibular. A membrana vestibular entre a escala vestibular e o ducto coclear vibra em resposta às ondas de pressão e transfere essas vibrações através do ducto coclear para a membrana basilar e a perilinfa subjacente da escala timpânica. O movimento da membrana basilar provoca a movimentação das células ciliadas no órgão espiral que repousa sobre ela, o que curva os cílios dessas células contra a membrana tectorial mais rígida. A flexão dos cílios causa a despolarização das células ciliadas. Ao alcançar intensidade suficiente, essa despolarização inicia um potencial de ação nos neurônios aferentes primários do gânglio espiral.

A capacidade de discriminação de um tom e outro é baseada em várias características anatômicas e elétricas do órgão espiral. De modo mais simples, a membrana basilar tem largura variável entre a base do ducto coclear, onde é mais estreita, até o ápice, onde é mais larga. Essa diferença de largura significa que cada parte da membrana tem uma frequência diferente de vibração preferencial ("ressonância"). A parte mais larga da membrana vibra em frequência baixa e a parte estreita, em frequência alta.

Os axônios do nervo coclear entram no tronco cerebral com o nervo vestibular na junção entre o bulbo e a ponte e terminam nos **núcleos cocleares** no aspecto lateral do bulbo. A partir dessa primeira sinapse, múltiplas vias produzem reflexos auditivos mediados e a percepção consciente do som. A informação auditiva destinada ao córtex ascende bilateralmente no bulbo, ponte e mesencéfalo. As vias para a percepção consciente do som continuam até o núcleo de relé talâmico da audição e, a partir daí, as fibras se projetam para o *córtex auditivo primário* no aspecto lateral do cérebro. Graças à bilateralidade das vias, as informações auditivas de ambas as cócleas chegam aos córtices auditivos esquerdo e direito.

A bilateralidade das representações auditivas no cérebro significa que, para que uma lesão cerebral produza surdez completa, deve afetar os dois lados da via. Essas lesões cerebrais generalizadas são, muitas vezes, incompatíveis com a vida. Portanto, a maior parte da surdez clinicamente observada é de origem periférica (associada ao nervo coclear ou à orelha interna, e não ao próprio cérebro). Nos animais, a detecção da perda incompleta da audição é difícil.

As doenças que afetam a capacidade da membrana timpânica ou dos ossículos auditivos de transmitir vibrações para a janela vestibular geram *surdez de condução*. Aquelas que afetam o órgão espiral ou os componentes mais proximais do sistema auditivo (inclusive os nervos cocleares, o tronco cerebral e os córtices auditivos) produzem *surdez neurossensorial*. A maior parte da surdez hereditária é neurossensorial, causada pela degeneração das células ciliadas da cóclea. A surdez congênita tem sido associada ao pelame branco, *merle* ou malhado em diversas espécies, como cães (em especial, Dálmatas), gatos e cavalos. Nesses indivíduos, a ausência de células pigmentadas no interior da cóclea está associada à degeneração das células ciliadas cocleares algumas semanas após o nascimento.

Mecanismos do equilíbrio

O **sistema vestibular** é um sistema neurológico complexo para a manutenção da orientação estável em relação à gravidade e quando em movimento. Sua influência é amplamente distribuída por todo o sistema nervoso. As informações vestibulares são responsáveis pela posição reflexa de olhos, pescoço, tronco e membros em referência ao movimento ou à posição da cabeça.

Os órgãos receptores do sistema vestibular estão alojados na parte do labirinto membranoso conhecida como **aparelho vestibular** (ver Figura 12.6). Esses órgãos receptores são as **máculas** do utrículo e sáculo e as **cristas ampulares** dos ductos semicirculares. A informação aferente dessas estruturas dá origem a reflexos motores que mantêm as imagens visuais estáveis nas retinas durante o movimento da cabeça, sustentam a cabeça em relação à gravidade pelos movimentos do pescoço e produzem os movimentos do tronco e dos membros que neutralizam os deslocamentos da cabeça.

O utrículo e o sáculo menor apresentam *mácula*, uma placa oval espessa de neuroepitélio (Figura 12.9). As máculas são compostas por uma população de células ciliadas

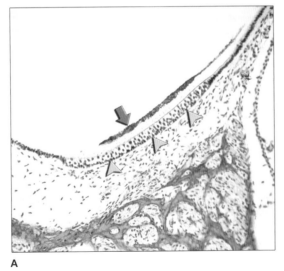
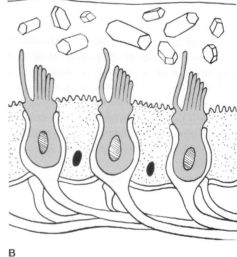

Figura 12.9 Mácula. **A.** Fotomicrografia da mácula. Seta vermelha, otólitos. Pontas de seta azuis, células ciliadas. **B.** Esquema da mácula. As células ciliadas, envoltas pelas células não nervosas de sustentação, são encimadas por uma membrana otolítica gelatinosa em que estão os otólitos. Os movimentos inerciais da membrana otolítica curvam os cílios das células ciliadas, alterando seu potencial de membrana. *Fonte:* fotomicrografia cortesia de Gretchen Delcambre, Colorado State University, Fort Collins, Colorado, EUA. (A figura **A** encontra-se reproduzida em cores no Encarte.)

muito semelhantes às do órgão espiral. Essas células são cobertas por uma folha gelatinosa, a **membrana otolítica**, em que se projetam os cílios das células ciliadas. A superfície da membrana otolítica é cravejada por cristais de carbonato de cálcio, os **otólitos** ou **estatocônios**, que aumentam a massa inercial da membrana otolítica. Quando a cabeça acelera em linha reta, o indivíduo percebe a **aceleração linear**. A inércia da membrana otolítica faz com que ela fique atrás da cabeça sob aceleração linear (inclusive a sempre presente aceleração pela gravidade). Esse arrastamento da membrana otolítica curva os cílios das células ciliadas subjacentes com vetores de cisalhamento dependentes da direção da aceleração.

Com o utrículo, há três extensões semicirculares do labirinto membranoso, os ductos semicirculares. Os ductos repousam em três planos em ângulos aproximadamente retos e são chamados de *anterior, posterior* e *lateral*, o que descreve sua orientação. Como uma extensão do labirinto membranoso, cada ducto é preenchido por endolinfa e circundado por perilinfa.

Uma extremidade de cada ducto é dilatada para formar uma **ampola**, onde se alojam os órgãos receptores dos ductos semicirculares (Figura 12.10). Uma parede da ampola apresenta uma crista transversal de tecido conjuntivo, a **crista ampular**, que suporta um neuroepitélio de células ciliadas. Junto à crista, há uma **cúpula** gelatinosa. Essa estrutura se estende através da ampola, formando uma barreira flexível ao fluxo da endolinfa. Os cílios das células ciliadas estão embutidos na cúpula e, portanto, se curvam por seus movimentos.

Os ductos semicirculares detectam a **aceleração angular** (**rotação**) e seus planos de orientação correspondem aproximadamente aos eixos X, Y e Z do espaço tridimensional. Quando a cabeça gira, o ducto semicircular que repousa nesse plano de rotação se move com ela. A endolinfa dentro do ducto, porém, deve superar sua inércia no início da rotação e, por consequência, fica brevemente atrás do movimento da cabeça. A cúpula flexível, atuando como uma represa na ampola, incha em resposta ao impulso da endolinfa e, ao fazê-lo, curva os cílios de suas células ciliadas. Com três pares (direitos e esquerdos) de ductos semicirculares que detectam a movimentação nos três planos do espaço, os movimentos rotacionais complexos da cabeça são codificados em padrões de disparo das seis cristas ampulares.

Os neurônios aferentes primários fazem sinapse com as células ciliadas do aparelho vestibular. Seus corpos celulares estão no **gânglio vestibular** e seus axônios constituem o **nervo vestibular**, que se une ao nervo coclear para formar o oitavo nervo craniano. A maioria dos axônios do nervo vestibular faz sinapse nos grandes **núcleos vestibulares** da ponte e do bulbo rostral.

▶ **Reflexos vestibulares.** Se não houvesse nenhum mecanismo para manter os olhos firmes em um alvo durante a movimentação da cabeça, as imagens visuais continuariam a deslizar pela retina e, assim, o enfoque do campo visual seria difícil ou impossível. Os núcleos vestibulares usam as informações sobre a aceleração para coordenar os movimentos musculares extraoculares com os movimentos da cabeça e, assim, fixar a imagem visual em um único local da retina. Quando a excursão da cabeça móvel leva a imagem fixa para fora do alcance visual, os olhos se lançam à frente na direção do movimento para fixar uma nova imagem. Essa nova imagem é mantida na retina, enquanto a cabeça continua girando até que um salto compensatório à frente seja novamente necessário. Esse mecanismo gera um ciclo de movimento lento oposto à direção do giro (olhos fixos no alvo), seguido por um reajuste rápido na mesma direção do giro. Esse movimento ocular reflexo oscilatório é chamado de **nistagmo**.

O nistagmo é um reflexo *normal*, gerado em resposta ao movimento da cabeça. O nistagmo é considerado anormal caso ocorra na ausência de movimento da cabeça. Esse **nistagmo em repouso (espontâneo)** é um sinal de doença vestibular.

Os axônios de alguns neurônios nos núcleos vestibulares se projetam caudalmente em um trato motor que influencia a atividade dos segmentos medulares cervicais e torácicos superiores. Essas conexões motoras ativam a musculatura cervical e os extensores dos membros anteriores, produzindo um **reflexo vestibulocólico**, que movimenta o pescoço e estende o membro anterior para ajudar a manter o nível da cabeça em relação à gravidade e à movimentação.

Algumas fibras dos núcleos vestibulares formam um trato motor descendente ipsilateral, que se estende por todo o comprimento da medula espinal. Esse **trato vestibuloespinal lateral** faz parte do sistema motor ventromedial (ver Capítulo 10). Sua atividade tem o efeito primário de aumentar o tônus nos músculos antigravitacionais (extensores dos membros proximais e músculos axiais). Esse **reflexo vestibuloespinal** usa informações vestibulares para movimentar os membros e o tronco e, assim, neutralizar o deslocamento da cabeça que o induz. Tal mecanismo é projetado para evitar a inclinação ou queda por mudanças no posicionamento da cabeça.

Animais com lesão em um dos lados do sistema vestibular expressam os reflexos vestibulares na ausência de estímulos adequados. Esses indivíduos geralmente têm nistagmo em repouso, inclinação da cabeça e tendência a ficar inclinados, girar ou cair para um lado.

Visão

O olho é um órgão complexo cuja função principal é coletar e enfocar a luz na retina fotossensível. Localiza-se em uma cavidade cônica do crânio, a **órbita**, que alberga o **globo ocular** e várias outras estruturas de tecido mole, os **anexos oculares** (p. ex., músculos, glândulas), que atuam sobre o globo ocular a serviço de sua função de coleta de luz. Ao contrário da órbita humana, que é um cone ósseo completo, a porção ventral da órbita das espécies domésticas é delimitada por tecidos moles, principalmente pelos músculos pterigoides.

Anexos oculares

▶ **Pálpebras.** Duas dobras móveis de pele pilosa protegem o aspecto anterior do globo ocular, que são as **pálpebras**. A diferença entre as margens das duas pálpebras é a **fissura palpebral**, e seu tamanho é controlado pelos músculos

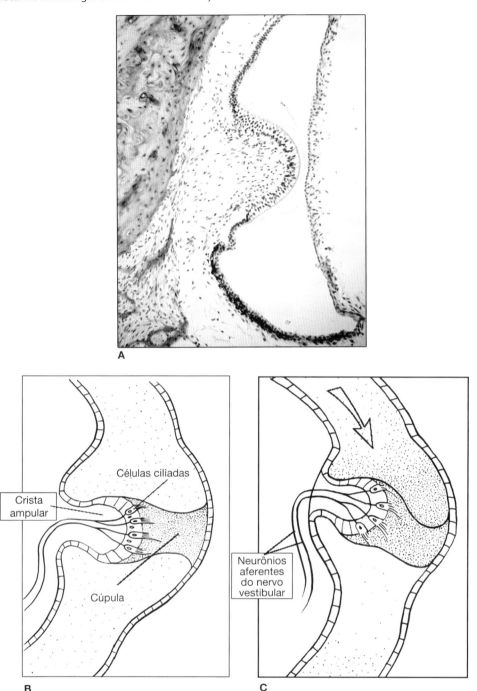

Figura 12.10 Crista ampular. **A.** Fotomicrografia da crista ampular no interior da ampola. **B.** Diagrama esquemático da anatomia da crista. Uma cúpula gelatinosa, onde estão as células ciliadas, forma uma barreira flexível através da ampola. **C.** A rotação da cabeça produz movimentos inerciais da endolinfa (seta), que deflete a cúpula gelatinosa e curva os cílios das células ciliadas. *Fonte:* fotomicrografia cortesia de Gretchen Delcambre, Colorado State University, Fort Collins, Colorado, EUA. (A figura **A** encontra-se reproduzida em cores no Encarte.)

das pálpebras. Uma camada de tecido conjuntivo denso nas pálpebras, a ***placa tarsal*** (***tarso***), confere certa rigidez. As pálpebras têm pele fina, mas típica, em seu aspecto superficial. Essa pele termina na margem palpebral com uma transição acentuada para a mucosa. A margem pode ter ***cílios***.

Há glândulas sudoríparas e sebáceas modificadas abundantes associadas à margem da pálpebra. Uma fileira de glândulas sebáceas modificadas grandes, as ***glândulas tarsais*** (***glândulas meibomianas***), é clinicamente importante, já que essas estruturas podem apresentar infecções, tumores ou impactações. As glândulas tarsais são observadas nas duas pálpebras e se abrem em um sulco raso próximo à junção mucocutânea palpebral. As aberturas de seus ductos são facilmente visualizadas após a eversão da margem da pálpebra e, de modo geral, as próprias glândulas são vistas como colunas branco-amareladas, sob a mucosa, na superfície interna da pálpebra. As glândulas tarsais produzem uma importante camada oleosa do filme lacrimal.

A **conjuntiva** é a mucosa que reveste o interior da pálpebra e parte da superfície anterior do globo ocular (à exceção da córnea transparente). As doenças da conjuntiva são os distúrbios oculares mais comuns. A conjuntiva é rica em glândulas produtoras de muco, linfócitos, nervos e vasos sanguíneos. O espaço muito pequeno entre as pálpebras e a superfície do olho é o **saco conjuntival**, e é nesse espaço que as medicações oculares geralmente são instiladas.

A inflamação da conjuntiva, ou *conjuntivite*, é caracterizada **por vermelhidão e aumento da produção de muco.** O *carcinoma de células escamosas* ou *epidermoide* da conjuntiva é relativamente comum em bovinos Hereford, Holstein e raças de cornos curtos.

As espécies domésticas têm uma **membrana nictitante** ou **terceira pálpebra**, que é uma dobra da mucosa que surge do aspecto ventromedial do saco conjuntival entre o globo ocular e a pálpebra. A rigidez é conferida por uma cartilagem em formato de T em seu interior e aplaina o filme lacrimal e protege a córnea.

Na base da terceira pálpebra, há uma glândula serosa, chamada simplesmente de **glândula da terceira pálpebra**, que normalmente contribui com cerca de 50% do filme lacrimal. Ruminantes, suínos e roedores de laboratório têm outra glândula mais profunda associada à terceira pálpebra, a **glândula de Harder**, que também contribui para o filme lacrimal.

▶ **Aparelho lacrimal.** O *aparelho lacrimal* compreende uma série de glândulas serosas, seromucoides e mucosas e os sistemas de ductos que drenam suas secreções do saco conjuntival (Figura 12.11). Esse aparelho é responsável pelo ambiente úmido da superfície anterior do olho. A **glândula lacrimal** se encontra na porção dorsolateral da órbita. Sua secreção, juntamente ao produto da glândula da terceira pálpebra, é o principal contribuinte para o filme lacrimal. Além da glândula lacrimal e da glândula da terceira pálpebra, as glândulas menores e mais difusas da conjuntiva e das pálpebras produzem óleo e muco para o filme lacrimal.

As lágrimas drenam do saco conjuntival por meio de duas pequenas aberturas nas pálpebras superior e inferior, próximas ao canto medial. Esses são os **pontos lacrimais** superior e inferior, que se abrem em ductos curtos (**canalículos** superior e inferior) que se unem em um pequeno saco (**saco lacrimal**) perto do canto medial do olho, na origem do **ducto nasolacrimal**. O ducto nasolacrimal percorre os ossos da face e se abre na cavidade nasal e/ou no interior da narina. A umidade no focinho de animais domésticos é parcialmente derivada das lágrimas.

▶ **Músculos extraoculares.** O globo ocular se movimenta em decorrência da ação de sete músculos estriados, denominados *músculos extraoculares*, para diferenciá-los dos músculos intraoculares, que repousam inteiramente no interior do globo ocular (Figura 12.12).

O *M. retrator do bulbo* surge na parte caudal da órbita, lateralmente ao nervo óptico, e se divide em quatro ventres planos, que se inserem no equador do globo ocular em um cone muscular quase completo. A contração do m. retrator do bulbo provoca a retração do globo ocular na órbita. Além disso, há uma série de quatro músculos retos, originários do ápice da órbita, que se projetam no equador do globo, superficiais aos quatro ventres do m. retrator do bulbo. Seus nomes são dados por sua inserção no globo: **Mm. reto dorsal**, **reto ventral**, **reto medial** e **reto lateral**.

O *M. oblíquo dorsal* está entre os músculos retos dorsal e medial e se afunila em um tendão delgado à altura do polo posterior do globo ocular. Esse tendão passa ao redor de uma pequena **tróclea** cartilaginosa ancorada na parede medial da órbita. A tróclea redireciona a tração do tendão, que se insere na parte dorsal do globo ocular. A contração do músculo oblíquo dorsal puxa a parte dorsal do globo ocular em direção à porção medial da órbita (*i. e.*, o globo ocular esquerdo gira em sentido anti-horário e o globo direito gira em sentido horário).

O *M. oblíquo ventral* é originário de uma fossa na porção ventral da borda orbital. Corre em sentido dorsolateral,

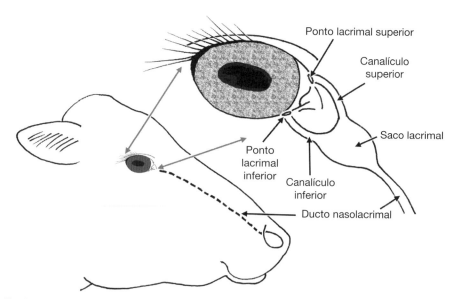

Figura 12.11 Aparelho lacrimal. As lágrimas produzidas pela glândula lacrimal e pela glândula da terceira pálpebra são drenadas no canto medial do olho nos pontos lacrimais superior e inferior. Os dois canalículos convergem no saco lacrimal e, a partir daí, o fluxo das lágrimas passa pelo ducto nasolacrimal até o vestíbulo da narina.

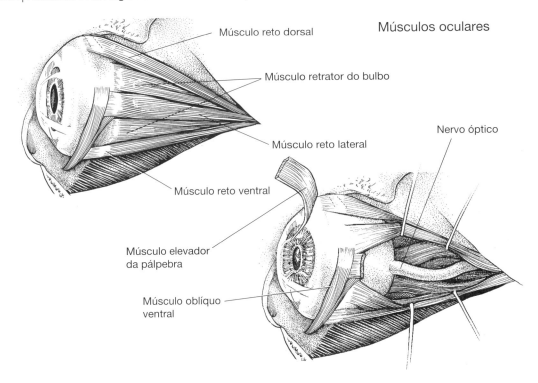

Figura 12.12 Músculos extraoculares do olho direito vistos pelo aspecto medial.

ventral à inserção do músculo reto ventral, e se insere por meio de dois tendões curtos no aspecto lateral do globo. O músculo oblíquo ventral gira o globo para o lado oposto à rotação produzida pelo músculo dorsal oblíquo.

Outro músculo encontrado na órbita não é estritamente um músculo extraocular, já que não atua sobre o próprio globo ocular. O **M. elevador da pálpebra superior** é o principal responsável pela elevação da pálpebra superior. Surge entre as origens dos músculos oblíquo dorsal e reto dorsal e se insere através de um tendão amplo no tecido conjuntivo da pálpebra superior.

A **periórbita** é uma bainha de tecido conjuntivo em formato de cone que envolve o globo ocular e seus músculos, nervos e vasos. Como os músculos extraoculares, a periórbita se origina no ápice da órbita; na borda da órbita, se funde ao periósteo dos ossos faciais. A periórbita contém músculo liso circular que aperta e coloca o globo ocular para a frente na órbita. O tecido adiposo, tanto dentro quanto fora da periórbita, amortece o conteúdo orbital. Devido à sua localização atrás do globo ocular, o tecido adiposo é geralmente chamado de **gordura retrobulbar**.

Globo

O **globo ocular** (Figura 12.13) é formado por três camadas concêntricas: a túnica fibrosa, a túnica vascular e a túnica nervosa. As três túnicas do globo ocular envolvem várias câmaras, preenchidas por fluido ou um material gelatinoso. Os 75% posteriores do globo são preenchidos por um gel acelular, o **corpo vítreo**, e consequentemente, esta parte é também denominada **câmara vítrea**. A lente a divide do **segmento anterior** do globo ocular. O segmento anterior do olho é dividido em **câmaras anterior** e **posterior**,

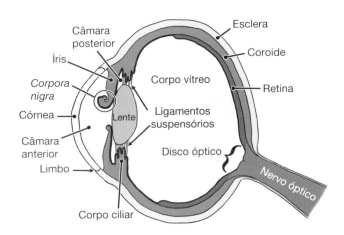

Figura 12.13 Corte sagital de um olho equino.

preenchidas por um fluido chamado de **humor aquoso** e parcialmente separadas pela íris.

▶ **Túnica fibrosa.** A **túnica fibrosa** externa do globo ocular é formada pela **esclera** posterior e opaca e pela **córnea** anterior e transparente. Ambas são compostas por tecido colágeno muito denso. A esclera é branca, com tonalidade acinzentada ou azulada variável, e encontra a córnea transparente em uma região de transição, o **limbo**. Os axônios do nervo óptico perfuram a esclera no polo posterior do olho, a **área crivosa**. A esclera resistente é o local de inserção dos músculos extraoculares.

A **córnea** é a parte anterior transparente da túnica fibrosa. É a principal camada de refração do olho (é mais potente do que a lente). Sua transparência e curvatura regular são, portanto, elementos essenciais para o foco da luz na retina.

A transparência da córnea é uma função de: (1) ausência de elementos vasculares e células; (2) ausência de pigmento; (3) desidratação relativa do tecido colagenoso; (4) uma superfície óptica lisa (formada em conjunto com o filme lacrimal); e (5) um padrão laminar altamente regular de fibras de colágeno que reduz a dispersão de luz. As superfícies anterior e posterior da córnea são cobertas por epitélio especializado, mas a maior parte de sua espessura é composta por fibras de colágeno.

▶ **Túnica vascular.** A túnica média do globo ocular, a *túnica vascular* ou *úvea*, é composta por três partes, a coroide, o corpo ciliar e a íris. A úvea da parte posterior do olho é a *coroide*. É altamente vascular e tem múltiplas camadas. A mais profunda (mais próxima do centro do globo) é o *tapetum* (tapete lúcido). Nos animais, o *tapetum* é uma superfície que reflete a luz na retina e melhora a visão em baixa luminosidade (Figura 12.14). O formato e a cor do *tapetum* são variáveis entre as espécies e os indivíduos, mas, como regra, estão confinados à parte dorsal do globo posterior. De modo geral, a porção ventral da coroide não é reflexiva. Os suínos e a maioria dos primatas não têm *tapetum*.

O *corpo ciliar* é a continuação anterior da úvea. É um espessamento circunferencial da túnica vascular e dá origem a muitos *ligamentos suspensórios* que dão sustentação à lente. A contração dos músculos do corpo ciliar permite que a lente assuma uma forma mais esférica. Isso aumenta seu poder de refração, uma mudança que melhora o foco dos objetos próximos à retina. Esse processo de focalização dos objetos próximos é chamado de *acomodação*. Os capilares do corpo ciliar produzem o humor aquoso no segmento anterior do globo ocular.

A *íris* é a parte mais anterior da úvea e a única porção da túnica vascular normalmente visível em animais vivos. É composta por um anel de tecido pigmentado, perfurado em seu centro pela *pupila*. A íris divide o segmento anterior do olho, de conteúdo aquoso, em *câmaras anterior* (em frente à íris) e *posterior* (entre a íris e a lente). A íris controla a quantidade de luz que entra na parte posterior do olho, alterando o tamanho da pupila. Os músculos constritores, inervados pelas fibras parassimpáticas do nervo oculomotor, reduzem o tamanho da pupila ao se contraírem. A dilatação da pupila depende da atividade dos músculos dilatadores, inervados pelos nervos simpáticos.

A cor da íris é derivada de células epiteliais pigmentadas, principalmente em sua superfície posterior. A distribuição típica das cores depende da espécie e está relacionada com cor da pelagem do indivíduo. Em herbívoros, o epitélio pigmentado da superfície posterior da íris forma massas nodulares ao longo da margem da pupila, que são visíveis na câmara anterior. Essas massas geralmente são muito extensas em cavalos e, nessa espécie, são denominadas *corpora nigra*. Em ruminantes, as mesmas estruturas tendem a ser menores e são chamadas de *grânulos irídicos*. Essas estruturas parecem agir como uma espécie de "viseira interna" para a pupila, protegendo-a da luz solar direta.

O local em que a superfície anterior da íris encontra a túnica fibrosa é o *ângulo iridocórneo* (*ângulo de filtração*). Lá, o humor aquoso produzido pelo corpo ciliar é reabsorvido na circulação venosa. **Anomalias nessas estruturas (p. ex., estreitamento congênito ou obstrução decorrente de inflamação) podem impedir a saída normal do humor aquoso da câmara anterior e aumentar a pressão intraocular, uma doença conhecida como *glaucoma*. Essa doença provoca cegueira por compressão dos vasos sanguíneos que suprem a retina.**

▶ **Túnica nervosa.** A camada mais profunda do globo ocular é a *túnica nervosa* ou *retina*. Embriologicamente, a retina se desenvolve como uma protuberância do cérebro e é, portanto, composta por neurônios e glia. A parte sensível

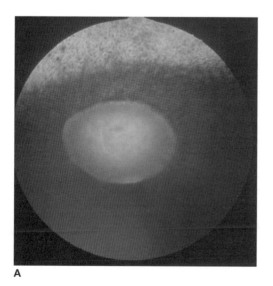
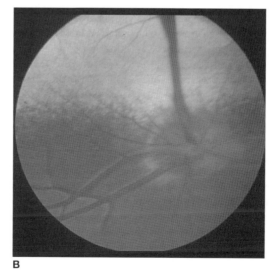

Figura 12.14 Fundo do olho de um equino (**A**) e de um bovino (**B**). O *tapetum* é a região reflexiva vista no topo de ambas as imagens. Nos equinos, o disco óptico é a estrutura oval amarelada no centro da imagem. Os vasos sanguíneos da retina equina são numerosos, pequenos e difíceis de ver ao se irradiarem para fora do disco óptico. O disco óptico bovino é o círculo claro do qual um número menor de vasos maiores é irradiado. *Fonte:* fotografias cortesias de Cynthia Powell, Colorado State University, Fort Collins, Colorado, EUA. (Esta figura encontra-se reproduzida em cores no Encarte.)

à luz da retina se estende de imediatamente posterior ao corpo ciliar até o local em que as fibras nervosas saem do globo ocular, próximo ao polo posterior. Na prática clínica, a retina é normalmente vista através da pupila, com um oftalmoscópio. A parte da retina que pode ser observada dessa maneira é chamada de *fundo* (ver Figura 12.14).

A retina tem muitas camadas histológicas. Uma delas é a *camada fotorreceptora*, em que estão as células receptoras nervosas especializadas do sistema visual, os *bastonetes* e os *cones*. Cada fotorreceptor tem um segmento externo composto por pilhas ordenadas de membrana plasmática plana em formato discoide. Essas estruturas estão repletas de *fotopigmento*, as moléculas que são sensíveis aos fótons de luz. Os fotorreceptores possuem uma de duas formas básicas: um cilindro alto ou uma pilha mais curta e afunilada. Os fotorreceptores cilíndricos são os *bastonetes*, equipados com um fotopigmento que os torna sensíveis a níveis muito baixos de luz. Os fotorreceptores afunilados são os *cones* e expressam um dos três fotopigmentos conhecidos com sensibilidade a um comprimento de onda específico de luz. Os cones são, portanto, receptores de cor. Em geral, as retinas de animais com hábitos noturnos apresentam principalmente bastonetes, enquanto as retinas de espécies com hábitos diurnos (p. ex., primatas e aves) têm mais cones, em especial na região que recebe luz do centro do campo visual.

A maioria dos animais domésticos tem alguma visão de cores. Os cones de suas retinas são sensíveis principalmente aos comprimentos de onda de cor azul e amarela, enquanto a sensibilidade ao vermelho é baixa ou nula. Nessas espécies, a visão é provavelmente rica em tons de azul, verde e amarelo. A capa vermelha empunhada pelo toureiro, portanto, atrai o touro por seu movimento, não por sua cor.

Os fotorreceptores fazem sinapse com outros neurônios da retina, onde a informação visual sofre seu processamento neural inicial. Em última análise, os axônios de neurônios denominados *células ganglionares* se projetam para o *disco óptico*, onde saem do globo e formam o nervo óptico.

Uma história contada por muitos anos é que a retina equina se inclina na parte posterior do olho para que algumas áreas fiquem mais próximas e outras mais distantes da frente do olho. Esse arranjo, geralmente chamado de "retina em rampa", seria responsável pela tendência do cavalo de jogar a cabeça ao olhar algo estranho ou alarmante. Acreditava-se que os movimentos da cabeça trariam o objeto em foco na parte apropriada da retina e que a acomodação pela lente não seria a principal ferramenta de foco nessa espécie. Essa ideia é atraente, como muita sabedoria folclórica sobre cavalos: parece explicar um comportamento peculiar desses animais. A teoria da retina em rampa, porém, foi inequivocamente desmentida. Os cavalos focam os olhos para a visão de perto, como todos os animais fazem em maior ou menor grau: mudando o formato da lente.

Lente

A *lente* é um disco biconvexo proteináceo transparente suspenso entre a câmara posterior e a câmara vítrea. É cercada por uma *cápsula* elástica que serve como ponto de ligação para os ligamentos suspensórios no equador da lente. As células da lente são as *fibras da lente*, que são geradas continuamente ao longo da vida. Como são adicionadas ao exterior da lente, as fibras mais antigas são empurradas para o centro, assim formam um arranjo lamelar, muitas vezes comparado às camadas de uma cebola.

À medida que o animal envelhece, mais fibras são adicionadas ao exterior da lente, comprimindo aquelas no centro da estrutura. Essas células velhas endurecem e, depois da meia-idade, começam a perder sua transparência. Essa mudança é denominada *esclerose lenticular*. Embora a lente esclerótica pareça leitosa, a esclerose lenticular geralmente não interfere na visão. Mudanças mais graves nas fibras da lente podem produzir uma opacidade significativa que interfere na transmissão da luz e, portanto, na visão. Essas opacidades são as *cataratas*, as quais podem ser congênitas ou se desenvolver como consequência da lesão na lente ou uma doença metabólica (p. ex., diabetes melito).

Campo visual e caminho óptico

A parte do ambiente de onde a luz entra nos olhos e estimula as retinas é o *campo visual* (Figura 12.15). Em predadores e animais arborícolas, como aves e primatas (para quem a percepção de profundidade é essencial), os olhos estão dispostos para que os campos visuais se sobreponham em graus variados. Essa região de sobreposição, onde os objetos são vistos simultaneamente pelos dois olhos, é o *campo binocular*. O córtex visual avalia a visão ligeiramente diferente de cada olho e usa a informação para dar a percepção de profundidade. As presas, por outro lado, têm olhos laterais com campo binocular muito menor. Essa disposição aumenta a *visão periférica* para que o campo visual combinado seja quase completamente panorâmico. Essa visão é *monocular* (de apenas um olho) e, portanto, não dá indicação precisa de profundidade, mas a clara vantagem desse amplo campo de visão para uma presa não requer explicação.

A luz que viaja do campo visual para a retina passa por uma série de meios transparentes para sua refração e focalização na retina sensível à luz, na parte posterior do globo. Esses *meios dióptricos* são a córnea, o humor aquoso, a lente e o corpo vítreo. Como já discutido, a córnea é, na verdade, o meio de maior capacidade de refração do olho, mas a lente é a única parte do caminho óptico que pode alterar seu índice de refração. Essa propriedade faz com que seja o órgão de acomodação para o foco em objetos próximos. A luz que entra na câmara vítrea do olho é curvada pelas partes mais anteriores do olho e, assim, a imagem focalizada na retina é invertida e revertida.

O ponto em que os axônios das células ganglionares deixam o olho (o disco óptico) não tem fotorreceptores e é, portanto, considerado o *ponto cego* da retina. Em primatas, uma região dorsolateral ao disco óptico é relativamente livre de grandes vasos sanguíneos e apresenta alta densidade de fotorreceptores (em especial, cones). Essa é a região de maior acuidade visual, a *mácula*. Os animais domésticos não têm mácula.

Vias visuais do cérebro

A informação elétrica gerada pela exposição dos fotorreceptores à luz sofre processamento neural inicial no interior da retina. Por fim, essa informação deixa o olho por meio

Capítulo 12 Órgãos dos Sentidos 187

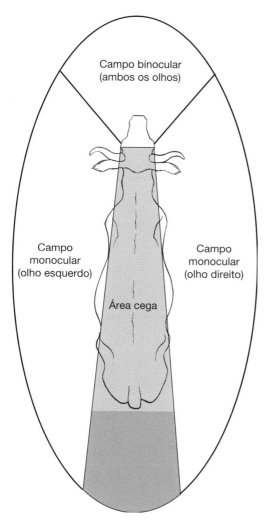

Figura 12.15 Campos visuais do bovino, vistos de cima. A região vista pelos dois olhos (campo binocular) é a de melhor percepção de profundidade, mas o focinho cria um ponto cego em formato de cunha, diretamente na frente do animal. A visão periférica (os campos monoculares) cria um círculo de visão quase completo em torno do animal, exceto por uma pequena região diretamente atrás.

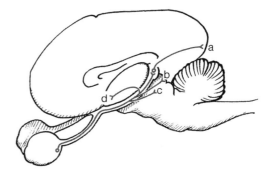

Figura 12.16 Projeções de axônios do nervo óptico. a, córtex visual (via sinapse no tálamo) para percepção consciente; b, colículos rostrais para movimento reflexo dos olhos; c, núcleos pré-tectais para reflexos pupilares à luz; d, núcleo supraquiasmático para estabelecimento dos ritmos circadianos.

do nervo óptico, cujas fibras são os axônios das células ganglionares da retina. A maioria dos axônios do nervo óptico faz sinapse no tálamo e, a partir daí, a informação visual segue até o *córtex visual primário*, no lobo occipital do cérebro (a parte mais caudal do córtex cerebral) para a percepção consciente.

Um subconjunto menor de axônios de células ganglionares se projeta para outros destinos no cérebro. Alguns chegam aos *colículos rostrais* do mesencéfalo, onde os estímulos visuais induzem movimentos reflexos dos olhos e da cabeça. Outros se projetam para os *núcleos pré-tectais*, também na região do mesencéfalo. Esses núcleos se comunicam com os núcleos oculomotores, para a coordenação da constrição reflexa das pupilas em resposta à luz. Por fim, um número muito pequeno de axônios de células ganglionares se projeta em um grupo específico de células do hipotálamo, o *núcleo supraquiasmático*. Esse núcleo é o relógio biológico, a parte do cérebro que define os *ritmos circadianos*, que são processos fisiológicos que variam de forma regular todos os dias. Os ritmos circadianos proeminentes são os ciclos de sono-vigília, a secreção de melatonina e as flutuações da temperatura corpórea. O núcleo supraquiasmático tem um ritmo intrínseco de aproximadamente 24 horas, mas as projeções da retina estabelecem a associação entre o ciclo do núcleo e o fotoperíodo real do dia (Figura 12.16).

Muitas espécies domésticas se reproduzem de modo sazonal, o que significa que seus ciclos reprodutivos são determinados pela estação do ano. Nesses animais, o determinante mais importante do início e fim dos ciclos de reprodução é a duração do dia. As projeções da retina para o núcleo supraquiasmático registram a duração do dia para o cérebro e, portanto, determinam os ciclos reprodutivos por meio de sua influência nas funções autônomas do hipotálamo. A alteração do comportamento reprodutivo dos animais por meio da exposição à luz artificial é uma prática comum. Em equinos, por exemplo, em que o parto precoce é desejável, as éguas são comumente expostas ao aumento artificial da duração do dia no inverno, para que iniciem ciclos estrais férteis antes do que se expostas apenas à luz natural.

De acordo com um mito amplamente repetido por treinadores de cavalos, a informação visual de um lado do corpo é processada estritamente no lado oposto do cérebro e vice-versa. Esses profissionais frequentemente citam esse "fato" como justificativa para o treinamento de ambos os lados do corpo. Embora seja verdade que herbívoros, como os equinos, processam a maioria das informações visuais de cada metade de seu campo visual no córtex visual contralateral, há três razões pelas quais essa ideia não é válida do ponto de vista neurológico. Uma é que nem toda a informação visual de cada olho cruza para o córtex contralateral; algumas são processadas no lado ipsilateral (ou seja, do mesmo lado). Em segundo lugar, uma pequena parte do campo visual equino é binocular, ou seja, visto simultaneamente pelos dois olhos. E, por fim, a parte caudal do corpo caloso (o grande feixe de axônios que conecta os hemisférios cerebrais direito e esquerdo) une os córtices visuais de cada lado, de modo que a informação é compartilhada entre os hemisférios. Os treinadores devem procurar outra explicação para o benefício do treinamento de ambos os lados.

13 Endocrinologia

Hormônios e seus receptores, 190
Classes químicas de hormônios, 190
Eicosanoides, 190
Receptores de hormônios, 191
Efeitos celulares de hormônios peptídicos, 192
Efeitos celulares de hormônios esteroides e tireoidianos, 193
Regulação por *feedback* negativo e positivo, 193
Eixo hipotalâmico-hipofisário, 194

Hormônios da neuro-hipófise, 195
Hormônios da adeno-hipófise, 195
Hormônio do crescimento, 195
Hormônio adrenocorticotrófico, 196
Hormônio tireoestimulante, 197
Outras glândulas endócrinas, 199
Glândulas paratireoides, 199
Ilhotas pancreáticas, 200
Epífise (glândula pineal), 201

Objetivos de aprendizagem

- Definir e ser capaz de explicar a importância dos termos destacados em ***negrito e itálico*** neste capítulo
- Saber quais são as principais diferenças entre compostos ou hormônios endócrinos, exócrinos e parácrinos
- Entender como a especificidade do efeito de um hormônio em um tecido é determinada
- Conhecer quais são os eventos intracelulares esperados após a ligação de um hormônio peptídico ou esteroide ao seu receptor
- Comparar e contrastar a regulação, a síntese e a secreção de hormônios na adeno-hipófise e na neuro-hipófise
- Ilustrar as curvas de *feedback* (retroalimentação) de cada um dos hormônios da adeno-hipófise, inclusive os fatores hipotalâmicos, tipo celular da adeno-hipófise, órgão-alvo e quaisquer hormônios esteroides associados
- Ilustrar a regulação da glicose pelas células endócrinas do pâncreas
- Ilustrar a regulação do cálcio. Certificar-se de discutir a função do paratormônio, da vitamina D e da calcitonina, bem como do fígado, dos rins, da glândula tireoide e da glândula paratireoide.

Assim como o sistema nervoso, as funções básicas do sistema endócrino são comunicação e regulação. O sistema endócrino clássico (Figura 13.1) é composto por um grupo de glândulas sem ductos que secretam ***hormônios*** (mensageiros químicos atuantes em concentrações extremamente pequenas). Os hormônios circulam por todo o corpo para produzir respostas fisiológicas. No entanto, essa descrição clássica não considera outros tipos de mensageiros químicos envolvidos em outras formas de comunicação e regulação entre células. As células endoteliais normais dos vasos sanguíneos, por exemplo, liberam prostaciclina, uma prostaglandina (discutida mais adiante) de ação local que inibe a adesão de plaquetas. Essa ação ajuda a evitar que as plaquetas formem coágulos sanguíneos inapropriados em vasos normais. A prostaciclina que se difunde para longe de seu local de produção ou é levada pelo fluxo sanguíneo se degrada rapidamente; portanto, não tem efeito sistêmico. Um efeito local como esse é denominado efeito ***parácrino***. Muitos tipos de compostos, inclusive proteínas, pequenos peptídios, aminas (derivados de aminoácidos), derivados de ácidos graxos e até mesmo um gás (o óxido nítrico), têm ação parácrina.

O objetivo deste capítulo é apresentar os conceitos básicos da endocrinologia, inclusive as relações entre o sistema nervoso e o sistema endócrino. Mais detalhes sobre hormônios específicos e agentes parácrinos, sua regulação e suas ações são discutidos em capítulos posteriores sobre os sistemas específicos afetados por essas moléculas.

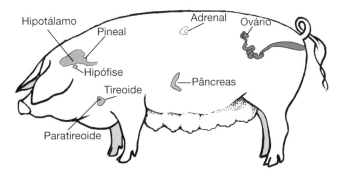

Figura 13.1 Localização aproximada das glândulas endócrinas clássicas. Note que, nas fêmeas, a gônada endócrina é o ovário.

Hormônios e seus receptores

Classes químicas de hormônios

Os hormônios clássicos podem ser agrupados de acordo com sua estrutura química, como *peptídios*, *esteroides* e *aminas*. As aminas são modificações bioquímicas de um único aminoácido, a tirosina, e dependendo de suas alterações, podem ser hidrofóbicas ou hidrofílicas. A síntese de hormônios esteroides começa com o colesterol como substrato. O colesterol tem átomos de carbono dispostos em quatro anéis adjacentes e essa estrutura anelar é comum a todos os hormônios esteroides (Figura 13.2). Na mitocôndria de uma célula, a enzima citocromo P450 catalisa a conversão do colesterol em pregnenolona, por meio de um processo chamado de clivagem de cadeia lateral. Embora a pregnenolona seja o ponto de partida para toda a produção de hormônios esteroides, sua conversão em outros hormônios esteroides depende das vias enzimáticas específicas do tecido para a síntese dessas moléculas. A especificidade tecidual da síntese de hormônios e a ligação ao receptor é um tema comum na endocrinologia. Todos os hormônios esteroides são hidrofóbicos e, de modo geral, precisam de uma proteína transportadora para chegarem ao fluido extracelular (sangue). Os hormônios proteicos ou peptídicos têm tamanhos variáveis e podem sofrer modificações significativas com carboidratos (glicosilação) após a tradução. Os hormônios proteicos são hidrofílicos e normalmente se ligam aos receptores da superfície de sua célula-alvo.

Eicosanoides

Eicosanoide é um termo geral para compostos que são derivados químicos de ácidos graxos de cadeia longa. *Prostaglandinas*, *tromboxanos* e *leucotrienos* são eicosanoides que agem como mensageiros químicos. O ácido araquidônico, um componente das membranas celulares, é o ácido graxo precursor na maioria dos casos. Embora esses agentes não sejam hormônios clássicos associados a um único tecido ou órgão, são mensageiros químicos importantes que participam da regulação de funções fisiológicas muito diferentes em diversos sistemas corpóreos. Em sua maioria, as prostaglandinas, os tromboxanos e os leucotrienos têm ação parácrina, pois funcionam perto do local de origem e são rapidamente metabolizados após a entrada na corrente sanguínea. Esse metabolismo rápido no sangue é observado em muitos agentes parácrinos e é um fator que contribui para seu efeito localizado característico.

As prostaglandinas foram isoladas de quase todos os tecidos do corpo animal, embora seu nome seja derivado da glândula prostática de onde foram originalmente obtidas. Existem diversas prostaglandinas, cada uma com estrutura química ligeiramente diferente, e essas moléculas podem ter múltiplas funções reguladoras em vários tecidos. Além disso, uma prostaglandina pode ter efeitos fisiológicos opostos em diferentes órgãos. Em termos gerais, as prostaglandinas atuam na regulação do diâmetro dos vasos sanguíneos, na inflamação, na coagulação do sangue, na contração uterina e na ovulação, entre muitas outras funções. As prostaglandinas são importantíssimas em muitas funções reprodutivas e, por isso, são revistas no Capítulo 27.

Os leucotrienos têm estrutura semelhante à das prostaglandinas, pois também são produzidos a partir do ácido araquidônico, mas por uma via enzimática diferente. Existem várias famílias de leucotrienos, cada um com funções específicas. Os leucotrienos são produzidos principalmente por monócitos e mastócitos e, de modo geral, estão associados

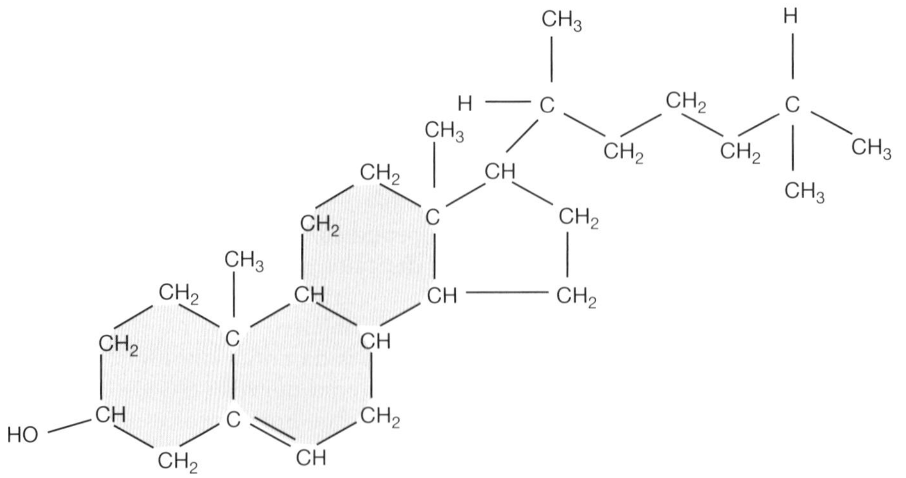

Figura 13.2 Estrutura do colesterol.

a reações alérgicas. A liberação de leucotrienos aumenta a permeabilidade vascular e induz constrição das vias respiratórias. Em seres humanos, essas substâncias têm sido implicadas na geração de algumas das manifestações mais prolongadas de ataques asmáticos.

As prostaglandinas atuam principalmente como mediadores da inflamação. Os fármacos que inibem a síntese de prostaglandinas são, portanto, considerados anti-inflamatórios e são chamados de *anti-inflamatórios não esteroidais*, ou *AINEs*. Esses fármacos são inibidores da família da enzima ciclo-oxigenase (COX) e é importante lembrar que as mesmas enzimas envolvidas nas vias de síntese das prostaglandinas também são usadas na produção de tromboxanos. Consequentemente, os efeitos colaterais desses fármacos (p. ex., úlcera gástrica e lesão renal) podem ocorrer por causa da inibição indiscriminada dos efeitos indesejáveis (ou seja, inflamação) e de efeitos desejáveis importantes (p. ex., manutenção do fluxo sanguíneo no estômago e nos rins). O uso de AINEs em animais, inclusive Banamine® (flunixino meglumina) e fenilbutazona injetáveis ou orais, exige prescrição veterinária por causa dos períodos de carência antes do abate e da especificidade de dose e modo de administração.

Por outro lado, o ácido acetilsalicílico e o ibuprofeno são anti-inflamatórios não esteroidais amplamente utilizados por seres humanos. Alguns novos AINEs foram desenvolvidos para a inibição seletiva de apenas certas vias enzimáticas para interromper a produção de prostaglandinas associadas à inflamação (COX-2), em vez daquelas mais protetoras e associadas à ativação de plaquetas ou à proteção do estômago (COX-1). O ácido acetilsalicílico é bastante eficaz na inibição da síntese de tromboxanos para a coagulação do sangue e isso justifica, em parte, seu uso em baixas doses para a redução da possibilidade de formação de coágulos.

Receptores de hormônios

Apenas algumas populações celulares específicas respondem a um determinado hormônio. O termo *órgão-alvo* é usado para identificar o tecido cujas células serão afetadas por certo hormônio. Alguns hormônios têm múltiplos órgãos-alvo, pois afetam as células de vários locais. Os músculos esqueléticos e o fígado, por exemplo, são órgãos-alvo da insulina. A Tabela 13.1 lista as principais glândulas endócrinas, seus hormônios e seus efeitos gerais em seus órgãos-alvo.

Tabela 13.1 Principais glândulas endócrinas, hormônios que elas secretam e sua ação primária e seu tecido-alvo.

Glândula endócrina	Hormônio	Ação (tecido ou órgão-alvo)
Hipotálamo	CRH	Estimula a liberação de ACTH (adeno-hipófise, corticotrófico)
	GnRH	Estimula a liberação de FSH e LH (adeno-hipófise, gonadótrofico)
	GHRH	Estimula a liberação de GH (adeno-hipófise, somatotrófico)
	GHIH	Inibe a liberação de GH (adeno-hipófise, somatotrófico)
	TRH	Estimula a liberação de TSH (adeno-hipófise, tireotrófico)
	Dopamina (hormônio inibidor de prolactina)	Inibe a liberação de prolactina (adeno-hipófise, lactotrófico)
	Ocitocina e hormônio antidiurético sintetizados no hipotálamo; armazenados e liberados pela neuro-hipófise	
Adeno-hipófise (hipófise anterior)	ACTH	Estimula o desenvolvimento cortical, liberação de glicocorticoide (córtex adrenal)
	FSH	Estimula o desenvolvimento folicular (ovário) e de espermatozoides (testículos)
	LH	Estimula a ovulação, o desenvolvimento do corpo lúteo, a secreção pelo corpo lúteo (ovário), a secreção de andrógenos (testículos)
	GH	Promove o crescimento em animais imaturos; efeitos sobre o metabolismo de carboidratos, lipídios e proteínas em adultos
	TSH	Estimula a liberação de hormônios tireoidianos (células foliculares da tireoide)
	PRL	Promove a lactação (glândula mamária) e o comportamento materno (sistema nervoso central)
Neuro-hipófise (hipófise posterior)	Ocitocina	Estimula a contração uterina, a descida do leite (útero, glândulas mamárias)

(continua)

192 Frandson | Anatomia e Fisiologia dos Animais de Produção

Tabela 13.1 Principais glândulas endócrinas, hormônios que elas secretam e sua ação primária e seu tecido-alvo. (*continuação*)

Glândula endócrina	Hormônio	Ação (tecido ou órgão-alvo)
	ADH (vasopressina)	Conserva água, reduz o volume de urina (rim); provoca vasoconstrição para aumento da pressão arterial (arteríolas)
Córtex adrenal	Glicocorticoides	Essenciais para a resposta normal ao estresse; papéis importantes no metabolismo de carboidratos e proteínas (múltiplos órgãos, inclusive o fígado)
	Mineralocorticoides (aldosterona)	Conservam sódio, eliminam potássio (rim)
Medula adrenal	Epinefrina, norepinefrina	Aumentam a resposta simpática ao estresse por ações em diversos órgãos
Células foliculares da tireoide	T_4, T_3	Aumentam o consumo de oxigênio e a geração de ATP (quase todas as células)
Células parafoliculares da tireoide	Calcitonina	Promove a retenção de cálcio (osso)
Paratireoide	PTH	Aumenta a concentração plasmática de cálcio, reduz a concentração plasmática de fosfato (osso, rim)
Ilhotas pancreáticas: células β	Insulina	Promove a captação de glicose; síntese de proteínas e lipídios por vários tecidos e órgãos, inclusive músculos esqueléticos, fígado e tecido adiposo
Ilhotas pancreáticas: células α	Glucagon	Promove glicogenólise, gliconeogênese (fígado)
Fígado	IGF	Promove o crescimento em animais imaturos; *feedback* negativo sobre a liberação de GH

ACTH, hormônio adrenocorticotrófico; ADH, hormônio antidiurético, também chamado de *vasopressina* ou *arginina vasopressina*; ATP, trifosfato de adenosina. CRH, hormônio liberador de corticotrofina; FSH, hormônio foliculoestimulante; GH, hormônio do crescimento; GHIH, hormônio inibidor do hormônio do crescimento (somatostatina); GHRH, hormônio liberador do hormônio do crescimento; GnRH, hormônio liberador de gonadotropina; IGF, fator de crescimento insulino-símile; LH, hormônio luteinizante; PRL, prolactina; PTH, paratormônio; TRH, hormônio liberador de tireotropina; TSH, hormônio estimulador da tireoide.

As células dos órgãos-alvo são capazes de reconhecer e responder a determinado hormônio porque têm receptores específicos que se ligam, ou formam uma união química, com o hormônio. Como descrito no Capítulo 2, esses receptores celulares podem ser componentes da membrana celular e ter um sítio de ligação exposto ao fluido extracelular ou podem estar contidos no citoplasma ou no núcleo das células. De qualquer maneira, a célula deve apresentar o receptor para o hormônio específico, para que possa responder a ele. Além disso, a sensibilidade dessa célula ao hormônio aumenta de acordo com o aumento do número de receptores disponíveis.

A presença e o número de receptores nas células-alvo podem mudar em certas condições. Essas mudanças são uma forma de regulação do efeito biológico de um determinado hormônio. Os níveis de *estrógeno*, um hormônio reprodutivo produzido pelo ovário antes da ovulação e pela placenta durante a gravidez, por exemplo, aumenta na circulação pouco antes do nascimento (parto). A elevação do nível de estrógeno estimula o aumento de receptores de *ocitocina* na musculatura lisa do útero. O aumento dos receptores de ocitocina prepara o útero para que o hormônio possa promover as contrações uterinas essenciais ao parto. Sem o aumento dos receptores de ocitocina estimulados pelo estrógeno, a liberação dessa molécula em si não proporcionaria as contrações uterinas adequadas para o parto normal. O aumento nos receptores das células-alvo é denominado *regulação positiva* e a diminuição é chamada de *regulação negativa*.

Efeitos celulares de hormônios peptídicos

Os receptores de hormônios peptídicos estão na membrana celular. Os peptídios não podem se difundir livremente pela bicamada lipídica da membrana celular, portanto, seus receptores devem estar na membrana celular externa que fica à disposição dos hormônios no fluido extracelular. Como descrito no Capítulo 2, a ligação do hormônio com o receptor de membrana é o primeiro passo em uma série de eventos que provocam mudanças na célula-alvo. Os eventos subsequentes, que variam conforme os hormônios peptídicos participantes, podem incluir a alteração da permeabilidade dos canais de membrana, a estimulação ou inibição da atividade de enzimas ligadas à membrana, a estimulação ou inibição da atividade de enzimas intracelulares, a liberação do hormônio ligado a vesículas na circulação e o início da transcrição gênica. Por outro lado, os hormônios esteroides que se ligam a seus receptores clássicos no interior da célula só são capazes de iniciar a transcrição gênica.

O aumento da atividade enzimática por uma interação hormônio-receptor na superfície da célula eleva a concentração intracelular do produto da ação dessa enzima. Por exemplo, muitos hormônios peptídicos que atuam através das proteínas G afetam a enzima *adenilil ciclase*, que eleva a produção intracelular de *AMP cíclico* (cAMP) por sua ação sobre o trifosfato de adenosina (ATP). O cAMP ativa outras enzimas intracelulares, que acabam produzindo a resposta biológica característica do hormônio (p. ex., secreção celular, contração celular, síntese proteica). O termo geral *segundo mensageiro* é usado para os compostos intracelulares, como o cAMP, que agem como intermediários na sequência de etapas que conduzem à resposta biológica. Dois outros segundos mensageiros comuns envolvidos na resposta celular aos hormônios peptídicos são o *diacilglicerol* (*DAG*) e o *inositol 1,4,5-trifosfato* (*IP₃*). Esses segundos mensageiros são formados pela ação de uma enzima ligada à membrana, a fosfolipase C, sobre os fosfolipídios da membrana celular.

Normalmente, a concentração de cálcio iônico (Ca^{2+}) no citosol é menor do que no fluido extracelular típico, mas algumas células acumulam concentrações ainda mais altas de Ca^{2+} em seu retículo endoplasmático. Aumentos nas concentrações de Ca^{2+} citosólico podem ser causados pela entrada de Ca^{2+} extracelular pelos canais de membrana ou pela liberação de Ca^{2+} do retículo endoplasmático para o citosol por canais na membrana dessa organela. As elevações no nível de Ca^{2+} intracelular livre acima das concentrações baixas comuns também podem atuar como um segundo mensageiro para a secreção de certos hormônios ligados a vesículas celulares. O aumento do nível de Ca^{2+} inicia uma série de eventos que alteram a atividade enzimática intracelular e geram uma resposta biológica.

Em muitos casos, a resposta biológica aos hormônios peptídicos é veloz e revertida com relativa rapidez. A ação do hormônio antidiurético nas células do rim para alteração de sua permeabilidade à água, por exemplo, pode ocorrer em questão de minutos. Essa rapidez é possível porque as vias que levam aos efeitos biológicos podem exigir apenas a ativação de enzimas (proteínas) que já estão na célula. A remoção ou degradação do hormônio reverte os efeitos devido à inativação dessas enzimas.

Em alguns casos, a resposta biológica aos hormônios peptídicos é mais duradoura porque as vias intracelulares aumentam a transcrição de DNA e a formação de RNA mensageiro (mRNA). Nesses casos, o efeito é prolongado pela presença de proteínas intracelulares recém-sintetizadas. O termo geral para agentes que influenciam diretamente a transcrição do DNA é *fator de transcrição*. Assim, os hormônios peptídicos podem provocar mudanças nos fatores de transcrição no interior das células e, assim, modificar a transcrição gênica.

Efeitos celulares de hormônios esteroides e tireoidianos

Os receptores que se ligam a hormônios esteroides e tireoidianos estão no citosol ou no núcleo da célula. Os hormônios esteroides e tireoidianos são lipossolúveis (hidrofóbicos). Muitas vezes, esses hormônios são acompanhados por uma proteína transportadora para torná-los mais hidrofílicos no ambiente extracelular, mas, ao chegarem à célula-alvo, podem deixar sua proteína transportadora para trás e se ligar aos receptores intracelulares após a difusão pela membrana celular. O receptor, ligado a seu hormônio, age como um fator de transcrição para genes específicos do DNA, para aumentar ou diminuir a formação do mRNA correspondente. Em última análise, a mudança no mRNA altera a produção de proteínas, o que leva à resposta biológica.

As respostas biológicas aos hormônios esteroides e tireoidianos normalmente se desenvolvem de maneira mais lenta, mas são mais duradouras do que as respostas aos hormônios peptídicos. Em parte, isso ocorre porque todos os efeitos estão relacionados a modificações na síntese proteica. A síntese de novas proteínas ou a degradação de proteínas já presentes requer mais tempo que a ativação ou inativação das enzimas existentes.

Regulação por *feedback* negativo e positivo

Assumindo a disponibilidade de um número adequado de receptores funcionais, o efeito biológico de qualquer hormônio é diretamente proporcional à concentração do hormônio nos fluidos do corpo para ligação aos receptores. Essa concentração é determinada principalmente por dois fatores: a taxa de liberação do hormônio pelas células endócrinas e sua taxa de eliminação dos fluidos do corpo. Em condições normais, a concentração é determinada pela taxa de liberação. Os hormônios esteroides não são armazenados e devem ser sintetizados imediatamente antes da liberação. Os hormônios peptídicos e as aminas são armazenados nas células endócrinas e são liberados por vesículas ligadas à membrana ou grânulos de secreção. O acoplamento dessas vesículas à membrana plasmática para a liberação dos hormônios agregados requer o aumento da concentração de cálcio no interior da célula para a exocitose do conteúdo vesicular.

A liberação e, portanto, a concentração da maioria dos hormônios na circulação periférica é controlada por algum tipo de *regulação por* feedback *negativo*. Nesse tipo de regulação, os níveis crescentes do hormônio provocam uma resposta biológica que inibe a maior liberação da molécula. Como o termostato de um condicionador de ar, a obtenção da resposta biológica desejada (resfriamento) é detectada pelo termostato, que desliga o aparelho e a maior produção de ar frio. As células β nas ilhotas pancreáticas, por exemplo, são diretamente afetadas pela concentração de glicose nos fluidos do corpo. A elevação na concentração de glicose faz com que as células β aumentem a liberação de insulina. Um dos efeitos da insulina é promover a captação de glicose pelas células musculares esqueléticas. A remoção da glicose dos fluidos do corpo interrompe o estímulo para a liberação de insulina, o que exerce efeito negativo sobre essa liberação. Essa regulação de *feedback* negativo da liberação de insulina é um fator importante na determinação da concentração plasmática normal de glicose.

A regulação do *feedback* negativo da insulina pelas alterações na glicemia é um ciclo de *feedback* relativamente simples e direto. O constituinte plasmático, a glicose, regulada pelo hormônio insulina, tem um efeito direto sobre as células que liberam o hormônio. No entanto, as alças de *feedback* negativo podem ser bastante complexas e ter múltiplos órgãos. Algumas das alças mais complexas são observadas em hormônios que regulam a reprodução de animais domésticos e no hipotálamo, na hipófise anterior e nas gônadas. Essas alças são discutidas com mais detalhes nos Capítulos 25 e 27.

Um segundo tipo de regulação de *feedback*, observado em frequência muito menor que o *feedback* negativo, é a **regulação por feedback positivo**. Nesse caso, o hormônio gera uma resposta biológica que aumenta ainda mais a liberação do hormônio. Esse tipo de regulação é incomum e não é projetado para manter um nível estável ou homeostático de alguma atividade ou constituinte sanguíneo. Um dos poucos exemplos desse tipo de regulação é a relação entre a liberação de ocitocina e a dilatação da cérvice uterina, pois o aumento de ocitocina está associado a essa dilatação durante o parto (isso é discutido em detalhes nos capítulos sobre a reprodução). Além disso, a ocitocina atua sobre a musculatura lisa do útero, para aumentar as contrações do órgão. Quando a cérvice uterina se dilata durante o parto e a ocitocina é liberada, as contrações do útero empurram o feto pela cérvice. Isso dilata ainda mais a cérvice uterina, aumentando o estímulo para a secreção de ocitocina. O efeito geral é a expulsão do feto enquanto a cérvice uterina está dilatada.

Eixo hipotalâmico-hipofisário

O **hipotálamo** é ventral ao tálamo no diencéfalo e forma o assoalho e parte da parede do terceiro ventrículo (ver o Capítulo 10). A glândula **hipófise** ou **pituitária** é ligada à sua base pelo **infundíbulo**. Os corpos celulares dos neurônios cujos axônios formam o infundíbulo estão no hipotálamo e suas terminações encostam nos capilares da parte neural da hipófise (**neuro-hipófise**, **hipófise posterior** ou **pars nervosa**). Assim, o infundíbulo é, na verdade, apenas um pedúnculo de tecido nervoso formado por axônios desses neurônios. Associado ao infundíbulo, há um sistema único de arteríolas e capilares, chamado de **sistema porta hipotalâmico-hipofisário**. Ele é um verdadeiro sistema porta vascular, já que o sangue de uma rede capilar no hipotálamo flui pelos vasos porta (semelhantes às veias) para a porção glandular da hipófise (**adeno-hipófise**, **hipófise anterior** ou **pars distalis**), onde entra em uma segunda rede capilar (Figura 13.3). Durante o desenvolvimento, a hipófise se forma pela junção de uma protuberância ventral do diencéfalo (os futuros infundíbulo e neuro-hipófise) e um divertículo, a **bolsa de Rathke**, originária do ectoderma dorsal da faringe. As células da bolsa de Rathke se tornam a adeno-hipófise.

Os neurotransmissores liberados pelos neurônios hipotalâmicos com terminações na neuro-hipófise entram no sangue e são transportados até locais distantes para ação como hormônios sistêmicos (ver Figura 13.3). Esses peptídios são produzidos pelos corpos celulares neuronais do hipotálamo, transportados pelos axônios do infundíbulo até a neuro-hipófise e são liberados diretamente nos vasos sanguíneos quando os potenciais de ação chegam aos telodendros.

Outros neurônios hipotalâmicos liberam **neurotransmissores**, que são transportados do hipotálamo para a adeno-hipófise pelo sistema porta hipotalâmico-hipofisário (ver Figura 13.3). Esses neurotransmissores atuam nas células endócrinas da adeno-hipófise, estimulando e inibindo a liberação de outros hormônios (Tabela 13.1). Esses neurotransmissores trafegam apenas a uma curta distância, para estimular as células-alvo, mas são levados pelo sangue do sítio de origem até o local de ação. São, portanto, considerados hormônios endócrinos, mas também são chamados de **fatores inibidores** ou **liberadores**. Todos esses hormônios neurotransmissores, à exceção da dopamina, são pequenos peptídios e rapidamente degradados depois da passagem pelo sistema porta hipotalâmico-hipofisário e da entrada na circulação geral. O sistema vascular porta exclusivo da hipófise possibilita a chegada de uma concentração relativamente alta dos fatores liberadores ou inibidores à adeno-hipófise, permitindo a ocorrência do efeito biológico.

Os diferentes tipos celulares da adeno-hipófise exibem diversas características histológicas de coloração, dependendo do hormônio produzido. Consequentemente, as células são caracterizadas como basófilas, acidófilas ou

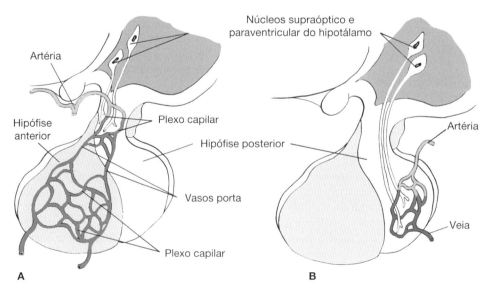

Figura 13.3 A relação entre o hipotálamo, a neuro-hipófise (hipófise posterior) e a adeno-hipófise (hipófise anterior). **A.** A rede do sistema porta hipotalâmico-hipofisário. **B.** A conexão nervosa direta entre o hipotálamo e a neuro-hipófise.

cromófobas, entre outros tipos específicos. Essas células endócrinas estão dispostas em cordões ou aglomerados ao redor de sinusoides cheios de sangue, de acordo com sua função como órgão endócrino. A neuro-hipófise tem a aparência microscópica típica de tecido nervoso, composta por axônios não mielinizados e células da glia de suporte.

Historicamente, a hipófise era conhecida como glândula mestra, devido ao grande número de hormônios secretados e seus efeitos de amplo alcance. Vários hormônios da adeno-hipófise estimulam as glândulas endócrinas distantes a aumentar a produção de seus próprios hormônios (Tabela 13.1). Esses hormônios adeno-hipofisários estimulantes são chamados de **hormônios tróficos** ou **trópicos**.

O hipotálamo funciona como uma interface crucial entre o sistema nervoso e o sistema endócrino, onde a informação sensorial é integrada e usada para regular a produção endócrina da hipófise. Grande parte dessa informação está relacionada ao estado do ambiente interno em questão (p. ex., osmolalidade do fluido extracelular, concentração de glicose no sangue, temperatura do corpo e taxa metabólica). A liberação de hormônios adeno-hipofisários também pode ser regulada por mais ciclos de *feedback* direto, com base nas concentrações sanguíneas dos hormônios envolvidos. O hormônio produzido pela glândula endócrina, que é o alvo de um hormônio trófico específico, pode agir sobre (1) o hipotálamo, reduzindo ou aumentando a produção dos seus fatores liberadores e (2) a adeno-hipófise, reduzindo ou aumentando a liberação do hormônio trófico (Figura 13.4). Normalmente, essas são alças de *feedback* negativo, mas alguns sistemas apresentam alças de *feedback* positivo. Os hormônios tróficos da adeno-hipófise também podem reduzir os fatores liberadores hipotalâmicos por meio de um circuito curto de *feedback* negativo.

Um resumo dos hormônios liberados na circulação geral pela hipófise, os fatores que regulam sua liberação e suas funções gerais são apresentados aqui. Mais detalhes sobre essas funções são discutidos nos capítulos subsequentes, acerca de seus órgãos-alvo. Todos esses hormônios são **hormônios peptídicos** ou **proteicos**, conforme sua estrutura química.

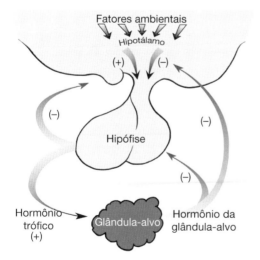

Figura 13.4 Possíveis alças de *feedback* para a regulação dos hormônios de liberação hipotalâmica e dos hormônios tróficos da adeno-hipófise. A estimulação da secreção é indicada por (+) e a inibição, por (−).

Hormônios da neuro-hipófise

Dois hormônios, a ocitocina e o hormônio antidiurético, são liberados pela neuro-hipófise.

A *ocitocina* é produzida pelos neurônios do núcleo paraventricular do hipotálamo. Ao ser liberada na corrente sanguínea pelas terminações dos axônios, a ocitocina induz a contração das fibras musculares lisas da glândula mamária e do útero. Por suas ações na glândula mamária, a ocitocina auxilia a lactação, enquanto a sucção estimula a ejeção do leite do sistema de ductos da glândula.

A estimulação física da glândula mamária (p. ex., a amamentação) é um forte estímulo para a secreção de ocitocina, mas é comum que outros tipos de estímulos condicionem a liberação reflexa do hormônio. Vacas leiteiras, por exemplo, aprendem a associar a sala de ordenha e as preparações para a ordenha com a descida do leite. A ocitocina é liberada mesmo antes de qualquer manipulação da glândula mamária e é possível ver o leite pingando das tetas.

No útero gravídico, a ocitocina atua no miométrio (camada muscular do órgão) para produzir as contrações uterinas para a expulsão do feto no parto. A dilatação da cérvice uterina pelo feto estimula a maior secreção de ocitocina, o que aumenta o estímulo para as contrações uterinas. **A ocitocina é, às vezes, administrada por injeção durante o parto, para melhorar as contrações uterinas. No entanto, é importante lembrar que os receptores de ocitocina no miométrio são normalmente regulados de maneira positiva no momento do parto. De modo geral, a dose de ocitocina é titulada lentamente, porque mesmo uma pequena dose pode provocar uma resposta biológica esmagadora, e contrações uterinas que podem ser improdutivas caso haja muitos receptores de ocitocina à disposição.**

O *hormônio antidiurético* (*ADH*) é produzido por neurônios do núcleo supraóptico no hipotálamo e liberado pela neuro-hipófise em resposta a aumentos da osmolalidade sanguínea (concentração de substâncias dissolvidas) ou grandes diminuições da pressão arterial, ambos influenciados pela hidratação do animal. Os efeitos de retenção de água do ADH no rim para a manutenção da hidratação são discutidos no Capítulo 23. Na maioria das espécies, a liberação de ADH ocorre antes da estimulação da sede para a correção da desidratação pela ingestão oral voluntária de líquidos. O ADH também produz constrição dos vasos sanguíneos, um efeito responsável pelo outro nome do hormônio, *vasopressina* ou *arginina vasopressina* (a forma observada na maioria dos mamíferos).

Hormônios da adeno-hipófise

Hormônio do crescimento

A liberação de **hormônio do crescimento** (GH), também chamado de somatotropina ou hormônio somatotrópico, pelas células somatotrópicas da adeno-hipófise é regulada por fatores hipotalâmicos que a estimulam (***hormônio liberador de GH*** ou ***GHRH***) ou inibem (***hormônio inibidor da*** *liberação de GH*, *GHIH* ou *somatostatina*). Os níveis de GH são mais altos em animais jovens em crescimento, mas os animais adultos continuam a secretar GH. Aumentos na secreção de GH em adultos ocorrem em resposta a diversos estímulos, mas é provável que o estímulo fisiológico mais importante seja a redução na concentração plasmática de glicose. Em adultos, o GH é um regulador do metabolismo durante a fome, nas reduções na concentração plasmática de glicose (glicemia) ou na hibernação. O GH reduz a degradação de proteínas e o uso de glicose para energia no músculo esquelético e aumenta a mobilização de ácidos graxos do tecido adiposo.

O papel do GH na determinação da estatura corporal em animais em crescimento foi apresentado no Capítulo 5. Como já discutido, o GH em si tem pouco efeito direto sobre a proliferação de cartilagem e o crescimento ósseo em animais jovens. Seus efeitos promotores do crescimento são mediados por outros peptídios, as *somatomedinas* (principalmente *fatores de crescimento insulino-símiles 1 e 2* [*IGF-1* e *IGF-2*]), que são liberadas pelo fígado e pelas células das placas de crescimento do osso ao serem estimuladas por GH. As somatomedinas são os estimuladores diretos dos condrócitos nas placas de crescimento. As somatomedinas também têm efeitos de *feedback* negativo sobre o hipotálamo e a adeno-hipófise, regulando a liberação de GH. Além de GH, a secreção de somatomedinas pelo fígado de animais jovens em crescimento é parcialmente regulada pela nutrição. A nutrição inadequada pode retardar o crescimento, em parte, pela supressão da secreção de somatomedina. Cães de pequeno porte têm níveis sanguíneos de IGF-1 mais baixos do que cães grandes, sugerindo que, em uma mesma espécie, o tamanho do corpo e os níveis de IGF-1 estejam correlacionados.

O excesso de GH em animais jovens provoca *gigantismo*. O aumento do tamanho do corpo não é possível em animais mais velhos, em que as placas de crescimento estão fechadas. O excesso de GH (acompanhado por IGFs) em animais maduros causa *acromegalia*. Esses animais não podem aumentar em estatura, mas a proliferação da cartilagem ao redor das articulações e em outros locais do esqueleto amplia essas áreas e provoca uma distorção distinta das características faciais. Os adultos acometidos também apresentam desequilíbrios no metabolismo de carboidratos e lipídios (aumento nos níveis sanguíneos de glicose e ácidos graxos), devido aos efeitos metabólicos do excesso de GH.

A sequência de aminoácidos do GH varia entre as espécies de mamíferos e, portanto, o GH produzido por uma espécie nem sempre é biologicamente eficaz em uma espécie diferente. A tecnologia de DNA recombinante tem sido usada para a produção de GH recombinante humano e somatotropina bovina recombinante. O produto humano é clinicamente usado na prevenção de certos tipos de nanismo hipofisário humano, enquanto o produto bovino é utilizado para o aumento da lactação e da eficiência alimentar.

Hormônio adrenocorticotrófico

A liberação de *hormônio adrenocorticotrófico* (*ACTH*) pelas células corticotróficas da adeno-hipófise é regulada pelo fator hipotalâmico *hormônio liberador de corticotrofina* (*CRH*). As células-alvo primárias do ACTH são as células do córtex adrenal (região externa das glândulas adrenais) que produzem glicocorticoides. Os glicocorticoides são hormônios esteroides que atuam na regulação do metabolismo (discutidos adiante).

▶ **Glândulas adrenais.** As duas adrenais estão localizadas perto dos rins (*ad*, "em direção a"; *ren*, "rim"). O formato, o tamanho e a localização exata das adrenais variam de uma espécie para outra. Cada adrenal apresenta uma região externa, o *córtex adrenal*, e uma região interna, a *medula adrenal*. Essas partes da adrenal são originárias de precursores embrionários separados e têm funções distintas, apesar de sua estreita associação física em uma única cápsula de tecido conjuntivo. O suprimento de sangue para a glândula adrenal varia, mas, em geral, pequenas artérias entram na cápsula ao redor da glândula. Essas artérias são derivadas diretamente da aorta ou de seus ramos, inclusive das artérias renais, intercostais e lombares. As veias da adrenal desembocam na veia cava caudal.

Na maioria dos mamíferos, três zonas ou regiões do córtex adrenal podem ser identificadas à microscopia óptica e cada zona é a fonte de diferentes hormônios. Da mais externa à mais interna, as três camadas ou zonas são *zona glomerulosa*, *zona fasciculada* e *zona reticulada* (Figura 13.5). Todos os hormônios secretados pelas três zonas são esteroides e, assim, as células de todas as zonas têm características ultraestruturais de secretoras de esteroides.

Os hormônios secretados pela medula adrenal (epinefrina [adrenalina] e norepinefrina [noradrenalina]) são aminas armazenadas em grânulos de secreção antes da liberação. Essas células endócrinas são denominadas *células cromafins*, devido à sua afinidade por colorações à base de cromo. Como descrito no Capítulo 11, na seção sobre o sistema nervoso autônomo, a epinefrina e a norepinefrina são liberadas da medula adrenal em momentos de estresse, em um processo regulado pelo sistema nervoso autônomo. **Um tumor de células cromafins é chamado de *feocromocitoma***

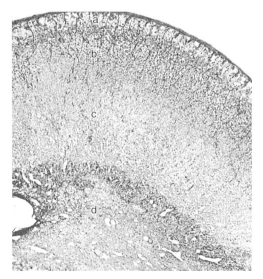

Figura 13.5 Adrenal equina. As zonas corticais (a, zona glomerulosa; b, zona fasciculada; c, zona reticulada) podem ser reconhecidas, assim como a região medular (d). *Fonte:* Dellmann, 1971.

e normalmente provoca secreção excessiva de epinefrina e norepinefrina. Os sinais clínicos resultantes são condizentes com a estimulação excessiva do sistema nervoso simpático (p. ex., aumento da frequência cardíaca, da pressão arterial e da taxa metabólica).

▶ **Hormônios do córtex adrenal.** A zona glomerulosa secreta *mineralocorticoides* (principalmente *aldosterona*), que atuam na regulação do equilíbrio de sódio e potássio. A regulação do equilíbrio é realizada principalmente pelo controle da perda de sódio e potássio na urina. Mais detalhes sobre suas funções específicas são apresentados nos Capítulos 18 e 23. A secreção de mineralocorticoides não é regulada por ACTH, mas sim pela concentração sérica de potássio e pelo *sistema renina-angiotensina*, outro grupo de mensageiros químicos, discutido com mais detalhes no Capítulo 18.

Os *glicocorticoides* (especialmente o *cortisol* e a *corticosterona*) são os principais produtos de secreção da zona fasciculada e da zona reticulada, e o ACTH é o maior regulador (estimulador) de sua síntese. Sem ACTH, as zonas fascicular e reticulada sofrem atrofia, mas a zona glomerulosa permanece intacta. As zonas internas do córtex adrenal também podem ser uma fonte menor de hormônios esteroides comumente associados às gônadas (andrógenos e estrógenos), porque a síntese de glicocorticoides a partir da pregnenolona requer esses outros hormônios como intermediários. De modo geral, a secreção desses "esteroides sexuais" pelas adrenais não é clinicamente relevante, uma vez que não são necessários para o comportamento ou a função reprodutiva normal.

O regulador mais importante da liberação de ACTH é o peptídio hipotalâmico CRH. No entanto, a regulação de CRH e, portanto, a liberação de ACTH, é extremamente complexa e influenciada por diversos estímulos. O aumento dos níveis de ACTH é considerado um sinal clássico de *estresse*, e as concentrações plasmáticas de ACTH ou cortisol são bastante utilizadas em pesquisas para avaliar o estresse global imposto a um animal por qualquer tipo de estímulo físico ou emocional (p. ex., contenção, inanição, presença de um predador). Tanto o ACTH quanto os glicocorticoides têm efeitos de *feedback* negativo sobre a hipófise e o hipotálamo, para a manutenção dos níveis sanguíneos normais desses hormônios em repouso, mas os estímulos estressantes podem anular esses efeitos.

Os glicocorticoides têm muitos tecidos-alvo em todo o corpo. De modo geral, seus efeitos nesses tecidos-alvo parecem ser uma resposta apropriada para o combate aos estímulos estressantes. Os glicocorticoides, por exemplo, aumentam a taxa de gliconeogênese (formação de glicose) no fígado e de mobilização de ácidos graxos do tecido lipídico. No músculo esquelético, a síntese proteica é reduzida e a degradação proteica aumenta, o que significa que mais aminoácidos estão disponíveis para a gliconeogênese hepática. Esses efeitos metabólicos são bastante importantes durante a fome.

Os glicocorticoides são muito usados terapeuticamente para a inibição das respostas inflamatórias e imunes. As doses utilizadas para produzir esses efeitos resultam em níveis sanguíneos muito superiores aos observados em animais normais, mesmo em resposta ao estresse. Esses níveis e efeitos são descritos como suprafisiológicos ou farmacológicos. Entre os muitos componentes do processo inflamatório que são inibidos pelos glicocorticoides, estão as vias de síntese de prostaglandinas, leucotrienos e tromboxanos. O uso de doses farmacológicas de glicocorticoides gera um *feedback* negativo substancial para o hipotálamo e a hipófise, diminuindo significativamente a produção endógena de CRH e ACTH. A interrupção súbita de um ciclo de tratamento com glicocorticoides pode provocar uma crise médica, porque a adrenal do paciente não está mais produzindo seus próprios glicocorticoides.

Hormônio tireoestimulante

As células-alvo do *hormônio tireoestimulante* (TSH), também chamado de *tirotropina*, são as células endócrinas da tireoide que produzem e liberam tiroxina (T_4) e tri-iodotironina (T_3) quando estimuladas pelo TSH. Esses dois hormônios são considerados aminas, pois são formados pela ligação de dois resíduos de tirosina iodados (Figura 13.6). Os algarismos 3 e 4 se referem ao número de átomos de iodo em suas moléculas. Esses hormônios são necessários para o crescimento e o desenvolvimento normal de animais jovens e regulam a taxa metabólica basal em adultos.

▶ **Glândula tireoide.** A *tireoide* está associada à parte proximal da traqueia, perto da cartilagem tireoidiana da laringe. Sua aparência é muito variável entre as espécies. Na maioria dos animais, a tireoide tem dois lobos distintos, conectados na linha média por uma faixa de tecido tireoidiano, chamada de istmo. Em suínos, a maior parte da glândula se encontra principalmente no aspecto ventral da traqueia, em vez de ser claramente dividida em lobos laterais. Uma cápsula de tecido conjuntivo recobre a glândula e dá origem a septos que dividem a substância da tireoide e sustentam sua vasculatura. O suprimento de sangue arterial para a tireoide e as glândulas paratireoides associadas (discutidas mais adiante) chega por ramos da artéria carótida comum.

Microscopicamente, a tireoide é composta por *folículos*, esferas revestidas por um epitélio simples de células cuboides a colunares (Figura 13.7). Os folículos tireoidianos são preenchidos com o produto das células de revestimento folicular, uma substância gelatinosa chamada de *coloide*, composto por um complexo de proteína e iodo, a *tiroglobulina*. Os hormônios T_3 e T_4 são armazenados no coloide como resíduos iodados de tirosina, que fazem parte das moléculas da tiroglobulina (Figura 13.8). Esse tipo de armazenamento é único entre as glândulas endócrinas.

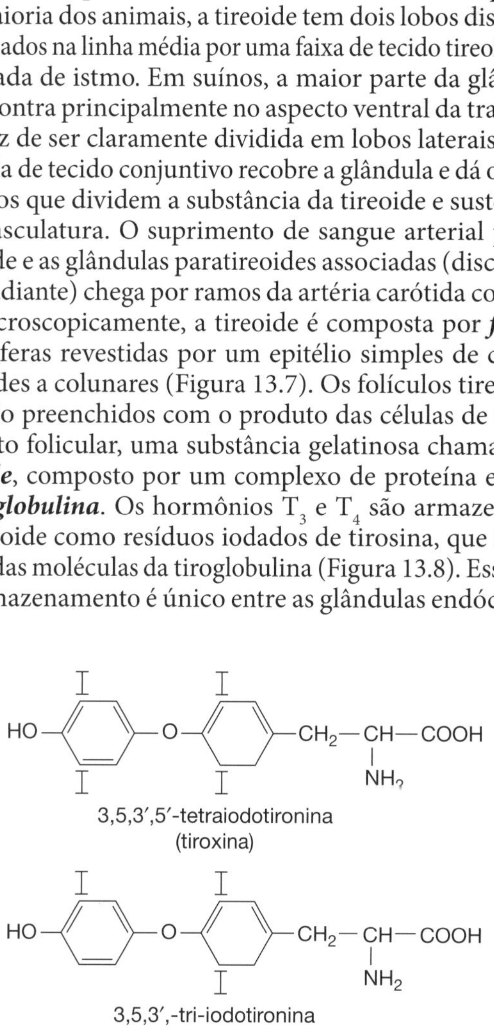

3,5,3′,5′-tetraiodotironina
(tiroxina)

3,5,3′,-tri-iodotironina

Figura 13.6 Hormônios da tireoide.

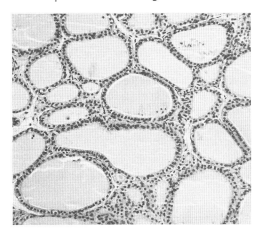

Figura 13.7 Os folículos tireoidianos de tamanhos e formas variados são preenchidos por coloide e revestidos por células foliculares. *Fonte:* Dellmann e Eurell, 1998. Reproduzida, com autorização, de John Wiley & Sons, Inc.

Entre as células do revestimento folicular e adjacentes a elas, há um pequeno subgrupo de células tireoidianas, as **células C** (**células parafoliculares**). As células C produzem **calcitonina**, um hormônio peptídico que reduz o nível de cálcio no sangue, inibindo a ação dos osteoclastos. A liberação de calcitonina é diretamente regulada por *feedback* negativo da concentração sérica de cálcio nas células C, não pelo TSH. A importância fisiológica da calcitonina na regulação global da concentração sérica de cálcio é mínima em comparação ao papel do paratormônio (discutido adiante).

▶ **Tiroxina e tri-iodotironina.** T_4 e T_3 são biologicamente ativas (ligam-se a receptores de hormônios tireoidianos) e, em sua maioria, são ligadas às proteínas plasmáticas. T_4 e T_3 nos fluidos do corpo que não estão ligadas às proteínas são as moléculas biologicamente ativas, mas também estão sujeitas a degradação. Em muitas espécies, os níveis plasmáticos de T_4 são muito mais altos que os de T_3 porque a afinidade de T_4 pelas proteínas plasmáticas é maior em comparação à de T_3. Os receptores intracelulares dos hormônios tireoidianos se ligam tanto a T_4 quanto a T_3, mas têm maior afinidade por essa última. Devido à afinidade do receptor intracelular por T_3 e ao potencial de conversão de T_4 em T_3 após a entrada nas células-alvo. Muitos acreditam que T_3 é o mais importante biologicamente dos dois hormônios.

A secreção de T_4 e T_3 pela tireoide é uma série complexa de eventos que começa com a fagocitose da tiroglobulina pelas células foliculares. As vesículas endocitóticas contendo a tiroglobulina se fundem com os lisossomos, que possuem as enzimas necessárias para degradar essa molécula e liberar T_4 e T_3 livres de sua forma de armazenamento como parte da tiroglobulina. T_4 e T_3 livres são, então, secretadas no sangue (ver Figura 13.8). O TSH da adeno-hipófise estimula as células foliculares a sintetizar tiroglobulina e secretar T_4 e T_3 no sangue. Assim, o efeito geral do TSH é aumentar os níveis sanguíneos dos hormônios tireoidianos.

Os níveis plasmáticos de hormônios tireoidianos são relativamente estáveis em animais adultos. Diferentemente de muitos outros hormônios, não apresentam um ritmo

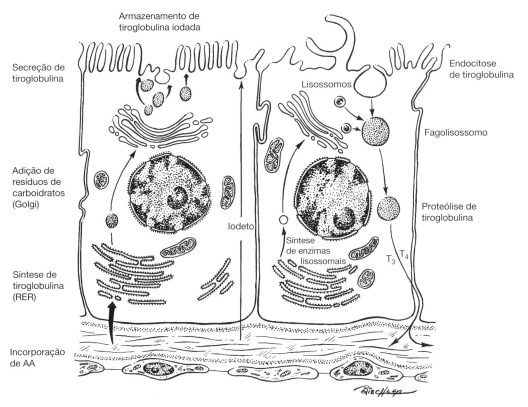

Figura 13.8 Biossíntese de tiroglobulina (à esquerda) e sua reabsorção, proteólise e secreção (à direita). Os eventos são representados em duas células, mas ocorrem na mesma célula. AA, aminoácido; RER, retículo endoplasmático rugoso. *Fonte:* Dellmann e Eurell, 1998. Reproduzida, com autorização, de John Wiley & Sons, Inc.

diurno significativo. Esses níveis estáveis são mantidos principalmente pelo *feedback* negativo de T$_4$ e T$_3$ nas células tireotróficas da adeno-hipófise. Os hormônios tireoidianos têm efeitos diretos sobre as células tireotróficas, para a inibição da síntese e da liberação de TSH. O hormônio liberador de tirotropina (TRH) do hipotálamo está sempre presente e promove a síntese de TSH e sua liberação de células tireotróficas na adeno-hipófise, mas seus níveis não respondem à regulação de *feedback* por T$_4$ e T$_3$.

Quase todos os tecidos do corpo são alvos dos hormônios tireoidianos, pois quase todos têm receptores específicos. Em animais maduros, o efeito mais geral dos hormônios tireoidianos é o aumento do consumo geral de oxigênio e da produção de calor. A **taxa metabólica basal** é uma medida do uso de oxigênio em condições de repouso, e os hormônios da tireoide a aumentam. Os mecanismos intracelulares exatos responsáveis por esses efeitos gerais não são conhecidos, mas os hormônios tireoidianos se ligam a um receptor intracelular que regula a transcrição gênica de cada uma de suas células-alvo. Os efeitos biológicos dos hormônios tireoidianos são conhecidos como **ação calorigênica** e estão associados a um aumento geral no metabolismo e uso de carboidratos e lipídios, o que condiz com o aumento do consumo de oxigênio e da produção de calor.

A exposição crônica de alguns animais ao frio está associada a uma elevação nos níveis de TSH, T$_4$ e T$_3$. O aumento do efeito calorigênico dos hormônios tireoidianos mantém a temperatura normal do corpo no ambiente frio. A resposta ao frio parece ser decorrente do aumento da liberação de TRH pelo hipotálamo. O hipotálamo é conhecido por ser o centro de outros reflexos envolvidos com a regulação da temperatura do corpo a curto prazo (p. ex., vasodilatação periférica ou vasoconstrição).

Os hormônios tireoidianos são essenciais para o crescimento e desenvolvimento normais durante a gestação e em animais jovens. Dois sistemas de importância especial são o esquelético e o nervoso. Animais com deficiências de hormônios tireoidianos (**hipotireoidismo**) não chegam à estatura normal e apresentam diversas anomalias do sistema nervoso central. Em humanos com deficiências graves ao nascimento, o desenvolvimento mental pode ser comprometido ao longo da vida, mesmo com a instituição da terapia de reposição. *Cretinismo* é o termo usado para a doença humana causada pela ausência congênita do hormônio tireoidiano. Ele é caracterizado por interrupção do desenvolvimento físico e mental e redução da taxa metabólica.

Outras glândulas endócrinas

Glândulas paratireoides

As *paratireoides* são pequenos agregados de tecido endócrino no interior ou perto da tireoide. A maioria dos animais domésticos tem dois pares de paratireoides, mas o número exato e a localização variam de acordo com a espécie. Comumente, um par é visível fora da tireoide e, portanto, é denominado **paratireoides externas**. O segundo par geralmente está enterrado na substância da tireoide, que são as **paratireoides internas**. Os suínos não apresentam paratireoides internas visíveis a olho nu.

As paratireoides apresentam dois tipos celulares, as células principais e as células oxifílicas (Figura 13.9). As **células principais** são células pequenas e geralmente escuras associadas à produção de **paratormônio** (**PTH**). As células oxifílicas, menos numerosas, são maiores, apresentam citoplasma granular e núcleo pequeno e escuro. Essas células foram descritas em equinos e bovinos (e humanos), mas não são encontradas em outras espécies domésticas. Sua função é desconhecida, embora o fato de aparecerem mais tarde na vida tenha sugerido que possam ser células principais senescentes.

▶ **Paratormônio.** O PTH, um hormônio peptídico, é o principal controlador do nível de cálcio e fosfato no sangue. Para tanto, estimula a liberação de cálcio e fosfato dos ossos, diminui a excreção de cálcio e aumenta a excreção de fosfato pelo rim e ainda promove a formação de vitamina D ativa pelo rim (como discutido adiante). Nos ossos, o PTH atua sobre os osteócitos e os osteoclastos para liberar fosfato de cálcio. A ação do PTH nos osteócitos libera cálcio e fosfato das reservas associadas aos fluidos extracelulares no interior e ao redor do osso. O PTH estimula a degradação do osso pelos osteoclastos e inibe a formação óssea pelos osteoblastos. O efeito global do PTH é aumentar a concentração de cálcio no sangue e diminuir a concentração de fosfato no sangue, aumentando a excreção urinária de fosfato.

As formas de **vitamina D** consumidas na dieta ou produzidas na pele pela ação da luz ultravioleta sobre os precursores não são as mais ativas. Essas moléculas são posteriormente metabolizadas pelo fígado em uma segunda forma precursora, que depois é metabolizada nos rins na forma mais biologicamente ativa. Esta forma final (1,25-di-hidroxicolecalciferol ou **calcitriol**) atua como a verdadeira vitamina D. O PTH promove a formação desse metabólito final dentro do rim. As duas principais funções da vitamina D são o aumento da taxa de absorção de cálcio pelo sistema digestório e a redução da perda de cálcio na urina. Assim, o efeito geral da vitamina D é a retenção de cálcio no corpo.

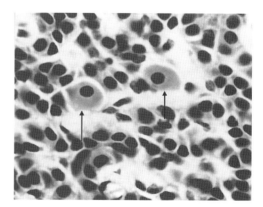

Figura 13.9 Uma glândula paratireoide equina com duas grandes células oxifílicas (setas) entre numerosas células principais. *Fonte:* Dellmann e Eurell, 1998. Reproduzida, com autorização, de John Wiley & Sons, Inc.

O único regulador significativo da liberação de PTH é a concentração plasmática de cálcio ionizado. Normalmente, cerca de 50% do cálcio no plasma está ligado às proteínas plasmáticas (principalmente albumina), e esse cálcio ligado não é biologicamente ativo. Os outros 50% são não ligados e estão na forma iônica. As células principais detectam diminuições na concentração de cálcio ionizado e respondem aumentando sua secreção de PTH. Isso eleva a concentração plasmática de cálcio, o que tem um efeito de *feedback* negativo sobre a maior secreção de PTH. Como já discutido, a calcitonina da tireoide também reduz a concentração sérica de cálcio em caso de excesso. A Figura 13.10 resume a relação entre o PTH, os rins e a absorção de cálcio pelo intestino.

Dietas com insuficiência de cálcio são incomuns em animais domésticos que não são carnívoros, mas podem ocorrer, em especial se forem formuladas principalmente com grãos, que tendem a apresentar alto teor de fósforo e baixo teor de cálcio. Nesses casos, a ingestão cronicamente baixa de cálcio na dieta estimula o aumento da secreção de PTH para manter os níveis de cálcio no sangue adequados para a função nervosa e muscular. O cálcio é removido da matriz óssea e essa descalcificação pode causar deformidades ósseas e osteoporose. Isso cria o *hiperparatireoidismo secundário nutricional*. Em animais jovens, o crescimento pode ser interrompido e há desenvolvimento de anomalias nos membros e na coluna, uma manifestação de hiperparatireoidismo, às vezes chamada de *raquitismo*. Uma forma particular de hiperparatireoidismo nutricional, também denominada *osteodistrofia fibrosa* ou *cara inchada*, é observada em equinos alimentados com quantidades excessivas de cereais (p. ex., farelo) e feno pobre em cálcio. O tecido ósseo que foi descalcificado pelos níveis elevados de PTH circulante é substituído por tecido fibroso macio e volumoso. Isso é bastante perceptível nos ossos planos da face e da mandíbula e responsável pelo inchaço facial. A correção imediata do desequilíbrio dietético pode melhorar a maioria dos sintomas (p. ex., claudicação) da doença, embora as características faciais alteradas tendam a ser permanentes.

Ilhotas pancreáticas

O *pâncreas* de animais domésticos é uma glândula bilobada adjacente à parte proximal do duodeno (intestino delgado). O pâncreas é uma importante glândula exócrina, cujas secreções enzimáticas são liberadas no lúmen do duodeno por um ou dois ductos. Espalhadas pela substância do pâncreas, há pequenas massas de tecido endócrino, chamadas de **ilhotas pancreáticas** (antigamente denominadas **ilhotas de Langerhans**).

As ilhotas pancreáticas são aglomerados de células de coloração pálida, dispostas em cordões irregulares separados por capilares (Figura 13.11). Os tipos de células epiteliais encontradas nas ilhotas pancreáticas são demonstrados por colorações especiais. O número conhecido de tipos distintos de células ainda cresce, mas os dois mais bem caracterizados são as **células α** e as **células β**. As células β são as mais numerosas (cerca de 75% de todas as células da ilhota) e produzem o hormônio **insulina**. O **glucagon** é sintetizado pelas células α.

As células β são sensíveis ao aumento da concentração de glicose no sangue (glicemia), como após uma refeição com carboidratos digestíveis, e liberam insulina em resposta a esse aumento. A glicose entra nas células por difusão facilitada ou transporte ativo e a insulina estimula a captação de glicose através de certos transportadores, diminuindo, assim, a glicemia. Os principais alvos da captação pelo transportador de glicose mediado pela insulina são os tecidos esquelético e adiposo. O cérebro é considerado um órgão "insensível à insulina" porque os transportadores

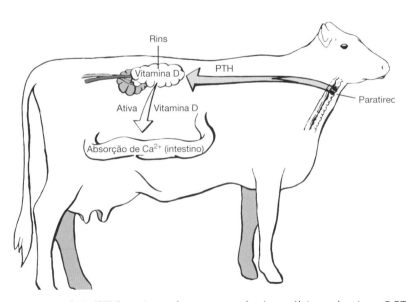

Figura 13.10 Relação entre o paratormônio (PTH), os rins e a homeostase dos íons cálcio em bovinos. O PTH das células principais da paratireoide ativa a vitamina D no rim. A vitamina D ativada promove a absorção de cálcio (Ca^{2+}) pelo intestino. *Fonte:* Reece, 2009. Reproduzida, com autorização, de John Wiley & Sons, Inc.

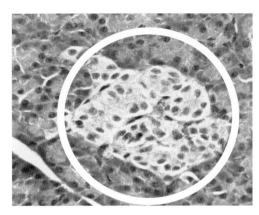

Figura 13.11 Ilhota pancreática (circundada) cercada por células do pâncreas exócrino. *Fonte:* cortesia de Sandra Pitcaithley, DVM.

de glicose mantêm uma taxa basal de absorção da molécula. Entretanto, evidências recentes sugerem que a insulina tenha efeitos neuroprotetores no sistema nervoso central e possa transmitir informações sobre as reservas de energia do corpo. A insulina também estimula o músculo esquelético e as células hepáticas a sintetizar **glicogênio**, a forma de armazenamento de glicose. A insulina afeta o metabolismo de aminoácidos e lipídios, pois estimula a síntese de proteínas no músculo esquelético e no fígado e a deposição de lipídios no tecido adiposo. A insulina é também o principal estímulo endócrino para o estado de **anabolismo** após a digestão de uma refeição e a absorção de nutrientes. Com a diminuição da glicemia (p. ex., durante o jejum), o estímulo para a secreção de insulina se perde e os níveis da molécula ficam extremamente baixos.

O glucagon faz com que as células hepáticas degradem o glicogênio para liberar glicose, estimula os adipócitos a liberarem ácidos graxos e aumenta a síntese de glicose no fígado a partir de outros substratos além dos carboidratos, como os aminoácidos. O estímulo para a liberação de glucagon é a diminuição da glicemia para os níveis associados ao jejum. As células α detectam essas diminuições e, em resposta, secretam glucagon de modo proporcional à redução da glicemia. Existem muitas outras substâncias importantes associadas ao apetite, à digestão e ao balanço energético, revistas no Capítulo 21.

A insulina é necessária para a absorção de glicose por muitas células, inclusive pelo músculo esquelético, que compõe a maior parte da massa corpórea. Sem insulina suficiente, há acúmulo de glicose no sangue após a refeição, já que não há transporte através das membranas celulares para as células, onde pode ser usada como combustível. As consequências metabólicas da insuficiência de insulina (ou de resistência ao seu efeito) são responsáveis pelo *diabetes melito*.

Epífise (glândula pineal)

A **epífise cerebral** (**glândula pineal** ou **corpo pineal**) é uma estrutura medial do aspecto dorsocaudal do diencéfalo. Em peixes, anfíbios e alguns répteis, tem fotorreceptores e sua proximidade com os delgados ossos do crânio faz com que seja literalmente um terceiro olho, cuja função envolve os ciclos biológicos diários e anuais baseados em fotoperíodos. Em mamíferos, inclusive seres humanos e animais domésticos, a pineal não apresenta fotorreceptores e sua localização na caixa craniana faz com que seja incapaz de detectar fotoperíodos de maneira direta. A epífise, no entanto, recebe informações sobre ciclos de claro e escuro de maneira indireta, a partir de um núcleo do hipotálamo. As células da epífise, apesar de pertencerem à linhagem neuronal, são secretórias, sustentadas pela neuróglia e estimuladas por axônios. Essas células especializadas são chamadas de **pinealócitos**.

Os pinealócitos fabricam serotonina e uma enzima que converte esse peptídio no hormônio **melatonina**. A síntese e a secreção de melatonina exibem um ritmo diurno profundo, com pico de liberação no sangue durante a escuridão. A melatonina é vista por muitos cientistas como o relógio interno capaz de sincronizar os ritmos biológicos relacionados ao ciclo de sono-vigília e às mudanças cíclicas do ritmo da temperatura do corpo. Os ciclos reprodutivos de muitas espécies domésticas estão intimamente ligados ao fotoperíodo e podem ser mediados, em parte, pela melatonina. **As primeiras descobertas acerca da ligação entre a melatonina, o sono e a reprodução geraram uma onda de especulação entusiasmada sobre seu possível uso como cura para a insônia, afrodisíaco, tratamento para o *jet lag*[1] e no combate ao envelhecimento, entre outros. Embora alguns estudos controlados apoiem parte dessas alegações, o papel da melatonina em alguns desses processos ainda não é totalmente compreendido.**

---

[1] N.R.T.: *Jet lag* é o termo em inglês que se refere à alteração do ritmo biológico de 24 horas consecutivas após mudanças do fuso horário em longas viagens de avião e se caracteriza por problemas físicos e psíquicos, em especial do ciclo do sono.

14 Tegumento

Tegumento, 203
Pele, 203
Epiderme, 204
Derme, 204
Hipoderme, 204
Anexos cutâneos, 205
Pelos, 205
Glândulas, 206

Epiderme modificada, 208
Cascos, 208
Cornos, 209
Dedos rudimentares, 210
Castanhas e esporões, 210
Cor do pelame em equinos, 210
Lã, 211

Objetivos de aprendizagem

- Definir e ser capaz de explicar a importância dos termos destacados em **negrito e itálico** neste capítulo
- Descrever e indicar, em uma fotomicrografia e/ou diagrama, as camadas da pele e suas estruturas anexas (p. ex., pelos) associadas
- Nomear os três principais tipos de pelo, indicar onde são encontrados e descrever suas diferentes anatomias
- Descrever as glândulas odoríferas comuns (de marcação territorial) dos animais domésticos
- Comparar e contrastar a anatomia dos cascos dos cavalos e artiodátilos
- Descrever a anatomia de um corno, relacionando-o a outras estruturas epidérmicas
- Descrever as cores básicas da pelagem equina
- Definir e descrever a anatomia da lã.

Tegumento

O sistema tegumentar é formado pela pele e suas estruturas anexas (p. ex., pelos e glândulas), por cornos, cascos, garras e outras modificações da cobertura epitelial do corpo. A pele é uma importante barreira protetora que reduz a perda de água e impede a invasão por microrganismos e o trauma abrasivo. Em muitas espécies, é um órgão fundamental de termorregulação, por meio da transpiração, do controle do fluxo sanguíneo cutâneo e da disposição do pelame.

As modificações do tegumento são usadas para a proteção (garras e cornos) e conferem uma cobertura resistente para os pés onde entram em contato com o solo (cascos e coxins palmares/plantares).

Todos os componentes do tegumento podem ser considerados modificações do epitélio superficial, derivadas do ectoderma embrionário, em conjunto com um componente vascularizado subjacente derivado do mesoderma (ver Capítulo 3). Na pele completamente desenvolvida, esses componentes se tornam a **epiderme** superficial e a **derme** profunda, respectivamente. Estruturas tegumentares especializadas, como cascos e cornos, também apresentam componentes epiteliais na superfície e tecido conjuntivo na porção mais profunda. Nessas estruturas especializadas, o tecido conjuntivo é geralmente chamado de **cório**, embora seja homólogo à derme.

Pele

A pele cobre a parte externa do animal e é contínua às mucosas nos orifícios orais, anais e urogenitais, no vestíbulo das narinas e na fissura palpebral. Esses locais são caracterizados por uma **junção mucocutânea**. A espessura da pele varia tanto entre as espécies como em um mesmo indivíduo. De modo geral, é mais espessa em locais de maior exposição (p. ex., nas costas) e mais fina em regiões protegidas (p. ex., a virilha). A pele adere firmemente às estruturas subjacentes em alguns locais, mas, em outros, é mais frouxa para permitir a melhor movimentação. Essa lassidão cutânea é explorada pelos médicos-veterinários para injeção de medicamentos ou fluidos para reidratação no espaço sob a pele (injeção **subcutânea**), principalmente em pequenos animais.

Epiderme

A camada externa da pele, a epiderme, é um epitélio escamoso estratificado avascular que praticamente não apresenta terminações nervosas. Em sua maioria, a epiderme pode ser dividida em várias camadas histológicas (Figura 14.1). De profunda a superficial, essas camadas são: (1) uma camada de células cuboides ou colunares em mitose ativa, o **estrato basal**, segue o contorno da derme subjacente, a qual é firmemente justaposta; (2) o **estrato espinhoso**, que tem aparência espinhosa devido aos desmossomos (pontes intercelulares) que conectam as células adjacentes; (3) o **estrato granuloso**, composto por células fusiformes com grânulos de cerato-hialina basofílica; (4) o **estrato lúcido**, variavelmente presente, composto por células que se coram pouco; (5) o **estrato córneo**, formado por camadas de células achatadas mortas. A presença e a espessura relativa de cada camada são refletidas na espessura total da pele (Figura 14.1).

As células do estrato basal sofrem divisão mitótica, que empurra as camadas mais superficiais para ainda mais longe dos vasos sanguíneos da derme subjacente. Com o aumento da distância da fonte de nutrientes, as células se achatam e morrem, deixando uma camada densa de seu constituinte primário, a proteína fibrosa **queratina**. O ressecamento e o endurecimento das células superficiais, processos chamados de **queratinização** e **cornificação**, tornam a superfície cutânea mais firme e resistente à desidratação. Conforme o estrato basal continuamente adiciona células às camadas sobrepostas, o estrato córneo se desprende e é substituído. A taxa em que isso ocorre pode ser influenciada por traumas ou doenças. Um **calo** é o aumento local de espessura em resposta ao trauma contínuo.

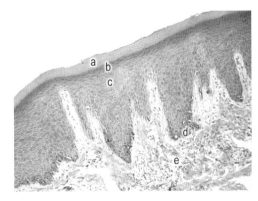

Figura 14.1 Epiderme do focinho suíno, 10×. a, estrato córneo; b, estrato granuloso; c, estrato espinhoso; d, estrato basal; e, derme. O estrato lúcido não é evidente nesta seção. *Fonte:* micrografia cortesia de Gretchen Delcambre, Colorado State University, Fort Collins, Colorado, EUA. (Esta figura encontra-se reproduzida em cores no Encarte.)

Derme

A epiderme forma uma lâmina ondulada com projeções semelhantes a dedos, as **pregas epidérmicas**, que se projetam no tecido conjuntivo subjacente, a **derme**. A derme apresenta cristas e projeções mamilares (as **papilas dérmicas**), que formam interdigitações com a epiderme suprajacente (Figura 14.2). Essas interdigitações são mais proeminentes em estruturas de sustentação do peso, como coxins palmares/plantares e cascos. A interface entre as pregas epidérmicas e as papilas dérmicas aumenta a área superficial para a formação de uma junção forte entre essas duas camadas. Uma **bolha** é uma ruptura local dessa associação entre camadas, geralmente devido a trauma repetido ou lesão térmica.

A derme dispõe de artérias, veias, capilares e vasos linfáticos da pele. As fibras nervosas sensoriais, além de suprir a derme, podem se estender por uma pequena distância até a epiderme. Os nervos simpáticos são responsáveis pela inervação motora dos vasos sanguíneos, das glândulas e dos músculos eretores do pelo dos folículos pilosos da derme. Essas estruturas não recebem inervação parassimpática.

A cor da pele se deve aos grânulos de pigmento gerados no citoplasma das células pigmentares residentes, os **melanócitos**. Essas células no estrato basal produzem o pigmento, a **melanina**, de cor castanha, castanho-amarelada ou preta. Os pacotes de melanina são fabricados pelos melanócitos e transferidos para as células circundantes da epiderme. O mesmo processo incorpora pigmento nas células que formam os pelos. A expressão de diferentes cores na pele e no pelo provém principalmente da quantidade relativa de melanina produzida nos melanócitos, e não de diferenças no número de melanócitos ou da presença de outros pigmentos. Essa expressão pode ser influenciada por certos hormônios hipofisários, principalmente o hormônio estimulante de melanócitos (MSH) e o hormônio adrenocorticotrófico (ACTH) (ver Capítulo 13).

A ausência de pigmento na pele (*albinismo*), que pode ser parcial ou total, é causada pela incapacidade genética de síntese de pigmento pelos melanócitos. A falta de pigmento pode tornar a pele e as mucosas superficiais mais suscetíveis a danos actínicos (*i. e.*, danos celulares provocados pela luz ultravioleta), daí a formação de carcinoma (câncer) na pele ou outro epitélio exposto. O *carcinoma de células escamosas* da conjuntiva do olho é comum em bovinos de face branca (p. ex., Hereford), que vivem em altitudes elevadas, onde o componente ultravioleta da luz solar é pouco atenuado.

Hipoderme

Em quase todas as áreas do corpo, uma camada de tecido conjuntivo frouxo separa a derme das estruturas subjacentes. Esse tecido conjuntivo areolar, conhecido como **fáscia superficial**, **subcútis** ou **hipoderme**, permite a movimentação da pele sem lacerações. Nos locais em que a pele é firmemente presa a ossos ou músculos subjacentes, uma depressão pode ser vista na superfície do corpo. Esse é o ponto em que a derme está ligada aos processos espinhosos das vértebras. A hipoderme apresenta quantidades variáveis

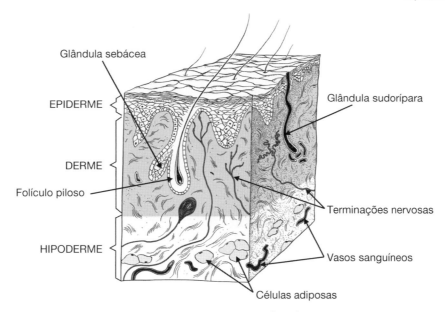

Figura 14.2 Anatomia da pele.

de gordura, o *panículo adiposo*, e sua distribuição depende da espécie e da abundância relativa. O panículo adiposo é uma característica bastante notável em suínos; no dorso desses animais, é chamado de toucinho.

Anexos cutâneos

Pelos

O pelo é uma característica definidora dos mamíferos. Todos os mamíferos domésticos comuns, à exceção dos suínos, têm pelos abundantes. Existem três tipos principais de pelo em mamíferos domésticos: (1) *pelos de guarda*, que formam o pelame externo macio; (2) *pelos lanosos*, também chamados de *subpelos*, que são finos e geralmente ondulados; e (3) *pelos táteis*, compridos e rígidos, que apresentam inervação especializada que os torna órgãos táteis.

O pelo surge de uma modificação da epiderme, o *folículo piloso* (Figura 14.3). O folículo invagina a superfície da pele como uma bainha radicular de camada dupla, que envolve o pelo e termina em um *bulbo piloso* de origem epidérmica. O bulbo piloso envolve um pequeno botão da derme, denominado *papila dérmica*. A *bainha da raiz epitelial interna* recobre, intimamente, a raiz do pelo e é contínua às células epiteliais que cobrem a papila dérmica. A *bainha da raiz epitelial externa* envolve a bainha radicular interna, é contínua com a epiderme e dá origem às glândulas sebáceas associadas aos folículos pilosos. A divisão das células epiteliais que recobrem a papila dérmica gera o próprio pelo. O crescimento e a multiplicação dessas células expulsam o pelo do folículo, fazendo com que cresça.

Cada pelo apresenta uma *medula* em seu centro, cercada por um *córtex* descamativo que, por sua vez, é envolto por uma fina *cutícula*. Todas as partes do pelo são compostas por células epiteliais comprimidas e queratinizadas. A maior parte do pelo compreende o córtex, que consiste em várias camadas de células córneas. A quantidade e o tipo de melanina nas células corticais determinam se o pelo é preto, marrom ou vermelho. A cutícula é uma camada única de células delgadas e transparentes que recobrem a superfície do córtex. A medula pode conter pigmento, que tem pouco efeito sobre a cor do pelo. Acredita-se, porém, que os espaços aéreos entre as células medulares deem uma cor branca ou prateada aos pelos se o córtex não for pigmentado. Nos pelos lanosos, a medula é ausente ou muito pequena, o que é responsável por sua natureza fina e flexível.

Os *pelos táteis*, usados como sondas ou ferramentas sensoriais, também são chamados de *pelos sinusais*, devido a um extenso seio cheio de sangue que envolve as porções profundas do folículo. Esses pelos são mais espessos e, de modo geral, mais longos que os pelos de guarda e comumente encontrados na face, ao redor dos lábios e dos olhos. Esses pelos apresentam muitas terminações nervosas sensoriais que detectam seus movimentos.

Quando o pelo está pronto para cair, as células epiteliais sobre a papila param de se multiplicar e sofrem cornificação. A papila atrofia, e o pelo pode cair, ser arrancado ou ser empurrado para fora por um novo pelo que se desenvolve a partir das células da bainha epitelial, como já descrito. A queda sazonal do pelame leve do verão para o pelame pesado do inverno e vice-versa é característica da maioria das espécies domésticas e é, em grande parte, provocada por mudanças no fotoperíodo.

O *músculo eretor do pelo* é um minúsculo feixe de fibras musculares lisas que se estende da porção profunda do folículo piloso em direção à epiderme, formando um ângulo (ver Figura 14.3). A contração do músculo coloca o pelo em ângulo de 90° em relação à pele. Essa orientação aumenta as propriedades de isolamento do pelame durante a exposição ao frio e é usada por alguns animais durante as reações de luta ou fuga, talvez como forma de ampliar o tamanho aparente do animal. Os músculos eretores do pelo têm inervação simpática.

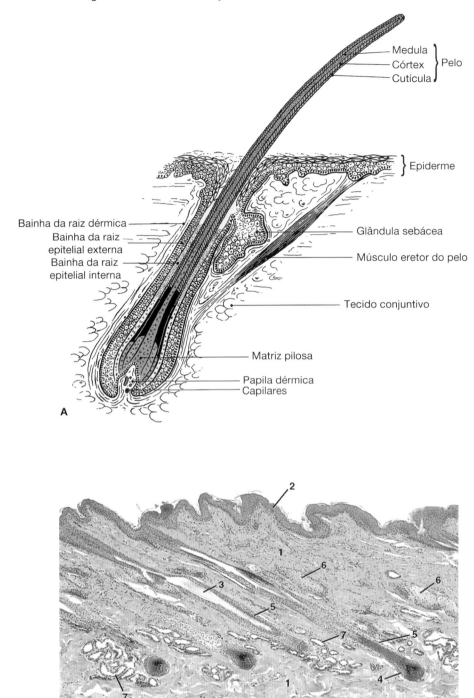

Figura 14.3 A. Folículo piloso. As células epidérmicas adjacentes à papila dérmica dão origem à queratina do pelo. **B.** Fotomicrografia da pele pilosa (equina). 1, derme; 2, epiderme; 3, pelo; 4, papila dérmica; 5, folículo piloso; 6, glândula sebácea; 7, glândula sudorípara. *Fonte:* Bacha e Bacha, 2012. Reproduzida, com autorização, de John Wiley & Sons, Inc. (A figura **B** encontra-se reproduzida em cores no Encarte.)

Glândulas

As **glândulas sebáceas** são classificadas como glândulas holócrinas, já que seu produto secretor oleoso, o sebo, é produzido pela desintegração das células epiteliais no interior da estrutura. A maioria dessas glândulas produtoras de óleo é derivada da bainha da raiz epitelial externa e sua secreção é liberada no folículo piloso (ver Figuras 14.2 e 14.3). A contração do músculo eretor do pelo comprime as glândulas e ajuda a esvaziá-las. Dentre as glândulas sebáceas que se abrem diretamente na superfície da pele, estão aquelas no canal auditivo, ao redor do ânus e no pênis, prepúcio e vulva, além daquelas junto às glândulas tarsais da pálpebra.

Determinados animais possuem glândulas sebáceas especializadas, que se acredita serem glândulas de marcação territorial, características de suas espécies (Figura 14.4). Os ovinos apresentam várias bolsas cutâneas revestidas com glândulas sebáceas. São elas: (1) as **bolsas infraorbitárias**, encontradas no canto medial do olho e maiores nos carneiros do que nas ovelhas; (2) as **bolsas interdigitais**, na linha média acima dos cascos dos quatro pés; e (3) as **bolsas inguinais**, perto da base do úbere ou do escroto. Os caprinos têm **glândulas cornuais** sebáceas caudais à base do corno (ou onde o corno estaria em animais submetidos à sua remoção). A secreção nessas glândulas aumenta durante a estação reprodutora e é especialmente pungente em machos. Nos suínos, as **glândulas carpais** sebáceas são observadas no aspecto mediopalmar do carpo de machos e fêmeas.

As **glândulas sudoríparas** (glândulas cutâneas tubulares) podem ser encontradas em todo o corpo dos animais de produção, inclusive em equinos, bovinos, ovinos e suínos, embora sejam escassas nesta última espécie. Entre esses animais, os equinos são os únicos que transpiram com facilidade. As glândulas tubulares são observadas no plano nasolabial de bovinos e no plano nasal de ovinos e suínos (todas as áreas glabras do focinho) e umedecem essas superfícies, embora desempenhem um papel pequeno no resfriamento. Muitas estruturas epiteliais modificadas, inclusive cascos e cornos, não apresentam glândulas sudoríparas.

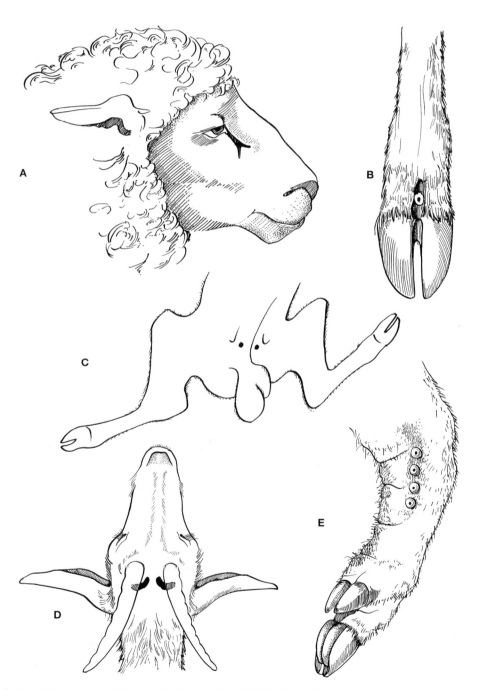

Figura 14.4 Glândulas sebáceas especializadas. **A.** Bolsa infraorbitária dos ovinos. **B.** Abertura da bolsa interdigital dos ovinos. **C.** Bolsa inguinal dos ovinos. **D.** Glândulas cornuais dos caprinos. **E.** Glândulas carpais dos suínos.

Os equinos se distinguem entre os animais domésticos por sua produção abundante de suor como mecanismo de redução da temperatura do corpo. As glândulas sudoríparas equinas, diferentemente daquelas da maioria das outras espécies, são sensíveis à epinefrina circulante e, por isso, um cavalo nervoso transpira na ausência de esforço físico. Além disso, o suor equino é bastante rico em proteínas. A alta concentração de albumina faz com que o suor espume quando agitado pelos músculos em atividade. Por esse motivo, um cavalo em atividade intensa fica com o pescoço, os ombros e a área entre os membros pélvicos cobertos por espuma.

Acredita-se que a glândula mamária seja uma modificação das glândulas sudoríparas tubulares. Sua importância singular justifica o Capítulo 29 tratar propriamente do assunto, e, por conseguinte, a glândula mamária não é discutida aqui.

Epiderme modificada

As modificações da epiderme dão origem a órgãos como cascos e cornos. Muitos desses tecidos apresentam cório, um tecido conjuntivo vascularizado subjacente (derme) dobrado em papilas ou lâminas (folhas) proeminentes. Em alguns lugares, esse cório é diretamente contínuo ao periósteo subjacente. Por conter vasos sanguíneos e nervos, o cório é considerado a parte sensível do casco ou corno. As porções insensíveis dessas estruturas são derivadas do epitélio de revestimento. No entanto, é bom ter em mente que a substância da muralha do casco, o corno e outras modificações epidérmicas são gerados pela camada mais profunda do epitélio (homóloga ao estrato basal da pele) e não pelo cório subjacente.

Cascos

Os animais com cascos são chamados de **ungulados** (do latim *unguis*, "unha") e os mamíferos de produção mais comuns se enquadram nessa categoria. Uma característica que define os ungulados é terem um casco bem desenvolvido associado à falange distal (Figura 14.5). Embora a aparência macroscópica dos cascos de suínos, ruminantes e equinos seja significativamente diferente (Figura 14.6), essas estruturas compartilham certas características. Como a pele de origem, os cascos têm uma camada epidérmica avascular externa e uma derme vascularizada interna. A derme de cascos e cornos é comumente chamada de *cório*.

As diferentes partes da epiderme e do cório do casco são nomeadas de acordo com sua localização. O exterior do casco é recoberto por uma fina camada de cera, denominada **períoplo**. A espessa **muralha do casco** cresce a partir de uma faixa de epiderme na **banda coronária**, a região em que pele pilosa se torna casco. O lado profundo da muralha do casco está intimamente ligado ao cório subjacente, que se funde com o periósteo da falange distal. A ligação entre a muralha do casco e o cório é caracterizada por folhas interdigitantes. Essas estruturas são as lâminas, que podem ser **lâminas insensíveis** (parte da epiderme) e **lâminas sensíveis** (parte do cório). As lâminas do casco equino são bastante desenvolvidas (ver Figura 8.8).

A parte do casco em contato com o solo apresenta uma **sola** córnea (extensa em equinos, menor nos demais ungulados domésticos) e o **bulbo do casco**, mais macio. Abaixo do bulbo do casco, há uma modificação da subcútis para absorção de choque, chamada de **coxim digital**. O bulbo forma uma grande parte do aspecto palmar/plantar dos pés de ruminantes e suínos, nos quais sustenta uma proporção considerável do peso do animal. Por outro lado, o casco equino apresenta uma estrutura queratinizada em

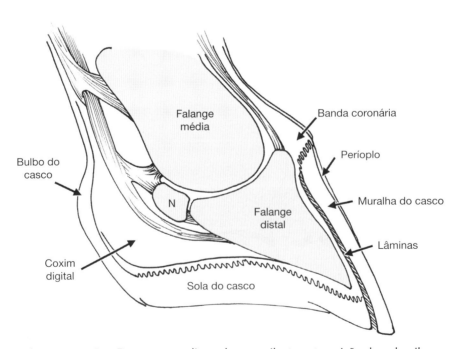

Figura 14.5 Anatomia do casco equino. Este corte mediano do casco ilustra a transição da pele pilosa para o casco na banda coronária e a relação entre as partes córneas do casco e as estruturas ósseas subjacentes.

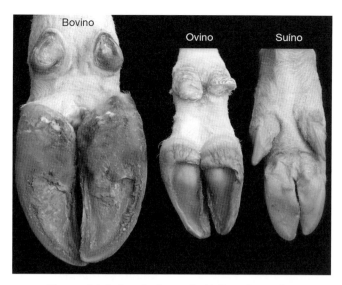

Figura 14.6 Os pés dos artiodátilos, vista solar.

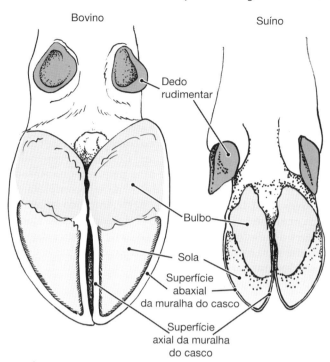

Figura 14.7 Vista solar dos pés bovinos (à esquerda) e suínos (à direita). Os dedos acessórios (dedos rudimentares) suínos são bem desenvolvidos em comparação aos bovinos. O bulbo do casco suíno também constitui uma porção maior da parte inferior do pé. As superfícies adjacentes à linha média são descritas como axiais, enquanto aquelas em direção ao exterior do casco são chamadas de abaxiais.

formato de V, a *ranilha*, que é mais flexível do que a sola adjacente do casco, porém mais dura do que os bulbos de outros ungulados (Figura 14.7; ver Figura 14.6).

O casco equino é uma estrutura altamente especializada e foi abordado mais detalhadamente no Capítulo 8. A seguir, uma breve visão geral da anatomia dos cascos dos artiodátilos, os ungulados de dedos pares.

Uma boa terminologia para os dedos dos artiodátilos é a referência por números (III e IV em ruminantes e suínos) e, então, a relação de cada dedo à linha média do respectivo pé. O lado *axial* do dedo é o mais próximo à linha média do pé, e o lado *abaxial* é aquele mais distante da linha média do pé.

A muralha do casco é composta por uma porção axial quase vertical que se reflete de forma aguda caudal à *pinça* (ponta do casco), para que seja contínua à porção abaxial da muralha. A muralha abaxial é convexa e a muralha axial é côncava e essas duas superfícies são contínuas ao bulbo do casco. O dedo lateral sustenta mais peso do que o medial (como consequência clínica, a maior parte da claudicação no gado leiteiro se refere ao casco lateral). Diferentemente do cavalo, a sola e o bulbo sustentam grande parte do peso em relação às paredes e à pinça. O bulbo do casco suíno é bastante proeminente e forma uma proporção maior da superfície de sustentação do peso em comparação a ruminantes.

Cornos

Os cornos bovinos e ovinos são desenvolvidos sobre o processo cornual, um núcleo ósseo que se projeta do osso frontal do crânio (Figura 14.8). Bovinos machos e fêmeas de raças de determinadas raças apresentam cornos, embora os cornos de fêmeas sejam menores. Na maioria das raças de ovinos e caprinos com cornos, machos e fêmeas os possuem, mas, em algumas raças, apenas carneiros ou bodes têm cornos. Animais que naturalmente não têm cornos são conhecidos como *mochos*.

O cório do corno envolve completamente o processo cornual e se mistura ao periósteo. O corno em si é composto por queratina densa, muito parecida com a muralha do casco, e se alonga a partir da base. Um tipo suave de corno, denominado *epícera*, recobre a base da superfície do corno e se estende em distância variável até o ápice do corno. A epícera é semelhante ao períoplo do casco.

As variações nutricionais se refletem na velocidade de crescimento do corno, gerando uma série de anéis. Essas alternações na espessura do corno podem indicar estresses sazonais, principalmente relacionados ao parto em vacas. A idade de uma vaca que tem bezerros anualmente pode ser estimada pela contagem dos anéis no corno.

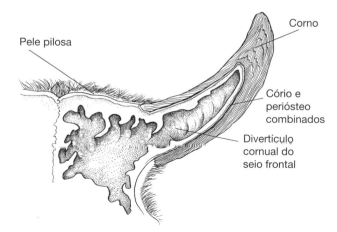

Figura 14.8 Corte longitudinal de um corno. O corno é sustentado por um núcleo ósseo, o processo cornual do osso frontal, que é invadido por um divertículo do seio frontal. O periósteo e o cório se misturam na superfície do processo cornual.

A *descorna* pode ser realizada por meio da destruição do cório em animais jovens (em bovinos, geralmente com menos de 8 semanas de idade) que apresentam somente os botões (o pequeno primórdio cutâneo do futuro corno). Para tanto, o botão é removido cirurgicamente ou destruído com ferro quente ou material cáustico. Por motivos humanitários, os médicos-veterinários fazem o bloqueio anestésico local do nervo cornual antes do procedimento. Depois que o corno começa a se desenvolver, todo o cório e o processo cornual devem ser removidos junto à epiderme do corno e uma pequena quantidade de pele adjacente, para que a descorna seja completa. Se houver persistência de alguma parte, um toco irregular de corno pode se desenvolver. A descorna após 3 ou 4 meses de idade é associada ao risco de abertura do seio frontal para o exterior, pois o divertículo cornual se dilata para formar o núcleo ósseo do corno à medida que o animal amadurece.

Dedos rudimentares

Os dedos acessórios, também chamados de *dedos rudimentares*, dos ruminantes correspondem aos dedos II (medial) e V (lateral) (ver Figuras 14.6 e 14.7). Os dedos rudimentares dos ruminantes não apresentam falanges desenvolvidas; seus cascos têm muralha e um pequeno bulbo. Esses dedos não sustentam peso e, como regra, têm pouco significado clínico. Em vacas leiteiras, os dedos rudimentares mediais dos membros pélvicos são ocasionalmente removidos como medida profilática contra a lesão do úbere por esses crescimentos córneos. Os dedos rudimentares dos suínos, como os dedos que sustentam peso, têm três falanges e um casco menor, mas bem desenvolvido. Esses dedos às vezes entram em contato com o solo quando o animal fica em superfícies macias.

Castanhas e esporões

As *castanhas* são crescimentos semelhantes a cornos nos aspectos mediais dos membros dos equinos. As castanhas dianteiras são proximais ao carpo e as castanhas traseiras são levemente distais aos jarretes. Acredita-se que as castanhas sejam coxins metacárpicos e metatársicos vestigiais. Seu desenvolvimento é variável, sendo pequenas (ou mesmo ausentes nos membros posteriores) em alguns indivíduos ou proeminentes em outros.

Os *esporões* são pequenas projeções do epitélio córneo no centro da parte palmar (plantar) do boleto equino. O tufo de pelo no boleto esconde o esporão na maioria dos animais (Figura 14.9).

Cor do pelame em equinos

A descrição da cor da pelagem equina pode variar conforme a raça ou a região geográfica. As orientações a seguir devem familiarizá-lo com algumas das cores mais comuns e os termos usados para descrevê-las, mas deve ser entendido que discordâncias legítimas surgirão entre os especialistas em equinos.

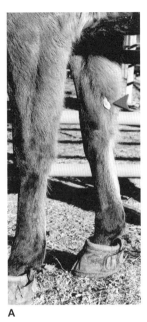
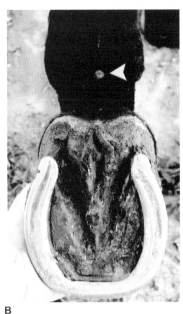

A B

Figura 14.9 A. A seta indica a castanha no aspecto medial do membro dianteiro equino, imediatamente proximal ao carpo. **B.** A seta indica o esporão na superfície plantar do boleto neste pé.

A cor do pelame (e da pele) é derivada da combinação de melaninas e lipofuscinas. Essas proteínas são associadas a vários tons de preto, marrom e vermelho. Sua concentração e distribuição determinam a cor da pelagem. A maioria das cores sólidas (sem manchas) é derivada de variações e diluições de preto, baio, cinza e castanho.

Os cavalos *negros* verdadeiros são raros, exceto em algumas raças (p. ex., Shire e Percheron). Os pelos do corpo e todos os pontos são completamente pretos, sem pelos castanhos ou brancos misturados. Os pelames pretos tendem a descorar com a exposição prolongada à luz solar, ficando mais claros.

A cor do corpo do cavalo *baio* varia de bege a vermelho e marrom-avermelhado. Os *pontos* (crina, cauda, parte inferior dos membros e pontas dos pavilhões auriculares) são pretos. Os membros negros podem não ser aparentes em indivíduos com marcas brancas extensas. Muitos adjetivos podem ser adicionados ao termo básico "baio", mas, felizmente, a maioria é autoexplicativa. Baio-sangue, baio-vermelho, baio-mogno e baio-areia são apenas alguns exemplos desses termos. Os baios muito escuros (às vezes chamados de baios-negros ou mogno) são descritos como *marrom* em alguns registros (principalmente de jóqueis-clubes, que registram cavalos puros-sangues).

O pelame do cavalo *cinza* é uma mistura de pelos brancos e mais escuros (geralmente pretos). A pele é negra. Muitos cavalos cinzentos são escuros no parto e vão acumulando pelos brancos à medida que envelhecem, o que clareia o pelo inteiro. Quando os pelos mais escuros são vermelhos, a cor cinza pode ter um tom rosado e, dependendo da raça e da preferência individual, esses cavalos podem ser chamados de rosilho ou ruão (discutido adiante). O *mosqueado* ou *sarapintado* é caracterizado por um padrão de círculos escuros e claros no pelo, com os centros mais claros. Qualquer cor pode ser mosqueada, mas o termo é mais comumente aplicado a cavalos cinzentos.

Os cavalos **castanhos** têm alguma tonalidade de vermelho ou marrom, variando de tons diluídos, quase amarelos, a um tom profundo, semelhante a fígado. Os pontos do cavalo castanho podem ter a mesma cor do corpo, ser mais claros (às vezes, até linho) ou um pouco mais escuros, mas nunca são pretos. Como no *baio*, muitos adjetivos descritivos podem ser adicionados ao *castanho* para descrição mais específica da cor. Uma variação de castanho é **alazão**, geralmente em referência à raça Quarto de Milha, na qual alazão é usado para tons acobreados ou avermelhados, enquanto castanho é reservado para tons mais escuros.

Palomino descreve o corpo de cor clara com crina e cauda ainda mais claras. Os cavalos palominos mais desejados têm corpo da cor de "ouro recém-cunhado", com crina e cauda brancas. Esse ideal é incomum, porém a maioria dos palominos tem pelos corpóreos em um tom menos dourado do amarelo. A crina e a cauda de todos os palominos são brancas ou bege. Em diluições fortes, o palomino pode ser quase branco. Esses cavalos, chamados de **cremelos**, geralmente são originários de cruzamentos entre palominos.

Os cavalos **cor-de-trigo** têm corpo amarelo ou dourado, com pontos pretos. Muitos animais com essa cor também apresentam marcas **pardas** (discutidas a seguir), em especial no dorso. A American Quarter Horse Association registra esses cavalos como cor-de-trigo apenas se *não* apresentarem as marcas pardas. A American Buckskin Registry Association, por outro lado, registra (e, na verdade, considera ideal) cavalos como cor-de-trigo *com* marcas pardas.

O termo **pardo** é usado de maneira indiscriminada para descrever diversas cores diluídas, mas uma forma mais restrita (e mais comum) o limita a cores caracterizadas por **marcas pardas**. Esses animais sempre apresentam uma **faixa dorsal** da crina à base da cauda. Outras marcas menos universais são uma barra no ombro, faixas transversais no aspecto caudal do antebraço e, às vezes, no jarrete (listras em zebra) e anéis concêntricos mais escuros na fronte (teia de aranha). Existem muitos tons de pardo, descritos por vários adjetivos (p. ex., pardo-amarelado, pardo-avermelhado). Uma variedade notável de pardo é chamada de **grullo** ou **grulla**, masculino e feminino, respectivamente. Os grullos têm pontos pretos e o corpo é acinzentado, geralmente com brilho azulado.

O **ruão** ou **ruano** apresenta pelos escuros misturados uniformemente a pelos brancos na maior parte do corpo. Diferentemente dos cavalos cinzentos, o ruão não clareia com a idade, embora a variação sazonal na aparência de um determinado animal possa ser considerável. Os termos específicos usados para descrever o ruão dependem da cor de fundo que se mistura aos pelos brancos. O padrão ruão em cavalos negros, por exemplo, pode ser descrito como ruão azul; nos baios, como ruão vermelho; e nos alazões, como ruão morango.

As características que definem o **pintado** são grandes manchas irregulares de branco contra uma cor sólida. Esse padrão pode ter uma de duas formas básicas, *oveiro* ou *tobiano*. A distinção entre esses dois padrões pode ser difícil e, na verdade, alguns indivíduos têm características de ambos. O **tobiano** é um cavalo branco salpicado de manchas mais escuras. As manchas brancas se estendem sobre a linha média das costas e a cabeça tem cor sólida, embora possa apresentar marcas faciais brancas. De modo geral, todos os quatro membros são brancos. As manchas normalmente são regulares e arredondadas. O **oveiro** é um cavalo com pequenas manchas brancas. O branco raramente se estende pela linha média do dorso. Pelo menos um e, muitas vezes, todos os quatro membros têm a cor escura. A cabeça e a face têm marcas brancas. As marcas são irregulares e dispersas. Outra maneira de descrever os cavalos pintados distingue animais pretos e brancos (**malhado**) e castanho e branco (**pampa**). *Oveiro* e *tobiano* se referem ao padrão de distribuição, enquanto *malhado* e *pampa* indicam a combinação de cor.

O **Paint** é um Quarto de Milha com coloração pintada. A Paint Horse Association registra apenas cavalos de linhagem Paint ou Quarto de Milha. O Paint pode ser duplamente registrado como pintado, mas nem todos os pintados podem ser registrados como Paints.

O **Appaloosa** também se distingue pelo padrão característico de seu pelame. Os nativos Nez Perce, do nordeste do Oregon e do norte de Idaho, nos EUA, em especial da região do rio Palouse, de onde o nome da raça é originário, usaram a criação seletiva para desenvolver o Appaloosa. Além do clássico pelo manchado, três padrões distintos de pigmentação são comuns nos Appaloosas: (1) a esclera visível do olho é branca; (2) a pele é manchada de preto e branco ao redor dos lábios, dos olhos e da genitália; e (3) os cascos têm listras verticais pretas e brancas. A coisa mais impressionante nos Appaloosas é, naturalmente, o seu pelo vistoso e manchado (embora nem todos os Appaloosas registrados tenham manchas!). Assim, existem muitos padrões, cada um descrito com termos especializados por aficionados pela raça. Muitos Appaloosas apresentam uma cor sólida com uma manta branca e/ou manchada sobre os quadris e o lombo. Os cavalos brancos com manchas escuras em todo o corpo são os **Appaloosas leopardos**.

Lã

Como o nome indica, a **lã** é composta por pelos lanosos, ou subpelos, de animais criados por sua capacidade de produção de fibras utilizáveis. O pelame de importantes raças produtoras de lã caracteristicamente não apresenta pelos de guarda, sendo macios e ondulados, constituídos por pelos longos e finos. O grau da lã está relacionado ao diâmetro da fibra, à ondulação e ao comprimento das fibras. Fibras finas, onduladas e longas são as mais desejáveis. Antes do processamento, a lã parece oleosa, devido à **lanolina**, um produto de glândulas sebáceas cutâneas. A lanolina é às vezes chamada de cera de lã. É removida da fibra durante a limpeza do velo e utilizada em diversas pomadas, emolientes e produtos para a pele.

A maior parte da lã comercial é obtida de ovinos, cujas raças de maior importância econômica são Merino e Rambouillet. Caprinos das raças Angorá e Caxemira e camelídeos (camelos, lhamas e alpacas) também são criados para produção de lã. A lã longa e fina de caprinos da raça Angorá é denominada *mohair*, enquanto os caprinos da raça Caxemira fazem a lã de mesmo nome (também conhecida pelo termo em inglês, *cashmere*).

15 Sangue e Outros Fluidos do Corpo

Sangue, 213
Elementos formados do sangue e hematopoese, 214
Hemácias, 214
Plaquetas, 217
Leucócitos, 217
Plasma e soro, 218

pH do sangue, 219
Hemostasia e coagulação, 219
Plaquetas e endotélio, 219
Vias intrínsecas e extrínsecas da coagulação, 220
Linfa, 221
Fluidos serosos, 222

Objetivos de aprendizagem

- Definir e ser capaz de explicar a importância dos termos destacados em **negrito e *itálico*** neste capítulo
- Conhecer quais são os elementos formados do sangue. Compreender como são gerados, definir quais suas características principais e quais fatores provocam sua formação ou degeneração
- Entender qual é a função fisiológica da hemoglobina. Descrever brevemente o desenvolvimento de icterícia e hemoglobinúria. Saber se, em um paciente com hemólise grave, o hematócrito é alto ou baixo. Conhecer o termo usado para descrever esse paciente
- Ilustrar as vias de coagulação intrínseca e extrínseca. Saber quais são os elementos primários necessários para formar um trombo. Entender como a heparina e os antagonistas da vitamina K interrompem a cascata da coagulação
- Comparar e contrastar a linfa e os fluidos serosos. Compreender como esses fluidos são formados e como diferem do sangue
- Comparar e contrastar os componentes do soro e do plasma
- Definir quais são os principais fatores que contribuem para a osmolalidade plasmática e a pressão oncótica. Em seguida, integrar esse conhecimento ao do Capítulo 23, para determinar como a fisiologia renal normal ajuda a manter o pH normal desses constituintes e do sangue.

Para os organismos unicelulares que vivem na água do mar, o ambiente externo supre todas as necessidades, como alimentos, eliminação de resíduos excretados e condições relativamente constantes para a manutenção da vida. Com o aumento da complexidade dos organismos, a dificuldade de prover o ambiente adequado a cada célula se agrava. Os animais mais evoluídos desenvolveram a circulação de sangue e fluidos derivados para manter um ambiente relativamente constante para todas as células.

Sangue

A maioria das funções do sangue está incluída na lista a seguir:

1. Distribuição dos nutrientes absorvidos pelo sistema digestório
2. Transporte de oxigênio dos pulmões para as células de todo o corpo
3. Transporte de dióxido de carbono das células metabolizantes para os pulmões
4. Transporte dos resíduos das células metabolizantes até os rins para excreção
5. Transporte dos hormônios das glândulas endócrinas para as células-alvo
6. Assistência no controle da temperatura corporal por meio da transferência de calor de estruturas mais profundas para a superfície do corpo
7. Assistência na manutenção do pH constante de fluidos do corpo por meio de tampões químicos
8. Assistência na prevenção da perda excessiva de sangue por lesões por meio de proteínas e outros fatores necessários para a coagulação do sangue

214 Frandson | Anatomia e Fisiologia dos Animais de Produção

9. Assistência à defesa do organismo contra doenças por meio de anticorpos, células e outros fatores de defesa (ver Capítulo 16).

O sangue é composto por células e outros elementos formados, similares a células, suspensos em um fluido denominado **plasma**. Algumas de suas funções são específicas a determinadas células. Por exemplo, as hemácias são os principais responsáveis pelo transporte de oxigênio. Outras funções, como a defesa do corpo, são realizadas por diversas células do sangue e outros componentes do plasma. O **volume de sangue** é a quantidade total de sangue no corpo de um animal, incluindo os elementos formados e o plasma. Os valores normais, dados como porcentagem do peso corporal, são de 7 a 9%. Animais magros, musculosos e atléticos tendem a apresentar porcentagens mais altas do que animais com maior teor de gordura corporal. (A gravidade específica é um índice, ou razão, do peso de uma substância em relação ao peso de um volume igual de água. Uma gravidade específica maior que 1 significa que um volume igual da substância pesa mais do que a água, a 1 g/mℓ. O sangue e o plasma têm gravidades específicas levemente maiores do que a água, principalmente por causa de suas células e proteínas, mas a pequena diferença é geralmente desconsiderada na estimativa de volumes de sangue ou plasma com base no peso corporal.)

Muitas **proteínas plasmáticas** estão suspensas no plasma. Além disso, eletrólitos (p. ex., Na$^+$, K$^+$ e Cl$^-$) e outras substâncias (p. ex., glicose e ureia) estão dissolvidos no plasma. Embora existam algumas diferenças específicas menores (p. ex., os ruminantes adultos normalmente têm glicemia ligeiramente mais baixa do que outros mamíferos), os valores na Tabela 15.1 são a faixa normal dos principais constituintes químicos do plasma mamífero.

O plasma é uma subdivisão de um compartimento fluido do corpo maior, conhecido como **fluido extracelular** ou **ECF** (ver Capítulo 2). O **fluido intersticial**, fora das células, mas não dentro dos vasos, é a outra subdivisão do ECF. A principal diferença entre o fluido intersticial e o plasma é que este último contém uma concentração muito maior de proteínas que não podem se difundir com facilidade pelas paredes dos capilares.

Tabela 15.1 Valores representativos de alguns constituintes do plasma mamífero normal.

Constituintes	Unidades de medida	Faixa normal
Sódio	mEq/ℓ	135 a 155
Potássio	mEq/ℓ	3,0 a 5,5
Cloreto	mEq/ℓ	95 a 110
Bicarbonato	mEq/ℓ	22 a 26
Proteína total	g/dℓ	6 a 8
Albumina	g/dℓ	3 a 4
Ureia	mg/dℓ	10 a 25
Creatinina	mg/dℓ	1,0 a 1,5
Glicose	mg/dℓ	70 a 100

Elementos formados do sangue e hematopoese

Os elementos formados do sangue são as **hemácias** ou **eritrócitos**, os **leucócitos** e as **plaquetas**. Como as hemácias e as plaquetas não possuem núcleos, não são células típicas (ver Figura 1.9).

Hematopoese é a formação e o desenvolvimento de todos os elementos formados do sangue (hemácias, leucócitos e plaquetas), e todos têm um ancestral comum, as **células-tronco pluripotentes** (ver Capítulo 3 e Figura 15.1). As células-tronco pluripotentes podem se replicar e formar novas células-tronco pluripotentes ou dar origem a células-tronco mais diferenciadas, comprometidas com o desenvolvimento em um de dois caminhos específicos, **mieloide** e **linfoide**. A Figura 15.1 é uma árvore genealógica resumida de células sanguíneas e plaquetas, com as células maduras e as plaquetas listadas na parte inferior das vias de maturação. É resumida porque várias formas imaturas entre as células-tronco e as formas maduras foram omitidas. Teoricamente, com tempo suficiente para um número adequado de divisões celulares, uma única célula-tronco pluripotente pode repovoar a medula óssea depletada com mais células-tronco pluripotentes e dar origem a hemácias, leucócitos e plaquetas maduras.

Nos primeiros estudos experimentais em hematopoese, as células imaturas eram isoladas da medula óssea e mantidas em cultura. Esses estudos demonstraram que, nas condições certas, determinadas células formavam colônias *in vitro* que continham células imaturas e maduras de uma linhagem específica. As células mais indiferenciadas que poderiam formar as células de uma linhagem específica foram denominadas **unidades formadoras de colônias** (CFUs). A literatura mais atual usa a terminologia de células-tronco. Por exemplo, uma célula-tronco mieloide é equivalente a uma unidade formadora de colônias granulocítica, eritrocítica, monocítica e megacariocítica (CFU-GEMM).

Obviamente, a proliferação e a diferenciação das células-tronco da medula óssea devem ser altamente reguladas. A geração de hemácias, por exemplo, deve aumentar em resposta à perda de sangue após a hemorragia, enquanto a geração de leucócitos deve aumentar em resposta a uma infecção. Verificou-se que muitos mensageiros químicos circulantes regulam a proliferação e a diferenciação de células-tronco da medula óssea. O termo geral para esses agentes é **hematopoetina**. Uma hematopoetina pode estimular as células comprometidas com as vias de desenvolvimento para dar origem a células sanguíneas específicas ou ter um efeito mais geral, estimulando células-tronco de menor comprometimento. A **eritropoetina**, por exemplo, é uma hematopoetina que estimula o aumento específico na produção de hemácias, e a **interleucina 2** estimula aumentos na produção de vários leucócitos. Mais informações sobre as hematopoetinas são discutidas em seções posteriores deste capítulo e no Capítulo 16. Com base na terminologia das CFUs, as hematopoetinas também foram descritas como **fatores estimuladores de colônias**.

Hemácias

As hemácias (também conhecidas como eritrócitos, do grego *erythro-*, "vermelho"; *-cyte*, "célula") têm 5 a 7 μm de diâmetro. São discos bicôncavos, com margem circular espessa e um centro fino (Figura 15.2). A forma

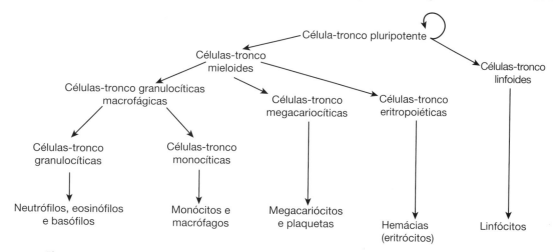

Figura 15.1 Vias resumidas para ilustrar a origem das células do sangue e das plaquetas.

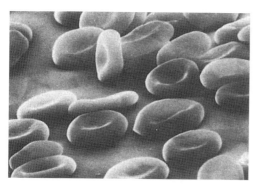

Figura 15.2 Hemácias à microscopia eletrônica de varredura. *Fonte:* Cohen e Wood, 2000. Reproduzida, com autorização, de Lippincott Williams & Wilkins.

bicôncava proporciona uma área superficial relativamente grande para as trocas gasosas pela membrana celular. As hemácias não possuem núcleos e têm poucas organelas (ver Figura 1.9). No hemograma, as contagens totais de hemácias são expressas como número de células por microlitro de sangue total, e a maioria dos animais domésticos apresenta cerca de 7 milhões de hemácias por microlitro (Tabela 15.2). (Os números totais de leucócitos e plaquetas também são expressos por microlitro de sangue.)

A proteína **hemoglobina** é o principal constituinte intracelular das hemácias. A hemoglobina é uma molécula complexa que contém quatro cadeias de aminoácidos (***porção globina***) mantidas juntas por interações não covalentes. Cada cadeia de aminoácidos apresenta um grupo **heme** (pigmento porfirina vermelha) e cada grupo heme contém um átomo de ferro. A concentração de hemoglobina é medida em gramas por 100 mℓ de sangue e os valores típicos para as concentrações normais de hemoglobina são de aproximadamente 11 a 13 g/100 mℓ nos mamíferos domésticos.

A hemoglobina atua no transporte de **oxigênio** e **dióxido de carbono**. O oxigênio se liga ao ferro em sua forma ferrosa no grupo heme, formando **oxi-hemoglobina** (HbO$_2$). Esse processo é chamado de **oxigenação** (não oxidação). A quantidade de oxigênio que pode ser ligada é proporcional à quantidade de ferro presente e cada molécula de oxigênio se combina a um átomo de ferro. Por causa da ligação à hemoglobina, o sangue pode conter cerca de 60 vezes mais oxigênio do que seria dissolvido em uma quantidade similar de água nas mesmas condições. O dióxido de carbono também se liga à hemoglobina em um local diferente da molécula. O dióxido de carbono se liga aos grupos α-amino de cadeias peptídicas, formando **carbaminoemoglobina**.

Tabela 15.2 Valores representativos dos números de células do sangue e plaquetas por microlitro de sangue de alguns animais domésticos.

Elemento do sangue	Cavalo	Boi	Cão	Galinha
Hemácias	8 a 11[1]	6 a 8[1]	6 a 8[1]	2,5 a 3[1]
Leucócitos totais	8 a 11[2]	7 a 10[2]	9 a 12,5[2]	20 a 30[2]
Neutrófilos	4 a 7[2]	2 a 3,5[2]	6 a 8,5[2]	5 a 10[2]
Linfócitos	2,5 a 4[2]	4,5 a 6,5[2]	2 a 3,5[2]	11 a 18[2]
Monócitos	400 a 500	350 a 500	450 a 600	2 a 3[2]
Eosinófilos	200 a 500	150 a 500	200 a 500	600 a 2.000
Basófilos	< 100	< 100	< 100	200 a 900
Plaquetas	150 a 450[2]	300 a 500[2]	300 a 500[2]	25 a 40[2]

[1] Milhões.
[2] Mil.

216 Frandson | Anatomia e Fisiologia dos Animais de Produção

A ligação de oxigênio e dióxido de carbono à hemoglobina é facilmente revertida. O sangue que chega aos pulmões pela circulação periférica contém carbaminoemoglobina e é exposto ao ar com concentração relativamente alta de oxigênio e relativamente baixa de dióxido de carbono. Nos pulmões, o dióxido de carbono se dissocia da carbaminoemoglobina, levando à formação de hemoglobina, que pode se ligar ao oxigênio e se tornar oxi-hemoglobina. O sangue com oxi-hemoglobina volta para os tecidos periféricos, relativamente deficientes em oxigênio, e o oxigênio ligado é liberado nos tecidos. O dióxido de carbono pode, então, se ligar à hemoglobina para continuar o ciclo.

A *metemoglobina* é o verdadeiro produto da oxidação da hemoglobina e é incapaz de transportar oxigênio porque o ferro está no estado férrico (Fe^{3+}), e não ferroso (Fe^{2+}). Certos produtos químicos, como nitritos e cloratos, causam metemoglobinemia (formação de metemoglobina no sangue). O *envenenamento por nitrato* é relatado em bovinos que se alimentam em pastagens altamente fertilizadas. Nesses casos, os nitratos das plantas são convertidos em nitritos no rúmen e causam a formação de metemoglobina quando absorvidos no sangue.

A *carboxi-hemoglobina* é um composto mais estável, formado pela combinação entre o monóxido de carbono e a hemoglobina. A afinidade da hemoglobina pelo monóxido de carbono é 210 vezes maior que a sua afinidade pelo O_2. A carboxi-hemoglobina não consegue transportar oxigênio e, na prática, o animal fica sufocado, embora o sangue tenha coloração vermelho-cereja normal.

▶ **Eritropoese e degradação das hemácias.** A formação de hemácias, chamada de *eritropoese*, é regulada pelo hormônio *eritropoetina*, um hormônio glicoproteico liberado por células renais específicas em resposta à redução da oferta de oxigênio. O deslocamento de baixas altitudes para grandes altitudes, por exemplo, aumenta a liberação de eritropoetina, que atua nas células-tronco da medula óssea para elevar a produção de hemácias. O aumento no número de hemácias não é imediato (requer alguns dias) porque as células maduras devem ser formadas a partir de células-tronco estimuladas antes de serem liberadas pela medula óssea. O maior número de hemácias aumenta a oferta de oxigênio para os rins, o que tem um efeito de *feedback* negativo sobre a liberação de eritropoetina. Esse *feedback* mantém a taxa estável de produção de hemácias.

A eritropoetina humana recombinante (rhEPO) é utilizada em alguns casos clínicos para estimular a produção de hemácias em seres humanos e animais. No entanto, uma resposta anticórpica à molécula humana é observada em mais de 25% dos animais e esses anticorpos neutralizam a eritropoetina endógena e a rhEPO. O uso inadequado de rhEPO foi relatado em atletas humanos normais, na tentativa de aumentar sua capacidade de exercício. A possibilidade de uso abusivo em animais atletas também existe.

As hemácias maduras dos mamíferos não possuem núcleos. As formas imaturas na medula óssea têm núcleos, mas essas estruturas se perdem durante os últimos estágios de desenvolvimento. O aparecimento de grandes números de hemácias nucleadas na circulação é uma indicação da liberação inadequada de formas imaturas pela medula óssea. Em aves e répteis, os núcleos normalmente persistem nas hemácias por toda a vida das células.

De modo geral, as hemácias circulam por apenas 3 a 4 meses após sua liberação da medula óssea. A remoção e a reciclagem de hemácias senescentes é uma função de um grupo de células especializadas, o ***sistema monocítico-macrofágico*** (antes conhecido como *sistema reticuloendotelial*). Os macrófagos desse sistema são fixos ou residem em vários locais do corpo, mas são bastante prevalentes no baço e no fígado. Esses macrófagos são derivados de monócitos circulantes, daí o nome do sistema. Os macrófagos fagocitam hemácias intactas ou restos celulares e hemoglobina que são liberados após a desintegração dessas células no sangue. Os macrófagos degradam a porção globina da hemoglobina e liberam os aminoácidos resultantes na circulação. O ferro é removido da porção heme e liberado no sangue, onde é transportado combinado a uma proteína, a ***transferrina***. As células que precisam de ferro têm receptores em sua membrana celular, que se ligam à transferrina, permitindo a absorção da substância da circulação. Dentre elas, estão as células hematopoéticas da medula óssea, que têm a maior necessidade metabólica diária de ferro. O ferro da circulação também se acumula no fígado em uma forma de armazenamento recuperável, a ***ferritina***.

Depois que a proteína e o ferro são removidos da hemoglobina, um pigmento verde, a ***biliverdina***, persiste. Essa molécula é reduzida em ***bilirrubina*** (um pigmento amarelado), que é transportado para o fígado em combinação com a albumina do sangue. No fígado, a bilirrubina é conjugada, depois passa para a vesícula biliar na bile e, por fim, para o intestino, onde a maior parte é reduzida a ***bilinogênios***. Essas moléculas são excretadas nas fezes (conferindo a cor marrom) ou reabsorvidas pelo sangue e, em seguida, excretadas na urina como ***urobilinogênio***. A redução no intestino é realizada por microrganismos residentes.

▶ **Doenças e procedimentos relacionados às hemácias.** A ***icterícia*** é uma síndrome caracterizada pela descoloração amarelada da pele, das mucosas e/ou da esclera. É causada pelo acúmulo de bilirrubina no sangue e pode ser decorrente de dano hepático, oclusão dos ductos biliares ou aumento na taxa de destruição de hemácias. Em caso de dano hepático ou bloqueio dos ductos biliares, os pigmentos biliares não são secretados no intestino, mas sim reabsorvidos pelo sistema circulatório, o que provoca icterícia. Em caso de dano sanguíneo excessivo, como em algumas doenças parasitárias, como a ***anaplasmose***, os pigmentos biliares são liberados no sangue mais rapidamente do que o fígado pode conjugá-los e secretá-los, e há o desenvolvimento de icterícia.

A ***hemólise*** é a degradação de hemácias e liberação de hemoglobina. Toxinas bacterianas ou vegetais, peçonhas de serpentes, parasitas do sangue e soluções hipotônicas podem causar tanta hemólise que a hemoglobina no plasma produz uma coloração avermelhada, conhecida como ***hemoglobinemia***. A hemoglobina pode, então, ser excretada na urina, o que é denominado ***hemoglobinúria***. A hemólise também pode ocorrer em uma amostra de sangue pela destruição física das hemácias (p. ex., a expulsão rápida e forçada do sangue de uma seringa).

Hemaglutinação é a aglomeração de hemácias. As hemácias têm proteínas de membrana que atuam como antígenos, e a adição de hemácias com antígenos específicos a uma solução com os anticorpos apropriados causa aglutinação. **Tipagem sanguínea** é um termo geral que descreve os procedimentos usados para a identificação do(s) antígeno(s) em uma determinada amostra de sangue. O uso do tipo sanguíneo errado em uma transfusão de sangue dentro da mesma espécie, como entre humanos, pode causar aglutinação (devido à combinação errada de antígenos). Pelo menos sete tipos sanguíneos foram identificados em cavalos. É bom assegurar a combinação adequada de tipos antes de tentar transfusões entre esses animais. A tipagem sanguínea também é feita em bovinos e cães, mas, de modo geral, uma única transfusão pode ser feita entre dois bovinos ou dois cães com pouca dificuldade. No entanto, transfusões repetidas podem ser problemáticas, porque a primeira transfusão pode prover antígenos incompatíveis que estimulam a formação de anticorpos. Os tipos sanguíneos são herdados em todas as espécies e são usados para estabelecimento e monitoramento de *pedigrees*.

A **anemia** (do grego *an-*, "sem"; *-emia*, "sangue") é definida pelo número de hemácias funcionais ou quantidade de hemoglobina por unidade de sangue abaixo do normal. A anemia pode ser decorrente da formação insuficiente de sangue, como observado em doenças da medula óssea, doença renal com produção inadequada de eritropoetina ou desnutrição, inclusive deficiência dietética de ferro, cobre, vitaminas ou aminoácidos. A anemia também pode ser causada por perda acelerada ou destruição de hemácias, como em casos de hemorragia ou infestação por parasitas.

O *hematócrito* é a porcentagem de hemácias por volume de sangue total. As determinações de rotina do hematócrito são feitas em um tubo de vidro tratado para inibir a coagulação do sangue (capilar). Os capilares com sangue são centrifugados até que as células se acumulem em sua extremidade inferior (Figura 15.3). O hematócrito normalmente varia de 35 a 45% do volume total de sangue na maioria das espécies de mamíferos e é considerado um indicador do número total de hemácias.

Hemoconcentração é a diminuição no componente fluido do sangue com resultante aumento na proporção entre células e fluido. É indicado pelo número excessivamente alto de hemácias (**policitemia**) ou pelo hematócrito alto. As reduções no volume plasmático podem ser causadas pela ingestão inadequada de água ou perda excessiva de fluidos, como em pacientes com vômitos ou diarreia.

Plaquetas

As **plaquetas**, também chamadas de **trombócitos**, são fragmentos de **megacariócitos**, células grandes que se formam e residem na medula óssea. As plaquetas são os menores elementos formados do sangue, com 2 a 4 μm. São cercadas por membrana plasmática e contêm algumas organelas, mas não núcleos. Há de 150.000 a 500.000 plaquetas por microlitro de sangue na maioria das espécies mamíferas (Tabela 15.2). A aparência das plaquetas em um esfregaço corado pode ser consideravelmente diferente de seu aspecto real no sangue circulante, onde são discos ovais.

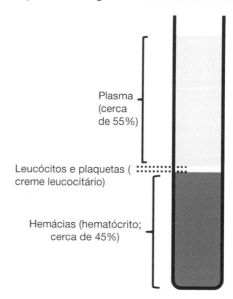

Figura 15.3 Estratificação dos componentes do sangue em uma amostra de sangue anticoagulada e centrifugada.

Em esfregaços, as plaquetas podem ser discos circulares, fragmentos em formato de estrela ou de formas irregulares (ver Figura 1.9).

As plaquetas reduzem a perda de sangue de vasos lesionados. Aderindo às paredes dos vasos e umas às outras na área da lesão, as plaquetas podem gerar um tampão, no qual um **trombo** (coágulo) se forma para ocluir a abertura no vaso e evitar a maior perda de sangue. As substâncias liberadas pelas plaquetas e alojadas em suas membranas superficiais estimulam a coagulação e ajudam a causar a constrição local do vaso sanguíneo lesionado (esse processo é descrito em mais detalhes adiante, neste capítulo).

Leucócitos

Os **leucócitos** (do grego *leuco*, "branco"; ver Figura 1.9) são muito diferentes das hemácias, pois são nucleados e capazes de movimento independente para a saída dos vasos sanguíneos. Os leucócitos podem ser classificados como **granulócitos** ou **agranulócitos**, com base na existência ou ausência de grânulos citoplasmáticos que se coram com técnicas comuns, como a coloração de Wright. Essas técnicas usam um corante ácido, a eosina, que é vermelho, e um corante básico, o azul de metileno, que é azulado. Os granulócitos são nomeados de acordo com a cor dos grânulos corados (*i. e.*, **neutrófilos**, cujos grânulos se coram de forma indiferente; **eosinófilos**; e **basófilos**). Os núcleos dos granulócitos têm muitos formatos e, por isso, essas células são denominadas **leucócitos polimorfonucleares** (do grego *poly*, "muitos"; *morpho*, "forma"). No entanto, esse termo é comumente utilizado para os neutrófilos, que normalmente são os granulócitos mais prevalentes. Os monócitos e os linfócitos são os dois tipos de agranulócitos.

▶ **Neutrófilos.** Os neutrófilos, a primeira linha de defesa contra a infecção, constituem uma grande porcentagem do número total de leucócitos (Tabela 15.2). Após a lesão tecidual ou invasão microbiana, os neutrófilos rapidamente se acumulam nos fluidos intersticiais da área lesionada ou invadida. O movimento ativo de neutrófilos e outros leucócitos dos vasos sanguíneos intactos para o fluido intersticial é chamado de **diapedese**. Mensageiros químicos, os **fatores quimiotáticos**, atraem neutrófilos para esses sítios. *Fator quimiotático* é um termo geral para diversos compostos capazes de atrair neutrófilos e, em alguns casos, outros leucócitos. Esses fatores podem ser produzidos por microrganismos invasores, leucócitos que interagiram com microrganismos ou tecidos danificados.

Os neutrófilos são fagócitos; engolfam bactérias invasoras para destruí-las. A destruição depende da ação de enzimas presentes nos grânulos intracelulares dos neutrófilos ou ligadas à membrana celular que são ativadas pela formação completa das vesículas fagocíticas. Durante a fagocitose, os neutrófilos também podem liberar enzimas que contribuem para a inflamação local. No processo de resposta à possível infecção, muitos dos neutrófilos atraídos são destruídos. Os **debris purulentos** (às vezes nomeados de "pus") são o material semifluido gerado pelas respostas coletivas a uma invasão microbiana e podem conter neutrófilos e detritos celulares. Um **abscesso** é o acúmulo de material purulento que foi isolado pela formação de tecido conjuntivo circundante.

A **neutrofilia**, o aumento no número de neutrófilos circulantes no sangue, é observada em casos de infecções bacterianas. O número de neutrófilos circulantes pode se elevar devido à liberação imediata dos neutrófilos existentes na medula óssea e ao aumento na produção dessas células. **Neutropenia** se refere ao número anormalmente baixo de neutrófilos circulantes. Os sufixos *-filia* e *-penia* podem ser combinados aos radicais dos nomes dos outros leucócitos para indicar situações similares (p. ex., eosinofilia é o aumento do número de eosinófilos).

▶ **Eosinófilos.** Os *eosinófilos* contêm grânulos citoplasmáticos que se coram em vermelho. Normalmente, os eosinófilos são menos de 10% do total de leucócitos (Tabela 15.2), mas seu número pode elevar-se em doenças alérgicas e parasitárias. Os eosinófilos são ameboides e um tanto fagocíticos. Sua principal função parece ser a regulação de respostas alérgicas e a resposta tecidual a parasitas. Essas células removem complexos antígenos-anticorpos, que estimulam respostas alérgicas e inibem alguns dos mediadores de respostas alérgicas, como a **histamina**.

▶ **Basófilos.** Os *basófilos* contêm grânulos que se coram em azul e raramente são observados no sangue normal. Os grânulos dos basófilos apresentam múltiplos compostos, como a **heparina**, que impede a coagulação do sangue, e a **histamina**, que relaxa a musculatura lisa dos vasos sanguíneos e provoca constrição dos músculos lisos das vias respiratórias. Células muito parecidas, mas distintas, chamadas de **mastócitos**, são encontradas em muitos locais do corpo, mas são bastante prevalentes no tecido conjuntivo, abaixo do revestimento epitelial exposto ao ambiente externo (p. ex., derme, parede das vias respiratórias e parede do tubo gastrintestinal). Os basófilos e os mastócitos liberam o conteúdo de seus grânulos durante as reações alérgicas e essas substâncias contribuem para as respostas teciduais características. A liberação dos grânulos é parcialmente mediada pela ligação de anticorpos específicos ao alergênio associado (antígeno).

▶ **Monócitos.** Os *monócitos* são os maiores leucócitos circulantes. São fagocíticos e se transformam em **macrófagos**, ainda maiores, ao saírem dos vasos e entrarem nos tecidos. Como os neutrófilos, os monócitos são atraídos por fatores quimiotáticos para as áreas de lesão tecidual e invasão microbiana. Além da fagocitose de restos de tecidos e micróbios, os macrófagos têm um papel importante no desencadeamento e regulação geral das respostas inflamatórias e imunes. Durante sua resposta à lesão tecidual ou invasão microbiana, os macrófagos liberam numerosos mensageiros químicos, que coordenam a função de outras células que respondem a lesão ou invasão. Os macrófagos também participam do processamento de antígenos, um passo necessário no início de uma resposta imune. Essas funções são discutidas com mais detalhes no Capítulo 16.

▶ **Linfócitos.** Na maioria das espécies, os *linfócitos* são os segundos leucócitos circulantes mais prevalentes após os neutrófilos, mas, em ruminantes, há mais linfócitos do que neutrófilos (Tabela 15.2). Com base em suas funções, três tipos gerais ou grupos de linfócitos foram identificados (linfócitos B, linfócitos T e células *natural killer* [NK]), mas não é possível diferenciá-los por sua aparência. Nos esfregaços sanguíneos, os linfócitos apresentam tamanhos variados e núcleo relativamente grande circundado por uma pequena quantidade de citoplasma (ver Figura 1.9). Os linfócitos atuam em respostas imunes específicas e na vigilância imunológica. Essas funções são discutidas no Capítulo 16.

▶ **Leucograma.** O leucograma, ou contagem diferencial de leucócitos, mostra a porcentagem de cada tipo de leucócito em uma amostra de sangue (Tabela 15.2). Os vários tipos de leucócitos têm funções diferentes e respondem de maneira distinta aos vários tipos de infecções ou doenças, portanto, o leucograma pode auxiliar o estabelecimento do diagnóstico. Leucogramas seriados também podem ser usados para a avaliação da resposta de um animal a uma infecção ou doença. O leucograma é feito espalhando uma gota de sangue total em uma lâmina de vidro, formando um esfregaço. O esfregaço é seco e corado com uma técnica especial, como a coloração de Wright. Após a coloração, a lâmina é examinada ao microscópio, e o número de leucócitos de cada tipo é contado até um número total predeterminado. O número contado é geralmente um múltiplo de 100 e a porcentagem de cada tipo de leucócito em uma determinada amostra de sangue corresponde aos resultados do leucograma. Nos laboratórios de referência, as contagens totais de hemácias e leucócitos são determinadas de maneira semiautomática por equipamentos sofisticados.

Plasma e soro

Em uma amostra de sangue tratada com um **anticoagulante** para evitar a coagulação e deixada em um tubo sem ser perturbada, as células gradualmente se acomodam no fundo, deixando um fluido cor de palha por cima. Essa porção fluida do sangue é o **plasma**. Se o sangue coagular, as células ficam aprisionadas em uma rede de proteínas da coagulação, deixando um fluido amarelo, o *soro*. Essencialmente, o soro é o plasma menos as proteínas plasmáticas responsáveis pela produção do coágulo.

O plasma é composto por cerca de 92% de água e 8% de outras substâncias. Os rins são responsáveis por manter a constância das proporções de água e outros constituintes do plasma por meio da filtração seletiva e da reabsorção de água e outras substâncias. A osmolalidade total do plasma à temperatura corporal normal é de cerca de 290 mOsm/kg. A osmolalidade é uma medida do número de partículas osmoticamente ativas (não a massa das partículas) por unidade de soluto. As duas partículas predominantes no plasma são os íons sódio e cloreto (Tabela 15.1) e são as principais contribuintes para a osmolalidade total do plasma ou soro.

As proteínas plasmáticas se dividem em dois tipos principais: *albumina* e *globulinas*. A albumina é a proteína plasmática mais abundante e é predominantemente sintetizada pelo fígado. Muitos pequenos compostos e eletrólitos (p. ex., íons cálcio) se ligam à albumina e circulam no plasma nessa forma ligada. Isso evita sua perda rápida na urina. Como a albumina e outras proteínas grandes não atravessam facilmente as paredes capilares, também geram uma força osmótica eficaz, chamada de *pressão oncótica*, que impede a perda excessiva de fluido dos capilares para o interstício.

As globulinas no soro ou plasma podem ser classificadas de acordo com sua migração (separação) por eletroforese. As *alfaglobulinas* e *betaglobulinas* são as classes sintetizadas no fígado. Os membros dessas classes têm diversas funções, inclusive o transporte de maneira semelhante à albumina, a defesa do corpo (ver Capítulo 16) e a coagulação do sangue. Muitas globulinas são precursoras inativas de enzimas ou substratos para enzimas que atuam na coagulação do sangue (discutida mais adiante neste capítulo).

As *gamaglobulinas* são sintetizadas pelas células do sistema imune. A maioria dos anticorpos circulantes conhecidos está incluída na fração das gamaglobulinas. O teor de gamaglobulina do sangue aumenta, portanto, após a vacinação e durante a recuperação da doença. O *soro imune* ou *soro hiperimune* pode ser produzido por meio da inoculação repetida de um animal com um antígeno específico. O soro desse animal pode, então, ser injetado em um animal suscetível à mesma doença para que os anticorpos possam conferir proteção passiva. Essa imunidade é apenas temporária.

pH do sangue

O pH normal do sangue varia entre 7,35 e 7,45, sendo um pouco alcalino. O pH do sangue é mantido dentro de limites bem definidos por diversos mecanismos, com participação dos rins (ver Capítulo 23) e do sistema respiratório (ver Capítulo 19). Vários sistemas de tampões químicos no plasma também contribuem para o controle do pH do sangue. O mais importante deles é o sistema de tampão de bicarbonato, baseado em íon bicarbonato, que é o segundo ânion mais prevalente no plasma (Tabela 15.1). Na acidose ou acidemia, o pH do sangue é anormalmente baixo e, na alcalose ou alcalemia, o pH é anormalmente alto.

Hemostasia e coagulação

A *hemostasia*, interrupção do sangramento, pode envolver três reações básicas: (1) constrição do músculo liso do vaso lesionado para a diminuição do tamanho da abertura e o aumento da resistência ao fluxo para fora do vaso; (2) formação de um tampão de plaquetas para a oclusão da abertura; e (3) formação de um coágulo para completar a oclusão da abertura. As lesões vasculares não requerem a formação de um coágulo (*coagulação*) caso a hemostasia possa ser conseguida pelas duas primeiras reações.

Plaquetas e endotélio

A lesão de um vaso e de seu revestimento de células endoteliais expõe o tecido conjuntivo subjacente. Em seguida, as plaquetas aderem ao colágeno e a outras proteínas do tecido conjuntivo. Essa *adesão plaquetária* é causada pela ligação entre as proteínas da membrana das plaquetas e o tecido conjuntivo. A membrana celular das plaquetas aderidas sofre alterações e os grânulos de secreção são liberados. As plaquetas que sofreram essas reações são denominadas *plaquetas ativadas*. As plaquetas ativadas estimulam outras plaquetas a aderirem àquelas já presentes. A coleção de plaquetas gera um *tampão plaquetário* que pode ser suficiente (junto à vasoconstrição local) para a oclusão de uma abertura extremamente pequena em vasos danificados, levando à hemostasia. *Agregação plaquetária* é o termo aplicado à sequência global de eventos responsáveis pela formação do tampão de plaquetas.

A agregação plaquetária também está sujeita à regulação por dois diferentes eicosanoides: o *tromboxano A_2* (TXA_2) e a *prostaciclina* (PGI_2). O TXA_2 estimula a agregação plaquetária, enquanto a prostaciclina a inibe. Em caso de lesão vascular, as plaquetas ativadas aumentam sua síntese de TXA_2 e são a fonte primária dessa molécula, enquanto a prostaciclina é produzida principalmente por células endoteliais intactas e não danificadas. O crescimento do tampão plaquetário e sua extensão a áreas em que as células endoteliais continuam intactas é interrompido pela concentração local de prostaciclina gerada por essas células não danificadas. O TXA_2 e a *serotonina* (também liberados pelas plaquetas aderidas) são vasoconstritores e estimulam a contração da musculatura lisa, o que auxilia a hemostasia.

O ácido acetilsalicílico inibe a formação de eicosanoides por ligação e inibição da ciclo-oxigenase, uma enzima necessária para sua síntese. O TXA_2 e a prostaciclina são eicosanoides e, a princípio, o ácido acetilsalicílico reduz sua formação. No entanto, as plaquetas não têm núcleos e não podem sintetizar novas enzimas, mas as células endoteliais nucleadas podem sintetizar mais ciclo-oxigenase. Essa diferença funcional entre os dois tipos de células permite que o tratamento com ácido acetilsalicílico reduza preferencialmente a síntese de tromboxanos pelas plaquetas. Essa é a base para o uso do ácido acetilsalicílico, em dose apropriada, para a redução da tendência de coagulação sanguínea.

Algumas das substâncias liberadas pela agregação plaquetária e determinados componentes da membrana celular expostos pelas plaquetas agregadas promovem a coagulação.

220 Frandson | Anatomia e Fisiologia dos Animais de Produção

Assim, há mais agregados de plaquetas e mais estimulantes da coagulação em áreas com lesões maiores. A coagulação começa quando a concentração local dessas substâncias alcança algum nível crítico. As plaquetas são necessárias para a coagulação normal em resposta a danos vasculares. A coagulação também pode ser estimulada fora do corpo, quando uma superfície estranha, como o vidro de um tubo de ensaio, induz as mesmas reações plaquetárias que a exposição ao colágeno.

Vias intrínsecas e extrínsecas da coagulação

O produto final da coagulação do sangue é um tampão gelatinoso relativamente sólido (coágulo ou *trombo*). Esse tampão pode ser vermelho ou ser quase transparente. A cor depende do número de hemácias e outras células sanguíneas aprisionadas no coágulo. As hemácias e os leucócitos não são necessários para a coagulação e podem ou não ser observados em um coágulo.

O coágulo é relativamente sólido devido ao entrelaçamento de *fibrina* (um polímero proteico) em ligações cruzadas covalentes. Essa rede também apresenta outros componentes do sangue (p. ex., plaquetas, leucócitos, hemácias), mas o elemento principal é a fibrina. Assim, a definição mais básica da coagulação é uma série de reações bioquímicas para produção e estabilização de um polímero proteico composto por fibrina.

A série ou cadeia de reações bioquímicas que leva a primeira exposição ao colágeno ou a uma superfície diferente do endotélio normal (p. ex., superfície de vidro de um tubo de coleta de sangue) a uma rede estável de fibrina é a *via intrínseca da coagulação* ou *cascata intrínseca* (Figura 15.4). Essa via é considerada intrínseca porque todas as substâncias necessárias para a cascata estão presentes na circulação. A via intrínseca é formada por várias enzimas proteolíticas (*fatores de coagulação*) encontradas normalmente no plasma em uma forma inativa. A conversão de uma dessas formas inativas em uma ativa estimula a próxima enzima na cascata. Esse tipo de cascata permite a amplificação em múltiplos passos e, assim, muitas moléculas de fibrina podem ser geradas pela ativação da primeira molécula. Os números dos fatores se referem à sequência em que foram descobertos, e não à sequência de sua participação na cascata. Os fatores numerados também foram identificados por nomes comuns (Tabela 15.3). Como mostra a Figura 15.4, o primeiro passo na cascata intrínseca é a ativação do fator XII. Essa ativação pode ocorrer em caso de lesão do vaso e exposição do tecido subjacente ou quando o sangue é coletado em um tubo de vidro não tratado.

A coagulação também pode ser desencadeada quando uma proteína do fluido intersticial (*fator tecidual* ou *tromboplastina tecidual*) forma um complexo ativo com uma proteína plasmática inativa, o fator VII (ver Figura 15.4). A tromboplastina tecidual é um componente das membranas de vários tipos celulares e, aparentemente, pode ser liberada por células lesionadas. O complexo fator VII-fator tecidual ativa os fatores X e IX. O fator X é um componente da cascata intrínseca, então, a partir desse ponto, a via para a formação e ligação da fibrina é a mesma da cascata intrínseca. A cascata iniciada pela tromboplastina tecidual é a *cascata*

extrínseca ou *via extrínseca*. O produto final das duas cascatas, extrínseca e intrínseca, é um coágulo de fibrina, e alguns fatores de coagulação são comuns a ambas. As únicas diferenças são alguns dos fatores encontrados nas primeiras etapas das cascatas (ver Figura 15.4).

Os íons cálcio são necessários como cofatores em várias etapas das duas cascatas (ver Figura 15.4) e vários anticoagulantes usados para a prevenção da coagulação sanguínea fora do corpo agem por meio da ligação a esses íons, tornando-os inutilizáveis para os fatores de coagulação. Dentre eles, estão o citrato de sódio, o citrato de potássio, o citrato de amônio e o ácido etilenodiaminotetracético (*EDTA*). De modo geral, o EDTA se encontra na forma de um sal de sódio ou potássio.

A formação de coágulos no local da lesão reduz a perda de sangue e bloqueia a abertura no vaso danificado. Isso tende a remover os estímulos necessários para a continuação da coagulação, recobrindo o colágeno exposto e impedindo a entrada de fluido tecidual no vaso. As células endoteliais não danificadas adjacentes à área lesionada também secretam prostaciclina, um inibidor da adesão e agregação plaquetária. Se a coagulação continuasse de modo desregulado além do local da lesão, os vasos sanguíneos de todo o corpo seriam obstruídos, interrompendo o fluxo sanguíneo. Mais duas proteínas plasmáticas, a *proteína C* e a *antitrombina III*, evitam que a coagulação continue de maneira inadequada. A proteína C circula em uma forma inativa, que é ativada por *trombina*. A trombina faz parte das vias intrínseca e extrínseca e é responsável por uma das etapas finais de ambas, a produção de fibrina a partir do fibrinogênio (ver Figura 15.4). Assim, como a geração de trombina pelas vias de coagulação promove a formação de coágulos, a trombina também restringe o processo para que não se torne descontrolado. A antitrombina III também é inativa, mas, quando ligada à *heparina* (presente nas membranas celulares endoteliais normais), inativa a trombina. Aqui, novamente, células endoteliais íntegras e saudáveis previnem ou interrompem a coagulação. A inibição

Tabela 15.3 Nomenclatura internacional dos fatores de coagulação com sinônimos.

Fator*	Sinônimos
I	Fibrinogênio
II	Protrombina
III	Tromboplastina tecidual
IV	Cálcio
V	Proacelerina; fator lábil
VII	Proconvertina; fator estável
VIII	Globulina anti-hemofílica; fator anti-hemofílico A
IX	Fator de Christmas; fator anti-hemofílico B
X	Fator de Stuart-Prower
XI	Antecedente plasmático de tromboplastina; fator anti-hemofílico C
XII	Fator de Hageman
XIII	Fator estabilizador de fibrina

*Nomenclatura internacional.

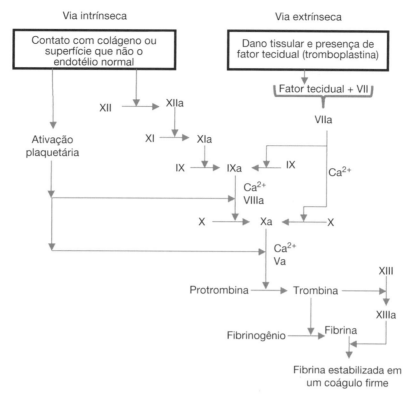

Figura 15.4 Vias intrínsecas e extrínsecas que levam à geração e à estabilização da fibrina, que, por sua vez, forma a estrutura de um coágulo. Dois fatores, VIII e V, são cofatores e mostrados apenas em suas formas ativas. Note que o Ca^{2+} e as plaquetas ativadas são cofatores em vários pontos da cascata.

ou inativação da trombina é um método muito eficiente de inibição da coagulação, pois a trombina tem um efeito de *feedback* positivo, ativando vários fatores de coagulação que a precedem na cascata.

Muitos danos em pequenos vasos podem ser reparados para que o fluxo sanguíneo se normalize. Esses mecanismos de reparo incluem a remoção do coágulo e a proliferação de células endoteliais para o restabelecimento do revestimento vascular normal. Um elemento importante para a remoção do coágulo é a ativação do sistema fibrinolítico. Esse sistema é semelhante à cascata de coagulação, já que uma proteína ou proenzima inativa, o **plasminogênio**, é ativado em **plasmina**, que converte a fibrina em fragmentos solúveis. Aparentemente, há várias vias diferentes para a ativação do plasminogênio em plasmina, mas essas não são tão bem compreendidas quanto a ativação de fatores de coagulação. No entanto, a fibrina pode estimular várias dessas vias. Parece que, assim que é gerada, a fibrina também começa sua própria destruição. O plasminogênio também é ativado pelo **ativador tecidual de plasminogênio**, uma enzima secretada por células endoteliais intactas normais.

A maioria dos fatores plasmáticos das cascatas de coagulação e da cascata fibrinolítica é sintetizada no fígado de maneira dependente de vitamina K. A vitamina K é uma vitamina lipossolúvel essencial cuja absorção intestinal normal requer sais biliares. Em caso de doença hepática ou obstrução do ducto biliar, a ausência de bile no intestino reduz a absorção de lipídios e vitamina K. As bactérias intestinais dos mamíferos também sintetizam vitamina K absorvível.

O *dicumarol* é uma forma tóxica de uma classe geral de compostos conhecidos como *cumarinas*. O dicumarol, encontrado no feno ou silagem estragada do trevo-de-cheiro (*Melilotus officinalis*), é um antagonista da vitamina K e reduz a síntese de fatores de coagulação dependentes dessa molécula, inclusive de protrombina. O dicumarol inibe a coagulação do sangue e o *envenenamento por trevo-de-cheiro* é a doença hemorrágica decorrente da ingestão excessiva de dicumarol. Os sinais clínicos são relacionados à diminuição da capacidade de coagulação do sangue. Pequenos cortes ou contusões podem provocar sangramento de difícil controle. A *varfarina* é outra cumarina e antagonista da vitamina K usada comercialmente em venenos de roedores.

Linfa

Normalmente, há pouquíssima saída de fluido para os tecidos durante o fluxo de sangue pelos capilares. Lembre-se de que os capilares são relativamente impermeáveis às proteínas plasmáticas, o que gera uma força osmótica efetiva para a retenção do fluido dentro dos vasos. No entanto, há uma perda relativamente pequena de proteínas e fluidos dos capilares. Esse fluido perdido é geralmente incorporado por um sistema de pequenos vasos **linfáticos** e o fluido resultante é a **linfa**.

Os vasos linfáticos começam como vasos de ponta cega de estrutura similar aos capilares e se unem para formar vasos maiores, parecidos com veias. A direção do fluxo linfático é dos vasos menores para os maiores. O maior dos vasos linfáticos se junta a grandes veias na região imediatamente cranial ao coração e, aqui, toda a linfa retorna ao sangue. *Edema* é o acúmulo anormal de fluido no espaço intersticial. O edema pode ser causado pelo bloqueio dos vasos linfáticos na área que normalmente drenam.

A linfa é um fluido claro e incolor, um pouco semelhante ao plasma sanguíneo, do qual é derivado. De modo geral, a linfa contém numerosos linfócitos, sais inorgânicos, glicose, proteínas e outras substâncias nitrogenadas. Normalmente, não há grandes números de neutrófilos, exceto durante infecções agudas.

A linfa derivada do intestino durante a digestão pode conter grandes quantidades de lipídios, que conferem uma aparência leitosa. Essa linfa leitosa, chamada de *quilo*, é formada pela absorção de lipídios pelos *ductos lactíferos*, pequenos vasos linfáticos do intestino.

Fluidos serosos

Os fluidos serosos nas cavidades corpóreas são o fluido peritoneal, o fluido pleural e o fluido pericárdico. Normalmente, eles formam um filme delgado que reduz o atrito entre superfícies apostas e não contêm quantidades significativas de células. A inflamação ou infecção das serosas aumenta a produção desses fluidos e pode gerar um exsudato celular na cavidade corpórea associada àquela serosa. Exemplos são a *pleurite* (pleurisia), a *peritonite* e a *pericardite*.

16 Defesas Corporais e Sistema Imune

Defesas não específicas, 224
Resposta imune específica, 225
Linfócitos B, 225
Imunoglobulinas, 226
Linfócitos T e imunidade celular, 226
Origem, desenvolvimento e residência dos linfócitos, 227
Imunidade ativa e imunidade passiva, 228

Vigilância imunológica, 228
Sistema linfático, 228
Vasos linfáticos, 228
Linfonodos, 228
Baço, 230
Timo, 231
Tonsilas, 232

Objetivos de aprendizagem

- Definir e ser capaz de explicar a importância dos termos destacados em **negrito e itálico** neste capítulo
- Definir o conceito de *imunidade* e descrever os mecanismos gerais usados para montar defesas específicas ou não contra substâncias estranhas
- Comparar e contrastar a localização e a função de cada uma das diferentes imunoglobulinas
- Comparar e contrastar a localização e a função de cada uma das principais estruturas do sistema linfático
- Ilustrar a diferenciação de células-tronco linfoides nas três classes gerais de linfócitos. Certificar-se de discorrer sobre como esse processo de maturação também determina a função da célula madura
- Saber o que é *linfa* e por que precisa ser filtrada
- Conhecer qual é a direção do fluxo nos vasos linfáticos e como isso contribui para a vigilância imunológica. Em uma infecção na porção distal do membro posterior ou do membro anterior, por exemplo, definir em qual haveria aumento de volume do linfonodo poplíteo.

A defesa do corpo é a proteção contra lesões; a ***imunidade*** é a proteção contra microrganismos estranhos ou efeitos danosos de substâncias antigênicas (antígenos). Os ***antígenos*** são moléculas que podem estimular uma resposta imune dirigida a essa molécula específica e, na maioria dos casos, são componentes de células estranhas ou secreções de microrganismos. Embora a capacidade de montar respostas imunes seja parte das defesas corporais, não é o único meio utilizado com esse fim. Diversas ***defesas não específicas***, mecanismos gerais de defesa que não precisam reconhecer antígenos específicos para serem eficazes, também protegem o corpo contra lesões.

Estranho se refere a células ou substâncias que não são próprias. ***Próprio*** se refere a células e substâncias que são componentes normais do corpo de um animal e que, de modo geral, não provocam respostas imunes. A capacidade de diferenciação entre estranho e próprio é uma função essencial do sistema imune. A identificação errônea de tecidos ou antígenos próprios como estranhos pelo sistema imune e o subsequente desenvolvimento de uma resposta imunológica inadequada causam as doenças ***autoimunes***. O sistema imune também deve ser capaz de identificar e eliminar as células próprias que sofreram alterações e passaram a ser prejudiciais. A identificação e a eliminação dessas células alteradas são responsáveis pela proteção contra o desenvolvimento de cânceres.

O ***sistema imune*** pode ser definido como todas as estruturas e células envolvidas na proteção imunológica. Esse não é um sistema anatomicamente definido, pois suas células podem ser encontradas em tecidos de todo o corpo. Os linfócitos são o tipo celular primário em uma resposta imune e sua ampla distribuição por todo o corpo permite seu acesso imediato a microrganismos invasores e antígenos recém-introduzidos. Os linfócitos não são um grupo uniforme de células e seus diferentes subtipos têm papéis específicos na geração e regulação geral de uma resposta imune. No entanto, as respostas primárias normalmente

224 Frandson | Anatomia e Fisiologia dos Animais de Produção

compreendem a produção de anticorpos circulantes (*resposta humoral*) e/ou a geração de linfócitos capazes de remover a célula que pode ser danosa (*resposta celular*).

A *inflamação* pode ser definida como a resposta dos tecidos à lesão. Os sinais clássicos de *inflamação aguda* – tumor (aumento de volume), dor, calor e rubor – são produzidos pela lesão e pela resposta tecidual. As **respostas inflamatórias crônicas** podem não apresentar esses sinais clássicos. O desfecho desejado da resposta à lesão é o reparo completo com restauração dos tecidos a seu estado original. Obviamente, isso nem sempre é possível, dependendo da gravidade e do tipo de lesão e da capacidade de resposta dos tecidos. Embora os efeitos da lesão produzam alterações locais que desencadeiam a resposta inflamatória, as células atraídas para a área danificada (p. ex., leucócitos e macrófagos) também participam dessa resposta.

Defesas não específicas

Os epitélios que cobrem as superfícies expostas ao ambiente externo funcionam como barreiras de proteção para impedir a entrada de agentes nocivos, como micróbios e substâncias químicas. Essa função de barreira pode ser aumentada por secreções epiteliais, como o ácido clorídrico no estômago e agentes antimicrobianos não específicos na saliva (p. ex., lisozima). O rompimento físico da barreira ou a perda da função epitelial pode ser uma porta de entrada para que agentes prejudiciais alcancem os fluidos do corpo e se disseminem.

Em caso de penetração da barreira epitelial por micróbios ou agentes lesivos, sua presença e qualquer dano tecidual produzido desencadeiam uma resposta: a inflamação. As primeiras fases dessa resposta são imediatas e semelhantes, independentemente do tipo ou identidade do micróbio ou agente. Assim, são *respostas não específicas* ou *respostas inatas*. Os termos *resposta imune não específica* e *resposta imune inata* também são usados. Uma *resposta imune específica* ou *adquirida* implica a identificação do micróbio ou agente específico e o desenvolvimento de uma resposta dirigida a esse invasor.

Fagócitos teciduais locais (macrófagos) estão entre as primeiras células a responder durante uma resposta não específica. Essas células tentam engolir e destruir qualquer micróbio ou substância estranha. O principal modo de destruição é a fusão intracelular de vesículas fagocíticas com lisossomos que contêm enzimas. O acúmulo de neutrófilos na área é outro componente da resposta rápida não específica. Lembre-se de que os neutrófilos são atraídos para a área de lesão e inflamação por fatores quimiotáticos, como substâncias liberadas por células danificadas ou micróbios invasores. Os fatores quimiotáticos também são liberados por macrófagos teciduais como parte de sua resposta a micróbios estranhos.

A liberação de fatores quimiotáticos pela resposta macrofágica é um exemplo do esquema geral de regulação das respostas imunes específicas e não específicas. Assim, muitas células participantes da resposta secretam mensageiros químicos que influenciam a função de outras células respondedoras. Nesse exemplo, os macrófagos que respondem já secretam substâncias químicas que atuam como fatores quimiotáticos para atrair neutrófilos. Dessa maneira, o aumento da atividade macrofágica em resposta ao maior número de micróbios pode promover o acúmulo de mais neutrófilos.

Citocina é o termo geral aplicado a todos os mensageiros químicos (principalmente proteínas) que regulam as células de qualquer resposta imune. As células respondedoras produzem muitas citocinas, mas outros tipos de células também podem secretá-las. Mais de 100 compostos foram classificados como citocinas, o que dá algumas informações sobre a complexidade dessas respostas. As várias citocinas que agem como fatores quimiotáticos são coletivamente denominadas *quimiocinas*. A interleucina 1 é uma citocina específica que também atua como *pirógeno* (um agente que produz febre). O efeito pirogênico da interleucina 1 é apenas um exemplo de efeito sistêmico de uma citocina que não está relacionado com as células do sistema imune. Muitas das alterações sistêmicas características de um animal doente são produzidas por citocinas que deixam o local de inflamação e entram na circulação geral.

Quimiocinas específicas também atraem mais macrófagos para as áreas de inflamação. Como os macrófagos são derivados de monócitos circulantes, parte desse efeito requer que os monócitos migrem dos vasos e se transformem em macrófagos teciduais. Como a resposta dos monócitos é mais lenta do que a dos neutrófilos, o acúmulo de neutrófilos é característico da resposta inflamatória aguda. O acúmulo de macrófagos é mais característico de uma resposta inflamatória crônica.

Outra característica da resposta inflamatória aguda é o aumento no fluxo sanguíneo local e no movimento de fluidos e proteínas plasmáticas para o espaço intersticial. Essas alterações são provocadas por agentes que afetam os vasos sanguíneos no local da inflamação. Dentre os agentes produzidos localmente, estão os eicosanoides (ver Capítulo 15), sintetizados por diversos tipos de células.

Algumas proteínas plasmáticas que chegam ao local de inflamação pertencem ao *sistema complemento* (também conhecidas como *proteínas do complemento*). Esse sistema é um grupo de proteínas plasmáticas normalmente inativas na circulação (como os fatores de coagulação), mas algumas podem ser ativadas pela presença de certos componentes polissacarídicos dos revestimentos externos das bactérias. As proteínas ativadas do sistema complemento podem ativar outras proteínas do complemento (como nas cascatas da coagulação). Essas proteínas ativadas exercem vários efeitos que contribuem para a resposta não específica local. Dentre esses efeitos, estão: (1) quimiotaxia de leucócitos; (2) ataque direto a bactérias, aumentando a permeabilidade de suas paredes celulares; (3) estimulação da liberação de *histamina* por mastócitos; e (4) *opsonização*. A opsonização é a facilitação da incorporação por fagócitos, e qualquer agente que possa realizar essa tarefa é chamado de *opsonina*. A liberação local de histamina aumenta ainda mais o fluxo sanguíneo e o acúmulo de fluido intersticial e proteínas plasmáticas por suas ações nos vasos sanguíneos.

Um aspecto exclusivo das infecções virais é que os vírus se replicam apenas dentro das células. Os vírus devem entrar nas células do corpo do animal e usar os processos sintéticos da própria célula para formar novos vírus e infectar outras células. Dois tipos de mecanismos de defesa não específicos previnem a infecção viral e a replicação. As *interferonas* são polipeptídios produzidos e secretados por células infectadas por vírus. Quase todos os tipos de células sintetizam interferonas após a infecção viral. As interferonas são um meio utilizado pela célula infectada para impedir a disseminação da infecção viral, já que essas moléculas agem em outras células próximas para impedir que o vírus use as vias sintéticas de células recém-infectadas para se multiplicar. Os vírus podem entrar nas células protegidas por interferonas, mas não podem se replicar dentro das células protegidas. As interferonas não são específicas por vírus, e, assim, as interferonas produzidas em resposta à infecção por um vírus protegem contra a infecção por outro diferente.

As *células natural killer* (*NK*; "assassinas naturais" em tradução livre) são um tipo específico de linfócito que pode reconhecer e destruir células infectadas por vírus. Esse reconhecimento não parece ser baseado em antígenos virais e, portanto, não é específico para nenhum vírus. As células NK destroem a célula infectada por meio da secreção de substâncias conhecidas como *perforinas* e *granzimas* durante o contato direto. Essas secreções atuam na membrana celular e entram na célula infectada para destruí-la. Enquanto as células NK atuam de maneira não específica, seus números tendem a ser relativamente baixos e só aumentam durante uma resposta imune específica.

Resposta imune específica

As respostas imunes inatas não apresentam *especificidade* e *memória*, duas características importantes das respostas imunes específicas. A especificidade imunológica significa que a resposta é direcionada a um antígeno específico, enquanto a memória imunológica se refere à capacidade de responder de maneira rápida e amplificada após a primeira exposição a um antígeno. Essas características são extremamente importantes, pois são a base teórica para as *vacinações*. A vacinação é essencialmente a indução de uma resposta imune específica e de memória imunológica por exposição planejada a um antígeno de modo que não produza doença.

Os linfócitos são os leucócitos essenciais para o desenvolvimento da resposta imune específica. Suas funções nessa resposta são: (1) reconhecimento de antígenos; (2) produção de anticorpos; (3) ataque citotóxico a células infectadas; (4) memória imunológica; e (5) regulação da resposta imune específica. Um linfócito sozinho não desempenha todas essas funções, mas subpopulações ou subtipos de linfócitos são responsáveis por diferentes aspectos da resposta imune específica. Na tentativa de generalizar um processo muito complexo, este capítulo descreve a resposta imune específica considerando os diferentes tipos de linfócitos e as funções de cada um na resposta global.

Linfócitos B

Os *linfócitos B* são o subtipo de linfócitos associados à produção de anticorpos ou do componente humoral da resposta imune específica (Figura 16.1). O primeiro passo na resposta humoral é o reconhecimento de um antígeno estranho pelos linfócitos B. Isso ocorre quando um antígeno (geralmente uma proteína, como uma molécula livre ou na superfície de uma membrana ou parede celular) se liga a receptores específicos na membrana celular de uma determinada subpopulação de linfócitos B. Essa subpopulação de linfócitos B (um *clone*) é o único grupo dessas células com um receptor de membrana capaz de se ligar ao antígeno e é estimulada a proliferar. O processo de aumento

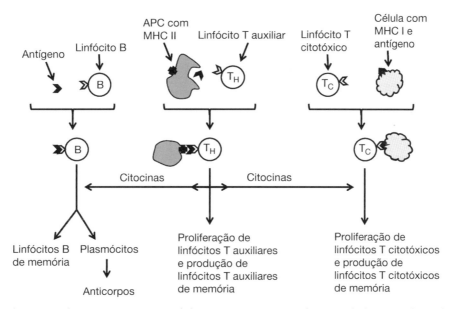

Figura 16.1 Desenvolvimento dos principais tipos celulares que participam da imunidade específica. Observe a localização e o papel dos complexos de histocompatibilidade principal de classes I (MHC I) e II (MHC II). APC se refere à célula apresentadora de antígeno.

numérico de uma determinada subpopulação de linfócitos B é denominado *seleção clonal*.

Para que a seleção clonal seja eficaz, cada animal deve ter um estoque pronto de linfócitos com receptores de membrana únicos (*i. e.*, proteínas) capazes de se ligar a todos os antígenos que podem ser encontrados ao longo da vida do animal. Esses linfócitos com suas proteínas de membrana únicas devem se desenvolver no útero ou no início da vida, para que o animal seja *imunocompetente* (ou seja, capaz de montar uma resposta imune específica). A síntese de proteínas durante o desenvolvimento dos linfócitos parece ter alguns aspectos exclusivos que permitem a produção da enorme variedade necessária de moléculas de membrana. Uma seção posterior deste capítulo aborda mais sobre o desenvolvimento de linfócitos B.

À medida que o número de linfócitos B de determinado clone aumenta durante uma resposta imune madura, algumas dessas células começam a se diferenciar em *plasmócitos*. Os plasmócitos podem sintetizar e secretar anticorpos específicos para o antígeno que estimulou o desenvolvimento do clone selecionado. Assim, cada plasmócito secreta apenas um anticorpo. Outros linfócitos B do clone selecionado se desenvolvem em *linfócitos B de memória* (ver Figura 16.1). Essas células permanecem no corpo por longos períodos (anos ou até toda a vida). Como essas células se desenvolvem a partir de um clone específico para determinado antígeno, sua disponibilidade imediata significa que, na próxima vez que esse antígeno específico for encontrado (p. ex., uma segunda infecção ou exposição após a vacinação), a resposta imune pode ser acelerada e amplificada.

O desenvolvimento de linfócitos B de memória e plasmócitos e a secreção de anticorpos são modulados por diversas citocinas. As citocinas, como mensageiros químicos (proteínas) secretados por várias células em resposta à lesão ou à invasão microbiana, modulam a atividade das células do sistema imune. Um tipo de célula que secreta citocinas essenciais para uma resposta humoral normal é o *linfócito T auxiliar* (também chamado de *linfócito T helper* [TH]; ver Figura 16.1). Os linfócitos T são outra classe geral de linfócitos, e os linfócitos T auxiliares são um subtipo específico de linfócitos T. As características e funções dos linfócitos T auxiliares são descritas mais adiante neste capítulo.

Imunoglobulinas

Imunoglobulina é um termo geral para se referir a uma proteína que pode se ligar a um antígeno. Inclui anticorpos (imunoglobulinas circulantes) e moléculas encontradas nas membranas celulares dos linfócitos B. As imunoglobulinas se enquadram em cinco classes principais com base em suas características químicas e funcionais (Tabela 16.1). A imunoglobulina (Ig) G é a imunoglobulina circulante predominante. A **IgG** tem várias funções, como: (1) ligação a antígenos circulantes livres para reduzir seu potencial de dano (neutralização) e promover sua remoção por fagócitos; (2) ligação a antígenos associados a paredes celulares bacterianas para promover a fagocitose de microrganismos; (3) ligação a antígenos e ativação do sistema complemento para promover inflamação e destruição de micróbios nocivos;

Tabela 16.1 Características gerais das classes de imunoglobulinas.

Classe	Características gerais
IgG	Imunoglobulina mais abundante em circulação. Protege contra bactérias e vírus, neutraliza toxinas e ativa o sistema complemento. Confere imunidade passiva a recém-nascidos
IgA	Encontrada principalmente em secreções associadas a superfícies epiteliais e mucosas, onde confere proteção localizada contra bactérias e vírus
IgE	Contribui para a alergia por meio da ligação a mastócitos e basófilos, promovendo a liberação de mediadores de reações alérgicas. Também participa da proteção contra parasitas
IgM	Primeira imunoglobulina produzida por plasmócitos em resposta à exposição ao antígeno. Contribui para os anticorpos naturais, como aqueles associados à tipagem de células sanguíneas
IgD	A imunoglobulina menos abundante. Acredita-se que atue como um receptor de antígeno de linfócitos B

e (4) atuação como aglutinina para aglutinação de partículas, aumentando a eficiência de sua fagocitose. Na verdade, a IgG não destrói nenhuma substância ou agente prejudicial, mas promove destruição ou remoção de forma indireta.

A *IgM* é, fisicamente, a maior das imunoglobulinas e é a primeira a ser produzida em resposta a um novo antígeno. A *IgE* é a classe de imunoglobulinas associada à maioria das respostas alérgicas. O encontro com um *alergênio* (um agente capaz de induzir uma resposta alérgica) pela primeira vez leva à produção de IgE específica, que é incorporada na membrana celular dos mastócitos. Em um novo encontro com a mesma molécula, o alergênio se liga à IgE específica nos mastócitos e isso os estimula a liberar seus grânulos de secreção, que têm *histamina*, e os faz produzir *leucotrienos*. Esses agentes são responsáveis por muitas respostas celulares e teciduais características das alergias. A *IgA* é mais comumente relacionada à resposta imune nos intestinos e outros tecidos linfoides associados à mucosa. As secreções mamárias contêm quantidades elevadas de IgA e são uma fonte significativa de defesa imune contra patógenos respiratórios e gastrintestinais no recém-nascido em aleitamento. Para obter mais informações sobre a função das imunoglobulinas na saúde neonatal, consulte o Capítulo 29. A quinta classe de imunoglobulinas é a IgD, que é o tipo menos prevalente e age como um ativador de linfócitos B em conjunto com a IgM. A IgD foi identificada em espécies domésticas por meio de sequenciamento genômico, mas ainda é mal caracterizada.

Linfócitos T e imunidade celular

Os *linfócitos T* são o tipo de linfócito associado ao componente de uma resposta imune conhecida como *imunidade mediada por células* ou *imunidade celular*. Enquanto a resposta humoral depende de anticorpos que podem agir em locais distantes de seu sítio de produção, a resposta imune celular requer que os linfócitos T respondedores estejam em contato com as células que apresentam o antígeno estranho. Assim como os linfócitos B, há vários subtipos de linfócitos T, cada um com suas funções específicas. Os subtipos são linfócitos T citotóxicos (TCs), linfócitos T auxiliares, linfócitos T de memória (ver Figura 16.1) e linfócitos T NK. Os linfócitos T NK e linfócitos T auxiliares já foram apresentados neste capítulo.

Como na resposta humoral, o reconhecimento de antígenos inicia a resposta mediada por células. Entretanto, o reconhecimento de antígeno pelos linfócitos T requer que o material antigênico seja apresentado como parte de um complexo na membrana celular de outras células imunes. Esse complexo é formado pelo material antigênico e por proteínas intrínsecas da membrana celular, conhecidas como proteínas do **complexo de histocompatibilidade principal** (MHC, do inglês *major histocompatibility complex*).

Os genes que codificam as proteínas do MHC estão em um único cromossomo, e essas moléculas são continuamente sintetizadas em todas as células do corpo de um animal, exceto nas hemácias, que não têm núcleos e não são capazes de síntese proteica. Após a síntese, as proteínas do MHC entram na membrana celular externa para que uma parte da molécula seja exposta ao exterior. Ao se prepararem para a inserção na membrana celular, as proteínas do MHC formam complexos com materiais antigênicos encontrados no interior da célula. O complexo entra na membrana e o antígeno é exposto ao meio exterior. O antígeno exposto pode, então, ser reconhecido pelos linfócitos T.

As membranas celulares contêm duas classes principais de proteínas do MHC, a classe I e a classe II (ver Figura 16.1). As proteínas do MHC de classe I são encontradas em todas as células, exceto nas hemácias. Essas proteínas continuamente apresentam possíveis materiais antigênicos na superfície de todas as células. Entre esses materiais, estão peptídios e outros antígenos normalmente produzidos pelas células, assim como aqueles sintetizados devido a uma anomalia na função celular. Se uma célula estranha (*i. e.*, não própria) for introduzida no corpo de um animal, o material antigênico apresentado por suas proteínas do MHC de classe I é exclusivo a essa célula estranha e difere das células próprias endógenas. Os vírus que infectam as células normais alteram suas vias sintéticas e, consequentemente, os materiais antigênicos apresentados pelas proteínas de classe I da célula infectada. Ao reconhecer esses novos antígenos, os linfócitos T reconhecem células estranhas ou infectadas, permitindo o início de uma resposta imune celular dirigida a células portadoras do antígeno estranho.

Apenas alguns tipos celulares apresentam proteínas de MHC de classe II. Dentre essas células, estão linfócitos, macrófagos livres e fixos, a micróglia no sistema nervoso central e uma população de células no baço e nos linfonodos, conhecidas como **células dendríticas**. As células que apresentam moléculas de MHC de classe II são chamadas de **células apresentadoras de antígeno** (APCs, do inglês *antigen-presenting cells*), pois processam e apresentam antígenos de materiais estranhos ou micróbios (ver Figura 16.1). Esses antígenos são derivados de micróbios ou materiais absorvidos pelas APCs por fagocitose ou pinocitose. As APCs processam os materiais em vesículas fagocíticas ou pinocíticas e produzem antígenos que formam complexos com as proteínas do MHC de classe II e são inseridos na membrana celular da APC.

Como nos linfócitos B, existem clones de linfócitos T específicos para determinado antígeno e o processo de reconhecimento do antígeno permite a seleção de um clone em especial. No entanto, a seleção e a ativação de linfócitos T também requerem a interação das proteínas do MHC contendo o material antigênico com outras proteínas nas membranas celulares dos diversos linfócitos T, conhecidas como **marcadores de grupamentos de diferenciação** (**marcadores CD**; do inglês, *cluster of differentiation*). Essas proteínas de marcação determinam as possíveis interações dos diferentes tipos de linfócitos T. Os linfócitos T auxiliares possuem marcadores CD4 (ver Figura 16.1), que interagem com as proteínas do MHC de classe II, enquanto os linfócitos T citotóxicos apresentam marcadores CD8, que interagem com as proteínas do MHC de classe I. Assim, os linfócitos T auxiliares podem reconhecer o material antigênico apresentado pelas APCs e linfócitos T citotóxicos podem detectar o material antigênico apresentado por quase qualquer tipo de célula (ver Figura 16.1).

Depois de reconhecer os antígenos apresentados pelas APCs, os linfócitos T auxiliares selecionados são ativados por interações de suas proteínas de membrana com aquelas das APCs. Essa interação (**coestimulação**) leva à ativação completa dos linfócitos T auxiliares. Os linfócitos T auxiliares ativados se multiplicam e produzem um subconjunto de células de memória (**linfócitos T_H de memória**). Uma função importante dos outros linfócitos T auxiliares ativados é a secreção de citocinas para promover e amplificar todos os aspectos das respostas imunes inatas e específicas. Isso inclu a atração e estimulação de mais macrófagos e células NK, o que promove a ação de linfócitos T citotóxicos e o desenvolvimento de linfócitos B selecionados. Uma citocina essencial produzida por linfócitos T auxiliares para estimular macrófagos, células NK, células citotóxicas e linfócitos B é a **interleucina 2**.

A coestimulação por células que apresentam o antígeno específico para os linfócitos T citotóxicos selecionados também é necessária para a ativação completa dessas células citotóxicas. Os linfócitos T citotóxicos ativados também sofrem várias mitoses para o aumento numérico do clone selecionado. Além disso, geram um subconjunto de células de memória (**linfócitos T_C de memória**). As células citotóxicas ativadas (células assassinas) destroem as células portadoras do antígeno para o qual foram selecionadas. O contato físico e a ligação entre as células portadoras do antígeno e os linfócitos T citotóxicos são necessários para a destruição das células portadoras de antígeno (ver Figura 16.1), realizada pelas secreções dos linfócitos T citotóxicos, inclusive de perforina, para o rompimento da membrana da célula portadora de antígeno.

Origem, desenvolvimento e residência dos linfócitos

Assim como todos os leucócitos são, a princípio, derivados de células-tronco pluripotentes que subsequentemente se tornaram células-tronco linfoides na medula óssea (ver Figura

15.1), as três classes gerais de linfócitos (linfócitos B, linfócitos T e células NK) são derivadas de células-tronco linfoides.

A diferenciação de células-tronco linfoides nos tipos de linfócitos maduros começa cedo, durante o desenvolvimento embrionário. As células destinadas a se tornar linfócitos T deixam a medula óssea e viajam para o *timo*, onde são estimuladas por secreções chamadas de **hormônios tímicos**. Esses não são hormônios clássicos, já que são produzidos no timo e os linfócitos devem chegar até o órgão para serem estimulados. Os hormônios do timo orientam o desenvolvimento dos linfócitos para que se tornem linfócitos T. Como parte do desenvolvimento no timo, apenas linfócitos T capazes de reconhecer antígenos estranhos sobrevivem. Os linfócitos T selecionados que deixam o timo povoam as estruturas linfoides de todo o corpo, inclusive tonsilas, linfonodos, baço e coleções de linfócitos na parede intestinal. Essas estruturas são responsáveis pela produção de linfócitos T em animais adultos (discutida mais adiante).

As células-tronco linfoides destinadas a se tornar linfócitos B também sofrem diferenciação durante o desenvolvimento embrionário. Nas aves, as células linfoides destinadas a serem linfócitos B deixam a medula óssea e seguem para a bursa de Fabricius, que é semelhante ao timo, mas está associada ao sistema digestório. Aqui, as células sofrem maturação e seleção de maneira similar à que ocorre com os linfócitos pré-T no timo. Os linfócitos B maduros que saem da bursa das aves também povoam as estruturas linfoides periféricas, que produzem os linfócitos B em aves adultas. Um órgão de função equivalente à bursa não foi identificado em mamíferos. Acredita-se que os linfócitos B amadureçam na medula óssea mamífera e a deixem para povoar as estruturas linfoides periféricas. Como nos linfócitos T, as estruturas linfoides periféricas produzem linfócitos B em animais adultos. É provável que o desenvolvimento de células NK ocorra de maneira similar ao dos linfócitos B.

Imunidade ativa e imunidade passiva

A imunidade ativa é um estado de imunidade a um antígeno específico obtido pela resposta do próprio sistema imune. A imunidade ativa pode ser composta por respostas humorais e celulares. A imunidade passiva é um estado de imunidade temporária por meio da transferência de imunoglobulinas ou linfócitos T de um animal com imunidade ativa para outro que não encontrou o antígeno em questão. Essa forma de imunidade passiva é temporária, porque imunoglobulinas e/ou linfócitos T são degradados ou destruídos ao longo do tempo. A imunidade passiva é importante em recém-nascidos que aproveitam a imunidade da mãe enquanto seu próprio sistema imune é muito imaturo para conferir a imunidade ativa.

Vigilância imunológica

As células NK e os linfócitos T citotóxicos (células assassinas) reconhecem e destroem células com antígenos estranhos em suas membranas. As **células tumorais** apresentam antígenos de superfície que não estão presentes nas células normais e, portanto, podem ser reconhecidas como estranhas. Acredita-se que o desenvolvimento de células tumorais ocorra de modo rotineiro, mas essas células logo são reconhecidas e destruídas pelas células assassinas que reconhecem os antígenos anormais. Esse processo de reconhecimento e destruição é denominado **vigilância imunológica**. Os tumores clinicamente evidentes surgem quando essa vigilância é inadequada.

Sistema linfático

O *sistema linfático* é composto pelos tecidos linfoides (p. ex., linfonodos, nódulos linfáticos e baço) e os vasos linfáticos distribuídos por todo o corpo (Figura 16.2). Esse sistema drena o excesso de fluido do tecido intersticial (chamado de *linfa* no interior do sistema linfático) e é uma estrutura para a circulação, produção e maturação de células imunes. A função de drenagem do fluido tecidual pelo sistema linfático aumenta a circulação venosa e, portanto, auxilia no controle das pressões do fluido intersticial e na manutenção da pressão oncótica normal no espaço extravascular. O sistema linfático também é um componente importante da defesa imunológica do corpo, já que o movimento da linfa é responsável pelo contato de microrganismos e outras substâncias estranhas com as células do sistema imune.

O tecido linfoide é composto por acúmulos de linfócitos aprisionados nos espaços entre as fibras do tecido conjuntivo reticular. O tecido linfoide pode ser difuso em algumas regiões (como nas mucosas), formar nódulos (como na submucosa intestinal) ou ser encapsulado em órgãos específicos, como os linfonodos, o baço, o timo e as tonsilas. Os vasos linfáticos e os tecidos são dispostos de modo que o fluido tecidual seja exposto a agregados de células imunes que o examinam em busca de células e substâncias estranhas, auxiliando no controle da infecção.

Vasos linfáticos

Os vasos linfáticos constituem um caminho unidirecional que se assemelha ao sistema venoso e, por fim, desemboca na veia cava cranial ou em alguns de seus ramos. Os menores vasos linfáticos têm ponta cega entre as células dos tecidos, são denominados **capilares linfáticos** e coletam o fluido tecidual não absorvido pelo sistema venoso. Ao entrar nos vasos linfáticos, o fluido tecidual é conhecido como *linfa*, que é composta pelo fluido originalmente derivado do sangue, de várias células sanguíneas e, às vezes, de microrganismos. Os vasos linfáticos levam a linfa de volta para as grandes veias do coração.

Linfonodos

Os *linfonodos* são estruturas distintas de tecido linfoide espalhados ao longo dos vasos linfáticos. Os linfonodos filtram a linfa e são uma das primeiras defesas contra a infecção, já que abrigam linfócitos, plasmócitos e macrófagos.

Cada linfonodo é envolto por uma cápsula de tecido conjuntivo que envia numerosas **trabéculas** para a subs-

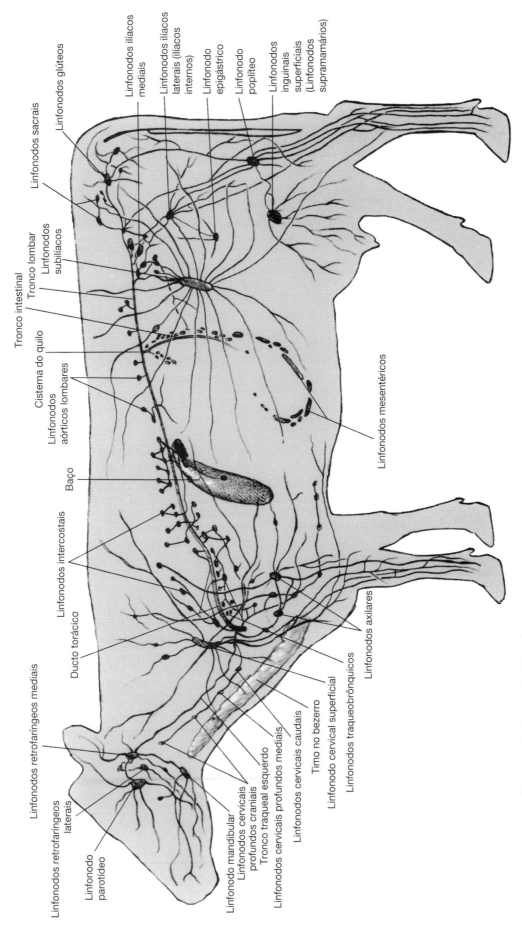

Figura 16.2 Sistema linfático bovino. *Fonte:* McCracken e Kainer, 1999. Reproduzida, com autorização, de John Wiley & Sons, Inc.

tância da estrutura (Figura 16.3). O linfonodo é dividido em **córtex**, **paracórtex** e **medula**, com grandes números de linfócitos e macrófagos em todos os três. Os linfócitos do córtex estão dispostos em nódulos (Figura 16.3). Os grupos de coloração escura são os **nódulos primários**, e os grupos de coloração clara são os **nódulos secundários**. Os nódulos secundários são áreas de proliferação rápida de linfócitos B e, por isso, sua porção central é chamada de **centro germinativo**. O paracórtex, abaixo do córtex, é povoado principalmente por linfócitos T e células dendríticas.

Os linfócitos da porção medular do linfonodo são dispostos em **cordões medulares**, e não nódulos. Esses cordões tendem a ser acúmulos principalmente de **plasmócitos**.

Logo abaixo da cápsula do linfonodo, há um espaço, o **seio subcapsular**, que se comunica com outros seios do córtex e da medula. A linfa liberada pelos vasos linfáticos aferentes entra no seio subcapsular e é lentamente filtrada pelo córtex e pela medula, até emergir no **hilo** do linfonodo, onde os vasos sanguíneos e os nervos entram e os vasos linfáticos eferentes saem do órgão, carregando a linfa filtrada. Essa disposição é ideal para a apresentação dos antígenos coletados no fluido tecidual às células imunes.

Curiosamente, a arquitetura histológica do linfonodo suíno é oposta à observada em outras espécies, com os nódulos nas regiões centrais e cordões medulares na periferia do órgão. O fluxo da linfa também é inverso e os vasos aferentes entram no hilo, o fluido é filtrado pelo tecido linfático e emerge na cápsula.

Os linfonodos estão espalhados por todo o corpo e, de modo geral, seu número e localização são bastante consistentes em uma determinada espécie (Tabela 16.2). Por conveniência, grupos de linfonodos relacionados são chamados de **linfocentros**. A condição de um linfonodo normalmente reflete a saúde da área da qual recebe a linfa. Em caso de infecção de uma área específica, seus linfonodos tendem a apresentam aumento de volume à medida que os centros germinativos começam a produzir mais linfócitos em resposta aos antígenos liberados no linfonodo. Um cavalo com **garrotilho**, uma infecção bacteriana da cavidade nasal e da faringe, por exemplo, apresenta aumento de volume dos linfocentros mandibular e retrofaríngeo. Os linfonodos desses locais recebem vasos aferentes da cavidade nasal, da boca e da faringe.

Células neoplásicas (cancerosas) podem se espalhar pelo corpo por meio dos vasos linfáticos. Essa disseminação é denominada **metástase**. Em caso de remoção cirúrgica de um tumor (câncer), também pode ser necessário retirar os linfonodos regionais que drenam a área acometida, para evitar a disseminação da doença se houver suspeita de infiltração dessas estruturas pelas células neoplásicas. Os profissionais de inspeção sanitária usam seu conhecimento do sistema linfático para determinar a condenação de uma determinada parte da carcaça. O linfonodo com aumento de volume pode indicar o acometimento infeccioso ou tumoral do tecido da região do corpo drenada por aquela estrutura, o que requer a condenação total ou parcial da carcaça.

Os **nódulos hemáticos** são pequenos órgãos linfáticos de cor vermelho-escura ou preta em bovinos e ovinos (Figura 16.4), geralmente nas partes dorsais das cavidades abdominal e torácica. São similares aos linfonodos, mas encontrados no trajeto de pequenos vasos sanguíneos, e seus seios contêm sangue.

Baço

O **baço** é um órgão linfoide associado ao sistema circulatório. Está ligado ao estômago, seja de maneira direta, por tecido conjuntivo, como em ruminantes, onde é bem aderido ao rúmen, ou pelo ligamento gastresplênico. A cápsula esplênica é espessa e rica em fibras elásticas e células musculares lisas. Extensões da cápsula, as trabéculas, penetram no interior do órgão, formando uma estrutura de tecido conjuntivo (Figura 16.5). O formato do baço varia consideravelmente de uma espécie para outra,

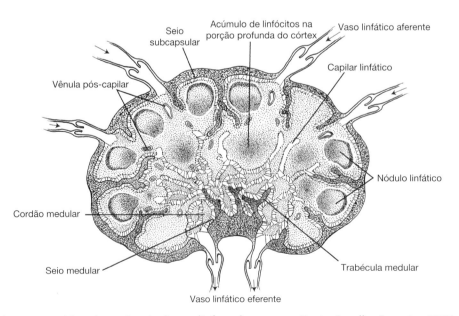

Figura 16.3 Desenho esquemático da anatomia de um linfonodo comum. *Fonte:* Eurell e Frappier, 2006. Reproduzida, com autorização, de John Wiley & Sons.

Tabela 16.2 Alguns linfonodos (linfocentros) dos bovinos.

Nome do linfonodo	Localização
Mandibular	Espaço intermandibular
Parotídeo	Rostroventral ao meato acústico externo
Retrofaríngeo	Dorsal à faringe
Cervical profundo	Dorsolateral à traqueia, divide-se em grupos cranial, medial e caudal
Cervical superficial (antigamente, pré-escapular)	Cranial à articulação do ombro
Axilar	No aspecto medial do ombro, próximo ao plexo braquial
Mediastinal	No mediastino, dividido em grupos cranial, medial e caudal
Intercostal	Entre as costelas, perto das vértebras torácicas
Esternal	Superfície profunda do esterno
Brônquico	Associado aos brônquios principais
Lombar	Grupo de linfonodos ao redor da aorta, à altura das últimas vértebras torácicas e primeiras vértebras lombares
Iliossacral	Grupo de linfonodos ao redor do final da aorta abdominal
Celíaco	Grupo de linfonodos ao redor da origem da artéria celíaca
Mesentérico cranial	Grupo de linfonodos ao redor da origem da artéria mesentérica cranial
Subilíaco (antigamente, pré-femoral)	Cranial à coxa, na região do flanco
Inguinal superficial (escrotal ou mamário)	Em machos, cranial ao anel inguinal externo; em fêmeas, parte dorsocaudal do úbere
Isquiático	Grupo de linfonodos lateral ao ligamento sacrotuberoso
Poplíteo	Caudal à articulação do joelho

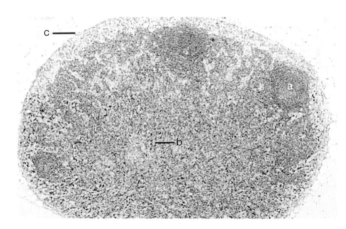

Figura 16.4 Imagem histológica de um nódulo hemático ovino. A organização geral de um nódulo hemático é similar à observada em um nódulo linfático, com uma cápsula distinta (c), mas os nódulos linfáticos (a) são escassos e os seios (b) são preenchidos por sangue. *Fonte:* adaptada de Bacha e Bacha, 2012. (Esta figura encontra-se reproduzida em cores no Encarte.)

sendo longo e delgado em suínos, oblongo em bovinos e falciforme em equinos.

O parênquima (substância) do baço é composto por **polpa vermelha** e **polpa branca** (ver Figura 16.5). A polpa vermelha tem cor vermelho-escura por estar cheia de sangue. A polpa branca é mais clara por ser formada, em grande parte, por nódulos linfáticos, que são muito semelhantes aos folículos dos linfonodos. Linfócitos B e T são encontrados em abundância na polpa branca. A associação entre os capilares sanguíneos e a polpa branca assegura que o sangue seja exposto a populações de células imunes.

Além de funções imunológicas importantes, o baço é uma área de armazenamento de hemácias, portanto, o tamanho do baço varia de tempos em tempos, mesmo em um determinado indivíduo, assim como entre espécies, dependendo do número de hemácias no órgão em dado momento. O baço é também um local importante onde as hemácias (velhas e desgastadas) são removidas da circulação, metabolizadas e seu ferro é armazenado. Essas funções relacionadas ao sangue estão associadas à polpa vermelha do parênquima esplênico. Embora o baço seja um órgão útil, não é essencial em adultos, já que todas as suas funções podem ser exercidas por outros órgãos. O baço pode ser removido (***esplenectomia***) sem prejuízo significativo para um animal maduro.

Timo

O ***timo*** é um órgão de animais imaturos e sofre involução na puberdade, embora nunca desapareça por completo. É cranial ao coração, com porções que se estendem ao longo da traqueia cranial até a área cervical ventral. O tecido conjuntivo do timo forma uma rede areolar solta que divide o órgão em lóbulos macroscopicamente visíveis. A histologia revela córtex e medula distintos, compostos por acúmulos de linfócitos (aqui, chamados de ***timócitos***). Os linfócitos embrionários sofrem diferenciação no timo e deixam o órgão para povoar os muitos outros tecidos linfáticos do corpo.

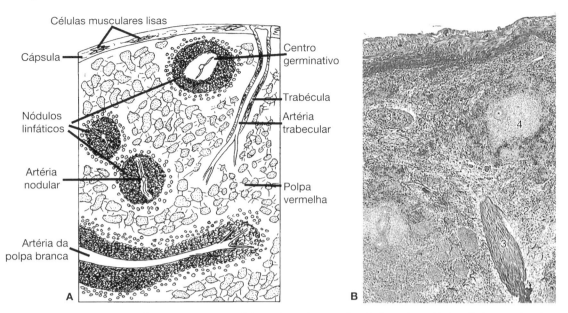

Figura 16.5 A. Desenho esquemático da anatomia interna básica de um baço suíno. **B.** Corte histológico do baço suíno demonstrando a cápsula (1), a polpa vermelha (2), uma trabécula (3) e uma bainha linfática periarterial (4) com uma artéria central (*). *Fonte:* figura esquemática adaptada de Reece, 2005. Imagem histológica adaptada de Bacha e Bacha, 2012. (A figura **B** encontra-se reproduzida em cores no Encarte.)

Tonsilas

No sentido mais tradicional, a ***tonsila*** é um agregado não encapsulado de nódulos linfáticos associados à mucosa faríngea. Esses agregados não apresentam vasos linfáticos aferentes. Em vez disso, dependem de sua proximidade com a superfície epitelial para fazer contato com os antígenos. Muitas tonsilas são caracterizadas por invaginações profundas em suas superfícies epiteliais, chamadas de ***criptas***, e acredita-se que essas criptas aumentem a área superficial para contato com o tecido linfático. Embora a palavra *tonsila* geralmente seja reservada para os órgãos linfáticos associados à faringe, elementos histológicos idênticos são encontrados nas mucosas do prepúcio e da vagina e na submucosa do sistema digestório.

17 Anatomia do Sistema Cardiovascular

Coração, 233
   Pericárdio, 233
   Anatomia cardíaca, 234
Vasos, 236
   Vasos sanguíneos, 236
   Vasos linfáticos, 236
Circulação pulmonar, 237
Circulação sistêmica, 237
   Aorta, 237

Distribuição arterial para a cabeça, 238
Distribuição arterial para o membro torácico, 239
Distribuição arterial para o membro pélvico, 240
Veias, 240
   Veia cava cranial, 241
   Veia cava caudal, 241
   Sistema porta, 241
Circulação fetal, 241

Objetivos de aprendizagem

- Definir e ser capaz de explicar a importância dos termos destacados em *negrito e itálico* neste capítulo
- Descrever as características internas e externas do coração, explicando o fluxo normal de sangue pelas câmaras e valvas
- Descrever a anatomia do pericárdio
- Diferenciar artérias, veias e capilares e explicar como sua anatomia reflete suas várias funções no transporte do sangue
- Explicar a natureza e a função dos vasos linfáticos
- Identificar as principais artérias do sistema circulatório sistêmico, indicando as partes do corpo supridas por elas
- Identificar as principais veias do sistema circulatório sistêmico
- Descrever o sistema porta hepático
- Comparar e contrastar a circulação fetal e o padrão estabelecido após o nascimento. Indicar os locais das derivações das estruturas fetais em relação à vasculatura pulmonar e hepática. Descrever os eventos associados ao nascimento que alteram o padrão de fluxo sanguíneo para a configuração adulta.

O sistema cardiovascular é composto pelo *coração* e por um sistema de vasos que distribui o sangue para os tecidos do corpo e os pulmões, para a troca gasosa (Figura 17.1). Independentemente de o sangue ser ou não oxigenado,

os vasos que o levam para longe do coração são chamados de *artérias* e os vasos que o transportam para o coração são denominados *veias*. A circulação para os pulmões (*circulação pulmonar*) é funcional e anatomicamente separada da circulação para o restante do corpo (*circulação sistêmica*). Conceitualmente, o coração pode ser considerado duas bombas distintas alojadas no mesmo órgão: uma é a bomba de baixa pressão para direcionamento do sangue que retorna do corpo para os pulmões (ou seja, a circulação pulmonar) e a outra é a bomba de alta pressão que distribui o sangue para a circulação sistêmica.

Coração

O coração é uma estrutura muscular cônica e oca. A *base* fica em sentido dorsal a craniodorsal e é fixa a outras estruturas torácicas por grandes artérias, veias e saco pericárdico. O *ápice* do coração está em direção ventral e e totalmente livre dentro do saco pericárdico. No animal vivo, o coração gira de modo que seus lados direito e esquerdo fiquem um tanto cranial e caudal, respectivamente, um ao outro (Figura 17.2).

Pericárdio

O coração é parcialmente cercado por uma membrana serosa chamada de *pericárdio*. O pericárdio, como outros tecidos serosos (pleura e peritônio), cria uma cavidade fechada (o

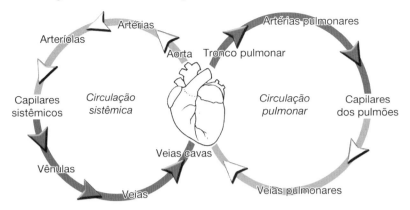

Figura 17.1 Esquema do sistema circulatório. O sangue oxigenado é indicado pelas setas vazadas; o sangue desoxigenado é indicado pelas setas cheias.

espaço pericárdico), que possui uma pequena quantidade de fluido para permitir o movimento sem atrito do coração ao bater. O coração é invaginado no pericárdio de maneira similar a um punho em um balão inflado (ver Figura 1.9). Essa disposição faz com que o pericárdio tenha duas camadas distintas (ver Figura 17.2). A camada interna, intimamente aderida à superfície externa do coração, é chamada de ***pericárdio visceral*** ou ***epicárdio***. A camada externa, denominada ***pericárdio parietal***, é contínua à camada visceral na base do coração e reforçada por uma camada fibrosa superficial (o ***pericárdio fibroso***), que, por sua vez, é recoberta por uma camada de pleura mediastinal (também conhecida como pleura pericárdica). O pericárdio parietal, o pericárdio fibroso e a pleura mediastinal formam o ***saco pericárdio***, macroscopicamente identificado como um tecido delgado, mas resistente, ao redor do coração.

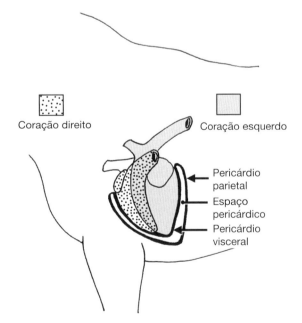

Figura 17.2 Orientação do coração no tórax. O lado direito do coração é mais cranial do que o esquerdo. A superfície do coração é coberta pelo pericárdio visceral, separado do pericárdio parietal pelo espaço pericárdico. O pericárdio parietal é preso por tecido fibroso à pleura pericárdica sobreposta (não mostrada). Essas três camadas constituem o saco pericárdio.

Nos bovinos, o ápice do coração encosta na cúpula do diafragma, e o retículo, na cavidade abdominal, repousa no lado caudal do diafragma. Objetos metálicos pontiagudos (principalmente pedaços de arame) deglutidos tendem a se acumular no retículo. As contrações desse órgão podem fazer com que esses corpos estranhos penetrem no diafragma adjacente e no saco pericárdico, provocando uma infecção do saco pericárdico chamada de *pericardite traumática*, a manifestação da *reticuloperitonite traumática*. Os tecidos do pericárdio sofrem espessamento e há acúmulo de fluido no interior do saco pericárdico, o que leva ao desenvolvimento de insuficiência cardíaca nos bovinos acometidos. A reticuloperitonite traumática pode ser evitada pela administração de um ímã por via oral. O ímã, que tende a permanecer no retículo, atrai os objetos metálicos engolidos e impede sua migração pela parede do pré-estômago.

Anatomia cardíaca

A parede do coração apresenta três camadas: um revestimento seroso delgado e externo, conhecido como ***epicárdio***; um revestimento endotelial delgado e interno, o ***endocárdio***; e uma camada muscular espessa, denominada ***miocárdio***.

O epicárdio é a camada visceral do pericárdio. O endocárdio é uma camada de células endoteliais escamosas simples que cobre as cavidades do coração e as valvas cardíacas, além de ser contínua com o revestimento dos vasos sanguíneos. O miocárdio é o músculo cardíaco e foi descrito no Capítulo 9.

O coração é dividido em lados direito e esquerdo, que correspondem aos sistemas de baixa pressão (circulação pulmonar) e alta pressão (circulação sistêmica) já mencionados. Cada lado tem duas câmaras: (1) um ***átrio***, que recebe sangue das grandes veias e se contrai para se encher; (2) um ***ventrículo***, que bombeia o sangue do coração para uma grande artéria (Figuras 17.3 e 17.4). Os átrios são câmaras de paredes finas e cada um tem um apêndice, a ***aurícula***.

O miocárdio dos ventrículos, que bombeiam o sangue de volta para os leitos vasculares, é muito mais espesso do que o dos átrios. A parede do ventrículo esquerdo também é mais espessa do que a parede do ventrículo direito.

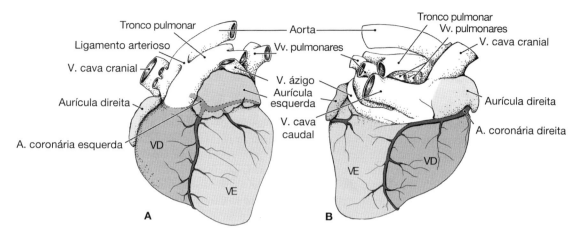

Figura 17.3 A. Face auricular do coração suíno. Este é o lado do coração que está voltado para a parede torácica esquerda. **B.** Face atrial do coração suíno. Este é o lado do coração que está voltado para a parede torácica direita. A., artéria; VE, ventrículo esquerdo; VD, ventrículo direito; V., veia; Vv., veias.

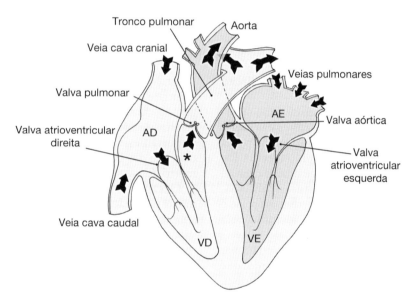

Figura 17.4 Anatomia interna do coração. As setas descrevem a direção do fluxo sanguíneo. O asterisco indica o cone arterial do ventrículo direito. O coração direito (à esquerda) recebe o sangue desoxigenado do corpo e o envia para os pulmões. O coração esquerdo (à direita) recebe o sangue oxigenado dos pulmões e o envia para o restante do corpo. AE, átrio esquerdo; VE, ventrículo esquerdo; AD, átrio direito; VD, ventrículo direito.

O sangue ejetado pela contração do lado esquerdo está sob pressão mais alta do que o sangue ejetado pelo ventrículo direito. O ventrículo direito não chega ao ápice do coração, que é formado inteiramente pelo ventrículo esquerdo, mais musculoso. O miocárdio entre as duas câmaras é chamado de **septo ventricular**.

Entre o átrio e o ventrículo de cada lado há uma **valva atrioventricular** ou **valva A-V** (ver Figura 17.4). A valva A-V esquerda é também conhecida como **valva bicúspide**, porque, em seres humanos, tem dois folhetos, ou cúspides, distintos. Outro sinônimo bastante usado é **valva mitral**, por sua semelhança com a mitra de bispos, um chapéu com duas pontas. A valva A-V direita é também denominada **valva tricúspide** porque, em seres humanos, tem três folhetos ou cúspides. Os folhetos finos da valva são fixados na parede interna do ventrículo em sua junção com o átrio. As margens livres da cúspide são presas ao interior da parede ventricular por cordões fibrosos, as **cordas tendíneas**. As cordas tendíneas se ligam a pequenas protrusões musculares, chamadas de **músculos papilares**, que se projetam até o lúmen dos ventrículos. Essas cordas tendíneas impedem que a valva A-V se everta no átrio durante a contração do ventrículo e seu fechamento, forçando o sangue contra o lado ventricular da valva (Figura 17.5A).

Cada trato de saída ventricular apresenta uma **valva semilunar** que assegura o fluxo de sangue apenas do ventrículo para a artéria e não na direção oposta. As valvas semilunares têm três folhetos curvos, cujo lado convexo está voltado para o ventrículo (Figura 17.5B). A **valva aórtica** repousa na junção entre o ventrículo esquerdo e a aorta;

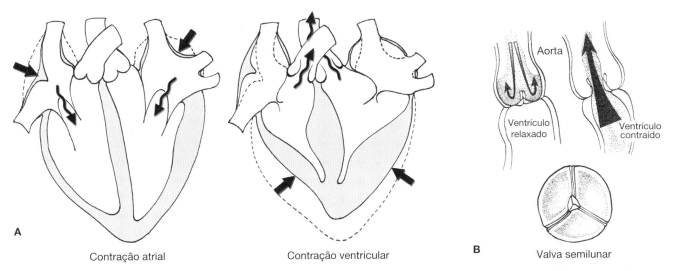

Figura 17.5 Valvas cardíacas. **A.** Função das valvas A-V. Durante o relaxamento do ventrículo (à esquerda), a valva se abre para permitir que o sangue flua do átrio para o ventrículo (*seta*). Durante a contração ventricular (à direita), as cúspides da valva são forçadas a fechar. As cordas tendíneas impedem que as margens da valva evertam no interior do átrio. **B.** Valva semilunar. Vista de cima, a valva é formada por três cúspides curvas. Durante o relaxamento do ventrículo, a maior pressão dentro do vaso fecha a valva. Quando o ventrículo se contrai, as cúspides se separam e o sangue flui pela valva (*seta*).

a **valva pulmonar** está na junção entre o ventrículo direito e o tronco pulmonar.

O sangue que volta ao coração pela circulação sistêmica chega ao átrio direito pelas **veias cavas cranial** e **caudal**. Do átrio direito, esse sangue desoxigenado passa pela valva A-V direita e entra no ventrículo direito. Do lado direito, o ventrículo direito envolve o lado cranial do coração e termina como uma estrutura afunilada, o **cone arterial** (***conus arteriosus***). O cone arterial é a origem do tronco pulmonar, do qual é dividido pela valva pulmonar.

Imediatamente distal à valva pulmonar, o tronco pulmonar se divide em **artérias pulmonares** direita e esquerda, que levam o sangue desoxigenado para os respectivos pulmões.

Uma quantidade variável de **veias pulmonares** devolve o sangue dos pulmões para o átrio esquerdo. Do átrio esquerdo, o sangue passa pela valva A-V esquerda e chega ao ventrículo esquerdo de paredes grossas. O ventrículo esquerdo bombeia o sangue, que atravessa a valva aórtica e chega à **aorta**. A aorta e seus ramos levam o sangue oxigenado para todas as partes do corpo.

Vasos

Vasos sanguíneos

Os vasos sanguíneos lembram os galhos de uma árvore, já que as **artérias** começam como vasos grandes e se dividem em ramos cada vez menores. As menores artérias são as **arteríolas**, que são contínuas aos menores vasos sanguíneos, os **capilares**. Os capilares se unem e formam pequenas **vênulas**, que se juntam para constituir **veias** cada vez maiores. As veias maiores (veia cava cranial e veia cava caudal) desembocam nos átrios do coração (ver Figura 17.1).

Artérias e arteríolas são estruturas tubulares que levam o sangue para longe do coração. Como todos os vasos sanguíneos, elas são revestidas por endotélio. As paredes das artérias tendem a ser espessas e elásticas, propriedades importantes na manutenção da pressão arterial. O músculo liso das paredes das artérias menores controla o diâmetro desses vasos.

Os capilares são pequenos tubos compostos quase inteiramente por endotélio, uma continuação do epitélio escamoso simples que reveste o coração e os vasos sanguíneos. Esses vasos de paredes finas são grandes o suficiente para acomodar uma única fileira de hemácias. A parede atua como uma membrana semipermeável que permite a saída de água, oxigênio e nutrientes do sangue para as células do tecido e a entrada de produtos residuais das células do tecido no sangue. Grande parte do fluido que sai dos capilares para os espaços teciduais volta mais uma vez para o sangue, atravessando as paredes dos capilares. Parte do fluido permanece nos tecidos e seu excesso é normalmente removido pelos vasos linfáticos.

Os capilares se unem para formar vênulas, que se fundem em veias cada vez maiores. As veias apresentam diâmetro maior do que as artérias paralelas, mas suas paredes são muito mais finas. A pressão arterial venosa tende a ser baixa. A contração dos músculos esqueléticos nos membros e no tronco aperta as veias de paredes finas, auxiliando o fluxo de sangue venoso de volta para o coração. Há válvulas, geralmente com duas cúspides, espalhadas em intervalos irregulares nos sistemas venoso e linfático. Essas válvulas geralmente são encontradas onde duas ou mais veias se unem para formar uma veia maior. As válvulas asseguram o fluxo unidirecional de sangue venoso para o coração.

Vasos linfáticos

As paredes dos capilares são finas o suficiente para permitir o escape de fluidos, assim como nutrientes e gases, para os espaços entre as células dos tecidos. Parte desse fluido extracelular (ECF) não retorna para o espaço vascular, mas é coletado por vasos linfáticos de paredes finas. Os vasos linfáticos se assemelham a veias, pois contêm numerosas válvulas que permitem o fluxo apenas para o coração. Os menores vasos linfáticos são estruturas capilares cegas que começam nos espaços intercelulares, onde coletam o fluido extracelular. O fluido no interior dos vasos linfáticos, chamado de *linfa*, é transportado para vasos linfáticos cada vez maiores e, por fim, chega à veia cava cranial ou um de seus afluentes. Os *troncos traqueais*, dois grandes vasos linfáticos que drenam a cabeça e o pescoço, geralmente terminam nas veias jugulares. A linfa da metade caudal do corpo chega ao grande *ducto torácico* (pode haver um ou dois), que atravessa a cavidade torácica adjacente à aorta e despeja sua linfa na veia cava cranial.

O movimento da linfa é impulsionado principalmente pela gravidade ou pela mudança das pressões das estruturas adjacentes. A contração de um músculo, por exemplo, exerce pressão sobre os vasos linfáticos adjacentes e força a linfa em direção ao coração, já que as válvulas impedem o refluxo. A linfa é filtrada por estruturas nodulares chamadas de linfonodos (ver Capítulo 16), disseminadas pelo trajeto da maioria dos vasos linfáticos.

Circulação pulmonar

A circulação pulmonar é a parte do sistema vascular responsável pelo fluxo de sangue nos pulmões (ver Figura 17.1). O sangue desoxigenado é enviado para o sistema pulmonar pela contração do ventrículo direito. Depois de atravessar o tronco pulmonar, o sangue entra na artéria pulmonar direita para ir para o pulmão direito e na artéria pulmonar esquerda para ir para o pulmão esquerdo. Cada artéria pulmonar se subdivide em *artérias lobares*, que suprem os lobos dos pulmões. As artérias lobares se subdividem muitas vezes e, por fim, formam arteríolas que suprem os extensos leitos capilares dos pulmões, onde ocorre a troca gasosa (ver Capítulo 19). Depois de passar pelo leito capilar dos pulmões, o sangue volta para as veias pulmonares, geralmente em mesmo número que lobos pulmonares. Após a saída dos pulmões, essas veias pulmonares enviam o sangue oxigenado para o átrio esquerdo, completando a circulação pulmonar.

A troca gasosa faz com que a cor do sangue mude do marrom-azulado do sangue desoxigenado para o vermelho-brilhante do sangue oxigenado. No adulto, a circulação pulmonar é o único local em que há sangue desoxigenado nas artérias (que, por definição, transportam o sangue para longe do coração) e sangue oxigenado nas veias (que devolvem o sangue para o coração).

Circulação sistêmica

A circulação sistêmica é o movimento do sangue oxigenado para todas as áreas do corpo e o retorno do sangue desoxigenado para o coração (ver Figura 17.1). As descrições dos vasos sanguíneos da circulação sistêmica mostradas a seguir são baseadas principalmente em equinos, embora os vasos principais originários da aorta sejam comuns a todas as espécies domésticas (Figura 17.6). Obviamente, nos animais com sistemas digestórios diferentes, como os ruminantes, e naqueles com mais de um dígito por membro, a disposição das artérias e veias é um pouco distinta e associada a sua anatomia específica.

Aorta

▶ **Arco aórtico.** O ventrículo esquerdo recebe sangue oxigenado do átrio esquerdo e bombeia o sangue para a circulação sistêmica por meio da maior artéria, a *aorta*. A valva aórtica, na junção entre o ventrículo esquerdo e a aorta, impede o refluxo do sangue da aorta para o ventrículo esquerdo durante o relaxamento dessa estrutura.

A aorta dá origem a dois grandes vasos na região imediatamente distal à valva aórtica. Esses vasos são as *artérias coronárias* direita e esquerda, responsáveis pelo suprimento de sangue arterial para o músculo cardíaco (*miocárdio*) em si. A maior parte do sangue venoso do miocárdio volta para o átrio direito pelas *veias coronárias*, que desembocam diretamente no átrio direito pelo *seio coronário*, adjacente à abertura da veia cava caudal.

Depois de emergir da base do coração, o *arco aórtico* continua em sentido dorsal e, em seguida, caudal, imediatamente ventral aos corpos das vértebras torácicas. A aorta continua como a *aorta torácica* até passar pelo hiato aórtico do diafragma e se tornar a *aorta abdominal*. Artérias que suprem a cabeça, o pescoço e os membros torácicos são ramificações do arco aórtico.

Em equinos e ruminantes, o arco aórtico dá origem a um único *tronco braquiocefálico*, cujos muitos ramos distribuem sangue para a metade cranial do corpo. O padrão preciso dos principais ramos arteriais depende da espécie, mas, de modo geral: (1) o principal suprimento sanguíneo para os membros torácicos é feito pelas *artérias subclávias* direita e esquerda; (2) os *troncos costocervicais* direito e esquerdo são responsáveis pelo suprimento arterial para as regiões do pescoço e da parede torácica cranial; e (3) as *artérias carótidas comuns* direita e esquerda, uma importante fonte de sangue para a cabeça e o cérebro, surgem juntas e são originárias de um único *tronco bicarotídeo*. Os suínos, diferentemente de outros ungulados, apresentam dois ramos do arco aórtico: (1) a artéria subclávia esquerda, que supre o membro anterior esquerdo e as partes adjacentes do tronco e do pescoço e (2) o tronco braquiocefálico, que supre regiões semelhantes do lado direito, além da cabeça e do pescoço.

▶ **Aorta torácica.** A *aorta torácica* segue em direção caudal, imediatamente ventral aos corpos vertebrais. Ao fazer isso, pares de artérias segmentares surgem de seu aspecto dorsal para suprir a parede torácica e os músculos epaxiais. Cada uma dessas *artérias intercostais* entra no espaço intercostal correspondente, emitindo um *ramo espinal* que entra no canal vertebral e supre a medula espinal e as raízes nervosas espinais. A continuação da artéria intercostal dorsal segue a borda caudal de cada costela em sentido ventral. Outros ramos da aorta torácica suprem partes do esôfago, os pulmões e o diafragma.

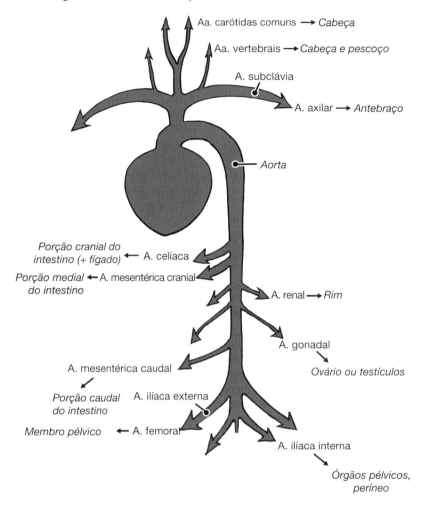

Figura 17.6 Esquema das principais artérias provenientes da aorta e das regiões do corpo que suprem. Todas as espécies apresentam este plano básico. A., artéria; Aa., artérias.

▶ **Aorta abdominal.** A aorta é chamada de *aorta abdominal* depois de atravessar o diafragma por uma abertura, o **hiato aórtico**. Ventral às últimas vértebras lombares, termina ao se dividir nas duas *artérias ilíacas externas* (que suprem os membros pélvicos) e duas *artérias ilíacas internas* (que suprem as regiões glútea e perineal). Algumas espécies apresentam uma *artéria sacral mediana*, uma pequena continuação medial da aorta que segue ventral às vértebras caudais, como a *artéria caudal mediana*. **A *veia caudal mediana* (veia da cauda) que a acompanha é bastante usada na coleta de sangue de bovinos adultos.**

A aorta abdominal dá origem a pares de *artérias lombares* (um par por vértebra lombar) em seu lado dorsal. Essas artérias suprem a parede abdominal e os músculos epaxiais, e seus *ramos espinais* suprem a medula espinal e as raízes dos nervos espinais da região lombossacra. Ramos viscerais pareados levam sangue arterial para os rins (*artérias renais*) e as gônadas (*artérias gonadais*, geralmente denominadas *artérias testiculares* ou *ovarianas*, conforme o sexo do animal). Três ramos viscerais não pareados suprem quase todas as vísceras abdominais. Eles são, de cranial a caudal, a *artéria celíaca*, a *artéria mesentérica cranial* e a *artéria mesentérica caudal*.

A *artéria celíaca* surge logo após a aorta atravessar o diafragma. Essa é uma grande artéria não pareada que supre o estômago (*artéria gástrica esquerda*), o baço (*artéria esplênica*) e o fígado (*artéria hepática*). O padrão exato de ramificação dessa artéria depende principalmente do tipo de estômago. Nos ruminantes, a distribuição da artéria celíaca é muito mais complexa do que nos animais monogástricos.

A *artéria mesentérica cranial* é imediatamente caudal à artéria celíaca. Essa grande artéria não pareada se ramifica em várias artérias menores, que levam sangue para a maior parte do intestino delgado e do intestino grosso. A quantidade e a distribuição dos ramos da artéria mesentérica cranial variam entre as espécies.

A parte caudal do intestino grosso e o reto recebem sangue de uma artéria não pareada, relativamente pequena, a *artéria mesentérica caudal*.

Distribuição arterial para a cabeça

A maioria das estruturas da face, da cabeça e do pescoço cranial é suprida pelas *artérias carótidas comuns* direita e esquerda, que seguem em sentido cranial em uma bainha de tecido conjuntivo com o tronco vagossimpático do mesmo lado (Figura 17.7A). Essa **bainha carotídea** repousa em um sulco dorsolateral à traqueia. Ramos das artérias carótidas comuns suprem a tireoide e a laringe. Na região da laringe, a artéria carótida comum dá origem à **artéria carótida interna**, uma fonte importantíssima de sangue para o cérebro. A continuação da artéria carótida comum é a **artéria carótida externa**, cujos muitos ramos suprem a face, a língua e as estruturas das cavidades oral e nasal. A **artéria facial** pode ser usada para aferir o pulso ao passar pela mandíbula.

As artérias carótidas internas ou suas derivadas entram em um anel vascular anastomótico na base do cérebro, chamado de **círculo arterial cerebral** (antigamente denominado círculo de Willis) (Figura 17.7B). O círculo arterial cerebral dá origem a artérias que suprem principalmente os hemisférios cerebrais. Áreas mais caudais do cérebro, do tronco cerebral e do cerebelo recebem a maior parte do suprimento sanguíneo dos ramos da **artéria basilar**. Essa artéria ventral única é formada pela união das **artérias vertebrais** direita e esquerda. As artérias vertebrais robustas ascendem de sua origem no tórax, correm ao lado das vértebras cervicais, entram no forame magno do crânio e ali se fundem para formar a artéria basilar (em direção rostral) e a **artéria espinal ventral** (em sentido caudal).

Distribuição arterial para o membro torácico

As artérias subclávias direita e esquerda seguem o mesmo trajeto de cada lado do corpo e emitem ramos semelhantes. No tórax, cada artéria subclávia dá origem a vários ramos, que levam o sangue para a porção caudal do pescoço, grande parte da parede torácica e a região dorsal do ombro. A artéria subclávia segue cranial à primeira costela ipsilateral e chega à axila do membro torácico, onde é chamada de **artéria axilar**. A artéria axilar entra no membro, passa a ser denominada **artéria braquial** na região do braço e, então, **artéria mediana** ao continuar distal ao cotovelo. O maior ramo terminal da artéria mediana dos equinos é a **artéria palmar medial**, que segue distalmente do metacarpo ao boleto, onde se divide em **artérias digitais** medial e lateral (Figura 17.8). Nos ruminantes, a artéria mediana continua na mão como a **artéria digital comum palmar**. Seus ramos,

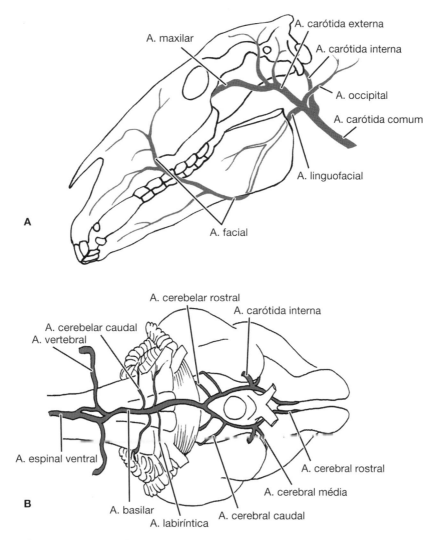

Figura 17.7 Suprimento de sangue para a cabeça e o cérebro. **A.** A artéria carótida comum se ramifica na grande artéria carótida externa, que supre a maior parte da cabeça, e na artéria carótida interna, que entra no crânio para suprir o cérebro. **B.** Aspecto ventral do cérebro. O suprimento de sangue arterial chega pelas artérias vertebrais pareadas e artérias carótidas internas. A., artéria.

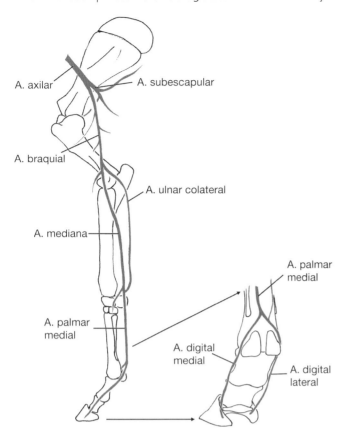

Figura 17.8 Suprimento arterial para o membro torácico equino, aspecto medial. A., artéria.

como **artéria metatársica maior**), seguindo pelo aspecto lateral do pé no sulco entre o osso do canhão e o metatarso acessório. Por fim, chega ao aspecto plantar da porção distal do canhão, passando por baixo do metatarso acessório. No boleto equino, se divide em **artérias digitais** medial e lateral (Figura 17.9). Nos ruminantes, a artéria pedal dorsal continua distalmente no aspecto dorsal do pé. O lado plantar é suprido por uma continuação da **artéria safena**, um ramo medial da artéria femoral. Os ramos dessas artérias, por fim, dão origem às artérias nos lados axial e abaxial de cada um dos dois dedos responsáveis pela sustentação do peso.

Veias

Com algumas exceções notáveis, as veias acompanham as artérias de mesmo nome. Essas veias "satélites" são sempre maiores do que suas respectivas artérias e, de modo geral, são duplicadas. A artéria braquial que transporta sangue para o antebraço e para o dedo, por exemplo, pode ser acompanhada por duas ou mais veias braquiais, que levam o sangue de volta para o coração. Algumas veias são superficiais, visíveis nos tecidos subcutâneos, e são bastante interessantes, já que podem ser acessadas por **punção venosa** (introdução de uma agulha em uma veia). Como

junto a continuações distais de outras artérias do metacarpo, são as artérias digitais axiais e abaxiais a cada um dos dois dedos de sustentação de peso.

Distribuição arterial para o membro pélvico

A aorta abdominal termina perto da junção lombossacra da coluna vertebral nas duas artérias ilíacas internas (e muitas vezes em uma pequena continuação medial, a artéria sacral mediana). Cada artéria ilíaca interna e seus vários ramos suprem a região da pelve, o quadril e grande parte da genitália (períneo).

Imediatamente cranial às artérias ilíacas internas, surgem as artérias ilíacas externas, que dão origem a ramos responsáveis pelo suprimento de partes caudoventrais da parede abdominal e algumas estruturas da região inguinal (prepúcio, escroto e/ou glândula mamária). Essas grandes artérias continuam nos membros pélvicos como as **artérias femorais**. A artéria femoral desce pelo aspecto medial do membro, se ramifica nos grandes músculos da coxa e continua na região do joelho caudal como a **artéria poplítea**. Logo em seguida, a artéria poplítea se divide em **artéria tibial cranial** e **artéria tibial caudal**. A artéria tibial caudal supre os músculos da perna em si. A artéria tibial cranial é maior, passa cranialmente entre a tíbia e a fíbula e desce pelo lado cranial do membro até o jarrete. Ao repousar na superfície flexora do jarrete, esse vaso é chamado de **artéria pedal dorsal**. Nos equinos, continua em sentido distal como a artéria metatársica dorsal III (também conhecida

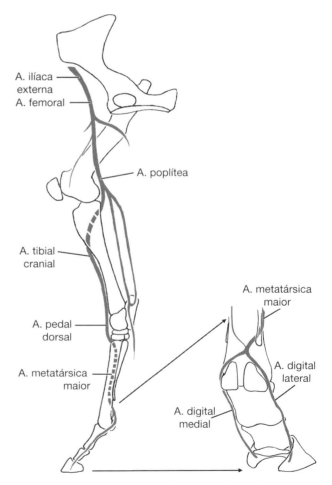

Figura 17.9 Suprimento arterial para membro pélvico equino, aspecto medial. A., artéria.

já discutido, quase todas as veias sistêmicas desembocam na veia cava cranial ou na veia cava caudal.

A veia jugular externa na porção ventral do pescoço é uma veia bastante grande e acessível na maioria dos animais de produção e, portanto, é muito utilizada para injeção de fármacos ou coleta de sangue. Nos bovinos, a veia da cauda é ocasionalmente usada e, nas fêmeas, a veia epigástrica superficial cranial, também chamada de veia do leite, pode ser acessada. As veias grandes e superficiais das margens dos pavilhões auriculares podem ser usadas em suínos (nos quais o acesso a outras veias pode ser difícil). Profissionais experientes podem coletar sangue da veia cava cranial desses animais suínos.

Veia cava cranial

A *veia cava cranial* drena a cabeça, o pescoço, os membros torácicos e parte do tórax. Entre os afluentes da veia cava cranial, estão as *veias jugulares* (interna e externa), as *veias subclávias* e as *veias vertebrais*. As veias jugulares externas drenam a face e grande parte da cabeça, enquanto as veias jugulares internas, se presentes, junto às veias vertebrais, drenam a maior parte do sangue do cérebro. Cada veia subclávia recebe sangue venoso das mesmas áreas supridas pela artéria subclávia e seus ramos (ombro, pescoço e membros torácicos). A *veia ázigo* (o adjetivo ázigo deriva do termo grego *ázigos*, que significa "ímpar") repousa adjacente à coluna vertebral e recebe as veias intercostais dispostas em segmentos. Em equinos, a veia ázigo direita termina na junção entre a veia cava cranial e o átrio direito. Os ruminantes, às vezes, apresentam veias ázigos direita e esquerda, mas é mais comum que tenham uma única veia ázigo esquerda, que desemboca diretamente no átrio direito com o seio coronário. Os suínos têm uma veia ázigo esquerda (ver Figura 17.3), que termina no seio coronário.

Veia cava caudal

A veia cava caudal é formada no abdome pela junção dos pares de *veias ilíacas internas* e *externas*. Essas veias trazem o sangue venoso das regiões glútea e perineal e dos membros pélvicos, respectivamente. A veia cava caudal também recebe as *veias lombares*, as *veias testiculares* ou *ovarianas*, as *veias renais* e várias outras de estruturas associadas às paredes corpóreas. Imediatamente caudal ao ponto em que a veia cava caudal passa pelo *forame caval* do diafragma, a veia cava caudal recebe várias *veias hepáticas* curtas diretamente do fígado.

Sistema porta

Um *sistema porta* é aquele em que um vaso se divide em leito de capilares, que se recombinam para formar outro vaso e, em seguida, volta a se dividir em um segundo leito capilar. O sistema porta hipotalâmico-hipofisário foi descrito no Capítulo 13 em relação à hipófise. Nas aves e em alguns répteis e anfíbios, parte do sangue venoso que retorna dos membros pélvicos entra nos rins para formar um sistema porta renal (ver Capítulo 30).

No *sistema porta hepático*, o sangue que passou pelos leitos capilares das vísceras é levado ao fígado por uma única veia grande, a *veia porta*, e depois é redistribuído em um segundo leito capilar no parênquima do órgão (ver Figura 17.5).

Entre os afluentes da veia porta, estão a *veia gástrica* do estômago, a *veia esplênica* do baço, as *veias mesentéricas* dos intestinos e as *veias pancreáticas* do pâncreas. A veia porta entra no fígado e imediatamente se divide em ramos cada vez menores, terminando nos *sinusoides* do fígado. Nesse local, o sangue entra em contato direto com as células hepáticas. Depois da interação com as células do fígado (ver Capítulo 21), o sangue passa dos sinusoides para o sistema venoso do órgão e, por fim, deságua na veia cava caudal.

Circulação fetal

Durante toda a gestação, o feto depende da mãe para receber os nutrientes, a água e o oxigênio necessários para seu crescimento e para eliminar o dióxido de carbono e outros resíduos do metabolismo fetal. Durante o desenvolvimento fetal, os pulmões estão colapsados e não são ventilados. Além disso, os leitos vasculares pulmonares têm alta resistência ao fluxo sanguíneo. A circulação fetal, portanto, é desviada desses leitos capilares pulmonares. Imediatamente após o nascimento, no entanto, o recém-nascido precisa direcionar o sangue pelos vasos pulmonares para a oxigenação. O coração e o sistema circulatório são dispostos de maneira tão engenhosa que a circulação cardiopulmonar pouco após o nascimento é muito diferente em comparação àquela existente logo antes da primeira respiração (Figura 17.10).

Por trocar gases, fornecer nutrientes e remover resíduos metabólicos, a placenta necessariamente recebe uma grande proporção do sangue circulante do feto.

Isso é feito pelas duas grandes *artérias umbilicais*, que se estendem da extremidade caudal da aorta abdominal, passam pelo cordão umbilical e chegam à placenta. Depois de passar pelo leito capilar da placenta, o sangue oxigenado é devolvido ao feto por uma única *veia umbilical*, que passa pelo parênquima hepático. A maior parte do sangue que retorna da placenta pela veia umbilical chega diretamente na veia cava caudal, sendo desviado dos sinusoides hepáticos por uma derivação fetal, o *ducto venoso*.

Duas características do coração fetal permitem que o sangue seja desviado da circulação pulmonar. Durante o desenvolvimento do coração, a parede entre os dois átrios forma um tipo de válvula. Essa abertura unidirecional é chamada de *forame oval*, e sua estrutura faz com que o sangue que entra no átrio direito (bem oxigenado, já que está voltando diretamente da placenta) use a válvula unidirecional do forame oval para chegar ao átrio esquerdo. Esse é o mecanismo pelo qual o sangue é desviado dos pulmões fetais.

Além disso, o fluxo de sangue do ventrículo direito para o tronco pulmonar é desviado das artérias pulmonares pelo *ducto arterioso*, um grande vaso que liga o tronco pulmonar à aorta. No feto, as pressões no lado direito do coração são maiores que as do lado esquerdo, já que a quantidade de sangue que volta dos pulmões para o lado esquerdo é relativamente pequena. Por isso, a pressão é maior no

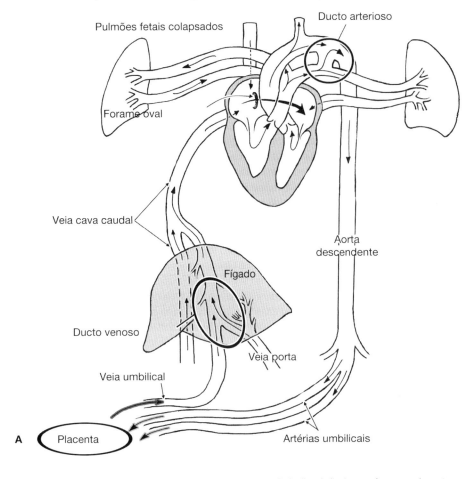

Figura 17.10 No feto (**A**), o ducto arterioso e o forame oval desviam o sangue do coração direito para o esquerdo, contornando os pulmões não inflados. O ducto venoso desvia o sangue da veia porta para a veia cava caudal, contornando a vasculatura hepática. A veia umbilical única transporta o sangue oxigenado para o feto, enquanto as artérias umbilicais pareadas trazem o sangue desoxigenado de volta à placenta. Após o nascimento (**B**), o ducto arterioso colapsa e se torna o ligamento arterioso. O ducto venoso colapsa e o sangue das vísceras flui para o fígado, o forame oval se fecha e os vasos umbilicais se tornam os ligamentos redondos. O sangue desoxigenado flui para os pulmões agora inflados e o sangue oxigenado é devolvido ao coração esquerdo.

tronco pulmonar do que na aorta e, assim, o sangue flui pelo ducto arterioso do tronco até a aorta, sendo desviado da circulação pulmonar.

Com a primeira respiração, o recém-nascido infla seus pulmões e a resistência no leito capilar pulmonar cai de maneira abrupta. O aumento da oxigenação do sangue do recém-nascido causa a constrição do ducto arterioso. Em poucos minutos, esse vaso, antes calibroso, diminuiu drasticamente. Na primeira semana de vida, o ducto arterioso se fecha por completo, tornando-se uma banda fibrosa, o **ligamento arterioso**, que pode ser macroscopicamente identificado entre o tronco pulmonar e a aorta.

Essas mudanças aumentam abruptamente o fluxo sanguíneo para os leitos capilares pulmonares, agora de baixa resistência. Esse aumento abrupto no fluxo para os pulmões aumenta o retorno do sangue para o átrio esquerdo de maneira dramática e, consequentemente, as pressões no lado esquerdo do coração são bastante elevadas. A pressão arterial maior no átrio esquerdo comprime o forame oval e o sangue não flui mais entre os dois átrios.

Em caso de não fechamento, há *persistência do ducto arterioso (PDA)*. Na PDA, há um conduto entre o tronco pulmonar de baixa pressão e a aorta de alta pressão, de onde o sangue passa para a circulação pulmonar. Isso faz com que os leitos capilares pulmonares sejam excessivamente perfundidos, a quantidade de sangue que volta para o átrio esquerdo aumenta e, assim, essa câmara cardíaca se dilata. A valva A-V esquerda é geralmente afetada pela dilatação do átrio esquerdo e permite a regurgitação do sangue. A distensão excessiva do átrio esquerdo é compensada e pode causar congestão pulmonar.

O nascimento também provoca outras modificações na circulação fora do coração e dos grandes vasos. Uma das mudanças mais óbvias é que a placenta perde seu papel como oxigenador e provedor de nutrientes. A vasculatura associada a ela (artérias e veias umbilicais) sofre colapso e se transforma em cordões fibrosos (***ligamentos redondos***), que, às vezes, são identificáveis macroscopicamente em adultos. O ducto venoso também sofre constrição. Em caso de ausência de fechamento completo do ducto venoso, o sangue que retorna das vísceras pela veia porta pode voltar à circulação sistêmica (especificamente, para a veia cava caudal) sem ser processado pelo fígado. Essa anomalia é chamada de *shunt portossistêmico* (ou, às vezes, derivação portocava) e causar anomalias do metabolismo, do crescimento e da função nervosa.

18 Fisiologia do Coração e da Circulação

Estrutura básica e função do sistema cardiovascular, 245

Ciclo cardíaco, 248

Sístole, 248

Diástole, 249

Bulhas e sopros cardíacos, 249

Diagnóstico por imagem do coração, 249

Atividade elétrica do coração, 249

Nó sinoatrial e frequência cardíaca, 250

Nó atrioventricular e outras células especializadas de condução no coração, 250

Eletrocardiografia e arritmias, 251

Débito cardíaco e sua regulação, 251

Enchimento ventricular e volume sistólico, 251

Contratilidade cardíaca e volume sistólico, 252

Estrutura e função dos vasos sanguíneos, 252

Estrutura microscópica dos vasos sanguíneos, 252

Função dos vasos sanguíneos, 253

Regulação da pressão arterial e do volume de sangue, 254

Reflexos neurais, 254

Agentes humorais, 255

Agentes parácrinos, 256

Função cardiovascular durante exercício e hipovolemia, 256

Objetivos de aprendizagem

- Definir e ser capaz de explicar a importância dos termos destacados em **negrito e itálico** neste capítulo
- Ilustrar o coração e a vasculatura pulmonar e periférica. Informar qual é a pressão arterial média e o teor de oxigênio em cada um desses locais
- Com base na Figura 18.3 e seu conhecimento da anatomia cardíaca, diferenciar: (1) os períodos de contração isovolumétrica e o relaxamento isovolumétrico; (2) os períodos de diástole ou sístole; (3) as fases de ejeção ou enchimento do ciclo cardíaco
- Integrar seu conhecimento dos Capítulos 9 e 18 para resolver o mecanismo de desencadeamento e propagação do potencial de ação dos miócitos cardíacos a partir do nó sinoatrial e do nó atrioventricular
- Descrever como a pré e a pós-carga cardíaca contribuem para o trabalho realizado pelo coração a cada ciclo cardíaco
- Diferenciar os componentes do sistema vascular e como sua anatomia microscópica está relacionada com a função que desempenham no sistema cardiovascular
- Ilustrar os principais órgãos e sistemas hormonais envolvidos na regulação da pressão arterial média e do volume sanguíneo.

Estrutura básica e função do sistema cardiovascular

O *sistema cardiovascular* é composto pelo coração e pelos muitos vasos que transportam o sangue. Embora a anatomia real do sistema dificulte sua avaliação, seu projeto básico é um circuito contínuo de vasos ramificados com duas bombas (Figura 18.1). A compreensão do circuito pode ser melhor ao traçar o caminho de uma única hemácia. A hemácia é bombeada pelo lado esquerdo do coração, entra na aorta e passa para a circulação sistêmica. A *circulação sistêmica* é uma subdivisão do sistema cardiovascular, que consiste em todos os vasos associados a todos os órgãos que não as partes dos pulmões responsáveis pela troca de gases – oxigênio e dióxido de carbono. Ao retornar da circulação sistêmica, o sangue entra no lado direito do coração. O lado direito do coração bombeia o sangue para a circulação pulmonar. A *circulação pulmonar* é formada pelos vasos associados às partes dos pulmões responsáveis pela troca gasosa. A partir da circulação pulmonar, o sangue entra novamente no coração do lado esquerdo e, em seguida, é bombeado para a circulação sistêmica para iniciar o ciclo mais uma vez. O projeto do circuito faz com que todos os componentes funcionem juntos, de maneira altamente coordenada e integrada, para manter o fluxo sanguíneo em todo o sistema. Se o lado direito do coração não puder bombear uma quantidade adequada de sangue para a circulação pulmonar, por exemplo, o lado esquerdo do coração não receberá sangue suficiente para a manutenção do fluxo na circulação sistêmica.

O sangue flui pelos vasos do sistema cardiovascular devido a uma força motriz gerada pela contração do coração. A **pressão hidrostática**, ou **pressão arterial média**, nos vasos é uma medida dessa força motriz (o Capítulo 2 explica a pressão hidrostática). Conforme o sangue sai do coração durante a contração (*sístole*), a parede da aorta pode acomodar o volume ejetado pelo ventrículo esquerdo, por apresentar uma grande quantidade de tecido elástico. Ao final da contração (*diástole*), as paredes da aorta recuam e ajudam a movimentar o sangue arterial pelo corpo, por meio do sistema arterial. A pressão arterial média é, portanto, a média das pressões arteriais sistólica e diastólica. O sangue flui de um ponto de alta pressão média para um ponto de baixa pressão média. Na circulação sistêmica, a pressão arterial média é maior nas artérias do que nos capilares e mais alta nos capilares do que nas veias, que levam o sangue para o lado direito do coração (Figura 18.2). Uma série de valvas unidirecionais, descritas no Capítulo 17, regula o fluxo sanguíneo pelo coração.

A força motriz da pressão arterial é criada durante a sístole para vencer a **resistência vascular** conferida pelos vasos sanguíneos. Qualquer tubo oferece uma resistência ao fluxo de líquido. A resistência (R) ao fluxo em um **tubo simples** depende do **comprimento** (L) e do **raio** (r) do tubo e do caráter do fluido (viscosidade, η). A resistência aumenta conforme o comprimento do tubo, diminui com o aumento do raio do tubo e aumenta com a **viscosidade** do fluido. Embora esses três fatores possam influenciar a resistência, as alterações no raio têm o maior efeito, como mostra a fórmula a seguir. (Essa fórmula e as relações matemáticas entre esses fatores foram descritas pela primeira vez por Poiseuille.)

$$R = \frac{8\eta L}{\pi r^4}$$

De acordo com essa fórmula, os vasos com o menor raio, os capilares, teriam a maior resistência. Isso é verdade para um único vaso, mas não quando se considera a resistência combinada total dos diferentes tipos de vasos na circulação sistêmica. Pelo contrário, a resistência total nos capilares é menor dada a extensa ramificação de suas redes. Embora cada capilar tenha diâmetro muito pequeno, essa ramificação aumenta a área de superfície total das redes capilares e efetivamente amplia o número de tubos, gerando uma resistência relativamente baixa. A maior contribuição para a **resistência vascular total** na circulação sistêmica é dada pelas **arteríolas**, localizadas imediatamente antes dos capilares (ver Figura 18.2). As arteríolas têm paredes muito musculosas e conseguem desviar o sangue de um sistema de órgãos para outro em tempos de alta demanda metabólica. Durante o exercício, por exemplo, as arteríolas adjacentes aos intestinos se contraem, enquanto aquelas adjacentes ao músculo esquelético relaxam para desviar o sangue para os grandes grupos musculares. Essa regulação é feita pelo sistema nervoso autônomo, mas pode ser mimetizada com fármacos. Na circulação sistêmica, ao passar dos capilares para o sistema venoso, o sangue entra em um sistema de baixa pressão com alta capacitância.

O **transporte** é a função final do sistema cardiovascular. O sangue é o meio de transporte. O coração é responsável pela força para mover o sangue (*i. e.*, age como uma bomba) pela circulação. Os vasos são o caminho para o

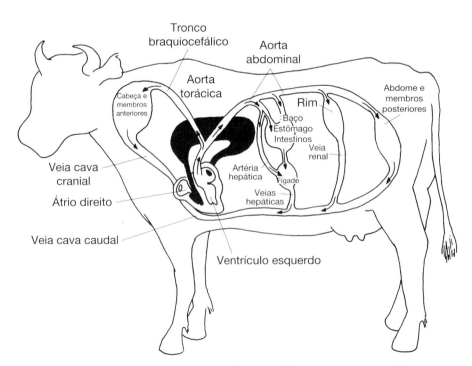

Figura 18.1 Desenho geral do sistema cardiovascular, ilustrando as circulações sistêmica e pulmonar. A circulação pulmonar é mostrada em preto. *Fonte:* Reece, 1997. Reproduzida, com autorização, de John Wiley & Sons, Inc.

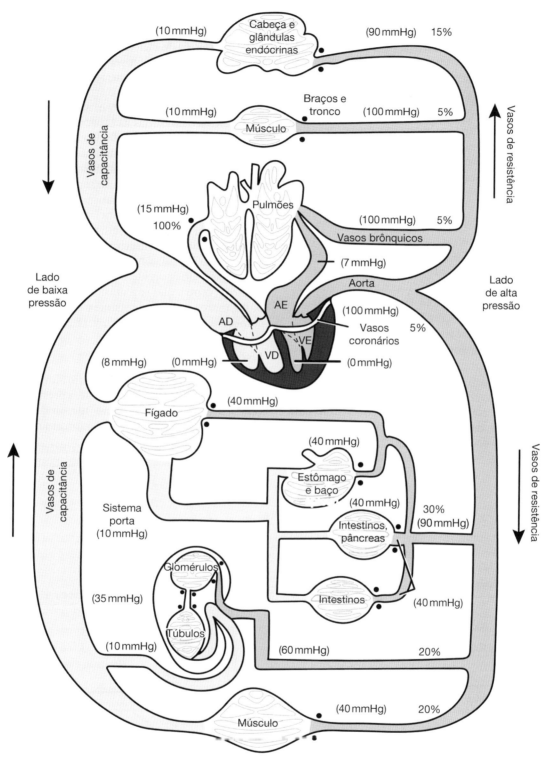

Figura 18.2 Visão geral do sistema cardiovascular. As áreas azuis representam o sangue venoso com baixo teor de oxigênio. As áreas vermelhas representam o sistema arterial com sangue oxigenado. Os círculos pretos sólidos representam áreas de resistência e a porcentagem é a proporção do débito cardíaco que chega ao órgão em repouso. O tamanho do leito capilar varia conforme os sistemas orgânicos. *Fonte:* Reece, 2015. Reproduzida, com autorização, de John Wiley & Sons, Inc. AD, átrio direito; AE, átrio esquerdo; VD, ventrículo direito; VE, ventrículo esquerdo. (Esta figura encontra-se reproduzida em cores no Encarte.)

movimento e permitem a troca entre o sangue e os fluidos intersticiais nos capilares. A taxa de transporte e troca é geralmente determinada pela velocidade do fluxo sanguíneo pelos capilares.

Ciclo cardíaco

O *ciclo cardíaco* é um ciclo completo (batimento cardíaco) de contração e relaxamento do coração. Os eventos do ciclo cardíaco ocorrem em uma sequência específica e, para fins descritivos, o ciclo contínuo é dividido em fases ou períodos marcados por diferentes ocorrências. A Figura 18.3 ilustra as mudanças nas pressões e volumes sanguíneos no átrio e no ventrículo esquerdos e as alterações de pressão na aorta durante o ciclo cardíaco e identifica algumas fases do ciclo. A sequência de alterações nas pressões e nos volumes sanguíneos no átrio direito, no ventrículo direito e no tronco pulmonar é semelhante, mas a magnitude das modificações de pressão no ventrículo direito e no tronco pulmonar é muito menor. As características únicas da circulação pulmonar são discutidas no Capítulo 19.

Diástole (dilatação, do grego *dia*, "separado"; *stello*, "pôr" ou "colocar") se refere ao relaxamento de uma câmara cardíaca imediatamente antes e durante seu enchimento. *Sístole* (contração, do grego *syn*, "junto"; *stello*, "colocar") se refere à contração de uma câmara cardíaca para expulsão do sangue em seu interior. Os adjetivos **atrial** e **ventricular** podem ser usados com **diástole** ou **sístole** para descrever a atividade de câmaras cardíacas específicas (p.

ex., *sístole atrial* se refere à contração atrial na Figura 18.3). No entanto, quando o ciclo cardíaco é dividido em apenas duas fases gerais (*diástole* e *sístole*) sem especificar uma câmara, assume-se que a divisão seja baseada na atividade ventricular. Assim, ao dizer que o coração está na sístole ou **fase sistólica** do ciclo cardíaco, entende-se que se refere à sístole ventricular. (Observe na Figura 18.3 que o átrio se contrai enquanto o ventrículo permanece relaxado, ou seja, a diástole ventricular.)

Dois sons distintos podem ser ouvidos durante cada ciclo cardíaco em todas as espécies domésticas. De modo geral, esses sons cardíacos são descritos como *tum* (primeira bulha, ou B_1) e *tá* (segunda bulha, ou B_2). Ao ouvir o coração e os pulmões com um estetoscópio (auscultar), as duas primeiras bulhas cardíacas são separadas por um intervalo curto e seguidas por uma pausa mais longa (Figura 18.3). A pausa é maior em frequências cardíacas menores e, em algumas espécies, quatro bulhas cardíacas podem ser ouvidas. Esses sons são clinicamente usados para determinar a contração e a função normal do ciclo cardíaco. As duas primeiras bulhas dividem o ciclo cardíaco em duas fases, a sístole (ventricular) e a diástole (ventricular). A primeira bulha marca o início da sístole e a segunda bulha indica o começo da diástole (ver Figura 18.3).

Sístole

O início da contração do ventrículo aumenta a pressão em seu interior. Quase imediatamente, a pressão dentro de cada ventrículo excede a pressão no interior de seus respectivos átrios e as diferenças de pressão forçam o fechamento das

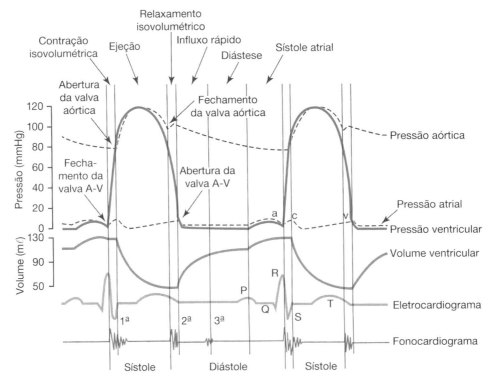

Figura 18.3 O ciclo cardíaco da função ventricular esquerda. Alterações na pressão aórtica, na pressão atrial e na pressão ventricular esquerda são mostradas e comparadas às mudanças no volume do ventrículo esquerdo, aos eventos no eletrocardiograma e aos sons audíveis do coração (fonocardiograma). *Fonte:* Guyton e Hall, 2006. Reproduzida, com autorização, de Elsevier.

valvas atrioventriculares (A-V). A primeira bulha cardíaca está associada ao fechamento das valvas A-V direita e esquerda (ver Figura 18.3).

Os ventrículos continuam a se contrair e a pressão aumenta durante o início da sístole. Nesse ponto do ciclo, todas as quatro valvas cardíacas estão fechadas e permanecem assim até que a pressão nos ventrículos seja maior do que a pressão exercida pelos vasos arteriais (da aorta sobre o ventrículo esquerdo e do tronco pulmonar sobre o ventrículo direito). O período da sístole em que todas as valvas estão fechadas é o **período de contração isovolumétrica**, já que, nesse momento, o volume de cada ventrículo permanece constante (ver Figura 18.3).

Quando as pressões ventriculares excedem as pressões de seus respectivos vasos arteriais, as valvas semilunares se abrem para permitir a ejeção do sangue. Não há som associado à abertura das valvas semilunares. Inicialmente rápida, a **fase de ejeção** da sístole logo diminui, devido à queda das pressões ventriculares e arteriais (ver Figura 18.3).

A elasticidade da aorta e do tronco pulmonar mantém a pressão sanguínea nesses vasos apesar do início do relaxamento dos ventrículos. Quando as pressões sanguíneas nesses vasos são maiores do que as pressões nos ventrículos associados, essas diferenças de pressão fecham as valvas semilunares. A segunda bulha cardíaca está associada ao fechamento das valvas aórtica e pulmonar. Além disso, esse som é utilizado para marcar o final da sístole (ventricular) e o início da diástole (ventricular) (ver Figura 18.3).

O **volume sistólico** é o volume de sangue ejetado de cada ventrículo durante um único ciclo cardíaco. Normalmente, o volume sistólico para os ventrículos direito e esquerdo é o mesmo. Se não forem iguais, o sangue tende a se acumular na circulação sistêmica ou pulmonar.

Diástole

No início da diástole, as valvas semilunares e A-V estão fechadas. Por isso, essa fase é denominada **relaxamento isovolumétrico**. Quando o relaxamento ventricular alcança o ponto em que as pressões atriais superam as pressões ventriculares, as diferenças de pressão abrem as valvas A-V. Enquanto as valvas A-V estão fechadas durante a sístole e o início da diástole, o sangue continua a fluir para os átrios direito e esquerdo a partir das circulações sistêmica e pulmonar, respectivamente. O acúmulo de sangue nos átrios aumenta a pressão atrial. Quando as valvas A-V se abrem, grande parte do sangue acumulado flui rapidamente para os ventrículos. A maior parte do enchimento ventricular ocorre durante esse período, antes de qualquer contração atrial (ver Figura 18.3).

O sangue continua a fluir para os átrios ao longo da diástole e, como as valvas A-V estão abertas, passa diretamente dos átrios para os ventrículos. Como já mencionado, a diástole é a fase do ciclo cardíaco que mais se alonga com as frequências cardíacas menores, que proporcionam um longo período para o enchimento ventricular.

A contração atrial (sístole atrial) ocorre durante a diástole ventricular, forçando maior volume de sangue para os ventrículos, mas essa quantidade é relativamente pequena (talvez 15%) em comparação ao volume já existente nos ventrículos.

O volume de sangue em cada ventrículo no final da diástole é o **volume diastólico final** (**EDV**, do inglês *end-diastolic volume*). Durante a sístole, cada ventrículo ejeta apenas uma porcentagem de seu EDV (ver Figura 18.2), normalmente 40 a 60%. A porcentagem do EDV que é ejetado é a **fração de ejeção**.

Bulhas e sopros cardíacos

A primeira e a segunda bulhas do coração estão associadas ao fechamento valvar, mas acredita-se que o fluxo sanguíneo turbulento e as vibrações dos grandes vasos, induzidas pelos fechamentos, sejam suas causas reais. A terceira e a quarta bulhas cardíacas podem ser auscultadas em alguns equinos e bovinos normais, com frequência cardíaca relativamente baixa. A terceira bulha está associada à rápida fase de enchimento ventricular logo após a abertura das valvas A-V, e a quarta bulha está associada às contrações atriais (ver Figura 18.2).

Sopro cardíaco é um termo geral para qualquer som cardíaco anormal. Os sopros geralmente indicam anomalias ou patologias na função da valva cardíaca. Os sopros podem ser causados pela ausência de fechamento completo de uma valva (*insuficiência valvar*), quando o fluxo sanguíneo vai na direção errada na hora errada. Os sopros também podem ser provocados pela ausência de abertura completa de uma valva (*estenose valvar*), o que força o sangue por uma abertura menor do que a normal. Os *sopros cardíacos inocentes* são sons não patológicos feitos pelo sangue que circula pelo coração. Também denominados sopros "funcionais" ou "fisiológicos", são comuns durante a infância e desaparecem na idade adulta.

Diagnóstico por imagem do coração

A ausculta é um primeiro passo essencial para a avaliação da função normal do coração e dos pulmões. No entanto, técnicas de diagnóstico por imagem são bastante usadas para obter uma avaliação mais detalhada. As **radiografias** são frequentemente usadas para analisar o tamanho do coração e permitem a comparação com o tecido pulmonar normalmente preenchido por ar, principalmente se houver uma anomalia, como fluido ou outro tecido denso. A **ecocardiografia** utiliza ultrassom para a visualização do coração e de estruturas associadas. É um procedimento não invasivo que fornece imagens dinâmicas para a visualização de estruturas cardíacas durante a contração e o relaxamento do coração. Essa técnica gera muito mais informações sobre a função cardíaca do que uma única imagem estática. A tecnologia de ultrassom depende de ondas sonoras e, por isso, não é o método de escolha para a avaliação dos pulmões. Durante a radiografia ou a ultrassonografia, um contraste também pode ser introduzido no sistema venoso periférico para a análise do fluxo vascular dentro das câmaras cardíacas ou dos vasos coronários no interior do músculo cardíaco.

Atividade elétrica do coração

Assim como o músculo esquelético, a contração de cada célula muscular cardíaca requer um potencial de ação na membrana celular (Figura 18.4A), que provoca a liberação de cálcio das reservas intracelulares. O cálcio se liga às proteínas reguladoras nos filamentos finos e o movimento das proteínas reguladoras permite a interação da actina com a miosina para que haja contração (ver Capítulo 9). No entanto, diferentemente da musculatura esquelética, cada célula do músculo cardíaco não é inervada por um neurônio motor responsável pela indução do potencial de ação. No coração, o início do potencial de ação ocorre de maneira espontânea em um grupo especializado de células do miocárdio, no *nó sinoatrial* (SA) do coração (Figura 18.5), a partir do qual o potencial de ação é propagado pelo órgão para provocar a contração de todas as células musculares cardíacas. A propagação de célula a célula no coração é possível porque os discos intercalados permitem a conexão elétrica entre as células do miocárdio (ver Figura 1.10C).

Nó sinoatrial e frequência cardíaca

A Figura 18.4B mostra uma série de potenciais de ação das células do nó SA. Uma característica única da atividade elétrica dessas células é que o potencial de membrana em repouso é instável. Essa instabilidade permite que as células do nó SA despolarizem espontaneamente até o limiar de geração do potencial de ação. O nó SA (Figura 18.5) é denominado **marca-passo** do coração, porque cada potencial de ação que se desenvolve de forma espontânea no nó SA se propaga pelo coração para estimular potenciais de ação em todas as células do miocárdio e produzir uma contração.

O nó SA recebe inervação simpática e parassimpática. Nas células do nó SA, os nervos simpáticos aumentam a taxa de potenciais de ação espontâneos e os nervos parassimpáticos reduzem essa taxa (ver Figura 18.4B). É assim que a estimulação simpática aumenta a frequência cardíaca e a estimulação parassimpática reduz a frequência cardíaca. Os nervos parassimpáticos são responsáveis pela inibição constante do nó SA no coração de um animal em repouso e, consequentemente, pela frequência cardíaca em repouso. Durante exercícios leves ou excitação, a inibição parassim-

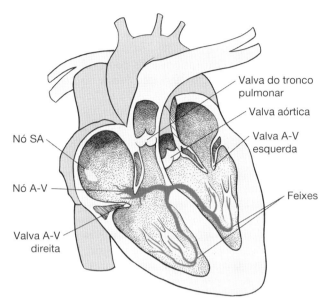

Figura 18.5 Geração de impulso e sistema de condução do coração mamífero.

pática é primeiramente reduzida para permitir o aumento da frequência cardíaca. Com a maior excitação ou o exercício mais intenso, a estimulação simpática aumenta, elevando ainda mais a frequência cardíaca. Um animal atleta, altamente treinado, como um cavalo Puro-Sangue de corrida, tem níveis relativamente altos de estimulação parassimpática cardíaca em repouso.

Nó atrioventricular e outras células especializadas de condução no coração

O *nó atrioventricular* (nó A-V) e o *feixe comum*, ou *feixe de His*, também são células miocárdicas especializadas na condução de potenciais de ação. O nó A-V está no septo intra-atrial e o feixe comum se estende do nó A-V até o

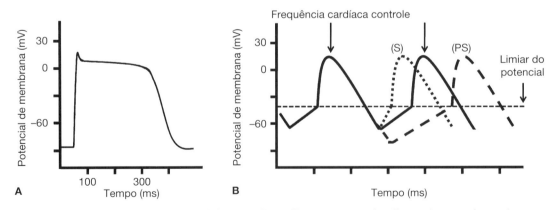

Figura 18.4 A. Potencial de ação da célula contrátil do músculo cardíaco. Os canais de cálcio voltagem-dependentes na membrana celular se abrem durante a fase de platô prolongado do potencial de ação para permitir a entrada de íons cálcio do fluido extracelular. O cálcio que entra estimula a liberação de mais cálcio do retículo sarcoplasmático. A fase inicial de despolarização envolve canais de sódio voltagem-dependentes e os canais de potássio participam da repolarização da membrana. **B.** Quatro potenciais de membrana da célula sinoatrial e potenciais de ação ilustram os efeitos da estimulação simpática (S) e parassimpática (PS) em uma frequência cardíaca controle. A estimulação simpática reduz o tempo antes do próximo potencial de ação para aumentar a frequência cardíaca. A estimulação parassimpática prolonga o tempo antes do próximo potencial de ação para reduzir a frequência cardíaca.

ventrículo (Figura 18.5), por meio do tecido conjuntivo fibroso do *esqueleto cardíaco*. O esqueleto cardíaco separa o músculo cardíaco dos átrios e dos ventrículos, de modo que a única conexão elétrica direta é feita pelo nó A-V e pelo feixe comum. O feixe comum se divide em vários ramos que propagam rapidamente os potenciais de ação por todo o ventrículo (ver Figura 18.5). As células que compõem esses ramos são as *fibras de Purkinje*.

As células do nó A-V são células de marca-passo, mas são especializadas na condução de potenciais de ação mais lentos do que outras células miocárdicas. Essa característica dá tempo suficiente para a despolarização completa dos átrios e sua contração antes da despolarização espontânea do nó A-V. Os potenciais de ação do nó SA despolarizam o nó A-V, que dissemina o potencial de ação pelos ventrículos para estimular sua contração. A contração atrial completa o enchimento dos ventrículos para que a contração ventricular possa ejetar um volume maior. A condução lenta pelo nó A-V é o retardo do nó A-V. Nervos simpáticos e parassimpáticos que aumentam e reduzem a velocidade de condução, respectivamente, também suprem o nó A-V.

Eletrocardiografia e arritmias

Eletrocardiografia é o registro da atividade elétrica na superfície do corpo que reflete a atividade elétrica no coração. Os eletrodos de registro são colocados na superfície do corpo, em locais específicos, e a atividade elétrica registrada reflete a somatória da atividade elétrica do coração. Devido à especificidade dos locais para a colocação dos eletrodos, os padrões de atividade elétrica associados a um ciclo cardíaco são previsíveis e comparações entre animais podem ser feitas. A *derivação* é uma combinação específica de locais onde os eletrodos de registro são colocados no corpo. O *eletrocardiograma (ECG)* é o registro em si.

A Figura 18.6 mostra um ECG típico da derivação II (ou da derivação do membro II) de um cão. As ondas principais são P, Q, R, S e T. A onda P está associada à despolarização atrial. O complexo QRS está associado à despolarização ventricular e a onda T é relacionada à repolarização ventricular. O período entre as ondas P e Q está associado ao retardo do nó A-V. Em um cão normal, as ondas variam de 1 a 2 mV e 0,2 a 0,3 s. As diferenças no formato e tamanho das ondas entre as espécies ocorre devido a diferenças normais no padrão de condução dos potenciais de ação pelo coração.

Arritmia é o termo geral para qualquer anomalia na atividade elétrica cardíaca, inclusive em frequência, ritmo e propagação de potenciais de ação pelo coração. Alguns animais aparentemente normais e saudáveis têm uma alta incidência de arritmias cardíacas em certas condições. É bastante comum, por exemplo, que um cavalo Puro-Sangue de corrida apresente uma anomalia aparente na condução do nó A-V em repouso. Essa anomalia é caracterizada por uma redução ou inibição da condução de potenciais de ação pelo nó A-V. Esses potenciais desaparecem com o exercício. Uma causa provável é a estimulação parassimpática relativamente alta no coração em repouso, o que interfere na condução do nó A-V. A estimulação parassimpática relativamente alta é reduzida pelo exercício.

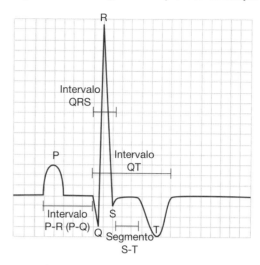

Figura 18.6 Eletrocardiograma normal de cão em derivação II.

Débito cardíaco e sua regulação

Débito cardíaco (*CO*, do inglês *cardiac output*) é o volume de sangue bombeado por um ventrículo para seu vaso por unidade de tempo e é o produto da frequência cardíaca (FC) e do volume sistólico (SV, do inglês *stroke volume*): CO = FC × SV. Os valores de CO se referem ao produto de um único ventrículo, mas os produtos dos ventrículos direito e esquerdo devem ser iguais. A FC é regulada pelo nó SA, ou seja, pelo sistema nervoso autônomo, como já descrito, e esse é um dos meios de regulação do CO. No entanto, SV, outro determinante do CO, também está sujeito a mudanças e regulações. Os dois principais fatores que podem alterar o SV são o enchimento ventricular e a contratilidade cardíaca.

Enchimento ventricular e volume sistólico

A Figura 18.7 ilustra a relação entre o EDV e o SV da contração ventricular subsequente. O SV aumenta na mesma medida que o EDV, até que este último seja ideal. Após esse ponto, novas elevações no EDF estão associadas a reduções no VS. A base celular para essa relação não é totalmente compreendida, mas o estiramento do músculo cardíaco parece induzir mudanças na relação física entre os filamentos finos e grossos e na afinidade das proteínas reguladoras pelos íons cálcio. Essas mudanças estão relacionadas com contrações mais fortes, até que o músculo esteja excessivamente distendido. A relação entre a distensão do músculo cardíaco e a força de contração é conhecida como **curva de Frank-Starling** ou a lei de Frank-Starling do coração. Em animais normais em repouso, a curva de Frank-Starling é menor do que a ideal e, assim, o aumento no EDV pode elevar o SV e o CO.

O enchimento ventricular depende da pressão de enchimento (a pressão nas veias e nos átrios cardíacos que forçam o sangue para os ventrículos), do tempo de enchimento e da complacência ventricular (a facilidade com que o ventrículo relaxa durante o enchimento). A pressão de enchimento, por sua vez, depende do volume sanguíneo e da constrição da musculatura lisa das veias (venoconstrição).

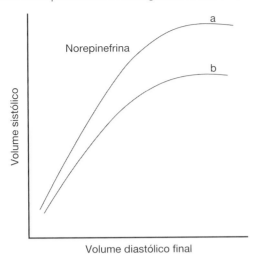

Figura 18.7 Relação entre o volume diastólico final (EDV) e o volume sistólico (SV) em um coração normal com (a) e sem (b) estimulação simpática.

O aumento no volume sanguíneo e a venoconstrição tendem a elevar a pressão de enchimento e o EDV. Frequências cardíacas baixas dão mais tempo para o enchimento e tendem a aumentar o EDV. Diminuições na complacência ventricular tendem a reduzir o enchimento ventricular, já que a pressão necessária para distender o ventrículo durante o enchimento é maior.

A **pré-carga cardíaca** é a força no músculo cardíaco antes da contração. Uma medida da pré-carga é a magnitude da distensão do músculo cardíaco antes da contração. Em animais normais, a pressão de enchimento ventricular e o EDV são usados como indicadores de pré-carga. Para ejetar o sangue do ventrículo durante a sístole, a pressão ventricular deve ser superior à pressão no sistema vascular do outro lado das valvas semilunares. A carga imposta ao ventrículo durante a contração é a **pós-carga** e seu principal contribuinte é a pressão média do sistema. Juntas, a pré-carga e a pós-carga criam o trabalho que deve ser realizado pelo coração a cada ciclo cardíaco.

Contratilidade cardíaca e volume sistólico

A força de contração gerada pelas células miocárdicas também pode ser alterada por um mecanismo independentemente do comprimento de distensão do músculo cardíaco antes da contração. Esse fenômeno é uma mudança na **contratilidade cardíaca**. De modo geral, é decorrente da ação direta de um hormônio, neurotransmissor ou fármaco sobre as células do miocárdio. Os agentes que podem alterar a contratilidade cardíaca são os **inotrópicos**.

A norepinefrina e a epinefrina são **inotrópicos positivos**, já que ambas aumentam a contratilidade cardíaca. A norepinefrina e a epinefrina se ligam aos receptores beta-adrenérgicos nas células miocárdicas e, a seguir, aumentam a disponibilidade de cálcio intracelular. O aumento da disponibilidade de cálcio, assim como outras alterações no metabolismo intracelular ocasionadas pela estimulação dos receptores beta-adrenérgicos, amplia a força de contração. Outros inotrópicos usam diferentes receptores de membrana, mas os eventos intracelulares geralmente envolvem a disponibilidade de cálcio ou a afinidade das proteínas intracelulares pelo cálcio.

Um indicador da contratilidade miocárdica no coração intacto é a porcentagem do EDV que é ejetada durante a sístole ventricular (ou seja, a **fração de ejeção**). A fração de ejeção em um animal em repouso é cerca de 40%. Com a estimulação simpática, esse valor aumenta (Figura 18.7), enquanto as doenças cardíacas primárias o reduzem para 15 a 20%.

Estrutura e função dos vasos sanguíneos

Estrutura microscópica dos vasos sanguíneos

Uma única camada de endotélio, um epitélio escamoso simples, reveste todos os vasos. Os capilares são essencialmente tubos endoteliais (Figura 18.8), mas são muito diferentes entre si nas junções intercelulares e na estrutura das células endoteliais. Junções oclusivas (*tight junctions*) conectam as células endoteliais de alguns capilares, formando uma barreira relativamente impermeável a partículas não lipossolúveis. Outros capilares parecem ser bastante porosos por causa das aberturas nas próprias células endoteliais, sendo encontrados em locais de altas taxas de troca capilar.

Uma parede com três camadas, ou túnicas, caracteriza todos os tipos de veias e artérias. Da mais interna à mais externa, essas camadas são a **túnica interna** (íntima), a **túnica média** e a **túnica externa** (adventícia) (Figura 18.8). A túnica interna é constituída pelo endotélio de revestimento, uma camada subendotelial composta principalmente por tecido conjuntivo e, em alguns casos, pela **membrana elástica interna**. A membrana elástica interna é formada por elastina e é bem proeminente em grandes artérias.

A túnica média de todas as veias e artérias contém músculo liso. Nas artérias, a túnica é muito mais espessa do que nas veias de tamanho correspondente e essa característica pode ser usada para diferenciar os dois tipos de vasos.

As **artérias elásticas** são um tipo especial de vaso, cuja túnica média apresenta lâminas elásticas concêntricas. As propriedades elásticas desse tipo de artéria permitem expansão e contração vasculares durante as várias fases do ciclo cardíaco. A aorta é uma artéria elástica que se expande para aumentar seu volume durante a sístole ventricular e, em seguida, recupera seu diâmetro inicial durante a diástole ventricular para manter a pressão arterial relativamente alta. Artérias cujas túnicas médias são compostas principalmente por músculo liso são as **artérias musculares**. A **membrana elástica externa** é a camada mais externa da túnica média, mas muitas vezes é difícil visualizá-la à microscopia óptica. As **arteríolas**, as menores entre as artérias, são encontradas onde esses vasos drenam em uma rede capilar ramificada.

Algumas veias, principalmente aquelas nos membros, abaixo da altura do coração, têm válvulas compostas por dobras da túnica interna. As dobras formam um bolso com a borda livre voltada para o coração (ver Figura 18.8). Essas válvulas unidirecionais promovem o fluxo de sangue venoso para o coração em caso de compressão da veia.

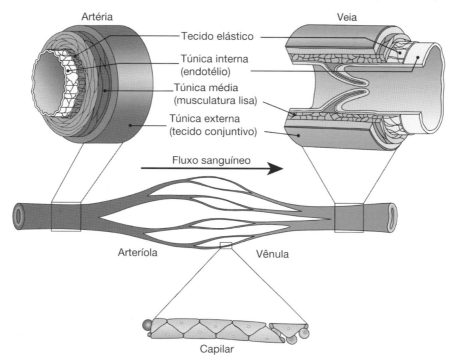

Figura 18.8 Corte de pequenos vasos sanguíneos mostrando a estrutura de suas paredes. Uma válvula venosa também é ilustrada. *Fonte:* adaptada de Cohen e Wood, 2000. (Esta figura encontra-se reproduzida em cores no Encarte.)

Função dos vasos sanguíneos

O lado arterial da circulação é responsável pelo suprimento imediato de sangue sob pressão hidrostática relativamente alta. Por causa de suas paredes relativamente espessas, as artérias não são muito complacentes (*i. e.*, não se distendem facilmente com aumentos da pressão) e, assim, a pressão arterial continua elevada quando o coração bombeia o sangue para as artérias. As arteríolas, no final da rede arterial ramificada, funcionam como válvulas de acionamento para a regulação da taxa de fluxo sanguíneo das artérias para as redes capilares. Os ***nervos vasoconstritores simpáticos*** suprem a musculatura lisa da parede da maioria das arteríolas, constituindo um mecanismo de regulação do fluxo sanguíneo. No entanto, o grau de constrição do músculo liso arteriolar também está sujeito à regulação por uma grande quantidade de agentes ***vasoativos***, alguns de produção local (parácrinos) e outros que chegam pela circulação sistêmica. Os agentes parácrinos (p. ex., ácido láctico, dióxido de carbono e adenosina) são tipicamente vasodilatadores e aumentam o fluxo sanguíneo para a área. A produção desses agentes amplia conforme o metabolismo das células da área, proporcionando um meio para a combinação da taxa metabólica com o fluxo sanguíneo. Ou seja, o aumento no metabolismo eleva o fluxo sanguíneo. O processo de regulação do fluxo sanguíneo local por mecanismos locais é chamado de ***autorregulação***.

Os capilares são o local de troca entre o sangue e o fluido intersticial que cerca todas as células. Na maioria dos casos, essa troca se dá por difusão simples (ou seja, as substâncias se movimentam conforme seus gradientes de concentração). Os gases (oxigênio e dióxido de carbono) e outras substâncias lipossolúveis se difundem livremente através das paredes capilares, mas as substâncias não lipossolúveis, como a glicose, devem se difundir pelos poros da parede capilar. A troca por difusão não necessariamente requer o movimento de fluido entre o espaço capilar e o espaço intersticial. O oxigênio, por exemplo, pode se difundir conforme seu gradiente de concentração e passar do plasma para as células metabolizadoras à medida que o sangue flui dos capilares até as células. Como já discutido, a taxa de troca capilar é governada principalmente pela taxa de fluxo sanguíneo nos capilares. Nos tecidos em repouso, o fluxo sanguíneo se dá apenas em uma pequena porcentagem dos capilares em um determinado momento. À medida que o metabolismo e o fluxo sanguíneo aumentam, a porcentagem de capilares sendo perfundidos também aumenta.

Normalmente, há uma pequena perda de fluido do plasma durante a passagem pela maioria das redes capilares. Esse fluido é recuperado pelos vasos linfáticos e, por fim, volta ao sangue quando os vasos linfáticos deságuam nas grandes veias perto do coração. Da mesma maneira, um pequeno número de proteínas plasmáticas é perdido nos capilares e devolvido pela linfa.

As forças que governam o movimento de fluidos nos capilares são clinicamente importantes, pois os desequilíbrios nessas forças contribuem para a formação do ***edema***, uma quantidade anormal ou acúmulo de fluido no espaço intersticial. O principal fator responsável pela saída de fluido do capilar para o espaço intersticial é a pressão sanguínea no vaso. A força primária que tende a manter o fluido nos capilares é a ***força osmótica efetiva*** (pressão), gerada pelas proteínas plasmáticas, principalmente pela albumina (Figura 18.9). Essa pressão também é denominada ***pressão oncótica***. As proteínas plasmáticas geram uma força osmótica

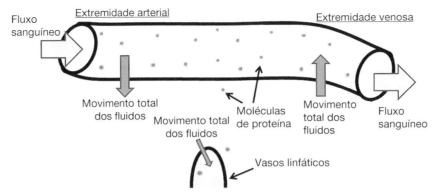

Figura 18.9 Movimentos dos fluidos microvasculares. As setas indicam a direção do movimento total dos fluidos. Observe a diferença nas quantidades relativas de moléculas de proteína no plasma e no fluido intersticial. O fluido intersticial com proteínas passa para os vasos linfáticos para formar a linfa.

efetiva, porque sua concentração no fluido intersticial é muito menor do que no plasma. Na extremidade arterial de um capilar, a pressão sanguínea é maior do que a pressão oncótica e, assim, há certa perda de fluido, enquanto na extremidade venosa de um capilar, a pressão oncótica é mais alta, fazendo com que certa quantidade de fluido entre no vaso (Figura 18.9). Um ligeiro desequilíbrio entre a perda e o ganho de fluido pelos capilares dá origem a uma perda total e auxilia a formação da linfa (Figura 18.9).

Como as artérias, as veias têm músculos lisos nas paredes, mas essas paredes são muito mais finas e mais complacentes. Anatomicamente, o sistema venoso também é caracterizado por uma série de válvulas unidirecionais que impedem o retorno do fluxo sanguíneo para os capilares. A complacência das veias permite mudanças relativamente grandes em seu volume de sangue, com mínimas alterações na pressão arterial venosa. Assim, o lado venoso da circulação funciona como um reservatório de sangue de baixa pressão, e os vasos de capacitância são considerados. A contração da musculatura lisa venosa aumenta o fluxo sanguíneo de volta para o coração e a pressão de enchimento cardíaco. Isso contribui para o aumento do débito cardíaco e a capacidade de perfusão de capilares para a troca.

Regulação da pressão arterial e do volume de sangue

A *pressão arterial* é uma função do débito cardíaco (CO) e da *resistência vascular periférica total* (TPR, do inglês *total peripheral vascular resistance*), geralmente escrita como MAP = CO × TPR, em que MAP é a pressão arterial média. Para entender a base dessa função, lembre-se de que as artérias são relativamente não complacentes e atuam como um reservatório de sangue sob pressão. A pressão depende da quantidade de sangue bombeado para o reservatório (CO) e da taxa em que o sangue pode sair do reservatório (Figura 18.10). Lembre-se também de que a resistência das arteríolas, que mais contribuem para a resistência vascular total, regula a taxa de fluxo sanguíneo para fora das artérias. Assim, a função cardíaca e o grau de constrição arteriolar são os dois determinantes da MAP. A MAP pode ser modificada por alterações na função cardíaca, no grau de constrição arteriolar ou em alguma combinação desses determinantes. Qualquer regulador químico (p. ex., agente hormonal ou parácrino) ou reflexo neural que afete a atividade cardíaca ou a musculatura lisa das arteríolas pode alterar a pressão arterial. O grande número de agentes terapêuticos utilizados no tratamento da hipertensão arterial em humanos e animais e os diferentes mecanismos de ação desses agentes ilustram a diversidade de fatores que podem modificar a pressão arterial.

Em animais normais, o volume sanguíneo e a pressão arterial estão diretamente relacionados. Aumentos ou diminuições no volume sanguíneo tendem a produzir mudanças similares no débito cardíaco e, portanto, na pressão arterial. À luz dessa relação e do objetivo dos sistemas biológicos de manutenção da homeostase, é previsível que reduções na pressão arterial induzam respostas fisiológicas projetadas para aumentar o volume sanguíneo e que elevações na pressão arterial provoquem respostas projetadas para reduzir o volume sanguíneo. Os principais órgãos responsáveis por alterar o volume sanguíneo são os rins. Assim, a regulação do volume sanguíneo pelos rins é um fator na determinação final da pressão arterial. Muitos agentes químicos e reflexos neurais que regulam a pressão arterial média por sua ação no coração e nos vasos sanguíneos também afetam a capacidade de regulação do volume sanguíneo pelos rins, alterando a taxa de formação de urina.

Este capítulo discute apenas alguns dos principais reguladores da pressão arterial e do volume sanguíneo e, para fins didáticos, os classifica como reflexos neurais, agentes circulantes (humorais) e agentes parácrinos (de produção local). Tais classificações requerem generalizações, e há muitas interações sutis entre essas classes que não serão exploradas neste texto.

Reflexos neurais

Os *reflexos barorreceptores arteriais* são reflexos neurais responsáveis principalmente pela regulação a curto prazo ou imediata da pressão arterial. Os receptores nervosos na aorta e nas artérias carótidas respondem a alterações na pressão arterial nesses vasos, e essa informação é retransmitida para

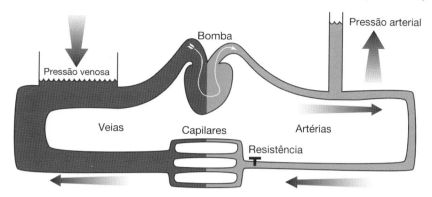

Figura 18.10 Modelo simplificado do sistema circulatório com bomba que supre vasos de baixa complacência (artérias), vasos com valvas que regulam o fluxo de saída das artérias (arteríolas) e vasos de baixa pressão (veias), que levam o fluido de volta para a bomba. A altura das colunas de fluido nas artérias e veias indica as pressões relativas nesses vasos. O enchimento da bomba depende, em parte, da pressão venosa.

centros reflexos no tronco cerebral. Os nervos eferentes desses reflexos são os **nervos autônomos** para o coração e os **nervos vasoconstritores simpáticos** para as arteríolas e veias. Reduções na pressão arterial provocam ajustes nesses nervos eferentes para aumentar a frequência cardíaca e a contratilidade cardíaca, além de promover vasoconstrição arteriolar e venosa. O efeito global tende a aumentar o CO e a TPR, de modo que a pressão arterial possa voltar a seu nível original. Aumentos na pressão arterial acima do valor original devem reduzir a atividade cardíaca e relaxar os vasos. A inibição dos nervos vasoconstritores e venoconstritores é o mecanismo pelo qual o reflexo permite o relaxamento do músculo liso vascular.

Receptores neurais nos átrios do coração respondem a mudanças no volume de sangue que enche os átrios e as informações aferentes desses receptores são retransmitidas para os centros reflexos do tronco cerebral. Os principais eferentes envolvidos nesses reflexos são os nervos simpáticos para os rins. O aumento do enchimento atrial provoca reduções na estimulação nervosa simpática dos rins, e isso permite um aumento na excreção urinária de cloreto de sódio e água. Isso tende a reduzir o volume sanguíneo e, portanto, o enchimento cardíaco, o débito cardíaco e a pressão arterial. O menor enchimento atrial aumenta a atividade nervosa simpática sobre os rins. Esse reflexo também influencia a secreção de renina pelos rins (discutida mais adiante).

Agentes humorais

A **renina** é uma enzima sintetizada pelos rins e sua liberação é regulada em parte pela atividade nervosa simpática nesses órgãos e pela pressão nos vasos que os perfundem. O aumento da atividade nervosa simpática renal e/ou a redução da pressão arterial renal elevam a secreção de renina (Figura 18.11). A renina atua em um substrato proteico do plasma para produzir um peptídio, a angiotensina I, convertida por uma enzima em **angiotensina II**. A angiotensina II contrai a musculatura lisa vascular, de modo que tende a aumentar a TPR e a pressão arterial. A angiotensina II também reduz a perda urinária de cloreto de sódio e água por sua ação nos túbulos renais e por promover a liberação de **aldosterona** pelo córtex adrenal. O efeito biológico global da angiotensina II é aumentar a pressão arterial e o volume sanguíneo.

Em repouso, os níveis plasmáticos de epinefrina e norepinefrina são relativamente baixos e, assim, seus efeitos sobre a função cardíaca e a musculatura lisa vascular são relativamente menores. No entanto, os níveis plasmáticos podem aumentar de forma significativa em animais muito estressados ou em resposta a grandes reduções na pressão arterial ou no volume sanguíneo. Nessas condições, a epinefrina e norepinefrina circulantes aumentam a função cardíaca e contraem a musculatura lisa vascular.

Os **peptídios natriuréticos atriais** (ANPs; do inglês, *atrial natriuretic peptides*) são liberados dos átrios do coração em resposta ao aumento do volume sanguíneo e do enchimento

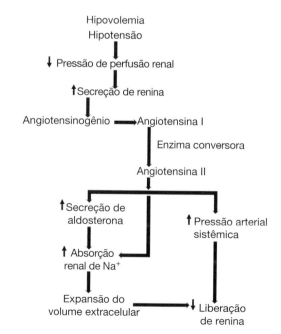

Figura 18.11 Resposta do sistema renina-angiotensina-aldosterona a hipovolemia e hipotensão. *Fonte:* adaptada de Reece, 2015.

Frandson | Anatomia e Fisiologia dos Animais de Produção

atrial. Os ANPs aumentam a excreção urinária de sódio e água por ação direta sobre os túbulos renais. Os ANPs também reduzem a TPR por provocar o relaxamento da musculatura lisa vascular arteriolar que foi contraída por agentes vasoconstritores.

Agentes parácrinos

As células endoteliais que revestem os muitos vasos sanguíneos produzem e liberam *óxido nítrico*, um vasodilatador local. A liberação de óxido nítrico pelas células endoteliais está sujeita à regulação por diversos agentes e a importância de seu papel global na regulação da TPR em animais normais é controversa. **As endotoxinas bacterianas são componentes lipopolissacarídicos da parede celular que são liberados após a lise do microrganismo. Essas endotoxinas estimulam os macrófagos do corpo de um animal, que produzem e liberam quantidades extraordinariamente grandes de óxido nítrico. A superprodução geral de óxido nítrico provoca vasodilatação generalizada e uma queda acentuada da pressão arterial. Essas alterações cardiovasculares fazem parte de uma síndrome clínica,** o *choque endotóxico* ou *choque séptico.*

As células endoteliais também secretam um peptídio, a *endotelina*, que contrai a musculatura lisa vascular das arteríolas. Como o óxido nítrico, sabe-se que vários agentes (p. ex., angiotensina II e norepinefrina) estimulam a liberação de endotelina. Curiosamente, os vasoconstritores circulantes tendem a aumentar a liberação desse vasoconstritor de produção local.

Função cardiovascular durante exercício e hipovolemia

Durante o exercício, aumentos no débito cardíaco e na taxa de fluxo sanguíneo para o músculo esquelético são necessários para atender às maiores necessidades metabólicas da musculatura ativa. Vários dos ajustes cardiovasculares durante o exercício são respostas aprendidas ou respostas comportamentais que começam logo antes ou no início de sua realização. Esses ajustes são aparentemente iniciados pelo córtex cerebral, envolvem os nervos autônomos e incluem o aumento da frequência cardíaca e a vasodilatação das arteríolas que suprem o músculo esquelético. A elevação dos níveis circulantes de epinefrina também pode contribuir para essas mudanças. Após o início do exercício, a vasodilatação adequada das arteríolas que suprem os músculos esqueléticos ativos é mantida principalmente pelos metabólitos locais produzidos por esses tecidos. Normalmente, o aumento da função cardíaca é maior do que o grau de vasodilatação, de modo que a elevação da pressão arterial é discreta. A resistência vascular aumenta em outros órgãos cujo metabolismo não se eleva durante o exercício, o que impede o aumento do fluxo sanguíneo para esses locais. Durante o exercício, o aumento do débito cardíaco (elevação da frequência cardíaca e da contratilidade) é mantido pela estimulação simpática do coração. Essa estimulação simpática é mantida principalmente pelos mecanismos originados no córtex cerebral e por reflexos baseados em informações aferentes provenientes do músculo esquelético exercitado.

Hipovolemia é a diminuição anormal do volume de fluido circulante (*i. e.*, do volume de sangue). Pode ocorrer de forma rápida, como resultado de hemorragia, ou lenta, decorrente da desidratação. A redução do volume sanguíneo diminui a pressão de enchimento cardíaco e enchimento ventricular (*i. e.*, diminui o volume diastólico final). Sem enchimento adequado, o SV cai e, portanto, o débito cardíaco pode ser insuficiente para manter a perfusão capilar por todo o corpo. Uma redução grave no débito cardíaco diminui drasticamente a pressão arterial, provocando uma forte resposta do reflexo barorreceptor. O aumento da frequência cardíaca é parte dessa resposta. O débito cardíaco diminuído e a intensa vasoconstrição periférica provocada pela resposta reflexa contribuem para o branqueamento característico das mucosas. O menor SV é a principal causa da redução do pulso.

19 Sistema Respiratório

Sistema respiratório superior, 258

Nariz, 258
Seios paranasais, 259
Faringe, 259
Laringe, 259
Traqueia e brônquios, 261

Tórax, 262

Pulmões, 262
Pleura, 263

Fisiologia da respiração, 265

Ventilação, 265
Troca gasosa, 266
Transporte de gás no sangue, 267
Controle da ventilação, 268

Objetivos de aprendizagem

- Definir e ser capaz de explicar a importância dos termos destacados em ***negrito e itálico*** neste capítulo
- Acompanhar o ar desde sua entrada nas narinas externas até os alvéolos, descrevendo a anatomia e as diferenças entre as espécies domésticas ao longo do caminho. Identificar os principais seios paranasais e suas localizações
- Fazer um diagrama e/ou descrever a anatomia da laringe e explicar sua função na proteção da via respiratória; identificar os nervos responsáveis pelo movimento das cartilagens laríngeas
- Descrever a disposição da pleura na cavidade torácica, nomeando suas diferentes partes e delineando sua função na criação de um espaço potencial
- Fazer um diagrama da pressão transpulmonar, da pressão pleural e da pressão alveolar durante a inspiração e a expiração. Detectar quando os pulmões ficam completamente sem ar
- Descrever os fatores que determinam as trocas gasosas nos pulmões e nos tecidos
- Discutir o controle da ventilação. Explicar como a hiperventilação pode causar apneia.

O oxigênio é essencial para os animais. Um animal pode sobreviver por dias sem água ou semanas sem comida, mas a vida sem oxigênio é medida em minutos.

O aporte de oxigênio e a remoção de dióxido de carbono (o produto da respiração celular) são as duas principais funções do sistema respiratório. Os processos envolvidos nessas funções relacionadas aos gases são a ventilação (movimento do ar para dentro e para fora dos pulmões), as trocas gasosas entre o ar e o sangue nos pulmões, o transporte de gases no sangue e as trocas gasosas entre o sangue e as células dos tecidos. As funções secundárias do sistema respiratório são o auxílio na regulação do pH dos fluidos do corpo, a assistência no controle de temperatura e a fonação (produção de voz).

A função do sistema respiratório na regulação do pH do sangue e outros fluidos do corpo está intimamente associada à capacidade de remoção do dióxido de carbono (CO_2) pelo sistema respiratório. As mudanças no CO_2 e no pH estão intimamente ligadas por causa da reação química mostrada na equação a seguir. Os íons hidrogênio (H^+) gerados pela combinação de CO_2 e água ajudam a determinar a acidez (portanto, o pH) do sangue.

$$H_2O + CO_2 \leftrightarrow H^+ + HCO_3^-$$

Se houver acúmulo de dióxido de carbono no sangue porque o sistema respiratório não consegue removê-lo, o pH do sangue cai, o que é chamado de ***acidose respiratória***. O pH do sangue aumenta caso o sistema respiratório remova mais dióxido de carbono do que deveria e os níveis sanguíneos da molécula fiquem abaixo do normal, o que é denominado ***alcalose respiratória***.

Sistema respiratório superior

Nariz

O *nariz* dos animais domésticos compreende as partes da face rostrais aos olhos e dorsais à boca. As *narinas externas* são as aberturas externas do sistema respiratório (Figura 19.1). Seu tamanho e forma, altamente variáveis entre os animais domésticos, são determinados principalmente pelas *cartilagens nasais* que formam essa extremidade mais rostral do sistema respiratório. Além dessas cartilagens hialinas, os suínos também apresentam um *osso rostral* na ponta de seu nariz achatado e discoide. Acredita-se que isso seja uma adaptação aos hábitos de fuçar a terra.

O aspecto lateral do nariz é coberto com pele pilosa típica, que contém glândulas sebáceas e sudoríparas. A região glabra das partes mais rostrais do nariz em outras espécies que não a equina não contém glândulas sebáceas, mas sim numerosas glândulas sudoríparas, que ajudam a manter a umidade ao redor das narinas. Essa área é o *plano nasal* em ovinos e caprinos, o *plano rostral* em suínos e o *plano nasolabial* em bovinos. Os sulcos e as fendas no plano são distintos o suficiente para permitir que as impressões nasais sejam usadas para identificação individual, como as impressões digitais em seres humanos.

O nariz equino não tem plano e é recoberto por pelos curtos e finos. A parede lateral da narina externa equina é flexível, possibilitando uma enorme gama de diâmetros. Durante o exercício, a parede lateral é dilatada, criando uma passagem maior, de menor resistência, para o movimento do ar. Nisso, a narina é auxiliada por um divertículo curto e cego, lateral à cavidade nasal verdadeira. Essa "*falsa narina*" (*divertículo nasal*) provavelmente ajuda na dilatação passiva das narinas durante a ventilação vigorosa.

A *cavidade nasal* é separada da boca pelos palatos duro e mole e dividido em duas metades isoladas por um *septo nasal* mediano. A parte rostral do septo é cartilaginosa, enquanto a parte mais caudal é parcialmente formada por uma placa óssea. Cada metade da cavidade nasal se comunica com a narina do mesmo lado rostralmente e com a faringe caudalmente, por meio de aberturas ósseas, as *cóanas* (narinas caudais).

A cavidade nasal é revestida por uma mucosa que cobre uma série de *conchas* (ossos turbinados) originárias dos ossos da parede lateral (Figuras 19.2 e 19.3). As duas conchas maiores (*concha dorsal* e *concha ventral*) ocupam as partes rostrais da cavidade nasal. As partes caudais são preenchidas pelas *conchas etmoidais*. A mucosa vascular que recobre essas conchas ajuda a aquecer e umidificar o ar inspirado. A mucosa que investe as conchas etmoidais

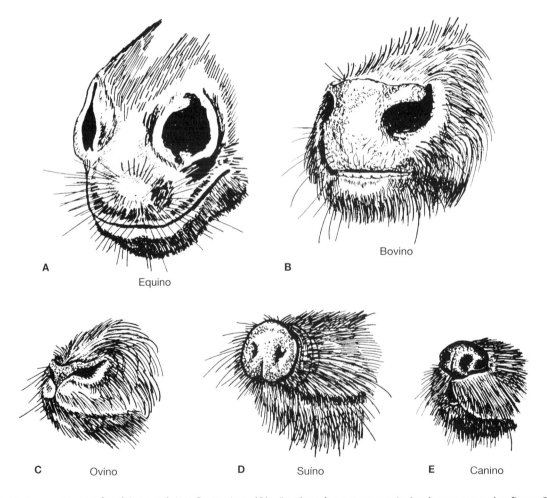

Figura 19.1 Narinas externas de várias espécies. Os equinos (**A**) não têm plano e seu nariz é coberto por pelos finos. Os bovinos (**B**) apresentam plano nasolabial, e os pequenos ruminantes (**C**) e cães (**E**) têm plano nasal. O nariz externo dos suínos (**D**) apresenta um plano rostral que é sustentado por um osso rostral.

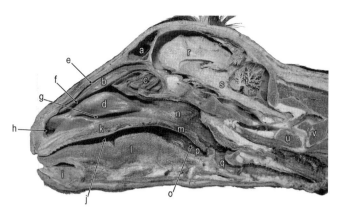

Figura 19.2 Corte mediano da cabeça caprina com o septo nasal removido. a, seio frontal; b, concha nasal dorsal; c, conchas etmoidais; d, concha nasal ventral; e, meato nasal dorsal; f, meato nasal médio; g, meato nasal ventral; h, vestíbulo nasal; i, mandíbula; j, cavidade oral; k, palato duro; l, língua; m, palato mole; n, nasofaringe; o, cripta tonsilar; p, orofaringe; q, vestíbulo laríngeo; r, cérebro; s, tronco cerebral; t, cerebelo; u, atlas; v, áxis. (Esta figura encontra-se reproduzida em cores no Encarte.)

é o **epitélio olfatório**. Esse epitélio contém as terminações sensoriais do nervo olfatório, que medeiam o sentido do olfato (Capítulo 12).

O espaço aéreo real de cada metade da cavidade nasal é dividido pela concha em meatos nasais dispostos em sentido longitudinal (ver Figuras 19.2 e 19.3). O **meato nasal dorsal** fica entre a concha dorsal e o teto da cavidade nasal. O **meato nasal médio** repousa entre as duas conchas. O **meato nasal ventral** fica entre a concha ventral e o assoalho da cavidade nasal. O **meato nasal comum** se comunica com os demais e é adjacente ao septo nasal. **Uma sonda nasogástrica introduzida pelas narinas na cavidade nasal e avançada para o esôfago para a administração de medicamentos é direcionada ao espaço formado pela junção do meato nasal comum e ventral.**

Seios paranasais

Muitos ossos do crânio apresentam cavidades cheias de ar, os **seios paranasais**, que se comunicam com a cavidade nasal. É provável que esses seios deem alguma proteção e isolamento à cabeça, além de formarem regiões amplas do crânio (para fixação muscular), sem que este fique pesado demais. Embora existam algumas diferenças entre as espécies, todos os animais de produção apresentam **seios maxilares**, **frontais**, **esfenoidais** e **palatinos** no interior dos ossos de mesmo nome (Figura 19.4). Em equinos, a maioria dos dentes vestibulares superiores se projeta no seio maxilar, que pode ser infectado em caso de doença dentária (ver Figura 20.3). O seio frontal é bastante amplo. Em bovinos com chifres, uma extensão do seio frontal, o **divertículo cornual**, se estende bem no núcleo ósseo do corno (ver Figura 14.7). A descorna de animais com mais de 3 ou 4 meses de idade geralmente expõe o interior do seio frontal e predispõe ao desenvolvimento de infecções.

Faringe

A **faringe** é um conduto de tecido mole comum ao alimento e ao ar caudal às cavidades oral e nasal. A faringe é dividida em regiões denominadas de acordo com sua proximidade a outros espaços: **nasofaringe** caudal às cóanas, **orofaringe** caudal à boca e **laringofaringe** perto da laringe (ver Figura 19.2). Alimentos e líquidos são direcionados para o esôfago pela boca (e vice-versa durante a ruminação), com um movimento coordenado dos músculos faríngeos e laríngeos que impede sua entrada nas vias respiratórias.

Laringe

A **laringe** é a porta de entrada da traqueia. Sua forma rígida, similar a uma caixa, é mantida por uma série de cartilagens pareadas e não pareadas que são movidas, umas

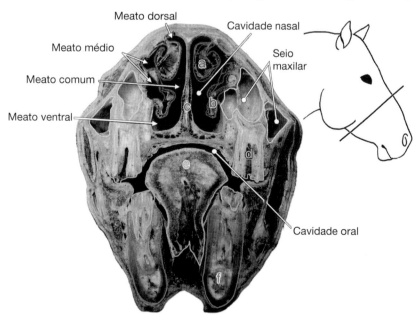

Figura 19.3 Corte transversal do nariz equino. a, concha nasal dorsal; b, concha nasal ventral; c, septo nasal; d, bochecha; e, língua; f, mandíbula. (Esta figura encontra-se reproduzida em cores no Encarte.)

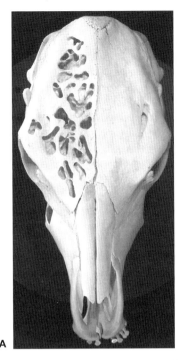
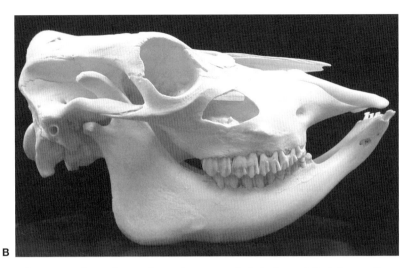

Figura 19.4 Os seios paranasais bovinos demonstrados pela escultura dos ossos. **A.** Seio frontal. **B.** Seio maxilar.

em relação às outras, pelos músculos estriados da laringe. A principal função da laringe é a regulação do tamanho da via respiratória e sua proteção, fechando-a para evitar que outras substâncias, além do ar, entrem na traqueia. É capaz de aumentar o diâmetro da passagem de ar durante a inspiração forçada (como durante exercícios intensos) e fechar a abertura durante a deglutição ou como um mecanismo de proteção para a exclusão de objetos estranhos. Secundariamente, a laringe é o órgão da *fonação* (vocalização). A contração dos músculos da laringe altera a tensão nos ligamentos, que vibram devido à passagem do ar. Essa vibração produz a voz.

Cinco cartilagens revestidas de mucosa compõem a laringe na maioria dos animais domésticos (Figura 19.5). A *cartilagem epiglótica* (*epiglote*), não pareada e em formato de espada, é imediatamente caudal à base da língua e é bastante elástica. Durante a deglutição, os movimentos da língua e da laringe dobram a epiglote em sentido caudal, para cobrir a entrada da laringe.

A *cartilagem tireóidea* lembra uma concha e é composta por duas placas paralelas, as *lâminas*, de cada lado, unidas na linha média ventral. Em seres humanos, a cartilagem tireóidea cria o "pomo de Adão", uma projeção no aspecto ventral do pescoço. As lâminas da cartilagem tireóidea têm processos que se articulam com outras cartilagens e são o local de inserção de vários músculos que movimentam a laringe.

A *cartilagem cricoide* tem o formato de um anel de sinete, com a porção ampla no lado dorsal. A cartilagem cricoide se articula com a cartilagem tireóidea e as duas cartilagens aritenoides em sentido cranial e se liga ao primeiro anel cartilaginoso da traqueia caudalmente.

As *cartilagens aritenoides* pareadas têm formato irregular e processos que variam entre as espécies. As cartilagens aritenoides de todas as espécies apresentam um *processo vocal* ventral, onde se insere o *ligamento vocal* ("*corda vocal*"). Os ligamentos vocais marcam a divisão entre o *vestíbulo*, o espaço laríngeo cranial a eles, e a *cavidade infraglótica*, o espaço caudal a eles (ver Figura 19.5). A pequena fenda entre os dois ligamentos vocais é a *rima da glote*. O movimento das cartilagens aritenoides altera a tensão e o ângulo dos ligamentos vocais, fechando ou alargando a glote (Figura 19.6) ou, ainda, ajustando o tom da voz conforme a vibração dos ligamentos.

Equinos e suínos também têm um *ligamento vestibular* (ventricular) cranial ao ligamento vocal. Uma protuberância mucosa entre os dois ligamentos forma uma bolsa cega chamada de *ventrículo lateral*.

O nervo vago (nervo craniano X) carreia os axônios que inervam os músculos (motores) e as mucosas (sensoriais) da laringe. A maioria desses músculos recebe sua inervação motora do *nervo laríngeo recorrente*, que, por motivos embriológicos, se ramifica a partir do nervo vago dentro do tórax e deve retornar em sentido cranial ao longo da traqueia para chegar à laringe. Esse percurso muito longo dos axônios do nervo laríngeo recorrente (do tronco cerebral, onde residem os corpos celulares dos neurônios, passando pelo pescoço até o tórax e do dorso do pescoço até a laringe) os torna suscetíveis a traumas e doenças metabólicas.

A lesão de um dos nervos laríngeos recorrentes provoca a paralisia da maioria dos músculos laríngeos do mesmo lado. A paralisia do músculo que abduz as cartilagens aritenoides e, assim, aumenta o diâmetro das vias respiratórias (o músculo cricoaritenoide dorsal) causa uma doença em equinos chamada de *hemiplegia laríngea* (*cavalo roncador*). **O animal acometido não pode expandir a rima da glote durante a inspiração forçada e, consequentemente, tem dificuldade em trazer ar suficiente para os pulmões durante o exercício. A passagem rápida do ar provoca a vibração do ligamento vocal flácido, gerando**

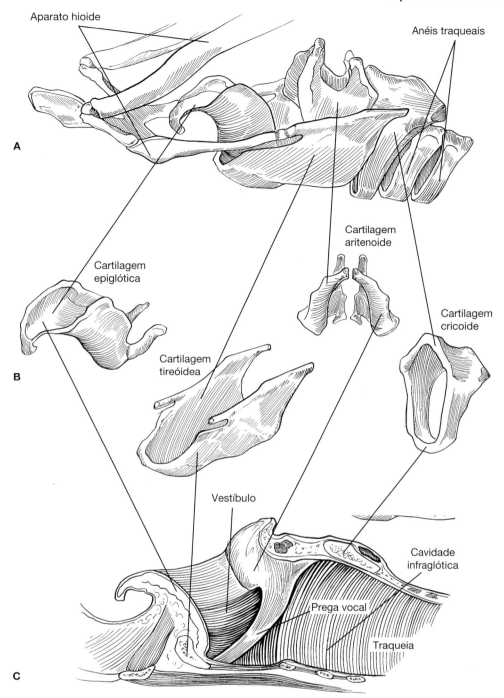

Figura 19.5 Laringe do cavalo. **A.** Vista lateral da laringe completa, que está fixada rostralmente ao aparato hioide e caudalmente à traqueia. **B.** Cartilagens da laringe equina. **C.** Anatomia interna da laringe.

um som alto e rouco. Essa doença geralmente se deve à degeneração do nervo laríngeo recorrente esquerdo, já que, desse lado, o trajeto do nervo é um pouco maior do que do lado direito.

Traqueia e brônquios

A **traqueia** se estende da extremidade caudal da laringe até os brônquios (Figura 19.7). É formada por **cartilagens traqueais** hialinas em formato de C que conferem rigidez transversal para a resistência ao colapso e são unidas uma à outra por **ligamentos anulares** elásticos, que proporcionam flexibilidade considerável à traqueia para acompanhar os movimentos do pescoço. O lado dorsal da traqueia é completado por tecido conjuntivo e pelo **m. traqueal**, um músculo liso cujo tônus influencia o diâmetro do órgão.

A traqueia passa caudalmente até a base do coração, onde se divide em dois **brônquios principais (primários)**, um para cada pulmão (ver Figura 19.7). Ruminantes e suínos também apresentam um **brônquio traqueal**, que surge cranialmente aos brônquios principais e supre o lobo cranial do pulmão direito (Figura 19.8). Os brônquios principais se ramificam em brônquios secundários (também chamados de *lobares*) e, então, terciários, com os ramos subsequentes cada vez meno-

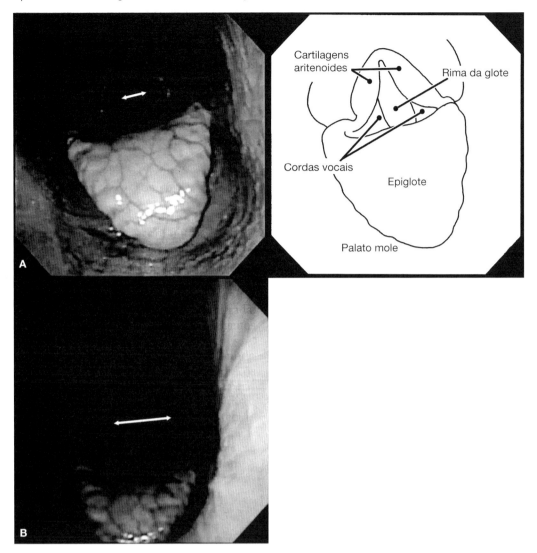

Figura 19.6 Laringe equina observada com o endoscópio. Observe a largura da rima da glote na (**A**) expiração em comparação à (**B**) inspiração vigorosa. O aumento do diâmetro é causado pela rotação das cartilagens aritenoides pelos músculos que abduzem as pregas vocais. *Fonte:* imagens endoscópicas cortesia de Dean Hendrickson, Colorado State University, Colorado, EUA. (Esta figura encontra-se reproduzida em cores no Encarte.)

res. As paredes desses brônquios são sustentadas por placas cartilaginosas. As vias respiratórias ramificadas com menos de 1 mm de diâmetro perdem a cartilagem e são chamadas de **bronquíolos**. O bronquíolo se ramifica em diversos **ductos alveolares**, que terminam em grupos de sacos aéreos, os **alvéolos**. Aqui ocorre a troca de gases com o sangue. Alguns bronquíolos terminais têm alvéolos em suas paredes e, por isso, são denominados **bronquíolos respiratórios** (Figura 19.9).

Tórax

O tórax é limitado cranialmente pelo primeiro par de costelas, pela primeira vértebra torácica e pela parte cranial do esterno. Esse anel de elementos esqueléticos é a **entrada do tórax**. A parte dorsal do tórax é definida pelas vértebras torácicas e pelos músculos epaxiais, enquanto a parte ventral é delimitada pelo esterno. As costelas e as cartilagens costais, ligadas por músculos intercostais, criam as paredes laterais. A forma geral do tórax é cônica, com o ápice na entrada do tórax. A base do cone é coberta pela cúpula do diafragma.

Pulmões

Cada **pulmão** tem o formato aproximado de um cone, com a base apoiada no lado cranial do diafragma e o ápice na entrada do tórax. O aspecto medial de cada pulmão apresenta uma endentação, o **hilo**, por onde os principais brônquios, vasos pulmonares, vasos linfáticos e nervos entram e saem do órgão.

Os lobos dos pulmões são definidos pela presença de brônquios lobares (secundários). Os lobos são macroscopicamente distinguíveis, na maioria das espécies, por fissuras profundas na parte ventral do pulmão. Todos os animais domésticos têm dois lobos no pulmão esquerdo. O pulmão direito de ruminantes e suínos tem quatro lobos e, de equinos, três.

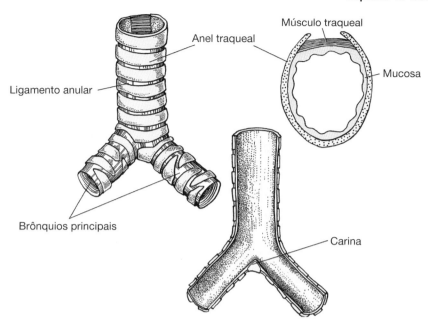

Figura 19.7 Anatomia básica da traqueia e dos brônquios principais.

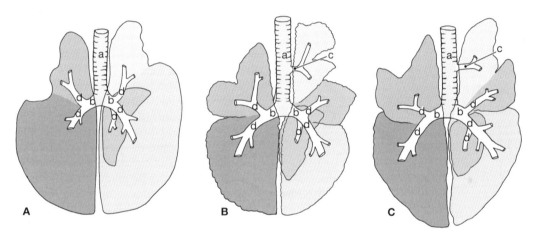

Figura 19.8 Pulmões de (**A**) equinos, (**B**) ruminantes e (**C**) suínos, vistos pelo aspecto dorsal. a, traqueia; b, brônquios primários; c, brônquio traqueal (apenas ruminantes e suínos); d, brônquios secundários (lobares). Rosa, lobo cranial esquerdo; vermelho, lobo caudal esquerdo; amarelo, lobo cranial direito; verde, lobo médio direito (apenas ruminantes e suínos); azul-claro, lobo caudal direito; azul-escuro, lobo acessório. (Esta figura encontra-se reproduzida em cores no Encarte.)

Os lobos do pulmão esquerdo são os **lobos cranial** (apical) e **caudal** (diafragmático). O lobo cranial do pulmão direito de suínos e ruminantes é dividido em partes cranial e caudal.

Os quatro lobos do pulmão direito são os seguintes: lobos cranial e caudal, como no lado esquerdo, mais um **lobo médio** entre eles e um **lobo acessório** ventrocaudal perto da linha média (ver Figura 19.8). Os equinos não apresentam lobo médio. De modo geral, uma fenda mais ou menos distinta entre os lobos ao longo da margem ventral dos pulmões pode ser identificada. Essa fenda é a **incisura cardíaca** e tende a ser maior no lado direito (Figura 19.10). Na incisura cardíaca, o coração entra em contato com a parede torácica, fato explorado na ecocardiografia (na qual o aparelho de ultrassom é colocado na parede torácica, onde não há tecido pulmonar entre o transdutor e coração) e na pericardiocentese (introdução de agulha por uma parede corpórea para a obtenção de uma amostra do fluido no saco pericárdico).

Depois que um animal respira pela primeira vez ao nascer, os pulmões sempre retêm um volume significativo de ar, mesmo em condições patológicas de colapso. No feto, no entanto, os pulmões têm consistência similar à do fígado, não possuem ar e afundam na água. O afundamento ou flutuação dos pulmões na água é um teste padrão para determinar se um filhote é natimorto, quando os pulmões afundam, ou se respirou pelo menos uma vez, quando os pulmões flutuam.

Pleura

A cavidade torácica é revestida por uma serosa, a **pleura**. As superfícies lisas da pleura são lubrificadas por uma quan-

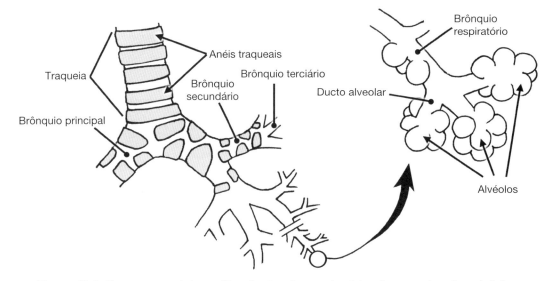

Figura 19.9 Esquema geral da ramificação das vias respiratórias da traqueia até os alvéolos.

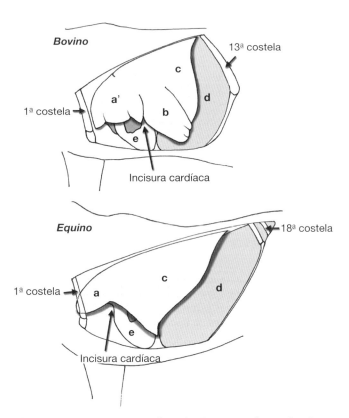

Figura 19.10 Disposição do pulmão esquerdo em bovinos (acima) e equinos (abaixo), mostrada em corte do tórax. a, lobo cranial; a', parte cranial do lobo craniano (apenas em bovinos); b, parte caudal do lobo cranial (somente em bovinos); c, lobo caudal; d, diafragma; e, coração.

tidade escassa de fluido seroso, facilitando o movimento sem fricção dos pulmões durante a respiração.

A pleura é composta por dois sacos separados, um em torno de cada pulmão. A pleura que reveste o tórax é a *pleura parietal* e a pleura que recobre os pulmões é a *pleura visceral*. A cavidade pleural, entre as pleuras parietal e visceral, é apenas um espaço em potencial. Em condições normais, essa cavidade pleural não contém nada, exceto uma pequena quantidade de fluido seroso. Doenças que introduzem fluido ou gás (p. ex., pus, sangue, ar) comprimem o espaço pleural e podem provocar o colapso do pulmão associado a esse espaço.

A junção dos dois sacos pleurais perto da linha média do tórax forma uma camada dupla, chamada de **mediastino**, onde são encontrados o coração, os grandes vasos, o esôfago e outras estruturas mediais (Figura 19.11). O mediastino bovino é espesso e desenvolve uma barreira completa entre as cavidades pleurais direita e esquerda. Em equinos, partes do mediastino são finas e as aberturas entre as duas cavidades ocorrem naturalmente ou são criadas com facilidade. Por isso, a infecção ou a presença de ar em um espaço pleural pode permanecer unilateral em bovinos, mas se dissemina com rapidez e acomete os dois lados nos equinos.

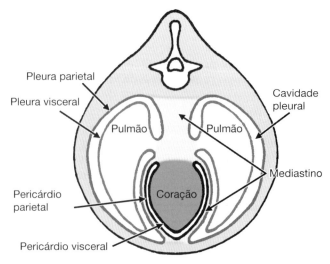

Figura 19.11 Esquema de corte transversal do tórax. O mediastino cria uma parede entre as cavidades pleurais direita e esquerda.

Fisiologia da respiração

Ventilação

Ventilação é o processo que movimenta o ar para dentro (***inspiração***) e para fora (***expiração***) dos pulmões. ***Ventilação alveolar*** é um termo mais específico, que se refere ao movimento do ar para dentro e para fora dos alvéolos do pulmão. Os alvéolos são o principal local de trocas gasosas nos pulmões, portanto, a ventilação alveolar é o componente essencial das trocas gasosas.

O *ofegar* é um mecanismo para dissipação do calor. A respiração ofegante é caracterizada por frequência respiratória maior, mas com **volume corrente** (volume de ar movido a cada respiração) menor. A ventilação alveolar não é maior nos animais ofegantes porque o aumento do movimento do ar ocorre principalmente nas vias respiratórias superiores, que não são locais de troca gasosa. Essas vias respiratórias são consideradas um **espaço morto anatômico**. O **espaço morto fisiológico** inclui o espaço morto anatômico, bem como quaisquer alvéolos em que a troca gasosa normal não possa ocorrer. É importante reconhecer que a frequência respiratória de um animal pode não refletir com precisão a ventilação alveolar real. Como um animal ofegante, um animal que está "hiperventilando" apresenta, na verdade, respirações rápidas e superficiais que efetivamente não trocam gases nos alvéolos.

Como já descrito, não há conexão física entre as superfícies pleurais visceral e parietal (exceto no hilo). A cavidade pleural fechada entre elas é um espaço em potencial preenchido por uma pequena quantidade de fluido. A ***pressão pleural*** é a pressão do fluido na cavidade pleural, que é sempre ligeiramente mais negativa do que a ***pressão alveolar*** (Figura 19.12). A pressão alveolar é a pressão do ar dentro dos alvéolos. São essas pressões que exercem a força de tração ao longo da pleura para manter a expansão pulmonar. A diferença entre as pressões alveolar e pleural é definida como a ***pressão transpulmonar***, e é uma medida das forças elásticas nos pulmões, que tendem a colapsar durante a expiração. Na ausência de movimento de ar para dentro ou para fora dos pulmões, a pressão alveolar é igual à ***pressão atmosférica*** (0 cmH$_2$O). Durante a inspiração, a expansão da cavidade torácica puxa os pulmões para fora, tornando a pressão pleural e a pressão alveolar mais negativas, levando ar para os pulmões e aumentando o volume pulmonar (ver Figura 19.12). Na expiração, ocorre o oposto, e o aumento da pressão alveolar ajuda a expulsar o ar dos pulmões. A expansão aumenta o volume das passagens de ar nos pulmões, mas reduz a pressão em seu interior. A relação inversa entre volume e pressão de um gás é descrita pela ***lei de Boyle***.

A cavidade torácica é ampliada pela contração e pelo achatamento da cúpula do ***diafragma*** e pelo movimento para a frente e para fora da caixa torácica, provocado pela contração dos músculos torácicos apropriados, que são músculos esqueléticos supridos por nervos motores somáticos. Após a inspiração, a pressão na cavidade pleural continua em seu ponto mais baixo até o início da expiração, e a cavidade torácica começa a retomar seu volume original.

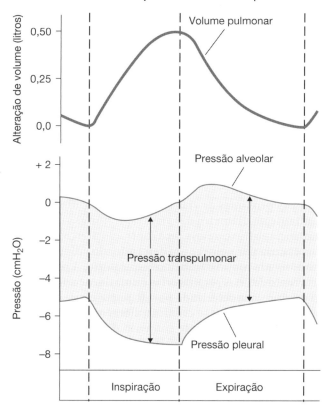

Figura 19.12 Alterações no volume pulmonar, na pressão alveolar, na pressão pleural e na pressão transpulmonar durante a respiração normal. *Fonte:* Guyton e Hall, 2006. Reproduzida, com autorização, de Elsevier.

A expiração em um animal em repouso é um processo passivo que não requer contração muscular. O relaxamento dos músculos contraídos durante a inspiração e as propriedades elásticas intrínsecas dos pulmões e da parede torácica permitem que esses órgãos voltem a ter seu volume original. No início da expiração, a pressão alveolar aumenta, ficando maior do que a pressão atmosférica, o que expulsa o ar dos pulmões.

A ***expiração forçada*** é um processo ativo que remove mais ar dos pulmões do que durante uma expiração passiva normal. A expiração forçada requer a contração dos músculos abdominais para forçar as vísceras contra o diafragma e a contração de outros músculos para tracionar as costelas em sentido caudal. Essas ações reduzem o tamanho da cavidade torácica e possibilitam o recuo dos pulmões para um volume menor do que o normal para a expiração em repouso. Isso aumenta ainda mais a pressão intrapulmonar e remove mais ar do que a expiração passiva. Mesmo com a expiração voluntária mais vigorosa, um **volume residual** de ar continua nos pulmões. A **capacidade vital** é a quantidade máxima de ar que pode ser expirada após uma inspiração máxima. **A sensação de "ficar sem fôlego" é, na verdade, a perda do volume residual dos pulmões. A ausência de um volume residual no pulmão provoca o colapso dos alvéolos, e o esforço inspiratório para nova expansão do tecido pulmonar é significativo.**

As vias respiratórias superiores e as passagens de ar nos pulmões resistem ao fluxo de ar. Como em um vaso sanguíneo, a resistência da passagem de ar ao fluxo é inversamente proporcional a seu diâmetro. Em sua maioria, as passagens de ar nos pulmões têm músculo liso nas paredes e a contração ou relaxamento dessa musculatura determina a resistência ao fluxo. Grande parte desse músculo liso tem receptores β$_2$-adrenérgicos, que provocam seu relaxamento quando estimulados. A estimulação simpática durante o exercício reduz a resistência ao fluxo de ar e promove a ventilação alveolar.

O músculo liso das vias respiratórias se contrai em resposta à estimulação por *histamina* ou *leucotrienos*. Essas substâncias são liberadas pelos mastócitos durante reações alérgicas próximas às vias respiratórias. A diminuição resultante no diâmetro das vias respiratórias aumenta a resistência ao fluxo de ar, e uma contração muscular maior é necessária para mover um determinado volume de ar. Isso aumenta muito o trabalho respiratório. **A obstrução recorrente das vias respiratórias é uma doença observada em equinos, caracterizada por dispneia e que pode ser causada pela exposição crônica a alergênios ambientais. A necessidade crônica de aumento da força muscular esquelética pode induzir hipertrofia visível dos músculos abdominais (uma linha característica).**

A **tensão superficial**, uma propriedade dos fluidos, é resultante das forças coesivas que tendem a atrair ou manter unidas as moléculas de um fluido. Um exemplo é a tendência, apresentada por uma camada de fluido em uma superfície plana, de se unir e formar uma bolha, em vez de continuar uma camada fina e plana. Uma fina camada de fluido envolve os alvéolos microscópicos. O arranjo anatômico dos alvéolos com uma camada fina de fluido normalmente presente faria com que suas paredes se aproximassem umas das outras e, por fim, sofressem colapso. No entanto, o fluido alveolar contém um **surfactante pulmonar**, uma combinação de substâncias que reduz a tensão superficial. A redução da tensão superficial promove a estabilidade alveolar e facilita a expansão alveolar durante a inspiração. **A produção de surfactante pulmonar não começa até o final da gestação. Os neonatos prematuros podem ter quantidades insuficientes de surfactante, o que causa dispneia.**

Em animais normais, o som suave de farfalhar associado aos movimentos do ar pode ser auscultado com um estetoscópio. Pulmões anormais, por exemplo, aqueles com quantidades anormais de fluido nas vias respiratórias, podem produzir sons exagerados, denominados *estertores*. A *pleurite* (pleurisia), ou inflamação da pleura, pode produzir um som áspero por causa do atrito entre as superfícies. O *hidrotórax* (fluido na cavidade pleural) também pode ser causado pela pleurite.

Troca gasosa

As concentrações de oxigênio e dióxido de carbono no ar podem ser descritas de duas formas: **pressões parciais** e **porcentagens**. O ar ambiente tem, aproximadamente, 21% de oxigênio e 0,3% de dióxido de carbono. O principal componente do ar ambiente é o gás inerte nitrogênio (cerca de 78%). A pressão parcial de um determinado gás em uma mistura de gases é o produto de sua porcentagem na mistura e a pressão **barométrica** total ou pressão atmosférica. Assim, ao nível do mar, onde a pressão atmosférica é de 760 mmHg, a pressão parcial de oxigênio no ar ambiente é de aproximadamente 160 mmHg.

A pressão parcial de certo gás em uma mistura é um fator que determina a quantidade de gás que se dissolverá em um líquido (como o plasma sanguíneo). A pressão parcial de um gás em uma mistura pode ser vista como a força que move suas moléculas do ar para o líquido quando este é exposto a uma mistura gasosa. Assim, como as pressões parciais dependem da pressão atmosférica total e das porcentagens de cada gás, os dois fatores também determinam a quantidade de um gás que pode se dissolver em um líquido. A quantidade de um gás dissolvido em um líquido é dada em milímetros de mercúrio.

▶ **Troca gasosa nos pulmões.** A troca gasosa entre o sangue e o ar alveolar nos pulmões ocorre nas paredes dos alvéolos. Em seu ponto mais fino, a barreira da parede alveolar entre o plasma sanguíneo e o ar alveolar é uma célula endotelial dos capilares pulmonares, uma célula epitelial escamosa de tipo I que reveste os alvéolos e uma membrana basal formada por contribuições das duas células (Figura 19.13). Os gases rapidamente atravessam, em ambos os sentidos, essa estrutura muito delicada. **Qualquer anomalia que aumente a espessura dessa barreira (p. ex., edema pulmonar com acúmulo de fluido extracelular na parede alveolar) pode reduzir bastante a eficiência da troca. A troca de oxigênio é geralmente afetada antes, já**

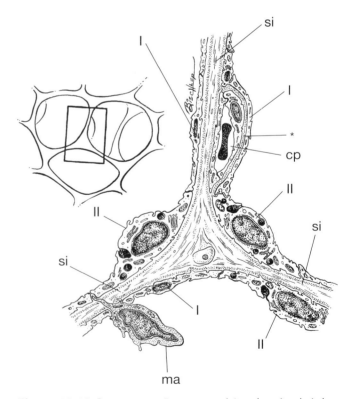

Figura 19.13 Representação esquemática de três alvéolos adjacentes. I, célula epitelial alveolar de tipo I; II, célula epitelial alveolar de tipo II; ma, macrófago alveolar; si, septo interalveolar; cp, capilar pulmonar. Observe a fusão das lâminas basais do capilar pulmonar e do alvéolo (*). *Fonte:* Dellmann, 1993. Reproduzida, com autorização, de John Wiley & Sons, Inc.

que a solubilidade desse gás é muito menor do que a do dióxido de carbono.

A troca começa assim que o sangue entra em um capilar pulmonar pelos vasos arteriais pulmonares e continua até o equilíbrio entre o ar e o plasma nos alvéolos. A Figura 19.14 mostra os valores típicos das pressões parciais de oxigênio e dióxido de carbono no ar alveolar e no capilar pulmonar. O plasma que entra nos capilares pulmonares pelas artérias pulmonares contém maior concentração de dióxido de carbono e menor concentração de oxigênio. Dadas as contínuas trocas gasosas nos capilares pulmonares, o ar alveolar contém menos oxigênio e mais dióxido de carbono do que o ar inspirado (a P_{O_2} é 160 mmHg, e a P_{CO_2} é 0,23 mmHg no ar inspirado).

Para ser mais eficiente, a taxa de fluxo sanguíneo da artéria pulmonar para uma área do pulmão deve ser equilibrada com a taxa de circulação do ar para dentro e para fora dos alvéolos da mesma área. Para avaliar a importância desse equilíbrio, considere um caso extremo em que um pulmão está em colapso, com impossibilidade de movimentar o ar, mas recebendo a mesma quantidade de fluxo sanguíneo que o pulmão normal inflado. A ausência de fluxo de ar no pulmão colapsado significa que o ar alveolar está estagnado e contém altos níveis de dióxido de carbono e baixos níveis de oxigênio. Não há troca gasosa no pulmão colapsado e as concentrações de oxigênio e dióxido de carbono são as mesmas que entraram no órgão. O sangue que sai do pulmão colapsado se mistura com um volume igual de sangue do pulmão intacto, de modo que o sangue que entra no coração pela circulação pulmonar tem pouca quantidade de oxigênio e excesso de dióxido de carbono.

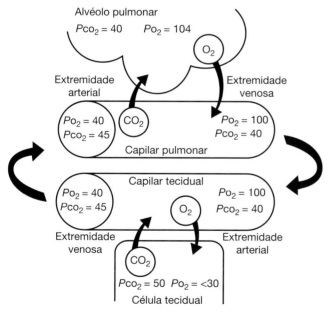

Figura 19.14 A direção da difusão do oxigênio (O_2) e do dióxido de carbono (CO_2) é mostrada pelas setas. Os valores dos gases no ar alveolar e nos fluidos (plasma e fluido intracelular) são expressos em milímetros de mercúrio. Observe as alterações nos valores à medida que o sangue flui da extremidade arterial para a venosa dos dois tipos de capilares. *Fonte:* Reece, 2015. Reproduzida, com autorização, de John Wiley & Sons, Inc.

Dentro dos pulmões, um tipo único de mecanismo vascular atua nos pequenos vasos sanguíneos arteriais para equilibrar o fluxo sanguíneo e o fluxo de ar. Esse mecanismo, a **vasoconstrição hipóxica (com baixa concentração de oxigênio) local**, produz vasoconstrição local em resposta aos baixos níveis de oxigênio alveolar (como em casos de má ventilação alveolar). A vasoconstrição reduz o fluxo sanguíneo para a área de ventilação deficiente e desvia o sangue para áreas mais bem ventiladas dos pulmões. Não está claro como os baixos níveis de oxigênio alveolar são detectados e quais agentes vasoativos são responsáveis pela vasoconstrição.

O mecanismo de vasoconstrição hipóxica funciona localmente bem para redirecionar o fluxo sanguíneo para diferentes áreas dos pulmões. No entanto, em caso de exposição de ambos os pulmões a baixos níveis de oxigênio, como em altitudes elevadas, o mecanismo provoca um aumento geral na resistência vascular dos dois órgãos. Isso causa *hipertensão pulmonar* (alta pressão na circulação pulmonar), e o lado direito do coração deve trabalhar mais para bombear o sangue pelos pulmões. Se o coração direito não puder compensar o aumento da resistência, pode haver desenvolvimento de insuficiência cardíaca direita com edema periférico. Uma síndrome com hipertensão pulmonar, insuficiência cardíaca direita e edema periférico resultante da exposição a altitudes elevadas é reconhecida em bovinos, caracterizada por edema torácico pendular e denominada *doença das grandes altitudes*.

▶ **Troca gasosa nos tecidos.** As células nos tecidos periféricos consomem oxigênio e produzem dióxido de carbono durante o metabolismo normal. Isso mantém as concentrações relativamente baixas de oxigênio e dióxido de carbono (pressões parciais) no fluido extracelular em torno dos capilares. Quando o sangue arterial entra nos capilares, os gradientes de pressão parcial promovem a difusão do oxigênio do sangue para o fluido intersticial e do dióxido de carbono do fluido intersticial para o sangue (ver Figura 19.14).

Transporte de gás no sangue

O oxigênio e o dióxido de carbono se dissolvem no plasma e suas pressões parciais são uma medida da quantidade dissolvida. No entanto, a quantidade de cada gás transportado na forma dissolvida é muito pequena em comparação às quantidades de cada um transportado em outras formas no sangue. Apenas 1,5% do oxigênio total e 7% do dióxido de carbono estão dissolvidos.

A maior parte do oxigênio no sangue (98,5%) está quimicamente ligada à hemoglobina nas hemácias (Capítulo 15). A Figura 19.15A ilustra a relação entre a pressão parcial de oxigênio e a **porcentagem de saturação da hemoglobina** por oxigênio. Nas pressões parciais de oxigênio normalmente encontradas no ar alveolar (cerca de 100 mmHg), a hemoglobina é quase completamente saturada com oxigênio (ou seja, as moléculas de hemoglobina não podem se ligar a mais oxigênio). Normalmente, a hemoglobina nas hemácias é quase completamente saturada com oxigênio à medida que o sangue passa pelos capilares pulmonares.

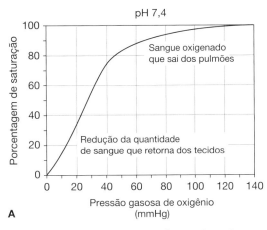
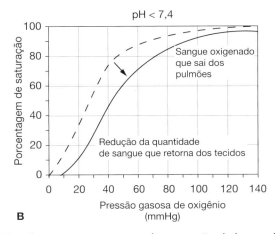

Figura 19.15 A. A curva de dissociação de oxigênio–hemoglobina ilustra a porcentagem de saturação da hemoglobina pelo oxigênio em diferentes pressões parciais do gás. **B.** Efeito da redução do pH de 7,4 para 7,2 na curva de dissociação de oxigênio-hemoglobina.

Nas pressões parciais de oxigênio tipicamente encontradas no sangue venoso (40 mmHg), uma grande quantidade de hemoglobina ainda é ligada ao oxigênio (Figura 19.15A).

Diversos fatores influenciam a capacidade de ligação química da hemoglobina ao oxigênio. O aumento na temperatura, a redução no pH ou o aumento na concentração de dióxido de carbono diminui a capacidade de ligação da hemoglobina ao oxigênio. Esses fatores alteram a relação entre a saturação da hemoglobina e a pressão parcial de oxigênio, de modo que a saturação é menor em qualquer pressão parcial. A Figura 19.15B mostra o efeito da redução do pH sobre a saturação da hemoglobina, e os efeitos do aumento da temperatura ou da concentração de dióxido de carbono são semelhantes. A alta temperatura, o baixo pH e a alta concentração de dióxido de carbono são observados em tecidos com altas taxas metabólicas (p. ex., músculo esquelético em exercício). Os efeitos desses fatores sobre a relação entre a hemoglobina e o oxigênio é a maior liberação de oxigênio da hemoglobina para as células metabolizadoras quando o sangue passa por essas áreas.

Quase todo o dióxido de carbono (93%) que chega ao sangue pela circulação sistêmica se difunde para as hemácias (Figura 19.16). Parte do dióxido de carbono (23%) se combina quimicamente com a hemoglobina nas hemácias para formar *carbaminoemoglobina*. Quando as hemácias que transportam a carbaminoemoglobina chegam aos capilares pulmonares, a reação é revertida para que o dióxido de carbono possa se difundir para os alvéolos e ser expirado. A maior parte (70%) do dióxido de carbono que entra nas hemácias é convertida em ácido carbônico sob a influência da enzima **anidrase carbônica**. O ácido carbônico rapidamente se dissocia em íon hidrogênio e *íon bicarbonato* nas hemácias. O íon hidrogênio é tamponado pela hemoglobina na hemácia e o íon bicarbonato deixa a célula e entra no plasma. É nessa forma (íon bicarbonato no plasma) que a maior parte do dióxido de carbono é transportado pelo sangue dos tecidos periféricos até os pulmões (Figura 19.16). Nos pulmões, as reações são revertidas para que o dióxido de carbono possa voltar a se formar e ser expirado dos alvéolos.

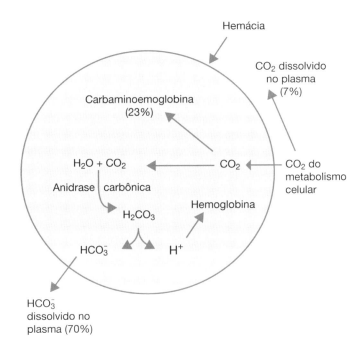

Figura 19.16 Troca gasosa em tecidos sistêmicos e transporte de dióxido de carbono no sangue. As porcentagens refletem os diferentes modos de transporte do dióxido de carbono dos tecidos sistêmicos para os pulmões.

Controle da ventilação

A contração e o relaxamento do músculo esquelético geram forças para a movimentação do ar para dentro e para fora dos pulmões. Embora os músculos esqueléticos da respiração possam ser controlados de maneira consciente, como ilustrado pela retenção voluntária da respiração, a ventilação normal é quase inteiramente reflexa.

Porções do tronco cerebral conhecidas como **centro respiratório** são responsáveis pela respiração rítmica, intermitente e regular nas frequências apropriadas para cada espécie durante a **eupneia** (respiração silenciosa normal) e por quaisquer alterações que devam ocorrer nessa frequência ou nesse ritmo. Quatro regiões específicas da ponte e da medula foram identificadas como responsáveis por uma função específica relacionada à respiração. Os neurônios da região inspiratória são tonicamente ativos, com disparos em frequência rítmica inerente por variações regulares de seus potenciais de membrana. Os neurônios associados à expiração estão localizados em uma área adjacente. No entanto, não disparam de forma espontânea e, portanto, estão normalmente ativos apenas durante a expiração forçada.

A estimulação do centro inspiratório contrai os músculos diafragmáticos e intercostais por meio de conexões neurais na medula espinal e nos nervos frênicos e intercostais, respectivamente. Os circuitos de *feedback* do centro respiratório também relaxam esses músculos e permitem a expiração passiva.

A atividade tônica do centro inspiratório é regulada por informações neurais de diversos locais. Nos animais em repouso, a estimulação nervosa mais importante é feita pelos *quimiorreceptores centrais* na medula do tronco cerebral. Esses receptores respondem a mudanças de concentração de íons hidrogênio no fluido intersticial do cérebro e estimulam o centro inspiratório a aumentar a ventilação em caso de elevação da concentração desses íons. O dióxido de carbono do sangue rapidamente se difunde pelos fluidos intersticiais do cérebro e, nos fluidos do corpo, está em equilíbrio com o ácido carbônico, portanto, um aumento na concentração de dióxido de carbono no sangue eleva a concentração de íons hidrogênio no cérebro e estimula a ventilação. Os efeitos das alterações da concentração de dióxido de carbono no sangue sobre a ventilação são tão pronunciados que essa molécula é considerada o mais importante regulador da ventilação na maioria das condições.

A hiperventilação mecânica normalmente ocorre durante a indução da anestesia geral, quando o anestesista tenta encher os pulmões do paciente com gás anestésico. Por causa dessa hiperventilação, a concentração de dióxido de carbono no sangue do paciente pode ser reduzida de modo significativo. A baixa concentração de dióxido de carbono no sangue significa a perda do estímulo primário para a ventilação normal. Esses animais podem passar por um período de *apneia* (interrupção da respiração) até que os níveis de dióxido de carbono no sangue sejam restaurados pelo metabolismo.

Outro grupo de quimiorreceptores, os corpos carotídeos e aórticos, também estimulam o centro respiratório. Esses *quimiorreceptores periféricos* detectam alterações na concentração de íons hidrogênio e no conteúdo de oxigênio do sangue arterial. Aumentos na concentração de íons hidrogênio ou reduções no conteúdo de O_2 no sangue estimulam o aumento da ventilação. No entanto, os efeitos desses quimiorreceptores periféricos são menos pronunciados do que os dos quimiorreceptores centrais e, assim, alterações na concentração de íons hidrogênio ou no conteúdo de oxigênio no sangue devem ser graves para anular o efeito do dióxido de carbono.

Além disso, a regulação do centro respiratório e do ritmo da respiração é um arco reflexo, envolvendo receptores de distensão no parênquima pulmonar, na pleura visceral e nos bronquíolos. Esses receptores são estimulados conforme o pulmão é insuflado durante a inspiração e os impulsos aferentes são transmitidos pelos nervos vagos para o tronco cerebral, onde o centro inspiratório é inibido. Esse é o *reflexo de Hering-Breuer*, que reforça a ação do outro centro para limitar a inspiração e prevenir a distensão excessiva dos pulmões.

20 Anatomia do Sistema Digestório

Organização do sistema digestório, 271

Boca, 272

Dentes, 273

Língua, 276

Faringe, 277

Tonsilas, 277

Esôfago, 278

Estômago simples, 278

Estômago dos ruminantes, 279

Ruminorretículo, 279

Omaso, 282

Abomaso, 282

Intestino delgado, 282

Intestino grosso, 283

Ruminantes, 283

Suínos, 284

Equinos, 284

Características do peritônio, 284

Órgãos digestórios acessórios, 284

Glândulas salivares, 284

Pâncreas, 286

Fígado, 286

Objetivos de aprendizagem

- Definir e ser capaz de explicar a importância dos termos destacados em *negrito e itálico* neste capítulo
- Ilustrar as camadas histológicas de um intestino oco típico
- Descrever os limites da boca e suas principais características gerais
- Identificar, em diagramas, as camadas de um dente, observando como são diferentes em braquiodontes e hipsodontes
- Explicar como os dentes vestibulares equinos diferem em seu padrão de erupção dos dentes braquiodontes
- Identificar cada dente por tipo
- Mostrar, em espécimes ou diagramas, onde estão as tonsilas principais, identificando-as pelo nome
- Começando pela boca e terminando no ânus, descrever os órgãos que recebem os alimentos durante a digestão em espécies monogástricas
- Identificar todas as partes do estômago de ruminantes em espécimes ou diagramas
- Descrever as modificações dos intestinos características de equinos e ruminantes
- Identificar e descrever as principais glândulas salivares

- Descrever a localização e o sistema de ductos do pâncreas
- Distinguir os suprimentos de sangue funcional e nutritivo para o fígado e descrever o fluxo de entrada e saída desses suprimentos do fígado
- Identificar a natureza e a importância do lobo hepático e descrever sua relação com o sistema biliar
- Acompanhar a produção de bile do lobo hepático até a sua liberação no lúmen intestinal.

Organização do sistema digestório

O *sistema digestório* é, fundamentalmente, um tubo muscular revestido com mucosa que é contínuo com a pele externa na boca e no ânus. Suas principais funções são preensão, mastigação, digestão (quebra) e absorção de alimentos, além de eliminação de resíduos não digeridos/não absorvidos. A digestão reduz os constituintes nutritivos dos alimentos a compostos moleculares que são pequenos o suficiente para serem absorvidos e usados para a obtenção de energia e construção de outros compostos, para a incorporação em tecidos corpóreos.

Os elementos do sistema digestório são boca, faringe, esôfago, pré-estômagos (ruminantes), estômago glandular, intestino delgado, intestino grosso, reto e glândulas acessórias (glândulas salivares, fígado e pâncreas).

Na região caudal ao diafragma, os componentes do sistema digestório estão dentro das cavidades abdominal e pélvica. Aqui, estão cercados por um epitélio escamoso simples, também chamado de *mesotélio* ou *serosa*. Nessas cavidades corpóreas, a serosa é identificada como *peritônio*. Como a pleura na cavidade torácica, o peritônio é nomeado de acordo com as estruturas revestidas: onde está diretamente sobre o órgão, é denominado *peritônio visceral* e, nos locais em que recobre a parede abdominal, *peritônio parietal* (ver Figura 1.9).

Os peritônios parietal e visceral são contínuos entre si por reflexos das serosas, que fixam os órgãos à parede corpórea. Esses anexos constituem coletivamente os *mesentérios*, nomeados conforme o órgão que sustentam (como discutido mais adiante). Vasos sanguíneos, vasos linfáticos e nervos trafegam pelos mesentérios, por onde alcançam os órgãos.

A parede do tubo gastrintestinal (GI) é formada por quatro camadas ou túnicas. São elas, de dentro para fora: (1) a *túnica mucosa*; (2) a *túnica submucosa*; (3) a *túnica muscular*; e (4) a *túnica serosa*, ou (onde os órgãos repousam fora das cavidades corpóreas), a *túnica adventícia* (Figura 20.1).

A *túnica mucosa* é a camada mais próxima do espaço exterior (o *lúmen*, também chamado de *luz*) no interior do tubo GI. Apresenta três camadas histológicas. A camada mais interna é composta por epitélio escamoso estratificado da boca até a parte glandular do estômago; daí até o ânus, o epitélio é do tipo colunar simples. Subjacente ao epitélio da túnica mucosa, há uma camada de tecido conjuntivo e uma camada muscular lisa variável.

A *túnica submucosa* é uma camada de tecido conjuntivo frouxo com vasos sanguíneos e nervos. Alguns locais da submucosa apresentam glândulas do sistema digestório, assim como linfonodos.

Como a motilidade é importante para o funcionamento do sistema digestório, a *túnica muscular* geralmente é bem desenvolvida. Nos equinos, os dois terços craniais da túnica muscular do esôfago são músculos estriados. Nos suínos, toda a extensão, exceto a área mais distal do esôfago, é formada por músculos estriados. Em ruminantes, o esôfago inteiro apresenta músculos estriados. A partir desse ponto, em sentido distal, as células musculares são lisas (involuntárias) e normalmente organizadas em duas camadas. A camada mais profunda tem fibras que circundam o intestino, e a camada muscular mais superficial é disposta de forma longitudinal.

A túnica mais externa é composta pelo peritônio visceral e pelo tecido conjuntivo escasso subjacente. Essa é a *túnica serosa*. As partes torácica e cervical do esôfago não são suspensas diretamente na cavidade corpórea (o esôfago torácico é circundado pelos tecidos do mediastino), portanto, não apresentam túnica serosa. Em vez disso, o tecido conjuntivo circundante desses locais constitui a *túnica adventícia*. Da mesma maneira, a extremidade distal do reto e o canal anal estão fora da cavidade pélvica e são circundados por uma túnica adventícia.

Boca

A boca é usada principalmente para apreender, cortar e/ou esmagar e misturar alimentos com a saliva, mas também pode ser usada para manipular o ambiente (por meio da apreensão de objetos) e como uma arma defensiva e ofensiva.

A entrada na boca é definida pelos *lábios*, cuja aparência e mobilidade variam entre as espécies. As partes externas dos lábios são cobertas por pele pilosa típica, que muda para a mucosa na *junção mucocutânea* das margens. O lábio superior dos pequenos ruminantes é profundamente sulcado por um *filtro* medial. Os lábios são densamente inervados por fibras sensoriais e, assim, são órgãos táteis muito sensíveis. Os lábios de ovinos, caprinos e equinos são macios e flexíveis e ajudam a apreensão do alimento, enquanto os lábios bovinos e suínos são mais rígidos e menos móveis.

O pequeno espaço entre os dentes e lábios/bochecha é o *vestíbulo oral*. A *cavidade oral propriamente dita* é profunda em relação aos dentes e ocupada principalmente pela língua. A cavidade oral termina em um estreitamento criado por dobras da mucosa perto da base da língua, onde o tubo GI continua como a faringe.

A parede dorsal da cavidade oral compreende o *palato duro* rostralmente e o *palato mole* caudalmente. O palato duro é formado por elementos horizontais dos ossos incisivo, maxilar e palatino e sua cobertura espessa de mucosa é caracterizada por dobras transversais proeminentes, chamadas de *rugas palatinas*. O palato mole é uma lâmina muscular e mucosa que se estende em direção à base da

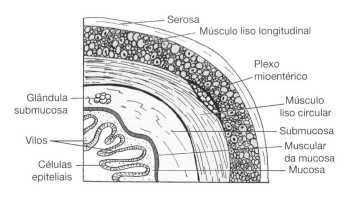
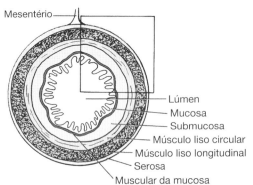

Figura 20.1 Camadas de um segmento típico do intestino.

epiglote (ver Capítulo 19). O palato mole equino é excepcionalmente longo e esse animal é o único a não conseguir levantar ativamente o palato mole para permitir a passagem de ar da cavidade oral para a laringe. Por essa razão, os equinos são obrigados a respirar pelas narinas e não podem respirar pela boca, a menos que o palato mole esteja anormalmente deslocado na parte dorsal de sua posição normal ventral à epiglote (Figura 20.2).

Dentes

Os dentes são dispostos em duas **arcadas dentárias**, uma associada à mandíbula e a outra, aos ossos incisivo e maxilar. Os animais de produção normalmente apresentam uma lacuna em cada arcada entre os dentes da frente (incisivos) e os dentes vestibulares (ver Figura 4.4). Tal lacuna fisiológica é um **diastema**. A mordida do bridão fica no diastema equino.

Os mamíferos normalmente apresentam **heterodontia**, ou seja, têm vários tipos de dentes que são especializados para diferentes aspectos da apreensão e da mastigação. Todos os animais domésticos também são **difiodontes**. Isso significa que desenvolvem um conjunto de **dentes decíduos** (também denominados *dentes de leite*), que caem e são substituídos pelos **dentes permanentes**. Os dentes em crescimento emergem das gengivas, em um processo chamado de **erupção**. Quando suas superfícies oclusivas (trituradoras) encontram as dos dentes na arcada oposta, sofrem **desgaste**. Os tempos de erupção dos dentes são consistentes o suficiente para permitir a determinação precisa da idade de animais jovens por meio da observação de sua dentição (Tabelas 20.1 e 20.2). A idade dos animais com um conjunto completo de dentes permanentes só pode ser estimada de maneira aproximada, por meio do exame dos padrões de desgaste das superfícies oclusivas.

Um dente é ancorado pela sua **raiz**, em um soquete ósseo chamado de **alvéolo**. O tecido conjuntivo, o **periodonto** (também conhecido como membrana periodontal), é responsável pela firme inserção da raiz ao osso adjacente em uma articulação especializada, a **gonfose** (ver Capítulo 6). A **coroa** é a parte do dente visível acima da mucosa da gengiva. Alguns dentes têm uma coroa curta separada da raiz por um **colo** distinto. Esses dentes, exemplificados pelos incisivos dos ruminantes, são descritos como **braquiodontes** (do grego *brachy*, "baixo"). Por outro lado, os incisivos e dentes vestibulares dos equinos apresentam coroa alta e reta, sem colo discernível. Esses dentes são descritos como **hipsodontes** (do grego *hypsi*, "alto") (Figura 20.3).

A maior parte do dente é composta por uma substância mineralizada chamada de **dentina**, com uma **cavidade dental** em seu centro. Os tecidos conjuntivos, nervos e vasos sanguíneos do dente residem nessa cavidade e constituem a **polpa dentária**. É a dentina, aliás, que constitui o "marfim" das presas de elefante.

Superficialmente à dentina, há uma camada de **esmalte**, branca e formada por cristais inorgânicos. O esmalte é a substância mais dura do corpo. Também é insubstituível, pois as células que o geram (ameloblastos) são perdidas após a formação do dente; a única exceção entre os animais de produção são as presas (dentes caninos) dos suínos. Apenas as coroas dos dentes braquiodontes são cobertas com esmalte, enquanto quase todo o dente hipsodonte tem uma camada de esmalte, à exceção de uma região pequena e curta da raiz do dente. O esmalte dos dentes hipsodontes forma pregas proeminentes em suas superfícies trituradoras, gerando cristas (**cristas do esmalte**) e cúspides (**infundíbulos**) características.

O **cemento** é uma camada fina e semelhante a osso na superfície do dente. Abrange apenas a raiz do dente braquiodonte, mas se estende desde a raiz até cobrir a coroa do dente hipsodonte.

Os dentes da frente são chamados de **incisivos** e, em um sistema de nomenclatura, podem ser designados pela letra I. O par de incisivos mais próximos da linha média é denominado I1, ou *centrais*; o par seguinte, I2, ou *primeiros intermediários*; o próximo par, I3, ou *segundos intermediários*; e o último e mais lateral par de incisivos é chamado de I4, ou *cantos*. Não ruminantes apresentam apenas um par de incisivos intermediários. Os ruminantes não possuem incisivos na arcada dentária superior. Em vez disso, a mucosa dessa

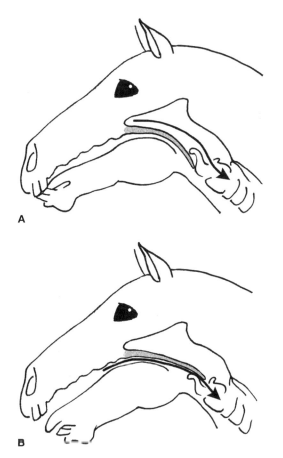

Figura 20.2 A. O palato mole equino normalmente repousa ventral às margens da epiglote, exceto durante a deglutição, quando é brevemente elevado pela passagem de alimento/água sendo deglutida. Essa posição forma uma passagem ampla e desobstruída para o ar. **B.** Com o "deslocamento dorsal do palato mole", essa estrutura é elevada de modo inadequado para o lado dorsal da epiglote. O longo palato paira no vestíbulo laríngeo e constitui uma obstrução parcial ao movimento do ar. Nessa posição, o cavalo pode respirar pela boca, um padrão que normalmente não é possível.

274 Frandson | Anatomia e Fisiologia dos Animais de Produção

Tabela 20.1 Fórmulas e erupção dos dentes decíduos.

Dentes decíduos	Equinos	Bovinos	Ovinos	Suínos
Fórmulas*	3 0 3	0 0 3	0 0 3	3 1 4
	3 0 3	4 0 3	4 0 3	3 1 4
Erupção dos incisivos				
DI 1	Nascimento a 1 semana	Nascimento a 2 semanas	Nascimento a 1 semana	2 a 4 semanas
DI 2	4 a 6 semanas	Nascimento a 2 semanas	Nascimento a 1 semana	1,5 a 3 meses
DI 3	6 a 9 meses	Nascimento a 2 semanas	Nascimento a 1 semana	Nascimento ou antes
DI 4		Nascimento a 2 semanas	Nascimento a 1 semana	
Erupção dos caninos				
				Antes do nascimento
Erupção dos pré-molares				
DP 1		Nascimento a alguns dias	Geralmente antes do nascimento	3,5 a 6,5 meses
DP 2	Nascimento a 2 semanas	Nascimento a alguns dias	Geralmente antes do nascimento	7 a 10 semanas
DP 3	Nascimento a 2 semanas	Nascimento a alguns dias	Geralmente antes do nascimento	1 a 3 semanas (superior)
				1 a 5 semanas (inferior)
DP 4	Nascimento a 2 semanas			1 a 4 semanas (superior)
				2 a 7 semanas (inferior)

*A fórmula decídua é mostrada para apenas um lado da boca, com a arcada superior representada acima e a arcada inferior abaixo. O primeiro número corresponde aos dentes incisivos; o segundo, aos caninos; e o terceiro, os pré-molares.

Tabela 20.2 Fórmulas e erupção dos dentes permanentes.

Dentes permanentes	Equinos	Bovinos	Ovinos	Suínos
Fórmulas*	3 1 3-4 3	0 0 3 3	0 0 3 3	3 1 4 3
	3 1 3 3	4 0 3 3	4 0 3 3	3 1 4 3
Erupção dos incisivos				
I 1	2,5 anos	1,5 a 2 anos	1 a 1,5 ano	1 ano
I 2	3,5 anos	2 a 2,5 anos	1,5 a 2 anos	16 a 20 meses
I 3	4,5 anos	3 anos	1,5 a 3 anos	8 a 10 meses
I 4	–	3,5 a 4 anos	3,5 a 4 anos	–
Erupção dos caninos				
	4 a 5 anos	–	–	9 a 10 meses
Erupção dos pré-molares				
P 1	5 a 6 meses	2 a 2,5 anos	1,5 a 2 anos	12 a 15 meses
P 2	2,5 anos	1,5 a 2,5 anos	1,5 a 2 anos	12 a 15 meses
P 3	3 anos	2,5 a 3 anos	1,5 a 2 anos	12 a 15 meses
P 4	4 anos			12 a 15 meses
Erupção dos molares				
M 1	9 a 12 meses	5 a 6 meses	3 a 5 meses	4 a 6 meses
M 2	2 anos	1 a 1,5 ano	9 a 12 meses	8 a 12 meses
M 3	3,5 a 4 anos	2 a 2,5 anos	1,5 a 2 anos	18 a 20 meses

*A fórmula permanente é mostrada para apenas um lado da boca, com a arcada superior representada acima e a arcada inferior abaixo. O primeiro número corresponde aos dentes incisivos; o segundo, aos caninos; o terceiro, aos pré-molares; e o quarto, aos molares.

região é modificada em um denso **coxim dentário** queratinizado, que entra em contato com os incisivos inferiores quando a mandíbula se fecha. Os incisivos permanentes são precedidos por um número similar de dentes decíduos.

Os **dentes caninos** (abreviatura, C) são também conhecidos como colmilhos ou presas. Os ruminantes não possuem dentes caninos e, embora possam ser bem desenvolvidos em garanhões, geralmente são pequenos ou ausentes em éguas e machos castrados. Os dentes caninos dos suínos são grandes, especialmente em javalis, e, nessa espécie, são geralmente chamados de presas. As presas suínas são descritas como **de raiz aberta**, o que significa que continuam a crescer ao longo da vida. A presa inferior tende a ser muito maior do que a presa na arcada superior. Nos suínos, os caninos

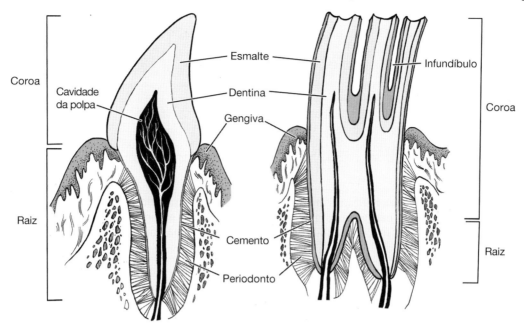

Figura 20.3 À esquerda, anatomia do dente típico de braquiodontes (p. ex., incisivo bovino); à direita, anatomia de um dente de hipsodontes (p. ex., molar equino).

permanentes são precedidos por dentes decíduos análogos. Nos equinos, os caninos decíduos normalmente são ausentes ou tão pequenos que suas coroas não irrompem.

Os **dentes vestibulares** são os **pré-molares** (P) e **molares** (M) e, em herbívoros, são morfologicamente semelhantes. Apenas os pré-molares são precedidos por dentes decíduos; os molares não têm precursores. Nos suínos, os molares são maiores do que os pré-molares e sua superfície oclusiva é mais plana.

De modo geral, os equinos não apresentam primeiro pré-molar, mas, quando presente, esse dente é quase sempre visto apenas na arcada superior (maxilar). Ao contrário dos outros dentes vestibulares equinos, o primeiro pré-molar superior é muito pequeno, braquiodonte e não sofre desgaste. Esse dente é chamado de **dente de lobo** e alguns proprietários preferem removê-lo devido à possibilidade de contato indesejado com o bridão (Figura 20.4).

Nos cavalos jovens, apenas uma pequena parte de cada dente vestibular é visível, pois a maior parte da coroa se desenvolve abaixo da gengiva (Figura 20.5).

Ao longo da vida, esses dentes continuam irromper, mantendo sua altura intraoral mesmo com o desgaste causado pela alimentação. Os dentes vestibulares equinos não são de raiz aberta; não há criação de novo tecido dentário após a formação do dente. Esses dentes são descritos como de erupção lenta. Esse fenômeno torna os cavalos propensos ao desenvolvimento de cristas afiadas e alongadas de esmalte nos dentes vestibulares. Essas cristas são chamadas de *pontos* e *ganchos* e podem causar dor considerável caso lesionem as bochechas, a língua ou as gengivas. Por esse motivo, é aconselhável examinar e limar os pontos e ganchos periodicamente com instrumental especializado.

As fórmulas dentárias decíduas e permanentes dos animais domésticos de produção são mostradas nas Tabelas 20.1 e 20.2.

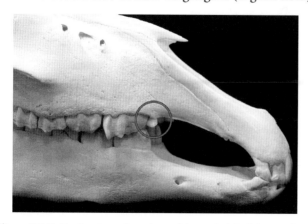

Figura 20.4 O primeiro pré-molar ou "dente de lobo" dos equinos.

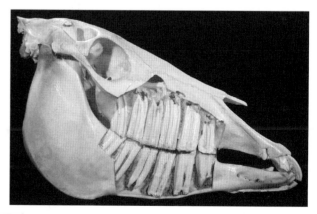

Figura 20.5 Os dentes vestibulares do cavalo jovem estão totalmente formados, mas, em grande parte, contidos nos ossos da face e da mandíbula. Os dentes entram em erupção lentamente durante a vida do cavalo, enquanto as coroas são usadas para mastigação do alimento.

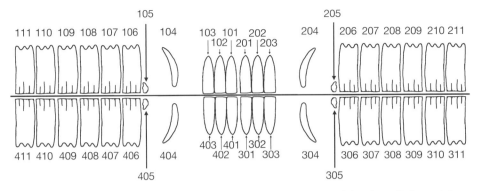

Figura 20.6 Dentes equinos adultos identificados através do sistema Triadan modificado. A linha média está no centro deste diagrama. Imagine o animal de frente para você, com as duas arcadas dentárias endireitadas nas fileiras que se estendem para os lados desta figura. A numeração começa na arcada superior direita do animal mais próxima da linha média, com o dente 101 (o primeiro incisivo).

Os médicos-veterinários adotaram um sistema de numeração dentária denominado *sistema Triadan modificado*, adaptado da odontologia humana. Nele, cada dente possui um identificador exclusivo de três dígitos. Imagine a boca vista de frente e dividida em quatro quadrantes (Figura 20.6). Os dentes no canto superior direito (o lado direito da arcada maxilar) são numerados a partir de 100; aqueles no canto superior esquerdo, de 200; no canto inferior esquerdo, de 300; e aqueles no canto inferior direito, 400. O segundo e terceiro números representam o número do dente contado a partir da linha média rostral e em progressão caudal. Uma vez dominado, o sistema Triadan permite a identificação sucinta e inequívoca dos dentes em prontuários médicos.

Língua

A *língua* é composta por massa muscular recoberta por mucosa. É dividida em um *ápice* livre na extremidade rostral, um *corpo* espesso e uma *raiz* caudal adjacente à faringe. A língua inteira é móvel, devido a suas inserções musculares no aparato hioide e na mandíbula. Os músculos da língua (*músculos intrínsecos*) têm fibras orientadas nas direções longitudinal, perpendicular e transversal, permitindo uma ampla gama de movimentos. Isso é bastante evidente em bovinos, que usam a língua como um órgão preênsil (Figura 20.7).

A língua é recoberta por epitélio escamoso estratificado queratinizado espesso. A superfície é caracterizada por um grande número de projeções macroscopicamente visíveis, as *papilas*, muito bem desenvolvidos na superfície dorsal (Figura 20.8). Todos os animais domésticos apresentam papilas filiformes, fungiformes e valadas, enquanto as papilas foliadas são observadas em equinos, suínos e cães, mas não em ruminantes. Os ruminantes também têm grandes papilas cônicas. Todos os tipos de papilas apresentam **botões gustativos** (coleções de células gustativas especializadas; ver Capítulo 12), exceto as papilas filiformes e cônicas. Os botões gustativos também podem ser encontrados na epiglote, na laringe, na faringe e no palato mole.

As *papilas filiformes* são vagamente parecidas com pelos. Em bovinos, são formadas por um núcleo de tecido conjun-

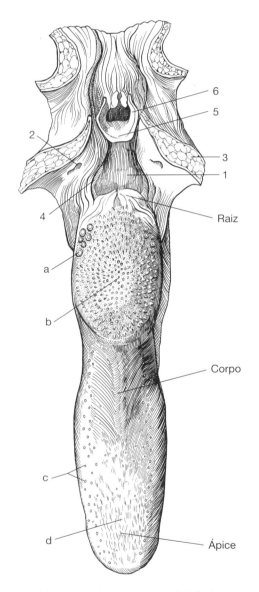

Figura 20.7 Língua bovina, vista dorsal. A faringe e o palato mole foram seccionados e refletidos posteriormente. a, papilas valadas; b, toro lingual com papilas cônicas; c, papilas fungiformes; d, papilas filiformes; 1, orofaringe; 2, cripta tonsilar; 3, superfície de corte do palato mole; 4, arco palatofaríngeo; 5, epiglote; 6, abertura da laringe.

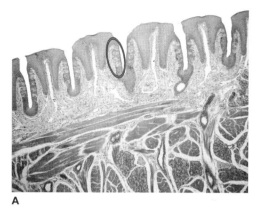
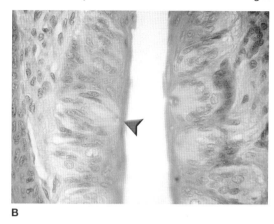

Figura 20.8 A. Papilas fungiformes da língua do coelho (4×). Observe os botões gustativos nas laterais das papilas (círculo). **B.** Maior aumento dos botões gustativos (40×). A ponta de seta indica o poro no ápice do botão gustativo, por onde as substâncias dissolvidas podem alcançar as células gustativas. *Fonte*: fotomicrografias cortesia de Gretchen Delcambre, Colorado State University, Colorado, EUA. (Esta figura encontra-se reproduzida em cores no Encarte.)

tivo recoberto por uma camada epitelial altamente cornificada. Essas papilas são mais curtas e macias em equinos do que em outros animais domésticos e, assim, a língua do cavalo é aveludada. As **papilas fungiformes**, assim chamadas por causa de sua semelhança com pequenos cogumelos, são intercaladas às papilas filiformes.

As **papilas foliadas** são semelhantes a folhas de plantas. São encontradas em equinos e suínos (e, raramente, em bovinos) na margem lateral adjacente ao ponto em que a raiz da língua se conecta ao palato mole por uma dobra da mucosa, o **arco palatoglosso**.

As **papilas valadas** são grandes projeções circulares, cercadas por um sulco profundo. Essas papilas são dispostas em um V na parte caudal da língua e demarcam a divisão morfológica entre o corpo e a raiz do órgão.

O corpo da língua dos ruminantes apresenta uma protuberância dorsal proeminente, o **toro lingual**, que é recoberto por uma camada espessa de **papilas cônicas**. Projeções cornificadas similares recobrem o interior dos lábios e das bochechas.

Faringe

A *faringe* é a passagem comum para o alimento e o ar, é caudal às cavidades orais e nasais e é revestida por mucosa e cercada por músculos. A faringe pode ser dividida em porções nasal (**nasofaringe**), oral (**orofaringe**) e laríngea (**laringofaringe**), assim nomeadas por sua associação a essas regiões (ver Figura 19.2).

Os músculos das paredes da faringe são responsáveis pelo direcionamento ordenado do ar, dos alimentos e dos líquidos para que o ar da cavidade nasal vá para a laringe e os alimentos e líquidos sigam para o esôfago. Assim, os caminhos do ar e das substâncias deglutidas devem passar pela faringe. A disfunção faríngea pode ter consequências graves para as vias respiratórias, que devem ser protegidas dos alimentos (Figura 20.9).

O **recesso faríngeo** dos equinos é um nicho mediano no ângulo caudodorsal da nasofaringe (Figura 20.10).

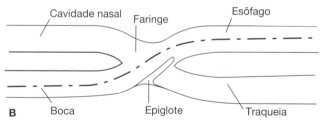

Figura 20.9 Relação da faringe e da boca com a laringe e o esôfago durante (**A**) a respiração normal e (**B**) a deglutição.

Os suínos apresentam um **divertículo faríngeo** que se abre para a parede dorsal da faringe, perto do início do esôfago.

Deve-se ter cuidado para não entrar nesse divertículo com a sonda nasogástrica ou durante a administração de medicamentos com pistola.

Tonsilas

As **tonsilas** são agregados de nódulos linfáticos mais ou menos circunscritos, associados às mucosas da boca e da região faríngea (Figura 20.10). A organização histológica das tonsilas é descrita no Capítulo 16.

Em seres humanos, cada uma das duas óbvias **tonsilas palatinas** repousa em um bolso na parede lateral da faringe, ventral ao palato mole e adjacente à base da língua (essas estruturas são facilmente observadas, com um espelho, como nódulos alongados de cada lado da garganta, a

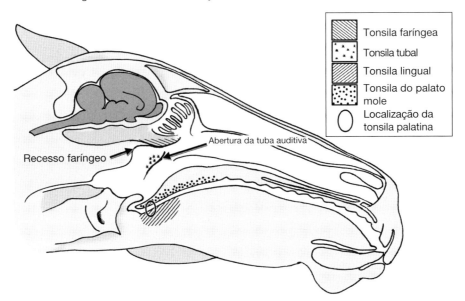

Figura 20.10 Corte sagital da cabeça equina, mostrando a localização das tonsilas.

menos, é claro, que tenham sido removidas). Em equinos, bovinos e ovinos, essas tonsilas palatinas estão aproximadamente na mesma posição relativa, na submucosa, e são completamente recobertas pela mucosa. Em outras palavras, as tonsilas não se projetam na faringe de maneira alguma nesses animais. A tonsila palatina dos ruminantes apresenta uma fenda profunda, a **cripta tonsilar**, que aumenta a área superficial para contato do tecido linfático com antígenos (ver Figuras 19.2 e 20.7). Nos suínos, as tonsilas palatinas estão no parênquima do palato mole.

As **tonsilas linguais** são acúmulos de nódulos linfáticos na base da língua. Essas tonsilas são mais proeminentes em equinos, bovinos e suínos.

A **tonsila faríngea** é um acúmulo de tecido linfoide na submucosa da parede dorsal da faringe de todos os animais domésticos. Em seres humanos, o aumento de volume da tonsila faríngea é responsável pela doença popularmente chamada de adenoide.[1]

As aberturas das tubas auditivas (ver Capítulo 12) na nasofaringe apresentam agregados de nódulos linfáticos, as **tonsilas tubais**.

Esôfago

O *esôfago* é um tubo muscular que se estende da faringe até o estômago, imediatamente caudal ao diafragma. A extremidade adjacente à faringe é mantida fechada pelo músculo cricofaríngeo, que vai de sua origem na cartilagem cricoide até o aspecto dorsal do esôfago proximal. Embora não seja um músculo esfinctérico no sentido mais estrito, a ação do músculo cricofaríngeo comprime a abertura do esôfago contra a cartilagem cricoide, agindo como um esfíncter para essa extremidade do órgão.

Da faringe, o esôfago segue em sentido dorsal à traqueia e tende a se inclinar um pouco para a esquerda no pescoço, na região cervical medial. Volta a ser dorsal à traqueia ao entrar no tórax e continua caudalmente entre a traqueia e a aorta pelo mediastino, atravessando o diafragma no **hiato esofágico**. Na cavidade abdominal, o esôfago se junta ao estômago.

A mucosa do esôfago apresenta dobras longitudinais proeminentes que permitem dilatação transversal considerável do lúmen para acomodar a passagem do bolo alimentar. O epitélio é do tipo escamoso estratificado, sendo mais ou menos queratinizado de acordo com a rugosidade da alimentação usual.

A túnica muscular do esôfago é composta por duas camadas que se cruzam obliquamente no esôfago proximal, assumem configuração espiralada na região esofágica medial e formam uma camada interna circular e uma longitudinal externa nas partes mais distais. O músculo muda de estriado para liso no terço caudal do esôfago em equinos e imediatamente cranial ao diafragma em suínos. É estriado em toda sua extensão nos ruminantes. Os músculos esofágicos, sejam estriados ou lisos, são supridos pelo nervo vago.

A obstrução do esôfago por alimentos ou corpos estranhos provoca *sufocação*. Os locais mais comuns para essa obstrução são a entrada do tórax, a base do coração e o hiato esofágico do diafragma. Sempre grave, pode ser rapidamente fatal em ruminantes se a obstrução impedir a liberação de gás (*eructação*) do rúmen.

Estômago simples

Em não ruminantes (equinos e suínos), o estômago é imediatamente caudal ao lado esquerdo do diafragma. Às vezes, é descrito nessas espécies como **estômago simples**. O termo "monogástrico" é desencorajado porque perpetua o equívoco de que os ruminantes possuem mais de um estômago. Esses

---

[1] N.R.T.: Na realidade, adenoide é o nome popular dessas estruturas linfáticas. O nome correto da doença é *adenoidite*, ou seja, inflamação da adenoide.

animais, na verdade, apresentam um único estômago com múltiplos compartimentos.

O estômago simples é macroscopicamente subdividido em cárdia (entrada), fundo, corpo e região pilórica (saída). A região pilórica apresenta um esfíncter palpável e denso, chamado de piloro, que controla o esvaziamento gástrico para as partes mais distais do sistema digestório (Figura 20.11).

O esôfago se junta ao estômago na *cárdia*, uma parte do estômago assim denominada por causa de sua proximidade com o coração. As paredes que cercam a cárdia (onde o lúmen do esôfago passa a ser contínuo ao do estômago) apresentam um espessamento muscular que constitui um esfíncter funcional, o *esfíncter cardíaco*. Esse músculo é muito bem desenvolvido em equinos, onde sua força e configuração dificultam ou impossibilitam o vômito.

A cárdia e o piloro são muito próximos e, assim, o estômago tem formato de "J". Dessa maneira, há um lado côncavo muito curto entre a cárdia e o piloro, conhecido como *curvatura menor*, e um lado convexo muito maior, a *curvatura maior*. A grande protuberância perto da cárdia é o *fundo*. Em equinos, o fundo é maior e cria um *saco cego*, cuja mucosa é estratificada escamosa e não glandular. O estômago suíno apresenta uma protuberância semelhante, embora menor, chamada de *divertículo gástrico*, com mucosa do tipo colunar glandular.

O *corpo* do estômago é a parte expansiva, externamente definida pela curvatura maior. O tamanho do corpo gástrico é determinado principalmente pelo grau de enchimento. O corpo se estreita conforme o estômago arqueia em sentido ventral e à direita, tornando-se a *região pilórica*. Um esfíncter muito forte, o *piloro*, regula o fluxo de saída do estômago nessa região. Nos suínos (e na região equivalente do estômago dos ruminantes), o piloro apresenta uma protuberância muscular e adiposa, o *toro pilórico*. Sua função é desconhecida.

A túnica muscular do estômago possui três camadas descontínuas de músculo liso: uma camada longitudinal externa, uma circular média e uma oblíqua interna.

O lúmen do estômago simples apresenta várias regiões histologicamente distintas, cujos nomes são semelhantes às partes macroscópicas do estômago, mas que, infelizmente, não são seus correspondentes diretos (ver Figura 20.9). Imediatamente ao redor da cárdia, há uma área de epitélio escamoso estratificado denominada *região esofágica*. Essa região não glandular é limitada em suínos, mas é ampla em equinos, nos quais reveste o saco cego. É a região esofágica do estômago que é dramaticamente expandida em ruminantes, onde reveste os pré-estômagos.

A mucosa do estômago simples é glandular apenas na região esofágica. Macroscopicamente, a mucosa dessa área apresenta proeminentes *pregas gástricas*, que permitem a expansão do volume do estômago para acomodar os alimentos ingeridos. Microscopicamente, o epitélio colunar da túnica mucosa forma dobras profundas que criam depressões, denominadas *fossetas gástricas*.

Uma transição do epitélio escamoso estratificado da região esofágica para o epitélio colunar da parte glandular do estômago demarca o início da *região da glândula cardíaca*. Essa transição é macroscopicamente óbvia em equinos, nos quais é chamada de *margem pregueada* (*margo plicatus*).

As *glândulas cardíacas* que dão nome a essa região são glândulas tubulares ramificadas e curtas, cujo principal produto de secreção é o muco. Em equinos, a região da glândula cardíaca é pequena, mas recobre quase metade do interior do estômago suíno.

A *região da glândula fúndica* reveste grande parte do interior do estômago (e certamente mais do que apenas o fundo). A glândula típica é a *glândula fúndica* (também conhecida como *glândula gástrica propriamente dita*). As glândulas fúndicas são glândulas tubulares simples que se abrem nas cavidades gástricas, onde liberam suas secreções.

A *região da glândula pilórica* corresponde mais ou menos à região pilórica do estômago simples. As glândulas pilóricas são histologicamente semelhantes às glândulas cardíacas e, como elas, secretam muco.

Células enteroendócrinas estão espalhadas pela mucosa do estômago glandular. Essas células secretam hormônios que influenciam a atividade secretora e muscular do intestino e dos órgãos acessórios do sistema digestório (p. ex., fígado e pâncreas).

Estômago dos ruminantes

O estômago dos ruminantes é, na realidade, um único estômago modificado pela expansão acentuada da região esofágica em três divertículos distintos e volumosos, o *rúmen*, o *retículo* e o *omaso*, coletivamente chamados de *pré-estômagos*. Esses divertículos são revestidos com um epitélio escamoso estratificado não glandular e compreendem uma série de câmaras, em que o alimento é digerido por microrganismos antes de passar, por meio do sistema digestório, para a porção glandular menor do estômago ruminante, o *abomaso*. O estômago bovino é mostrado nas Figuras 20.12 a 20.14.

Ruminorretículo

Devido à sua relação funcional e anatômica, o retículo e o rúmen são comumente chamados de *ruminorretículo*. A abertura do esôfago (a cárdia) fica aproximadamente à altura do meio do sétimo espaço intercostal e se abre para

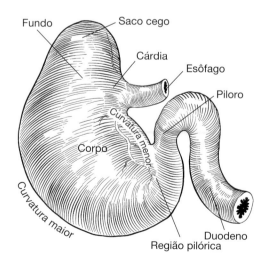

Figura 20.11 Anatomia externa do estômago simples equino. Vista dorsal.

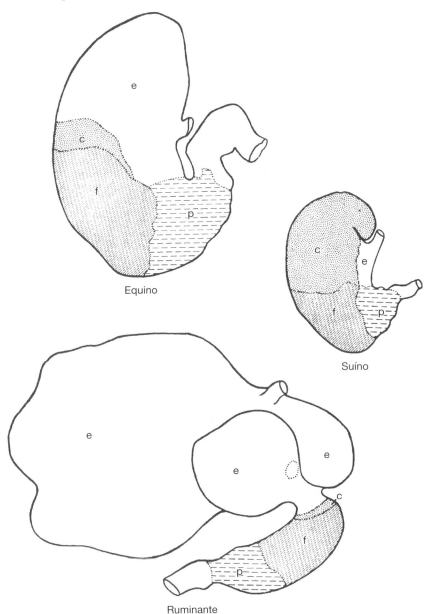

Figura 20.12 Regiões estomacais definidas pelo tipo glandular em equinos, suínos e ruminantes. e, região esofágica; c, região da glândula cardíaca; f, região glandular fúndica; p, região da glândula pilórica.

o espaço dorsal, que é comum ao rúmen e ao retículo. A mucosa na região da cárdia forma duas dobras musculares espessas que, juntas, criam um sulco que se estende da cárdia ao omaso. Esse é o **sulco ruminorreticular** (também chamado de sulco gástrico, esofágico ou reticular). Em ruminantes lactentes, o ato de sugar inicia a contração reflexa das paredes musculares do sulco, transformando-o de um sulco profundo para um tubo fechado que conecta a cárdia ao omaso. Esse reflexo faz com que o leite deglutido não entre no ruminorretículo, chegando diretamente às partes mais distais do estômago. Isso assegura que o leite não azedará no pré-estômago.

O **retículo** é o compartimento mais cranial do abdome. Sua mucosa possui cristas cruzadas que dão ao retículo sua aparência comum em "favo de mel". Objetos estranhos, como arame ou pregos, que são engolidos tendem a cair e permanecer no retículo. As contrações dessa parte do estômago podem fazer com que objetos pontiagudos atravessem a parede do estômago, o que causa reticuloperitonite traumática (ver Capítulo 17). A localização do retículo, imediatamente caudal ao diafragma, coloca-o em frente ao coração, com apenas o diafragma muscular entre eles. Assim, esses objetos pontiagudos também podem ser direcionados para os espaços pleurais e pericárdicos.

O retículo e o **rúmen** são ventralmente divididos por uma **prega ruminoreticular** muscular espessa. O rúmen se estende dessa prega até a pelve e preenche quase que todo o lado esquerdo da cavidade abdominal. Sua capacidade depende do tamanho do indivíduo, mas, em bovinos adultos, varia de 110 a 235 ℓ.

O rúmen é subdividido internamente em compartimentos pelos **pilares** musculares, que correspondem aos sulcos

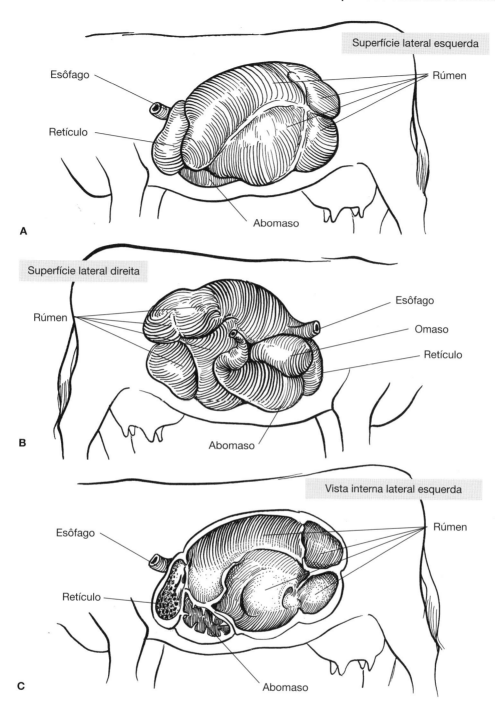

Figura 20.13 Estômago bovino *in situ*. **A.** Vista esquerda. **B.** Vista direita. **C.** Anatomia interna do ruminorretículo, vista esquerda.

visíveis no exterior do órgão (ver Figuras 20.13 e 20.14). Os **pilares longitudinais direito** e **esquerdo** (correspondentes aos sulcos longitudinais direito e esquerdo no exterior do órgão), juntamente aos **pilares craniais** e **caudais** (externamente, os sulcos craniais e caudais) formam um círculo quase completo de contração no plano horizontal. Essas estruturas dividem o rúmen em **saco dorsal** e **saco ventral**. O saco dorsal é o maior compartimento. Esse saco é cranialmente contínuo ao retículo sobre a dobra ruminorreticular, de modo que os dois compartimentos compartilham um espaço dorsal.

Caudalmente, o saco dorsal é subdividido por **pilares coronários dorsais**, que formam um círculo incompleto que delimita o **saco cego dorsal**. A parte caudal do saco ventral forma um divertículo, o **saco cego ventral**, separado do resto do saco ventral pelos **pilares coronários ventrais**.

Como no restante do estômago, a mucosa que reveste o rúmen é um epitélio escamoso estratificado não glandular. As partes mais ventrais dos dois sacos do rúmen contêm numerosas papilas similares a penas, de até 1 cm de comprimento, que são quase totalmente ausentes na parte dorsal do órgão.

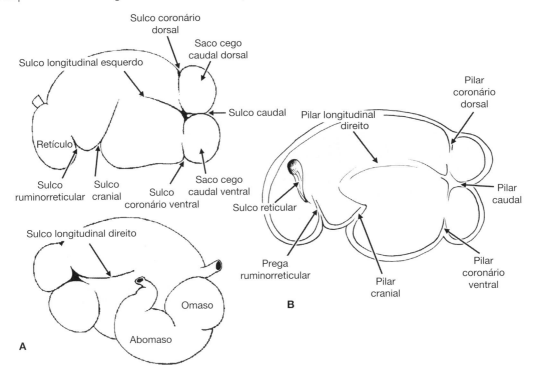

Figura 20.14 Anatomia detalhada do estômago bovino. **A.** Anatomia externa esquerda (em cima) e direita (embaixo). **B.** Anatomia interna; os sulcos no exterior do estômago correspondem a cristas musculares elevadas ("pilares") no interior do estômago.

Omaso

O *omaso* é um órgão esférico preenchido por lâminas musculares (cerca de 90 a 130 no omaso bovino) que repousam em folhas, como as páginas de um livro. A mucosa escamosa estratificada que recobre as lâminas é cravejada por papilas curtas e rombas. Cada lâmina contém três camadas de músculo, inclusive uma camada central contínua à túnica muscular da parede do omaso.

O omaso fica à direita do ruminorretículo, imediatamente caudal ao fígado, e em bovinos, entra em contato com a parede corpórea direita. O omaso de ovinos e caprinos é muito menor do que o omaso bovino e, normalmente, não está em contato com a parede abdominal. O alimento entra no omaso pelo orifício retículo-omasal, entre as lâminas, e segue para o orifício omasoabomasal.

Abomaso

O *abomaso* (estômago verdadeiro) é a primeira porção glandular do sistema digestório dos ruminantes (ver Figuras 20.13 e 20.14). Sua porção proximal é ventral ao omaso e seu corpo se estende caudalmente à direita do rúmen. O piloro demarca a junção muscular do estômago e do intestino delgado e, como em suínos, apresenta um toro pilórico avantajado.

O epitélio do abomaso é composto principalmente por duas regiões glandulares, equivalentes à região da glândula fúndica (região das glândulas gástricas propriamente ditas) e à região da glândula pilórica. A região da glândula cardíaca no abomaso está confinada a uma área muito pequena, adjacente ao orifício omasoabomasal.

Intestino delgado

O *duodeno* é a primeira de três divisões do intestino delgado (Figuras 20.15 a 20.17). Está intimamente ligado ao lado direito da parede corpórea dorsal por um pequeno mesentério, o *mesoduodeno*. O duodeno surge no piloro do estômago e recebe ductos do pâncreas e do fígado nessa região. Em todas as espécies, passa caudalmente no lado direito da cavidade abdominal em direção à entrada pélvica, depois cruza para o lado esquerdo, caudal à raiz do mesentério maior (discutido mais adiante) e se reflete cranialmente para se unir ao jejuno. Nesse local, o duodeno se insere no cólon descendente por meio de um ligamento seroso, a *prega duodenocólica*.

A transição entre o duodeno e a próxima porção do intestino delgado, o *jejuno*, é definida pelo aumento acentuado do comprimento do mesentério de sustentação. O jejuno é a parte mais longa do intestino delgado (p. ex., até 28 m em equinos). Histologicamente, o jejuno é semelhante ao duodeno, embora os nódulos linfáticos da junção mucosa-submucosa possam ser mais numerosos.

O *íleo* é a última parte curta do intestino delgado. É diferenciado do jejuno por uma prega de mesentério entre ele e o ceco. Essa **prega ileocecal** é encontrada no lado do intestino oposto à inserção do mesentério (o lado **antimesentérico**). O lúmen do íleo se comunica com o do intestino grosso no **orifício ileal**. Essa junção é encontrada na parte caudal direita da cavidade abdominal de todas as espécies. O epitélio ileal apresenta numerosas células mucosas e os agregados de nódulos linfáticos nessa região são mais abundantes do que em outras partes do intestino delgado.

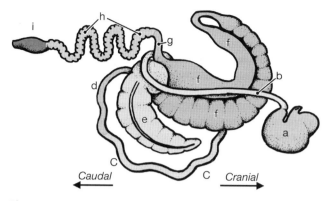

Figura 20.15 Tubo gastrintestinal equino. a, estômago; b, duodeno; c, jejuno; d, íleo; e, ceco; f, cólon ascendente (maior); g, cólon transverso; h, cólon descendente; i, reto. (Esta figura encontra-se reproduzida em cores no Encarte.)

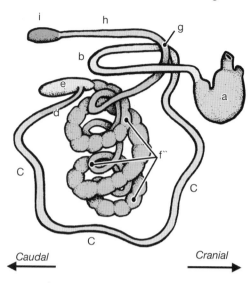

Figura 20.17 Tubo gastrintestinal suíno. a, estômago; b, duodeno; c, jejuno; d, íleo; e, ceco; f'', alça espiral; g, cólon transverso; h, cólon descendente; i, reto. (Esta figura encontra-se reproduzida em cores no Encarte.)

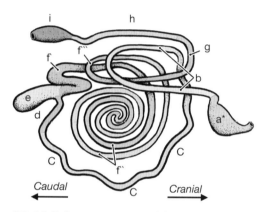

Figura 20.16 Tubo gastrintestinal bovino. a*, abomaso; b, duodeno; c, jejuno; d, íleo; e, ceco; f', alça proximal; f'', alça espiral; f''', alça distal; g, cólon transverso; h, cólon descendente; i, reto. (Esta figura encontra-se reproduzida em cores no Encarte.)

Sua disposição bastante proeminente no íleo levou ao uso do termo *placas de Peyer* para diferenciá-los.

Os mesentérios que suspendem o intestino delgado da parede corpórea dorsal podem ser nomeados de acordo com a parte do intestino sustentada, ou seja, *mesoduodeno*, *mesojejuno* e *mesoíleo*. De modo geral, o mesoduodeno é curto e, assim, a localização do duodeno é relativamente fixa. Os mesentérios que sustentam o jejuno e o íleo, por outro lado, são longos e semelhantes a leques, de modo a conectar muitos metros de intestino a uma pequena região da parede corpórea dorsal. O mesojejuno e o mesoíleo são muitas vezes coletivamente chamados de *mesentério maior* e a estreita haste que os prende à parede corpórea, por meio da qual os vasos sanguíneos, nervos e vasos linfáticos alcançam os intestinos, é denominada *raiz do mesentério maior*. O comprimento do mesentério maior confere mobilidade considerável à massa intestinal.

Intestino grosso

O intestino grosso é composto pelo *ceco*, um saco cego, e pelo *cólon*, composto (da extremidade oral à aboral) por partes *ascendente*, *transverso* e *descendente*. O cólon descendente termina no *reto* e no *canal anal*.

O intestino grosso é bem mais variável de uma espécie para outra do que o intestino delgado (ver Figuras 20.15 a 20.17). A maior parte dessa variação é causada por modificações no cólon ascendente. O cólon transverso forma uma conexão curta que corre em sentido transversal do cólon ascendente distal ao cólon descendente proximal. Invariavelmente, segue da direita para a esquerda do abdome, imediatamente cranial à raiz do mesentério maior. De modo geral, o cólon descendente é relativamente reto e passa, em direção caudal, do lado esquerdo do abdome até a cavidade pélvica, onde termina como reto. Um *esfíncter anal externo* de músculo estriado (ou seja, voluntário) e um *esfíncter anal interno* de músculo liso caracterizam as paredes da parte mais distal do tubo GI ao se abrir para o exterior do animal no *ânus*.

Ruminantes

Nos ruminantes (ver Figura 20.16), o ceco tem cerca de 12 cm de diâmetro e, quando cheio de ingesta, sua extremidade cega se projeta até a entrada pélvica. Cranialmente, o ceco é contínuo ao cólon.

A parte proximal do cólon é o *cólon ascendente*. Nos ruminantes, é modificado em uma série de três alças. A *alça proximal* (*ansa proximalis*) forma um "S", que leva à *alça espiral* (*ansa spiralis*). O cólon espiral forma massa espiralada ordenada embebida ao lado do mesentério maior. A primeira parte do cólon espiral se enrola em direção ao centro do mesentério (centrípeta), muda de direção na flexura central e, em seguida, se distancia do centro (em sentido centrífugo). A última parte do cólon ascendente, a *alça distal* (*ansa distalis*) se conecta ao cólon espiral pelo *cólon transverso*. O cólon transverso cruza da direita para a esquerda, cranialmente à artéria mesentérica cranial, que supre o intestino delgado, o ceco e o cólon ascendente e continua em sentido caudal, como o *cólon descendente*, até o reto.

Suínos

O ceco suíno (ver Figura 20.17) é um saco cego relativamente grande (1,5 a 2,2 ℓ) que se projeta em sentido cranioventral próximo à linha média. A extremidade dorsal do ceco é contínua ao cólon na junção ileocecocólica, onde a entrada do íleo marca a divisão entre ceco e cólon. Diferentemente da maioria das espécies domésticas, grande parte do ceco suíno fica à esquerda da linha média e sua junção com o cólon é anterior ao rim esquerdo.

O cólon ascendente dos suínos, como o dos ruminantes, é espiralado, embora a *alça espiral* seja cônica, e não organizada de modo plano. O cólon transverso continua a partir de sua junção com a extremidade distal da alça espiral, passa para a frente e, em seguida, cruza para o lado esquerdo do abdome. O intestino continua em direção caudal, como cólon descendente, até o reto. Como em outros animais, o reto termina no ânus.

Equinos

Os equinos possuem o maior e mais complexo intestino grosso dentre todos os animais domésticos (ver Figura 20.15). A dieta equina, à base de gramíneas, requer o auxílio de micróbios para a digestão das celuloses, mas, ao contrário do observado em ruminantes, o sistema digestório do cavalo adia essa fermentação até que o alimento ingerido chegue ao ceco. Por isso, os equinos são ditos *fermentadores pós-gástricos*.

O ceco equino é uma estrutura grande, em formato de vírgula, que se estende de sua *base* no lado direito da entrada pélvica ao assoalho da cavidade abdominal, onde o *ápice* repousa imediatamente caudal ao diafragma, perto da cartilagem xifoide do esterno. O íleo entra no ceco perto de sua base, no *orifício ileal*. O ceco é o principal sítio de fermentação nos cavalos, com capacidade média de cerca de 33 ℓ.

O cólon ascendente equino é altamente modificado e bastante amplo, por isso, é comumente chamado de *cólon maior*. A parte inicial deixa o ceco e passa cranialmente ao longo da parede abdominal direita ventral em direção à parte esternal do diafragma, onde faz uma curva abrupta para a esquerda e prossegue em direção caudal ao longo da parede abdominal ventral esquerda, até a entrada pélvica. Essas primeiras partes do cólon maior são conhecidas sequencialmente como *cólon ventral direito*, *flexura esternal* e *cólon ventral esquerdo*. Essas partes são dispostas como uma ferradura, com a pinça para a frente e os ramos em sentido caudal nos dois lados do ápice do ceco.

Na entrada pélvica, o cólon ventral esquerdo se curva de maneira acentuada em sentido dorsal, para formar a *flexura pélvica*. O cólon, então, continua cranialmente como o *cólon dorsal esquerdo*, localizado imediatamente dorsal ao cólon ventral esquerdo. Ao se aproximar do diafragma (imediatamente dorsal à flexura esternal), se inclina para a esquerda como a *flexura diafragmática* e, então, continua por uma curta distância em sentido caudal como o *cólon dorsal direito*. O cólon dorsal direito torna-se o cólon transverso, que cruza a linha média cranial até a raiz do mesentério maior.

O cólon descendente equino (também denominado *cólon menor* para diferenciá-lo do cólon maior) é a continuação direta do cólon transverso. O cólon descendente é disposto em ondulações no mesocólon, muito parecido com o intestino delgado no mesentério. O cólon menor, no entanto, tem diâmetro um pouco maior do que o intestino delgado e, ao contrário da parede lisa do intestino delgado, sua parede apresenta saculações proeminentes. De modo geral, o cólon menor está localizado perto da linha média da parte caudal da cavidade abdominal. Termina na cavidade pélvica como o reto.

O cólon maior (ascendente) equino está preso à parede corpórea apenas dorsalmente no lado direito. A maior parte do seu comprimento considerável é móvel dentro do abdome. É, portanto, suscetível a deslocamentos anormais e/ou torções, que podem causar obstrução, acúmulo de gás e estrangulamento. Isso causa dor abdominal extrema, chamada de *cólica*, que pode ser fatal, a menos que seja corrigida cirurgicamente.

Características do peritônio

Os peritônios parietal e visceral são contínuos um ao outro em pregas duplas de serosas, chamadas de *mesentérios* (mencionado anteriormente). Em alguns locais, o peritônio visceral se reflete em uma região do intestino, se estende por uma pequena distância e se funde na superfície das estruturas próximas. Embora essas dobras duplas do peritônio sejam muito finas, são ocasionalmente chamadas, nessa configuração, de ligamentos. Alguns exemplos são: o *ligamento falciforme*, que fixa o fígado à linha média ventral; o *ligamento renoesplênico* (*nefroesplênico*), que passa pelo rim esquerdo e pelo baço; e o *ligamento hepatoduodenal*, que conecta o fígado e o duodeno proximal.

O *omento* se refere às partes do peritônio que conectam o estômago a outras estruturas. É dividido em *omento menor*, que se estende da curvatura menor do estômago ao fígado, e *omento maior*, preso à curvatura maior do estômago (e à porção comparável do estômago ruminante). O omento maior se espalha como um avental a partir do estômago até recobrir a maior parte do aspecto ventral da massa intestinal.

Órgãos digestórios acessórios

Além das inúmeras pequenas glândulas localizadas nas paredes do estômago e do intestino, as glândulas acessórias incluem as glândulas salivares, o pâncreas e o fígado.

Glândulas salivares

As glândulas salivares dos animais domésticos de produção compreendem três pares de glândulas bem-definidas, além de lóbulos dispersos de tecido salivar (as denominadas glândulas salivares menores). As principais glândulas salivares são as glândulas parótidas, mandibulares e sublinguais (Figura 20.18). As glândulas salivares menores são as glândulas labiais, bucais, linguais e palatinas.

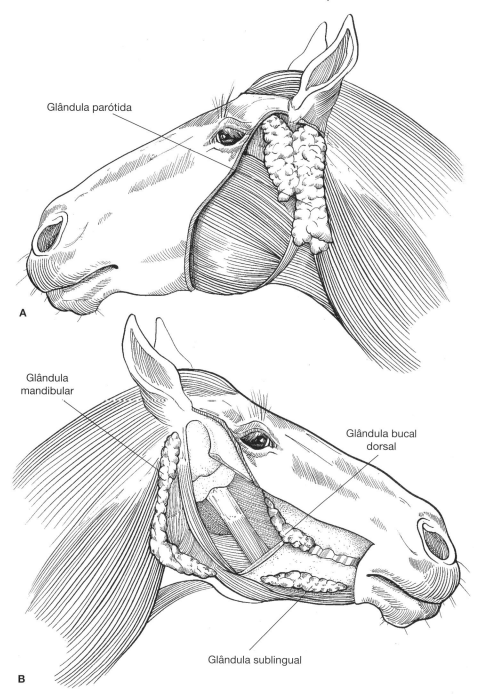

Figura 20.18 Principais glândulas salivares. **A.** Vista superficial. **B.** Vista profunda, com a mandíbula removida.

A ***glândula salivar parótida*** é ventral à orelha em relação à borda caudal da mandíbula. Na maioria dos animais, o ***ducto salivar parotídeo*** passa em sentido ventral e cranial no lado medial da mandíbula caudal e, então, cruza a bochecha de maneira superficial, imediatamente cranial ao músculo masseter. A seguir, o ducto passa em direção dorsal para penetrar a mucosa do vestíbulo oral, perto do terceiro ou quarto dente maxilar vestibular.

De modo geral, a ***glândula salivar mandibular*** é ventral à glândula parótida e imediatamente caudal à mandíbula. O ducto salivar mandibular segue em frente pelo aspecto medial da mandíbula até se abrir ventral à língua na ***carúncula sublingual***, uma pequena protuberância mucosa localizada no assoalho da boca.

A ***glândula salivar sublingual*** é profunda na mucosa oral no aspecto lateral da língua, perto do assoalho da boca. Numerosos ductos saem diretamente da glândula e se abrem no assoalho da boca, imediatamente ventrolateral à língua. À exceção em equinos, a glândula salivar sublingual também apresenta uma porção monoestomática que se esvazia no carúnculo sublingual no assoalho da boca por meio de um único ducto sublingual que corre paralelo ao ducto mandibular.

As glândulas salivares são classificadas como serosas, mucosas ou mistas. As glândulas serosas secretam um fluido aquoso transparente, enquanto as glândulas mucosas secretam um material viscoso, o muco, que forma uma cobertura protetora na superfície das mucosas. As glândulas mistas produzem fluidos mucosos e serosos. A glândula parótida salivar secreta principalmente saliva serosa. As glândulas mandibulares e sublinguais são classificadas como mistas nos animais domésticos. A maioria das glândulas salivares menores tem secreção mucosa.

Pâncreas

O *pâncreas* é uma glândula composta que apresenta partes endócrinas e exócrinas. A porção exócrina do pâncreas produz bicarbonato de sódio e enzimas digestivas, que passam pelos ductos pancreáticos até chegarem ao duodeno, perto da abertura do ducto biliar.

A porção endócrina do pâncreas é composta por grupos isolados de células de coloração pálida espalhadas pela glândula. Essas áreas são chamadas de **ilhotas pancreáticas** (antigamente denominadas ilhotas de Langerhans). As ilhotas produzem os hormônios que passam diretamente para a corrente sanguínea (ver Capítulo 13), em especial o glucagon e a insulina, os principais reguladores da glicemia.

Macroscopicamente, o pâncreas é um órgão de lobos irregulares que fica adjacente ao duodeno proximal e frequentemente faz contato com o estômago, a veia cava caudal e a parte caudal do fígado. O pâncreas tem a aparência de nódulos agregados vagamente unidos para formar uma glândula alongada e paralela ao duodeno. Em seu desenvolvimento, o pâncreas surge como dois divertículos do duodeno embrionário e, portanto, sempre começa como um órgão bilobado conectado ao lúmen intestinal por dois ductos. Durante a organogênese, em muitas espécies, os sistemas de ductos dos dois lobos se misturam, e uma das duas conexões originais ao lúmen intestinal se perde. Assim, nessas espécies, ter um único ducto é a condição normal adulta. A disposição dos ductos do pâncreas é mostrada na Tabela 20.3.

Nas espécies que o apresentam, o *ducto pancreático* se abre em uma pequena elevação no duodeno em comum com o ducto biliar do fígado (Figura 20.19). Essa é a **papila duodenal maior**. A uma curta distância, a **papila duodenal menor** marca a localização do **ducto pancreático acessório**. Como os pequenos ruminantes não têm o ducto pancreático acessório, também não apresentam papila duodenal menor.

Fígado

O *fígado* é a maior glândula do corpo, constituindo 1 a 2% do peso corpóreo total do adulto. O número de lobos e a

Tabela 20.3 Variações específicas nos ductos pancreáticos.

Espécie	Ducto pancreático	Ducto pancreático acessório
Equina	+	+
Bovina	Geralmente ausente	+
Suína	–	+
Pequenos ruminantes	+	–

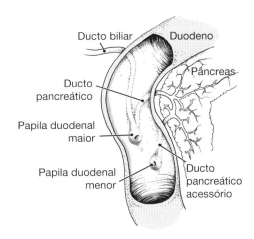

Figura 20.19 Ductos dos órgãos digestórios acessórios em equinos.

localização intra-abdominal precisa é um pouco variável entre as espécies (Tabela 20.4). No entanto, o fígado é sempre imediatamente caudal ao diafragma (com quem entra em contato) e tende a estar localizado no lado direito, principalmente em ruminantes, nos quais o grande ruminorretículo empurra todo o resto para a direita.

Os lobos hepáticos dos suínos são circundados por grandes septos de tecido conjuntivo, que dão uma aparência lobulada de "paralelepípedos" à superfície do órgão. Essa aparência é menos distintiva em outras espécies domésticas. O tecido hepático tende a ser marrom-avermelhado, embora o acúmulo de gordura (causado pela dieta rica em gordura ou por uma patologia) possa conferir uma coloração amarelada pronunciada.

O fígado recebe dois suprimentos de sangue. Para fornecer oxigênio e nutrientes, o sangue arterial da **artéria hepática**, um ramo da artéria celíaca, entra no lado do fígado adjacente às vísceras, chamado de **porta**. Esse é o *suprimento sanguíneo nutriente*. A porta também recebe a grande **veia porta**, que transporta sangue para o fígado a partir do estômago, do baço, do pâncreas e dos intestinos. O fígado realiza funções metabólicas e imunológicas nesse sangue que retorna do sistema digestório e, assim, o sangue da veia porta constitui o *suprimento sanguíneo funcional*. O sangue porta é depurado e modificado nos **sinusoides** (capilares) do fígado e, então, sai do órgão pelas curtas **veias hepáticas**, que desembocam na veia cava caudal (Figura 20.20).

Todos os animais domésticos, à exceção dos equinos, apresentam uma **vesícula biliar** para armazenamento de bile. A secreção digestiva do fígado, a **bile**, sai do órgão pelos **ductos hepáticos**, que se unem ao **ducto cístico** da vesícula biliar para formar o **ducto biliar comum**, que então segue até o lúmen do duodeno proximal, onde se abre junto ao ducto pancreático na papila duodenal maior (como já discutido).

Microscopicamente, a unidade morfológica do fígado é o *lóbulo hepático*, um cilindro poligonal de células (os **hepatócitos**) que rodeiam a **veia central** (Figura 20.21). Nos ângulos da periferia, onde os lóbulos hepáticos se encontram, estão as **tríades portas**, compostas por ramos da artéria hepática e da veia porta (vasos interlobulares), um ducto biliar interlobular e vasos linfáticos. Esses vasos se comunicam com os espaços entre folhas, ou lâminas, de hepatócitos no lóbulo hepático.

Os espaços são os ***sinusoides hepáticos***, caracterizados pela ausência de lâmina basal e por numerosas fenestrações no endotélio que permitem a saída livre dos constituintes sanguíneos que banham os hepatócitos. O sangue (tanto arterial como portal) flui do canal portal pelos sinusoides e é coletado pela veia central, a menor tributária das veias hepáticas. Nos sinusoides e ao seu redor, há macrófagos fixos que, nesse local, são chamados de ***células de Kupffer***.

Entre as fileiras adjacentes de células hepáticas, há um pequeno ***canalículo biliar***, pouco mais que um tubo formado por sulcos nas superfícies celulares. A bile produzida pelos hepatócitos é levada para a periferia do lóbulo hepático pelos canalículos biliares até os ductos biliares interlobulares localizados no canal portal (observe que esse fluxo líquido é oposto à direção do fluxo sanguíneo).

Tabela 20.4 Variações específicas na anatomia do fígado.

Espécie	Padrão lobar	Localização
Suína	Lobo lateral esquerdo Lobo medial esquerdo Lobo quadrado Lobo caudado Lobo medial direito Lobo lateral direito	Principalmente à direita da linha média Em contato com o diafragma e a parede corpórea ventral

Ruminantes	Não há divisão macroscópica; os lobos são definidos pela anatomia interna:
	Lobo esquerdo
	Quadrado
	Lobo caudado
	    Processo papilar
	    Processo caudado
	Lobo direito
		Quase totalmente à direita da linha média
		Em contato com o diafragma e a parede corpórea direita
		Passa diagonalmente ao 6º EIC, caudodorsalmente ao 12º EIC

Equídeas	Parcialmente lobado, sem vesícula biliar Lobo lateral esquerdo Lobo medial esquerdo Lobo quadrado Lobo caudado Processo caudado Lobo direito	Formato alongado Aproximadamente 3 quintos à direita e 2 quintos à esquerda da linha média Em contato com o diafragma Passa caudodorsalmente pela parede corpórea direita da 6ª/7ª costela ao 14º/15º EIC

EIC = espaço intercostal.

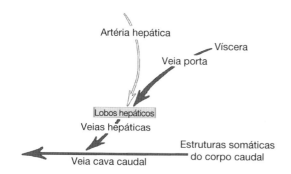

Figura 20.20 Esquema do fluxo sanguíneo pelo fígado. Setas cheias, sangue desoxigenado. Seta vazada, sangue oxigenado.

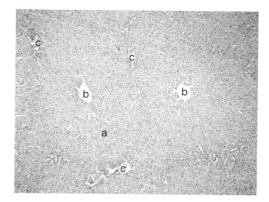

Figura 20.21 Anatomia microscópica do fígado bovino. a, hepatócitos do lobo do fígado; b, veia central; c, veias porta. *Fonte:* foto cortesia de Gretchen Delcambre, Colorado State University, Colorado, EUA. (Esta figura encontra-se reproduzida em cores no Encarte.)

21 Fisiologia da Digestão

Fisiologia pré-gástrica, 290
Preensão e mastigação, 290
Saliva e glândulas salivares, 290
Deglutição, 291

Pré-estômago ruminante, 291
Digestão fermentativa, 291
Motilidade do pré-estômago, 292
Sulco reticular ou esofágico, 292
Omaso, 292

Fisiologia gástrica, 292
Glândulas gástricas e secreções, 292
Motilidade gástrica, 294

Fisiologia do intestino delgado, do pâncreas exócrino e do fígado, 294
Secreções e motilidade do intestino delgado, 294
Pâncreas exócrino, 295
Funções digestivas do fígado e secreção de bile, 296
Absorção de nutrientes no intestino delgado, 297

Fisiologia do ceco e do cólon, 298
Ceco e cólon dos equinos, 298

Reto e defecação, 299

Controle neuroendócrino da alimentação, 299

Objetivos de aprendizagem

- Definir e ser capaz de explicar a importância dos termos destacados em **negrito e itálico** neste capítulo
- Descrever o cotransporte de glicose e sódio. Definir onde esse mecanismo é encontrado
- Descrever brevemente como o alimento é obtido e se movimenta pelo sistema gastrintestinal
- Desenhar um tubo e adicionar as principais características anatômicas do sistema gastrintestinal. Adicionar os órgãos endócrinos/exócrinos e as funções digestivas primárias de cada região do tubo. Relatar como essas regiões trabalham juntas na digestão
- Descrever brevemente como o cérebro é capaz de determinar o equilíbrio de energia e a necessidade de alimentação
- Explicar como as características estruturais dos enterócitos facilitam sua função de absorção de nutrientes
- Descrever a função exócrina e endócrina do pâncreas. Se apropriado, incluir as etapas de ativação das secreções pancreáticas exócrinas
- Descrever a função do estômago na produção e movimentação do quimo

- Comparar a fisiologia digestiva em ruminantes e equinos. Certificar-se de discutir a importância da digestão microbiana e a importância fisiológica das principais diferenças anatômicas.

Para o metabolismo normal, as células do corpo de um animal precisam das três principais classes de nutrientes (carboidratos, proteínas e lipídios), que são fornecidas pelo sangue em suas formas mais simples (monossacarídeos, aminoácidos e ácidos graxos). Os animais consomem alimentos que contêm esses nutrientes em formas químicas e físicas mais complexas. É função do sistema digestório reduzir os alimentos consumidos a moléculas mais simples e transferi-las para o sangue, para que cheguem às células para o metabolismo. Os processos de decomposição física e química dos alimentos são denominados *digestão mecânica* e *química*, respectivamente. Além de monossacarídeos, aminoácidos e ácidos graxos, o sistema digestório deve absorver outros nutrientes menores essenciais (p. ex., sais minerais, vitaminas) para que fiquem à disposição das células do corpo.

O tubo gastrintestinal (GI) é essencialmente um longo tubo de músculo liso que se estende da boca ao ânus. A parede do tubo é formada por duas camadas distintas de músculo liso (*camada circular* e *camada longitudinal*) e é revestida por epitélios que funcionam como barreiras seletivas entre o lúmen e os fluidos do corpo. As características anatômicas e funcionais da mucosa e seus epitélios variam muito entre os segmentos do intestino (Figura 21.1). Substâncias ou itens não passíveis de digestão (como uma moeda) podem ser impelidas pelo tubo GI sem serem alteradas ou afetar o animal, desde que não sejam grandes o suficiente para prejudicar o movimento dos outros conteúdos.

O músculo liso na parede do tubo GI é responsável pela força que movimenta para mover a digesta pelo trato. **Motilidade gastrintestinal** é o termo geral usado para descrever a atividade desse músculo liso. A motilidade gastrintestinal é regulada principalmente por três mecanismos: (1) *sistema nervoso autônomo*; (2) *hormônios gastrintestinais*; e (3) *sistema nervoso entérico*.

Os hormônios gastrintestinais são liberados pelas células endócrinas do revestimento epitelial do tubo GI (*células enteroendócrinas*) e podem estimular ou inibir o músculo liso gastrintestinal. De modo geral, a liberação desses hormônios ocorre em resposta à digesta no lúmen do tubo GI. Assim, esses hormônios são um modo de regulação local coordenado com a ingestão e a digestão dos alimentos. Esses hormônios também são capazes de enviar sinais para o hipotálamo e a hipófise sobre a regulação do apetite e outros mecanismos de *feedback* endócrino.

O sistema nervoso entérico é composto por plexos neurais entre camadas de músculo liso na parede do tubo GI (ver Figura 21.1). Esses plexos contêm neurônios inteiros (dendritos, corpos celulares e axônios) que podem formar circuitos neurais e reflexos completos na parede do tubo GI. Dessa maneira, a regulação neural pode ser independente da inervação externa. A presença de alimentos e a distensão dos segmentos do tubo GI são estímulos para desencadear a atividade do sistema nervoso entérico. Os três mecanismos de regulação (sistema nervoso autônomo, hormônios gastrintestinais e sistema nervoso entérico) também controlam as secreções das glândulas da parede do tubo GI (ver Figura 21.1) e dos órgãos acessórios intestinais (glândulas salivares, fígado e pâncreas).

Todos esses três mecanismos podem regular um determinado segmento intestinal ou órgão acessório, mas a importância relativa de cada um varia entre tais tecidos. A secreção salivar, por exemplo, é quase totalmente regulada pelo sistema nervoso autônomo, enquanto os hormônios gastrintestinais são os principais responsáveis pelo início da secreção biliar.

Fisiologia pré-gástrica

Preensão e mastigação

O ato de trazer o alimento para a boca é chamado de *preensão*. Os dentes, os lábios e a língua são usados como órgãos preênseis pelos animais domésticos. Os lábios dos equinos, a língua dos bovinos e ovinos e o focinho do suíno são extensivamente usados na obtenção de alimento.

O tipo de dentes, a disposição dos maxilares e os hábitos de *mastigação* variam conforme a espécie e o alimento. Os animais carnívoros têm dentes simples e rasgam o alimento, mas fazem pouca moagem. Os animais herbívoros têm pelo menos alguns dentes hipsodontes. A mandíbula superior é maior do que a mandíbula inferior e a mastigação do alimento é completa. A mastigação pode ser controlada de maneira voluntária, mas estar com alimentos na boca a estimula de forma reflexa.

Saliva e glândulas salivares

A saliva é composta por água, eletrólitos, muco e enzimas. A água e o muco amolecem e lubrificam a ingesta para facilitar a mastigação e a deglutição. A *lisozima* é uma enzima salivar com ações antibacterianas. A enzima responsável pela digestão do amido, chamada de *amilase*, está presente na saliva de onívoros (como os suínos) e, em grau limitado, dos equinos, mas não é encontrada em ruminantes e carnívoros (cão).

Os bovinos adultos podem secretar até 200 ℓ de saliva por dia, enquanto seres humanos secretam 1 a 2 ℓ por dia. Esse grande volume mantém a consistência fluida do conteúdo ruminal. Além disso, os componentes da saliva também podem impedir a formação de espuma no fluido ruminal. A saliva dos ruminantes apresenta pH relativamente alto e contém altas concentrações de bases (bicarbonato e fosfato). Essas bases neutralizam os ácidos produzidos pela

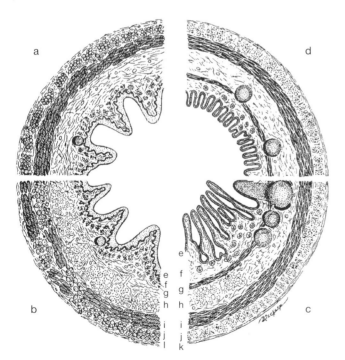

Figura 21.1 Cortes transversais de vários segmentos do tubo gastrintestinal. a e b, esôfago com epitélio escamoso estratificado; c, intestino delgado com epitélio colunar, glândulas submucosas e nódulos linfáticos agregados em alguns segmentos; d, intestino grosso; e, túnica mucosa: epitélio; f, lâmina própria; g, lâmina muscular; h, tela submucosa; i, túnica muscular: camada circular; j, camada longitudinal; k, túnica serosa; l, túnica adventícia. *Fonte:* Dellmann e Eurell, 1998. Reproduzida, com autorização, de John Wiley & Sons, Inc.

fermentação no rúmen para que o pH no órgão não se torne muito ácido.

Os nervos parassimpáticos são os membros eferentes dos reflexos nervosos que regulam a secreção salivar. A secreção salivar é estimulada por visão e cheiro dos alimentos, alimentos na cavidade oral e reflexos condicionados, em que algum evento está associado aos alimentos e à alimentação. O controle reflexo condicionado da salivação foi o tema dos estudos clássicos de Pavlov, em que cães eram condicionados a salivar ao som de um sino.

Deglutição

A *deglutição*, o ato de engolir, é arbitrariamente dividida em três estágios. O primeiro estágio é a passagem de alimento ou água pela boca, o segundo é a passagem pela faringe e o terceiro é a passagem pelo esôfago até o estômago.

O primeiro estágio da deglutição está sob controle voluntário. Depois que o alimento é mastigado e misturado com a saliva, o *bolo* (massa arredondada de alimento) se forma e é movido para a superfície superior da língua. A língua se eleva contra o palato duro (primeiro com a ponta dela) para empurrar o bolo em direção à faringe. Ao mesmo tempo, o palato mole se eleva, fechando as narinas caudais. A base da língua age como um êmbolo, forçando o bolo para dentro da faringe.

Conforme o bolo entra na faringe, estimula os receptores de pressão nas paredes, que iniciam de modo reflexo o segundo estágio: a passagem do bolo pela faringe. A respiração é inibida por um reflexo e a laringe, também por reflexo, se fecha e se move para cima e para a frente. A base da língua dobra a epiglote sobre a abertura laríngea à medida que se move para trás. A faringe encurta e uma ação *peristáltica* dos músculos faríngeos força o bolo para o esôfago.

O terceiro estágio da deglutição é composto pelo peristaltismo reflexo do esôfago, desencadeado pela presença de alimentos no órgão. O peristaltismo é a alternância de relaxamento e contração dos anéis musculares da parede, junto à contração regional dos músculos longitudinais na área do bolo (Figura 21.2).

O peristaltismo transporta alimentos sólidos e semissólidos pelo esôfago equino a 35 a 40 cm/s. Os líquidos viajam cerca de cinco vezes mais rápido por uma ação de esguicho da boca e da faringe.

O vômito (*êmese*) é uma resposta protetora para a remoção da ingesta potencialmente prejudicial do estômago e do intestino delgado superior. O vômito é um reflexo altamente coordenado e controlado por um centro reflexo no tronco cerebral. Os fármacos que estimulam esse centro para produzir vômitos são denominados *eméticos*. O processo começa com o relaxamento do esfíncter entre o estômago e o intestino delgado superior e reverte o peristaltismo para mover o conteúdo intestinal para o estômago. O movimento do conteúdo do estômago para o esôfago e para fora da boca requer o relaxamento dos esfíncteres esofágicos superior e inferior, juntamente a um movimento inspiratório contra a glote fechada e a forte contração dos músculos abdominais. O fechamento da glote e o movimento do palato mole impedem que os alimentos regurgitados entrem na traqueia e na cavidade nasal, respectivamente.

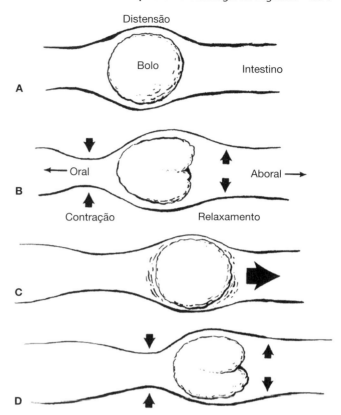

Figura 21.2 Peristaltismo intestinal e movimentação do conteúdo do órgão. **A.** Distensão original. **B.** Contração cranial à distensão e relaxamento caudal. **C.** Movimento do conteúdo. **D.** Novo ponto de distensão e novos pontos de contração e relaxamento. *Fonte:* Reece, 2009. Reproduzida, com autorização, de John Wiley & Sons, Inc.

Pré-estômago ruminante

Digestão fermentativa

Nenhum mamífero é capaz de digerir diretamente os carboidratos complexos que constituem as paredes celulares das plantas (*celulose* e *hemicelulose*) por não produzir a enzima *celulase*, necessária para quebrar as ligações químicas únicas nesses compostos. O estômago dos ruminantes é um excelente ambiente para o crescimento de bactérias, protozoários e, talvez, outros micróbios que produzem celulase. A ação da celulase sobre a celulose e a hemicelulose gera monossacarídeos e polissacarídeos simples que depois podem ser digeridos pelos micróbios.

A digestão microbiana no pré-estômago ocorre em um ambiente anaeróbico e é denominada *digestão fermentativa*. *Ácidos graxos voláteis* (AGVs) são produzidos pela fermentação dos carboidratos consumidos por ruminantes, inclusive daqueles produzidos pelas ações da celulase microbiana. Os principais AGVs são o *ácido acético*, o *ácido propiônico* e o *ácido butírico*. Os AGVs são absorvidos diretamente pelo estômago e constituem a principal fonte de energia para os ruminantes. Os AGVs também são usados para síntese da gordura do leite em ruminantes em lactação.

O metano e o dióxido de carbono são produzidos pela digestão fermentativa e se acumulam como uma camada gasosa acima da ingesta no rúmen e no retículo. O *timpa-*

nismo agudo ocorre quando a produção de gás é superior à eliminação pela *eructação*. **A eructação é mais difícil caso haja formação de espuma. O acúmulo de gás aumenta o volume do rúmen e do retículo, o que pressiona o tórax, inibindo a função do coração e dos pulmões. Uma sonda gástrica pode ser introduzida da boca até o rúmen para remover o gás. Se isso não for possível, um trocarte (similar a uma agulha bem grossa) pode ser introduzido no rúmen pelo flanco esquerdo.**

A proteína dietética consumida pelos ruminantes é primeiramente utilizada pelos micróbios no estômago. Os micróbios podem usar as proteínas da dieta para produzir suas próprias proteínas e promover seu crescimento microbiano ou para gerar AGVs por digestão fermentativa. Os micróbios também podem produzir proteínas microbianas a partir de fontes de nitrogênio não proteico, como ureia e amônia.

Os micróbios e os subprodutos de seu metabolismo, além dos AGVs, saem do pré-estômago e continuam pelo tubo GI dos ruminantes. Os micróbios, que cresceram no pré-estômago, são uma importante fonte de proteína dietética para os ruminantes. Quando os micróbios entram no abomaso (estômago verdadeiro ou glandular dos ruminantes) e passam para o restante do tubo GI, são digeridos de maneira similar à digestão de fontes proteicas em não ruminantes. Dentre os subprodutos benéficos do metabolismo microbiano, estão muitas vitaminas hidrossolúveis.

Motilidade do pré-estômago

O rúmen e o retículo do bovino adulto normalmente passam por sequências complicadas de contrações que se repetem em frequências variadas, até diversas vezes por minuto. O padrão de contração começa no retículo e se espalha sobre os sacos dorsal e ventral do rúmen (Figura 20.13). Essa série de contrações mistura o conteúdo para promover a fermentação e é responsável pela força que move a digesta liquefeita em sua saída do pré-estômago e entrada no abomaso. Um segundo padrão de contrações começa na porção caudal do saco dorsal e segue em direção cranial. Essas contrações movimentam os gases em direção à parte cranial do rúmen para a eructação. **As contrações ruminais podem ser facilmente auscultadas (de preferência com um estetoscópio) no abdome ou sentidas ao se colocar o punho fechado com força contra o flanco superior esquerdo (fossa paralombar). Doenças ruminais ou a morbidade associada a doenças sistêmicas geralmente reduzem a frequência ou interrompem por completo os movimentos do rúmen.**

A *ruminação* permite que o animal paste e ingira alimentos com rapidez, mas termine de mastigá-los mais tarde. Esse processo engloba a *regurgitação* do alimento, que é devolvido do pré-estômago para a boca. De volta à cavidade oral, há *remastigação* e *reinsalivação* (mistura com mais saliva) e, por fim, redeglutição.

A *regurgitação* é o único passo da ruminação que difere muito da primeira mastigação, insalivação e deglutição. A regurgitação é precedida pela contração do retículo, que presumivelmente traz um pouco da ingesta mais pesada para perto da cárdia. O esfíncter na junção do esôfago e do pré-estômago (*esfíncter esofágico inferior*) relaxa com a chegada do bolo de alimento. A seguir, há um movimento inspiratório com a glote fechada. A pressão negativa produzida no tórax por esse movimento é transmitida para o esôfago de parede relativamente fina e dilata a porção torácica do órgão e a cárdia. A menor pressão no esôfago em comparação ao rúmen, juntamente ao peristaltismo reverso, faz com que uma quantidade de material (ingesta semifluida) passe pela cárdia até o esôfago e, daí, a boca. O material regurgitado é composto principalmente por volumoso e fluido, com pouco ou nenhum concentrado. É bem sabido que grãos inteiros de milho podem ser impelido por todo o tubo GI bovino com pouca mudança na aparência física e, ainda assim, o milho é frequentemente incluído em dietas bovinas para aumentar a digestão do amido. A fragmentação do milho pode aumentar a capacidade digestiva e, portanto, melhorar a eficiência alimentar.

Os bovinos passam, em média, 8 horas por dia ruminando, com períodos dispersos de atividade ao longo de 24 horas. Um ciclo de ruminação requer cerca de 1 minuto, dos quais 3 a 4 segundos são usados para a regurgitação e redeglutição. A ruminação parece ser, em grande parte, reflexa, embora o processo possa ser interrompido de forma voluntária. Os membros aferentes e eferentes do reflexo são provavelmente realizados nos nervos vagos. É provável que o contato do volumoso com a parede do retículo, perto da cárdia, seja o principal estímulo para a ruminação.

Sulco reticular ou esofágico

Em ruminantes jovens, a amamentação e os aferentes da faringe parecem estimular o fechamento reflexo do sulco, o que faz com que o leite passe diretamente do omaso para o abomaso sem cair no rúmen e no retículo. O aumento de volume abdominal observado em bezerros alimentados com balde é geralmente atribuído à entrada de leite no rúmen, onde sua digestão não é adequada. O uso de baldes com tetos tende a impedir que quantidades consideráveis de leite entrem no rúmen. Após o desmame, o líquido ingerido em recipientes abertos chega, em grande parte, ao rúmen e ao retículo. O sulco não tem função conhecida em animais adultos.

Omaso

O omaso quase sempre está compactado com bastante volumoso seco em animais examinados após a morte. A aparência das folhas omasais, cravejadas com papilas curtas e queratinizadas, sugere um tipo de saliência capaz de absorver o excesso de fluido. A estimulação vagal experimental provoca fortes contrações da parede do omaso, mas o movimento das folhas é limitado.

Fisiologia gástrica

Glândulas gástricas e secreções

O termo **suco gástrico** se refere à combinação de substâncias secretadas no lúmen do estômago pelas glândulas gástricas, também denominadas fossetas gástricas, devido à sua extensão semelhante a uma fossa na parede do estômago (Figura 21.3), e pelas células epiteliais da mucosa do

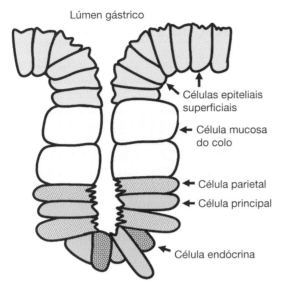

Figura 21.3 Fosseta gástrica (glândula gástrica) no revestimento do estômago. Observe os diferentes tipos de células encontradas no epitélio que reveste a glândula.

estômago. O suco gástrico contém água, ácido clorídrico, muco, fator intrínseco, pepsinogênio (uma forma inativa de pepsina, uma enzima proteolítica) e a enzima renina. A regulação da secreção do suco gástrico tem três fases: cefálica, gástrica e intestinal.

A estimulação das secreções gástricas durante a *fase cefálica* ocorre em resposta a visão, cheiro ou sabor dos alimentos. Esses fatores induzem uma resposta nervosa que aumenta a estimulação parassimpática (nervo vago) para o estômago, o que estimula as secreções gástricas. A *fase gástrica* começa quando o alimento entra no estômago.

A presença de alimentos, principalmente proteínas, estimula a secreção dos hormônios *gastrina* e *histamina* das células do epitélio gástrico (ver Figura 21.3). A gastrina e a histamina estimulam as *células parietais* das glândulas gástricas a secretarem ácido clorídrico (HCl) (Figura 21.4). A anidrase carbônica facilita a formação de H_2CO_3 a partir do CO_2 que se difunde nas células parietais, vindo do fluido intersticial. O H_2CO_3 se dissocia em H^+ e HCO_3^- dentro da célula parietal. A célula parietal secreta ativamente H^+ e Cl^- no lúmen do estômago, o que gera um gradiente de difusão de Cl^- do plasma para a célula parietal. A perda de Cl^- do plasma é seguida pela difusão de HCO_3^- no plasma, de modo a manter a neutralidade elétrica. O resultado líquido após a ingestão de alimentos é, portanto, um aumento na concentração plasmática de bicarbonato associado à secreção de HCl no lúmen do estômago. O vômito (êmese) prolongado pode causar desidratação significativa, bem como anomalias no equilíbrio acidobásico. A secreção de HCl no lúmen gástrico continua durante a êmese, o que leva à perda contínua de HCl gástrico acompanhada pela difusão persistente de HCO_3^- no plasma. Isso efetivamente aumenta o pH plasmático do paciente, provocando uma alcalose metabólica que deve ser corrigida junto à desidratação.

O neurotransmissor parassimpático acetilcolina também estimula as células parietais a secretar HCl, mas todos os três reguladores (gastrina, histamina e acetilcolina) devem estar presentes para que a secreção de ácido clorídrico seja mais eficiente. **Os receptores de histamina nas células parietais (receptores H_2) são diferentes daqueles nas células participantes das reações alérgicas (receptores H_1). Os antagonistas específicos do receptor H_2 são um meio para a redução da secreção ácida com poucos efeitos colaterais. Os anti-histamínicos utilizados nas alergias não se ligam aos receptores H_2 e, portanto, não atrapalham a digestão.** Os hormônios *colecistocinina*, *peptídio inibidor gástrico* e *secretina* inibem a secreção de ácido clorídrico. Esses hormônios são liberados pelo epitélio duodenal em resposta à presença de alimento no duodeno. A liberação desses hormônios que atuam na inibição da função gástrica faz parte da *fase intestinal* da regulação gástrica. As células parietais também produzem fator intrínseco, uma proteína transportadora da vitamina B_{12} que se liga a ela. O complexo formado pelo fator intrínseco e a vitamina percorre o tubo GI até o íleo, onde a vitamina B_{12} é absorvida.

O pH do suco gástrico em mamíferos pode ser ≤ 2. O baixo pH é protetor, já que a maioria dos micróbios ingeridos com os alimentos não podem sobreviver em um ambiente tão ácido. O pH baixo inibe a secreção de HCl para evitar que o meio se torne muito ácido. O *pepsinogênio* (uma forma inativa da enzima **pepsina** e um componente do suco gástrico) é ativado pelo baixo pH. Por sua atividade proteolítica, a pepsina pode ativar mais pepsinogênio. O baixo pH também promove a atividade da pepsina, porque a faixa de pH mais favorável para sua atividade proteolítica é de 1,3 a 5. As *células principais* ou *pépticas* (ver Figura 21.3) secretam pepsinogênio para iniciar a digestão de proteínas no estômago, mas o processo só termina no intestino delgado, graças à ação de outras enzimas digestivas. As células principais também produzem uma enzima proteolítica chamada de *renina*, que coagula o leite e reduz a velocidade de sua passagem pelo tubo GI. É muito importante em recém-nascidos e é encontrada no abomaso de jovens ruminantes.

Uma camada de muco cobre o revestimento epitelial do estômago e protege o epitélio do baixo pH dos fluidos gástricos. Esse muco é produzido pelas células das glândulas gástricas (ver Figura 21.3) e é secretado pelas glândulas mucosas na superfície do epitélio. **A secreção de muco é estimulada pelas prostaglandinas, que também são produzidas localmente na parede do estômago. Os anti-inflamatórios não esteroides (como o ácido acetilsa-**

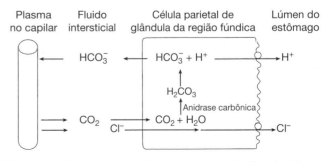

Figura 21.4 Mecanismo de secreção de ácido clorídrico pelas células parietais da mucosa gástrica. *Fonte:* Reece, 2009. Reproduzida, com autorização, de John Wiley & Sons, Inc.

licílico e a fenilbutazona) inibem a síntese de prostaglandinas e estão associados a úlceras gástricas. Acredita-se que a ausência de secreção de muco contribua para o desenvolvimento das úlceras.

Motilidade gástrica

Os movimentos gástricos misturam a ingesta com o suco gástrico, continuam a digestão mecânica (para liquefazer a digesta) e passam a digesta para o duodeno a uma taxa controlada. O estômago produz regularmente contrações peristálticas, começando na região da cárdia e aumentando em força à medida que viajam pelo estômago até o antro pilórico (ver Figura 20.8). Essas contrações misturam e moem o alimento e forçam parte dele pelo *esfíncter pilórico* do duodeno. No entanto, grande parte do alimento (principalmente com partículas maiores) é retida para permitir maior mistura e moagem. A ingesta forçada pelo esfíncter pilórico, denominada *quimo*, é uma mistura mole e semissólida de alimento, água e suco gástrico.

Semelhante à regulação das secreções gástricas, a regulação da motilidade gástrica pode ser dividida em fases cefálica, gástrica e intestinal. A estimulação durante a regulação cefálica ocorre pelos nervos parassimpáticos e aumenta em resposta à visão, ao cheiro ou ao sabor dos alimentos. O hormônio gastrina estimula a motilidade gástrica geral para promover a mistura (fase gástrica). Os hormônios colecistocinina e secretina e os peptídios inibidores gástricos promovem uma contração mais forte do esfíncter pilórico para retardar o esvaziamento gástrico (fase intestinal). O efeito inibidor dos hormônios duodenais (liberados em resposta à entrada do quimo no duodeno) impede que o quimo chegue rápido demais no duodeno para ser digerido normalmente.

O estômago de um carnívoro se esvazia em algumas horas, geralmente antes da próxima refeição. Em outros animais, o esvaziamento gástrico demora muito mais. Equinos e suínos precisam de 1 dia inteiro de jejum (24 horas) para esvaziarem o estômago cheio. O estômago de um potro em amamentação é esvaziado de maneira lenta, mas, em um pônei adulto, o líquido pode passar do estômago para o ceco em duas horas.

Além do padrão típico de contração do estômago na presença de alimento, ondas de contrações peristálticas podem ocorrer no estômago, como uma leve ondulação. Essas ondas são produzidas por despolarizações elétricas espontâneas que, às vezes, induzem potenciais de ação no músculo liso. Esses potenciais começam na região da cárdia e as ondas de despolarização da membrana são denominadas *ondas lentas gástricas*. No jejum prolongado, a magnitude das contrações fica maior (*contrações do jejum*). Aparentemente, essas contrações são uma resposta a um aumento da estimulação parassimpática durante o jejum prolongado. Essas contrações alcançam a intensidade máxima em seres humanos após cerca de 3 dias sem alimento e enfraquecem progressivamente a partir daí. Nos equinos, essas contrações podem começar até 5 horas depois de comer, quando o estômago ainda contém algum alimento. A intensidade dessas contrações está relacionada à glicemia. À proporção que a glicemia diminui, a intensidade das contrações aumenta.

Fisiologia do intestino delgado, do pâncreas exócrino e do fígado

O intestino delgado é o principal local de digestão química e absorção de nutrientes. As secreções do pâncreas *exócrino* contêm a maioria das enzimas para a digestão química no lúmen do intestino delgado, mas as células epiteliais que revestem o intestino delgado (*enterócitos*) também têm enzimas em suas membranas que participam dos passos finais da digestão química. A principal função digestiva do fígado é fornecer *sais biliares*, que facilitam a digestão enzimática dos lipídios. O fígado não é uma fonte de enzimas digestivas.

Secreções e motilidade do intestino delgado

O *suco intestinal* é derivado das glândulas intestinais na parede do intestino delgado. Entre essas glândulas, estão as *criptas* ou *criptas de Lieberkuhn*, dispersas por todo o intestino delgado (Figura 21.5), e as *glândulas duodenais*,

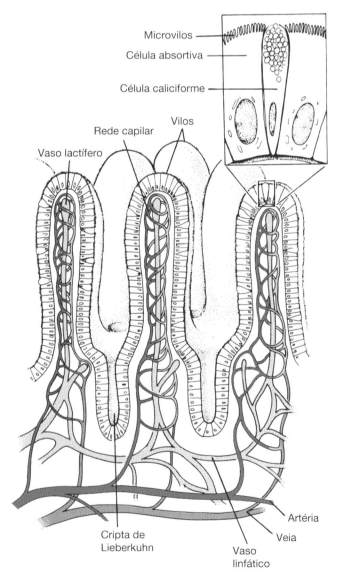

Figura 21.5 Vilos e criptas intestinais. *Fonte:* adaptada de Bullock, 1996.

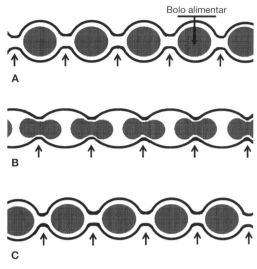

Figura 21.6 Padrão de segmentação da motilidade gastrintestinal. O mesmo segmento do intestino é visto em três diferentes tempos sequenciais (**A**, **B** e **C**). As regiões de contração em cada momento são identificadas por setas.

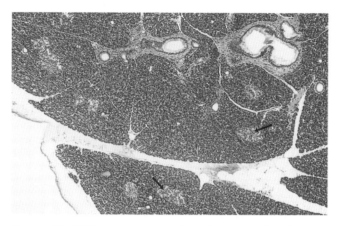

Figura 21.7 Pâncreas equino. A maior parte do pâncreas é composta por células acinares exócrinas com ilhotas de Langerhans (setas) espalhadas pelas regiões exócrinas. O órgão é dividido em lóbulos por septos de tecido conjuntivo com sistemas complexos de ductos. *Fonte:* Bacha e Bacha, 2012. Reproduzida, com autorização, de John Wiley & Sons, Inc. (Esta figura encontra-se reproduzida em cores no Encarte.)

que produzem muco e são encontradas apenas no duodeno. O suco intestinal contém água e sais derivados dos capilares sanguíneos na parede do intestino. A função dos sais secretados não é clara, mas a água dilui o quimo, que geralmente é **hipertônico** (maior osmolaridade do que o plasma normal). O alimento no intestino estimula a secreção dessas glândulas da cripta intestinal.

Os dois principais tipos de movimento do intestino delgado são **segmentação** e **peristaltismo**. Os movimentos de segmentação, que ocorrem quando o alimento está no intestino delgado, são caracterizados pela alternância de áreas locais de contração e relaxamento (Figura 21.6). Esses movimentos misturam a digesta com o suco intestinal e as enzimas digestivas e aumentam o contato entre a digesta e a superfície epitelial do intestino delgado. O aumento do contato proporciona maior exposição às enzimas associadas às células epiteliais e à superfície de absorção das células epiteliais. Contrações peristálticas fortes do intestino delgado em animais em jejum ou várias horas depois de uma refeição impulsionam a ingesta pelo tubo GI, presumivelmente para remover os alimentos não digeridos do intestino delgado antes da próxima refeição.

Pâncreas exócrino

As secreções do pâncreas exócrino são compostas principalmente por diversas enzimas digestivas e bicarbonato de sódio. As células **acinares** pancreáticas secretam as enzimas e as células que revestem os ductos do pâncreas secretam o bicarbonato de sódio (Figura 21.7). Esses ductos desembocam em um ou dois ductos pancreáticos, que vão até o duodeno (ver Figura 20.19).

O bicarbonato de sódio aumenta o pH do quimo que entra no estômago. O epitélio do intestino delgado não é protegido da acidez por uma espessa camada de muco, como o estômago. O pH mais alto também é melhor para a ação das enzimas digestivas pancreáticas. O principal estímulo para a secreção de bicarbonato é o hormônio secretina da mucosa do intestino delgado. A liberação de secretina aumenta em resposta à entrada do quimo ácido no estômago.

Dentre as enzimas proteolíticas pancreáticas, estão a **tripsina** e a **quimotripsina**. Como a pepsina no estômago, essas moléculas são secretadas como precursores inativos, **tripsinogênio** e **quimotripsinogênio**.

O tripsinogênio é ativado por uma enzima, a **enteroquinase**, um componente da membrana luminal das células do intestino delgado (enterócitos). A tripsina pode ativar o quimotripsinogênio e criar mais tripsinogênio. Os produtos finais da digestão de proteínas são aminoácidos, mas as enzimas proteolíticas pancreáticas podem interromper a digestão quando os peptídios chegam a um comprimento de dois ou mais aminoácidos. Se isso ocorrer, as peptidases associadas às membranas celulares dos enterócitos podem completar a hidrólise dos peptídios em aminoácidos individuais para a absorção.

Diferentemente das enzimas proteolíticas, a **amilase pancreática** e a **lipase** estão em forma ativa ao serem secretadas pelo pâncreas. A amilase digere os amidos em **oligossacarídeos** (carboidratos compostos por um pequeno número de monossacarídeos, geralmente dois a quatro). As enzimas **maltase** e **sucrase**, componentes das membranas celulares dos enterócitos, digerem ainda mais os oligossacarídeos em monossacarídeos. A **lactase**, que digere a lactose (açúcar do leite), é encontrada nos enterócitos de mamíferos jovens, mas não em todos os adultos. A lipase hidrolisa os triglicerídeos em ácidos graxos e glicerol. Essa ação é mais eficaz após a emulsificação das gorduras pela bile (discutida mais adiante).

Ver ou sentir o cheiro do alimento gera um estímulo vagal e o alimento no estômago desencadeia a liberação de gastrina. O controle da secreção exócrina pancreática depende da estimulação dos nervos vagos autônomos que inervam o pâncreas e de três hormônios intestinais, colecistocinina, secretina e gastrina. A Figura 21.8 resume a ação desses três hormônios.

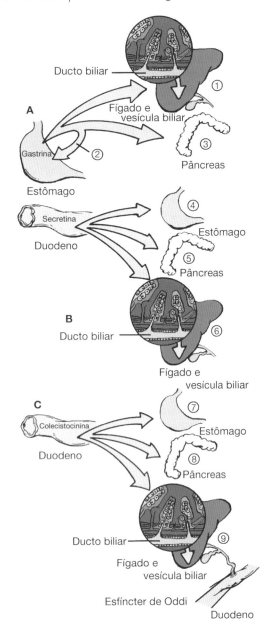

Figura 21.8 Resumo das etapas de controle hormonal da digestão por gastrina (**A**), secretina (**B**) e colecistocinina (**C**). *Fonte:* adaptada de Reece, 2009. Reproduzida, com autorização, de John Wiley & Sons, Inc.

A secreção exócrina pancreática aumenta quando o quimo ácido e os componentes do alimento no duodeno estimulam a liberação de colecistocinina e secretina das células da mucosa duodenal (*fase intestinal* de controle). Esses dois hormônios duodenais também induzem o estômago a diminuir as secreções e retardar sua atividade e seu esvaziamento até que o quimo duodenal seja degradado pelas enzimas e tenha seu pH ajustado pelo bicarbonato pancreático.

Funções digestivas do fígado e secreção de bile

As células do fígado (**hepatócitos**) são responsáveis pela formação da bile. A bile é uma solução salina amarelo-esverdeada composta principalmente por sais biliares, colesterol, fosfolipídios (**lecitinas**) e pigmentos biliares (**bilirrubina**). Os hepatócitos sintetizam os sais biliares (em especial, os sais de sódio dos ácidos glicocólico e taurocólico) a partir do colesterol. Esses sais auxiliam na digestão e na absorção de lipídios (triglicerídeos); sua produção e secreção são as funções digestivas mais importantes do fígado.

Em uma solução aquosa, como o quimo duodenal, os lipídios tendem a se aglomerar e gerar grandes gotas (lembre-se da aparência de um molho para salada à base de óleo e vinagre após a agitação do frasco). Essas grandes gotículas lipídicas apresentam uma pequena área superficial para a ação das lipases pancreáticas. Os ácidos biliares atuam como **emulsificantes** e reduzem o tamanho das gotículas, tornando os lipídios mais acessíveis às lipases. As lipases podem funcionar sem sais biliares, mas, na sua ausência, a digestão lipídica é ineficiente. **Micela** é o termo dado às pequenas gotículas formadas no quimo intestinal que contêm lipídios, sais biliares e produtos de digestão lipídica.

Em todos os animais de produção, à exceção dos equinos, a bile é armazenada na **vesícula biliar**. Como os equinos não têm vesícula biliar, a bile passa diretamente do fígado para o duodeno por meio do ducto biliar e de seus afluentes a uma taxa razoavelmente contínua. A vesícula biliar armazena a bile para a liberação intermitente no duodeno e concentra a bile ao reabsorver a água da bile armazenada. A colecistocinina estimula a contração da vesícula biliar e a liberação da bile armazenada. Como os alimentos que entram no duodeno estimulam a liberação de colecistocinina, a liberação de bile é coordenada com a presença ou não de alimentos.

A maior parte dos sais biliares liberados pelo fígado permanece misturada com a digesta, que passa para a parte terminal do intestino delgado (íleo). Nesse ponto, os enterócitos reabsorvem sais biliares, que entram no sangue. Os sais biliares reabsorvidos são transportados para o fígado pela veia porta hepática e, nele, os hepatócitos absorvem os sais biliares do sangue porta. Esses sais biliares podem então ser secretados pelos hepatócitos na bile, para reutilização. Um aumento na concentração dos sais biliares no sangue porta, como durante a digestão de uma refeição, é o principal estímulo para a secreção de sal biliar pelos hepatócitos. A reciclagem de sais biliares entre o tubo GI e o fígado compõe a *circulação êntero-hepática*.

O fígado é capaz de sintetizar **colesterol** e é responsável por grande parte do colesterol na bile. O fígado também pode eliminar o excesso de colesterol na dieta pela bile. O colesterol é insolúvel em água, mas os sais biliares e a lecitina normalmente o modificam para uma forma solúvel, para que possa existir na bile. No entanto, às vezes, o colesterol da bile se precipita na vesícula biliar ou nos ductos biliares, formando os **cálculos biliares**. **Os cálculos biliares podem ter consequências graves caso fiquem alojados no ducto biliar comum e bloqueiem a passagem de enzimas proteolíticas do pâncreas exócrino para o duodeno. *Pancreatite* é a inflamação do pâncreas e pode causar doenças graves e com risco de morte se essas enzimas proteolíticas começarem a autodigerir o órgão. Embora a pancreatite tenha muitas etiologias, a obstrução do ducto biliar comum ou da papila duodenal maior pode ser uma emergência médica em seres humanos e animais.**

Absorção de nutrientes no intestino delgado

O intestino delgado é o principal local de absorção de nutrientes. A maioria dos produtos da digestão de carboidratos, proteínas e lipídios é absorvida enquanto a digesta passa pelo intestino delgado, que é também o principal local de absorção de vitaminas, minerais e água.

O epitélio que reveste o intestino delgado tem características estruturais que aumentam a área de superfície para absorção de nutrientes. A mucosa é coberta com **vilosidades** (projeções em formato de dedos), que se estendem até o lúmen. Cada enterócito apresenta microvilosidades em sua membrana celular de frente para o lúmen (ver Figura 21.5).

Aminoácidos e monossacarídeos (açúcares simples) são os produtos mais simples de digestão de proteínas e carboidratos, respectivamente. Os mecanismos celulares de absorção de aminoácidos e monossacarídeos (principalmente glicose) são similares, já que o transporte através da membrana celular na superfície luminal envolve cotransportadores ligados ao sódio (ver Capítulo 2). Todos os cotransportadores se ligam ao sódio, mas aqueles usados pela glicose e pelos aminoácidos são diferentes. Descobriu-se que pelo menos cinco cotransportadores carreiam vários aminoácidos. Todos são caracterizados como transporte secundariamente ativo, pois dependem do gradiente de sódio entre o fluido intracelular dos enterócitos e o fluido no lúmen do intestino delgado (ver Capítulo 2). A Figura 21.9 resume o processo de absorção da glicose.

As micelas formadas no lúmen do intestino delgado contêm sais biliares, triglicerídeos, colesterol e produtos da ação da lipase nos triglicerídeos (ácidos graxos e monoglicerídeos). Os movimentos intestinais (segmentação) fazem com que as micelas entrem em contato com as microvilosidades dos enterócitos. Os produtos lipossolúveis da digestão dos lipídios e do colesterol podem, então, se difundir da micela para os enterócitos (Figura 21.10). Alguns ácidos graxos de cadeia longa também são transportados das micelas para o interior da célula por proteínas cotransportadoras específicas ligadas a sódio na membrana celular.

Dentro dos enterócitos, os monoglicerídeos absorvidos e os ácidos graxos são usados em uma nova síntese de triglicerídeos. O enterócito reúne os triglicerídeos, o colesterol absorvido e as proteínas intracelulares em uma partícula conhecida como **quilomícron**. Os enterócitos secretam os quilomícrons no fluido intersticial, onde são absorvidos pelos vasos linfáticos (ver Figura 21.10). Os menores vasos linfáticos que absorvem os quilomícrons são os **lactíferos** (ver Figuras 21.5 e 21.10). A drenagem linfática do tubo GI é finalmente adicionada ao sangue e é essa via que leva os quilomícrons, contendo os lipídios absorvidos, até o sangue.

Sódio, potássio, fosfato, cálcio, cloreto e outros eletrólitos são absorvidos principalmente no intestino delgado por mecanismos ativos e passivos. À exceção do ferro e do cálcio, a absorção desses minerais não é regulada. Assim, a maior parte do que é consumido é absorvida. A absorção de ferro é diminuída nos enterócitos caso o conteúdo de ferro no corpo seja suficiente. Essa redução é realizada principalmente pelo aumento na concentração de uma proteína intracelular que se liga ao ferro nos enterócitos. O enterócito com ferro se perde após seu desprendimento do revestimento epitelial. A forma da vitamina D produzida pelos rins (**calcitriol**) aumenta a absorção de cálcio por elevar

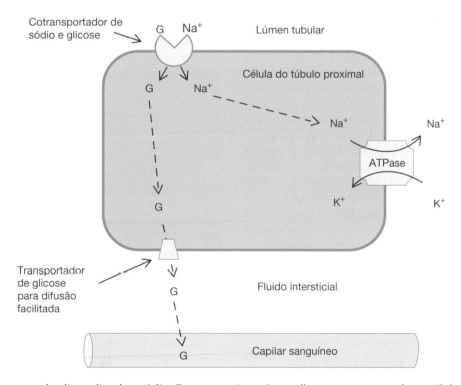

Figura 21.9 Cotransporte de glicose ligado a sódio. Esse mecanismo é semelhante ao encontrado na célula do túbulo proximal (como indicado) e na célula epitelial do intestino delgado. O cotransportador de sódio e glicose (G) está na porção da membrana celular que reveste o lúmen do túbulo (ou intestino) e a Na$^+$-K$^+$-ATPase é encontrada na base e nas laterais da célula.

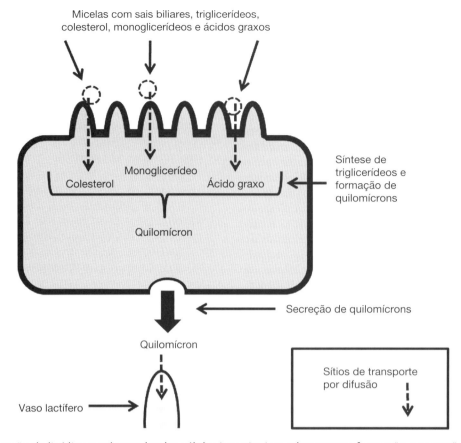

Figura 21.10 Absorção de lipídios e colesterol pelas células intestinais e subsequente formação e secreção de quilomícrons.

a concentração das proteínas de transporte desse íon nos enterócitos. A formação de calcitriol pelos rins amplia quando o teor de cálcio no sangue está baixo. Para serem absorvidos, os minerais, como o cálcio e o fosfato, devem estar em sua forma ionizada. Se a proporção de cátions para ânions for muito alta ou muito baixa, a absorção pode ser reduzida. Por exemplo, se o teor dietético do fosfato (um ânion) for muito alto em relação ao cálcio (um cátion), o excesso de fosfato se liga ao cálcio disponível para gerar fosfato de cálcio, o que prejudica a absorção de cálcio.

O intestino delgado de alguns animais **neonatos** (***recém-nascidos***) pode absorver macromoléculas, inclusive proteínas intactas do ***colostro***. O colostro, o primeiro leite de equinos, suínos e ruminantes, contém as gamaglobulinas responsáveis pela imunidade passiva nos recém-nascidos dessas espécies. Esse período receptivo dura aproximadamente 1 dia em equinos e suínos e até 3 dias em ruminantes.

Fisiologia do ceco e do cólon

Nos carnívoros, o ceco e o cólon absorvem principalmente água e alguns eletrólitos para reduzir o volume e a fluidez da digesta na formação de fezes. As fezes também são armazenadas nas porções terminais do cólon antes de sua movimentação pelo reto para a defecação. Em onívoros (p. ex., suínos) e alguns herbívoros (p. ex., bovinos e ovinos), o ceco e o cólon são também locais de certa fermentação e digestão microbiana. Em bovinos e ovinos, o ceco e o cólon são proporcionalmente maiores e mais complexos do que nos carnívoros, mas o estômago é o local muito mais importante da digestão fermentativa dos herbívoros.

Ceco e cólon dos equinos

O ceco extremamente grande e complexo e o cólon ascendente (também chamado de "cólon maior") dos equinos são os principais locais de fermentação e digestão microbiana da celulose. O volumoso passa relativamente rápido pelo estômago e pelo intestino delgado equino, mas a digestão fermentativa e a passagem pelo ceco e cólon ascendente podem levar dias. Movimentos complexos do ceco e do cólon ascendente misturam os conteúdos para promover a digestão fermentativa e expor o material à superfície epitelial para a absorção de ácidos graxos voláteis. A flexura pélvica do cólon ascendente e a junção entre o cólon maior e o cólon menor (ver Figura 20.15) têm diâmetro relativamente pequeno e parece que a passagem de grandes partículas de volumoso é restrita. Embora esses locais retenham volumoso para digestão microbiana, sua possibilidade de impactação também é maior.

Ao serem consumidos com volumoso, alguns amidos e açúcares escapam à digestão no estômago e no intestino delgado e chegam ao ceco e ao cólon. A digestão microbiana dessas substâncias e da celulose do volumoso produzem ácidos graxos voláteis que podem ser absorvidos e usados para a geração de energia. Os micróbios no ceco e no cólon também podem usar fontes de nitrogênio não proteico (ureia) para a produção de proteínas microbianas. No entanto, essas proteínas têm valor nutricional limitado nos equinos, já que o ceco e o cólon não possuem os mecanismos gastrintestinais necessários para digerir proteínas e absorver os aminoácidos resultantes. Parte da ureia é disponibilizada aos micróbios por difusão do sangue para o ceco e o cólon.

A fermentação e a digestão microbiana produzem ácidos graxos voláteis, o que poderia diminuir o pH do conteúdo cecal e colônico para níveis perigosos. O epitélio do cólon secreta íons bicarbonato para tamponar o pH do conteúdo. Mais bicarbonato é secretado pelo epitélio do íleo, o que diminui o pH do conteúdo cecal.

Reto e defecação

Várias vezes por dia, movimentos de massa fortes e extensos do cólon movem o material fecal para o reto. A distensão do reto estimula a necessidade de defecar. O ato de defecar requer contrações do músculo liso na parede do reto, que geram um reflexo espinal estimulado pela distensão retal. O controle consciente da defecação envolve a inibição do reflexo espinal e a contração do esfíncter anal externo, composto por músculo esquelético. A contração dos músculos abdominais contribui para o aumento da pressão intra-abdominal, o que também ajuda no esvaziamento do reto.

A variabilidade no caráter e no formato das fezes entre as espécies é principalmente uma função das características estruturais e funcionais dos segmentos mais distais do cólon. Em equinos, as contrações segmentares relativamente fortes formam as bolas fecais características.

Cólica é um termo geral para qualquer condição dolorosa associada ao abdome equino. Doenças associadas a qualquer segmento do tubo GI podem causar cólica e os sinais clínicos indicam que o grau de dor pode variar de brando a grave. Dentre as causas de cólica em equinos, estão úlceras, dieta inadequada (como sobrecarga de grãos ou concentrados), infecção, impactação/obstrução intraluminal (como parasitas, corpos estranhos, alimento ou material estranho, como areia), torção de segmentos intestinais e alterações na motilidade intestinal. O manejo, inclusive o controle de parasitas, a dieta adequada, o acesso à água e a atenção aos riscos ambientais auxiliam na prevenção da cólica. Algumas causas de cólica podem ser tratadas clinicamente com facilidade, mas outras causas estão associadas a risco de morte e sua resolução requer intervenção cirúrgica.

Controle neuroendócrino da alimentação

O comportamento alimentar, ou apetite, é regulado por um sistema complexo de sinais centrais e periféricos que interagem para modular a resposta individual à ingestão de nutrientes. O hipotálamo é o centro regulador do apetite e da homeostase energética. Núcleos hipotalâmicos específicos atuam como centros de controle do apetite e integram sinais ***orexigênicos*** (estimulantes do apetite) e ***anorexigênicos*** (inibidores do apetite) de outros núcleos hipotalâmicos, do mesencéfalo, do tronco cerebral e de tecidos fora do sistema nervoso central.

O tecido adiposo é um tecido conjuntivo formado por adipócitos e é decorrente do balanço energético positivo (ingestão superior ao gasto). Os ruminantes são os únicos animais que produzem ácidos graxos voláteis pela fermentação do rúmen e têm altíssima capacidade de síntese lipídica nos adipócitos, onde o excesso de energia pode ser prontamente armazenado e utilizado. Diversas citocinas secretadas pelo tecido adiposo (adipocinas), pelo fígado (hepatocinas) e pelo tecido muscular (mioquinas) desempenham uma função importante nos períodos de crescimento, reprodução, lactação e engorda (marmoreio) em bovinos e outras espécies. Os sinais periféricos de ***saciedade*** (o sentir-se "satisfeito" após a ingestão de alimento) e o balanço energético influenciam o apetite, bem como a homeostase e as funções biológicas básicas, inclusive o desenvolvimento, o metabolismo, a imunidade e a inflamação. Uma das principais adipocinas é a leptina. Identificada pela primeira vez em 1994, a ***leptina*** é produzida pelo tecido adiposo, inibe a ingestão de alimentos e aumenta o gasto de energia por meio de seus receptores no cérebro. Em ovinos e bovinos, a leptina também pode modular a secreção do hormônio do crescimento pela hipófise anterior. **A síndrome metabólica equina é caracterizada por animais obesos (escore de condição corporal maior que 7 em 10), com resistência à insulina e laminite ou predisposição à laminite. A medida da concentração plasmática de insulina ou leptina pode auxiliar na previsão de laminite em cavalos com síndrome metabólica. Acredita-se que a resistência à insulina associada à obesidade se desenvolva devido a inflamação associada à adipocina, desregulação do metabolismo de glicocorticoides, dano celular oxidativo e produção excessiva de lipídios, o que prejudica a sinalização da insulina nas células adiposas e musculares.**

No início da década de 1970, a colecistocinina foi o primeiro hormônio enteroendócrino que demonstrou ação anorexigênica. Desde aquela época, vários outros hormônios anorexígenos do sistema digestório foram identificados, mas um deles é exclusivamente orexígeno. Descoberta em 1999, a ***grelina*** aumenta a ingestão de alimentos, estimulando hipotálamo e tronco cerebral. A grelina também tem atua na sinalização da deposição de tecido adiposo, ampliando a ingestão de alimentos e reduzindo a utilização de gordura. Novas pesquisas sugerem que a leptina e a grelina se opõem à sinalização da saciedade, regulando o balanço energético e, portanto, outras funções biológicas que dele dependem (como a reprodução).

22 Nutrição e Metabolismo

Nutrição, 301
Metabolismo, 302
   Estado absortivo | Anabolismo, 302
   Estado pós-absortivo | Catabolismo, 304

Requerimentos de energia durante o exercício, 305
Glicemia em ruminantes, 305
Cetose, 305

Objetivos de aprendizagem

- Definir e ser capaz de explicar a importância dos termos destacados em **negrito e itálico** neste capítulo
- Relatar como o metabolismo e a excreção de vitaminas hidrossolúveis e lipossolúveis influenciam sua toxicidade
- Descrever brevemente os eventos do estado absortivo após a ingestão de uma refeição
- Descrever como o tecido adiposo e o fígado atuam para manter a glicemia no estado pós-absortivo
- Ilustrar as funções da insulina e do glucagon na regulação da glicose
- Descrever por que a glicemia em bovinos adultos normais é menor do que em outros herbívoros e o que isso significa para a gliconeogênese
- Comparar e diferenciar os eventos de cetose em bovinos e os requerimentos de energia durante o exercício.

Nutrição

As necessidades nutricionais dos animais variam muito de acordo com seu estado metabólico. Um animal jovem ativo que cresce rapidamente tem necessidades nutricionais muito diferentes daquelas de um animal mais velho e sedentário. Os dois animais devem consumir **nutrientes essenciais** (compostos necessários para o crescimento normal e/ou sobrevivência que não podem ser sintetizados em proporções adequadas pelo corpo), mas a quantidade desses nutrientes por unidade de peso corpóreo e a quantidade relativa de nutrientes específicos são variáveis.

Alguns nutrientes essenciais em porções mínimas são necessários e são tóxicos quando em grandes quantidades. O cobre, por exemplo, é um mineral essencial, mas seu con-

sumo excessivo durante um período curto provoca toxicidade. Os minerais necessários em pequenas quantidades são geralmente chamados de **oligoelementos**. As **vitaminas** atuam como coenzimas para várias reações bioquímicas em todo o corpo e também são normalmente necessárias em pequenas porções. As vitaminas hidrossolúveis (complexo B, biotina, vitamina C, ácido fólico e niacina) não são armazenadas no corpo, mas as lipossolúveis (vitaminas A, D, E e K) são depositadas no fígado e no tecido adiposo. As vitaminas hidrossolúveis podem ser consumidas em grandes quantidades sem toxicidade significativa, já que o excesso é rapidamente excretado na urina, enquanto o consumo excessivo de vitaminas lipossolúveis pode ser prejudicial. **Alguns rodenticidas (substâncias usadas para matar camundongos e ratos) contêm níveis excessivos de vitamina D, o que aumenta a absorção de cálcio, levando ao desenvolvimento de insuficiência renal aguda e à morte do animal. O envenenamento acidental de outras espécies, inclusive cães, gatos e crianças, pode ocorrer em caso de consumo do rodenticida em quantidades tóxicas.**

O estado nutricional e metabólico de cada animal pode ser avaliado pela determinação do **balanço** de certo nutriente ou tipo de nutriente. O balanço é determinado pela comparação da quantidade consumida pelo animal com a usada ou perdida pelo corpo. Como as proteínas são os principais nutrientes a conter nitrogênio, por exemplo, o **balanço de nitrogênio** é bastante utilizado como um indicador do estado do metabolismo proteico. Se um animal consome mais nitrogênio do que excreta, diz-se que está em balanço positivo de nitrogênio, indicando que sintetiza mais proteínas em comparação àquelas que são degradadas e perdidas pelo corpo. Animais jovens e em crescimento geralmente estão em balanço positivo de nitrogênio. Durante jejuns prolongados, o animal está

Metabolismo

Os termos **anabólico** e **catabólico** são usados para descrever o estado metabólico geral de um animal. Anabolismo se refere a um processo construtivo (p. ex., síntese de proteínas a partir de aminoácidos), enquanto catabolismo se refere a um processo destrutivo (p. ex., degradação de proteínas em aminoácidos). Embora *anabólico* e *catabólico* se refiram ao estado metabólico geral, os dois processos normalmente estão em andamento de modo simultâneo no corpo de um animal. Por exemplo, mesmo em um animal jovem, em crescimento rápido, que está digerindo uma refeição, absorvendo nutrientes e sintetizando proteínas, há degradação simultânea de algumas proteínas do corpo. No entanto, nesse caso, a taxa de síntese proteica é maior do que a taxa de degradação proteica; portanto, o animal se apresenta em estado anabólico.

Vários hormônios contribuem para a regulação do equilíbrio entre os processos anabólicos e catabólicos. O estudo dos hormônios que regulam o metabolismo é denominado **endocrinologia metabólica**. Uma característica comum desses hormônios é a participação da glicemia na regulação de sua secreção. Isso indica que a manutenção de uma fonte mínima e constante de glicose para energia é um fator essencial no controle endócrino geral do metabolismo.

Para estudar o controle endócrino do anabolismo e do catabolismo, os endocrinologistas metabólicos muitas vezes comparam o período logo após uma refeição, durante a qual os nutrientes estão sendo absorvidos pelo tubo gastrintestinal (GI) (*estado absortivo*), com um período em que não há absorção efetiva (*estado pós-absortivo*). Durante o estado absortivo, a glicemia e os níveis sanguíneos de aminoácidos e triglicerídeos (como parte dos quilomícrons) aumentam. Os objetivos gerais dos processos metabólicos durante esse período parecem ser: aumentar o uso desses nutrientes pelas células do corpo ou armazená-los para que possam ser utilizados mais tarde. Os períodos metabólicos dos ruminantes diferem daqueles de outros animais porque os nutrientes estão sendo constantemente absorvidos no estômago e passando daí até o restante do sistema digestório. Este capítulo discute algumas especificidades do metabolismo de ruminantes após uma visão mais geral.

Estado absortivo | Anabolismo

A Figura 22.1 resume o destino global dos principais nutrientes absorvidos durante a digestão de uma refeição. Esses nutrientes são descritos com mais detalhes nos parágrafos seguintes.

A glicose é o produto predominante da digestão de carboidratos na maioria dos animais, e, após uma refeição comum, a glicemia pode subir para 150% do valor em jejum. O aumento da glicemia é um dos principais estímulos para a liberação de *insulina* pelo pâncreas, mas as elevações na concentração plasmática de aminoácidos durante a digestão de uma refeição rica em proteínas também podem estimular a liberação de insulina. A insulina afeta o metabolismo de carboidratos, aminoácidos (proteínas) e lipídios durante o período de absorção, e é considerada o principal regulador endócrino do metabolismo durante o anabolismo.

A insulina estimula a captação de glicose pelas células do músculo esquelético, onde pode ser usada como energia ou armazenada como *glicogênio* (essencialmente um polímero de moléculas de glicose). O fígado também armazena glicose como glicogênio durante o período de absorção, o que também é estimulado pela insulina. Muito mais glicogênio (75% do total) é formado e armazenado no músculo esquelético principalmente porque a massa muscular é maior do que a hepática. A glicose no sangue também pode ser utilizada por todas as células do corpo para a obtenção de energia durante esse período, mas nenhum outro órgão é capaz de armazenamento significativo de glicogênio.

Os aminoácidos absorvidos podem ser imediatamente utilizados por todas as células do corpo para a síntese de proteínas. Como todos os aminoácidos necessários para a síntese de determinada proteína devem estar à disposição nesse momento, é muito importante que os animais tenham uma dieta balanceada que contenha os **aminoácidos essenciais**. A síntese proteica em muitos órgãos, inclusive no fígado e no músculo esquelético, é estimulada pela insulina. Assim, o aumento da concentração de insulina após uma refeição também promove a geração de proteínas durante esse período. No entanto, tal efeito estimulador sobre a síntese proteica é menor em comparação aos efeitos da insulina no metabolismo da glicose (p. ex., a taxa de produção de proteínas plasmáticas pelo fígado sofre apenas um pequeno aumento percentual após uma refeição).

A quantidade de aminoácidos absorvidos após uma refeição comum é superior à que pode ser eficientemente utilizada pelo corpo para a síntese de proteínas. Entretanto, nenhuma via metabólica permite o armazenamento de vários aminoácidos para uso posterior, de maneira similar ao armazenamento da glicose como glicogênio. Muitos dos aminoácidos em excesso são absorvidos pelos hepatócitos e entram nas vias metabólicas, levando à formação de triglicerídeos (lipídios). Essas vias removem os grupos amino, que contêm nitrogênio, dos aminoácidos (*desaminação*). A maioria dos lipídios resultantes é secretada pelos hepatócitos no sangue como parte das lipoproteínas (discutidas mais adiante).

A desaminação de aminoácidos também faz parte de uma via metabólica diferente, em que as células do fígado usam aminoácidos para produzir glicose. No entanto, a estimulação dessa via requer o hormônio **glucagon**, e sua liberação pelo pâncreas é reduzida pelo aumento da glicemia. Assim, durante o período em que a glicemia está elevada após uma refeição, o uso de aminoácidos para a produção de glicose é suprimido. **Gliconeogênese** é o termo para os processos metabólicos coletivos de produção de glicose pelas células hepáticas a partir de substratos que não carboidratos, como aminoácidos e ácidos graxos de cadeia curta. O fígado e os rins são os únicos órgãos capazes de realizar a gliconeogênese de maneira significativa, mas os rins só o fazem em estados de acidose crônica.

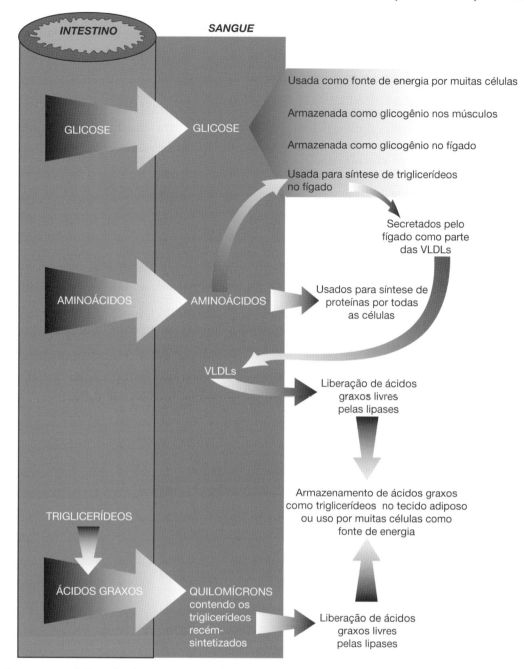

Figura 22.1 Destino metabólico de glicose, aminoácidos e triglicerídeos (em quilomícrons) absorvidos do tubo gastrintestinal durante a digestão de uma refeição. VLDLs, lipoproteínas de muito baixa densidade.

Durante o estado absortivo, o fígado usa o excesso de glicose e aminoácidos como substratos para a síntese de triglicerídeos (lipídios), por meio de vias estimuladas pela insulina. Alguns dos triglicerídeos recém-sintetizados são armazenados no fígado, mas a maioria é liberada no sangue em partículas complexas, conhecidas como lipoproteínas de muito baixa densidade (VLDLs). As **lipoproteínas** são partículas que contêm lipídios, colesterol e proteínas em proporções variadas. As VLDLs são assim chamadas porque seu conteúdo lipídico é alto em relação ao seu teor de proteína. Como os lipídios são menos densos que a proteína, a densidade das partículas de VLDL é bastante baixa.

Lembre-se de que os quilomícrons também são lipoproteínas circulantes, mas os triglicerídeos dessas lipoproteínas foram absorvidos pelo tubo GI. Conforme os quilomícrons e as VLDLs circulam pelo corpo, encontram a **lipase lipoproteica**, uma enzima ligada a células endoteliais que age em seus triglicerídeos para liberar ácidos graxos livres. Quando os triglicerídeos são liberados no tecido adiposo, os ácidos graxos livres ficam disponíveis para células adiposas, para a nova síntese e o armazenamento de lipídios como triglicerídeos. Em outros órgãos, como o músculo esquelético, as células usam os ácidos graxos livres como energia. A síntese e o armazenamento de triglicerídeos no tecido adiposo são estimulados pela insulina, cuja concentração é normalmente elevada durante o período de absorção.

Após a perda de triglicerídeos pela ação da lipase lipoproteica, algumas VLDLs sofrem alterações na circulação

e se transformam em outro tipo de lipoproteína, a *lipoproteína de baixa densidade* (LDL). As LDLs apresentam uma grande quantidade de colesterol e as células de todo o corpo recebem colesterol do sangue por meio da endocitose de LDLs. O colesterol é um componente essencial das membranas celulares, e todas as células precisam de alguma quantidade de colesterol. No entanto, aumentos anormais nos níveis de LDL estão associados a maior risco de doença cardiovascular em seres humanos. Lembre-se de que as VLDLs originais foram produzidas no fígado e que grande parte do colesterol no sangue é produzido por esse órgão.

Estado pós-absortivo | Catabolismo

Depois de uma refeição ter sido digerida e absorvida, a glicemia diminui gradualmente à medida que a glicose é usada como energia por todo o corpo (Figura 22.2). Essa queda na glicemia é o evento primário que modifica as secreções endócrinas que orquestram as mudanças metabólicas durante o estado pós-absortivo. Duas grandes mudanças endócrinas são a queda gradual da secreção de insulina e o aumento da liberação de glucagon. Lembre-se de que o aumento da glicemia estimula a liberação de insulina pelas células β, enquanto a diminuição da glicemia estimula a liberação de glucagon pelas células α nas ilhotas pancreáticas.

Durante o período absortivo, enquanto a glicose e os aminoácidos no sangue eram absorvidos pelo tubo GI, a insulina estimulava a síntese de glicogênio para o armazenamento de glicose, proteínas e lipídios (de qualquer excesso de glicose e aminoácidos). À medida que os níveis de insulina diminuem, seu efeito estimulador sobre esses processos sintéticos (anabólicos) se perde. Esse é um fator fundamental para a mudança do balanço metabólico geral de anabolismo para catabolismo.

O glucagon estimula a degradação de glicogênio (***glicogenólise***) no fígado para que o órgão possa liberar glicose no sangue. A glicogenólise é o processo inicial de extração de glicose do fígado para que entre na circulação, mas depois o fígado também libera a glicose formada pela gliconeogênese, que também é estimulada pelo glucagon. Os aminoácidos usados para a gliconeogênese são derivados do catabolismo proteico.

A manutenção de uma glicemia mínima ou em jejum durante esse período tem importância primordial para a função neuronal. Os neurônios não têm os processos metabólicos para permitir o uso de ácidos graxos como energia, por isso precisam de um suprimento pronto de glicose como fonte de energia celular. No jejum, o catabolismo do tecido adiposo aumenta a oferta de ácidos graxos, que são usados por outras células, que não os neurônios, para a obtenção de energia. O aumento do uso de ácidos graxos por outras

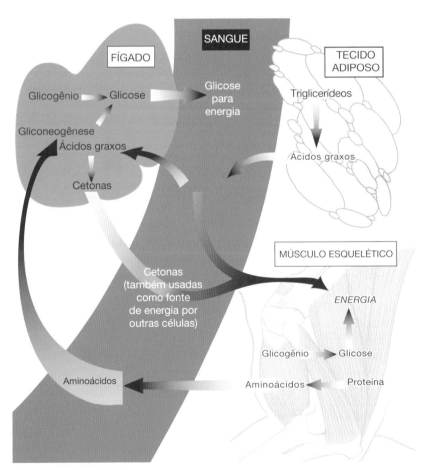

Figura 22.2 Resumo dos órgãos e mecanismos metabólicos que mantêm a glicemia e fornecem energia para as células em caso de ausência de absorção de nutrientes pelo trato gastrintestinal.

células reduz a necessidade geral de glicose e a conserva para uso pelos neurônios. Esse processo é chamado de **conservação de glicose**. O fígado também metaboliza os ácidos graxos circulantes para produzir cetonas, outro substrato energético celular. Dentre as cetonas produzidas pelo fígado, estão a acetona, o acetoacetato e β-hidroxibutirato.

Dois outros hormônios, o hormônio de crescimento e os glicocorticoides do córtex adrenal, também contribuem para a manutenção da glicemia e de outras fontes de energia no sangue durante os períodos anabólicos. A concentração de glicocorticoides na circulação não aumenta durante um jejum curto, mas um déficit dessas moléculas reduz a taxa de gliconeogênese hepática e a mobilização de ácidos graxos dos tecidos adiposos. O efeito dos glicocorticoides nesses processos durante o jejum é permissivo. A diminuição da glicemia estimula a liberação do hormônio do crescimento, o que aumenta a mobilização de ácidos graxos do tecido adiposo (**lipólise**). Alguns tecidos (p. ex., músculo esquelético) podem utilizar os ácidos graxos como energia (conservação de glicose), e o fígado pode aumentar ainda mais a sua produção de cetonas.

Requerimentos de energia durante o exercício

O aumento do metabolismo do músculo esquelético durante o exercício pode rapidamente esgotar os estoques de glicogênio nas células musculoesqueléticas. Nos seres humanos, essas reservas são capazes de fornecer energia apenas por um período estimado de 2 a 3 minutos de exercício muito intenso. Para sustentar o exercício, outras fontes de energia devem ser rapidamente mobilizadas e disponibilizadas para o músculo esquelético ativo. Os níveis circulantes de epinefrina e norepinefrina aumentam durante o exercício e essas catecolaminas exercem várias ações que mobilizam as reservas de energia, inclusive o aumento da glicogenólise no fígado e no músculo esquelético inativo e da lipólise no tecido adiposo. Os níveis de insulina caem e os níveis de glucagon aumentam durante o exercício, o que promove a gliconeogênese hepática e mais lipólise no tecido adiposo. A diminuição da insulina não é prejudicial ao músculo esquelético funcional porque a absorção de glicose pelo músculo ativo é menos insulinodependente.

O metabolismo anaeróbico dos músculos esqueléticos ativos eleva a taxa de produção de ácido láctico. O íon lactato pode se difundir no sangue a partir do músculo esquelético e seus níveis plasmáticos aumentam durante o exercício extenuante e prolongado. O fígado pode usar o lactato sanguíneo para a gliconeogênese, devolvendo glicose ao sangue para manter a glicemia.

Glicemia em ruminantes

Os valores normais de glicemia em ruminantes adultos são mais baixos do que em outros animais, até mesmo outros herbívoros (bovinos, 45 a 80 mg/dℓ; cão, 70 a 110 mg/dℓ; equinos, 60 a 110 mg/dℓ). A faixa normal mais baixa dos ruminantes adultos está associada à digestão relativamente pequena de carboidratos com glicose no intestino delgado. A maioria dos carboidratos consumidos por esses animais sofre digestão fermentativa no pré-estômago, levando à produção de ácidos graxos voláteis de cadeia curta, que são absorvidos diretamente desse órgão.

Sem glicose para rápida absorção no tubo GI, os ruminantes precisam de uma taxa relativamente alta e contínua de gliconeogênese no fígado para manter a glicemia. O glucagon parece ser um estimulante endócrino essencial para manter essa taxa de gliconeogênese. Níveis crescentes de aminoácidos e ácido propiônico (um ácido graxo volátil [AGV] produzido no rúmen) podem estimular a liberação de glucagon. Acredita-se que a absorção contínua dessas moléculas pelo sistema digestório de ruminantes possa manter a secreção de glucagon. O ácido propiônico é um dos três principais AGVs produzidos no rúmen que podem ser usados pelo fígado para a gliconeogênese.

Cetose

A cetose é um estado metabólico caracterizado pela elevação da concentração de cetonas no sangue, redução do pH da urina e do sangue e presença de cetonas na urina. O aumento das cetonas ácidas no sangue e na urina é responsável pelas alterações no pH. A cetose pode ocorrer em caso de alta mobilização de ácidos graxos no tecido adiposo e deficiência de glicose. A deficiência de glicose estimula a liberação de glucagon e inibe a liberação de insulina. A quantidade maior de glucagon em relação à insulina promove a formação hepática de cetonas a partir dos ácidos graxos à disposição.

A cetose pode se desenvolver em bovinos leiteiros no pico da lactação, quando a necessidade de glicose para a síntese de lactose (açúcar do leite) é máxima. O uso rápido de glicose pelas glândulas mamárias reduz a glicemia e provoca essas alterações no glucagon e na insulina. A cetose também pode desenvolver-se em decorrência do diabetes melito tipo I, em que o principal problema é a deficiência de insulina. Nesse caso, os efeitos dominantes do glucagon sobre a mobilização de ácidos graxos e a síntese de cetonas são os principais responsáveis pelo desenvolvimento de cetose.

23 Sistema Urinário

Anatomia do rim, 308
  Suprimentos sanguíneo e nervoso, 308
Ureteres, bexiga e uretra, 309
Micção, 310
Resumo da função e histologia dos rins, 310
Filtração glomerular, 311
Transporte no túbulo proximal, 313
Concentração e diluição de urina | Função da alça de
  Henle e transporte para o ducto coletor, 313
  Reabsorção de cloreto de sódio e água pela alça de Henle, 313

Transporte pelo ducto coletor e hormônio antidiurético, 315
Regulação osmótica do hormônio antidiurético, 315
Poliúria e polidipsia, 316
Sódio, potássio e aldosterona, 317
Acidificação da urina, 317
Regulação do equilíbrio acidobásico, 317
  Tampões extracelulares e intracelulares, 317
  Classificação de alcalose e acidose e compensação, 318

Objetivos de aprendizagem

- Definir e ser capaz de explicar a importância dos termos destacados em **negrito e itálico** neste capítulo
- Identificar os órgãos considerados parte do sistema urinário e descrever suas localizações dentro do corpo e em relação um ao outro
- Comparar e contrastar a anatomia externa e interna dos rins de bovinos, pequenos ruminantes, porcos e equinos
- Em um corte macroscópico de um rim, identificar o córtex, a medula, a pelve renal, o ureter e os vasos renais
- Em um diagrama do néfron e do sistema coletor, identificar a localização do glomérulo, da alça do néfron, dos túbulos proximal e distal, dos vasos retos, dos capilares peritubulares e do ducto coletor. Em seguida, adicionar os processos de filtração glomerular, reabsorção tubular seletiva, secreção tubular seletiva e reabsorção de água, além de quaisquer hormônios que possam atuar nessas regiões ou processos
- Descrever o trajeto do sangue arterial desde a artéria renal até a veia renal, identificando por nome os vasos por onde passa e a função de qualquer uma dessas estruturas vasculares especiais

- Definir o que é um mecanismo de troca contracorrente e como contribui para a formação de urina
- Descrever brevemente como a aldosterona, o sistema renina-angiotensina e o hormônio antidiurético regulam a osmolalidade e o equilíbrio de fluidos
- Determinar a função da anidrase carbônica no corpo e onde é encontrada
- Relatar como as concentrações de sódio e potássio são reguladas no corpo
- Descrever os principais sistemas de tamponamento para a manutenção do equilíbrio acidobásico do corpo
- Comparar e contrastar a função do rim e do pulmão na manutenção do equilíbrio acidobásico
- Definir os principais componentes de cada um dos desequilíbrios acidobásicos primários metabólicos ou respiratórios.

O sistema urinário é composto por dois rins, dois ureteres, pela bexiga e pela uretra. Os rins removem os resíduos do sangue, ajudam a regular a composição do plasma e realizam certas funções hormonais. O sistema de túbulos de cada rim se aglutina em um único tubo mucomuscular, o ureter, que se estende em sentido caudal até chegar à bexiga, um reservatório distensível para o armazenamento de urina. Quando cheia, a bexiga elimina a urina, por meio da uretra, para fora do corpo.

Anatomia do rim

Os rins são um par de órgãos marrom-avermelhados que filtram o plasma e seus constituintes do sangue e reabsorvem seletivamente a água e os constituintes úteis do filtrado, excretando os excessos e os dejetos plasmáticos. Na maioria dos animais, os rins têm formato aproximado de um feijão, exceto, entre os animais domésticos, do rim direito dos equinos, que tem formato de coração, e dos rins distintamente lobulados dos bovinos (Figura 23.1A).

Os rins estão na parte dorsal da cavidade abdominal em cada lado da aorta e da veia cava caudal, imediatamente ventral às primeiras vértebras lombares. Na maioria dos animais domésticos, o rim direito é ligeiramente mais cranial do que o esquerdo e seu polo cranial repousa confortavelmente em uma fossa complementar do fígado. O rim esquerdo tende a ser mais pendular e, em ruminantes, o pré-estômago pode empurrar o rim esquerdo para a direita até o plano mediano ou além, principalmente quando o rúmen está cheio. Os rins são descritos como **retroperitoneais** em localização, refletindo sua posição fora da cavidade peritoneal, onde estão mais intimamente ligados à parede abdominal pela fáscia, pelos vasos e pelo peritônio do que a maioria dos outros órgãos abdominais. Uma cápsula resistente de tecido conjuntivo envolve todo o rim.

O aspecto medial de cada rim apresenta uma concavidade, o **hilo**, por onde artérias e nervos entram no órgão, e o ureter, as veias e os vasos linfáticos saem dele. A ampla origem do ureter no rim é a **pelve renal**. A pelve renal recebe urina dos **túbulos coletores** do rim. O rim bovino não apresenta pelve, e o ureter surge diretamente da coalescência dos cálices (discutidos mais adiante).

A porção do rim imediatamente ao redor da pelve renal é a **medula** renal, que parece estriada em decorrência da disposição radial dos *túbulos coletores*. Além dos túbulos coletores, a medula também apresenta algumas **alças de Henle** (descendente e ascendente). A periferia da medula é recoberta pelo **córtex** renal, que apresenta os **corpúsculos renais**, as unidades histológicas de filtração. O córtex tem aparência granular em razão da grande quantidade desses corpúsculos renais. O córtex também abriga os ***túbulos contorcidos proximais*** e ***distais*** e outros segmentos das alças de Henle (discutidas posteriormente).

A medula e o córtex estão organizados em unidades, chamadas de ***lobos***, que são agregados cônicos de tecido renal. A porção medular de cada lobo constitui a ***pirâmide renal***, cujo ápice, a ***papila renal***, se volta para a pelve renal. No rim bovino, cada pirâmide está associada a um dos lobos macroscopicamente óbvios. Em suínos, equinos e pequenos ruminantes, os córtices adjacentes dos lobos se fundem e, assim, a superfície do rim parece lisa. A natureza individual dos lobos suínos é revelada, no entanto, pela persistência de discretas papilas, que se projetam na pelve renal (Figura 23.1B). Em equinos e pequenos ruminantes, as papilas, como o córtex, são fundidas. Consequentemente, são vistas como uma única crista longitudinal, a ***crista renal***, que se projeta na pelve renal (Figura 23.1C). A urina liberada pelos túbulos coletores da crista renal é coletada na pelve renal e, de lá, passa para o ureter.

No rim bovino e suíno, as pirâmides se projetam em ***cálices***, divertículos em formato de taça no espaço coletor comum do hilo renal. No rim suíno, os cálices desembocam na pelve renal. O rim bovino não tem pelve e, por isso, os cálices dessa espécie terminam diretamente no ureter.

Suprimentos sanguíneo e nervoso

Dada a sua importante função no ajuste da composição do fluido extracelular (inclusive do plasma), o fluxo sanguíneo arterial para o rim é maior do que o tamanho do órgão sugere. As ***artérias renais*** direita e esquerda podem

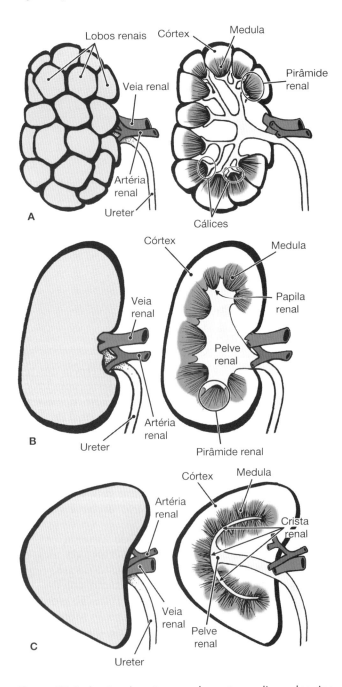

Figura 23.1 Anatomia externa e de corte mediano dos rins. **A.** Bovino. **B.** Suíno. **C.** Equino. A estrutura dos rins de pequenos ruminantes é semelhante à dos equinos, com córtex liso e fusão macroscópica das papilas renais.

receber até um quarto do débito cardíaco total. Cada artéria renal entra no hilo do rim e dá origem a um número relativamente grande de ramos, as **artérias interlobares**. Essas artérias passam perifericamente entre as pirâmides quase até o córtex, onde se dobram abruptamente e se tornam as **artérias arqueadas**, cujo nome é derivado da forma, e passam pela junção entre o córtex e a medula (Figura 23.2).

Cada artéria arqueada dá origem a várias **artérias interlobulares** que se estendem até o córtex e se ramificam em **arteríolas aferentes**. Cada arteríola aferente se ramifica repetidamente e gera uma rede capilar em tufos, chamada de **glomérulo**, que é associado ao corpúsculo renal. Esses capilares se unem em uma **arteríola eferente**, que sai de cada glomérulo (Figura 23.3).

As **veias arqueadas** coletam o sangue dos leitos capilares do córtex e da medula, passam pela medula como **veias interlobares** e terminam como **veias renais**, que emergem do hilo renal e desembocam na veia cava caudal. A linfa é drenada dos rins para os linfonodos renais.

Os nervos simpáticos são responsáveis pela inervação primária dos rins. Esses nervos são derivados do plexo celiacomesentérico e suprem os vasos sanguíneos e os túbulos renais.

Ureteres, bexiga e uretra

O **ureter** é um tubo muscular que transporta a urina do rim para a bexiga. O músculo liso do ureter sofre ondas peristálticas de contração que estimulam o fluxo de urina para a bexiga. Cada ureter se origina na pelve renal (ou nos cálices principais do rim bovino) e termina na **bexiga**, perto de seu colo, no **trígono**. O ureter passa obliquamente pela parede da bexiga de modo a criar uma válvula que impede o refluxo da urina para o rim.

A bexiga é um órgão muscular oco de tamanho e posição variáveis conforme a quantidade de urina que contém. A bexiga vazia e contraída é um órgão piriforme de parede espessa no assoalho da cavidade pélvica. À medida que se enche de urina, sua parede é adelgaçada e o órgão aumenta de volume em sentido cranial, chegando à cavidade abdominal (Figura 23.4).

O colo da bexiga é contínuo à **uretra**, a passagem para o exterior do corpo. O músculo liso da parede da bexiga é organizado em três folhetos. No colo da bexiga, esses folhetos podem formar um esfíncter de músculo liso que controla a passagem da urina para a uretra. No entanto, a função precisa do músculo intramural vesical na criação de um esfíncter verdadeiro ainda é debatida. A **uretra pélvica** se estende da bexiga, pelo assoalho do canal pélvico, até o arco isquiático. Nas fêmeas, se abre no assoalho do vestíbulo vaginal. Nos machos, recebe o ducto deferente e os ductos

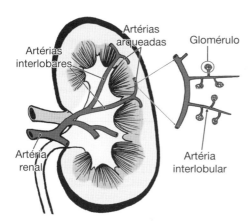

Figura 23.2 Artérias do rim.

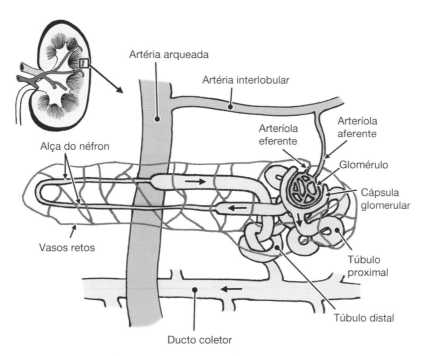

Figura 23.3 Microcirculação do néfron.

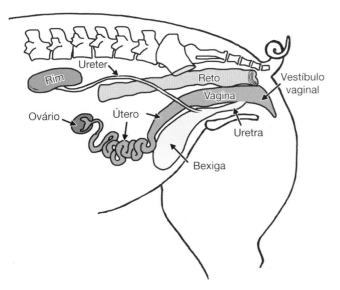

Figura 23.4 Rins, ureter, bexiga e uretra *in situ* na porca.

das glândulas sexuais acessórias e passa pelo pênis como **uretra peniana**. Nos dois sexos, a uretra pélvica é circundada por um esfíncter verdadeiro, um músculo esquelético estriado chamado de **m. uretral**, sujeito a controle voluntário. O m. uretral é suprido pelo nervo pudendo.

A pelve, o ureter, a bexiga e a uretra são revestidos por **epitélio de transição**. O revestimento epitelial protege essas áreas sujeitas à distensão luminal considerável. Nos órgãos, o lúmen é pequeno, as paredes são espessas e as células epiteliais de revestimento são empilhadas, formando muitas camadas. Entretanto, quando os órgãos são distendidos, o lúmen aumenta, as paredes ficam mais finas e a estratificação do revestimento passa a ser muito menor (Figura 23.5). A uretra, assim como a bexiga, é revestida por epitélio de transição, que muda para o epitélio escamoso estratificado típico das mucosas no orifício uretral ou suas adjacências na ponta do pênis dos machos ou na sua junção com o vestíbulo vaginal das fêmeas.

Micção

Micção é o termo para a expulsão da urina da bexiga. Normalmente, é uma atividade reflexa estimulada por receptores de estiramento na parede da bexiga que respondem à distensão do órgão criada pelo influxo constante de urina vinda dos ureteres. A bexiga relaxa para acomodar o aumento gradual do volume urinário até que se torne grande o suficiente para estimular centros reflexos na medula espinal, que, por sua vez, relaxam o esfíncter de músculo liso no colo do órgão e contraem a parede muscular vesical por meio dos nervos parassimpáticos sacrais. Entretanto, o controle reflexo da bexiga pode ser superado até certo ponto pela supressão voluntária ou ativação do controle reflexo e voluntário do músculo uretral, de natureza esquelética, em torno da uretra proximal.

Resumo da função e histologia dos rins

O sistema urinário é responsável por manter o ambiente interno relativamente constante dos fluidos do corpo. Para tanto, há formação e excreção da urina em volume e composição apropriados. A urina é formada nos rins, que, ao ajustarem seu volume e sua composição em resposta a mudanças na ingestão ou no metabolismo, regulam o **equilíbrio** corpóreo de água, vários eletrólitos, ácidos e bases. Os rins também excretam resíduos metabólicos na urina, inclusive o resíduo nitrogenado, a **ureia**, e um subproduto do metabolismo do músculo esquelético, a **creatinina**. Entre os sinais de doenças renais, estão desequilíbrios de água, eletrólitos, ácidos e bases e aumento dos níveis sanguíneos de ureia e creatinina.

Os rins são órgãos compostos por milhares a milhões de unidades funcionais microscópicas similares, os **néfrons**. Os néfrons de todos os rins mamíferos são semelhantes em estrutura e função básicas, mas seu número difere entre esses animais. Mamíferos de grande porte têm mais néfrons por rim do que animais pequenos (p. ex., 4 milhões em bovinos e 500 mil em cães). Os néfrons são formados por uma **cápsula glomerular** esférica (cápsula de Bowman), que contém um tufo capilar (**glomérulo**) e um único túbulo longo conectado à cápsula glomerular (ver Figura 23.3). A cápsula glomerular apresenta duas camadas de células. A camada interna (visceral) circunda os capilares glomerulares, e a camada externa (parietal) é contínua ao primeiro segmento do túbulo. A cápsula glomerular e o glomérulo estão contidos em um **corpúsculo renal**.

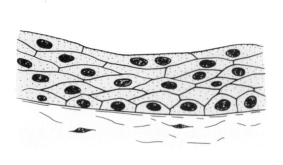
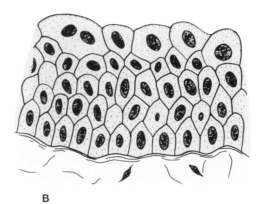

A

B

Figura 23.5 Epitélio de transição. **A.** Bexiga cheia, parede distendida. **B.** Bexiga vazia, parede relaxada.

O túbulo único é dividido em segmentos com base em diferenças na aparência histológica, localização no rim e função. Esses segmentos são **túbulo proximal (convoluto)**, **alça de Henle** e **túbulo distal (convoluto)** (ver Figura 23.3). Os túbulos distais de numerosos néfrons se conectam a outra estrutura tubular renal, o **ducto (túbulo) coletor**. Os ductos coletores começam no córtex renal, onde se conectam com os túbulos distais e se estendem pelo interior da medula renal (ver Figura 23.3).

Três processos são responsáveis pela formação da urina: (1) **filtração glomerular**, (2) **reabsorção tubular seletiva** e (3) **secreção tubular seletiva** (Figura 23.6). Enquanto o sangue flui pelos glomérulos, há formação de uma grande quantidade de filtrado que entra no espaço urinário da cápsula glomerular. A seguir, o filtrado flui pelos túbulos e ductos coletores, onde a reabsorção tubular e a secreção tubular alteram seu volume e composição. A reabsorção tubular é a remoção de substâncias do fluido tubular pelas células tubulares. Essas substâncias são geralmente devolvidas ao sangue nos **capilares peritubulares**. A secreção tubular é a adição de substâncias ao fluido tubular pelas células tubulares. As substâncias secretadas são produzidas pelas células tubulares (p. ex., íon hidrogênio e amônia) ou absorvidas pelas células tubulares do sangue nos capilares peritubulares (p. ex., medicamentos). A reabsorção e a secreção tubulares ocorrem ao longo do néfron e dos ductos coletores em associação aos capilares peritubulares.

A microcirculação renal é diferente, já que os capilares glomerulares estão entre dois vasos arteriolares e não entre uma arteríola e uma vênula. As **arteríolas aferentes** entram nos glomérulos e as **arteríolas eferentes** saem dos glomérulos (ver Figura 23.3). As arteríolas eferentes da maioria dos glomérulos conduzem a redes capilares que envolvem os túbulos no córtex (capilares peritubulares). As arteríolas eferentes de glomérulos da porção profunda do córtex, próximos à medula, contribuem com sangue para os vasos que se estendem até a medula. Esses vasos (**vasos retos**) são formados por ramos descendentes retos (vasos retos descendentes) que terminam em capilares medulares, que são drenados pelos vasos ascendentes retos.

Perto dos glomérulos, as paredes das arteríolas aferentes contêm células especializadas, denominadas **células justaglomerulares (JG)** ou **granulares** (Figura 23.7). Os grânulos secretores dessas células contêm a enzima **renina**. A renina é um componente do sistema renina–angiotensina–aldosterona (ver Capítulo 18, ver Figura 18.11), que participa da regulação do volume sanguíneo e da pressão arterial. As células JG fazem parte de um agrupamento funcional de estruturas bastante similares, o **aparelho justaglomerular**. O aparelho justaglomerular é composto por células JG, **mácula densa**, e células mesangiais extraglomerulares (Figura 23.7). A mácula densa é uma região específica da parede do túbulo distal onde os núcleos celulares parecem estar agrupados próximos uns aos outros. O segmento do túbulo distal encontrado aqui faz parte do mesmo néfron associado às arteríolas aferentes (ver Figura 23.3). As células mesangiais extraglomerulares estão entre a mácula densa e suas células JG associadas.

Filtração glomerular

O filtrado glomerular é o fluido e seus constituintes que passam do plasma sanguíneo no glomérulo para o espaço urinário da cápsula glomerular. As barreiras físicas atravessadas pelo filtrado são: (1) o endotélio capilar do glomérulo; (2) a camada interna da cápsula glomerular; e (3) uma membrana (lâmina) basal entre essas duas camadas de células. O endotélio glomerular é fenestrado (*i. e.*, tem aberturas ou poros celulares) e, por isso, essa parte da barreira é altamente permeável. Os **podócitos** (células da camada interna da cápsula glomerular) têm extensões celulares que repousam sobre a membrana basal glomerular, mas poros semelhantes à abertura entre as extensões permitem a passagem do filtrado (Figura 23.8).

A barreira de filtração glomerular é similar a uma peneira, e todas as substâncias com peso molecular de até 65.000 a atravessam. As células do sangue são grandes demais para passar, assim como apenas uma pequena porcentagem das proteínas plasmáticas. A maioria dos outros constituintes do plasma (p. ex., glicose, aminoácidos, ureia, creatinina, sódio, potássio, cloro e íons bicarbonato) atravessa facilmente a barreira, e as suas concentrações no filtrado inicial são semelhantes às observadas no plasma. **Proteinúria é a quantidade anormal de proteína na urina eliminada. As doenças renais que se localizam ou afetam principalmente os glomérulos são bastante associadas a proteinúria ou hematúria (sangue na urina eliminada).**

As forças que determinam a taxa de movimento do fluido pela barreira de filtração glomerular são as mesmas que determinam o movimento do fluido para fora dos capilares de todo o corpo. A **pressão de filtração efetiva** (a pressão que tende a forçar o fluido para fora do capilar) é geral-

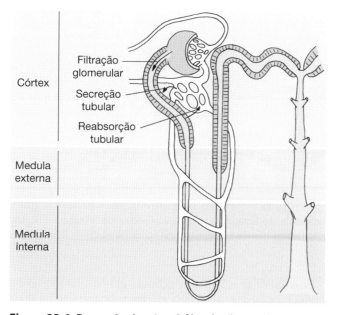

Figura 23.6 Formação de urina. O filtrado glomerular entra nos túbulos, onde algumas substâncias são removidas por reabsorção tubular seletiva e outras são adicionadas por secreção tubular seletiva. A reabsorção e a secreção ocorrem em todo o néfron e nos ductos coletores. *Fonte:* Reece, 2015. Reproduzida, com autorização, de John Wiley & Sons, Inc.

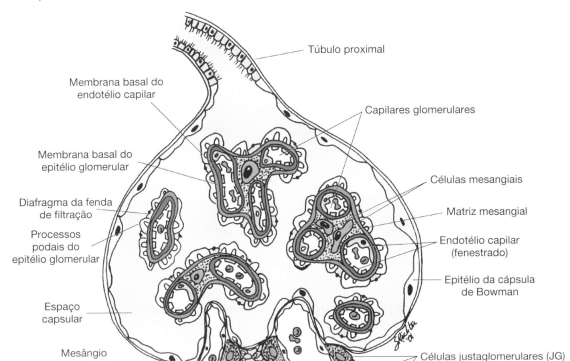

Figura 23.7 O aparelho justaglomerular (JG). As células mesangiais extraglomerulares estão na base do glomérulo, entre a mácula densa e as arteríolas. *Fonte:* Reece, 2015. Reproduzida, com autorização, de John Wiley & Sons, Inc.

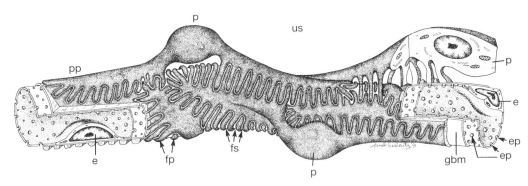

Figura 23.8 A barreira de filtração glomerular. e, endotélio capilar glomerular fenestrado; ep, poro endotelial (fenestra); gbm, membrana basal glomerular; p, podócitos ou camada visceral da cápsula de Bowman com suas fendas de filtração (FS); us, espaço urinário da cápsula de Bowman. *Fonte:* Dellmann e Eurell, 1998. Reproduzida, com autorização, de John Wiley & Sons, Inc.

mente considerada a diferença entre a pressão sanguínea (hidrostática) no capilar e a pressão osmótica gerada pelas proteínas plasmáticas do sangue nos capilares. A pressão hidrostática no espaço urinário da cápsula de Bowman e a pressão osmótica gerada pelas proteínas no fluido no espaço também podem ser determinantes e têm importância em doenças (p. ex., obstrução do sistema urinário ou túbulos renais).

Nos mamíferos, a taxa de filtração glomerular (TFG) e o fluxo sanguíneo renal são relativamente estáveis em animais com hidratação normal, apesar das pequenas flutuações a curto prazo na pressão arterial (20 a 30 mmHg). Essa estabilidade é mantida por mecanismos intrínsecos do rim, em um fenômeno denominado *autorregulação renal*. **A desidratação grave ou a perda sanguínea extensa reduzem a pressão arterial fora da faixa de autorregulação, o que provoca a** vasoconstrição dos vasos pré-glomerulares, inclusive das arteríolas aferentes. Essa vasoconstrição é produzida pelo aumento da atividade nervosa simpática para os rins e pela elevação da concentração de vasoconstritores, como a angiotensina II. A pressão arterial baixa e a vasoconstrição renal podem reduzir a filtração glomerular até o ponto de insuficiência renal. Esse tipo de insuficiência renal é denominado *pré-renal*.

A TFG dos mamíferos é normalmente cerca de 100 vezes a taxa de fluxo da urina (os valores normais de TFG são de 3 a 5 mℓ/kg de peso corpóreo por minuto). A alta TFG em relação ao fluxo de urina permite a filtragem contínua do plasma e a rápida remoção de substâncias indesejadas ou tóxicas do corpo. Se tais substâncias puderem passar facilmente pela barreira de filtração glomerular e não forem reabsorvidas dos túbulos renais, serão rapidamente eliminadas pela urina.

Transporte no túbulo proximal

Os túbulos contorcidos proximais são os mais longos dos túbulos e compõem a maior parte do córtex renal. As células tubulares proximais são cuboidais, com uma borda luminal modificada com microvilosidades (***borda em escova***). O comprimento e a borda em escova proporcionam uma grande área superficial de membrana celular e o túbulo proximal faz mais transporte tubular do que qualquer outro segmento do néfron. As junções entre as células do túbulo proximal também são permeáveis a algumas substâncias no filtrado (p. ex., íon cloreto), o que permite algum transporte entre as células.

A glicose e os aminoácidos são exemplos de nutrientes essenciais que são reabsorvidos do filtrado pelas células do túbulo proximal. Normalmente, 100% da glicose e dos aminoácidos do filtrado inicial são reabsorvidos pelo túbulo proximal. Essa reabsorção é feita por transporte ativo secundário, com um cotransportador ligado a sódio, similar à absorção de glicose no intestino delgado (ver Capítulo 21, ver Figura 21.7). Para substâncias como a glicose, que requer transportadores de membrana para a reabsorção, há limites para a quantidade que pode ser reabsorvida enquanto o fluido passa pelos túbulos. Esse limite é o ***tubular máximo*** ou ***transporte máximo***. O nível sanguíneo em que a quantidade de uma substância que chega aos túbulos por filtração glomerular excede o transporte máximo é o ***limiar renal***. **Em animais ou pessoas com diabetes melito descontrolado, a glicemia excede os limiares renais de glicose. Nesses casos, a quantidade de glicose no filtrado aumenta e não pode ser completamente reabsorvida pelos túbulos proximais. Isso leva à eliminação de glicose na urina (*glicosúria*).**

Os íons bicarbonato são a base predominante no plasma e em outros fluidos extracelulares de todo o corpo. Normalmente, o túbulo proximal reabsorve quase 85 a 90% dos íons bicarbonato no filtrado inicial, para manter esse pronto suprimento de bases. O transporte de íons bicarbonato do lúmen tubular para as células do túbulo proximal implica sua conversão em dióxido de carbono e água sob a influência da enzima anidrase carbônica. Essa reação requer um íon hidrogênio fornecido por transporte do interior da célula tubular. Uma vez dentro da célula tubular, o dióxido de carbono e a água são reconvertidos em bicarbonato e íons hidrogênio, novamente sob a influência da anidrase carbônica. O íon bicarbonato pode, então, sair da célula, usando um transportador de membrana, e voltar para o sangue (Figura 23.9).

O sódio acompanha os íons bicarbonato e, assim, a neutralidade elétrica dos fluidos do corpo é mantida. O sódio e o cloreto são os dois osmólitos predominantes no filtrado inicial, de onde as células do túbulo proximal reabsorvem 70 a 75% dessas moléculas. A porcentagem de reabsorção pode ser aumentada pelas ações da angiotensina II e dos nervos simpáticos nas células tubulares e pela vasoconstrição dos vasos sanguíneos renais. As concentrações de angiotensina II e a atividade nervosa simpática nos rins aumentam durante a desidratação ou a perda de sangue, quando a retenção de cloreto de sódio e água é apropriada.

As células do túbulo proximal também secretam ânions e cátions orgânicos de forma ativa no fluido tubular para sua adição à urina. Esses sistemas de secreção são usados pelos rins para a eliminação de muitos medicamentos (que são compostos orgânicos) na urina.

Concentração e diluição de urina | Função da alça de Henle e transporte para o ducto coletor

Para manter o equilíbrio hídrico durante mudanças drásticas na ingestão de água, os rins devem conseguir excretar a urina mais concentrada do que o plasma (***hipertônica***) ou mais diluída do que o plasma (***hipotônica***). A habilidade de os rins gerarem urina hipertônica ou hipotônica depende das características funcionais e anatômicas da alça de Henle e do ducto coletor. A excreção da urina hipertônica também requer que o hormônio antidiurético (ADH, também chamado de arginina vasopressina) altere as características de transporte do ducto coletor.

Reabsorção de cloreto de sódio e água pela alça de Henle

As alças de Henle são os segmentos do néfron encontrados na medula renal. As alças em formato de U se estendem a profundidades variáveis na medula e os termos membros ***descendentes*** e ***ascendentes*** são aplicados às suas diferentes partes (ver Figura 23.3).

Os ramos ascendentes das alças de Henle são relativamente impermeáveis à água e têm uma porção espessa que é o local de uma grande quantidade de reabsorção de sódio e cloreto. O transporte de sódio e cloreto pelo ramo ascendente espesso usa um transportador de membrana único que cotransporta sódio, cloreto e potássio do lúmen para a célula. Esse transporte é ligado ao sódio, e a bomba Na^+–K^+–ATPase, no lado oposto da célula, mantém a concentração intracelular de sódio baixa, permitindo a ação do cotransportador. O efeito líquido desse transporte celular é a adição contínua de sódio e cloreto ao fluido intersticial da medula sem ser acompanhada por água (Figura 23.10). O cloreto de sódio

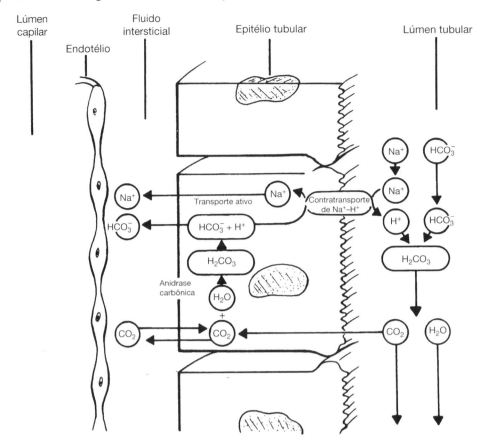

Figura 23.9 Mecanismos de reabsorção de íons bicarbonato (HCO_3^-) pelas células do túbulo proximal. *Fonte:* Reece, 2009. Reproduzida, com autorização, de John Wiley & Sons, Inc.

também é reabsorvido pelo fino ramo ascendente da alça (Figura 23.10), mas o mecanismo responsável por esse transporte é controverso. O fluido que entra na alça de Henle é isotônico, enquanto o fluido que sai é hipotônico (Figura 23.10). *Essa mudança no fluido tubular mostra que o efeito líquido da alça de transporte de Henle é a adição de mais partículas do que água aos fluidos intersticiais na medula renal.*

O transporte de sódio e cloreto para o interstício sem água é o fator mais importante na geração de fluido intersticial hipertônico na medula (ver Figura 23.10) e esse fluido hipertônico tem função essencial na capacidade de geração de urina hipertônica. O transporte de partículas sem água do lúmen das alças também cria fluido hipotônico no túbulo, o que é um passo essencial na capacidade de geração de urina hipotônica. Entretanto, independentemente da tonicidade da urina final, as características de transporte dos membros ascendentes espessos das alças de Henle continuam as mesmas e, assim, o fluido hipertônico é gerado na medula renal e o fluido hipotônico é criado na alça de Henle.

Os ramos descendentes das alças de Henle são relativamente permeáveis à água, mas relativamente impermeáveis às partículas. Durante o fluxo pelos membros descendentes, a água é removida em razão do gradiente osmótico entre o lúmen tubular e os fluidos intersticiais da medula renal (ver Figura 23.10).

Como os membros ascendentes e descendentes das alças de Henle são relativamente próximos na medula e por causa dos fluxos tubulares em direções opostas, o efeito combinado do transporte pelos membros ascendentes e descendentes produz um gradiente osmótico nos fluidos intersticiais da medula renal. A osmolalidade do fluido intersticial aumenta das zonas externas para as zonas internas da medula renal (ver Figura 23.10).

Um *mecanismo contracorrente* é qualquer mecanismo que dependa de fluxos em direções opostas, que geralmente são próximos uns dos outros. As alças ascendente e descendente de Henle formam um mecanismo contracorrente que amplifica as propriedades de transporte de osmólitos (cloreto de sódio) do membro ascendente. Esse mecanismo contracorrente gera o gradiente osmótico nos fluidos intersticiais da medula renal.

Os vasos retos ascendentes e descendentes também formam um mecanismo contracorrente que permite a livre troca de solutos e água entre si. Essa troca possibilita o fluxo sanguíneo para dentro e para fora da medula sem modificação do gradiente. Há um pequeno ganho líquido de água e partículas pelos vasos retos, em parte devido à reabsorção pela alça de Henle (ver Figura 23.10).

A osmolalidade máxima do gradiente osmótico na medula renal difere entre as espécies e a capacidade máxima de concentração de urina é determinada pela osmolaridade máxima do gradiente (ver Figura 23.10).

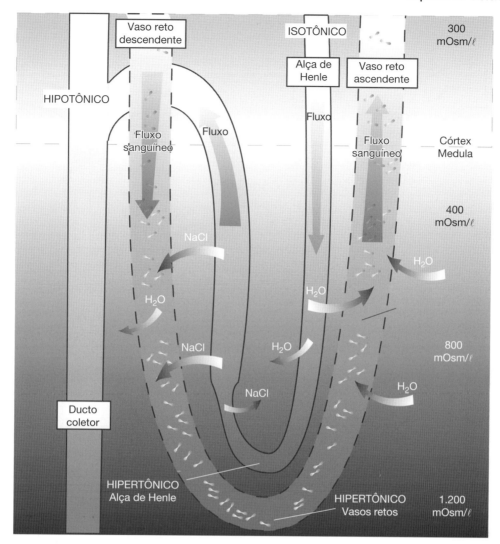

Figura 23.10 Transporte de cloreto de sódio e água pela alça de Henle e vasos retos. As setas indicam a direção do transporte líquido nos diferentes segmentos tubulares e vasos. A osmolaridade dos fluidos intersticiais no córtex é de 300 mOsm/ℓ. A osmolaridade dos fluidos intersticiais na medula é mostrada como um gradiente que aumenta da medula externa para a medula interna. Hipertônico, isotônico e hipotônico se referem ao fluido e ao plasma nos túbulos e vasos, respectivamente.

Transporte pelo ducto coletor e hormônio antidiurético

As células principais nos ductos coletores são as células-alvo do ADH. Na ausência de ADH, a membrana celular luminal dessas células é relativamente impermeável à água. O ADH estimula a inserção de canais de água nessas membranas celulares para aumentar a permeabilidade total da água nos ductos coletores.

Os ductos coletores começam no córtex renal, mas se estendem pela medula renal, onde os fluidos intersticiais são hipertônicos. Além disso, por causa do transporte na alça de Henle, o fluido tubular que entra na porção cortical de um ducto coletor é sempre diluído ou hipotônico, independentemente do equilíbrio hídrico do animal. Na ausência de ADH, a permeabilidade à água do ducto coletor é relativamente baixa e o fluido hipotônico que entra nos ductos coletores é excretado como urina hipotônica. Como a água não é reabsorvida pelo ducto coletor impermeável à água, o volume também é relativamente grande (Figura 23.11A). Na presença de ADH, a permeabilidade à água do ducto coletor aumenta e a água é reabsorvida porque a osmolaridade no interior do ducto é menor do que em seu exterior. À medida que o fluido tubular passa pela porção medular do ducto coletor, mais água é reabsorvida, elevando ainda mais a osmolalidade do fluido. Nessas circunstâncias, o volume de urina é baixo e sua osmolalidade é alta (Figura 23.11B).

Regulação osmótica do hormônio antidiurético

A liberação de ADH (ou arginina vasopressina na maioria das espécies mamíferas) pela hipófise posterior pode ser regulada por alterações na osmolalidade do fluido extracelular. Células específicas (*osmorreceptores*) do hipotálamo monitoram a osmolalidade do fluido extracelular. Em resposta ao aumento da osmolalidade do fluido extracelular, essas células estimulam a ampliação da liberação de ADH, o que

316 Frandson | Anatomia e Fisiologia dos Animais de Produção

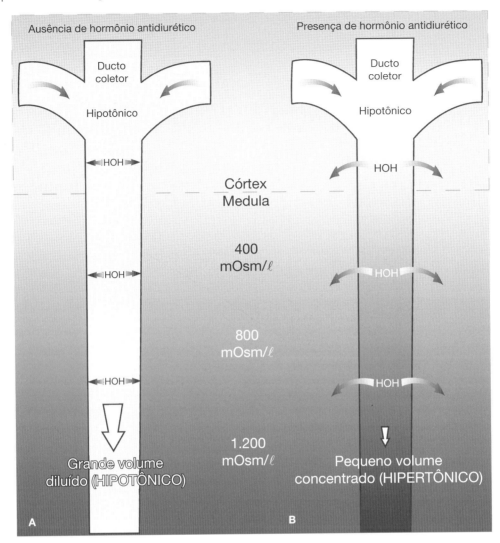

Figura 23.11 A. Túbulo distal e ducto coletor na ausência de hormônio antidiurético (ADH). A permeabilidade do ducto coletor à água é baixa, portanto, o fluido tubular permanece hipotônico (diluído). **B.** Túbulo distal e ducto coletor na presença de ADH. A permeabilidade do ducto coletor à água aumenta, assim, a água é reabsorvida e o fluido tubular se torna hipertônico (concentrado).

leva à excreção de um pequeno volume de urina hipertônica. A eliminação do excesso de partículas e a conservação da água diluem o fluido extracelular, atuando como um controle de *feedback* negativo para a inibição de novas liberações de ADH. Reduções na osmolalidade do fluido extracelular inibem a liberação de ADH, o que provoca a excreção de um volume relativamente grande de urina diluída. Isso elimina qualquer excesso de água.

Poliúria e polidipsia

Poliúria é a eliminação de volumes de urina maiores do que o normal. Os animais que não podem gerar urina hipertônica quando necessário apresentam poliúria. *Polidipsia* é sede excessiva. Os animais poliúricos geralmente conseguem manter o equilíbrio hídrico aumentando a ingestão de água. Esse aumento da ingestão é considerado um sinal de sede excessiva.

A poliúria e a polidipsia (abreviadas *PU/PD*) podem ser observadas em animais com diabetes melito descompensado e elevação significativa da glicemia. Os túbulos renais não podem reabsorver as quantidades anormalmente elevadas de glicose no filtrado glomerular e a glicose que permanece nos túbulos renais exerce um efeito osmótico que retém água nos túbulos. O fluxo de urina cresce, e o animal deve aumentar a ingestão de água para manter o equilíbrio hídrico.

A poliúria e a polidipsia também podem ocorrer na ausência de ADH (p. ex., caso um tumor hipofisário impeça sua liberação) ou quando o rim não responde apropriadamente ao ADH. De qualquer modo, a permeabilidade dos ductos coletores à água continua relativamente baixa, e a água não pode ser reabsorvida do sangue pelos ductos coletores. Novamente, os animais acometidos devem aumentar a ingestão de água para manter o equilíbrio hídrico. Essa doença é denominada ***diabetes insípido***.

Sódio, potássio e aldosterona

A maior parte do sódio e do potássio no filtrado glomerular inicial é reabsorvida pelo túbulo proximal e pela alça de Henle. No entanto, o ducto coletor também é capaz de transportar sódio e potássio e é aqui que os ajustes finais são feitos na regulação do equilíbrio de sódio e potássio. A aldosterona, um hormônio esteroide do córtex adrenal, é um importante regulador do transporte de sódio e potássio no ducto coletor.

A aldosterona atua sobre as *células principais* dos ductos coletores para promover a reabsorção de sódio caso este deva ser retido para manter seu equilíbrio. A regulação da secreção de aldosterona pelo córtex adrenal em relação ao equilíbrio de sódio é feita pelo sistema renina–angiotensina. Caso o sódio precise ser retido (como em dieta pobre em sal ou após a perda de fluido extracelular com sódio), o sistema renina–angiotensina é ativado, e a angiotensina II estimula as células do córtex adrenal a secretar aldosterona.

A concentração de potássio no plasma e outros fluidos extracelulares também regula a secreção de aldosterona. Aumentos na concentração de potássio estimulam diretamente as células do córtex adrenal a secretar aldosterona. A aldosterona promove a secreção de potássio pelas células principais, o que tende a ampliar sua perda urinária. O crescimento da perda de potássio na urina reduz sua concentração plasmática para que seu equilíbrio seja mantido. A maior parte do potássio na urina excretada chega ao fluido tubular pela secreção tubular no ducto coletor.

A secreção não regulada de aldosterona por tumores adrenais pode causar reduções significativas nas concentrações plasmáticas de potássio, o que pode ser fatal. Esses indivíduos também podem ter graus moderados de retenção de sódio e aumento do volume do fluido extracelular, mas isso geralmente não é tão grave quanto as alterações no potássio plasmático. As mudanças mais moderadas no equilíbrio de sódio ocorrem porque a regulação de seu transporte por outros segmentos do néfron é feita por fatores que podem compensar os efeitos de retenção de sódio da aldosterona.

Acidificação da urina

As *células intercaladas* nas paredes dos ductos coletores são capazes de transportar íons hidrogênio no lúmen tubular de forma ativa para acidificar a urina. Esse sistema pode gerar uma diferença entre o sangue e a urina de cerca de 3 unidades de pH. Assim, se o pH do sangue for 7,4, a urina pode ter pH 4,4. Os íons hidrogênio a serem secretados são gerados nas células intercaladas pela hidratação do dióxido de carbono sob a influência da anidrase carbônica. Esse processo também gera um íon bicarbonato, que é secretado nos fluidos extracelulares na base da célula, de onde pode se difundir no plasma (Figura 23.12).

A secreção de íons hidrogênio pelas células intercaladas é regulada em parte pelas concentrações de dióxido de carbono e íons bicarbonato no plasma e em outros fluidos extracelulares. Em caso de elevação da concentração de

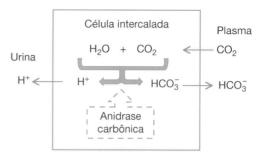

Figura 23.12 Formação e secreção de íons hidrogênio e bicarbonato por células intercaladas. A formação de hidrogênio e bicarbonato a partir de água e dióxido de carbono pela célula é promovida pela ação da anidrase carbônica intracelular.

dióxido de carbono ou diminuição da concentração de íon bicarbonato, a taxa de secreção de íons hidrogênio acelera e a urina se torna mais ácida. A importância e a relevância dessa regulação pelo dióxido de carbono ou bicarbonato para a manutenção do equilíbrio acidobásico geral é discutida em uma seção posterior deste capítulo.

Alguns dos íons hidrogênio secretados se combinam com os íons HPO_4^{-2} no fluido tubular para formar $H_2PO_4^-$. Dessa maneira, o HPO_4^{-2} age como um *tampão intratubular* para reduzir a concentração de íons hidrogênio livres e evitar a queda excessiva do pH da urina. Os íons fosfato originalmente entraram no fluido tubular como parte do filtrado glomerular. A amônia também pode atuar como um tampão intratubular (formando íons *amônio*) e é secretada no fluido tubular pelo ducto coletor.

Regulação do equilíbrio acidobásico

O pH do plasma e de outros fluidos extracelulares é mantido relativamente constante em uma faixa estreita (cerca de 7,35 a 7,45). É importante manter essa constância porque o funcionamento ideal da atividade enzimática e dos processos metabólicos exige um controle rigoroso do pH. Três mecanismos principais agem juntos para impedir o desenvolvimento de um pH anormal. São eles: (1) tampões químicos extracelulares e intracelulares, (2) controle ventilatório do dióxido de carbono plasmático e (3) excreção urinária de bicarbonato ou urina ácida, conforme necessário.

Tampões extracelulares e intracelulares

Um sistema de tampões químicos ajuda a manter o pH constante, doando ou removendo íons hidrogênio livres em uma solução (ver Capítulo 2).

O sistema tampão de bicarbonato é quantitativamente mais importante no plasma e em outros fluidos extracelulares. Nesse sistema, o bicarbonato é a base e o ácido é o ácido carbônico. No entanto, como é difícil medir a concentração de ácido carbônico que, nos fluidos do corpo, está em equilíbrio com o dióxido de carbono, os níveis deste último são rotineiramente usados como indicadores dos níveis de ácido carbônico.

O **sistema tampão de bicarbonato** é o sistema tampão mais essencial do ponto de vista fisiológico, já que as concentrações de seus componentes podem ser rapidamente ajustadas por alterações na excreção renal de bicarbonato ou na ventilação pulmonar para a remoção de dióxido de carbono. O bicarbonato é avidamente reabsorvido pelos túbulos renais, mas um valor de limiar renal permite a excreção rápida de seu excesso. Além disso, os níveis de dióxido de carbono no plasma normalmente são o principal regulador da ventilação e, portanto, esses níveis também estão sob controle constante.

A Figura 23.13 resume as funções dos sistemas urinário e respiratório na manutenção das concentrações dos componentes do sistema tampão de bicarbonato. Observe que os íons livres de hidrogênio e os íons bicarbonato podem ser excretados na urina, enquanto o dióxido de carbono é excretado pelo sistema respiratório. Como o dióxido de carbono é um ácido em potencial (já que está em equilíbrio com o ácido carbônico) e pode ser excretado no ar expirado, é denominado **ácido volátil**. O sistema respiratório é responsável por excretar esse ácido volátil produzido pelo metabolismo celular. Outros ácidos nos fluidos do corpo, como o ácido láctico, não são voláteis, e os rins são responsáveis pela excreção desses **ácidos não voláteis**. O A^- mostrado na Figura 23.13 representa o ânion dos ácidos não voláteis (p. ex., lactato) que podem ser produzidos pelo metabolismo celular ou absorvidos pelo tubo gastrintestinal (GI).

As proteínas intracelulares e extracelulares atuam como tampões, ou seja, essas proteínas são capazes de aceitar o excesso de íons hidrogênio ou doar íons hidrogênio livres para auxiliar na manutenção do pH estável. Dada a grande quantidade de proteínas intracelulares em órgãos, como o músculo esquelético, essas moléculas são responsáveis por uma grande porcentagem da capacidade total de tamponamento do corpo. No entanto, os tampões intracelulares não podem ser regulados com tanta facilidade quanto o sistema tampão de bicarbonato no fluido extracelular. Assim, os íons hidrogênio do fluido extracelular devem entrar nas células a serem tamponadas pelas proteínas intracelulares (ver Figura 23.13). As proteínas de hemoglobina nas hemácias são um dos principais contribuintes para a capacidade total de tamponamento do sangue total.

Ácidos e bases são produzidos pelo metabolismo celular normal e constantemente adicionados ao fluido extracelular (ver Figura 23.13). Esses ácidos e bases também são adicionados ao fluido extracelular pela absorção gastrintestinal. Normalmente, essas adições são equilibradas pelas ações dos sistemas urinário e respiratório, mantendo a estabilidade do pH do fluido extracelular (ver Figura 23.13) e do *status* dos sistemas tampões do corpo, inclusive das proteínas intracelulares. No entanto, a capacidade de manutenção do pH normal por esses mecanismos pode ser sobrecarregada durante distúrbios metabólicos ou após a absorção de grandes quantidades de ácidos ou bases do tubo GI.

A **acidose ruminal** ou **láctica** é observada em ruminantes que ingerem grandes quantidades de carboidratos, geralmente grãos, em um curto período. A ingestão súbita dos carboidratos concentrados altera a população microbiana no rúmen, favorecendo o rápido crescimento de microrganismos, que produzem ácido láctico. O rápido aumento da absorção de ácido láctico no sangue sobrecarrega a capacidade dos sistemas de regulação do pH, o que leva ao desenvolvimento de acidose sistêmica.

Classificação de alcalose e acidose e compensação

Na **alcalose**, o pH dos fluidos do corpo (inclusive o sangue) é anormalmente alto. Na **acidose**, o pH é anormalmente baixo. A acidose e a alcalose podem ser classificadas como **metabólicas** ou **respiratórias**, o que indica a causa do desequilíbrio de pH. O termo *respiratório* se refere a desequilíbrios acidobásicos decorrentes de alterações primárias ou iniciais nos níveis de dióxido de carbono. O termo *metabólico* se refere a todas as outras causas de desequilíbrios acidobásicos.

Em caso de desenvolvimento de um desequilíbrio acidobásico que supere as capacidades dos tampões químicos extracelulares e intracelulares, os sistemas corpóreos mais responsáveis pelo equilíbrio acidobásico (respiratório

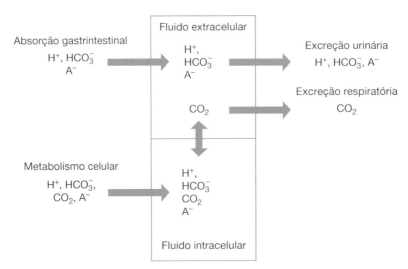

Figura 23.13 Fatores primários que afetam o pH do fluido extracelular. A^- se refere a diversos ânions, como o lactato. A seta entre os fluidos intracelulares e extracelulares indica que as trocas podem ocorrer em qualquer direção, mas essa troca é limitada pelas habilidades de os diferentes íons atravessarem as membranas celulares.

e urinário) devem responder. Essa resposta pode levar a um estado de ***compensação*** que o diminua a gravidade do desequilíbrio acidobásico. **Por exemplo, doenças pulmonares crônicas podem provocar acúmulo de dióxido de carbono e acidose respiratória. Os rins compensam a acidose respiratória, produzindo urina mais ácida e retendo bases (bicarbonato). Um aumento na concentração de bicarbonato no sangue é um indicador de compensação renal da acidose respiratória primária.**

Em razão de sua importância como o principal sistema tampão extracelular e quanto à possibilidade de determinação rápida de seus componentes em laboratórios clínicos, o sistema tampão de bicarbonato é usado para a avaliação do equilíbrio acidobásico geral. A principal causa de acidose ou alcalose é rotineiramente diagnosticada pela avaliação do sistema tampão de bicarbonato.

Alcalose metabólica é um aumento primário nos íons bicarbonato. Suas causas incluem ingestão excessiva de sais alcalinos ou vômitos de origem gástrica, que leva à perda de ácido clorídrico dos fluidos do corpo. A alcalose metabólica é compensada pela hipoventilação, para reter o dióxido de carbono e ampliar a excreção urinária de bicarbonato.

Acidose metabólica é a diminuição primária nos íons bicarbonato. Suas causas incluem: (1) perda excessiva de bicarbonato por diarreia (p. ex., em bezerros); (2) formação excessiva de ácidos devido a distúrbios metabólicos (p. ex., diabetes melito, inanição e acidose láctica durante o choque); (3) incapacidade renal de excreção de ácido (p. ex., insuficiência renal); e (4) absorção do excesso de ácido do tubo GI (p. ex., acidose ruminal). O corpo compensa a acidose metabólica por hiperventilação e, se possível, excreção de urina mais ácida.

A ***alcalose respiratória*** é um déficit primário de dióxido de carbono (***hipocapnia*** se refere à baixa concentração de dióxido de carbono no sangue). Suas causas incluem: (1) exposição a altas altitudes, onde a baixa tensão de oxigênio causa hiperventilação; (2) febre alta, que pode produzir hiperventilação; e (3) inflamação ou doenças do cérebro, que estimulam os centros respiratórios. Os rins compensam a alcalose respiratória aumentando a excreção de íons bicarbonato na urina.

A ***acidose respiratória*** é o excesso primário de dióxido de carbono (***hipercapnia*** se refere à elevação da concentração de dióxido de carbono). As causas incluem pneumonia, fibrose pulmonar, edema pulmonar, obstruções das vias respiratórias e ar respirável rico em dióxido de carbono. Os rins compensam o problema respiratório primário por meio da excreção de urina mais ácida e maior secreção de bicarbonato no sangue. Observe na Figura 23.13 que um íon bicarbonato também é produzido quando as células intercaladas geram um íon hidrogênio para a acidificação da urina e que o íon bicarbonato pode ser secretado no sangue. Os níveis plasmáticos de bicarbonato podem aumentar à medida que a resposta compensatória continua.

24 Anatomia do Sistema Reprodutor Masculino

Testículo, 321
Epidídimo, 322
Ducto deferente, 324
Escroto, 324
Canal inguinal, 324
Descida dos testículos, 324
Castração, 326
Glândulas sexuais acessórias, 327
Ampolas, 327

Glândulas vesiculares, 328
Próstata, 328
Glândulas bulbouretrais, 328
Pênis, 328
Prepúcio, 328
Músculos da genitália masculina, 330
Suprimentos sanguíneo e nervoso da
genitália masculina, 330

Objetivos de aprendizagem

- Definir e ser capaz de explicar a importância dos termos destacados em **negrito e itálico** neste capítulo
- Descrever brevemente o processo de espermatogênese, inclusive os túbulos seminíferos, as células sustentaculares e intersticiais, as espermatogônias e a localização dos testículos no escroto
- Rastrear o trajeto dos espermatozoides desde o desenvolvimento nos túbulos seminíferos dos testículos até a ejaculação pela uretra peniana
- Descrever a descida testicular no escroto e, em seguida, explicar como esse processo gera as camadas parietal e visceral da túnica vaginal e o conteúdo do cordão espermático
- Comparar e contrastar o pênis musculocavernoso e o fibroelástico
- Descrever o conteúdo do cordão espermático e sua relação com o canal inguinal e o músculo cremaster
- Identificar as glândulas reprodutoras acessórias masculinas em um espécime macroscópico ou figura esquemática
- Descrever brevemente o suprimento neurovascular da genitália masculina.

Os órgãos e as glândulas do sistema reprodutor masculino fabricam o gameta masculino (***espermatozoide***) e o enviam para o sistema reprodutor feminino. Do ponto de vista embriológico, o sistema reprodutor está intimamente relacionado com o sistema urinário, já que seus túbulos e ductos se desenvolvem de maneira interdependente. Nos machos adultos, a uretra é uma passagem comum ao sistema urinário e ao sistema reprodutor.

O sistema reprodutor masculino dos mamíferos é composto por dois ***testículos*** no ***escroto***, órgãos acessórios, inclusive ductos e glândulas, e pênis. Os testículos produzem espermatozoides (encontrados no ***esperma*** ou ***sêmen***) e ***testosterona*** (o hormônio sexual masculino). O escroto proporciona um ambiente favorável para a produção e maturação dos espermatozoides. As estruturas remanescentes auxiliam os espermatozoides a alcançar seu objetivo final (o oócito da fêmea) em uma condição propícia à fertilização. Essas estruturas são o ***epidídimo*** e o ***ducto deferente***, as glândulas sexuais acessórias (***ampolas***, ***glândulas vesiculares***, ***próstata*** e ***glândulas bulbouretrais***), a ***uretra*** e o ***pênis***. A Figura 24.1 mostra a anatomia comparativa dos órgãos reprodutores masculinos dos animais de produção.

Testículo

Os ***testículos*** variam um pouco entre as espécies em forma, tamanho e localização (ver Figura 24.1). Nos equinos, o eixo longo dos testículos é quase horizontal e os órgãos são mantidos perto da parede abdominal, próximo ao

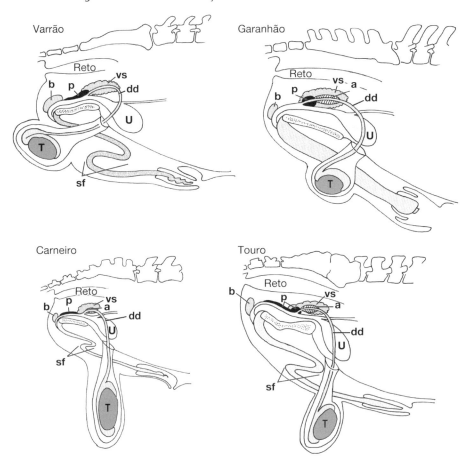

Figura 24.1 Diagrama esquemático comparando a anatomia reprodutora de varrão, garanhão, carneiro e touro. T, testículo; U, bexiga; dd, ducto deferente; a, ampola; vs, glândula vesicular; p, próstata; b, glândula bulbouretral; sf, flexura sigmoide.

anel inguinal superficial (externo). Os testículos do touro e dos pequenos ruminantes estão próximo da flexura sigmoide (em forma de "S") do pênis. Nessas espécies, o eixo longo de cada testículo é quase vertical e, assim, o escroto é alongado em sentido dorsoventral e pendular. Os testículos do varrão são caudais à flexura sigmoide do pênis, imediatamente ventrais ao ânus, em uma posição descrita como perineal.

Apesar dessas diferenças de posição, a estrutura essencial dos testículos em cada uma dessas espécies é a mesma. O **cordão espermático**, que contém vasos sanguíneos, nervos, vasos linfáticos e ducto deferente, suspende cada testículo dentro do escroto. O cordão espermático e seu testículo são duplamente investidos com peritônio, um saco seroso chamado de **túnica vaginal** (do latim *vagina*, "bainha"). Esse revestimento dos testículos reflete seu desenvolvimento no interior do abdome e sua posição escrotal após a migração pela cavidade abdominal revestida por serosa, levando-a consigo (como discutido mais adiante).

Cada testículo é composto por massa de **túbulos seminíferos** retorcidos (Figura 24.2), cercados por cápsula fibrosa densa, denominada **túnica albugínea**. Diversos **septos fibrosos**, também conhecidos como **trabéculas**, adentram a túnica albugínea, dividindo os testículos em lóbulos e formando uma estrutura para sustentação dos túbulos seminíferos e do tecido intersticial que produz o hormônio esteroide testosterona.

Os túbulos seminíferos são o local de **espermatogênese**, a formação de espermatozoides. Os muitos túbulos seminíferos liberam os espermatozoides em uma rede de túbulos, a **rede testicular** (*rete testis*), que é drenada nos **dúctulos eferentes**. Os dúctulos eferentes coalescem em um único **ducto epididimal**.

O tecido conjuntivo entre os túbulos seminíferos contém as **células intersticiais** (células de Leydig). As células intersticiais secretam o hormônio masculino testosterona quando estimuladas pelo hormônio luteinizante (LH), uma gonadotropina hipofisária (ver Capítulos 13 e 25). As **células sustentaculares** (células de Sertoli) no interior dos túbulos seminíferos envolvem os espermatozoides em desenvolvimento e seus precursores. As células sustentaculares nutrem os espermatozoides em desenvolvimento e medeiam os efeitos do hormônio foliculoestimulante (FSH), outra gonadotropina, e da testosterona nas células germinativas em desenvolvimento (Figuras 24.3 a 24.5).

Epidídimo

O **epidídimo** é composto pelo longo e convoluto ducto do epidídimo, que conecta os dúctulos eferentes do testículo com o ducto deferente. É um apêndice firme e arqueado de um lado do eixo longo do testículo. O epidídimo abriga

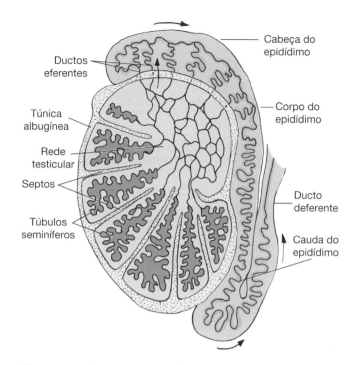

Figura 24.2 Anatomia interna do testículo. *Fonte:* Reece, 2015. Reproduzida, com autorização, de John Wiley & Sons, Inc.

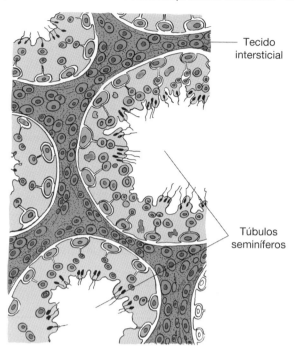

Figura 24.3 Túbulos seminíferos cercados por tecido intersticial. *Fonte:* Reece, 2015. Reproduzida, com autorização, de John Wiley & Sons, Inc.

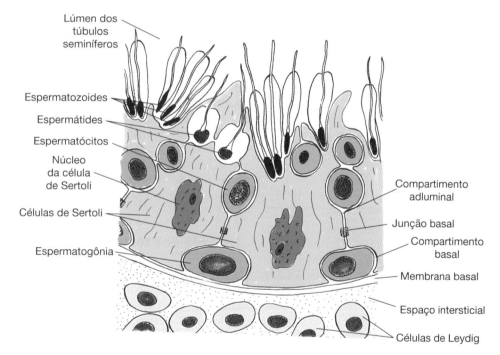

Figura 24.4 Células do túbulo seminífero. As células de Sertoli cercam e dão suporte ao desenvolvimento dos espermatozoides. *Fonte:* Reece, 2015. Reproduzida, com autorização, de John Wiley & Sons, Inc.

os espermatozoides à medida que amadurecem antes de serem expelidos pela ejaculação. Os espermatozoides são imaturos ao saírem do testículo e devem passar por um período de maturação (geralmente 10 a 15 dias) dentro do epidídimo antes de serem capazes de fertilizar oócitos. O epidídimo é arbitrariamente dividido em **cabeça**, onde os dúctulos eferentes desembocam, **corpo**, que repousa no eixo longo do testículo, e **cauda**, que é diretamente presa por ligamentos ao testículo e à túnica vaginal adjacente. O ducto da cauda do epidídimo continua como ducto deferente, que leva os espermatozoides do testículo para a porção proximal da uretra, no canal pélvico.

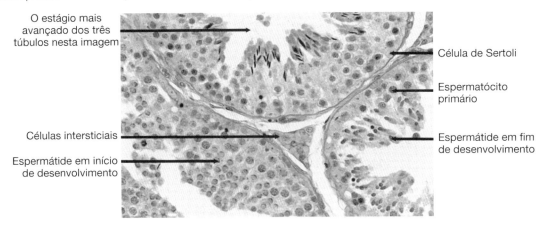

Figura 24.5 Estágios da espermatogênese visíveis nos túbulos seminíferos de um testículo suíno. *Fonte:* imagem cortesia de Library of Reproduction Images (LORI: http://lorimainsection.blogspot.ca). (Esta figura encontra-se reproduzida em cores no Encarte.)

Ducto deferente

O *ducto deferente* (anteriormente chamado de *vaso deferente*) é um tubo muscular que sofre contrações peristálticas durante a ejaculação, impulsionando os espermatozoides do epidídimo para a uretra. O ducto deferente sai da cauda do epidídimo, passa pelo canal inguinal como parte do cordão espermático e, dentro do abdome, retorna em sentido caudal, separando-se das partes neurovasculares do cordão. À medida que os dois ductos deferentes chegam à uretra, se aproximam e continuam caudais entre o reto e a bexiga, envoltos por uma dobra de peritônio, a ***prega genital***. A prega genital é embriologicamente homóloga ao ligamento amplo que suspende o útero nas fêmeas. Em alguns machos, um homólogo vestigial dos tubos que se tornam o útero das fêmeas, o ***útero masculino***, é encontrado na prega genital entre os dois ductos deferentes.

Escroto

O *escroto* é um saco cutâneo que se adapta em tamanho e forma aos testículos que contém. A pele escrotal é fina, maleável e relativamente glabra (exceto em algumas raças ovinas, em que o escroto é recoberto por velo). Uma camada de tecido fibroelástico misturado com fibras musculares lisas, chamada de ***túnica dartos***, fica imediatamente sob a pele (Figura 24.6). Durante a exposição a temperaturas frias, as fibras musculares da túnica dartos se contraem e ajudam a manter os testículos contra a parede abdominal. A túnica dartos envia um folheto fibroso para o plano médio entre os dois testículos, para formar o ***septo escrotal***, que divide o escroto em dois compartimentos, um para cada testículo. Abaixo da túnica dartos, há várias camadas de fáscia, que não são facilmente separadas. O músculo oblíquo abdominal interno contribui para uma faixa muscular que se encontra superficialmente no cordão espermático. Esse é o ***músculo cremaster***, que também ajuda a aproximar o testículo da parede corpórea quando a temperatura ambiente é baixa ou como um reflexo de proteção.

Canal inguinal

O *canal inguinal* é uma passagem da cavidade abdominal para o exterior do corpo que se estende do **anel inguinal profundo** até o **anel inguinal superficial** (ver Figura 24.6B). O anel inguinal profundo (interno) é um espaço real ou possível entre a borda caudal do músculo oblíquo abdominal interno e a face profunda da aponeurose (tendão plano) do músculo oblíquo abdominal externo. O anel inguinal superficial (externo) é meramente uma fenda na aponeurose do músculo oblíquo abdominal externo. Além do cordão espermático, o canal permite a passagem da artéria pudenda externa e de um nervo sensorial que supre a região inguinal da parede abdominal. Isso explica a existência do canal inguinal em fêmeas.

Normalmente, o canal inguinal é um espaço potencial, grande o suficiente apenas para possibilitar a passagem do cordão espermático e dos vasos e nervos inguinais. Se o anel inguinal e o canal interno forem muito espaçosos, uma alça de intestino pode passar através do canal até o escroto, produzindo uma *hérnia inguinal*.

Descida dos testículos

Nos fetos masculinos e femininos, as gônadas se desenvolvem na região sublombar, imediatamente caudal aos rins. Nas fêmeas, os ovários permanecem na cavidade abdominal, perto de sua origem. Nos machos, porém, os testículos descem uma distância considerável do ponto de origem até o escroto. A temperatura ambiente do escroto é alguns graus mais baixa do que a temperatura corpórea normal; esta temperatura mais baixa é favorável à espermatogênese.

A descida do testículo normalmente termina ao nascimento ou logo após (Figuras 24.7 e 24.8). Nesse trajeto, o testículo é orientado pelo ***gubernáculo*** fibroso, uma estrutura semelhante a um cordão, que, a princípio, se estende dos testículos pelo canal inguinal até a pele da região que se tornará o escroto. Conforme o feto cresce, o gubernáculo guia os testículos da cavidade abdominal para o escroto.

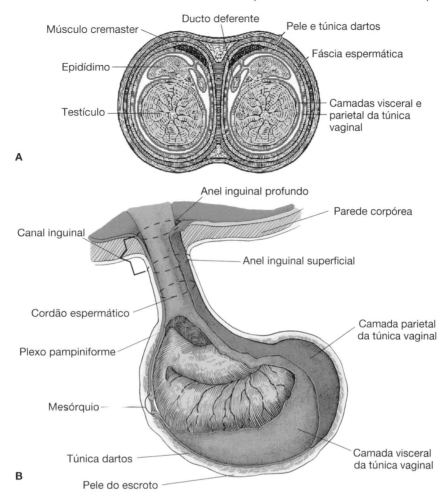

Figura 24.6 Relação dos testículos com os revestimentos peritoneais. **A.** Imagem de corte transversal demonstrando a relação dos testículos no escroto com várias camadas de peritônio. **B.** O cordão espermático, compreendendo ducto deferente, vasos sanguíneos e nervos, passa pela parede abdominal por meio do canal inguinal. O cordão espermático, o canal inguinal e os testículos são revestidos por extensões do peritônio. *Fonte:* Evans e de Lahunta, 2012. Reproduzida, com autorização, de Elsevier.

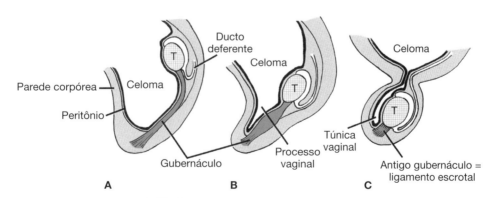

Figura 24.7 Descida do testículo (T). O celoma embrionário se tornará as cavidades abdominal e pélvica.

O gubernáculo não tem elementos contráteis, então, na verdade, não "puxa" o testículo para dentro do escroto. Em vez disso, o crescimento rápido e dramático do feto acaba por deslocar o testículo do abdome para a sua localização extra-abdominal.

O testículo começa seu desenvolvimento recoberto (assim como todos os órgãos abdominais) por peritônio visceral. Ao descer para o escroto, empurra o peritônio parietal à frente, adquirindo, assim, uma segunda camada de serosa. Essa segunda camada externa de peritônio (a ***camada parietal da túnica vaginal***) é contínua com o peritônio parietal no anel inguinal interno e se encontra abaixo da fáscia profunda do escroto, com a qual se mistura (ver Figuras 24.7 e 24.8). O próprio testículo é investido

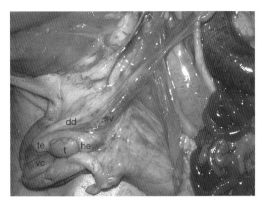

Figura 24.8 Testículo de um caprino neonato normal, com descida completa até o escroto. O gubernáculo está entre a cauda do epidídimo, na parte distal da cavidade vaginal, durante a descida testicular, mas não é macroscopicamente visível. vc, cavidade vaginal; te, cauda do epidídimo; t, testículo; he, cabeça do epidídimo; dd, ducto deferente; sv, veia espermática enrolada no plexo pampiniforme. *Fonte:* imagem cortesia de Library of Reproduction Images (LORI: http://lorimainsection.blogspot.ca). (Esta figura encontra-se reproduzida em cores no Encarte.)

por uma segunda camada, a **camada visceral da túnica vaginal**. O **mesórquio** é uma delicada camada dupla de peritônio que une as camadas visceral e parietal da túnica vaginal, assim como o mesentério conecta as camadas parietal e visceral do peritônio abdominal. Dá origem a outra reflexão de serosa, o **mesoducto deferente**, que cerca o ducto deferente no cordão espermático (Figura 24.9).

O testículo que não desce para o escroto é denominado **testículo criptorquídico**, e o animal é acometido por criptorquidia (do grego *crypt*, "oculto"; *orcho*, "testículo"). Na maioria das espécies, os testículos descem para o escroto ao nascimento ou logo em seguida. A descida do testículo para o canal inguinal, mas não para o escroto, é chamada de "flanco alto". O animal criptorquídico com retenção de ambos os testículos na cavidade abdominal provavelmente é estéril, já que a espermatogênese não é normal, a menos que a temperatura testicular seja inferior à temperatura corpórea central, como no escroto. No entanto, a temperatura relativamente alta do abdome não interfere na produção de testosterona e, assim, o macho criptorquídico bilateral tem todos os comportamentos e aparência de um macho normal, exceto que os testículos não são evidentes e não há produção de espermatozoides. O animal com criptorquidia unilateral (apenas um testículo retido) é fértil, já que o testículo descendente produz espermatozoides normais. No entanto, a tendência à criptorquidia é hereditária em muitas espécies. Além disso, os testículos retidos no abdome desenvolvem tumores testiculares a uma taxa maior que os testículos escrotais. Por isso, recomenda-se a castração de animais criptorquídicos, inclusive a remoção do testículo retido.

Castração

Castração é um termo geralmente aplicado à remoção dos testículos de machos, embora tecnicamente possa ser aplicado à ovariectomia (remoção dos ovários) de fêmeas. A castração de animais machos é praticada principalmente para impedir a reprodução daqueles de qualidade inferior. À exceção de potros com qualidades excepcionais que justificam a reprodução, a maioria dos cavalos machos é castrada para melhorar sua docilidade e utilidade como animais de desempenho. A castração precoce também melhora a qualidade dos animais produtores de carne, inibindo as características sexuais secundárias indesejáveis (especialmente a incapacidade de desenvolvimento de marmoreio muscular). A Tabela 24.1 lista os termos comuns para animais machos inteiros e castrados.

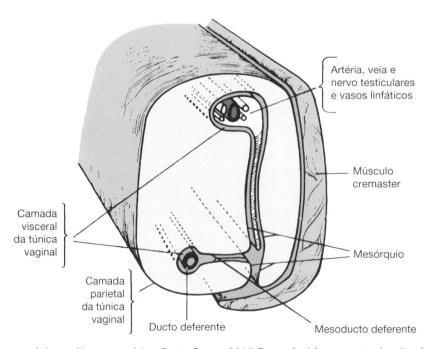

Figura 24.9 Corte transversal do cordão espermático. *Fonte:* Reece, 2015. Reproduzida, com autorização, de John Wiley & Sons, Inc.

Tabela 24.1 Termos comuns para animais machos.

Espécie	Macho inteiro	Macho castrado
Equina	Garanhão	Cavalo castrado
Bovina	Touro	Boi
Suína	Varrão	Capado
Ovina	Carneiro inteiro	Carneiro castrado
Caprina	Bode inteiro	Bode castrado
Galinácea	Galo	Capão

Às vezes, um cavalo se comporta como um *garanhão*, embora tenha sido castrado. Em alguns círculos, acredita-se que isso seja provocado pela incapacidade de remoção de todo o epidídimo, que, de alguma forma, produz testosterona suficiente para dar ao cavalo os atributos de um garanhão. Essa crença é comum, mas errônea. O epidídimo não é capaz de produzir hormônios sexuais masculinos. É muito mais provável que um ou ambos os testículos estejam criptorquídicos e que apenas o epidídimo (que pode ser similar a um pequeno testículo) tenha sido removido, deixando o testículo retido para produzir testosterona. Alternativamente, um potro castrado corretamente, mas de forma relativamente tardia, pode já ter adquirido características físicas e comportamentais de um garanhão inteiro, e essas características podem não ser totalmente extintas pela remoção dos testículos.

A **vasectomia** é a transecção (geralmente com ligadura e/ou remoção de uma parte) do ducto deferente (anteriormente chamado de vaso deferente, daí o nome do procedimento).

Capítulo 24 Anatomia do Sistema Reprodutor Masculino 327

Esse procedimento impede a chegada de espermatozoides dos epidídimos, mas não tem efeito sobre a produção de hormônios masculinos. O comportamento e a aparência do animal vasectomizado, portanto, são os de um macho inteiro. A vasectomia é, algumas vezes, usada experimentalmente ou para produzir animais usados para identificar fêmeas no cio.

Glândulas sexuais acessórias

As glândulas sexuais acessórias masculinas produzem a maior parte do **ejaculado**, ou **sêmen**, o meio para o transporte de espermatozoides. O sêmen fornece as condições favoráveis para a nutrição dos espermatozoides e atua como tampão contra a acidez natural do sistema reprodutor feminino. As glândulas sexuais acessórias são a ampola do ducto deferente, as glândulas vesiculares, a próstata e a glândula bulbouretral. Exceto pela próstata, essas glândulas são pareadas. Há considerável variação na forma e no tamanho das várias glândulas sexuais acessórias entre as espécies, mas sua localização relativa é semelhante em todos os animais (Figura 24.10 e Tabela 24.2; ver Figura 24.1).

Ampolas

As *ampolas* são estruturas glandulares associadas às partes terminais do ducto deferente. São bem desenvolvidas em garanhões, touros e carneiros, mas ausentes em varrões. As ampolas desembocam no ducto deferente e contribuem com volume para o sêmen.

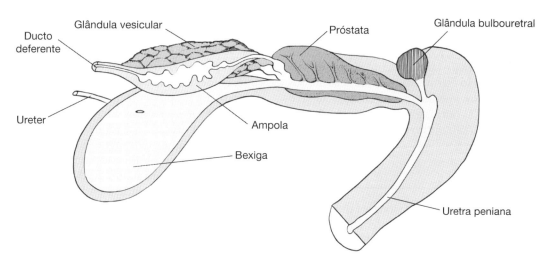

Figura 24.10 Glândulas sexuais acessórias do touro.

Tabela 24.2 Glândulas sexuais acessórias do macho.

Espécie	Ampola	Próstata	Glândulas vesiculares	Glândulas bulbouretrais
Garanhão	Grande	Corpo com dois lobos não disseminados	Grande e sacular	Presentes
Touro	Pequena	Corpo pequeno e disseminado, coberto pelo músculo uretral	Tamanho moderado, lobulado	Presentes
Carneiro	Pequena	Apenas parte disseminada	Tamanho moderado, lobulado	Presentes
Varrão	Ausente	Corpo pequeno e disseminado, coberto pelo músculo uretral	Tamanho muito grande, lobulado	Muito grandes

Glândulas vesiculares

As *glândulas vesiculares* (antigamente chamadas de vesículas seminais) são glândulas pareadas associadas à dobra genital. Na maioria das espécies domésticas, cada glândula vesicular se funde com o ducto deferente ipsilateral, criando o curto *ducto ejaculatório*, que desemboca na uretra pélvica. Nos varrões, as glândulas vesiculares se abrem para a uretra separadamente do ducto deferente. As glândulas vesiculares do garanhão são ocas, em formato de pera; as do touro, carneiro e varrão são lobuladas e têm tamanho considerável.

Próstata

A *próstata* é uma glândula não pareada que mais ou menos envolve a uretra pélvica. Em animais de produção, a próstata compreende várias combinações de partes difusas e compactas que se estendem ao longo da uretra pélvica até o músculo uretral. Os múltiplos ductos da próstata se abrem em duas fileiras paralelas, uma de cada lado do lúmen da uretra pélvica. A próstata produz uma secreção alcalina que dá ao sêmen seu odor característico. **A testosterona e outros andrógenos são necessários para apoiar o crescimento e a diferenciação das glândulas sexuais acessórias na puberdade e em sua manutenção durante a produção de espermatozoides. A exposição prolongada da próstata à testosterona pode provocar o crescimento excessivo e não tumoral do tecido prostático (hiperplasia prostática benigna). Em machos inteiros idosos, o aumento de volume da próstata se manifesta clinicamente como dificuldade em urinar.**

Glândulas bulbouretrais

As *glândulas bulbouretrais* (antigamente chamadas de glândulas de Cowper) são estruturas pareadas em ambos os lados da uretra pélvica, imediatamente craniais ao arco isquiático, mas caudais às outras glândulas acessórias. As glândulas bulbouretrais são muito grandes nos varrões.

Pênis

O órgão masculino da cópula, o *pênis*, pode ser dividido em três áreas gerais: a *glande*, ou extremidade livre; a porção principal, ou *corpo*; e as duas *cruras*, ou raízes, que se unem ao arco isquiático da pelve (Figura 24.11).

Grande parte da estrutura interna do corpo do pênis é composta pelo par de colunas de tecido erétil, os *corpos cavernosos*. Cada corpo cavernoso é repleto por sinusoides sanguíneos divididos por lâminas de tecido conjuntivo, as *trabéculas*. Essas trabéculas são derivadas da *túnica albugínea*, uma densa cápsula fibroelástica ao redor do pênis. Nas espécies com *pênis fibroelástico* (ruminantes e suínos), as trabéculas formam a maior parte do órgão e, consequentemente, o pênis é firme quando não ereto. Os pênis de touros, varrões e carneiros têm forma sigmoide e, assim, durante a ereção, o músculo retrator do pênis relaxa, permitindo que o órgão se endireite na

flexura sigmoide. Dessa maneira, o pênis fibroelástico aumenta funcionalmente em comprimento para permitir o coito. Por outro lado, os garanhões apresentam *pênis musculocavernoso*, com predominância de sinusoides sanguíneos em relação ao tecido conjuntivo. Durante a ereção, o pênis equino passa de uma consistência flácida para uma forma rígida, com um aumento perimetral concomitante à medida que os sinusoides se enchem de sangue.

As duas *cruras* do pênis são as partes proximais dos corpos cavernosos. São originárias da superfície caudal do arco isquiático, uma de cada lado da sínfise da pelve. O sulco da linha média ventral entre os corpos cavernosos contém a uretra peniana e um corpo não pareado de tecido erétil, o *corpo esponjoso*. A continuação proximal do corpo esponjoso é o *bulbo do pênis*, que fica entre as cruras. Na maioria dos animais, o corpo esponjoso do pênis é contínuo distalmente ao tecido erétil da glande.

O pênis é removido durante o preparo da carcaça para consumo humano. A remoção das cruras penianas deixa duas marcas redondas no arco isquiático. Essas marcas são usadas para a identificação da carcaça preparada como proveniente de um animal do sexo masculino.

A glande do pênis varia consideravelmente de espécie para espécie. Garanhões e carneiros têm uma porção livre da uretra, o *processo uretral*, que se projeta além da glande. Em touros e carneiros, a glande tem forma de capacete e, nos bovinos, a abertura uretral externa se dá em um sulco retorcido. No varrão, a extremidade cranial do pênis é retorcida e a glande é pequena (Figura 24.12).

A ereção do pênis se dá quando a entrada de sangue, por meio do suprimento arterial, é maior do que sua saída pelas veias. O aumento do volume sanguíneo amplia o tamanho do pênis e o torna túrgido. No garanhão, cujo pênis é musculocavernoso, todas as dimensões do órgão ficam muito maiores após a ereção. O pênis fibroelástico (como dos ruminantes e suínos) não aumenta muito em diâmetro durante a ereção, que requer uma quantidade significativamente menor de sangue. Em vez disso, o principal efeito da ereção em ruminantes consiste em alongar o pênis, endireitando a flexura sigmoide, do mesmo modo que uma mangueira dobrada tende a endireitar quando a pressão da água aumenta.

Prepúcio

O *prepúcio* é uma dobra invaginada de pele ao redor da extremidade livre do pênis. A superfície externa é composta por pele típica, enquanto a mucosa interna é formada por uma camada prepucial, que reveste o prepúcio, e uma camada peniana, que cobre a superfície da extremidade livre do pênis. O prepúcio equino faz uma dobra dupla, de modo que duas camadas concêntricas envolvam o pênis retraído. O prepúcio suíno tem um divertículo dorsal ao orifício prepucial. Esse divertículo acumula urina, secreções e células mortas, que contribuem para o odor típico do animal maduro.

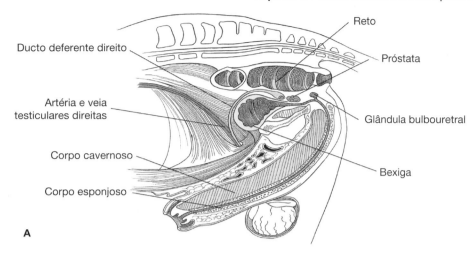

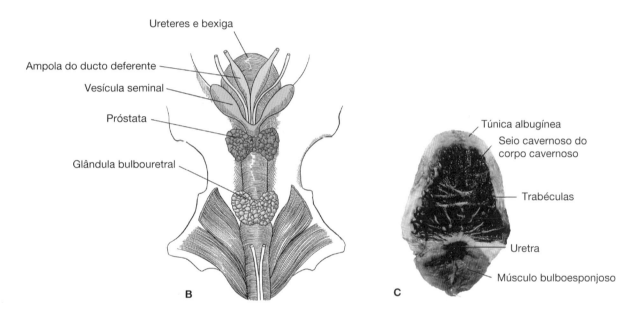

Figura 24.11 Anatomia do pênis equino. **A.** Vista lateral, mostrando a relação do pênis com a parede corpórea e a pelve. **B.** Vista dorsocaudal da fixação do pênis à pelve e às glândulas sexuais acessórias. **C.** Corte transversal do pênis equino, eixo médio. *Fonte:* imagem de corte transversal cortesia de Library of Reproduction Images (LORI: http://lorimainsection.blogspot.ca).

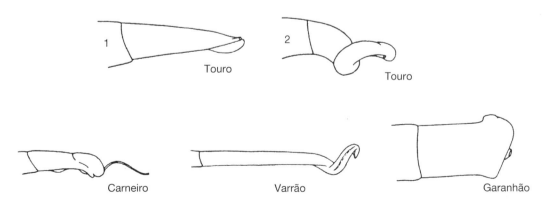

Figura 24.12 Extremidade livre do pênis. (1) Pênis do touro antes do coito. (2) Pênis do touro depois do coito. A formação da espiral da glande é uma consequência normal da ereção. *Fonte:* Hafez e Hafez, 2000. Reproduzida, com autorização, de John Wiley & Sons, Inc.

Músculos da genitália masculina

O *músculo uretral* é o músculo estriado associado à porção pélvica da uretra. Esse músculo circunda completamente a uretra de caprinos e equinos, mas envolve apenas os aspectos ventral e lateral da uretra bovina, suína e ovina. O músculo uretral forma o esfíncter voluntário da bexiga. Durante a ejaculação, ondas de contrações peristálticas ajudam a impulsionar o sêmen pela uretra.

A continuação extrapélvica do músculo uretral é um músculo estriado chamado de *músculo bulboesponjoso*. Esse músculo envolve a uretra e o bulbo do pênis. O músculo bulboesponjoso equino se estende do bulbo peniano, entre as cruras do pênis, ao longo de toda a uretra até a glande. Em outros animais, cobre o bulbo da uretra e se estende apenas a uma curta distância ao longo da uretra peniana. O músculo bulboesponjoso continua a ação do músculo uretral no esvaziamento da uretra por contrações peristálticas.

Os *músculos isquiocavernosos* são músculos estriados pareados que recobrem o aspecto superficial da crura do pênis. Os dois músculos convergem de suas origens nas laterais do arco isquiático em direção ao corpo do pênis. Ao se contraírem, esses músculos puxam o pênis em sentido dorsocranial contra a pelve óssea, auxiliando a ereção por compressão de grande parte da drenagem venosa.

Os *músculos retratores do pênis* são músculos lisos pareados originários do aspecto ventral das primeiras vértebras caudais. Esses músculos passam ventralmente de cada lado do canal anal e, em seguida, continuam na linha média do pênis superficial à uretra. No pênis fibroelástico, esses músculos devem relaxar para que a ereção ocorra.

Suprimentos sanguíneo e nervoso da genitália masculina

O suprimento de sangue do testículo é feito pela *artéria testicular*, que se ramifica diretamente da aorta abdominal a uma curta distância caudal até a artéria renal do mesmo lado. No cordão espermático, a artéria testicular assume um arranjo tortuoso. A artéria está embutida na massa da veia testicular igualmente convoluta, o *plexo pampiniforme*, responsável pela troca de calor contracorrente e, portanto, pelo resfriamento do sangue arterial que entra nos testículos. A artéria do ducto deferente, originária da artéria pudenda interna, supre o ducto deferente e também pode levar certa quantidade de sangue arterial para o epidídimo e o testículo.

A *artéria pudenda externa*, um ramo da artéria femoral profunda, passa pelo canal inguinal e supre o escroto e o prepúcio. Na maioria das espécies domésticas, um ramo da artéria ilíaca interna, a *artéria pudenda interna*, supre a maior parte do pênis, bexiga, uretra e glândulas sexuais acessórias. O suprimento sanguíneo para o pênis equino é mais extenso do que nas demais espécies, com contribuições da *artéria obturadora*, que passa pelo forame obturador da pelve, e da artéria pudenda externa após a passagem pelo canal inguinal.

A inervação autônoma do testículo é composta por nervos simpáticos. Essas fibras nervosas autônomas acompanham a artéria testicular. A estimulação simpática influencia a atividade nos vasos sanguíneos e nas fibras musculares lisas. O nervo dorsal do pênis é uma continuação do nervo pudendo, que é derivado dos ramos ventrais dos nervos sacrais. Esse nervo passa ao longo do dorso do pênis e se ramifica na glande. As fibras sensoriais da glande são responsáveis pelo membro aferente dos reflexos de ereção e ejaculação.

25 Fisiologia da Reprodução Masculina

Túbulos seminíferos e espermatogênese, 331

Túbulos seminíferos, 331

Células germinativas e espermatogênese, 332

Morfologia dos espermatozoides e espermatogênese, 333

Velocidade e cronologia da espermatogênese, 334

Epidídimo, 335

Sêmen e tecnologia do sêmen, 335

Hormônios da reprodução masculina, 336

Regulação endócrina da função testicular, 336

Testosterona e seus efeitos, 336

Ereção e ejaculação, 337

Objetivos de aprendizagem

- Definir e ser capaz de explicar a importância dos termos destacados em **negrito e itálico** neste capítulo
- Ilustrar as divisões mitóticas e meióticas que produzem espermatozoides haploides. Certificar-se de incluir o *crossover* genético e dizer se a célula tem número haploide ou diploide de cromossomos (n)
- Descrever como e onde uma espermátide redonda se torna um espermatozoide alongado e plenamente formado. Diferenciar as funções do testículo e do epidídimo
- Diferenciar as funções das células intersticiais e das células sustentaculares (células de Sertoli) na espermatogênese. Indicar onde as células sustentaculares estão localizadas, a qual gonadotropina se ligam e quais hormônios produzem
- Descrever as secreções das glândulas exócrinas e os componentes celulares no ejaculado. Discorrer sobre como as características do sêmen podem prever a fertilidade
- Independentemente do tipo de pênis (musculocavernoso ou fibroelástico), descrever o controle neuroendócrino da ereção peniana.

Túbulos seminíferos e espermatogênese

Túbulos seminíferos

O epitélio que reveste os túbulos seminíferos contém dois tipos de células: as *células sustentaculares* ou células de Sertoli e os espermatozoides em desenvolvimento e suas *células germinativas* precursoras (Figura 25.1).

As grandes células sustentaculares se estendem desde a base do epitélio até a base dos túbulos seminíferos. Seu formato é extremamente irregular porque envolvem as células germinativas em desenvolvimento (ver Figura 25.1). As células sustentaculares secretam um fluido que banha as células germinativas em desenvolvimento e auxilia no transporte dos espermatozoides dos túbulos seminíferos para a rede testicular (*rete testis*) após sua liberação das células sustentaculares. Um componente desse fluido, a *proteína ligante de andrógeno (ABP)*, transporta esses hormônios de seu local de síntese no testículo para o epidídimo, onde são necessários para a maturação dos espermatozoides. As *células intersticiais* (células de Leydig), no tecido conjuntivo, entre os túbulos seminíferos, secretam *testosterona*, o andrógeno primário que se origina nos testículos.

A composição do fluido intersticial entre as células sustentaculares e no lúmen dos túbulos seminíferos é diferente do fluido intersticial típico. As diferenças se devem, em parte, a uma barreira com permeabilidade seletiva (*barreira hematotesticular*) entre esses fluidos e o fluido fora dos túbulos seminíferos. As junções entre as células sustentaculares adjacentes e as células mioides que circundam os túbulos seminíferos contribuem para essa barreira (ver Figura 25.1). As concentrações luminais de secreções celulares, como as proteínas ligantes de andrógeno e os andrógenos, são mais altas do que no fluido extracelular típico, porque essa barreira funcional os sequestra.

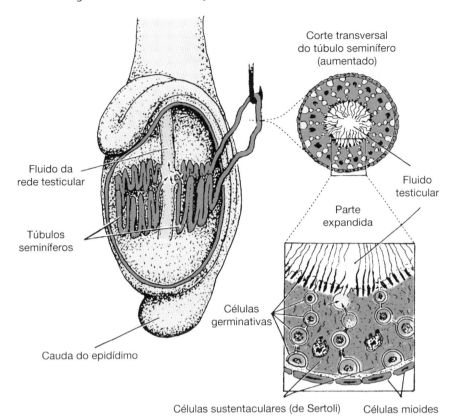

Figura 25.1 Localização e anatomia microscópica dos túbulos seminíferos. Observe a borda irregular das células sustentaculares (células de Sertoli) e sua relação com as células germinativas em desenvolvimento. *Fonte*: Reece, 2015. Reproduzida, com autorização, de John Wiley & Sons, Inc.

Células germinativas e espermatogênese

Espermatogênese é o termo que descreve todos os processos envolvidos na formação de gametas masculinos maduros a partir das células germinativas mais indiferenciadas. Inclui várias divisões celulares mitóticas seguidas por duas divisões celulares **meióticas** durante as quais o número de cromossomos é reduzido de diploide para haploide. Essa série de divisões celulares recebe o nome de ***espermatocitogênese*** (Figura 25.2).

Algumas das células resultantes das divisões celulares mitóticas da maioria das células germinativas indiferenciadas permanecem na base do epitélio para manter o suprimento de células-tronco. Outras começam a sequência de divisões celulares (divisões mitóticas seguidas por divisões meióticas) e de modificações para se tornarem espermatozoides. As divisões celulares mitóticas duplicam o número de células em cada etapa, de modo que uma espermatogônia dá origem a muitos espermatozoides.

Meiose implica duas divisões celulares e ocorre apenas durante o desenvolvimento de gametas nos testículos e nos ovários. Antes da primeira divisão, o DNA é replicado de modo semelhante ao da divisão celular mitótica (ver Capítulo 2). Essa replicação resulta em cromossomos que consistem em duas **cromátides** idênticas. Na preparação para a primeira divisão meiótica, ***cromossomos homólogos*** são pareados ao longo do meio da célula. (Cromossomos homólogos são os cromossomos semelhantes de um par típico e cada um deles provém de um dos animais genitores.) Durante a primeira divisão meiótica, um cromossomo de cada par homólogo se move para cada célula-filha. O movimento de cada cromossomo dos pares homólogos para uma célula-filha parece ser aleatório. Essa mistura entre pares homólogos propicia variação genética na progênie. Após a primeira divisão, cada célula-filha tem um número haploide de cromossomos, mas cada cromossomo consiste em duas cromátides. Durante a segunda divisão meiótica das duas células-filhas, cada uma das quatro células resultantes recebe uma das cromátides. O resultado global da meiose é a produção de quatro células-filhas, cada uma delas com um número haploide de cromossomos (Figura 25.3).

Em mamíferos, duas das células-filhas contêm o cromossomo Y, que produz a progênie masculina (XY) quando combinado a um cromossomo X do oócito. As outras duas células-filhas contêm o cromossomo X, para produzir a progênie feminina (XX) quando unido ao oócito contendo o cromossomo X. Todavia, em aves, todos os espermatozoides apresentam o mesmo cromossomo sexual, conhecido nessas espécies como cromossomo Z. As fêmeas das aves carreiam um cromossomo Z e um segundo cromossomo sexual, o cromossomo W. Um oócito pode conter um cromossomo Z ou W, portanto, o oócito é o gameta que determina o sexo da progênie nas aves.

Quando cromossomos homólogos são pareados em preparação para a primeira divisão meiótica, pode ocorrer ***crossing over***. Durante esse processo, regiões semelhantes

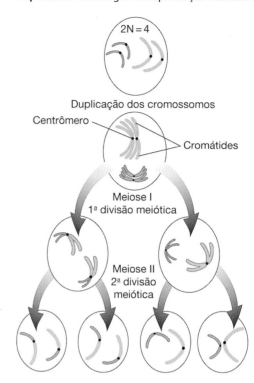

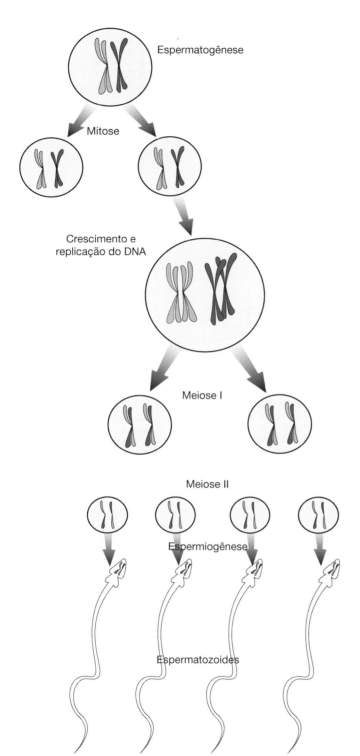

Figura 25.3 Meiose. Duas divisões celulares que resultam em quatro células com um número haploide de cromossomos.

é denominado *espermiogênese* (ver Figura 25.2). Não há outras divisões celulares após a segunda divisão meiótica, assim, não há aumento da quantidade de células após essa divisão.

Morfologia dos espermatozoides e espermatogênese

As espermátides são células redondas e imóveis, enquanto espermatozoides plenamente formados são móveis e constituídos por uma cabeça e uma cauda (Figura 25.4). A cabeça do espermatozoide contém o núcleo, constituído basicamente por material genético (DNA) condensado e um ***acrossomo***, um saco membranáceo localizado imediatamente abaixo da membrana plasmática, no vértice da cabeça do espermatozoide, que se estende para baixo sobre o núcleo (Figura 25.5). A cauda do espermatozoide apresenta uma porção central de microtúbulos e filamentos que possibilitam a motilidade. O segmento médio da cauda do espermatozoide contém uma coleção densa de mitocôndrias que fornecem energia para a motilidade dos espermatozoides.

O acrossomo é, essencialmente, um saco membranáceo de enzimas hidrolíticas, inclusive acrosina e hialuronidase. Algumas dessas enzimas são liberadas pelo acrossomo durante a fertilização e viabilizam a fusão dos gametas feminino e masculino. A liberação e a exposição dessas enzimas durante a fertilização são denominadas ***reação acrossômica***.

A conversão da espermátide redonda em espermatozoide alongado, com cabeça, cauda e acrossomo, demanda a modificação da espermátide original, a síntese e o condicionamento de enzimas acrossômicas, a organização de microtúbulos e a eliminação do excesso de citoplasma e

Figura 25.2 Espermatogênese: divisão celular e alterações estruturais que resultam na formação de espermatozoides.

dos cromossomos podem ser permutadas entre cromossomos homólogos. Essas permutas aumentam ainda mais a variabilidade genética na progênie porque são herdados cromossomos diferentes dos parentais.

Espermátide é o termo que descreve as células resultantes da segunda divisão meiótica nos túbulos seminíferos. As espermátides sofrem várias alterações funcionais e estruturais para se tornarem espermatozoides e esse processo

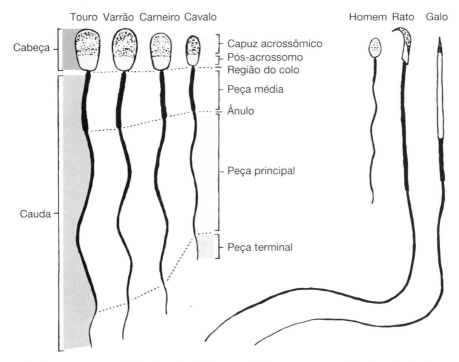

Figura 25.4 Comparação dos espermatozoides de animais de produção e outros vertebrados. *Fonte*: Reece, 2015. Reproduzida, com autorização, de John Wiley & Sons, Inc.

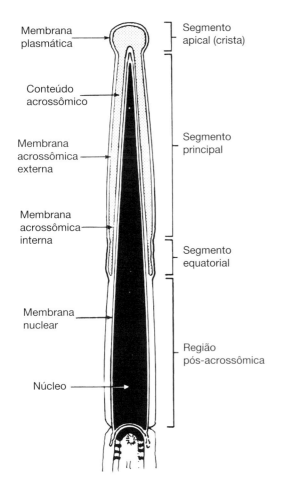

Figura 25.5 Corte sagital da cabeça de um espermatozoide bovino mostrando as várias subdivisões anatômicas. *Fonte*: Hafez e Hafez, 2000. Reproduzida, com autorização, de John Wiley & Sons, Inc.

membrana celular. As células sustentaculares, que embebem os espermatozoides, auxiliam algumas dessas conversões. Por exemplo, as células sustentaculares fagocitam corpúsculos residuais de excesso de citoplasma e membrana após a liberação dos espermatozoides plenamente formados. Algumas vezes, anomalias na espermatogênese podem ser visualizadas na avaliação microscópica da morfologia dos espermatozoides no ejaculado (Figura 25.6).

Velocidade e cronologia da espermatogênese

O tempo necessário para a espermatogênese (desde a formação de espermatogônias até a liberação de espermatozoides plenamente formados) varia de acordo com a espécie, mas é uma questão de semanas a meses, em vez de dias. Na maioria dos animais de produção, esse período é de aproximadamente 2 meses. Por isso, um agravo às células germinativas, como febre alta, pode causar uma demora de 8 a 10 semanas para a retomada da produção normal de espermatozoides. Calcula-se que a produção diária de espermatozoides seja de $4,4 \times 10^9$ em carneiros e 2×10^9 em touros. Oito ejaculações de um touro durante o período de uma hora reduzem o volume de sêmen de 4,2 mℓ na primeira coleta para 2,9 mℓ na oitava coleta. A quantidade de espermatozoides também cai de 1,7 bilhão para 98 milhões por mililitro. Esses dados indicam que animais normais produzem uma quantidade adequada de espermatozoides mesmo quando usados frequentemente para a reprodução. Todavia, esses dados também sugerem que vários dias de repouso sexual aumentam a contagem de espermatozoides em animais com números anormalmente baixos. Há uma correlação entre a produção diária de espermatozoides e as dimensões dos testículos em várias espécies. Nos animais que são reprodutores sazonais, as dimensões dos testículos e a produção de espermatozoides aumentam

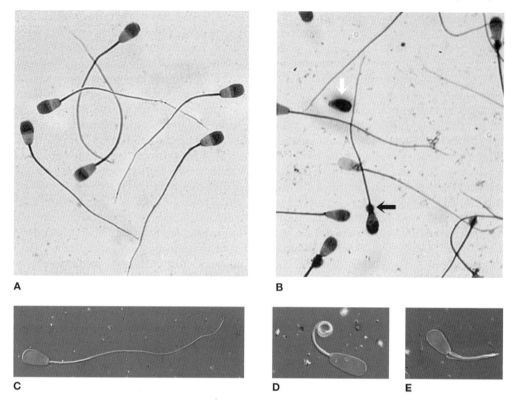

Figura 25.6 Avaliação de espermatozoides bovinos à microscopia óptica. A coloração nigrosina-eosina (**A**, **B**) comumente é usada, embora a microscopia de contraste por interferência diferencial (DIC) (**C**, **D**, **E**) possa ser utilizada. Espermatozoides normais (**A**, **C**) e espermatozoides com cabeças desprendidas (**B**, *seta branca*), gotículas citoplasmáticas (**B**, *seta preta*, **E**) ou anelamento da peça média e da cauda (**D**). *Fonte*: imagens cortesia de Library of Reproduction Images (LORI: https://lorimainsection.blogspot.ca/).

durante a temporada de reprodução. Embora as fêmeas possam permanecer em total inatividade sexual (anestro) fora da temporada de reprodução, os machos geralmente produzem certa quantidade de esperma.

Epidídimo

Os espermatozoides plenamente formados liberados pelos túbulos seminíferos atravessam a rede testicular em direção ao epidídimo. Os epidídimos são os principais locais de armazenamento de espermatozoides, que, em sua maioria, estão contidos na cauda de cada epidídimo.

Os espermatozoides provenientes da rede testicular que chegam à cabeça do epidídimo são imóveis e incapazes de fertilização. Durante sua passagem pelo epidídimo, os espermatozoides adquirem a capacidade de motilidade e fertilização. Presume-se que essas duas características estejam intimamente ligadas e a maioria dos profissionais que examinam uma amostra de sêmen faz uma estimativa da motilidade percentual dos espermatozoides. As alterações funcionais nos espermatozoides que ocorrem durante sua passagem pelo epidídimo dependem, em parte, das secreções do órgão e da presença de andrógenos (esteroides sexuais masculinos, testosterona e di-hidrotestosterona) nos fluidos epididimários. Também podem ocorrer alterações morfológicas (p. ex., modificações na cromatina nuclear e no acrossomo) durante a passagem pelo epidídimo.

Sêmen e tecnologia do sêmen

O **sêmen** é constituído por espermatozoides suspensos em secreções fluidas dos órgãos sexuais acessórios masculinos. A parte fluida do sêmen (**plasma seminal**) atua como meio de transporte para os espermatozoides e contém várias substâncias, inclusive diversos eletrólitos, frutose, ácido cítrico e sorbitol. A frutose (um açúcar) é uma possível fonte de energia para os espermatozoides.

O sêmen é coletado e examinado como parte de protocolos para a avaliação da fertilidade de machos reprodutores, no entanto, nenhuma característica isolada do sêmen ou dos espermatozoides é aceita como padrão-ouro perfeito para a previsão de fertilidade de uma determinada amostra de sêmen. Algumas características do sêmen que são avaliadas e parecem ter alguma correlação com a possível fertilidade quando consideradas em conjunto são: (1) concentração de espermatozoides por mililitro de sêmen; (2) características de motilidade dos espermatozoides; e (3) aspecto morfológico dos espermatozoides. A concentração de espermatozoides por mililitro e as características morfológicas normais variam entre as espécies e esse fato deve ser levado em consideração quando o sêmen é examinado.

O sêmen também é coletado e usado em tecnologias reprodutivas, como a inseminação artificial e a fertilização *in vitro* (IVF). Um ejaculado de touro pode ser dividido em até 500 doses para inseminação, e, se bem manipulada, cada alíquota tem boa probabilidade de levar à concepção.

336 Frandson | Anatomia e Fisiologia dos Animais de Produção

O sêmen também pode ser congelado e armazenado por anos. A divisão de uma alíquota de sêmen em múltiplas doses para inseminação e seu congelamento por longos períodos requerem a adição de crioprotetores para aumento do volume da alíquota e proteção dos espermatozoides durante o processo. É interessante notar que as características e a composição das soluções de maior eficácia variam conforme as amostras de sêmen de diferentes espécies e até mesmo em uma única espécie animal. Isso sugere que os espermatozoides de diferentes espécies tenham características metabólicas e/ou estruturais únicas e que os espermatozoides de cada macho possam responder de maneira distinta à criopreservação (congelamento). Embora os espermatozoides que saem do testículo sejam imóveis e incapazes de fertilização, ao alcançarem a cauda do epidídimo, 8 a 11 dias depois, são férteis. A coleta de espermatozoides da cauda do epidídimo após a morte precoce do macho ou a castração pode ser uma forma eficaz de preservação genética; a maior parte dos espermatozoides do epidídimo é criopreservada e utilizada na IVF.

Embora a utilização eficiente das tecnologias do sêmen para fins de reprodução seja vantajosa para os produtores, é preciso considerar o risco de propagação de mutações genéticas juntamente a determinados traços desejados. Na genética populacional, o "efeito fundador" é um tipo de gargalo populacional que pode ter desfechos perigosos, devido à perda de variação alélica na população. Por exemplo, o touro Pawnee Farm Arlinda Chief ("Chief") foi cruzado com 16.000 vacas que eram produtoras prolíficas de leite. Essas vacas, por sua vez, tiveram 500.000 netas e mais de 2 milhões de bisnetas. De fato, os genes do touro Chief são responsáveis por 14% de todo o DNA das vacas Holstein e isso levou à prevalência de uma mutação letal do gene *Apaf1*. Como o gene alterado do touro Chief se espalhou por essa progênie, a mutação não foi percebida. Todavia, quando sua genética começou a aparecer em machos e fêmeas, a taxa de perda do embrião (aborto espontâneo) aumentou. Desde então, os cientistas elaboraram métodos para identificar se o rebanho carreia o gene mutante, cuja frequência caiu de 8 para 2% nos últimos anos. Estima-se que essa mutação isolada causou mais de 500.000 abortos espontâneos, com o custo para a indústria leiteira de mais de US$ 420 milhões. Ainda assim, os economistas estimam que o aumento da produção de leite em decorrência da genética do touro Chief foi de US$ 35 bilhões desde a década de 1960.

Hormônios da reprodução masculina

Regulação endócrina da função testicular

O *hormônio foliculoestimulante* (FSH) e o *hormônio luteinizante* (LH) são hormônios glicoproteicos (ver Capítulo 13) provenientes da adeno-hipófise (parte anterior da glândula hipófise) e são os reguladores endócrinos primários da função testicular. Seu efeito global é a estimulação da função testicular, portanto, ambos são considerados *gonadotropinas*. O FSH promove a espermatogênese em decorrência de suas ações nas células germinativas, nos túbulos

seminíferos e nas células sustentaculares que dão suporte ao desenvolvimento dos espermatozoides. O LH atua nas células intersticiais testiculares, promovendo a secreção dos andrógenos, principalmente a *testosterona*. A testosterona produzida pelas células intersticiais é necessária para a finalização da espermatogênese, portanto, o FSH e o LH são necessários para a espermatogênese normal.

Um hormônio proveniente de hipotálamo, o *hormônio liberador de gonadotropina* (GnRH), estimula a liberação de FSH e LH pelas células gonadotrópicas da adeno-hipófise. A testosterona sérica proporciona *feedback* negativo para o hipotálamo (para a regulação de GnRH) e é produzida pelas células intersticiais testiculares estimuladas pelo LH. A testosterona também exerce efeitos diretos na adeno-hipófise, suprimindo diretamente a liberação de LH. Quando as células sustentaculares são estimuladas pelo FSH, produzem um hormônio proteico, a *inibina*. A inibina exerce efeito de *feedback* negativo na adeno-hipófise, suprimindo ainda mais a liberação de FSH.

Nos animais de produção, a regulação por *feedback* da secreção de GnRH, FSH e LH é tal que a espermatogênese é mantida em taxas adequadas para a reprodução durante todo o ano. Todavia, os níveis plasmáticos de FSH, LH e testosterona realmente variam de acordo com a estação do ano em algumas espécies e essas variações estão associadas a diferenças na atividade sexual. Por exemplo, os níveis de FSH, LH e testosterona são mais elevados nos carneiros nos meses com dias mais curtos e estão associados a aumento da atividade sexual e exacerbação de comportamentos relacionados com dominância dos machos, sobretudo se houver muitos machos no grupo.

Testosterona e seus efeitos

A testosterona é um hormônio esteroide que penetra em suas células-alvo para exercer seus efeitos. No interior das células-alvo, a testosterona é convertida em *di-hidrotestosterona*, que se liga a receptores intracelulares. Além de dar suporte à maturação dos espermatozoides nos testículos, a testosterona promove o desenvolvimento e a função dos órgãos sexuais acessórios masculinos, provoca o desenvolvimento das características sexuais secundárias e promove o comportamento sexual masculino.

A perda da *libido* (impulso sexual) e a incapacidade de produzir progênie são dois dos efeitos mais evidentes da castração e da consequente ausência de testosterona. Entretanto, animais castrados, após alcançarem a maturidade sexual, podem continuar a exibir comportamento sexual masculino e tentar copular por algum tempo se tiveram experiência sexual antes da castração. Se um animal for castrado antes da puberdade, muitas das características sexuais secundárias masculinas não se desenvolvem e ele tende a assemelhar-se às fêmeas da espécie. Além disso, as glândulas sexuais acessórias não se desenvolvem normalmente se a castração for realizada em uma fase inicial da vida e se tornam não funcionais se a castração for feita após a maturidade sexual. Embora a produção de testosterona pelos testículos seja necessária para a libido normal, não é a testosterona que influencia diretamente os neurônios no cérebro a produzir libido normal. Nos neurônios, a testosterona é convertida em estradiol, um estrógeno, e esse estradiol é que realmente estimula a libido nos machos. Esteroides anabolizantes (comentados a seguir) usados para promover crescimento não podem ser convertidos em estradiol e, portanto, não aumentam a libido.

Os esteroides anabolizantes são compostos sintéticos usados para aumentar a síntese efetiva de proteína e a massa da musculatura esquelética. Desse modo, os esteroides anabolizantes são semelhantes aos andrógenos endógenos, como a testosterona, porque podem promover o desenvolvimento de características sexuais secundárias e exercer efeito de *feedback* negativo no eixo hipotalâmico-adeno-hipofisário. Devido a esse *feedback* negativo, a produção endógena de testosterona e a espermatogênese são suprimidas. Ainda não foi elucidado se retornam ao normal caso os animais recebam esteroides anabolizantes por períodos prolongados.

Ereção e ejaculação

A ereção peniana é um reflexo nervoso iniciado por estimulação tátil apropriada do pênis, por estímulos visuais ou ambientais (como a presença de uma fêmea no estro) ou por comportamento aprendido. Por exemplo, uma ereção pode começar quando um garanhão está sendo levado para o local de cobertura, mas antes de a égua ser levada para lá – acredita-se que essa seja uma resposta aprendida. Da mesma forma, acredita-se que as respostas aprendidas sejam responsáveis pela falta de libido em determinados machos que sofreram traumas (p. ex., um garanhão que foi escoiceado por uma égua) ou que associa a cobertura a algum evento doloroso ou desagradável.

Independentemente do tipo de pênis (musculocavernoso ou fibroelástico), a ereção peniana exige estimulação parassimpática e vasodilatação intrapeniana. A estimulação sexual faz com que os nervos parassimpáticos liberem acetilcolina, que, por sua vez, estimula as células endoteliais que revestem os vasos sanguíneos do pênis a produzir óxido nítrico (NO) a partir de oxigênio e L-arginina. O óxido nítrico penetra no citoplasma das células musculares lisas e se liga à guanilil-ciclase, levando à produção de 3′-5′-monofosfato cíclico de guanosina (cGMP). O cGMP ativa uma proteinoquinase, reduz os níveis intracelulares de cálcio e provoca relaxamento da musculatura lisa. No pênis musculocavernoso, a musculatura lisa vascular relaxa, dilatando as artérias penianas, o que provoca venoconstrição, enchimento de sinusoides com sangue e aumento do diâmetro e da rigidez esperados para a ereção peniana. No pênis fibroelástico, o músculo liso que relaxa é o músculo retrator do pênis, resultando em relaxamento da flexura sigmoide e alongamento funcional do pênis.

Antes da ejaculação, os espermatozoides são deslocados dos locais de armazenamento nos epidídimos, pelos ductos deferentes, para a uretra pélvica. Esse movimento é denominado **emissão** e atribuído a contrações da musculatura lisa na parede dessas estruturas tubulares. Na uretra pélvica, as secreções das glândulas sexuais acessórias são misturadas com os espermatozoides. A ejaculação da mistura (sêmen) pela uretra pélvica está associada a mais contrações dos epidídimos e dos ductos deferentes e contrações adicionais dos músculos do pênis circundando a uretra peniana. A emissão e a ejaculação são reflexos autônomos que envolvem as divisões simpática e parassimpática do sistema nervoso.

26 Anatomia do Sistema Reprodutor Feminino

Ovários, 339	Vestíbulo e vulva, 343
Tubas uterinas, 340	Irrigação sanguínea e inervação do sistema
Útero, 342	reprodutor feminino, 344
Vagina, 343	

Objetivos de aprendizagem

- Definir e ser capaz de explicar a importância dos termos destacados em **negrito e itálico** neste capítulo
- Explicar as duas funções primárias do ovário. Explicitar se o ovário é um órgão endócrino, exócrino ou ambos
- Descrever o trajeto que os espermatozoides precisam percorrer para alcançar o oócito e ocorrer a fertilização
- Ilustrar as estruturas anatômicas que compõem o sistema reprodutor feminino e suas inter-relações
- Explicar a importância das três camadas do útero: endométrio, miométrio e mesométrio
- Descrever as estruturas peritoneais e neurovasculares que suspendem e dão suporte ao sistema reprodutor feminino. Discorrer sobre como essas estruturas se inter-relacionam.

O sistema reprodutor feminino dos mamíferos produz o gameta feminino (*oócito*), o transporta para o local onde pode ser fertilizado pelo gameta masculino (espermatozoide), proporciona um ambiente para o desenvolvimento e o crescimento do embrião e expele o feto quando ele está em condições de sobreviver fora do corpo da mãe. Os órgãos femininos de reprodução incluem dois *ovários*, duas *tubas uterinas* (também denominadas *ovidutos*), o *útero*, a *vagina* e a *vulva* (Figura 26.1). O oócito é liberado pelo ovário e penetra na extremidade aberta da tuba uterina. Normalmente, a fertilização ocorre na tuba uterina durante a passagem do oócito para o útero. No útero, o oócito fertilizado, agora um *zigoto*, evolui e se torna um *embrião* e depois um *feto*. O feto sai do útero pela vagina e pela vulva e se torna um recém-nascido (*neonato*). A Tabela 26.1 compara os sistemas reprodutores dos animais de produção não prenhes.

Ovários

Os *ovários*, como os testículos nos machos, são os órgãos primários da reprodução nas fêmeas. Os ovários são órgãos endócrinos e citogênicos (produtores de células) porque produzem hormônios, que são liberados diretamente na corrente sanguínea, e oócitos, que são liberados da superfície do ovário durante a *ovulação* (ver Capítulo 27).

Os ovários são glândulas pareadas que, em geral, encontram-se na região lombar da cavidade abdominal, a uma curta distância caudal aos rins. Como todos os órgãos abdominais, os ovários estão recobertos por peritônio. Os ovários estão suspensos a partir da parede corpórea por uma reflexão dessa membrana serosa, o *mesovário*, a parte mais cranial dos envoltórios peritoneais do sistema reprodutor feminino.

Na maioria das espécies, os ovários são ovoides (Figura 26.2). Na égua, contudo, os ovários têm formato de feijão por causa da *fossa de ovulação*, uma endentação bem-definida na margem inserida do ovário. De modo geral, os ovários das porcas têm aspecto lobulado por causa dos numerosos oócitos em desenvolvimento. A porca é o único animal de produção que, tipicamente, produz uma ninhada em vez de um ou dois filhotes por gravidez.

Quando o ovário é palpado pela parede do reto, a sensação é sólida por causa da grande quantidade de tecido conjuntivo que constitui o estroma da glândula. As dimensões normais do ovário variam consideravelmente de uma espécie para

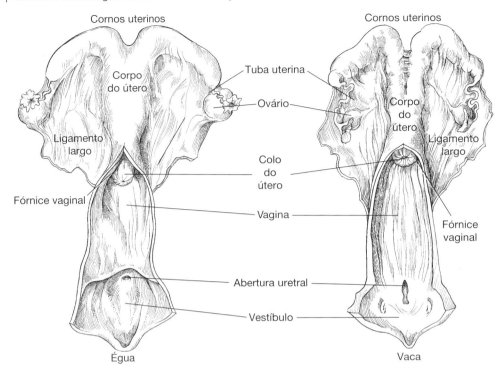

Figura 26.1 Anatomia do sistema reprodutor feminino.

Tabela 26.1 Anatomia comparada do sistema reprodutor de fêmeas adultas não prenhes.

	Animal			
Órgão	Vaca	Ovelha	Porca	Égua
Tuba uterina[1]	25	15 a 19	15 a 30	20 a 30
Útero				
Tipo	Bipartido[2]	Bipartido	Bicorne[3]	Bipartido
Corno[1]	35 a 40	10 a 12	40 a 65	15 a 25
Corpo[1]	2 a 4	1 a 2	5	15 a 20
Endométrio	70 a 120 carúnculas	88 a 96 carúnculas	Pregas longitudinais discretas	Pregas longitudinais evidentes
Colo do útero				
Lúmen	2 a 5 ranhuras anulares	Ranhuras anulares	Em saca-rolhas	Pregas evidentes
Abertura para o útero	Pequena e protrusa	Pequena e protrusa	Mal definida	Bem definida
Vagina[1]	25 a 30	10 a 14	10 a 15	20 a 35
Vestíbulo[1]	10 a 12	2,5 a 3	6 a 8	10 a 12

[1] Comprimento em centímetros.
[2] Corpo dividido em duas partes.
[3] Útero dominado por dois cornos.

outra e, dentro da mesma espécie, há alguma variação. Por exemplo, o ovário de uma égua pode ter menos de 2,5 cm de diâmetro quando não há oócitos em desenvolvimento ou chegar a 10 cm quando existem muitos oócitos em desenvolvimento.

O ovário é envolto por uma cápsula de tecido conjuntivo denso, a **túnica albugínea** (Figura 26.3). A **medula** (parte central) do ovário é a parte mais vascular, enquanto o **córtex** (parte externa) é composto sobretudo por tecido conjuntivo denso e irregular entremeado a folículos (oócitos em desenvolvimento; ver Figura 27.1) e **células intersticiais**, que têm função endócrina.

Tubas uterinas

As **tubas uterinas** (também conhecidas como **ovidutos**) são estruturas tubulares pareadas e convolutas que conduzem os oócitos de cada ovário para o corno respectivo do útero (ver Figura 26.1) e são o local de fertilização dos oócitos pelos espermatozoides. A parte da tuba uterina adjacente ao ovário, o **infundíbulo**, é uma estrutura afunilada de paredes finas com uma série altamente complexa de fímbrias na abertura (Figura 26.4 A). Com frequência, o infundíbulo é comparado a uma luva e parece ter participação ativa na ovulação, pelo menos

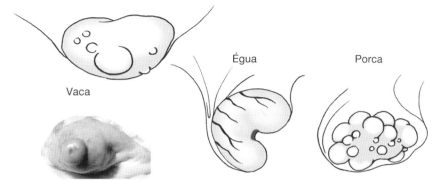

Figura 26.2 Esquema de ovários de égua, vaca e porca. Observe a fossa de ovulação no ovário equino. A imagem à esquerda (peça anatômica) é de um ovário bovino com a coroa do corpo lúteo evidente. *Fonte*: fotografia cortesia de Library of Reproduction Images (LORI: http://lorimainsection.blogspot.ca).

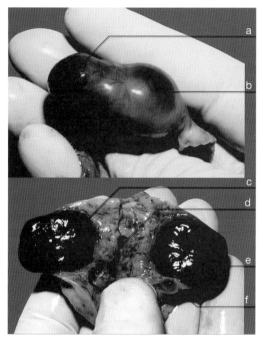

Figura 26.3 Ovário bovino (intacto na imagem superior, seccionado na imagem inferior), mostrando corpo lúteo e folículos. A túnica albugínea (f) do ovário bovino é delgada, possibilitando a protrusão da "coroa" (a) do corpo lúteo ao longo da superfície e a palpação por via retal (VR). Um folículo grande é visível a olho nu (b), mas colapsou no corte (d). Um folículo pequeno também é visível no corte (e). *Fonte*: imagens cortesia de Library of Reproduction Images (LORI: http://lorimainsection.blogspot.ca). (Esta figura encontra-se reproduzida em cores no Encarte.)

por envolver parcial ou totalmente o ovário e direcionar o oócito para a tuba uterina.

O revestimento da tuba uterina é uma mucosa multipregueada recoberta primariamente por um epitélio ciliado colunar simples (Figura 26.4 B). Durante o estro (período de receptividade sexual), as células sem cílios se tornam ativamente secretoras. O restante da parede da tuba uterina inclui uma submucosa de tecido conjuntivo e uma camada muscular (músculo liso). Tanto os cílios como os músculos atuam no movimento dos oócitos e, possivelmente, no dos espermatozoides. A tuba uterina, como todo o sistema

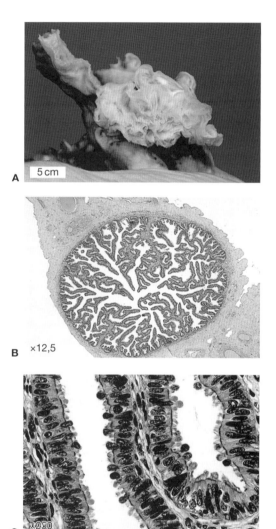

Figura 26.4 Tuba uterina. **A.** Infundíbulo bovino suspenso em água, demonstrando a complexidade das fímbrias. **B.** Micrografia de pequeno aumento do infundíbulo bovino: observe as pregas elaboradas do epitélio. **C.** Micrografia de maior aumento, mostrando o epitélio colunar simples ciliado da tuba uterina. A superfície da mucosa é caracterizada por secreção abundante. *Fonte*: imagem **A** cortesia de Library of Reproduction Images (LORI: http://lorimainsection.blogspot.ca); imagens **B** e **C**, de Bacha e Bacha, 2012. Reproduzida, com autorização, de John Wiley & Sons, Inc. (Esta figura encontra-se reproduzida em cores no Encarte.)

reprodutor feminino, está revestida externamente por peritônio, que é refletido para fora do órgão como um mesentério suspensório. A parte que sustenta a tuba uterina é a *mesossalpinge*.

Útero

O *útero* dos mamíferos domésticos é constituído por um *corpo*, um *colo do útero* e dois *cornos* (ver Figura 26.1). As proporções relativas de cada segmento variam consideravelmente dependendo da espécie, bem como o formato e a disposição dos cornos uterinos (Figuras 26.5 e 26.6).

Em relação ao comprimento dos cornos, o corpo do útero é maior na égua, menos extenso nos ruminantes e pequeno nas porcas. Externamente, o corpo do útero da vaca parece maior do que é porque as partes caudais dos cornos uterinos são mantidas juntas pelo *ligamento intercornual*, que mascara sua natureza individual.

Como ocorre na maioria dos outros órgãos internos ocos, a parede uterina consiste em um revestimento de mucosa, uma camada intermediária de músculo liso e uma camada serosa externa de peritônio. O útero está suspenso bilateralmente a partir da parede corpórea pelo *mesométrio*. O mesométrio é contínuo com o peritônio parietal da cavidade abdominal, tornando retroperitoneais os órgãos reprodutores. O peritônio associado ao sistema reprodutor feminino, o mesométrio (útero), a mesossalpinge (tuba uterina) e o mesovário (ovário) constituem o *ligamento largo do útero*. A localização do útero e dos ovários, imediatamente ventrais ao cólon descendente, torna possível sua palpação VR em animais de grande porte.

O revestimento mucoso do útero, o *endométrio*, é um tecido extremamente glandular, cuja espessura e vascularidade variam de acordo com as alterações hormonais nos ovários e na gravidez (Figura 26.7; ver Capítulo 27). A cobertura epitelial da mucosa é do tipo colunar simples na égua, mas é epitélio colunar estratificado nos suínos e ruminantes.

As *glândulas uterinas* são do tipo tubular ramificado simples e consideravelmente espiraladas. Essas glândulas são especialmente ativas durante o estro e a gravidez, durante a qual produzem um fluido conhecido coloquialmente como *leite uterino*. Essas glândulas estão distribuídas pelo endométrio do útero, exceto nos ruminantes, nos quais as carúnculas são aglandulares. As *carúnculas* são projeções no formato de cogumelos na superfície interna do útero dos ruminantes e pro-

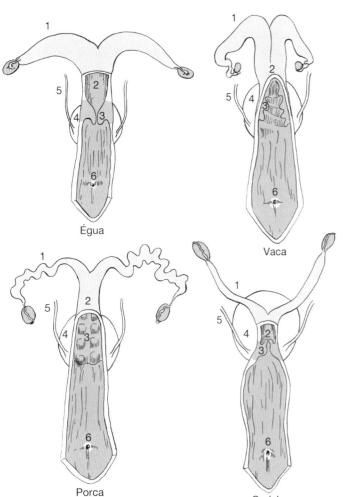

Figura 26.5 Formatos comparativos dos úteros animais. A cadela é mostrada para fins de comparação. 1, corno uterino; 2, corpo do útero; 3, colo do útero; 4, bexiga; 5, ureter; 6, clitóris. *Fonte*: adaptada de Reece, 2015. Reproduzida, com autorização, de John Wiley & Sons, Inc.

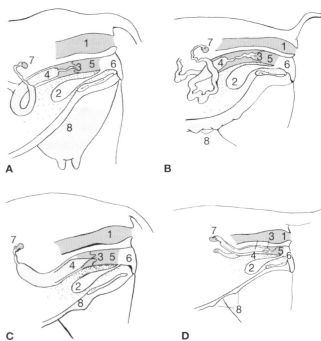

Figura 26.6 Anatomia comparada do sistema reprodutor feminino. **A.** Vaca. **B.** Porca. **C.** Égua. **D.** Cadela. Vista lateral. 1, reto; 2, bexiga; 3, colo do útero; 4, útero; 5, vagina; 6, vestíbulo; 7, ovário; 8, glândula mamária. A cadela foi incluída nesta figura para fins de comparação. *Fonte*: adaptada de Reece, 2015. Reproduzida, com autorização, de John Wiley & Sons, Inc.

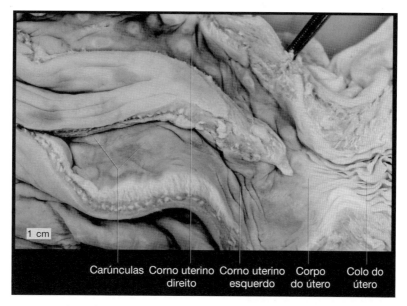

Figura 26.7 Corte do sistema reprodutor feminino bovino. O corpo do útero é relativamente curto em comparação aos cornos uterinos na vaca. *Fonte*: imagem cortesia de Library of Reproduction Images (LORI: http://lorimainsection.blogspot.ca). (Esta figura encontra-se reproduzida em cores no Encarte.)

porcionam um local de inserção das membranas fetais (Figura 26.7; ver Capítulo 28).

O *colo do útero* se projeta caudalmente para a vagina. O colo do útero é um esfíncter forte de músculo liso, que se mantém bem fechado, exceto durante o estro e a parição. Durante o estro, o colo do útero relaxa discretamente, possibilitando a entrada dos espermatozoides no útero. Nos ruminantes e, até certo ponto, nos suínos, a superfície interna do colo do útero está disposta em uma série de cristas ou anéis circulares, algumas vezes denominadas *pregas anulares* (Figura 26.8). O colo do útero da égua é relativamente liso e se projeta de modo proeminente para a vagina, que circunda o colo do útero como um *fórnice vaginal* profundo.

A túnica muscular é a parte muscular da parede uterina, comumente chamada de *miométrio*. É constituída por uma camada circular interna espessa de músculo liso e uma camada longitudinal externa mais delgada de músculo liso, separadas por uma camada vascular. Durante a gravidez, a espessura da musculatura na parede uterina aumenta substancialmente, tanto em termos de tamanho celular (hipertrofia) como de número de células (hiperplasia).

Vagina

A *vagina* é a parte do sistema reprodutor feminino que está localizada no canal pélvico, entre o útero cranialmente e a vulva caudalmente (Figuras 26.1 e 26.5). A vagina é o canal por onde o feto sai do útero durante o parto e uma bainha (*vagina* é o termo em latim para "bainha") para o pênis do macho durante a cópula (o ato de acasalamento ou monta, como é comumente conhecido em zootecnia).

A mucosa da vagina é um epitélio escamoso estratificado aglandular, exceto em bovinos, que apresentam algumas células mucosas na parte cranial da vagina adjacente ao colo do útero. A submucosa é frouxa e as camadas musculares consistem em uma camada circular interna e uma camada longitudinal externa de músculo liso. O peritônio parietal reveste apenas a parte cranial da vagina, onde se localiza na cavidade abdominal. A parte caudal da vagina, que atravessa o canal pélvico, é recoberta por fáscia pélvica (tecido conjuntivo). Ventralmente à parte cranial da vagina e ao útero está localizada a bexiga, que pode ser palpada por VR. **Normalmente a uretra deve drenar para o vestíbulo e ser esvaziada a partir da vulva. Fêmeas com conformação insatisfatória podem apresentar acúmulo de urina na vagina e, algumas vezes, no útero, o que reduz a fertilidade.**

Vestíbulo e vulva

O *vestíbulo* é a parte do sistema reprodutor feminino localizada entre a vagina e a genitália externa. A transição entre a vagina e o vestíbulo é delimitada pelo óstio uretral externo, portanto, o vestíbulo é, funcionalmente, comum aos sistemas reprodutor e urinário. As vulvas suína e bovina apresentam um *divertículo suburetral*, um curto saco de fundo cego ventral à abertura da uretra. A mucosa do vestíbulo é caracterizada por abundantes glândulas mucosas.

A *vulva* é a genitália externa da fêmea (Figura 26.9). É constituída pelos *lábios* direito e esquerdo, que se encontram na linha mediana, dorsal e ventralmente às *comissuras dorsal* e *ventral*, respectivamente. De modo geral, a comissura ventral é um tanto pendular e esconde o *clitóris*, uma estrutura de tecido erétil que tem a mesma origem embrionária do pênis no macho. Como o pênis, o clitóris é constituído por duas raízes, um corpo e uma glande; apenas a glande é visível externamente. O clitóris é recoberto por epitélio escamoso estratificado e apresenta numerosas terminações nervosas sensoriais. **As éguas ou as vacas com**

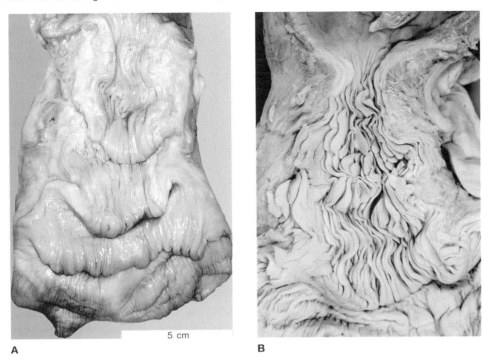

Figura 26.8 Colo do útero bovino. **A.** Aspecto típico de colo do útero aberto para revelar as pregas transversas interdigitais entre a vagina e o útero. **B.** Mesma amostra submersa em água, demonstrando a complexidade das pregas mucosas longitudinais do colo do útero. *Fonte*: imagens cortesia de Library of Reproduction Images (LORI: http://lorimainsection.blogspot.ca). (Esta figura encontra-se reproduzida em cores no Encarte.)

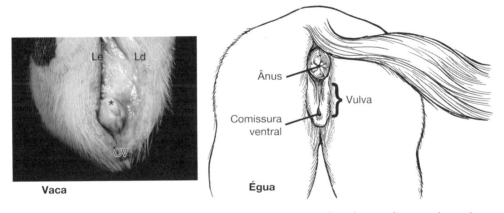

Figura 26.9 Genitália externa da vaca e da égua. O colo do útero (*) da vaca é evidente adjacente à comissura ventral (CV). Os lábios esquerdo e direito (Ld, Le) são os limites caudais do vestíbulo. Como é mostrado no esquema da égua, a vulva é localizada ventralmente ao ânus e ambos são frequentemente cobertos pela cauda. *Fonte*: fotografia cortesia de Library of Reproduction Images (LORI: http://lorimainsection.blogspot.ca).

conformação insatisfatória da vulva tendem a apresentar menor desempenho reprodutor. Idealmente, os lábios vulvares devem ser próximos a vertical e bem apostos, mas com o envelhecimento ou a perda das condições corpóreas, essa aposição pode ser comprometida e/ou desenvolver inclinação cranial em direção à vulva, o que provoca entrada de material fecal ou ar no vestíbulo e na vagina. O procedimento de Caslick (em homenagem ao Dr. Edward Caslick, que descreveu o procedimento pela primeira vez em 1937) consiste em aposição cirúrgica da parte dorsal dos lábios vulvares para impedir a penetração de material estranho no vestíbulo, mas permitindo a micção da égua ou da vaca. Na fêmea prenhe, os lábios vulvares fechados precisam ser separados antes do parto ou pode ocorrer distocia grave ou laceração da vulva e do períneo.

Irrigação sanguínea e inervação do sistema reprodutor feminino

A irrigação sanguínea do sistema reprodutor feminino é extremamente anastomótica e todos os vasos são bilaterais. Cranialmente, a ***artéria ovariana*** se origina da aorta, caudalmente às artérias renais, e irriga o ovário. Um ramo uterino dessa artéria irriga a tuba uterina ipsilateral e a parte cranial do corno uterino. A irrigação sanguínea primária do corpo e dos cornos uterinos provém da **artéria uterina** (antes denominada artéria uterina média), que se origina na **artéria vaginal**. Todas as estruturas neurovasculares associadas ao sistema reprodutor feminino são observadas a olho nu em estruturas peritoneais, de modo que a artéria uterina é encontrada no mesométrio e consiste em uma anastomose das artérias vaginal e ovariana. **A artéria uterina é a principal responsável pela irrigação sanguínea do útero na região do feto em desenvolvimento, consequentemente, suas dimensões aumentam muito à medida que a gestação avança e vários ramos podem ser observados a olho nu. Um dos sinais de prenhez é a vibração palpável dessa artéria (chamada de *frêmito*), que pode ser detectada no exame retal.**

A parte caudal do útero, o colo do útero e as partes adjacentes da vagina são irrigados por ramos da artéria vaginal, que é uma ramificação da **artéria pudenda interna**. Os ramos mais distais da artéria pudenda interna também irrigam a parte caudal da vagina, a vulva e o ânus. A artéria pudenda interna se origina na **artéria ilíaca interna**.

Apenas na égua a artéria uterina se origina diretamente na **artéria ilíaca externa**. O ramo da artéria pudenda interna que é a artéria vaginal realmente irriga a vagina, a bexiga, a uretra e a parte caudal do corpo do útero, mas não se anastomosa com a artéria ovariana.

A drenagem venosa do sistema reprodutor feminino se dá por veias satélites às artérias. Essas veias terminam na veia cava caudal. Nos ruminantes, a artéria ovariana e a veia uterina são próximas e formam uma via venoarterial para os mensageiros químicos provenientes do útero alcançarem o ovário do mesmo lado. Essa relação explica determinados fenômenos fisiológicos da reprodução dos ruminantes (ver Capítulo 27).

A inervação autônoma simpática do sistema reprodutor feminino provém do gânglio mesentérico caudal pelos **nervos hipogástricos**. As fibras parassimpáticas provêm dos segmentos sacrais da medula espinal e vão para os órgãos reprodutores nos **nervos pélvicos**. Os **nervos pudendos** e **perineais**, nervos somáticos provenientes dos segmentos sacrais da medula espinal, são responsáveis pela inervação motora e sensorial, respectivamente, da genitália externa.

27 Ovário e Ciclos Estrais

Oogênese (ovogênese), 347
Folículos secundários, 348
Hormônios e desenvolvimento folicular, 348
Ovulação, 351
Pulso de hormônio luteinizante, 351
Ovulação espontânea e reflexa, 351
Transição sazonal, 352
Corpo lúteo, 352
Fases do ciclo estral, 353
Proestro, 353

Estro, 353
Metaestro, 353
Diestro e anestro, 354
Puberdade, 354
Dados específicos dos ciclos estrais de alguns animais, 354
Égua, 354
Vaca, 354
Ovelha, 355
Porca, 355

Objetivos de aprendizagem

- Definir e ser capaz de explicar a importância dos termos destacados em **negrito e itálico** neste capítulo
- Descrever a participação do hormônio foliculoestimulante (FSH) e do hormônio luteinizante (LH) no mecanismo de desenvolvimento folicular
- Explicar a participação do estrógeno no desencadear do pulso de hormônio luteinizante e na ovulação. Definir quais são as diferenças durante a transição sazonal ou na ovulação reflexa
- Ilustrar as fases do ciclo estral, inclusive os eventos endócrinos primários e as estruturas ovarianas
- Descrever a origem, a perda e a endocrinologia do corpo lúteo
- Revisar os aspectos específicos dos ciclos estrais da égua, da vaca, da ovelha e da porca
- Comparar e relatar as diferenças da formação de gametas e das fases da meiose em machos e fêmeas.

Os ovários são a fonte dos gametas femininos maduros (*oócitos*) e dos hormônios necessários para a reprodução. A **oogênese** (ou **ovogênese**) é a formação de oócitos. O **estro** (**cio**) é o período de receptividade sexual nas fêmeas. Um ciclo estral é o intervalo desde o início de um estro até o início do estro seguinte.

Animais que têm apenas um ciclo estral por ano são chamados de **monoestros**, enquanto aqueles que apresentam vários ciclos estrais por ano são **poliestros**. Muitos animais têm estros sucessivos caso não haja gestação e sua manutenção. O momento de ocorrência desses estros é geralmente determinado por alterações sazonais na duração do dia, e assim esses animais são denominados **poliestros sazonais**. O período relativamente longo de inatividade em animais poliestros sazonais é chamado de **anestro** e é parte do ciclo sexual.

Oogênese (ovogênese)

No feto, as **células germinativas primordiais** migram do saco vitelino para os ovários em desenvolvimento, onde uma camada única de **células foliculares** circunda uma célula germinativa que se tornará um oócito. A célula germinativa central (agora denominada **ovogônia** ou **oogônia**) aumenta de tamanho e começa a meiose. (É preciso lembrar que a meiose implica duas divisões, durante as quais o número diploide de cromossomos é reduzido à metade [haploide]). A oogônia não completa a meiose, que é interrompida na primeira prófase antes da primeira divisão. Nesse estágio, forma-se um **oócito** (**ovócito**) **primário** e a combinação de um oócito primário com sua camada circundante de células foliculares cuboides (célula da granulosa) constitui um *folículo primário* (Figura 27.1). Por ocasião do nascimento, os ovários da maioria das espécies domésticas contêm centenas de milhares de folículos primários esperando para se desenvolverem. Ainda não se sabe o que determina qual dos milhares de folículos primários é selecionado para evoluir durante um ciclo estral específico.

Em contraste flagrante com a espermatogênese, que produz quatro espermatozoides a partir de cada célula germinativa primária, a maturação do oócito primário resulta em apenas um oócito maduro e o material genético remanescente é extrudado na forma de células rudimentares (*corpúsculos polares*). Na maioria dos animais, a primeira das duas divisões da meiose é completa, levando à formação do primeiro corpúsculo polar, antes ou imediatamente após a *ovulação* (eliminação de um oócito de um folículo). A formação do segundo corpúsculo polar só ocorrerá após a fertilização (ver Capítulo 28).

Folículos secundários

Em todos os animais, múltiplos folículos primários sofrem maior desenvolvimento durante um ciclo estral. Nos *animais monotócicos* (animais que não têm ninhada e normalmente têm apenas uma cria por gestação, como a égua e a vaca), um folículo geralmente se desenvolve mais rápido que os outros e apenas um oócito é liberado na ovulação. Os demais folículos em desenvolvimento regridem e formam *folículos atrésicos*. *Animais politócicos*, como os carnívoros e os suínos, produzem normalmente duas ou mais crias por gestação. Nesses animais, vários folículos se desenvolvem e liberam oócitos aproximadamente ao mesmo tempo. Os oócitos podem ser todos oriundos de um ovário ou serem liberados pelos dois ovários.

No desenvolvimento subsequente dos folículos primários, há aumento das dimensões do oócito e replicação das células foliculares circundantes. As células foliculares em processo de replicação apresentam várias camadas de espessura e esse grupo de células circundante é a *granulosa*. As células da granulosa secretam glicoproteínas que formam ligações cruzadas (*zona pelúcida*) protetoras em torno do oócito (Figura 27.2; ver Figura 27.1). Prolongamentos citoplasmáticos de células da granulosa penetram a zona pelúcida para possibilitar a comunicação e a troca entre elas e o oócito. O desenvolvimento inicial até esse ponto é independente de estimulação por gonadotropinas (hormônio foliculoestimulante [FSH] e hormônio luteinizante [LH]).

O folículo em desenvolvimento é conhecido como *folículo secundário*, quando o oócito aumenta de tamanho e é circundado por uma camada granulosa em desenvolvimento. A *teca*, constituída por camadas de células estromais imediatamente seguintes a granulosa, também se desenvolve tardiamente durante o estágio de folículo secundário.

Hormônios e desenvolvimento folicular

O hormônio liberador de gonadotropina (GnRH) é secretado pelo hipotálamo para promover a liberação de FSH e LH pelas células gonadotrópicas da adeno-hipófise.

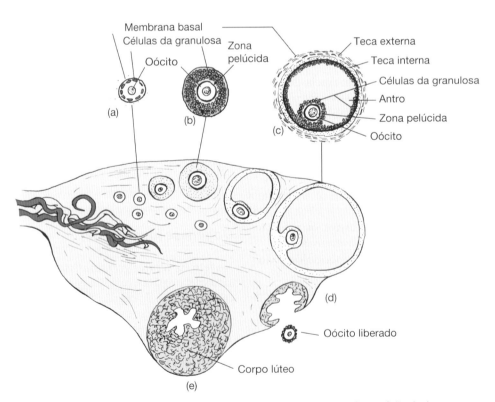

Figura 27.1 Corte sagital de um ovário mostrando a origem, o crescimento e a erupção de um folículo, bem como o desenvolvimento de um corpo lúteo no local onde um folículo irrompeu. a, folículo primário; b, folículo em crescimento; c, folículo terciário ou de Graaf; d, erupção do folículo (ovulação); e, corpo lúteo. *Fonte*: reimpressa, com autorização, de Wiley-Blackwell de Reece, WO. Duke's Physiology of Domestic Animals. 13th ed. 2015.

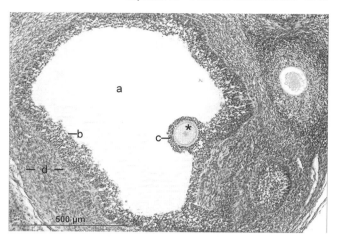

Figura 27.3 Folículo terciário do ovário de uma novilha com 1 mês de vida. O antro (a) do folículo está circundado por uma camada de células da granulosa, a membrana granulosa (b). O cúmulo oóforo (c) é visível em torno do oócito (*). Uma bainha de células do estroma, a teca folicular (d), está formada em torno do folículo e apresenta uma camada vascular interna (teca interna) e uma camada externa de tecido conjuntivo (teca externa), cuja visualização pode ser difícil nessa ampliação. *Fonte*: imagem cortesia de Library of Reproduction Images (LORI: http://lorimainsection.blogspot.ca). (Esta figura encontra-se reproduzida em cores no Encarte.)

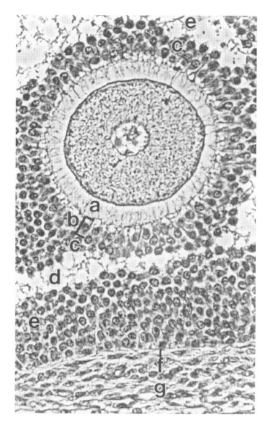

Figura 27.2 Oócito bovino pouco antes da ovulação. O oócito é imediatamente circundado pela zona pelúcida (a). As células da granulosa imediatamente adjacentes à zona pelúcida podem ser diferenciadas em corona radiata (b) e cúmulo oóforo (c). O cúmulo oóforo parece estar separado da membrana granulosa (e). A membrana basal do folículo (f) e a teca interna (g) também são visíveis.[1] *Fonte:* Dellman e Eurell, 1998. Reproduzida, com autorização, de John Wiley & Sons, Inc.

A liberação de GnRH pode ser modulada por hormônios esteroides (estradiol e progesterona) e peptídicos (inibina) pelo ovário, contudo, sua liberação basal é determinada por aportes neurais ao hipotálamo. A liberação basal de GnRH é pulsátil porque esse é o tipo de liberação observado mesmo em animais cujas gônadas foram removidas. A natureza pulsátil é importante do ponto de vista fisiológico, pois infusões contínuas de GnRH não provocam liberação contínua de FSH e LH.

A granulosa e a teca dos folículos secundários desenvolvem receptores celulares para FSH e LH, respectivamente, e se tornam responsivas a esses hormônios (ver Figura 27.5). A partir desse ponto, os efeitos coordenados de FSH e LH são necessários para o desenvolvimento folicular normal. Sob a influência do LH, as células da teca proliferam e produzem andrógenos (androstenediona e testosterona), que se difundem para a camada granulosa. O FSH promove a maior proliferação das células da granulosa, o desenvolvimento de enzimas celulares necessárias para a conversão de andrógenos em estrógenos (estradiol) e a secreção de vários outros agentes parácrinos necessários para o desenvolvimento folicular. As secreções celulares se acumulam entre as células da granulosa e, por fim, uma cavidade preenchida por fluido (*antro*) pode ser identificada. Os folículos em desenvolvimento são **folículos terciários** (também conhecidos como folículos vesiculares ou de Graaf), quando um antro pode ser identificado entre as células da granulosa (Figura 27.3; ver Figura 27.1). A teca que circunda os folículos terciários têm duas camadas – a teca externa e a teca interna (ver Figura 27.1). A camada interna é extremamente vascularizada e contém células com características de células produtoras de esteroides. A teca externa consiste primariamente em tecido conjuntivo.

O estrógeno produzido pelas células da granulosa atua como um agente parácrino no folículo em desenvolvimento e também chega à circulação sistêmica, afetando outros locais em todo o corpo (Figuras 27.4 e 27.5). Localmente, o estrógeno atua nas células da granulosa para aumentar os receptores de FSH e LH e, com essas gonadotropinas, aumenta a replicação, o crescimento e a secreção das células da granulosa. O efeito global é que os estrógenos produzidos localmente promovem o desenvolvimento do folículo que os secreta. Isso é caracterizado por um **efeito de feedback positivo local** dos estrógenos, que é um fator no processo de seleção que determina qual dos folículos em desenvolvimento acabará produzindo o oócito e irrompendo. Um segundo fator é o efeito de *feedback* negativo que os estrógenos circulantes exercem sobre a secreção de FSH pela adeno-hipófise. A queda dos níveis de FSH durante esse período contribui para a atresia dos folículos de desenvolvimento mais lento. O processo de seleção também envolve outro hormônio folicular, a inibina, que será comentada mais adiante.

---

[1]N.R.T.: A letra (d) constante na Figura 27.2 se refere ao espaço que se desenvolve em razão do descolamento do oócito da parede folicular durante os primeiros estágios da ovulação.

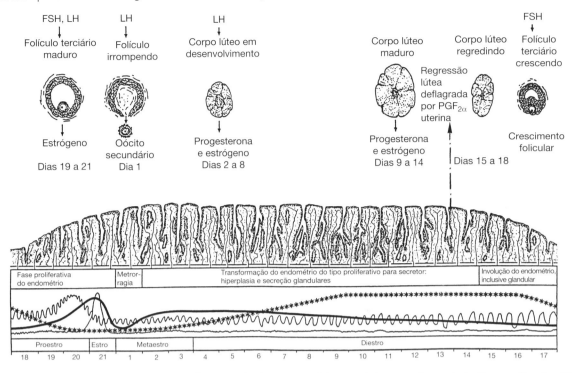

Figura 27.4 Alterações ovarianas, uterinas e hormonais durante o ciclo estral da vaca. A escala indica os dias 1 a 21 do ciclo estral. Níveis sanguíneos relativos de progesterona (***), FSH (∿∿), estrógeno (linha grossa) e LH (linha fina) são mostrados no gráfico, na parte inferior da figura. *Fonte*: Dellmann e Eurell, 1998. Reproduzida, com autorização, de John Wiley & Sons, Inc.

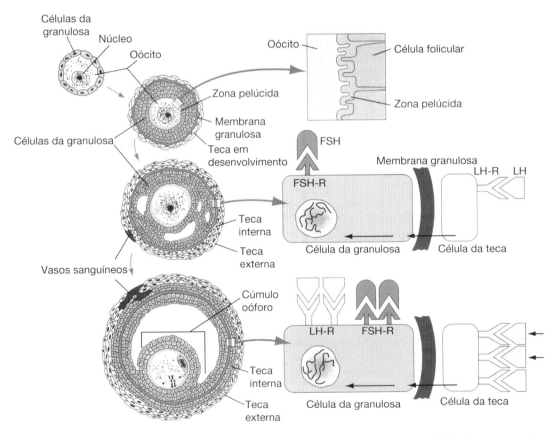

Figura 27.5 Crescimento e maturação de um folículo primário, um folículo secundário e um folículo terciário, demonstrando o mecanismo bicelular de regulação endócrina da síntese folicular de estrógeno. A conversão de testosterona em estrógeno pela aromatase nas células da granulosa depende da síntese de testosterona nas células da teca. Os receptores de FSH (FSH-R) são expressos apenas nas células da granulosa, enquanto os receptores de LH (LH-R) são encontrados apenas nas células da teca. *Fonte:* Carlson, 2009. Reproduzida, com autorização, de Elsevier.

Estrógenos dos folículos em desenvolvimento também são necessários para preparar os folículos e o eixo hipotatâmico-adeno-hipofisário para a ovulação. No ovário, os estrógenos promovem aumento dos receptores de LH nas células da teca, de modo que essas células ampliem sua produção de andrógenos e respondam de maneira apropriada ao LH por ocasião da ovulação. Os estrógenos circulantes são o sinal endócrino de um folículo pronto para sua erupção (ovulação) e, portanto, promovem elevação da liberação de GnRH pelo hipotálamo, aumento dos receptores de GnRH nas células gonadotrópicas e síntese de LH na adeno-hipófise. O *feedback* positivo condiciona o eixo hipotalâmico-adeno-hipofisário de modo que possa ocorrer a liberação substancial de LH (denominado *pulso de LH*), necessária para a ovulação (ver Figura 27.4).

Normalmente, os animais que não têm muitos filhotes por gestação (monotócicos) apresentam um ou dois folículos por ciclo estral que se desenvolvem mais rápido e crescem mais que os outros. Esses são os *folículos dominantes*. Nos primatas há, tipicamente, apenas um folículo dominante por ciclo estral que produz o oócito. O desenvolvimento do folículo dominante é acelerado após a regressão do corpo lúteo (que será discutido posteriormente) do ciclo estral anterior (*luteólise*). Nos primatas, a *fase folicular* do ciclo estral é aquela em que não há corpo lúteo e o folículo dominante está se desenvolvendo. A *fase lútea* é a parte do ciclo estral em que o corpo lúteo está íntegro e secreta progesterona. A formação do corpo lúteo e suas funções serão descritas mais adiante nesse capítulo.

Em todas as espécies, o desenvolvimento folicular ocorre em "ondas". Assim, nos animais domésticos que normalmente têm apenas uma ou duas crias por prenhez, há o desenvolvimento de grandes folículos dominantes enquanto o corpo lúteo permanece íntegro. Esses folículos dominantes podem ou não irromper (ovulação), e os que não irrompem sofrem atresia se o corpo lúteo se mantiver íntegro, porque a produção de progesterona pelo corpo lúteo impede o pulso de LH. As ondas de desenvolvimento dos folículos geralmente se sucedem de forma que outro folículo dominante logo comece a se desenvolver e a ovulação possa ocorrer logo após a luteólise. Em muitas espécies, inclusive a bovina, os folículos dominantes se desenvolvem enquanto o corpo lúteo se mantém íntegro. Assim, considera-se que haja sobreposição das fases folicular e lútea no ciclo estral de um animal doméstico de grande porte.

Inibinas são hormônios peptídicos secretados pelas células da granulosa dos folículos em desenvolvimento. Os níveis circulantes das inibinas aumentam com o desenvolvimento folicular. As inibinas exercem efeito de *feedback* negativo na liberação de FSH pela adeno-hipófise. Dessa maneira, um folículo dominante em desenvolvimento consegue suprimir o desenvolvimento dos outros folículos nos animais que não geram ninhadas. Nos animais que têm múltiplas crias, o efeito de *feedback* negativo combinado das inibinas provenientes de múltiplos folículos consegue suprimir outros folículos e impede que o número de filhotes seja grande demais. Aparentemente, as inibinas dos folículos em desenvolvimento não suprimem a secreção de LH necessária para a ovulação.

Ovulação

Nos folículos maduros, pouco antes da ovulação, os oócitos geralmente estão circundados por um halo de células da granulosa (*cúmulo*), que são contínuas com as células da granulosa que revestem o antro preenchido por fluido (ver Figura 27.2). Os folículos grandes e com paredes finas se projetam da superfície ovariana (ver Figura 26.3). O oócito primário, que permanece em um estágio interrompido de meiose durante o desenvolvimento folicular, sofre a primeira divisão da meiose, produzindo um *oócito secundário* e o *primeiro corpúsculo polar*, pouco antes da ovulação na maioria das espécies (ver Capítulo 28). O primeiro corpúsculo polar é extrudado do ovário com o oócito secundário. Na égua, essa primeira divisão da meiose ocorre logo após a ovulação.

Pulso de hormônio luteinizante

Na maioria das espécies, a liberação de LH pela adeno-hipófise aumenta 7 a 10 vezes durante as 24 horas que antecedem a ovulação e depois cai rapidamente, enquanto os níveis plasmáticos retornam aos valores pré-ovulatórios. Essa alteração breve na liberação de LH é o *pulso de LH*. Embora a maioria das espécies siga o padrão endócrino geral mostrado na Figura 27.4, é importante reconhecer as alças de *feedback* dos esteroides sexuais que iniciam essas alterações nas concentrações hormonais. Embora o pico do pulso de LH na égua ocorra 24 horas após a ovulação, a elevação do LH depende de modificações no eixo hipotalâmico-adeno-hipofisário e do aumento da quantidade de LH na adeno-hipófise induzido pela elevação rápida dos estrógenos secretados por grandes folículos maduros. Os níveis extremamente altos de LH promovem o desenvolvimento final do oócito primário e sua evolução pela primeira divisão da meiose, preparando o oócito para a ovulação.

As células da granulosa também respondem ao pulso de LH, deixando de ser células produtoras de estrógeno e se tornando células produtoras de progesterona. Isso faz parte da *luteinização*, a transformação de células da granulosa em *células lúteas* (células do corpo lúteo). Esse processo começa antes da ovulação, portanto, os níveis de estrógeno estão caindo e os níveis de progesterona estão aumentando por ocasião da ovulação. Sob a influência do pulso de LH, as células da granulosa também adquirem a capacidade de sintetizar prostaglandinas, tromboxanos e leucotrienos. Esses agentes induzem uma resposta local semelhante à inflamação que enfraquece a parede do folículo e promove sua ruptura.

Ovulação espontânea e reflexa

O pulso de LH e a ovulação ocorrem na maioria das espécies domésticas (equinos, bovinos, ovinos e suínos), independentemente de cópula. Assim, essas espécies são *ovuladoras espontâneas*, nas quais a elevação pré-ovulatória dos estrógenos provenientes de folículos em desenvolvimento é o evento primário que desencadeia a ovulação. As fêmeas de algumas espécies animais (gatas, coelhas, furões-fêmeas, martas, camelas, lhamas e alpacas) que precisam copular para que haja ovulação são as chamadas *ovuladoras induzidas*. Nessas espécies, o pulso pré-ovulatório final de GnRH e o subsequente pulso de LH são aparentemente dependentes de um reflexo neural incitado pela estimulação vaginal. As ovuladoras induzidas apresentam ciclos estrais e desenvolvimento folicular característicos, mas os folículos maduros regridem se não ocorrer cópula.

Transição sazonal

A maioria das espécies de animais domésticos é reprodutora sazonal. O início do estro sazonal e a duração da gestação se ajustam à disponibilidade de nutrientes e condições climáticas favoráveis. As éguas, por exemplo, entram no estro na primavera, enquanto as ovelhas entram no estro sazonal no outono. Todavia, éguas e ovelhas dão à luz na primavera, devido à duração diferente de suas gestações. Modificações no fotoperíodo provocam alterações da liberação pulsátil de GnRH. As elevações subsequentes dos níveis de FSH e LH iniciam a primeira ovulação da estação. Nos reprodutores sazonais, o período antes da primeira ovulação é denominado *transição* do anestro para o estro. O desenvolvimento folicular durante a transição até o início do estro é caracterizado por ondas de crescimento folicular impulsionadas por FSH e os ovários desses animais geralmente apresentam numerosos folículos de tamanho pequeno a médio, com capacidade de sintetizar hormônios esteroides. Em virtude da produção de estrógeno por esses folículos transicionais, uma fêmea no período de transição pode exibir comportamento semelhante ao estro, mas não é fértil, porque não existe ovulação. Quando o fotoperíodo mais uma vez não é propício ao comportamento reprodutor, há uma segunda transição de estro para anestro, que pode estar novamente associada a comportamento semelhante ao estro e infértil.

Corpo lúteo

O corpo lúteo dos ovários é um órgão endócrino temporário cujo produto primário de secreção é a *progesterona*. Um corpo lúteo se forma no local de cada folículo eclodido (ver Figura 27.1), de modo que animais que têm várias crias apresentam múltiplos corpos lúteos em um ovário.

Algumas vezes, durante a ovulação, pequenos vasos sanguíneos se rompem e a cavidade do folículo rompido é preenchida por um coágulo de sangue, o *corpo hemorrágico*. Independentemente da formação ou não do corpo hemorrágico, as células da granulosa que revestem a cavidade folicular vazia começam a se multiplicar sob a influência de LH e formam um *corpo lúteo*. As células da granulosa continuam a sofrer luteinização. A maior parte das células lúteas é derivada das células da granulosa, mas algumas células no corpo lúteo são derivadas da teca interna. As células lúteas são histologicamente descritas como pequenas e grandes (Figura 27.6).

Embora o folículo maduro e o corpo lúteo plenamente formado tenham aproximadamente as mesmas dimensões, eles são diferenciados visualmente ou por meio de palpação. O folículo é uma estrutura sacular preenchida por fluido que tem o aspecto e a sensação de uma bolha à palpação,

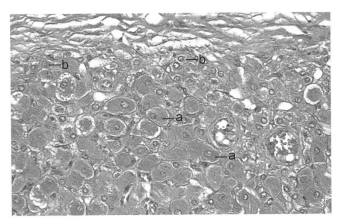

Figura 27.6 Corpo lúteo maduro de uma porca. Células lúteas grandes (a) e pequenas (b) podem ser identificadas. *Fonte*: Bacha e Bacha, 2012. Reproduzida, com autorização, de John Wiley & Sons, Inc. (Esta figura encontra-se reproduzida em cores no Encarte.)

enquanto o corpo lúteo é sólido, tanto à visualização quanto à palpação (Figura 27.7).

Os níveis sanguíneos de progesterona se elevam à medida em que os corpos lúteos crescem e se desenvolvem após a ovulação (ver Figura 27.4). Quando os corpos lúteos estão plenamente desenvolvidos, a secreção de progesterona é máxima e os níveis plasmáticos estabilizam. Se não ocorrer fertilização, os corpos lúteos regridem de maneira espontânea, com queda relativamente rápida dos níveis plasmáticos de progesterona (ver Figura 27.4). A *regressão do corpo lúteo* implica apoptose das células lúteas, sua remoção e a substituição do corpo lúteo por tecido conjuntivo, formando um *corpo albicante* (também chamado de *corpo albicans*). Se ocorrer prenhez, então há *reconhecimento materno da prenhez* e a regressão do corpo lúteo é impedida. Esse processo e a atuação do corpo lúteo durante a prenhez são comentados com mais detalhes no Capítulo 28.

A função básica da progesterona durante essa parte do ciclo estral é preparar o corpo para a prenhez. A progesterona aumenta a secreção glandular uterina e inibe a motilidade, de modo a promover a implantação e a manutenção da prenhez (ver Figura 27.4). A progesterona também promove o desenvolvimento das glândulas mamárias. Níveis elevados de progesterona atuam no eixo hipotalâmico-adeno-hipofisário e inibem a maior secreção de LH.

Se não for estabelecida uma prenhez bem-sucedida, os corpos lúteos precisam sofrer regressão (luteólise) para que o ciclo estral do animal possa continuar. Os sinais humorais entre o útero e o ovário que iniciam ou inibem a luteólise diferem entre as espécies. Na maioria dos animais domésticos (égua, vaca, ovelha, porca), a *prostaglandina $F_{2\alpha}$ ($PGF_{2\alpha}$)* é o sinal humoral usado pelo útero não grávido para estimular a luteólise. O útero não grávido aumenta a síntese de $PGF_{2\alpha}$. A liberação aumenta após a ovulação em períodos apropriados para cada espécie (p. ex., 10 dias no caso das porcas e 14 dias nas ovelhas) e a luteólise ocorre pouco depois (ver Figura 27.4).

A luteólise pode ser induzida em bovinos pela administração de análogos da $PGF_{2\alpha}$ em qualquer momento do ciclo estral, desde que o corpo lúteo esteja íntegro e funcional.

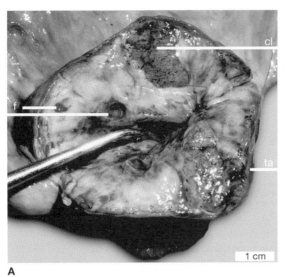
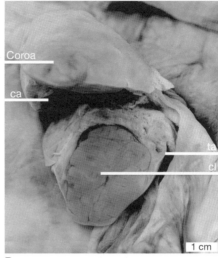

Figura 27.7 Ovários de égua (**A**) e de vaca (**B**) com corpos lúteos (cl). A túnica albugínea (ta) do ovário equino é significativamente mais espessa que a do ovário bovino; isto faz com que o corpo lúteo bovino se projete a partir da superfície ovariana (coroa). A sonda está localizada na fossa ovulatória do ovário equino e dois pequenos folículos (f) estão assinalados. Um corpo albicante (ca) é evidente no ovário bovino. *Fonte*: imagens cortesia de Library of Reproduction Images (LORI: http://lorimainsection.blogspot.ca). (Esta figura encontra-se reproduzida em cores no Encarte.)

A retirada do corpo lúteo possibilita o rápido desenvolvimento de novos folículos e a ovulação em aproximadamente 3 dias. O uso de $PGF_{2\alpha}$ para induzir ovulação e estro em um momento previsível é uma ferramenta de manejo que permite a sincronização dos ciclos estrais de grupos de animais.

Fases do ciclo estral

O padrão básico do ciclo estral é o mesmo em todos os animais domésticos, entretanto, algumas diferenças são encontradas em partes específicas do ciclo estral de algumas espécies. Alguns dados específicos sobre espécies relevantes são resumidos na Tabela 27.1. O ciclo estral pode ser dividido em várias fases, de acordo com alterações comportamentais ou estruturais nos órgãos genitais internos e externos. Essas fases são denominadas ***proestro***, ***estro***, ***metaestro*** e ***diestro***.

Proestro

A primeira fase (proestro) do ciclo estral é a fase de desenvolvimento. Durante essa fase, o folículo ovariano (sob a influência de FSH e LH) aumenta de tamanho e começa a secretar estrógenos. Nas espécies poliéstricas, o proestro geralmente começa 1 ou 2 dias após a regressão do corpo lúteo do ciclo estral anterior.

Os estrógenos absorvidos dos folículos para o sangue estimulam aumentos da vascularidade e do crescimento celular da genitália tubular na preparação para o estro e a prenhez. Mais tarde, no proestro, a parede vaginal se espessa e a vascularidade da genitália se amplia (p. ex., edema e vermelhidão) em preparação para a cópula. Em algumas espécies, a vulva libera uma secreção mucosa no fim do proestro.

Estro

O estro, o período de receptividade sexual, é iniciado basicamente pela elevação dos estrógenos provenientes de folículos maduros pouco antes da ovulação. Na maioria das espécies de animais domésticos, a ovulação ocorre 1 ou 2 dias após o início do estro comportamental, que é aproximadamente o fim do estro comportamental. A progesterona proveniente de folículos pré-ovulatórios, de corpos lúteos em desenvolvimento ou de corpos lúteos de ciclos anteriores também promove estro comportamental em algumas espécies.

Metaestro

O fim da receptividade sexual assinala o início do ***metaestro***, a fase pós-ovulatória dominada pela função do corpo lúteo. Durante esse período, os níveis séricos de estrógenos diminuem e os de progesterona se elevam. Um corpo lúteo plenamente desenvolvido exerce influência notável sobre o

Tabela 27.1 Idades médias ou tempos de parâmetros reprodutores de algumas espécies.

Animal	Início de puberdade	Idade da primeira cobertura	Ciclo estral	Estro	Gestação
Égua	18 meses	2 a 3 anos	21 dias	6 dias	336 dias
Vaca	1 a 2 anos	1 a 2 anos	21 dias	18 horas	282 dias
Ovelha	8 meses	1 a 1,5 ano	17 dias	1 a 2 dias	150 dias
Porca	7 meses	8 a 10 meses	21 dias	2 dias	114 dias

354 Frandson | Anatomia e Fisiologia dos Animais de Produção

útero. A espessura do revestimento endometrial do útero aumenta, as glândulas uterinas ampliam de tamanho e o desenvolvimento dos músculos uterinos também aumenta. A genitália externa retorna ao seu estado antes do estro quando os níveis plasmáticos de estrógenos caem.

Diestro e anestro

Os animais poliéstricos apresentam um curto período de inatividade antes da fase de proestro do ciclo seguinte, chamado de *diestro*. Os animais com períodos longos entre os ciclos ou animais poliéstricos que param de ter ciclos estrais (p. ex., em decorrência de mudança de estação do ano) entram em um longo período de inatividade, denominado *anestro*. As ovelhas, por exemplo, apresentam diestro curto durante a estação de reprodução, mas entram em anestro se não ocorrer prenhez durante essa estação. Durante o anestro, as tubas uterinas, o útero e a vagina diminuem de tamanho e permanecem pequenos até a estação de reprodução seguinte.

Puberdade

A *puberdade* nas fêmeas pode ser definida como o primeiro estro acompanhado por ovulação. A base endócrina da puberdade nas fêmeas é o desenvolvimento dos mecanismos hipotalâmicos responsáveis pela liberação de GnRH. A adeno-hipófise consegue liberar FSH e LH antes que haja GnRH para estimular sua secreção. Grandes variações na cronologia da puberdade podem ser observadas em uma espécie, dependendo do clima, do estado nutricional e da hereditariedade.

Dados específicos dos ciclos estrais de alguns animais

Égua

A puberdade começa aos 10 a 24 meses, com idade média de ocorrência de aproximadamente 18 meses.

▶ **Duração do ciclo estral.** Há relatos de ciclos estrais com 7 a 124 dias de duração. Todavia, a duração média é de aproximadamente 21 a 22 dias. Os ciclos anormalmente longos incluem, sem dúvida, ciclos "saltados".

▶ **Duração do estro.** A duração média do estro na égua é de aproximadamente 6 ou 7 dias. O estro tende a encurtar entre a primavera e o meio do verão. No início da estação de cobertura, entre março e abril (no hemisfério norte), o estro tende a ser irregular e longo, frequentemente sem ovulação. De maio a julho, os ciclos se tornam mais curtos e regulares e a ovulação é parte normal do ciclo. De modo geral, a ovulação ocorre 1 a 2 dias antes do fim do estro.

▶ **Estação de monta.** A fertilidade aumenta durante o estro até chegar a, no máximo, 2 dias antes do fim do estro, depois diminui abruptamente. Éguas com estros mais longos devem ser cobertas no terceiro ou quarto dia e mais uma vez 48 a 72 horas depois. Se o estro durar mais de 8 a 10 dias, é melhor esperar até o próximo cio. Éguas com cios curtos e regulares durante o ano podem ser cobertas com sucesso em qualquer época.

No início da estação de monta, algumas éguas evidenciam intenso desejo sexual durante cios longos, mas não ovulam porque ainda estão em transição. É provável que essas éguas não emprenhem até que seus cios se tornem mais curtos e mais regulares. Outras éguas apresentam apenas cios silenciosos, durante os quais ocorre ovulação, mas não há desejo sexual. Muitas dessas éguas emprenham se a época de reprodução for identificada por palpação ou ultrassonografia transretal e pelo aspecto da vulva, da vagina e do colo do útero. O *estro pós-parto* ocorre 1 a 2 semanas após o parto. A ovulação pode ocorrer durante esse período de estro e, em caso de cobertura, a concepção é possível.

Alterações histológicas (teciduais) no revestimento da genitália da égua durante o ciclo estral são muito semelhantes ao padrão geral encontrado em todos os mamíferos. Todavia, essas alterações não são características o suficiente para tornar o esfregaço vaginal útil na determinação do estágio do ciclo estral.

Vaca

Em bovinos, a puberdade varia consideravelmente dependendo da raça e do estado nutricional. Novilhas Holstein apresentam o primeiro estro na 37ª semana de vida (em média) se o estado nutricional for alto, na 49ª semana de vida se o estado nutricional for médio e na 72ª semana se a nutrição for insatisfatória. A puberdade parece ocorrer quando a novilha tem aproximadamente dois terços do tamanho de uma vaca adulta, levando em conta a altura e o comprimento, em vez de o peso corpóreo.

▶ **Duração do ciclo estral.** O ciclo estral dura, em média, 20 dias nas novilhas e 21 a 22 dias nas vacas adultas.

▶ **Duração do estro.** O estro nas vacas pode ser definido como o período em que as vacas ficam paradas durante a monta. Esse *reflexo de imobilidade no cio* dura aproximadamente 18 horas no gado leiteiro e de corte, um pouco menos nas novilhas.

A variação normal é de 12 a 24 horas. Normalmente, a ovulação ocorre cerca de 10 a 14 horas após o fim do estro na vaca ou 24 a 32 horas após o início do reflexo de imobilidade do cio. A detecção do estro é um fator primário no desempenho do gado leiteiro e de corte. Numerosos dispositivos foram criados para ajudar na detecção do cio, contudo, sinais físicos, como reflexo de imobilidade e secreção vaginal clara (Figura 27.8), também podem ser usados para confirmar o estágio estral do ciclo.

▶ **Estação de monta.** A concepção ocorre até 34 horas antes e 14 horas após a ovulação em vacas. Foi aventado que os espermatozoides bovinos precisam ficar no útero ou nas tubas uterinas da vaca por um período mínimo de 6 horas antes de conseguirem fertilizar um oócito. Na inseminação artificial, as vacas que demonstram o reflexo de imobilidade do cio pela manhã são inseminadas na mesma tarde e as vacas que o evidenciam à tarde são inseminadas na manhã seguinte.

O sangramento vulvar é observado em uma porcentagem elevada de novilhas e vacas, 1 a 3 dias após o fim do estro.

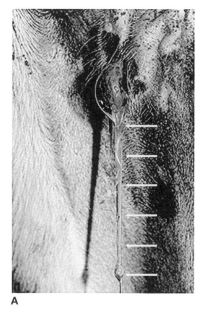
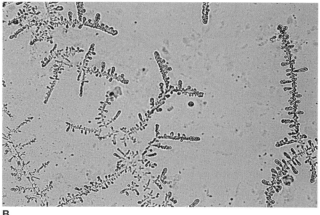

Figura 27.8 A. Secreção mucosa transparente proveniente da vulva de uma vaca no estro. **B.** Se o muco for seco em uma lâmina de vidro e examinado com microscópio óptico, a elevada concentração de cloreto de sódio gera um padrão "em samambaia". *Fonte*: imagens cortesia de Library of Reproduction Images (LORI: http://lorimainsection.blogspot.ca). (Esta figura encontra-se reproduzida em cores no Encarte.)

Esse fenômeno é denominado sangramento do metaestro. A fertilidade diminui se a monta for feita durante o sangramento. Todavia, a fertilidade não é reduzida se a monta ocorrer antes do sangramento.

Ovelha

De modo geral, a puberdade ocorre durante a primeira estação de monta (geralmente no outono) após as ovelhas terem 4 a 12 meses de idade se estiverem bem alimentadas. Se as ovelhas não alcançarem a puberdade durante sua primeira estação de monta, terão mais de 12 meses de idade antes de chegar à puberdade.

▶ **Estação de monta.** A ovelha é, provavelmente, o melhor exemplo de animal poliéstrico sazonal, com um longo período de anestro, seguido por uma estação de monta que pode variar de 1 a 20 ciclos estrais consecutivos. A duração da estação de monta parece estar relacionada com as condições climáticas do local onde os animais cresceram. Nos climas mais rigorosos, o período em que as ovelhas podem parir é limitado, portanto, a estação de monta é igualmente limitada e a parição só ocorre durante a época favorável (como ocorre com as ovelhas Scottish Blackface). Raças ovinas criadas em climas mais amenos conseguem parir durante períodos maiores, de maneira que a estação de monta ou sexual também é mais longa (p. ex., ovino Merino).

▶ **Duração do ciclo estral.** A duração média do ciclo estral nas ovelhas é de 16,5 a 17,5 dias. Ciclos incomumente longos ou curtos tendem a ocorrer no começo e no fim da estação de monta, em vez de na parte média.

▶ **Duração do estro.** O estro dura, em média, aproximadamente 30 horas. Na maioria das ovelhas, dura 24 a 48 horas. Os carneiros também são atraídos durante o proestro e metaestro, mas as ovelhas só aceitam a cópula durante o período estral verdadeiro. A ovulação ocorre perto do término do estro e duas ou três ovulações podem ocorrem no mesmo período estral.

▶ **Momento da monta.** O melhor momento para a procriação de ovelhas é nas fases média ao fim do estro.

Porca

A maturidade sexual da marrã ocorre, em geral, em torno dos 7 meses de idade.

▶ **Duração do ciclo estral.** O ciclo estral médio nos suínos tem aproximadamente 21 dias, com uma variação de 18 a 24 dias sendo considerada dentro dos limites da normalidade.

▶ **Duração do estro.** O período estral pode variar de 15 a 96 horas, com uma duração média entre 40 e 46 horas. O primeiro estro depois do desmame é, em geral, mais longo e tem em média 65 horas; ocorre cerca de 7 a 9 dias após o desmame dos leitões.

Muitas porcas têm estro infértil de 1 a 3 dias após parir. Em quase todos esses animais, não ocorre ovulação. Já foi sugerido que esse cio é causado por estrógeno de outra fonte que não o ovário. A ovulação ocorre durante a parte tardia do estro, aproximadamente no segundo dia do ciclo. Em cada período, 10 a 25 oócitos são liberados com média de aproximadamente 16 recém-nascidos.

28 Prenhez e Parto

Fertilização, 357
Transporte e viabilidade dos espermatozoides, 357
Fusão de gametas e desenvolvimento embrionário precoce, 358
Implantação e placentação, 359
Hormônios da prenhez, 361
Progesterona, 361
Gonadotrofina coriônica equina, 362
Relaxina, 362

Diagnóstico de prenhez, 362
Parto, 363
Fim da prenhez, 363
Início do parto, 363
Ocitocina, 363
Apresentações fetais e parto, 363
Distocia, 364

Objetivos de aprendizagem

- Definir e ser capaz de explicar a importância dos termos destacados em ***negrito e itálico*** neste capítulo
- Comparar e descrever as diferenças na formação de gametas e na mitose e meiose em machos e fêmeas
- Comparar e descrever as ações da ocitocina nas fêmeas
- Ilustrar a origem embriológica das membranas extraembrionárias, bem como as camadas e as cavidades que se desenvolverão durante a placentação
- Descrever como a placentação varia entre as espécies no tocante à correlação histológica dos tecidos fetais e maternos e sua distribuição
- Explicar como o corpo lúteo e a placenta são órgãos endócrinos
- Descrever os estágios do parto com apresentação fetal e parto normais.

A gestação (prenhez) é a condição de um animal fêmea que carrega um feto em seu útero. O intervalo, o ***período gestacional***, vai desde a ***fertilização*** do oócito até o nascimento da cria. Inclui a fertilização, a união do oócito com o espermatozoide; o ***desenvolvimento embrionário inicial*** no lúmen do sistema genital feminino; a ***implantação*** do ***embrião*** na parede do útero; a ***placentação***, o desenvolvimento das membranas fetais; e o crescimento continuado do ***feto***.

Os períodos normais de gestação variam muito de uma espécie animal para outra (ver Tabela 27.1) e existe variação considerável entre indivíduos da mesma espécie. Se a gestação tiver duração normal, diz-se que é uma ***gestação a termo***. Um parto prematuro é aquele no qual há expulsão de um feto viável antes de seu desenvolvimento estar completo. A gestação que é interrompida com expulsão de feto inviável é denominada ***aborto***.

Fertilização

Transporte e viabilidade dos espermatozoides

Na maioria dos casos, a fertilização ocorre na tuba uterina, perto do ovário. Durante a cópula natural, os espermatozoides são depositados na vagina (na maioria das espécies) ou no útero, via colo do útero (éguas, porcas e cadelas). A motilidade dos espermatozoides, as contrações da genitália tubular feminina após a inseminação e os graus variáveis de inflamação uterina pós-cópula são fatores importantes para o transporte e a sobrevida dos espermatozoides no sistema genital feminino. Após a ejaculação, os espermatozoides se tornam móveis. Com base na velocidade calculada dos espermatozoides de touro, seriam necessários 90 minutos para que percorressem a distância entre o local da inseminação (vagina) e o local da fertilização (tuba uterina) na vaca. No entanto, a atividade muscular do sistema genital feminino possibilita que os primeiros espermatozoides cheguem ao local de fertilização aproximadamente 2,5 minutos após a deposição. Na égua, os espermatozoides demorariam aproximadamente 4 horas para chegar à tuba uterina. Embora apenas uma pequena fração dos espermatozoides inseminados chegue à tuba uterina, os primeiros espermatozoides geralmente não fertilizam o oócito.

A **ocitocina**, um hormônio peptídico proveniente da neuro-hipófise (ver Capítulo 13), é liberado devido a um reflexo neural e promove a contração da musculatura lisa da genitália tubular feminina para auxiliar no transporte de espermatozoides. A estimulação tátil do sistema genital feminino provoca a liberação de ocitocina, e tanto a cópula natural quanto a inseminação artificial podem aumentar a atividade miometrial. A ocitocina também é fundamental para a "descida do leite" na lactação (ver Capítulo 29) e as vias neurais que estimulam a liberação de ocitocina pela neuro-hipófise podem ser deflagradas por estímulos não táteis (auditivos, visuais etc.). Do mesmo modo, podem ser inibidas por estressores que aumentam o tônus simpático. Portanto, não é surpresa que, no caso da porca, a mera presença do varrão, em vez da cópula, provoque a liberação de ocitocina.

Os espermatozoides precisam permanecer no sistema genital feminino durante algum tempo após a ejaculação antes de conseguirem fertilizar o oócito. O processo fisiológico que confere a capacidade de fertilizar o oócito é denominado **capacitação**. A capacitação engloba modificações ou retirada de componentes da parte exterior do acrossomo e das membranas plasmáticas dos espermatozoides de modo que enzimas acrossômicas possam ser posteriormente liberadas e ativadas. Parte do processo de capacitação natural exige a exposição dos espermatozoides às secreções do sistema genital feminino, contudo, a capacitação dos espermatozoides pode ser realizada *in vitro*, usando soluções e protocolos deduzidos experimentalmente.

A presença de sêmen no sistema genital feminino resulta em reação imunológica e inflamação. É interessante mencionar que a inseminação repetida raramente induz imunidade contra os antígenos masculinos existentes no sêmen, possibilitando, assim, sucesso reprodutivo. Em condições normais, a viabilidade e o tempo de sobrevida dos espermatozoides no sistema genital de animais domésticos são de apenas algumas horas e apresentam correlação significativa com o período de receptividade sexual (estro) da fêmea. A motilidade dos espermatozoides dura um pouco mais que a fertilidade, e a duração dos espermatozoides férteis no sistema genital feminino é a seguinte: ovelhas, 30 a 48 horas; vacas, 28 a 50 horas; éguas, 144 horas. A viabilidade limitada de espermatozoides e do oócito fazem com que a inseminação geralmente ocorra antes da ovulação. Assim, espermatozoides viáveis já estão no local quando os oócitos chegam para ser fertilizados. Na maioria das espécies animais, a receptividade sexual feminina começa algumas horas antes da ovulação, de modo que seja possível a fertilização. Quando os espermatozoides se tornam inviáveis, a resposta imune da fêmea elimina os restos celulares do sistema genital.

Fusão de gametas e desenvolvimento embrionário precoce

Na ovulação, a **zona pelúcida**, uma estrutura membranosa relativamente espessa constituída por ligações cruzadas de glicoproteínas (Figura 28.1; ver Figura 27.4), circunda a **membrana vitelina** (membrana celular ou membrana plasmática) do oócito. Na maioria dos casos, uma quantidade variável de células da granulosa circunda a zona pelúcida e essa camada é conhecida como **cúmulo oóforo**. Acredita-se que a zona pelúcida seja produto da camada mais interna das células da granulosa. Microvilosidades da membrana vitelina do oócito penetram a zona pelúcida, bem como prolongamentos das células da granulosa. A divisão meiótica para desenvolvimento de gametas gera, nos machos, quatro espermatozoides haploides (ver Figura 28.3). Em flagrante contraste, a fêmea desenvolve apenas um gameta maduro (também denominado oócito ou ovócito) e o material genético descartado é chamado de corpúsculo polar (Figura 28.1). O primeiro corpúsculo polar, decorrente da primeira divisão meiótica, também acompanha o oócito envolvido pela zona pelúcida (ver Capítulo 27).

A zona pelúcida é uma membrana semipermeável que ajuda a proteger o oócito e apresenta receptores para a ligação com os espermatozoides durante a fertilização. Várias glicoproteínas da zona pelúcida, específicas para as espécies animais, viabilizam a interação com os espermatozoides. A proteína **ZP3** da zona pelúcida varia de uma espécie animal para outra, mas essa diferença é o motivo primário de os espermatozoides de uma espécie não conseguirem se ligar e fertilizar oócitos de outras espécies.

Durante, ou logo após, a ligação e a penetração na zona pelúcida, os espermatozoides passam por alguns eventos, denominados **reação acrossômica**. Como parte dessa reação, enzimas acrossômicas liberadas localmente digerem a zona pelúcida e criam uma passagem. Essa passagem possibilita que os espermatozoides "nadem" até a membrana vitelina do oócito. Isso ocorre em questão de minutos. Múltiplos espermatozoides podem penetrar na zona pelúcida de um oócito, mas apenas um será responsável pela fertilização.

Após a penetração na zona pelúcida, a membrana celular do único espermatozoide que realizará a fertilização penetra e se funde com a membrana vitelina do oócito. Isso inicia a segunda divisão da meiose do oócito, que leva à formação do **segundo corpúsculo polar**. A fusão do espermatozoide com o oócito também estimula a liberação de grânulos citoplasmáticos pelo oócito, bem como a despolarização de sua membrana plasmática. Esses eventos desencadeiam modificações na natureza química da zona pelúcida. Isso, juntamente a alterações na membrana vitelina, impede a **polispermia** (penetração de mais de um espermatozoide no oócito) (ver Figura 28.1). Quando esses mecanismos não funcionam e há fertilização por múltiplos espermatozoides, o resultado típico é morte embrionária precoce. Acredita-se que esse tipo de fertilização seja raro na maioria dos animais domésticos quando ocorre *in vivo*, mas a incidência de polispermia é mais elevada quando a fertilização é feita *in vitro*.

Um **pronúcleo** materno é formado no oócito pelo envolvimento dos cromossomos maternos em uma membrana nuclear. A cabeça do espermatozoide amplia de tamanho e se torna o pronúcleo masculino. Os dois pronúcleos se aproximam e fundem suas membranas, formando uma célula com o material genético dos dois genitores (ver Figura 28.1). Essa nova célula está pronta para a clivagem e a formação de uma mórula. A clivagem e o subsequente desenvolvimento em mórula e blástula são descritos no Capítulo 3.

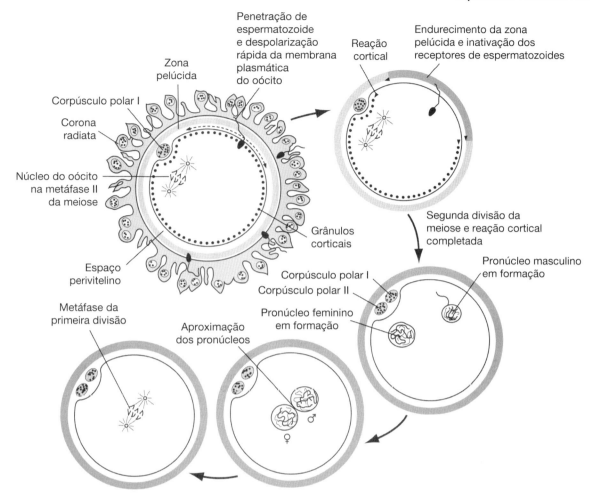

Figura 28.1 Resumo dos principais eventos da fertilização. Fonte: Carlson, 2009. Reproduzida, com autorização, de Elsevier.

Durante o início do desenvolvimento, o embrião não está implantado no epitélio que reveste o sistema genital feminino. Nesse período, os embriões obtêm sua nutrição de fluidos e nutrientes secretados por glândulas nas paredes dos órgãos do sistema genital (p. ex., glândulas endometriais nas paredes do útero). A progesterona estimula a secreção dessas glândulas e seus níveis sanguíneos são relativamente altos nesse período, devido à secreção pelos corpos lúteos ovarianos.

O *reconhecimento materno da gestação* consiste na detecção de um embrião em desenvolvimento pelo sistema genital da mãe, que impede a regressão dos corpos lúteos secretores de progesterona e a interrupção da prenhez. Vários mecanismos já foram identificados em diferentes espécies animais, mas estes geralmente envolvem produtos secretórios (p. ex., proteínas ou esteroides) do embrião em desenvolvimento que atuam localmente para deflagrar uma resposta do sistema genital materno. Na maior parte dos casos, os produtos secretórios embrionários inibem a secreção uterina de prostaglandina $F_{2\alpha}$ ($PGF_{2\alpha}$). É preciso lembrar que a secreção materna de $PGF_{2\alpha}$ é o sinal hormonal crucial para a luteólise na maioria das espécies de animais domésticos. Nos animais que dão à luz a múltiplos filhotes por vez, um número mínimo de embriões em desenvolvimento parece ser necessário para o reconhecimento da prenhez e a prevenção da regressão dos corpos lúteos. Nos suínos, esse número é de aproximadamente quatro.

Os embriões se desenvolvem até o estágio de blástula enquanto ainda estão envolvidos pela zona pelúcida (ver Capítulo 3). A zona pelúcida eclode antes da implantação do embrião na parede uterina, para a placentação. A camada mais externa de células da blástula é o **trofoblasto**, que dá origem às membranas fetais. Todos os ungulados, inclusive os ruminantes, também apresentam um período de alongamento rápido do trofoblasto antes da implantação no útero.

A morte embrionária precoce (morte do embrião antes da implantação na parede uterina) é responsável por uma quantidade significativa de fracassos reprodutivos em animais domésticos. Alguns estudos relatam que até 30% dos embriões fertilizados morrem antes de se tornarem fetos. Entre as causas possíveis de mortes embrionárias estão fatores letais herdados, infecções, déficits nutricionais, níveis inapropriados de hormônios maternos e defeitos no oócito ou nos espermatozoides antes da fertilização.

Implantação e placentação

A *implantação* consiste na inserção de uma blástula no epitélio uterino seguida por penetração do epitélio pelo tecido embrionário. O grau de penetração dos tecidos embrionários varia de uma espécie animal para outra. Na grande parte dos animais domésticos, o grau de penetração é muito menor do que em roedores e primatas, cuja penetração se estende até o tecido conjuntivo, abaixo do epitélio. A implantação nos animais domésticos é considerada não invasiva e provocada principalmente pela formação de junções entre as células dos tecidos embrionários e do epitélio uterino. Essas junções envolvem a ligação de proteínas das membranas nos tecidos embrionários a receptores no epitélio materno. Após a fertilização, a implantação ocorre em aproximadamente 11 dias nas porcas, 16 dias nas ovelhas, 35 dias nas vacas e 55 dias nas éguas.

Os embriões em desenvolvimento **migram** (ou seja, deslocam-se) no lúmen do útero antes da implantação. Nos animais que dão à luz a múltiplos filhotes por vez, essa migração possibilita o afastamento dos embriões, para que cada um tenha espaço suficiente para se desenvolver e cada corno uterino contenha alguns embriões. A comunicação parácrina (por contato) entre os embriões e o epitélio uterino é necessária para o reconhecimento da prenhez e, nos animais que dão à luz a múltiplos filhotes por vez, cada corno uterino precisa conter embriões para possibilitar esse reconhecimento. Os embriões de animais que não dão à luz a múltiplos filhotes por vez também migram no útero antes de sua implantação. Nas éguas, a migração entre os cornos uterinos antes da implantação é importante para evitar a luteólise e a perda do embrião em desenvolvimento.

Placentação é o desenvolvimento das membranas extraembrionárias (***placenta***). A placenta consiste em um arranjo de membranas com locais para trocas entre as circulações materna e fetal, para que a nutrição proveniente da mãe chegue ao feto e os resíduos metabólicos do feto possam ser transferidos para a mãe. Nos animais domésticos, os termos *membranas fetais* e *placenta* são usados como sinônimos, embora tecnicamente as *membranas fetais* sejam denominadas parte fetal da placenta, para diferenciá-las dos componentes maternos da placenta. Em algumas espécies, parte do endométrio também é expulso durante o parto. Essa é a parte materna da placenta ou ***decídua***. A parte fetal da placenta inclui o cório, a alantoide, o âmnio e o saco vitelino vestigial.

O ***cório***, a membrana mais externa, está em contato com o endométrio do útero materno. A camada seguinte (a partir da camada mais externa para a mais interna), a ***alantoide***, é contínua e envolve a cavidade alantoide (Figura 28.2). O cório e a camada mais externa da alantoide se fundem e formam a corioalantoide. O ***âmnio*** é a membrana mais interna e mais próxima do feto. É uma cavidade preenchida por fluido que contém o feto. O âmnio está fundido à camada mais interna da alantoide. A cavidade alantoide, algumas vezes chamada de primeira bolsa das águas, é contínua com a extremidade cranial da bexiga por meio do ***úraco***, que atravessa o cordão umbilical. A cavidade ou saco amniótico preenchido por fluido é ocasionalmente chamado de *segunda bolsa de águas*. Os termos *primeira* e *segunda bolsa de águas* se referem às membranas fetais no momento do parto, quando o saco alantoide é expelido primeiro e o saco amniótico é expulso depois.

Ramos das ***artérias umbilicais*** (pareadas) e da veia umbilical correm pelo tecido conjuntivo entre a alantoide e o

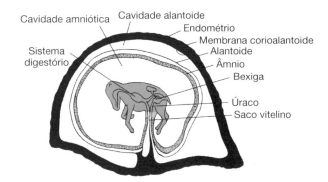

Figura 28.2 Feto equino na placenta. A membrana corioalantoide é formada pelo alantoide e pelo cório. O cório está intimamente associado ao endométrio. O alantoide está fundido ao âmnio. *Fonte*: adaptada de Reece, 1997. Reproduzida, com autorização, de John Wiley & Sons, Inc.

cório. Esses vasos são uma parte importante da circulação fetal. As artérias umbilicais levam sangue não oxigenado do feto para a placenta, e a ***veia umbilical*** transporta sangue oxigenado da placenta para o feto. Como princípio geral, o sangue proveniente do feto nunca se mistura com o sangue materno. Todavia, as duas circulações estão próximas o suficiente na junção do cório e do endométrio para possibilitar a passagem de oxigênio e nutrientes do sangue materno para o sangue fetal e a passagem de resíduos metabólicos do sangue fetal para a corrente sanguínea materna.

A relação entre os tecidos fetais e maternos no local de troca histológico (microscópico) é a base para a classificação da placenta dos mamíferos. O tecido no lado materno é, habitualmente, nomeado primeiro, depois o lado fetal. A placenta da maioria das espécies de animais domésticos (suínos, equinos, ovinos e bovinos) é classificada como ***epiteliocorial***. Nesse tipo de placenta, o cório do feto está em contato direto com o epitélio do útero materno (Figura 28.3). (A placenta dos ruminantes também pode ser denominada sinepiteliocorial, porque alguns trofoblastos fetais se fundem com as células endometriais e formam células binucleadas.) A placenta de tipo ***hemocorial***, que contém vasos fetais e cório invaginados em acúmulos de sangue materno, é observada em seres humanos e em alguns roedores. O tipo ***endoteliocorial***, que apresenta cório em contato direto com o endotélio dos vasos sanguíneos da mãe, é encontrado nos carnívoros. A placenta dos mamíferos também pode ser classificada de forma anatômica (macroscópica), segundo a distribuição dos locais microscópicos de troca. Em éguas e porcas, extensões do cório (***vilosidades coriônicas***) projetam-se em criptas espalhadas por todo o endométrio – esse tipo de placenta é denominado ***difuso*** (Figura 28.4). Os ruminantes apresentam um tipo ***cotiledonário*** de implantação placentária (Figura 28.4), em que as trocas ocorrem em estruturas conhecidas como ***placentomas***. Os placentomas são formados pela invaginação de uma região específica do tecido coriônico fetal, os ***cotilédones***, em projeções semelhantes a um cogumelo na superfície do endométrio, as ***carúnculas*** (Figuras 28.5 e 28.6), que projetam-se da superfície do útero a aproximadamente 1,25 cm e seu diâmetro varia de 1,25 cm a mais de 10 cm.

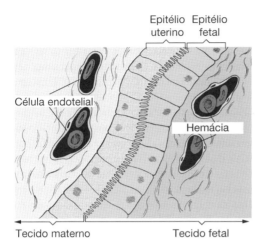

Figura 28.3 Placenta de tipo epiteliocorial.

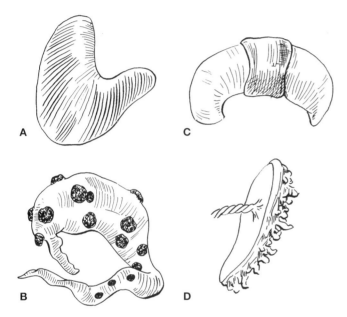

Figura 28.4 Tipos de placenta classificados de acordo com a distribuição dos locais de troca. **A.** Placenta difusa. **B.** Placenta cotiledonária. **C.** Placenta zonária. **D.** Placenta discoide. *Fonte*: Reece, 1997. Reproduzida, com autorização, de John Wiley & Sons, Inc.

As carúnculas aumentam de tamanho durante a prenhez e são maiores no corno **gravídico** do que no corno não gravídico. A superfície epitelial da carúncula está coberta por criptas para as quais as vilosidades da face fetal da placenta se projetam. A área entre as carúnculas não tem conexões entre a face fetal da placenta e o útero materno. O formato das carúnculas nas ovelhas é ligeiramente diferente do observado em vacas, exibindo uma depressão central, que é a única parte da carúncula com criptas para a implantação das vilosidades coriônicas (Figura 28.5).

De modo geral, as placentas hemocoriais se implantam no útero em uma única área discoide. Por isso, o termo **discoide** é usado para descrever sua área geral de implantação. A placenta epiteliocorial dos carnívoros está implantada em uma banda semelhante a um cinturão, portanto, a implantação é conhecida como **zonária**. Os tipos discoide e zonário de implantação placentária são **decíduos**, porque parte do endométrio materno (parte materna da placenta) é eliminada durante o parto. A maioria dos animais domésticos contém placenta **não decídua**, com perda pequena ou nula de tecido materno por ocasião do parto.

Hormônios da prenhez

Progesterona

A progesterona exerce várias ações essenciais para a manutenção de uma prenhez normal. Entre elas estão: (1) fornecer *feedback* negativo para o hipotálamo de modo a inibir outros ciclos estrais; (2) inibir a musculatura lisa do útero para possibilitar a implantação e o desenvolvimento do feto; e (3) ajudar na manutenção da contratilidade do colo do útero para proteger o meio uterino.

Os níveis plasmáticos e as fontes de progesterona são diferentes dependendo da espécie animal e do estágio da prenhez. Em todos os animais domésticos, a primeira fonte da progesterona necessária é o corpo lúteo e, em algumas espécies (p. ex., vacas e porcas), o corpo lúteo inicial permanece como fonte primária durante toda a prenhez. Em outras espécies (p. ex., éguas e ovelhas), o corpo lúteo inicial pode ser removido após as fontes secundárias produzirem

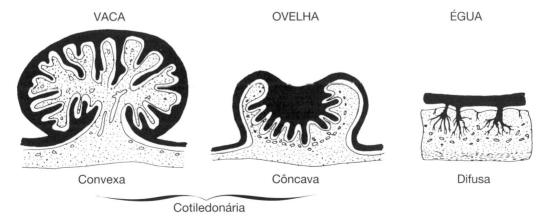

Figura 28.5 Implantações placentárias de vaca, ovelha e égua. Vilosidades da membrana corioalantoide (preto) invaginam em criptas no epitélio uterino materno (pontilhado) em carúnculas na vaca e na ovelha e em localizações difusas na égua.

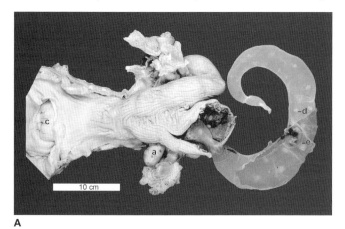

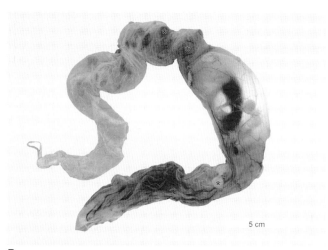

Figura 28.6 Gestações de feto único bovino em aproximadamente 38 dias (**A**) e 54 dias (**B**). Em (**A**), o ovário visível (a) tem um corpo lúteo e o colo do útero (c) está fechado. A formação precoce de placentoma é evidente com carúnculas maternas (b) e cotilédones fetais (d); o cório foi removido para mostrar o alantoide; o âmnio (e) é evidente em torno do feto. Em (**B**), o cório está intacto com vilosidades (*) fetais óbvias que se projetam para o endométrio materno, demonstrando o arranjo típico dos placentomas. *Fonte*: imagens cortesia de Library of Reproduction Images (LORI: http://lorimainsection.blogsport.ca). (Esta figura encontra-se reproduzida em cores no Encarte.)

progesterona para manter a prenhez. Essas fontes incluem os corpos lúteos secundários ou acessórios e a placenta nas éguas; a placenta é a fonte secundária nas ovelhas.

Gonadotrofina coriônica equina

A égua parece ser singular entre as espécies de animais domésticos, pois a placenta equina é a fonte de um hormônio proteico que atua de modo semelhante ao hormônio luteinizante, cuja fonte é a hipófise. A secreção de **gonadotrofina coriônica equina** (**eCG**, antes denominada gonadotrofina sérica da égua prenhe ou PMSG) começa após aproximadamente 1 mês de gestação e se mantém até cerca de 4 meses de gestação. Durante esse período, ocorre desenvolvimento folicular no ovário da égua prenhe e a eCG promove a luteinização desses folículos. Esses corpos lúteos acessórios constituem fontes secundárias de progesterona.

Células trofoblásticas de origem fetal encontradas em estruturas especializadas, chamadas de **cálices endometriais**, são a fonte de eCG. Essas estruturas são pequenas áreas circulares elevadas com uma depressão central na superfície endometrial do útero gravídico. Nessas áreas, as células endometriais estão associadas ao endométrio. Em caso de aborto após a formação dos cálices endometriais, a égua só apresentará outro ciclo estral quando os cálices endometriais deixarem de secretar eCG. Infelizmente, a expectativa de vida dos cálices endometriais é aproximadamente igual a durante a estação de monta e, assim, de modo geral, a estação de monta já terá acabado quando a égua voltar a ser fértil. A perda gestacional após a formação dos cálices endometriais implica uma importante perda econômica para os programas de reprodução equina, já que representam a perda de toda a estação de reprodução para essa égua.

Relaxina

A **relaxina** é um hormônio proteico secretado pelo corpo lúteo em algumas espécies (suínos e bovinos) e pela placenta em outras (cadelas e éguas). A função primária da relaxina é a preparação para o parto e, por fim, para a lactação. A relaxina contribui para a abertura do colo do útero e o relaxamento dos músculos e ligamentos associados ao canal de parto, possibilitando a passagem do feto. Em algumas espécies, a secreção máxima de relaxina ocorre logo antes do parto. Elevações graduais dos níveis de relaxina durante a parte final da gestação também viabilizam o desenvolvimento das glândulas mamárias na preparação para a lactação.

Diagnóstico de prenhez

Se houver registros precisos dos períodos de estro e das datas de cobertura, o primeiro indício de prenhez na maioria dos animais é a ausência de ciclo estral na época esperada. Todavia, a ausência de ciclo estral não é prova de prenhez. Uma fêmea não gestante pode não exibir ciclo estral em decorrência de ausência de regressão do corpo lúteo ou alguma outra anomalia reprodutiva. A fêmea também pode ter retardo de um ou dois ciclos estrais se a concepção for seguida por incapacidade de manter a prenhez.

A palpação do sistema genital por via retal (VR) em éguas e vacas pode auxiliar no diagnóstico de prenhez e na estimativa de seu estágio. Em vacas, o achado de um corpo lúteo em um ovário e o discreto aumento de um corno uterino em relação a outro são sugestivos de prenhez em estágio inicial. Nessa espécie, em uma gestação de aproximadamente 3 meses, as membranas fetais e as carúnculas se tornam palpáveis e a artéria uterina do lado onde está o feto é discretamente mais calibrosa do que a artéria uterina do outro lado. O diagnóstico de prenhez por palpação retal é considerado mais difícil em éguas do que em vacas, mas um achado diagnóstico precoce consiste em protrusão no útero em decorrência do desenvolvimento do saco amniótico.

A ultrassonografia é realizada com o propósito de diagnosticar a prenhez em várias espécies de animais domésticos, inclusive vacas, éguas, ovelhas, cabras, lhamas e porcas. O momento mais precoce para a verificação da prenhez é ditado, em parte, pelas dimensões do embrião, que, por sua vez, varia de uma espécie animal para outra. De modo geral, varia de aproximadamente 2 semanas no caso de éguas a cerca de 5 semanas nas ovelhas. Nos animais de grande porte, o transdutor de ultrassom pode ser introduzido VR para que se aproxime do útero. Conforme a gestação evolui, o feto em desenvolvimento e o útero gravídico descem no abdome, e ultrassonografia transabdominal torna-se necessária para avaliar a prenhez em estágio avançado.

Parto

O *parto* assinala o término da prenhez. O parto pode ser dividido em três estágios. O *primeiro estágio* é composto por contrações uterinas, que gradualmente forçam o feto e as membranas fetais para o colo do útero. A duração desse estágio é de horas na maior parte das espécies (p. ex., 2 a 6 em vacas e ovelhas, 1 a 4 em éguas e 2 a 12 em porcas).

No *segundo estágio*, ocorre a saída do feto para o exterior. A passagem de partes do feto pelo colo do útero até a vagina, junto com a ruptura de uma ou das duas bolsas das águas, desencadeia o reflexo de contração dos músculos do abdome. A combinação das contrações uterina e dos músculos do abdome força o feto pelo canal do parto. Esse período tende a ser breve nas espécies domésticas e a maioria dos filhotes nasce em 15 a 30 minutos.

O *terceiro estágio* do parto consiste na expulsão da placenta, que normalmente ocorre quase imediatamente após a saída do feto.

Fim da prenhez

Para viabilizar a saída do feto, os músculos e os ligamentos do canal de parto relaxam um pouco antes do parto. A vulva dilata e apresenta uma secreção mucosa. Os músculos dos dois lados da cabeça da cauda relaxam e parecem abaixados ou deprimidos. As glândulas mamárias ampliam de tamanho e podem secretar um material leitoso por alguns dias antes do parto. Quando o parto se torna iminente, os animais ficam inquietos, buscam isolamento e aumentam a frequência de tentativa de urinar. As cadelas e as porcas geralmente tentam construir um ninho.

Uma importante alteração endócrina durante a parte final da prenhez em grande parte das espécies é na razão estrógeno–progesterona. Os níveis de progesterona estão elevados em relação aos de estrógeno durante a maior parte da gestação, mas essa razão se modifica no final da prenhez, pois os níveis de estrógeno ficam maiores do que os de progesterona. O estrógeno promove o desenvolvimento de proteínas contráteis nas células da musculatura lisa do útero e nas zônulas de adesão entre essas células. Essas modificações uterinas aumentam a força que o útero consegue gerar para a expulsão do feto. A cronologia das alterações do estrógeno e da progesterona em relação ao parto varia de uma espécie animal para outra.

Início do parto

Nos animais domésticos, um sinal endócrino oriundo do feto parece desencadear o parto. Os níveis plasmáticos de *glicocorticoides* (p. ex., cortisol) se elevam na maioria dos animais domésticos, com exceção da égua, um pouco antes do parto. O córtex adrenal do feto é a origem desses glicocorticoides e sua secreção ocorre em resposta ao hormônio adrenocorticotrófico (ACTH), proveniente da adeno-hipófise fetal. O aumento da sensibilidade do córtex adrenal ao ACTH é parte do motivo da maior secreção de glicocorticoides durante esse período.

Os níveis crescentes de glicocorticoides fetais influenciam a placenta e o útero materno. Em algumas espécies, os glicocorticoides aumentam a produção de estrógeno pela placenta, de modo que os níveis plasmáticos de estrógeno se elevam em relação à progesterona. Isso desencadeia as alterações descritas anteriormente na musculatura lisa do útero. Os glicocorticoides e os estrógenos atuam de modo sinérgico para promover a síntese e a secreção uterinas de $PGF_{2\alpha}$.

As elevações dos níveis de $PGF_{2\alpha}$ exercem múltiplos efeitos que podem contribuir para o início do parto. Alguns especialistas acreditam ser isso o elo final na cadeia de eventos que o desencadeiam. Nas espécies cujo corpo lúteo persiste e é uma fonte significativa de progesterona (p. ex., vaca e porca), a elevação dos níveis de $PGF_{2\alpha}$ promove a luteólise e remove essa fonte de progesterona. É preciso lembrar que a progesterona suprime a atividade da musculatura lisa uterina e conserva o tônus do colo do útero, de modo que a redução da progesterona facilita o parto. A $PGF_{2\alpha}$ também estimula diretamente a contração da musculatura lisa do útero para deslocar o feto em direção ao canal de parto e promove diretamente a dilatação do colo do útero.

Ocitocina

A entrada do feto no canal de parto desencadeia um aumento reflexo da secreção de *ocitocina* pela neuro-hipófise. A ocitocina atua diretamente na musculatura lisa do útero, para intensificar as contrações uterinas e promover o parto. Extratos da neuro-hipófise são usados clinicamente para estimular contrações do útero "fadigado" durante trabalho de parto prolongado.

Em éguas, os níveis plasmáticos de ocitocina se elevam gradativamente durante os estágios finais da gestação e depois aumentam de forma significativa no início do parto.

Apresentações fetais e parto

Normalmente, a apresentação do bezerro é cranial ou anterior (membros anteriores à frente, com a cabeça estendida e o focinho entre os membros posteriores) (Figura 28.7). O dorso do bezerro está em contato com o sacro da vaca. A apresentação cranial (anterior) aproveita a curvatura natural do canal de parto da vaca e a curvatura do feto. A apresentação caudal (posterior) com os membros posteriores à frente e os jarretes para cima ocorre com frequência suficiente em bovinos para ser considerada normal.

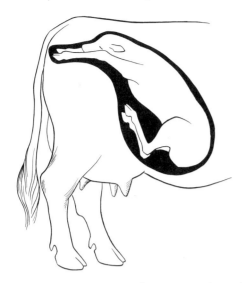

Figura 28.7 Apresentação cranial ou anterior de um bezerro.

As contrações uterinas forçam a placenta fetal (bolsas das águas) contra o colo do útero e acabam provocando sua ruptura. Quase ao mesmo tempo, os músculos abdominais começam a se contrair com vigor para expulsar o feto através do canal de parto.

A contração dos músculos do abdome é uma resposta reflexa aos estímulos das partes do feto na vagina e na vulva da mãe. A contração dos músculos do abdome também pode ser evocada pela introdução da mão do médico-veterinário na vulva e na vagina do animal, por exemplo, durante a tentativa de retirar um bezerro.

Os membros do potro são mais compridos do que os do bezerro, e o potro fica posicionado no corpo do útero, enquanto o bezerro fica quase totalmente em um corno uterino. A apresentação de um potro é essencialmente igual à do bezerro. Nas porcas e nas cadelas, os fetos ficam nos dois cornos do útero e sua apresentação pode ser cranial ou caudal com igual facilidade.

Nas espécies que normalmente têm apenas um filhote, a placenta, nesse caso também chamada de *secundinas* ou *páreas*, é expulsa logo após o parto, mas pode acompanhar o feto ou, raramente, precedê-lo. Na porca, que dá à luz a múltiplos filhotes, a placenta de cada feto é geralmente expulsa ainda ligada ao feto e pode circundá-lo por completo. Nesses casos, a retirada imediata da placenta das narinas do recém-nascido é essencial para a vida – geralmente a própria porca o faz. A retenção patológica da placenta é definida pelo intervalo anormalmente prolongado entre a expulsão do feto e da placenta. A placenta da vaca e da ovelha deve ser expulsa em 24 horas e a da égua deve ser expulsa em 2 a 3 horas.

A retenção de placenta é uma complicação importante em todos os mamíferos. A incidência parece ser mais alta em bovinos do que em outras espécies, sendo mais alta em vacas leiteiras do que em vacas de corte. A retirada manual de uma placenta retida é um método terapêutico comum, mas uma abordagem mais conservadora (ou seja, sem retirada manual e com administração de antibióticos para evitar infecção) também é preconizada e é apoiada por estudos de pesquisa.

Distocia

O parto normal sem complicações é, sem dúvida, a ocorrência mais comum nos animais domésticos. **Distocia** significa qualquer perturbação na evolução do parto (alteração da contratilidade uterina, do feto e/ou do trajeto). Em alguns casos, o parto é impossível sem assistência. De modo geral, a partir do início do trabalho do parto, as vacas dão à luz os bezerros em 8 horas, as ovelhas em 2 horas e as éguas em 2 a 3 horas. As porcas dão à luz um filhote a cada hora até parirem toda a ninhada.

Em animais de grande porte (vaca, égua e ovelha), a apresentação fetal imprópria é uma causa comum de distocia e, tipicamente, há posicionamento anormal dos membros ou da cabeça (p. ex., cabeça virada para cima e apresentação da parte ventral do pescoço ou cabeça virada para baixo e apresentação do dorso do pescoço). Pode ser necessário corrigir essa apresentação para permitir a saída do feto do canal de parto. De modo geral, a correção implica "empurrar" o feto de volta para o útero, de modo a manipulá-lo, e modificar a posição de seus membros e da cabeça.

A distocia também pode ser decorrente do tamanho excessivo do feto em relação às dimensões do canal do parto. Essa é uma causa comum de distocia em novilhas que têm seu primeiro bezerro e em vacas relativamente pequenas que foram cobertas por touros muito grandes. O tamanho exagerado do feto também pode ser problemático em ovelhas com filhote único e porcas com pequenas ninhadas. Embora a apresentação fetal seja normal nesses casos, a tração excessiva pode ser necessária para a expulsão do recém-nascido e isso pode provocar lesões no feto e na mãe.

Uma **cesárea** (retirada cirúrgica do feto) é fundamental em alguns casos de distocia. Intervenções cirúrgicas produzem um feto viável e preservam a capacidade reprodutiva da mãe. Uma **embriotomia** (desmembramento cirúrgico do feto para possibilitar sua passagem pelo canal do parto) é necessária em alguns casos para salvar a vida da mãe.

29 Anatomia e Fisiologia das Glândulas Mamárias

Glândulas mamárias da vaca, 366
  Aparelho suspensor, 366
  Irrigação sanguínea, 366
  Vasos linfáticos, 367
Anatomia microscópica da glândula mamária, 368
Glândulas mamárias de ovelhas e cabras, 368
Glândulas mamárias de porcas, 369
Glândulas mamárias da égua, 370

Fisiologia da lactação, 370
  Composição do leite, 370
  Secreção de leite, 371
  Lactogênese, 372
  Galactogênese, 372
  Ejeção do leite, 373
  Colostro, 373
  Interrupção da lactação, 374

Objetivos de aprendizagem

- Definir e ser capaz de explicar a importância dos termos destacados em **negrito e itálico** neste capítulo
- Esboçar sucintamente o desenvolvimento da glândula mamária, indicando as diferenças entre as espécies
- Descrever a anatomia da glândula mamária bovina, inclusive o sistema ductal e o aparelho suspensor
- Ilustrar a irrigação sanguínea arterial e a drenagem venosa da glândula mamária bovina
- Descrever a composição do leite e a fonte de cada um de seus componentes
- Esboçar sucintamente os hormônios primários envolvidos no controle fisiológico da lactogênese e na galactopoese
- Ilustrar o reflexo neuroendócrino que leva à descida e ejeção do leite
- Descrever a composição do colostro e discorrer sobre sua importância.

As **glândulas mamárias** (também denominadas **mamas**) são glândulas sudoríparas modificadas que produzem leite para nutrir a progênie. As glândulas mamárias se desenvolvem a partir de espessamentos bilaterais do ectoderma ventrolateral do embrião, conhecidos como linhas lácteas, que são mais corretamente chamadas de **cristas mamárias**. Nos carnívoros e nos suínos, as glândulas mamárias se desenvolvem em toda a extensão axiloinguinal das cristas mamárias, como seria esperado nas espécies que normal-

mente têm múltiplos fetos. Todavia, na maioria dos outros animais domésticos, apenas as glândulas mamárias inguinais se desenvolvem. De modo geral, o par mais caudal de glândulas mamárias é o que se desenvolve (como ocorre nas éguas, ovelhas e cabras). Nos primatas antropoides e nos elefantes, apenas as duas glândulas mamárias peitorais se desenvolvem.

Cada glândula é constituída por um sistema de ductos que conectam agregados de epitélio secretor circundados por tecido conjuntivo e gordura e sustentados por uma cápsula fibroelástica. A proporção de parênquima secretor e tecido conjuntivo é ditada hormonalmente. Durante a lactação, o volume dos tecidos secretores das glândulas mamárias aumenta. Após o término da lactação, há regressão dos tecidos secretores e o tecido conjuntivo constitui uma porcentagem maior das glândulas mamárias.

Nos ruminantes e nos equinos, as glândulas são tão próximas umas das outras que frequentemente são denominadas **úbere**. Ainda assim, a natureza individual das glândulas do úbere é facilmente percebida pela existência de um teto (**papila**) para cada glândula. Um sistema ductal único (como nos ruminantes) ou múltiplo (como nos equinos e nos suínos) libera leite na extremidade de cada teto.

O ectoderma embrionário invagina ao longo da crista mamária para se tornar o sistema de ductos de cada glândula mamária. Essas invaginações (brotos mamários) acabam se associando em um teto individual. Em todas as espécies animais, a quantidade de brotos mamários que começa a se desenvolver é superior à que persistirá e, normalmente, os

366 Frandson | Anatomia e Fisiologia dos Animais de Produção

brotos mamários extras regridem logo após aparecerem. Todavia, não é incomum que alguns brotos mamários extras persistam e formem *tetos supranumerários*. Esses tetos supranumerários costumam ser pequenos e não se associam em uma glândula bem-desenvolvida. Visto que esses tetos supranumerários podem interferir na ordenha, geralmente são removidos dos úberes das vacas e das cabras.

Os embriões do sexo masculino também desenvolvem cristas mamárias, embora normalmente estas não se desenvolvam com formação de glândulas funcionais. Entre os ungulados, tetos não funcionais são encontrados normalmente em varrões e, algumas vezes, são observados adjacentes aos escrotos de touros e carneiros. Esses tetos não funcionais ocorrem muito raramente no prepúcio de garanhões.

As glândulas mamárias das espécies de animais domésticos têm muito em comum, mas o desenvolvimento substancial do úbere das vacas leiteiras para a produção de leite muito além do necessário para nutrir sua prole é discutido em detalhes.

Glândulas mamárias da vaca

O úbere da vaca é constituído por quatro glândulas individuais, denominadas *quartos*. A pele do úbere é recoberta por pelos finos, mas o teto é completamente glabro (desprovido de pelos). As metades direita e esquerda do úbere são constituídas por um quarto cranial (anterior) e um quarto caudal (posterior). Cada lado do úbere é quase completamente independente do outro em termos de irrigação sanguínea, inervação e aparelho suspensor (comentados mais adiante).

Ventralmente, as duas metades do úbere são demarcadas por um sulco longitudinal, o *sulco intermamário*, que corresponde a um septo mediano de tecido conjuntivo que divide as metades esquerda e direita. Por causa do relativo isolamento dessas estruturas, metade do úbere pode ser extirpada cirurgicamente sem lesão da outra metade. Isso pode ser feito no tratamento de um tumor agressivo. O tecido glandular e os sistemas ductais dos quartos de cada metade do úbere são totalmente separados. Portanto, todo o leite que sai de um teto é produzido pelo tecido glandular desse quarto. A vasculatura, a inervação e a drenagem linfática, entretanto, são comuns aos dois quartos de uma determinada metade do úbere.

Durante a lactação, o parênquima da glândula mamária é constituído por tecido secretor e pelos ductos da glândula (Figura 29.1). As unidades secretoras, os *alvéolos*, são revestidas por um epitélio simples cuja altura varia de colunar a cuboide. Os alvéolos são as principais estruturas para a produção de leite, embora a parte inicial do ducto associado também seja revestida por epitélio secretor.

Os vários primeiros pequenos ductos convergem para formar ductos maiores e esses, por sua vez, convergem para formar ductos ainda maiores. Todos acabam em uma grande bacia coletora, o chamado *seio lactífero*. O seio lactífero é descrito ocasionalmente como sendo dividido em uma cavidade espaçosa no quarto do úbere, a *cisterna da glândula*, e uma cavidade menor no teto associado, que é conhecida como *cisterna do teto* (Figura 29.1). A demar-

cação entre a cisterna da glândula e a cisterna do teto é, com frequência, assinalada por uma crista circular (ânulo) que contém uma veia e algumas fibras musculares lisas.

A parede da cisterna vazia contém numerosas pregas circulares e longitudinais superpostas que são obliteradas pela expansão da parede quando a cisterna está cheia de leite. Também existem divertículos (estruturas saculares) na parede da cisterna da glândula.

A cisterna do teto é contínua com o meio externo por uma abertura estreita na extremidade do teto, o *ducto papilar* (comumente denominado *canal do teto*), que se abre no *óstio papilar*. Nas vacas, o canal do teto tem aproximadamente 8,5 mm de comprimento e seu lúmen é normalmente fechado por pregas epiteliais que se projetam para dentro a partir da parede do ducto papilar, deixando apenas uma abertura potencial de formato estrelado.

Aparelho suspensor

O úbere de uma vaca leiteira pode pesar até 60 kg, portanto, o órgão é sustentado por um denso sistema de ligamentos fibroelásticos, chamado de *aparelho suspensor*. Os elementos primários de suporte do aparelho suspensor são suas duas *lâminas mediais*, que se originam na linha alba (linha mediana do abdome), e a sínfise da pelve (Figura 29.2). Cada lâmina ventral passa ventralmente entre as metades do úbere de tal forma que uma camada recobre intimamente o lado medial de cada metade. As duas lâminas mediais podem ser facilmente separadas porque são unidas por uma pequena quantidade de tecido conjuntivo areolar frouxo. Praticamente não há vasos sanguíneos nem nervos atravessando o ligamento medial de uma metade do úbere para a outra. Proximalmente (perto da parede corpórea), as lâminas são mais espessas. Enquanto descem, dão origem a camadas de tecido conjuntivo que divergem a partir da linha mediana e se interdigitam com o parênquima do úbere. Assim, as duas lâminas mediais são mais delgadas perto do sulco intermamário.

As *lâminas laterais* do aparelho suspensor são constituídas principalmente por tecido conjuntivo fibroso, denso e branco. Isso faz com que sejam menos elásticas que as lâminas mediais, que são compostas principalmente por tecido conjuntivo elástico. A parte cranial da lâmina lateral provém dos tecidos aponeuróticos da parede corpórea, perto do anel inguinal externo, e mais caudalmente, provém das regiões da sínfise púbica e do tendão pré-púbico (o tendão de inserção do músculo reto do abdome). A partir de suas origens, a lâmina lateral passa ventralmente e em torno da face lateral de cada metade da glândula mamária, encontrando a lâmina medial nas partes cranial e caudal de cada metade. Como a lâmina medial, a lâmina lateral é espessa próximo à parede corpórea e se adelgaça progressivamente no sentido ventral enquanto emite camadas de tecido conjuntivo para o parênquima da glândula mamária.

Irrigação sanguínea

A irrigação sanguínea do úbere é feita primariamente pela *artéria pudenda externa* (Figura 29.3), um ramo do tronco pudendoepigástrico. A artéria pudenda externa avança para

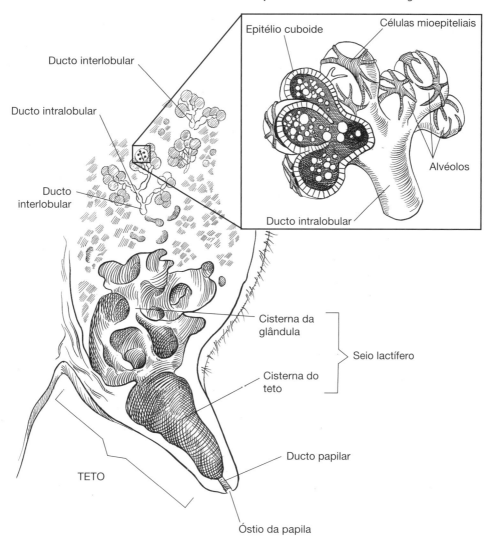

Figura 29.1 Anatomia do úbere bovino.

baixo, pelo canal inguinal, de modo mais ou menos tortuoso e se divide nos ramos cranial e caudal que irrigam os quartos dianteiro e posterior do úbere no mesmo lado da artéria. Além disso, uma pequena artéria que pode ser única ou pareada (isso é determinado de maneira aleatória), a ***artéria perineal ventral***, continua a partir da artéria pudenda interna e avança para baixo a partir da vulva, logo abaixo da pele da linha mediana. De modo geral, a artéria perineal é responsável por uma pequena parcela da irrigação da parte caudal das duas metades do úbere.

A drenagem venosa do úbere é feita sobretudo por um círculo venoso em sua base onde ele se insere na parede do abdome. Esse círculo venoso é formado pelas principais veias que drenam o úbere. A ***veia pudenda externa*** de cada lado recebe sangue dos quartos cranial e caudal ipsilateral. Cranialmente, cada veia pudenda externa é contínua com a ***veia epigástrica superficial caudal*** e caudalmente com a veia perineal. O círculo venoso é completado por uma anastomose entre as duas veias epigástricas superficiais caudais no úbere ou logo à frente deste. A veia epigástrica superficial caudal avança para a frente em um plano sagital lateralmente à linha mediana na parede ventral do abdome e se une com a veia epigástrica superficial cranial, que termina nas veias torácicas internas e depois na veia cava cranial. A conexão entre as veias epigástricas superficiais caudais e craniais é pouco desenvolvida na novilha. Durante a primeira prenhez, quando as dimensões do úbere ampliam muito e, consequentemente, há aumento da irrigação sanguínea, as duas veias desenvolvem uma anastomose funcional. Após a formação dessa anastomose, elas constituem coletivamente a ***veia abdominal subcutânea*** ou ***veia do leite***. Nas vacas leiteiras de alta produção, a veia abdominal subcutânea é dilatada e tortuosa, atravessa um forame no músculo reto do abdome (a ***fonte de leite***), conecta-se com a veia torácica interna e, por fim, termina na veia cava cranial.

Vasos linfáticos

Os vasos linfáticos que drenam o úbere são bem visíveis superficialmente, logo abaixo da pele, sobretudo em vacas leiteiras de alta produção. Drenam todo o úbere, inclusive o teto, para os ***linfonodos inguinais superficiais*** (***mamários*** ou ***supramamários***) próximos ao anel inguinal superficial (externo), acima da parte caudal da base do úbere.

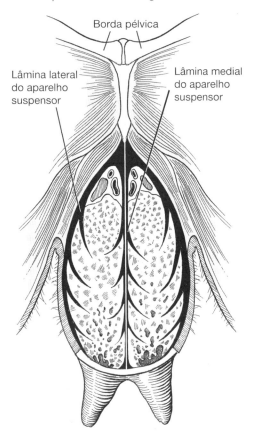

Figura 29.2 Aparelho suspensor da vaca. O úbere é mostrado em corte transversal através dos quartos traseiros.

Anatomia microscópica da glândula mamária

A glândula mamária é classificada como uma glândula tubuloalveolar composta. É formada por interstício de tecido conjuntivo, parênquima (epitélio secretor), ductos, vasos e nervos. Em estado seco (sem lactação), a glândula apresenta proporcionalmente mais estroma do que parênquima (Figura 29.4). Durante a lactação, o parênquima cresce de maneira acentuada e constitui a maior parte da glândula (Figura 29.5).

A superfície dos tetos de vacas e porcas é recoberta por epitélio escamoso estratificado aglandular glabra. Os tetos de outras espécies de animais domésticos têm mais pele glandular e apresentam pelos. Esse epitélio é contínuo com o epitélio escamoso estratificado que reveste o ducto papilar. O ducto é circundado por fibras musculares lisas que atuam como um esfíncter.

Na junção do ducto papilar com a cisterna do teto, o revestimento epitelial se modifica abruptamente de escamoso estratificado para epitélio colunar estratificado, que geralmente tem duas células de espessura. Esse epitélio colunar estratificado reveste as cisternas de teto e da glândula e os ductos lactíferos maiores. Conforme os ductos se ramificam e seu calibre diminui, o revestimento epitelial se modifica primeiro para colunar simples e depois para epitélio secretor nos alvéolos. A altura do epitélio alveolar varia consideravelmente de acordo com o nível de atividade da glândula.

A glândula mamária difere da maioria das outras glândulas exócrinas pelo fato de que a parte secretora não se limita às terminações dos ductos menores. Estruturas secretoras de leite também drenam diretamente nos ductos mais calibrosos e daí na cisterna da glândula e cisterna do teto.

Um grupo de alvéolos circundado por um septo de tecido conjuntivo forma uma unidade mais ou menos distinta, conhecida como **lóbulo** (ver Figura 29.1). Um grupo de lóbulos em um compartimento de tecido conjuntivo forma um lobo. De modo correspondente, os ductos são classificados como **intralobulares**, **interlobulares**, **intralobares** e **interlobares** à medida que seu tamanho aumenta. Os alvéolos que constituem o lóbulo drenam em ductos pequenos no lóbulo, chamados de ductos intralobulares. Esses ductos intralobulares drenam em um espaço coletor central, de onde emergem os ductos interlobulares (ductos entre os lóbulos). Esses ductos interlobulares se unem em um único lobo e formam um ducto intralobar. Quando esse ducto deixa o lobo, é denominado ducto interlobar. Esse ducto pode penetrar diretamente na cisterna da glândula ou se unir a um ou mais ductos interlobares antes de penetrar na cisterna. Muitos ductos apresentam numerosas dilatações que atuam como espaços adicionais de coleta de leite.

Os alvéolos e ductos são circundados por **células mioepiteliais** contráteis. Essas células se contraem para ejetar leite (a chamada **descida do leite**) em resposta à liberação de ocitocina (ver adiante).

Além do parênquima epitelial e das células mioepiteliais, as glândulas mamárias têm um interstício de tecido conjuntivo fibroso branco e um tecido conjuntivo elástico amarelo. Vasos sanguíneos, vasos linfáticos e nervos se ramificam por todo o interstício, para atingir as estruturas epiteliais. As veias das glândulas mamárias não têm válvulas e formam uma rica rede por toda a glândula e na parede do teto. A camada vascular do teto é denominada corpo cavernoso (e, na verdade, assemelha-se ao tecido erétil do pênis, como o nome sugere). Há plexos linfáticos em todo o úbere, logo abaixo da pele e disseminados por todo o parênquima da glândula. Os nervos são basicamente sensoriais e vasomotores.

Glândulas mamárias de ovelhas e cabras

Os úberes de ovelhas e cabras (Figura 29.6) são diferentes dos úberes das vacas porque cada metade tem apenas um teto, um ducto papilar, uma cisterna do teto e uma cisterna da glândula. Metade do úbere ovino e caprino se assemelha a um quarto do úbere bovino. O teto é esparsamente coberto com pelos finos. Cada metade do úbere da ovelha é craniomedial ao seio inguinal (uma bolsa de pele revestida por glândulas odoríferas) do mesmo lado. Os tetos supranumerários de ovelhas não parecem ter tecido glandular separado, como ocorre frequentemente em vacas. O músculo esfíncter em torno do ducto papilar é pouco desenvolvido, portanto, o fechamento é afetado pelo tecido elástico na extremidade do teto.

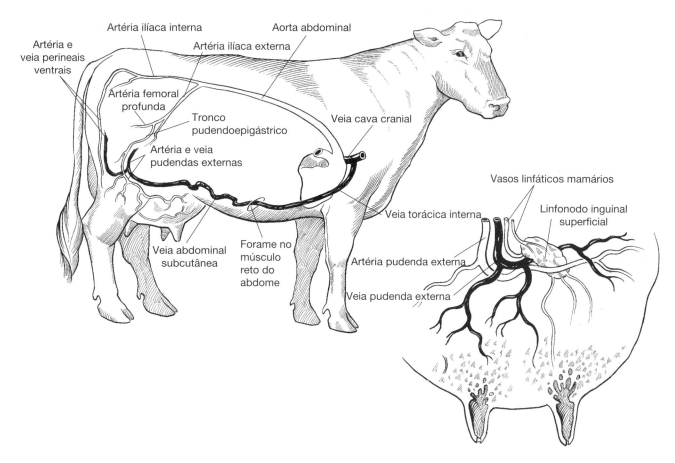

Figura 29.3 Irrigação arterial e drenagem venosa do úbere bovino. Com exceção da aorta e da veia cava cranial, os outros vasos são pareados.

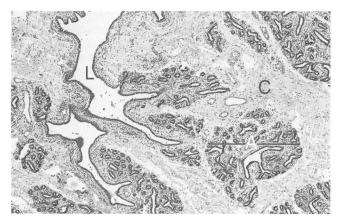

Figura 29.4 Glândula mamária não lactante. **A**, lóbulos glandulares com alvéolos inativos; **L**, ducto intralobular; **C**, tecido conjuntivo. *Fonte*: Bacha e Bacha, 2012. Reproduzida, com autorização, de John Wiley & Sons, Inc. (Esta figura encontra-se reproduzida em cores no Encarte.)

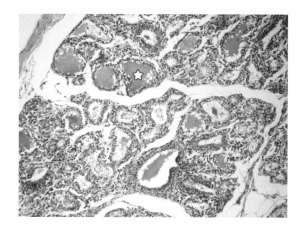

Figura 29.5 Glândula mamária lactante. A estrela indica um único alvéolo. *Fonte*: imagem cortesia de Gretchen Delcambre, Colorado State University, Fort Collins, Colorado, EUA. (Esta figura encontra-se reproduzida em cores no Encarte.)

Glândulas mamárias de porcas

O número normal de tetos na porca doméstica é sete pares (14 tetos), com o primeiro par caudal à junção do esterno e do arco costal e o último par na região inguinal (ver Figura 29.6). O número de pares varia de quatro a nove e tetos supranumerários são ocasionalmente encontrados entre tetos normais. As porcas têm, em média, mais 2,5 tetos que o número de leitões em suas ninhadas médias. As glândulas mamárias que são "subutilizadas" ressecam e não se desenvolvem de novo até a gestação seguinte.

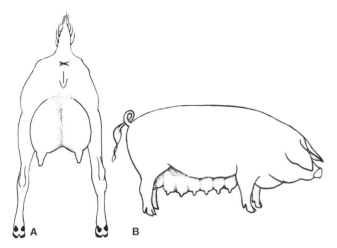

Figura 29.6 A. Vista caudal de uma cabra leiteira (na lactação). O úbere caprino tem duas glândulas com dois tetos. **B.** Vista lateral da porca lactante. A porca típica tem sete pares de glândulas.

Tetos invertidos (mamilos côncavos) e mastite são duas das alterações que mais comumente comprometem as glândulas mamárias das porcas.

As glândulas mamárias caudais das porcas recebem sangue das artérias epigástricas superficiais caudais e, em parte, das artérias epigástricas caudais (profundas). Os pares craniais recebem sangue dos ramos das artérias epigástricas craniais (profundas). As artérias epigástricas craniais e caudais se anastomosam dorsalmente às glândulas mamárias abdominais.

Os vasos linfáticos de todas as glândulas mamárias, com exceção de uma ou duas glândulas craniais de cada lado, drenam em linfonodos inguinais superficiais ipsilaterais. Os vasos linfáticos das poucas glândulas craniais drenam nos linfonodos esternais e/ou linfonodos cervicais superficiais.

O teto da porca contém dois ductos papilares e duas cisternas do teto. Cada cisterna do teto é contínua com a cisterna da glândula. O teto é glabro, mas há pelos na base do teto e na glândula mamária.

Glândulas mamárias da égua

As glândulas mamárias da égua consistem em um teto de cada lado conectado à metade do úbere. Cada teto tem dois ductos papilares e duas cisternas do teto, cada um contínuo com um sistema separado de ductos e alvéolos (ocasionalmente, uma glândula tem um terceiro conjunto de ductos). Aparentemente, não existe comunicação entre os ductos ou as cisternas na mesma metade do úbere.

O aparelho suspensor é disposto da mesma forma que em vacas, embora não seja tão resistente. O úbere e os tetos das éguas são recobertos por pelos finos com numerosas glândulas sebáceas e sudoríparas.

Fisiologia da lactação

Composição do leite

O leite contém todos os nutrientes necessários para a sobrevida e o início do crescimento dos recém-nascidos mamíferos. Dentre os nutrientes do leite, há fontes de energia (lipídios e carboidratos), proteínas para fornecer aminoácidos, vitaminas, sais minerais (cinzas) e água. Os valores relativos desses nutrientes no leite variam de uma espécie animal para outra (Tabela 29.1).

A dieta materna e o estágio da lactação também influenciam a composição do leite. As dietas ricas em fontes de energia do tipo carboidrato não fibroso estão associadas a aumentos da porcentagem de lipídios no leite. Dietas hiperproteicas promovem elevação discreta da porcentagem de proteína no leite, mas esse efeito é bem menor que o efeito energético do teor de lipídios no leite. O teor de carboidratos no leite (lactose) não tende a se modificar com a dieta. A porcentagem de lipídios e proteínas no leite é mais alta na fase inicial da lactação. Em bovinos, as porcentagens são relativamente elevadas nas primeiras semanas após o parto e posteriormente diminuem nos 3 a 4 meses seguintes. Na fase mais tardia da lactação, as concentrações de lipídios e proteínas voltam a aumentar por ocasião da diminuição da produção diária total (litros de leite por dia).

Boa parte dos lipídios no leite está na forma de triglicerídeos e estes são a fonte primária de energia no leite. Os triglicerídeos são constituídos por três ácidos graxos e glicerol. Os ácidos graxos para a síntese de triglicerídeos do leite podem ser provenientes do sangue ou sintetizados nas glândulas mamárias. As glândulas mamárias de outros animais que não ruminantes usam a *glicose* do sangue para obter energia e como fonte de carbono para a síntese dos ácidos graxos. O glicerol provém principalmente do catabolismo de glicose no processo de glicólise. As glândulas mamárias dos ruminantes dependem de *acetato* e *β-hidroxibutirato* sanguíneos para obter carbonos para a síntese de ácidos graxos; o acetato é a fonte primária. Nos ruminantes, o acetato e o β-hidroxibutirato são produzidos como ácidos graxos voláteis pelo metabolismo fermentativo dos microrganismos no rúmen. Esses ácidos graxos voláteis são absorvidos pelo sangue e, assim, podem ser utilizados para síntese da gordura do leite nas glândulas mamárias. A maioria dos triglicerídeos do leite tem ácidos graxos com

Tabela 29.1 Valores típicos dos constituintes do leite em gramas por litro.

Espécie animal	Lipídios	Lactose	Proteína	Minerais totais (cinzas)	Cálcio
Vaca	38	48	37	7,0	1,3
Égua	16	50	24	4,5	1,0
Ovelha	70	40	60	8,0	1,9
Porca	80	46	58	8,5	2,0
Cabra	40	45	35	7,8	1,2

cadeias de 4 a 14 átomos de carbono de comprimento (os chamados ácidos graxos de cadeia curta). De modo geral, esses ácidos graxos de cadeia curta não são encontrados no tecido adiposo do restante do corpo.

A *lactose*, o principal carboidrato do leite, é um dissacarídeo constituído por dois monossacarídeos, glicose e galactose. A lactose é sintetizada nas glândulas mamárias, sendo tipicamente encontrada apenas nas glândulas mamárias e no leite. As células secretoras das glândulas mamárias usam glicose proveniente do sangue para sintetizar galactose e depois combinar a galactose com mais glicose para produzir lactose. Portanto, a glicose é essencial para a síntese de lactose. A extração de glicose do sangue por glândulas mamárias ativamente secretoras é bastante efetiva, de modo que a concentração de glicose no sangue venoso que deixa as glândulas mamárias é relativamente baixa.

É preciso lembrar que, nos ruminantes, a glicose sanguínea provém primariamente de gliconeogênese no fígado, usando *ácido propiônico*, um ácido graxo volátil absorvido do rúmen, como substrato. Assim, o ácido propiônico produzido pelos microrganismos no rúmen e pelo metabolismo fermentativo é o substrato final para a produção de lactose nos ruminantes. A glicemia também é relativamente baixa nos ruminantes em comparação aos seres humanos. Isso se deve, em parte, ao fato de que os ruminantes absorvem pouquíssima glicose no tubo gastrintestinal (GI). **No período de lactação máxima de uma vaca leiteira de alta produção, as glândulas mamárias usam a maior parte da glicose produzida pelo fígado para a produção de lactose. Se a necessidade de glicose pelas glândulas mamárias não puder ser atendida pela gliconeogênese e a glicemia cair de forma significativa, ocorre** *cetose da lactação*. **Enquanto a glicemia for baixa, ácidos metabólicos (produzidos no fígado a partir de ácidos graxos) se acumulam no sangue e provocam acidose metabólica.**

As principais proteínas do leite são as **caseínas**. Os aminoácidos encontrados no sangue são os precursores para a síntese direta das caseínas pelas células secretoras das glândulas mamárias. Outras proteínas do leite são a α-lactalbumina e as β-lactoglobulinas, que são produzidas por células das glândulas mamárias, e a albumina e as imunoglobulinas séricas são produzidas pelo fígado e pelos linfócitos, respectivamente.

A **renina** (também conhecida como quimosina) é uma enzima proteolítica secretada por células epiteliais gástricas de mamíferos muito jovens. A quimosina modifica as características do leite ingerido de líquido para um coalho semissólido. Esse processo é denominado *formação de coalho* ou *coagulação*. A alteração das características do leite prolonga o tempo de sua retenção no estômago e possibilita o início da digestão das proteínas. A quimosina degrada uma das proteínas caseínas responsável pelo aumento da solubilidade das micelas (agregados de caseína no leite) (ver discussão adiante), o que provoca coagulação. Sem essa caseína específica, as proteínas do leite precipitam com o cálcio e formam coalhos.

Secreção de leite

As células epiteliais que revestem os alvéolos das glândulas mamárias são as principais responsáveis pela secreção de leite. O aspecto dessas células varia durante a síntese e a liberação dos lipídios, das proteínas e da lactose do leite. Depois da secreção ativa dos componentes do leite, o lúmen dos alvéolos fica cheio de leite, as células epiteliais diminuem de tamanho e são descritas como um epitélio cuboide simples e baixo (Figura 29.5). Nesse estágio, sua atividade secretora é relativamente baixa. Logo após a retirada do leite armazenado, as células epiteliais aumentam sua atividade secretora e voltam a encher os alvéolos. No início da fase secretora, as células adquirem um aspecto mais colunar e depois tornam-se progressivamente cuboides à medida em que o leite enche os alvéolos. Pequenos alvéolos, aparentemente não funcionais, podem ser encontrados em glândulas mamárias "secas" e existe aumento relativo do volume de tecido conjuntivo frouxo intersticial (ver Figura 29.4).

Os lipídios do leite são sintetizados e acondicionados em gotículas secretoras, que são extrudadas da superfície luminal da célula para os alvéolos (Figura 29.7). Conforme são liberadas, uma membrana derivada da membrana da célula epitelial envolve as gotículas de lipídios. As células secretoras alveolares também produzem vesículas secretoras que contêm proteínas do leite (caseínas) e lactose. Enquanto as caseínas são sintetizadas e acondicionadas nessas vesículas, se autoagregam em partículas denominadas **micelas**. A inclusão de um tipo específico de caseína (κ-caseína) nesses agregados aumenta a solubilidade da micela para que as proteínas do leite permaneçam em solução após sua liberação da célula. A lactose no interior da vesícula secretora gera uma força osmótica que atrai a água do citosol da célula para o interior da vesícula. As vesículas secretoras, cada uma delas contendo uma mistura de micelas, lactose e água, são transportadas para a superfície apical da célula e liberadas por exocitose para os alvéolos (Figura 29.7). Por causa dos vários mecanismos de secreção de lipídios, proteínas e lactose pelas células alveolares, o leite é considerado uma combinação de secreções apócrinas e merócrinas.

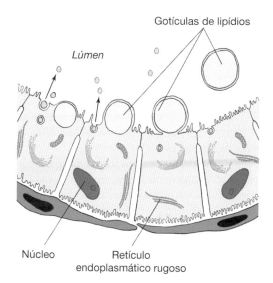

Figura 29.7 Secreção de lactose, lipídios e proteínas do leite pelas células epiteliais que revestem os alvéolos das glândulas mamárias. As proteínas e a lactose são liberadas juntas em vesículas secretoras por exocitose (*setas*).

Lactogênese

Lactogênese é o estabelecimento da secreção de leite, enquanto **galactopoese** é a produção continuada de leite pelas glândulas mamárias. Crescimento e desenvolvimento do epitélio secretor e da rede de ductos das glândulas mamárias precisam ocorrer antes da lactogênese. O substancial desenvolvimento inicial das glândulas mamárias está, em geral, associado à puberdade (o começo da maturidade sexual) e as subsequentes alterações cíclicas nos hormônios ovarianos (estrógeno e progesterona). O estrógeno promove especialmente o crescimento do sistema ductal em cada estro, enquanto a progesterona, atuando com o estrógeno, é necessária para o crescimento e o desenvolvimento anatômico dos alvéolos secretores. A secreção normal do hormônio de crescimento e de glicocorticoides também é importante para o desenvolvimento completo das glândulas mamárias.

Durante a gravidez, a exposição prolongada das glândulas mamárias à progesterona promove desenvolvimento anatômico mais substancial dos alvéolos secretores. Embora a progesterona estimule o desenvolvimento anatômico, inibe o desenvolvimento funcional do epitélio secretor. A progesterona também inibe a produção de enzimas intracelulares necessárias para a secreção normal de leite. Esse efeito inibidor da progesterona se perde logo após o parto e é um fator promotor da lactogênese.

A **prolactina**, um hormônio proteico, é sintetizada e secretada por lactotrofos na adeno-hipófise. A liberação de prolactina é regulada primariamente por um fator inibidor humoral proveniente do hipotálamo, que se acredita ser a catecolamina **dopamina**. Na ausência desse fator inibidor, ocorre liberação contínua e relativamente elevada de prolactina. Na maioria dos animais domésticos, os níveis sanguíneos de prolactina aumentam gradativamente no fim da gestação, com elevação súbita no momento do parto. Durante a fase tardia da gestação, também aumentam os receptores de prolactina nas glândulas mamárias sob a influência dos níveis crescentes de estrógeno. A prolactina promove o desenvolvimento anatômico e funcional do epitélio secretor das glândulas mamárias para promover a secreção de leite, portanto, a elevação abrupta por ocasião do parto é fundamental para a lactogênese. Sob a influência da prolactina, as células secretoras que revestem os alvéolos produzem enzimas intracelulares importantes à secreção de leite. O desenvolvimento funcional de células secretoras alveolares também é estimulado pelos glicocorticoides, cujos níveis sanguíneos se elevam antes do parto na maioria das espécies.

A placenta dos ruminantes produz um hormônio proteico, o **lactogênio placentário** ou somatomamotropina coriônica, que tem estrutura e função semelhantes às da prolactina. A produção de lactogênio placentário aumenta no final da gestação em ruminantes e acredita-se que seja mais responsável pelo desenvolvimento das glândulas mamárias nessas espécies do que a prolactina proveniente da adeno-hipófise.

As elevadas demandas metabólicas da lactação exigem aumento da atividade dos **hormônios tireoidianos** no tecido mamário e a retirada da glândula tireoide reduz a produção de leite das vacas. O hormônio tireoidiano primário produzido pela tireoide é a 3,5,3′,5′-tetraiodotironina (T_4,

tiroxina), mas a forma mais biologicamente ativa do hormônio é a 3,5,3′-tri-iodotironina (T_3). A deiodinação e, portanto, a conversão de T_4 em T_3 na glândula mamária é considerada um mecanismo importante pelo qual o tecido mamário consegue atender às demandas metabólicas da lactação. Além disso, a deiodinação regula localmente a homeostase dos hormônios tireóideos. Níveis normais de **hormônios glicocorticoides** também são imprescindíveis para a produção normal de leite. Vacas leiteiras que recebem altas doses exógenas de glicocorticoides ou são expostas a estresse ambiental ou comportamental apresentam diminuição da produção de leite. Por outro lado, a retirada das adrenais e a administração exógena de hormônios glicocorticoides também interrompem a lactação.

Galactogênese

A continuidade da lactação exige estímulos para promover a produção do leite e a retirada ou inibição dos estímulos que retardam essa produção. A estimulação dos mamilos (tetos) por sucção (ou ordenha) incita a elevação súbita dos níveis sanguíneos de **prolactina**. O aumento da secreção de prolactina é decorrente de um reflexo nervoso mediado pelo hipotálamo, que regula a liberação de prolactina pelos lactotrofos da adeno-hipófise. A duração do aumento dos níveis de prolactina é relativamente curta (minutos a uma hora). Esse pulso periódico e relativamente breve de prolactina é crucial para manter a lactação normal na maioria das espécies, contudo, a prolactina não parece ser um regulador essencial da lactação em vacas. A suplementação com prolactina não aumenta a secreção do leite em vacas e, nesses animais, a lactação se mantém apesar de reduções significativas dos níveis sanguíneos de prolactina.

O **hormônio do crescimento** parece ser especialmente importante nas vacas, nas quais os níveis sanguíneos desse hormônio estão diretamente correlacionados à manutenção e ao nível de produção de leite. O hormônio do crescimento também é conhecido como "somatotropina" e é sintetizado e secretado por somatotrofos da adeno-hipófise. Embora o hormônio do crescimento pareça ser um regulador primário da produção de leite nas vacas, nem a sucção nem a ordenha conseguem provocar sua liberação imediata durante o período de lactação. A suplementação com hormônio do crescimento (ou somatotropina bovina [bST]) consegue ampliar a produção de leite nas vacas em 10 a 40% ou uma média de 4,5 ℓ por dia por animal. Esse aumento da produção é decorrente de várias alterações fisiológicas que promovem a produção de leite em uma vaca saudável com acesso adequado à nutrição de boa qualidade. Essas alterações incluem aumento da mobilização das reservas energéticas do corpo e alterações no metabolismo proteico global em outros órgãos para fornecer substratos para a produção de leite, aumento da ingestão de alimentos, aumento da absorção de nutrientes pelo tubo GI e aumento da eficiência da conversão de nutrientes em leite pela glândula mamária. Parte-se do pressuposto de que muitos dos efeitos do hormônio do crescimento sejam mediados por fatores de crescimento insulino-símiles (IGFs), cuja produção é diretamente estimulada pelo hormônio do crescimento (ver Capítulo 13). **A produção de bST por biotecnologia** recombinante (rbST) foi estudada pela primeira vez em vacas leiteiras em 1981. As vacas tratadas com rbST apresentaram aumento efetivo da produção de leite por suplementação, a chamada "eficiência produtora". Em 1993, a agência norte-americana Food and Drug Administration (FDA) aprovou o uso de rbST em vacas leiteiras e, nos primeiros 20 anos de uso comercial nos EUA, mais de 35 milhões de vacas leiteira receberam rbST. Mais recentemente, observou-se aumento da demanda dos consumidores por laticínios sem rbST. A segurança do leite e de outros laticínios provenientes de vacas tratadas com rbST foi exaustivamente estudada pela FDA, bem como por várias outras agências reguladoras e por painéis de revisão científica em todo o planeta. Alguns pontos importantes precisam ser mencionados: (1) concentrações residuais de bST, assim como de IGF-1, podem ser encontradas no leite independentemente de as vacas terem ou não sido tratadas com rbST; (2) o tratamento com rbST não modifica a composição do leite de modo biologicamente relevante; (3) rbST é uma proteína e, portanto, digerida quando consumida por via oral; e (4) rbST não é biologicamente ativo em seres humanos, porque as estruturas tridimensionais do hormônio bovino e humano são tão diferentes que o receptor humano não reconhece o hormônio bovino. Embora muitos possam argumentar que o consumo de laticínios provenientes de vacas tratadas com rbST esteja correlacionado ao aumento do risco de desenvolvimento de câncer ou outras doenças, ainda não se sabe se essa associação é uma coincidência ou provocada por outros componentes de ocorrência natural no leite (p. ex., níveis elevados de cálcio).

A ordenha ou a sucção rotineira para a retirada do leite das glândulas mamárias é essencial para sua produção contínua. A interrupção abrupta da retirada do leite causa várias alterações no úbere: depois de 24 horas, há distensão máxima dos alvéolos e os capilares estão cheios de sangue; entre 36 e 48 horas, ocorre diminuição dos capilares pérvios (abertos) e os alvéolos não respondem à ocitocina intravenosa. Embora essa parada súbita da retirada de leite seja geralmente considerada o método mais efetivo de interromper a lactação, existem vários mecanismos no tecido mamário que conseguem inibir a produção de leite. A serotonina é um neurotransmissor produzido pelas células epiteliais mamárias e pode contribuir para a diminuição da produção de leite nas vacas. Algumas espécies também produzem um fator *feedback inibidor da lactação* (FIL). Essa pequena proteína é produzida na glândula mamária enquanto esta produz leite. Conforme a glândula mamária se enche com leite e a concentração de FIL se eleva, o FIL inibe a produção de leite da glândula mamária. Outros componentes do leite exercem efeitos inibidores semelhantes e sua retirada rotineira é necessária para promover a continuação da lactação.

Ejeção do leite

A *ordenha* ou a *amamentação* só conseguem esvaziar as cisternas e os ductos mais calibrosos do úbere. Na verdade, qualquer pressão negativa provoca o colapso dos ductos e impede o esvaziamento dos alvéolos e dos ductos menores.

Portanto, a mãe precisa ter participação biologicamente ativa (embora totalmente inconsciente) na ordenha para forçar o leite dos alvéolos para as cisternas. Isso é feito por contração ativa das *células mioepiteliais* que circundam os alvéolos (*ejeção do leite* ou *descida do leite*). Essas células mioepiteliais se contraem quando são estimuladas pela *ocitocina*, um hormônio liberado pela neuro-hipófise, devido a um reflexo neuroendócrino. A parte aferente do reflexo inclui estímulos visuais ou auditivos, bem como nervos sensoriais provenientes das glândulas mamárias, sobretudo nos mamilos ou tetos. As informações aferentes chegam ao hipotálamo, que regula a liberação de ocitocina pela neuro-hipófise (ver Capítulo 13). A *sucção* dos tetos pelos recém-nascidos é o estímulo habitual do reflexo de ejeção do leite, mas independentemente de o leite ser ou não retirado do teto, o reflexo de ejeção do leite provoca aumento mensurável da pressão do leite nas cisternas do úbere.

O reflexo de ejeção do leite pode ser condicionado a estímulos associados à rotina de ordenha, como alimentação, ruídos do celeiro ou a visão dos filhotes sendo amamentados. O reflexo de ejeção do leite também pode ser inibido por estímulos perturbadores do ponto de vista emocional, como cães latindo, outros ruídos incomuns e altos, atividade muscular excessiva e dor. Estímulos estressantes elevam a atividade do *sistema nervoso simpático*, que também pode inibir o reflexo de ejeção de leite. Essa inibição ocorre tanto no hipotálamo (via inibição da liberação de ocitocina) quanto na glândula mamária, onde a estimulação simpática consegue reduzir o efeito da ocitocina nas células mioepiteliais. Normalmente, a liberação de ocitocina ocorre como um pulso, 1 ou 2 minutos após o início do reflexo por algum estímulo tátil ou ambiental, e a meia-vida plasmática da ocitocina (um pequeno hormônio peptídio) é de apenas alguns minutos. Portanto, a ordenha ou a amamentação devem começar logo após os estímulos, que sabidamente estimulam a liberação de ocitocina, como a lavagem do úbere e a estimulação dos tetos. Se não pela ausência de estímulo apropriado para a ejeção do leite, possivelmente por causa do preparo inadequado antes de a ordenha tornar-se habitual, o período de lactação pode ser reduzido por retenção excessiva de leite no úbere.

Essencialmente, todo o leite obtido em uma retirada está na glândula mamária no início da ordenha ou no período de amamentação. Todavia, a ordenha geralmente não retira todo o leite da glândula mamária. Até 25% do leite em uma glândula mamária pode permanecer após a ordenha. Parte desse leite residual pode ser removida por injeções de ocitocina, mas o uso rotineiro dessas injeções tende a encurtar o período de lactação.

Colostro

O *colostro* é o primeiro leite produzido pela glândula mamária e é reconhecido por sua coloração amarela; muitas vezes é denominado "ouro líquido". A ingestão precoce de colostro é crucial para a sobrevida e a vitalidade dos animais domésticos recém-nascidos. Uma das principais diferenças entre o colostro e o leite comum é que o colostro apresenta alta concentração de *imunoglobulinas* produzidas pelo sistema imune da mãe. Essas imunoglobulinas (Ig) são concentradas no leite por meio de transporte seletivo pelas células epiteliais que revestem os alvéolos e conferem imunoproteção aos recém-nascidos contra agentes infecciosos no ambiente até que seu sistema imune amadureça e se torne funcional. O consumo de colostro é especialmente importante em animais de produção por causa da transferência limitada de imunoglobulinas da mãe para o feto via placenta. Em alguns mamíferos, inclusive os seres humanos, a transferência de imunoglobulinas via placenta é maior, de modo que o consumo de colostro pelos recém-nascidos não é tão importante. A imunoglobulina primária que precisa ser absorvida pelo tubo GI do recém-nascido (para a circulação sistêmica) é a imunoglobulina G (IgG). Não obstante, outras imunoglobulinas (IgA, IgE, IgM) também são importantes e conferem resposta imune humoral. A IgA, em particular, é produzida pela mucosa intestinal e consegue neutralizar patógenos e endotoxinas. A maioria dos recém-nascidos tem pouca gordura corporal e fontes alternativas limitadas de energia, portanto, as fontes primárias de energia no colostro são as proteínas e os lipídios. O colostro também é uma fonte de energia porque contém uma concentração relativamente baixa de lactose. É preciso lembrar que a progesterona inibe o desenvolvimento das enzimas necessárias para a síntese de lactose até pouco antes do parto. O colostro da maioria das espécies animais também tende a apresentar concentrações relativamente altas de vitaminas A e D e ferro, mas realmente existem algumas diferenças na composição do colostro entre as espécies.

Na maior parte dos animais domésticos recém-nascidos, só ocorre *transferência passiva* (absorção) de IgG intacta do tubo GI para o sangue durante as primeiras 24 horas de vida. Após esse período, a IgG deixa de ser absorvida e as imunoglobulinas consumidas são digeridas de modo semelhante a outras proteínas. ***Fechamento intestinal*** é o termo que descreve as alterações que ocorrem no tubo GI e impedem a absorção contínua da IgG intacta. **A interrupção da transferência passiva ou a redução dos níveis sanguíneos de IgG nas 24 a 36 horas após o parto (potros < 400 mg/dℓ; bezerros < 1.000 mg/dℓ) tem significativa correlação com as menores taxas de sobrevida desses recém-nascidos. O consumo ou a administração oral de qualquer substância, inclusive água, pode provocar o fechamento intestinal. Portanto, é essencial que os animais recém-nascidos recebam colostro adequado e de boa qualidade antes de quaisquer outras substâncias.**

Interrupção da lactação

A produção diária de leite alcança seu valor máximo em algum ponto após o início da lactação e depois diminui gradativamente ao longo do tempo em grande parte das espécies animais. O declínio da produção de leite está associado à diminuição gradual do número de alvéolos ativos e ao aumento da quantidade relativa de tecido conjuntivo. O termo ***involução*** da glândula mamária descreve a conversão de uma glândula secretora com alvéolos preenchidos por leite em uma glândula caracterizada por alvéolos pequenos e não secretores circundados por uma quantidade significativa de tecido conjuntivo. O prolongamento do período de lactação é importante do ponto de vista econômico em algumas espécies animais (p. ex., vacas leiteiras), mas não em todas (p. ex., leitões podem ser desmamados antes de a produção máxima de leite ser alcançada pelas porcas).

30 Aves de Granja

Tegumento, 376
Estrutura corpórea, 377
Esqueleto e ossos, 378
Musculatura, 379
Sistema digestório, 380
Sistema respiratório, 382
   Ventilação e troca gasosa, 383
Sistema cardiovascular, 384

Sistema linfático, 384
Sistema urinário, 384
Sistema reprodutor feminino, 387
   Formação do ovo e oviposição, 387
Sistema reprodutor masculino, 389
Cromossomos sexuais, 389
Reprodução e fotoperíodos, 389

Objetivos de aprendizagem

- Definir e ser capaz de explicar a importância dos termos destacados em **negrito e itálico** neste capítulo
- Descrever a anatomia de uma pena, diferenciando as penas de contorno e a plumagem
- Identificar as glândulas e as modificações da pele das aves
- Comparar e contrastar o esqueleto das aves e de mamíferos
- Seguir o alimento pelo tubo gastrintestinal (GI) das aves, começando na cavidade oral e terminando na cloaca. Identificar todas as partes do tubo GI percorridas pelo alimento
- Indicar a relevância funcional dos músculos esqueléticos "brancos" e "escuros" em um espécime macroscópico
- Identificar as sete maiores diferenças entre a anatomia e/ou fisiologia cardiopulmonar mamífera e aviária e descrever sua importância fisiológica
- Comparar e contrastar a anatomia e fisiologia renal aviária e mamífera e descrever a importância funcional dessas diferenças
- Descrever os eventos que levam à postura de ovos, da anatomia do sistema reprodutor feminino à endocrinologia associada à ovulação e à oviposição.

O termo ***aves de granja*** se refere a aves domésticas utilizadas para a produção de carne e ovos. As galinhas são as aves domésticas mais comuns no mundo, seguidas por perus nos EUA e patos e gansos em outros locais. Como podem ser mantidas em espaços relativamente pequenos e são extremamente eficientes na conversão de proteína vegetal em proteína animal, as aves de granja são uma fonte proteica significativa nos países em desenvolvimento, assim como no restante do mundo. Nos EUA, as aves de criações comerciais são mantidas principalmente em grandes instalações com ambientes regulados de forma rigorosa. Em outros lugares, as aves são geralmente criadas em pequenos grupos nas proximidades de humanos e outros animais. Nessas circunstâncias, as aves de granja podem ser uma importante fonte de zoonoses.

As galinhas-domésticas (*Gallus gallus* ou *Gallus domesticus*) e os perus (*Meleagris gallopavo*) pertencem à ordem Galliformes, enquanto os patos domésticos (p. ex., *Anas platyrhynchos* [pato-real] e *Cairina moschata* [pato-selvagem]) e os gansos (p. ex., *Anser anser* [ganso-comum-ocidental] e *Anser cygnoides* [ganso-africano]) são Anseriformes. Todos pertencem à superordem Carinatae. Neste capítulo, o termo ***galináceo*** se refere a galinhas e perus e ***aves de produção*** se refere a todas as aves domesticadas. Emus, emas e avestruzes estão em uma superordem separada de aves que não voam, Ratitae. A Tabela 30.1 lista os termos comumente usados para aves de diferentes sexos, idades e *status* reprodutivo.

Estudos de galinhas-domésticas baseiam a maior parte da fisiologia aviária neste capítulo e grande parte dessas informações (p. ex., excreção urinária de ácido úrico, princípios da função respiratória) pode ser aplicada a todas

Tabela 30.1 Termos comumente usados para aves domésticas.

Espécie	Macho	Fêmea	Juvenil	Outro
Galinha	Galo	Galinha	Pinto	Capão – macho castrado
				Frango – macho imaturo
				Franga – fêmea imatura
Peru	Peru	Perua	Filhote de peru	
Pato	Pato	Pata	Filhote de pato	
Ganso	Ganso	Gansa	Filhote de ganso	
Cisne	Cisne-macho	Cisne-fêmea	Filhote de cisne	

as aves. No entanto, os perus e frangos criados nos EUA, por sofrerem intensa seleção genética para produção de ovos e/ou carne, têm algumas características anatômicas e fisiológicas bastante diferentes de seus ancestrais selvagens. Por exemplo, quase toda a produção de perus domésticos é feita por inseminação artificial, devido ao fraco desempenho reprodutivo dos machos.

Tegumento

A pele das aves de granja é semelhante à dos mamíferos, pois é um órgão composto por epitélio escamoso estratificado com derme vascular subjacente. A pele das aves geralmente é bem fina. Não tem glândulas sudoríparas. A maior parte da pele não é muito bem vascularizada, mas aves incubadoras podem apresentar **placas de choco** no peito. Nessas áreas, a pele fica espessa, mais vascular e perde as penas. As placas de choco fazem com que os ovos incubados fiquem em contato íntimo com a pele quente da ave mãe.

Apresentar **penas** é a principal característica da classe Aves. Como os pelos dos mamíferos, as penas são de natureza queratinosa e crescem a partir de um folículo epidérmico ao redor de um núcleo dérmico.

A **polpa da pena** vascular é uma extensão do tecido dérmico no eixo da pena e é proeminente apenas durante o crescimento. Traumas com quebra da haste de uma pena grande em crescimento (a chamada de "pena de sangue") podem causar hemorragias consideráveis.

As aves de granja apresentam dois tipos principais de penas: as **penas de contorno**, que compreendem as penas de voo e recobrem todo o corpo, e a **plumagem** macia (Figura 30.1). Os dois tipos têm uma **haste** semirrígida que dá origem a múltiplas **barbas**, formando o **vexilo**. As penas de contorno são caracterizadas pela natureza ordenada do entrelaçamento das barbas, o que não ocorre na plumagem.

As penas não são uniformemente distribuídas no corpo da ave. Em vez disso, formam os bem descritos **tratos de penas** (Figura 30.2). Em alguns locais no corpo da ave, quase não há penas de contorno. Essas regiões são denominadas **aptérios**. Usados para a regulação térmica, os aptérios das aves domésticas são bem visíveis sob as asas. As penas da maioria das aves são substituídas uma ou duas vezes por ano e, na maior parte das espécies, a **muda** acontece de modo sequencial, para que a ave não fique incapaz de voar por ausência de uma quantidade suficiente de penas de voo.

Os anseriformes (patos e gansos), no entanto, não conseguem voar por várias semanas durante a muda.

Galinhas de raças selecionadas para alta produção de ovos podem sofrer a muda após um período típico de postura de 12 meses. No entanto, algumas aves podem sofrer a muda durante esse período de postura, e as galinhas de

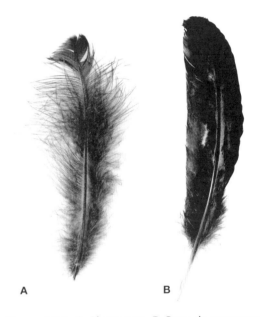

Figura 30.1 A. Plumagem. **B.** Pena de contorno.

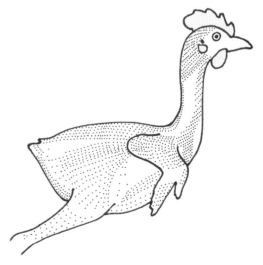

Figura 30.2 Tratos de penas em uma galinha.

baixa produção tendem a parar de pôr ovos se sofrerem muda nesse momento. A restrição de alimento e água e a instituição de períodos decrescentes de luz induzem o plantel inteiro a interromper a postura e começar a muda (uma **muda forçada**). **Durante a muda forçada, o sistema reprodutor regride e os níveis circulantes dos hormônios necessários para a produção de ovos (prolactina, hormônio luteinizante [LH], estrógeno e progesterona) caem de maneira significativa. Após a muda forçada e a correção dos fotoperíodos e das dietas, as galinhas normalmente entram em um novo período de postura, com aumento da produção de ovos. O uso de muda forçada como ferramenta de manejo é controverso, em parte em decorrência da restrição alimentar e hídrica necessária para sua indução.**

Embora a pele das aves quase não apresente glândulas, as aves domésticas têm uma glândula sebácea bem desenvolvida com abertura dorsal às vértebras caudais. Essa glândula bilobada, a **glândula uropigiana**, se abre em uma papila elevada entre as penas da cauda. A secreção oleosa da glândula uropigiana se distribui pelas penas devido ao comportamento de autolimpeza da ave. É secretada em bastante quantidade em aves aquáticas, nas quais tem a importantíssima função de impermeabilizar as penas.

Os pés e as pernas da maioria das aves domésticas são recobertos por placas epidérmicas espessas. Algumas raças de galinhas apresentam pernas emplumadas (p. ex., Brahma). O *esporão* de galos e perus-machos é usado como arma em lutas. O centro do esporão é ósseo e rodeado por epiderme, mas não é considerado um "dedo". Os três dígitos voltados para a frente (números dois a quatro) são unidos por teias interdigitais que são maiores e mais óbvias no corpo de Anseriformes.

A face dos galináceos apresenta diversas modificações cutâneas que provavelmente atuam, pelo menos em parte, na exibição sexual. A **crista** está localizada na linha média dorsal e sua aparência é bastante variável entre as diferentes raças. O tamanho da crista depende de testosterona e é geralmente maior em machos em comparação a fêmeas da mesma espécie. Um par de **barbelas** pende da face ventral e os **lobos da orelha** decoram o lado da cabeça perto da orelha externa. Cristas e barbelas também auxiliam na termorregulação, já que o sangue que circula nessas estruturas permite que a ave perca calor durante o tempo quente; por outro lado, essas estruturas também podem ser muito propensas a lesões por congelamento. A cabeça dos perus praticamente não exibe penas e é recoberta por estruturas irregulares chamadas de **carúnculas**. Os perus têm um **adorno**, similar a um dedo, que pende do aspecto dorsal da face, abaixo do bico (Figura 30.3). Durante a exibição sexual (*strutting*), a cor vermelha do adorno se intensifica à medida que a estrutura se enche de sangue. As peruas usam a presença e o tamanho desse tecido erétil para escolher um parceiro, e os perus-machos tendem a se submeter a outros indivíduos com adorno maior.

A *cor amarelada* da pele e das estruturas associadas da maioria das galinhas-domésticas se deve ao acúmulo de **pigmento carotenoide**, xantofila, derivado de itens da dieta, como o milho. **Esse pigmento também contribui para a cor amarela da gema do ovo. Ao começar a postura, a galinha perde a cor amarelada da pele e das estruturas associadas porque o pigmento é depositado nos ovos. A perda de cor ocorre em sequência, começando pela pele**

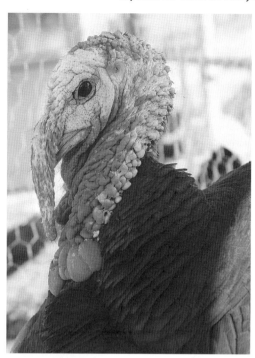

Figura 30.3 Peru-macho. Observe o adorno e as carúnculas, característicos desta espécie. (Esta figura encontra-se reproduzida em cores no Encarte.)

ao redor do ânus e passando para o anel ocular, o bico e os membros inferiores. Assim, a palidez de membros indica que a galinha está em postura há algum tempo. Os perus não podem acumular pigmentos carotenoides na pele que, portanto, é branca.

Estrutura corpórea

A estrutura corpórea geral das aves é claramente distinta da dos mamíferos domésticos (Figura 30.4). O membro torácico de todas as aves, sejam capazes de voar ou não, é modificado em uma **asa** que não tem função de sustentação de peso. Além disso, todas as aves, mesmo aquelas relativamente incapazes de voar, apresentam modificações esqueléticas, cardiopulmonares e musculares que refletem sua ancestralidade comum em um ser voador. A cavidade corpórea não tem diafragma muscular, sendo dividida de forma incompleta em vários compartimentos por folhas de tecido conjuntivo. Essas folhas são geralmente perfuradas por diversas aberturas naturais que permitem a comunicação entre os compartimentos e os alvéolos periféricos.

Os ossos das aves são mais ricos em minerais em comparação aos mamíferos. O *turnover* de cálcio em aves em postura é extraordinário e a perda mineral óssea (osteoporose) é comum. Os mecanismos que regulam esse processo são abordados mais adiante neste capítulo. As cavidades medulares de muitos ossos longos e alguns ossos planos são variavelmente deslocadas por espaços preenchidos por ar, o que torna os ossos leves para seu tamanho e resistência. Os ossos com essa modificação são chamados de **ossos pneumáticos** e encontrados principalmente em aves que voam. Por causa da alteração do membro torácico em asa, a cintura torácica

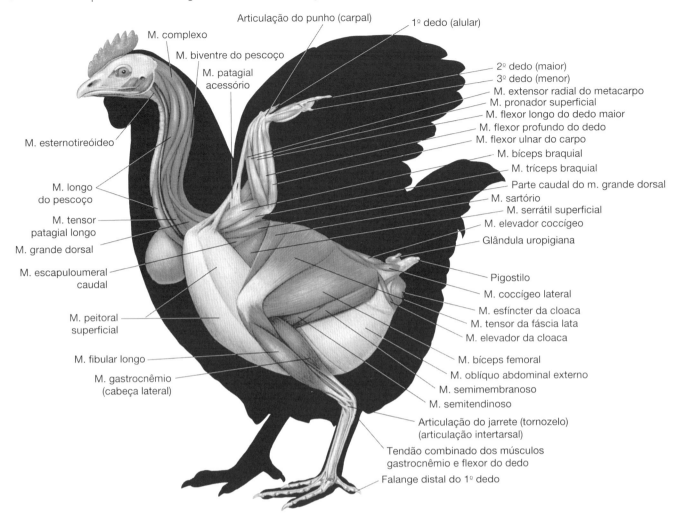

Figura 30.4 Sistema muscular da galinha. M., músculo. *Fonte*: McCracken e Kainer, 1999. Reproduzida, com autorização, de John Wiley & Sons, Inc.

é extremamente bem desenvolvida, formando uma estrutura rígida para os músculos do voo. Os membros pélvicos são muito fortes para o tamanho do animal e direcionados em sentido cranial ao centro de gravidade do corpo (ver Figura 30.4). Essas duas características refletem o fato de que os membros pélvicos das aves assumiram toda a responsabilidade de sustentação do peso corpóreo quando a ave não está voando. De modo geral, o esqueleto mostra uma tendência para a fusão de ossos pequenos que, nos mamíferos, constituem articulações complexas (p. ex., carpo e tarso).

Esqueleto e ossos

A coluna vertebral das aves compreende vértebras divididas em porções cervicais, torácicas, lombares, sacras e caudais, como nos mamíferos. No entanto, as vértebras da região torácica estão parcialmente fundidas no **notário** e, na região lombossacra, 14 a 15 vértebras são fundidas no **sinsacro**. As últimas vértebras caudais estão fundidas no **pigostilo**, uma massa sólida que confere estabilidade para as penas da cauda. Há mais vértebras cervicais em comparação aos mamíferos, que são responsáveis pela notável flexibilidade do pescoço das aves. Galinhas, perus e patos têm 14 vértebras cervicais, enquanto gansos, 17 (Figura 30.5).

Cada membro torácico tem uma ligação óssea ao esqueleto axial (diferentemente da sinsarcose muscular do membro torácico mamífero). Essa cintura torácica compreende a **escápula**, o **coracoide** (a ponte entre a articulação do ombro e o esterno) e a **clavícula**. As clavículas direita e esquerda das aves são fundidas em um único osso, comumente chamado de osso da sorte, mas que, em termos anatômicos, é denominado **fúrcula**. A fúrcula é um suporte ósseo que mantém a distância entre os dois ombros.

No antebraço, o **rádio** é consideravelmente menor do que a **ulna**. Esses ossos se articulam com os dois ossos do carpo. A fileira distal de ossos do carpo se fundiu com a extremidade proximal dos metacarpos e, assim, esses ossos longos da região metacárpica são conhecidos como **carpometacarpos**, dos quais existem três. Há três dígitos. O primeiro é geralmente conhecido como **polegar** e, como nos mamíferos, apresenta duas falanges. O segundo dígito é robusto, com duas falanges bem desenvolvidas e uma falange vestigial. O terceiro dígito é muito pequeno e tem apenas uma falange.

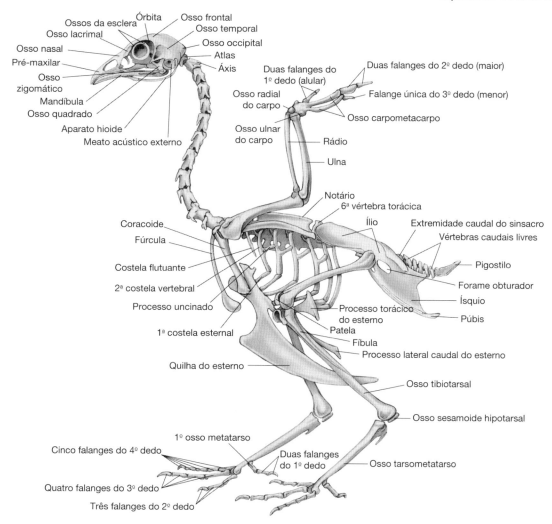

Figura 30.5 Esqueleto da galinha. *Fonte*: McCracken e Kainer, 1999. Reproduzida, com autorização, de John Wiley & Sons, Inc.

A aparência da **pelve** das aves é bastante diversa, mas, como em mamíferos, é formada por três ossos (***ílio***, ***ísquio*** e ***púbis***). Como o membro torácico, o membro pélvico tem menor número de ossos do tarso. A fusão da fileira proximal dos tarsos com a tíbia cria o **tibiotarso**. A **fíbula** é fundida com o tibiotarso em sua metade distal. Os ossos distais do tarso são fundidos a um único osso metatársico que sustenta peso, por isso, é correto chamar essa estrutura das aves de **tarsometatarso**. As aves de granja têm quatro dígitos: um deles se projeta em direção medioplantar e os outros três dedos são voltados para frente. O primeiro dígito tem duas falanges, o segundo dígito tem três, o terceiro dígito tem quatro e o quarto dígito tem cinco.

O **esterno** das aves domésticas é dramaticamente modificado para o voo. Como os músculos peitorais das aves são muito bem desenvolvidos, o esterno (seu principal local de inserção) também é maior. Uma grande **quilha** ou **crista esternal** medial aumenta a área para inserção muscular da extensa massa, semelhante a um escudo, do esterno. O esterno, especialmente em sua região cranial, é adornado com projeções que atuam como processos de articulação e locais para inserção muscular.

Dez a 14 dias antes do início do período de postura, as galinhas desenvolvem um tipo de tecido ósseo observado apenas em aves e crocodilianos no colo dos ossos longos, como o fêmur e o úmero. Esse **osso medular** é formado pelo entrelaçamento de espículas ósseas entremeadas por seios sanguíneos e medula. O osso medular pode preencher as cavidades pneumáticas de alguns ossos e substituir até 75% do tecido hematopoético em galinhas poedeiras, mas não é encontrado em não poedeiras e machos. A formação do osso medular é estimulada pelos efeitos do estrógeno nos osteoblastos. Pouco antes do início do período de produção de ovos, os níveis de estrógeno são relativamente altos porque os folículos ovarianos amadurecem e começam a secretá-lo. O osso medular é uma fonte de cálcio que pode ser imediatamente mobilizada para a produção da casca do ovo. A formação da casca do ovo e o metabolismo do cálcio serão discutidos em mais detalhes em uma seção posterior deste capítulo.

Musculatura

Surpreendentemente, as variações mais notáveis nos músculos esqueléticos das aves não são associadas à asa. O **músculo peitoral** é responsável pelo bater das asas, que é essencial para a subida durante o voo. Esses músculos também constituem o **peito** das aves criadas para a produção de carne. A musculatura de uma ave também pode ser classificada com base no teor de mioglobina, uma proteína ricamente pigmentada que se liga ao oxigênio e facilita a liberação desse gás para o tecido muscular. Os músculos usados por períodos mais longos, com alta demanda de oxigênio e teor de mioglobina, apresentam fibras musculares de **contração lenta** e são referidos como a carne "escura" das aves de granja. Durante o cozimento, as proteínas da mioglobina são desnaturadas pelo calor e perdem sua capacidade de ligação ao oxigênio e sua cor vermelha brilhante, adquirindo coloração acastanhada. A carne "branca" é composta de fibras musculares de **contração rápida**, que atuam em períodos curtos de atividade anaeróbica. A distribuição de carne escura ou branca em uma ave varia conforme a espécie, e não a dieta. As galinhas, por exemplo, são aves que praticamente não voam, passando muito tempo caminhando ou em pé, portanto, os músculos dos membros inferiores são compostos principalmente por fibras de contração lenta, enquanto os músculos peitorais são compostos por fibras de contração rápida. Por outro lado, as aves que voam, como os patos, precisam de uma quantidade considerável de oxigênio nos músculos responsáveis pelo voo. O maior teor de mioglobina nessas fibras de contração lenta gera uma proporção maior de carne escura nos peitos e nas asas dos patos em comparação a galinhas.

Sistema digestório

O sistema digestório completo das aves é ilustrado na Figura 30.6.

Uma característica distintiva da classe Aves é a modificação das mandíbulas em um **bico**, cuja forma é adaptada para os comportamentos de ciscar e pela dieta de cada espécie. Os galináceos têm bicos pontudos para pegar alimentos pequenos e Anseriformes têm bicos achatados, em formato de colher, um pouco mais flexíveis e adaptados para a retirada da água dos alimentos. Os bicos não possuem penas e são recobertos por uma espessa epiderme queratinosa.

A boca das aves é diferente em comparação à dos mamíferos, devido à fusão incompleta do palato. Isso cria uma abertura longitudinal entre cavidades orais e nasais, chamada de **fenda coanal**. A língua tem formato variável, conforme os contornos da cavidade oral. Nas espécies domésticas, a língua não tem músculos e não é muito mais do que um osso (**osso entoglosso**) recoberto por uma membrana mucosa espessa e córnea. Há papilas gustativas, que variam significativamente entre espécies e raças.

A faringe começa caudal à língua. O assoalho faríngeo é caracterizado por uma elevação, o **promontório laríngeo**, que apresenta o **ádito da laringe** (fenda laríngea). A abertura para o **esôfago** é caudal e um pouco dorsal a essa estrutura. Na região cervical, o esôfago apresenta uma dilatação, denominada **papo** ou **inglúvio**. É uma pequena estrutura fusiforme em patos e gansos, mas extremamente bem desenvolvida em galináceos. Nestas aves, o papo está do lado esquerdo do pescoço, cranial à fúrcula e, cheio de comida, é facilmente palpável e visível. Como o esôfago, o papo é revestido por um epitélio escamoso estratificado queratinizado.

Na cavidade corpórea, o esôfago leva a um estômago bipartido. A primeira câmara é o **proventrículo** ou **estômago glandular**, que produz pepsina e ácido clorídrico para a digestão enzimática. O proventrículo é claramente demarcado por uma constrição da segunda câmara, a **moela** (**estômago muscular** ou ventrículo muscular). Essa estrutura preenche grande parte da área inferior esquerda da cavidade corpórea. A mucosa altamente queratinizada no interior da moela, a **cutícula**, forma uma folha grossa, similar a couro, que é removida durante o processamento para consumo humano.

Os papos e as moelas são observados apenas nos sistemas digestórios aviários e contribuem para a eficiência com que muitas aves silvestres e domésticas podem receber sementes intactas inteiras, inclusive grãos, como parte de sua dieta. O papo umedece a comida e é responsável pelo armazenamento temporário após a ingestão, enquanto a moela confere a força muscular para moer e esmagar os alimentos, aumentando a eficiência de sua digestão. **Partículas duras, como pedras ou cascalho, consumidas com os alimentos, aumentam a capacidade de moagem de sementes intactas pela moela. Assim, uma fonte dessas partículas deve fazer parte da dieta das aves alimentadas com sementes inteiras. Isso não é necessário caso a dieta seja composta por grãos finamente moídos ou esmagados.** O papo e a moela não secretam substâncias que contribuem para a digestão enzimática dos alimentos.

O intestino delgado das aves não é notavelmente diferente do órgão mamífero. O **duodeno** forma uma alça distinta e o **pâncreas** fica entre as partes descendente e ascendente. O pâncreas se comunica com o lúmen do duodeno ascendente por meio de três ductos em galináceos e, de modo geral, dois (às vezes três) em Anseriformes. O membro ascendente do duodeno também recebe dois **ductos biliares**. Esses ductos levam a bile diretamente do fígado (o ducto hepatoentérico) e da **vesícula biliar** (o ducto cisticoentérico). O **fígado** das aves domésticas tem dois lóbulos, simplesmente chamados de lobos direito e esquerdo. Esses lobos repousam na cavidade corpórea ventral contra o esterno e a parede corpórea. As funções digestivas do fígado, do intestino delgado e do pâncreas são semelhantes às dos mamíferos. **O foie gras (literalmente fígado gordo em francês) é feito a partir do fígado de patos ou gansos. Sua textura muito cremosa e (para alguns paladares) seu sabor delicioso se deve à alimentação forçada da ave com milho. Devido à função do fígado na digestão, essa alimentação forçada leva ao acúmulo de gordura no órgão, que fica muito aumentado. A produção de foie gras é controversa, pois muitas pessoas acreditam que a prática prejudique a saúde das aves. Além disso, a técnica de alimentação forçada pode causar ferimentos ou a morte do animal.**

Como nos mamíferos, o maior segmento do intestino delgado é o **jejuno**. Em muitas aves domésticas adultas, o jejuno retém um remanescente da ligação embrionária com o saco vitelino, o **divertículo de Meckel**, que assume uma função imune após a retração do saco vitelino antes da eclosão.

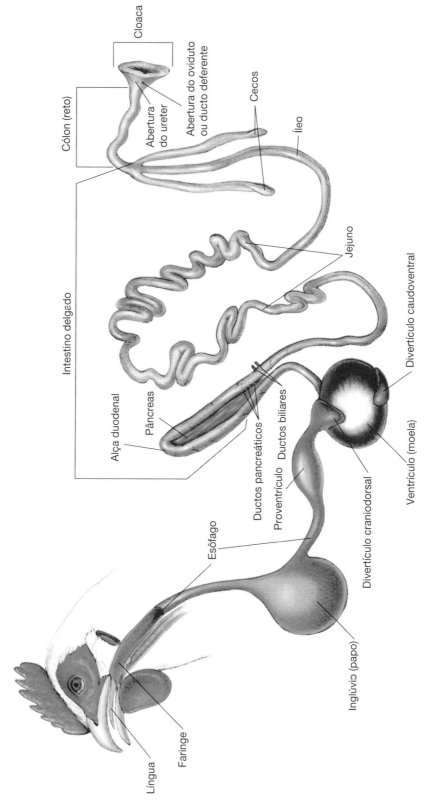

Figura 30.6 Sistema digestório da galinha. *Fonte:* McCracken e Kainer, 1999. Reproduzida, com autorização, de John Wiley & Sons, Inc.

O curto *íleo* termina no intestino grosso, um ponto demarcado claramente em aves domésticas pela presença de *cecos*. Esses divertículos cegos do cólon têm 10 a 25 cm em patos, galinhas e perus e 22 a 34 cm em gansos. O par de cecos das aves domésticas e silvestres que comem sementes (granívoras) é o local de digestão de fibras por microrganismos. Os ácidos graxos voláteis resultantes são absorvidos. A digestão cecal é de pouca importância em aves domésticas que recebem alimentos altamente digestíveis. O *cólon* em si é relativamente curto e reto, terminando em um esfíncter entre o intestino grosso e a *cloaca*, uma região expandida comum aos sistemas digestório e urogenital.

A cloaca é parcialmente dividida em três porções por *pregas anelares* de músculo recoberto com mucosa. A parte que recebe o final do cólon é o *coprodeu*, uma região dilatada que retém temporariamente as fezes. Uma prega anelar o separa do compartimento seguinte, o *urodeu*. O urodeu apresenta as aberturas dos dois *ureteres* no aspecto dorsal do lúmen. Nos machos, na região imediatamente lateral, estão as aberturas dos *ductos seminais*. Na maioria das aves domésticas fêmeas, apenas o *oviduto* esquerdo persiste; esta estrutura se abre lateralmente ao ureter esquerdo. Ao contrário dos mamíferos, o *oviduto* se refere a toda a porção tubular do sistema reprodutor feminino das aves.

A última porção da cloaca é o *proctodeu*. A **bursa de Fabricius** (*bursa cloacal*) se abre no aspecto dorsal do proctodeu. Essa bursa (que dá nome aos linfócitos B do sistema imune) é revestida por tecido linforreticular e é maior em animais jovens, tornando-se gradualmente menor à medida que a ave envelhece. Em Anseriformes, o proctodeu também abriga o *órgão copulador* dos machos.

A absorção de água e eletrólitos no ceco, reto e coprodeu contribui para o equilíbrio global dessas moléculas. Como discutido na seção "Sistema urinário", as aves têm capacidade limitada de formação de urina hipertônica. Assim, a conservação de água e eletrólitos pode incluir a absorção da urina relativamente diluída depois de sua entrada no tubo GI. A urina do urodeu passa do tubo GI para o ceco por peristaltismo reverso. A absorção de água parece ser secundária à absorção de sódio, que é promovida pela aldosterona.

O ânus da ave é geralmente chamado de *cloaca*. É uma fenda em orientação horizontal no exterior do corpo.

Sistema respiratório

O sistema respiratório aviário é dramaticamente diferente dos mamíferos, pois os pulmões fazem parte de um circuito unidirecional com série de alvéolos não respiratórios (ou seja, que não apresentam superfícies para a troca gasosa) (Figura 30.7) e o fluxo de ar é criado pelos movimentos do esterno, e não pela contração de um diafragma muscular. Essa é uma maneira muito eficiente de extrair oxigênio do ar para atender às demandas respiratórias extremas criadas pelo voo.

Patos e outras aves aquáticas que se alimentam em lagos com alto teor de sal apresentam uma glândula nasal ou salina externa, que se abre na cavidade nasal. Como a ingestão de cloreto de sódio por esses animais é muito alta, a glândula

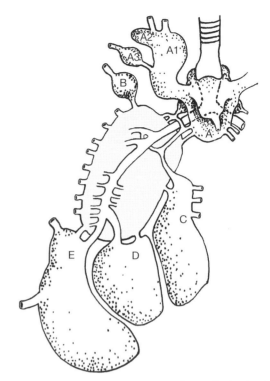

Figura 30.7 Ilustração esquemática de um lado do sistema respiratório aviário. A traqueia (não identificada) termina na siringe. O saco clavicular (A) tem um divertículo lateral (A1), um divertículo subescapular (A2) e um divertículo axilar (A3). O brônquio primário passa pelo pulmão, onde dá origem a numerosos brônquios secundários, que são contínuos com os alvéolos cervicais (B), torácicos craniais (C), torácicos caudais (D) e abdominais (E).

nasal auxilia o rim na osmorregulação, secretando uma solução altamente concentrada dessa molécula. A cavidade nasal aviária é bem aberta na cavidade oral por meio da *fenda coanal*, mas não é funcionalmente diferente do nariz mamífero. Os turbinados nasais revestidos por epitélio auxiliam no aquecimento e umedecimento do ar que entra no sistema respiratório e também ajudam a conservar a água, desumidificando o ar exalado. A extremidade oral da traqueia é protegida pela laringe, que, nas aves, apresenta somente as *cartilagens cricoide* e *aritenoide*. A abertura da laringe está em uma proeminência caudal à língua, conhecida como *promontório laríngeo*. A laringe aviária protege as vias respiratórias e não é o órgão de fonação das aves.

A *traqueia* das aves é constituída por anéis traqueais que, ao contrário dos anéis em formato de C da traqueia mamífera, são círculos cartilaginosos completos unidos por ligamentos anulares tão curtos que anéis adjacentes podem se sobrepor. A traqueia se bifurca nos dois *brônquios primários* dentro da cavidade corpórea. A extremidade distal da traqueia e a primeira porção dos brônquios são modificadas em um único órgão aviário, a *siringe*. A siringe é o órgão aviário da fonação. Patos e cisnes-machos possuem mais uma dilatação no lado esquerdo da siringe, que se acredita ser uma câmara de ressonância.

Os *pulmões* das aves não são lobados e repousam adjacentes às vértebras torácicas, que causam marcas profundas nos órgãos. O brônquio primário passa pelo pulmão e, em sua borda caudal, é contínuo ao alvéolo abdominal (ver Figura 30.7). Dentro do pulmão, emite muitos pequenos grupos de **brônquios secundários**, que dão origem a centenas de **parabrônquios**. A maioria deles é organizada em alças bem paralelas, enquanto outros formam alças mais irregulares. Esses parabrônquios são o local das trocas gasosas. Os brônquios secundários também são contínuos a outros alvéolos da cavidade corpórea (ver Figura 30.7).

Os **alvéolos** são expansões em fundo cego da árvore respiratória, cujas paredes são compostas por tecido conjuntivo externamente recoberto por serosa. Os alvéolos são revestidos por um epitélio escamoso simples e são relativamente pouco vascularizados. Em muitos locais, os alvéolos envolvem e estão ligados aos órgãos da cavidade corpórea. Alguns alvéolos têm divertículos que se estendem até a cavidade medular dos ossos. Os ossos com essa modificação são chamados de **ossos pneumáticos**. As aves domésticas, em que o voo é um tanto limitado, têm menos ossos pneumáticos do que espécies com boa capacidade de voo. As fraturas dos ossos pneumáticos podem levar à infecção dos alvéolos.

Considerando certos compartimentos como estruturas separadas ou não, a maioria das aves domésticas tem oito ou nove alvéolos nomeados. Entre eles, estão os alvéolos cervicais, claviculares e torácicos craniais e caudais, além dos alvéolos abdominais. Alguns deles são pareados.

Ventilação e troca gasosa

Como nos mamíferos domésticos, o movimento do ar para dentro e para fora do sistema respiratório das aves requer a contração de músculos esqueléticos. No entanto, como mencionado, os pulmões das aves não estão contidos em uma cavidade torácica fechada e mudam pouco de tamanho durante a ventilação. Embora haja troca gasosa por difusão nos pulmões das aves, o ar se move por esses órgãos devido a diferenças de pressão com sua passagem pelos alvéolos.

Como os mamíferos domésticos, as aves têm músculos esqueléticos que, com base em sua função, são considerados músculos inspiratórios ou expiratórios. A contração dos **músculos inspiratórios** das aves gera um movimento cranial e ventral do **esterno** e um movimento cranial das costelas da caixa torácica. Esses movimentos aumentam o volume da cavidade corpórea em que os alvéolos estão localizados. Esse aumento provoca a **redução da pressão atmosférica** nos alvéolos craniais e caudais, e o gradiente de pressão resultante promove o movimento do ar externo para dentro dos alvéolos por meio da traqueia e das vias respiratórias superiores (ver Figura 30.7). A contração dos **músculos expiratórios** move o esterno e as costelas na direção oposta, para reduzir o tamanho da cavidade corpórea, o que causa o **aumento da pressão atmosférica** nos alvéolos, expulsando o ar. Ao contrário dos mamíferos domésticos, nos quais a expiração em repouso geralmente é um evento passivo associado ao relaxamento dos músculos inspiratórios, o ciclo respiratório normal das aves em repouso envolve a contração cíclica e o relaxamento apropriado dos músculos inspiratórios e expiratórios. No entanto, durante a inspiração e a expiração, o ar também flui pelos pulmões em direção caudal a cranial por meio dos parabrônquios. O **fluxo aéreo unidirecional pelos pulmões** durante as duas fases do ciclo respiratório é uma característica única do sistema respiratório aviário e é um dos responsáveis pela eficiência das trocas gasosas (descritas em uma seção posterior). O fluxo unidirecional nos pulmões pode ser mantido por diferenças locais nas ramificações das vias respiratórias padrões, resistências das vias respiratórias, velocidades de fluxo e outros fatores, mas não há valvas anatômicas. **Os movimentos do esterno são suficientes para a ventilação e podem ser realizados manualmente para manter a ventilação em aves em anestesia muito profunda. Durante a contenção, deve-se tomar cuidado para não restringir excessivamente os movimentos do esterno, o que prejudica muito a ventilação.**

Os **capilares aéreos** são a menor via respiratória de fundo cego de um sistema de distribuição que se estende do parabrônquio. A Figura 30.8 é um modelo simplificado do sistema de ramificação e sua relação com os vasos sanguíneos para **troca gasosa**. As vias respiratórias conectadas permitem a troca gasosa por difusão entre o lúmen de um parabrônquio e os capilares de ar circunvizinhos (Figura 30.8). Essa troca ocorre ao longo das fases inspiratória e expiratória de um ciclo respiratório, pois o ar flui pelo parabrônquio na mesma direção durante as duas fases, como já descrito.

Os capilares aéreos são circundados por malha de capilares sanguíneos, uma relação semelhante à dos alvéolos e dos capilares pulmonares dos mamíferos. Na Figura 30.8, o sangue nos vasos que entram nos pulmões é o sangue "venoso", com pressão parcial de CO_2 (P_{CO_2}) relativamente alta e pressão parcial de oxigênio (P_{O_2}) baixa. Esses vasos se ramificam de tal modo que cada capilar aéreo é perfundido com sangue venoso com valores similares de P_{CO_2} e P_{O_2}. Nesse modelo, as trocas gasosas podem ocorrer em todos os pares capilares aéreos/capilares vasculares, embora as pressões parciais de O_2 e CO_2 sejam bastante diferentes nos vários capilares aéreos. As trocas gasosas entre o ar e o sangue em cada par de capilar aéreo/capilar vascular e a mistura difusional entre os múltiplos capilares aéreos e um único parabrônquio aumentam P_{O_2} e diminuem P_{CO_2} no lúmen dessa estrutura conforme o ar o atravessa. Assim,

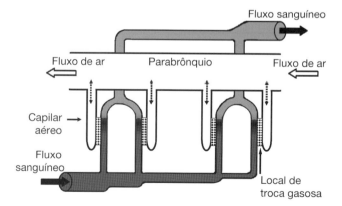

Figura 30.8 Sistema modelo que ilustra a direção do fluxo de ar e gás em relação aos locais de troca no pulmão das aves. As linhas pontilhadas entre o parabrônquio e os capilares aéreos representam o trajeto da difusão de ar entre estas duas câmaras.

os capilares aéreos no final de um parabrônquio contêm ar com teor relativamente baixo de O_2 e relativamente alto de CO_2 em comparação ao ar no primeiro capilar aéreo do parabrônquio. No entanto, todos os capilares aéreos são perfundidos por sangue venoso com P_{O_2} ainda menor e P_{CO_2} ainda maior, assim, a troca gasosa pode continuar, mesmo no último capilar aéreo (ver Figura 30.8). Observe que, ao passar pelo local da troca gasosa, o sangue flui perpendicularmente à direção do fluxo de ar dentro do parabrônquio associado. Esse arranjo do fluxo sanguíneo perpendicular ao fluxo de ar é denominado *modelo de troca em corrente cruzada*. A troca de ar também pode ocorrer durante a inspiração e a expiração, porque o fluxo de ar pelos parabrônquios dos alvéolos caudais para os craniais (ver Figura 30.7) continua durante as duas fases do ciclo respiratório. Esses fatores fazem com que a troca gasosa seja muito eficiente, resultando em maior porcentagem de oxigênio extraído do ar inspirado pelas aves em comparação aos pulmões dos mamíferos. Essa capacidade de extração do oxigênio do ar inspirado também permite que as aves voem em altitudes elevadas, onde os sistemas respiratórios dos mamíferos não conseguem fazer trocas gasosas adequadas.

Sistema cardiovascular

O coração de quatro câmaras das aves é semelhante ao seu equivalente mamífero, embora seja muito maior em relação ao tamanho do corpo e ejete um volume sistólico proporcionalmente maior. Os aspectos dorsais e laterais do coração ficam em contato com o fígado. Outras superfícies são cercadas por elementos respiratórios e alvéolos, enquanto a aorta repousa do lado direito do corpo. O átrio direito recebe a veia cava caudal e um par de veias cavas craniais. O átrio esquerdo recebe sangue oxigenado dos pulmões por meio de uma única veia pulmonar comum. Os ventrículos e as valvas pulmonares são semelhantes aos dos corações dos mamíferos, embora a valva atrioventricular direita seja um retalho muscular simples, sem cordas tendíneas, e a valva atrioventricular esquerda seja composta por duas cúspides. As fibras musculares do coração das aves são muito menores do que as fibras musculares cardíacas dos mamíferos, desmentindo a necessidade de invaginações extensas do sarcolema (túbulos transversos) do músculo cardíaco dos mamíferos para auxiliar na despolarização e na uniformidade da contração das fibras musculares.

Como os mamíferos, o componente fluido do sistema cardiovascular aviário transporta hemácias, proteínas, eletrólitos, resíduos nitrogenados e células do sistema imune. É importante notar que as aves têm hemácias nucleadas com tempo de vida menor (25 a 45 dias) do que os seus homólogos mamíferos. As hemácias de algumas espécies também têm mitocôndrias, mas sua função ainda é desconhecida. As frequências cardíacas em repouso de galinhas e perus adultos estão na faixa de 200 a 350 bpm; aves maiores apresentam frequências cardíacas mais baixas e corações menores, conforme o peso corpóreo. A maior taxa metabólica basal e a maior temperatura corpórea normal (41 a 43°C) das aves contribuem para a necessidade de manutenção de um nível mais alto de desempenho cardíaco em repouso. As pressões arteriais médias também tendem a ser mais altas em aves normais e saudáveis do que em mamíferos de tamanho comparável. A pressão arterial sistólica pode variar de 108 a 220 mmHg, dependendo da espécie. **Acredita-se que pressões arteriais sistêmicas anormalmente altas contribuam para o desenvolvimento de aneurismas dissecantes ou ruptura aórtica em perus de crescimento rápido. Nesses casos, há o desenvolvimento de um defeito na parede de uma artéria, geralmente a aorta, que se rompe nesse local. A hemorragia interna maciça provoca morte súbita. Aumentos nas pressões arteriais estão associados ao desenvolvimento do defeito e podem contribuir para a ruptura final do vaso.**

As aves têm dois sistemas porta. O sistema porta hepático é semelhante ao dos mamíferos, enquanto o sistema porta renal será discutido posteriormente, com o sistema urinário. **As veias geralmente acessíveis para punção venosa são a veia jugular, a veia basilar (também chamada de veia ulnar superficial ou simplesmente "veia da asa", por sua localização no aspecto medial do braço) e a veia metatársica medial.**

Sistema linfático

Os vasos linfáticos aviários são menos numerosos e em menor distribuição em comparação às estruturas análogas mamíferas. São satélites aos vasos sanguíneos e, por fim, convergem para o par de *ductos torácicos* que, por sua vez, termina no par de veias cavas craniais. Somente Anseriformes possuem verdadeiros linfonodos encapsulados. Nessas espécies, os *linfonodos cervicotorácicos* repousam na entrada do tórax e os *linfonodos lombares* são ventrais à coluna vertebral, na região dos rins. Nódulos linfáticos são encontrados em abundância e associados à maioria dos órgãos e nas paredes do tubo GI. Esses nódulos são bastante proeminentes no ceco das galinhas, onde podem ser chamados de *tonsilas cecais*.

A *bursa cloacal* já foi mencionada como um divertículo do proctodeu. É bem desenvolvida em aves jovens e desaparece após a maturação sexual. Durante sua curta existência, é um importante órgão linfático por ser o local de maturação dos linfócitos B.

O *baço* das aves fica em contato com o lobo direito do fígado, adjacente à moela. Além de sua importante função na fisiologia das hemácias, o baço produz linfócitos que estão agrupados em bainhas ao redor das arteríolas esplênicas (a denominada polpa branca do baço).

Sistema urinário

Os rins aviários estão na superfície ventral do sinsacro. Cada *rim* é dividido em lóbulos craniais, médios e caudais, criados por sulcos externos associados aos grandes vasos que passam pela superfície renal (Figura 30.9). Os ductos coletores terminam diretamente no *ureter* adjacente ao lobo cranial do rim. Não há pelve renal nem cálices renais,

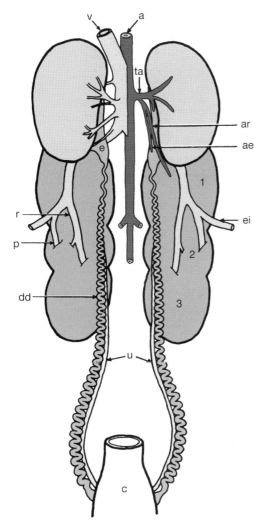

Figura 30.9 Órgãos geniturinários e estruturas associadas de um frango. a, aorta abdominal; ae, artéria epididimal; ar, artéria renal cranial; c, cloaca; e, epidídimo; ei, veia ilíaca externa; p, veia porta renal caudal; r, veia renal; t, testículo; ta, artéria testicular; u, ureteres; v, veia cava caudal; dd, ducto deferente; 1, 2, e 3, lobos cranial, médio e caudal do rim, respectivamente. *Fonte*: adaptada de Reece, 2015. Reproduzida, com autorização, de John Wiley & Sons, Inc.

como ocorre em outras espécies domésticas. Os ureteres direito e esquerdo terminam na parte dorsal do urodeu.

As aves têm um **sistema porta renal**, além do suprimento sanguíneo arterial renal esperado (uma artéria renal por lobo) e do retorno venoso renal (ver Figura 30.9). Esse sistema recebe sangue venoso da porção caudal do corpo pela veia ilíaca externa e o distribui em um segundo sistema capilar nos espaços interlobulares com retorno ao sistema venoso pela veia renal. Duas válvulas, localizadas na junção da veia ilíaca externa com a **veia porta renal caudal** e a junção da **veia porta renal cranial** com a veia renal, controlam o fluxo sanguíneo no sistema porta renal. Estudos sugerem que o sistema nervoso autônomo regule o fluxo sanguíneo pelo sistema porta renal de maneira diferencial, com controle duplo dessas válvulas (a epinefrina faz com que as válvulas se abram e a acetilcolina faz com que as válvulas se fechem). O sistema porta renal justifica a não administração de medicamentos injetáveis na porção caudal do corpo das aves. Isso evita que os fármacos sejam excretados com maior rapidez do que o desejável, devido ao seu transporte e à remoção imediatos pelos rins. Além disso, os fármacos potencialmente nefrotóxicos (danosos para os rins) podem ser ainda mais perigosos ao chegarem não diluídos pelo sistema porta renal.

Como nos mamíferos, os rins aviários são compostos por néfrons que realizam filtração glomerular, reabsorção tubular seletiva e secreção tubular seletiva no processo de formação de urina. No entanto, os rins aviários contêm dois tipos distintos de néfrons e um deles é muito diferente em estrutura, em comparação aos de mamíferos. Esse tipo único de néfron é chamado de **néfron de tipo reptiliano (RT)** e é semelhante aos encontrados nos rins reptilianos. Os corpúsculos renais dos néfrons RT estão nos lóbulos dos rins aviários e um túbulo renal conecta cada corpúsculo renal a um ducto coletor, também encontrado no lóbulo (Figura 30.10). No entanto, os túbulos dos néfrons RT não apresentam o segmento que corresponde à alça de Henle e os túbulos dos néfrons RT estão contidos nas zonas externas dos lóbulos, onde se conectam a ductos coletores (ver Figura 30.9). Os rins aviários também contêm **néfrons de tipo mamífero (MT)**, que apresentam segmentos correspondentes às alças de Henle dos rins mamíferos. Essas alças se estendem para baixo, em cones medulares que sustentam os lóbulos (Figura 30.10). Essas alças tubulares dos néfrons MT nos rins aviários funcionam de maneira semelhante às alças de Henle nos rins mamíferos e contribuem para a formação de um gradiente osmótico nos fluidos intersticiais do cone medular. No entanto, a magnitude do gradiente é muito menor nas aves. Os segmentos tubulares correspondentes aos túbulos proximais e distais podem ser encontrados tanto nos néfrons MT quanto nos RT e, nas aves, realizam funções de secreção e reabsorção semelhantes aos néfrons dos rins mamíferos.

A **taxa de filtração glomerular (TFG)** continua relativamente estável em mamíferos normais, apesar das mudanças leves a moderadas na hidratação. No entanto, em aves, a desidratação moderada, como nos períodos de restrição hídrica, está associada a reduções significativas na TFG. A produção renal é geralmente de 100 a 200 mℓ/kg/dia em uma ave normal, mas, em uma ave estressada ou desidratada, a produção renal pode ser muito baixa, de 25 mℓ/kg/dia. Alguns sugerem que isso se deva principalmente à constrição dos vasos que suprem os néfrons RT, embora também haja evidências significativas de que o rim aviário pode usar seletivamente um tipo de néfron em detrimento de outro para filtração, dependendo do estado fisiológico do animal.

Para modificar o balanço hídrico em resposta a mudanças no consumo de água, a permeabilidade à água dos ductos coletores dos rins mamíferos é regulada pelo hormônio antidiurético. Os ductos coletores nos rins aviários respondem à **arginina vasotocina (AVT)**, o hormônio antidiurético aviário, para aumentar sua permeabilidade à água. A AVT não tem efeito sobre a pressão arterial média, mas é capaz de aumentar a TFG, o que reduz a quantidade de néfrons RT de filtração. A liberação de AVT pela hipófise posterior responde a alterações na osmolalidade do fluido

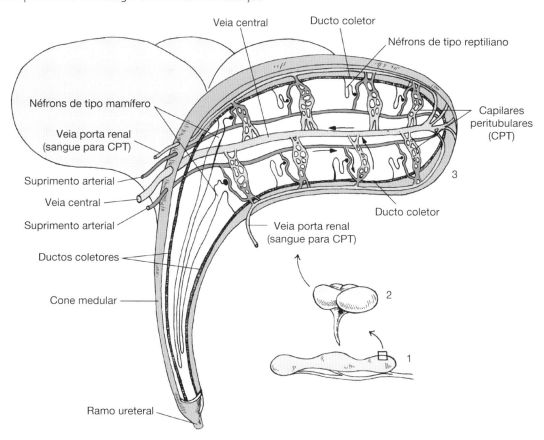

Figura 30.10 Localização dos néfrons de tipo mamífero e reptiliano em um lóbulo do rim aviário típico. As veias porta renais são responsáveis pelo fluxo sanguíneo secundário para os capilares peritubulares. *Fonte*: Reece, 2015. Reproduzida, com autorização, de John Wiley & Sons, Inc. (Esta figura encontra-se reproduzida em cores no Encarte.)

extracelular de maneira semelhante à observada em mamíferos. Quando a ingestão de água é excessiva, os níveis de AVT caem e a urina excretada é mais diluída. Em caso de restrição da ingestão de água, os níveis de AVT aumentam e a urina excretada é mais concentrada. No entanto, como a osmolalidade máxima do fluido intersticial ao redor dos ductos coletores é menor nas aves do que nos mamíferos, a **osmolalidade urinária máxima** também é menor. A produção de grandes volumes de urina diluída (poliúria) pode ser normal antes da postura, mas também pode ser associada a doenças.

As aves também têm outros meios para promover a reabsorção de água dos túbulos renais e alguns desses meios estão relacionados à excreção de resíduos nitrogenados. Os mamíferos e as aves eliminam os resíduos nitrogenados pela urina, mas a forma química dos resíduos difere entre esses animais. Os mamíferos excretam principalmente ureia, enquanto as aves excretam *ácido úrico*. O ácido úrico é produzido predominantemente pelo fígado aviário e é relativamente não tóxico em comparação à ureia ou amônia. A ureia entra no fluido tubular (urina em potencial) dos mamíferos por filtração glomerular. O ácido úrico está minimamente ligado a proteínas no plasma e entra no fluido tubular dos rins aviários por filtração glomerular e secreção tubular, que tende a ser maior. A secreção de ácido úrico é feita principalmente pelos néfrons RT e, portanto, ocorre independentemente da taxa de filtração glomerular, do fluxo sanguíneo glomerular ou da hidratação. O sistema porta renal já descrito leva o sangue para uma rede capilar peritubular ao redor dos túbulos e é a fonte de ácido úrico para a secreção, mesmo em caso de redução do fluxo sanguíneo glomerular e da filtração glomerular. **A ureia e a creatinina não são resíduos nitrogenados importantes em aves. Por isso, a medida da concentração de creatinina ou ureia no sangue não pode ser utilizada como indicador da função renal. Os níveis plasmáticos de ácido úrico podem ser usados, mas podem aumentar normalmente após a refeição e, como a maior parte do ácido úrico entra no fluido tubular por secreção, a disfunção tubular renal deve ser significativa antes que haja elevação da concentração plasmática dessa molécula.**

Nos túbulos renais aviários, há formação de estruturas ou concreções esféricas únicas, extremamente pequenas (3 a 13 µm), que contêm ácido úrico, albumina e íons inorgânicos. O acúmulo de múltiplas partículas osmóticas em uma única estrutura reduz efetivamente a osmolalidade do fluido tubular e permite maior reabsorção de água. Há bastante albumina no fluido tubular das aves, que contém significativamente mais proteínas plasmáticas em comparação aos mamíferos.

Como já discutido, a urina pode passar do urodeu para o ceco por meio do peristaltismo reverso e maior absorção de água e eletrólitos pode ocorrer no coprodeu, no reto e nos cecos. Em aves desidratadas, 15% da água da urina pode ser reabsorvida pelo cólon. A defecação induzida pelo estresse reduz essa reabsorção e, assim, o excremento é muito úmido. O ácido úrico na urina que entra na cloaca pode se precipitar nas fezes, que apresentam uma parte pastosa e branca.

Sistema reprodutor feminino

A produção de ovos para consumo humano é a principal razão para a manutenção de aves em todo o mundo. Entre as aves fêmeas, os ovários e as tubas uterinas dos lados direito e esquerdo estão embriologicamente presentes, mas em galinhas, peruas e gansas domésticas, os órgãos direitos regridem no início do desenvolvimento e apenas o lado esquerdo evolui (os dois lados persistem e se desenvolvem em patas). Os *ovários* são cranioventrais aos rins correspondentes e seu tamanho varia conforme o estado reprodutivo da ave. Antes do início do primeiro período de postura, o pequeno ovário é liso. À medida que a puberdade se aproxima, começa a desenvolver uma aparência granular, depois bem irregular, conforme os folículos aumentam em preparação para a ovulação. Pouco antes do início da postura, o ovário se assemelha a um cacho de uvas.

O oócito maduro é mais ou menos equivalente à gema do ovo; é liberado na ovulação e recebido na extremidade expandida do *oviduto*, o *infundíbulo* (Figura 30.11). Caso a ave cruze, a fertilização ocorre no infundíbulo. O oviduto tem tamanho variável e está expandido e alongado ao máximo durante a postura (60 a 70 cm de comprimento em galinha) e regride em tamanho durante os períodos de não postura, como a nidação e a muda. O oviduto possui partes macroscopicamente identificáveis (magno, istmo, útero e vagina) que se correlacionam às tarefas importantes de produção de albúmen (a "clara" do ovo) e da deposição da casca do ovo. O oviduto termina em uma abertura semelhante a uma fenda no urodeu, próximo à abertura do ureter (Figura 30.11).

Formação do ovo e oviposição

A postura de ovos consecutivos por aves silvestres em qualquer período é denominada *postura de choco*. A quantidade de ovos por choco de uma ave silvestre está relacionada com a capacidade da espécie de incubação dos ovos e criação dos filhotes e, portanto, depende da linhagem da espécie, da idade da fêmea e da fase do ciclo de postura. O período entre as posturas de choco das aves silvestres pode se estender por meses ou anos. Conforme as práticas típicas de manejo para galinhas-domésticas de produção, os ovos não permanecem com os animais após a postura. No entanto, as galinhas põem vários ovos consecutivamente por vários dias e interrompem a postura por pelo menos 1 dia. Alguns se referem a esse padrão como *sequência de ovos*, em vez de postura de choco. Durante um período de postura de 12 meses, as galinhas podem produzir mais de 300 ovos em múltiplas sequências (posturas de choco).

O período entre a ovulação e a *oviposição* (expulsão do ovo) das galinhas-domésticas é de cerca de 24 a 26 horas. A ovulação seguinte ocorre após a oviposição do ovo

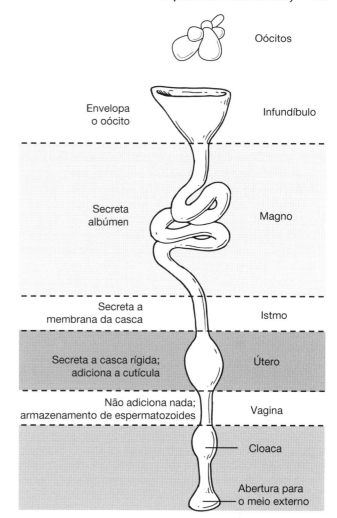

Figura 30.11 Versão simplificada do sistema geniturinário aviário feminino. *Fonte*: adaptada de Reece, 2009. Reproduzida, com autorização, de John Wiley & Sons, Inc.

precedente, de modo que haja apenas um oócito de cada vez no oviduto. Como nos mamíferos, a ovulação é precedida por um aumento súbito e rápido da concentração de LH e acredita-se que esse pico de hormônio seja responsável por mudanças no folículo maduro, prestes a ser liberado do ovário. De 4 a 6 horas antes da ovulação, as concentrações plasmáticas de progesterona e LH atingem o pico observado em um ciclo de postura. A fonte de progesterona parece ser o folículo ovariano maior e mais maduro. Diferentemente dos mamíferos, não há formação de corpo lúteo no local do folículo ovulado no ovário. Há receptores de progesterona em vários locais ao longo do oviduto, onde a progesterona pode promover secreções e contrações musculares para o desenvolvimento e transporte de ovos, respectivamente.

Para que haja fertilização, os espermatozoides devem alcançar o oócito antes de entrar no segmento tubular do infundíbulo, onde a primeira camada de albúmen é secretada para envolver o oócito. Os espermatozoides podem ser armazenados temporariamente no infundíbulo, para que fiquem à disposição pelo período relativamente curto em que a fertilização é possível. Na galinha-doméstica, o ovo fica no infundíbulo por cerca de 15 minutos. Os espermatozoides também são armazenados em túbulos especializados na região uterovaginal por períodos mais longos. Na galinha-doméstica, os espermatozoides permanecem viáveis por 7 a 14 dias quando armazenados nesse local. Os espermatozoides são liberados desse local em associação à oviposição de cada ovo e migram para o infundíbulo para fertilizarem o oócito seguinte. A ovulação do ovo seguinte ocorre cerca de 30 a 45 minutos após a oviposição do ovo anterior.

A secreção de **albúmen (clara do ovo)** ao redor da gema começa no infundíbulo, mas a maioria é secretada pelo magno. O albúmen é composto principalmente por água, proteína e minerais e se torna fonte desses nutrientes para o embrião em desenvolvimento. Algumas das proteínas também têm propriedades antimicrobianas e protegem contra microrganismos. As **calazas** são duas estruturas torcidas semelhantes a um cordão que se estendem de lados opostos da gema a cada extremidade do ovo (Figura 30.12). Essas estruturas são formadas a partir de fibras nas camadas internas do albúmen quando a gema gira ao passar pelo oviduto.

A casca do ovo tem quatro camadas aplicadas na superfície externa do albúmen. Do interior ao exterior, as camadas são: (1) **membranas da casca**; (2) **núcleos mamilares**; (3) **matriz**; e (4) **cutícula**. A combinação dos núcleos mamilares e matriz também foi denominada testa. As membranas mais internas da casca permitem a troca de gases e água, mas não são permeáveis ao albúmen. **Conforme os ovos envelhecem, as membranas interna e externa da casca tendem a se separar na extremidade maior do ovo, formando uma célula de ar (ver Figura 30.12). O tamanho da célula de ar aumenta à medida que um ovo continua a envelhecer. A ovoscopia, em que o ovo intacto é iluminado por um feixe de luz para visualização de seu interior, é usada para determinar o tamanho da célula de ar, que é uma medida da qualidade do ovo.**

O componente mineral da casca do ovo, principalmente **carbonato de cálcio**, é depositado no núcleo mamilar e na matriz. Os núcleos mamilares e a matriz contêm proteínas, carboidratos e mucopolissacarídeos, que formam uma estrutura para a deposição de cristais de carbonato de cálcio (i. e., calcificação). Diversas proteínas que contribuem para a formação dessa estrutura foram identificadas e experimentos sugerem que a produção apropriada dessas proteínas pela glândula é um fator essencial na determinação da qualidade da casca. Estudos de expressão gênica indicam que a produção dessas proteínas é influenciada por hormônios, como a progesterona, e que as taxas de expressão gênica variam muito conforme o ovo passa pela glândula da casca. A camada mais externa, a cutícula, contém lipídios, evita a evaporação, repele água e funciona como uma barreira contra microrganismos.

A formação da casca do ovo no **útero** (ou **glândula da casca**) em galinhas-domésticas requer cerca de 17 a 20 horas. Durante esse período, aproximadamente 2 a 2,5 g de cálcio são transportados do sangue para o útero e depositados na casca do ovo, como cristais de carbonato de cálcio (**calcita**). Aproximadamente 95% do peso total de uma casca de ovo é carbonato de cálcio. Os níveis plasmáticos de cálcio diminuem durante o período de formação da casca do ovo e, em seguida, voltam ao normal antes do início do próximo período de formação da casca do ovo. Nos períodos de formação ativa da casca do ovo, o cálcio é adicionado ao sangue pela absorção intestinal e mobilização do osso medular. Se o teor de cálcio na dieta for adequado, a maior parte do cálcio necessário durante esse período pode ser obtida por absorção intestinal. No entanto, há uma perda líquida de cálcio ósseo medular durante as horas de formação ativa da casca do ovo, mesmo com a ingestão adequada do mineral. O osso medular perdido pode ser reposto com o cálcio obtido pela absorção intestinal durante as horas em que não há formação ativa da casca do ovo. A vitamina D estimula tanto a absorção intestinal de cálcio quanto o transporte de cálcio pela glândula da casca (útero). O paratormônio também promove o transporte de cálcio pela glândula da casca para a formação de casca do ovo.

Os osteoclastos são responsáveis pela mobilização do cálcio do osso medular. Assim, o aumento da mobilização durante a formação do ovo reflete uma elevação da atividade osteoclástica. Os osteoclastos também mobilizam o cálcio do osso cortical lamelar de todo o esqueleto, e as galinhas poedeiras em alta produção, por longos períodos, apresentam perda líquida de cálcio dos ossos corticais. **A osteoporose, a diminuição progressiva do osso mineralizado que leva à fragilidade óssea e ao aumento do risco de fraturas, é observada em galinhas poedeiras e acredita-se**

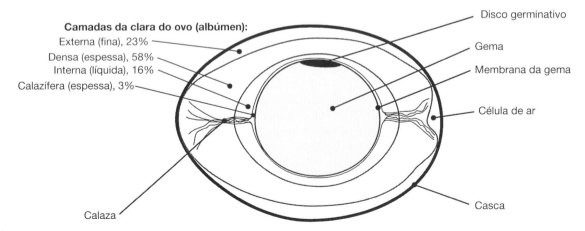

Figura 30.12 Estrutura interna básica de um ovo comum. *Fonte*: adaptada de Reece, 2009. Reproduzida, com autorização, de John Wiley & Sons, Inc.

que contribua para a síndrome de *fadiga da poedeira*, em que as aves são encontradas paralisadas em suas gaiolas. Numerosas fraturas podem ocorrer nas costelas e ossos longos dessas aves. A perda de osso estrutural também pode acompanhar a postura de ovos e a muda forçada, devido às deficiências nutricionais.

A deposição de carbonato de cálcio na casca também requer a formação localizada de íons carbonato na glândula da casca. Essa geração de íons carbonato depende da atividade da **anidrase carbônica** na glândula. Sob a influência da anidrase carbônica, o CO_2 do sangue que perfunde a glândula é usado para a produção de íons carbonato. As galinhas poedeiras submetidas a temperaturas ambientais anormalmente altas (estresse térmico) tendem a apresentar declínio na produção de ovos e na qualidade de suas cascas. O declínio na qualidade da casca está associado à redução da P_{CO_2} no sangue, devido à hiperventilação induzida pelo estresse térmico. Acredita-se que o menor teor de CO_2 afete negativamente a capacidade de produção de íons carbonato pela glândula da casca. As aves com estresse calórico também reduzem a ingestão de alimentos, o que contribuiria da mesma maneira para o declínio na quantidade e na qualidade dos ovos.

A **prostaglandina**, predominantemente do folículo pós-ovulatório, mas também de folículos pré-ovulatórios, é necessária para a oviposição. A **arginina vasotocina (AVT)** estimula as contrações uterinas durante a oviposição. Como a ocitocina em mamíferos, a AVT é liberada pela neuro-hipófise e seus níveis plasmáticos aumentam significativamente pouco antes da oviposição, quando atingem o pico. Ao contrário dos mamíferos, as aves têm um pequeno hormônio peptídico, a AVT, que atua tanto na regulação da osmolalidade da urina quanto na regulação das contrações uterinas.

Sistema reprodutor masculino

Os testículos das aves domésticas normalmente são pareados e localizados cranioventralmente aos rins (ver Figura 30.9). Assim como os ovários, os testículos são menores fora das estações de reprodução e aumentam acentuadamente em tamanho durante os períodos de monta. A aparência microscópica de um testículo aviário é semelhante à do testículo de mamíferos, já que o órgão é composto principalmente por túbulos seminíferos cercados por um interstício contendo células de Leydig. O processo de **espermatogênese** nos túbulos é semelhante ao dos mamíferos e é promovido pelo hormônio foliculoestimulante (FSH) e pelo hormônio luteinizante (LH). No entanto, ao contrário dos mamíferos, a espermatogênese ocorre nos testículos aviários, encontrados normalmente dentro da cavidade corpórea, onde são mantidos na temperatura normal do corpo.

O **ducto deferente** leva os espermatozoides do testículo para uma papila elevada no aspecto lateral do urodeu. Aves machos não possuem glândulas sexuais acessórias. O ejaculado é composto por espermatozoides e uma pequena quantidade de secreções produzidas pelos testículos e pelas paredes dos ductos.

O assoalho ventral do proctodeu de galos e perus dispõe de um órgão copulador, o **falo**, que não é passível de protrusão (ou seja, não é um órgão copulador erétil). O falo tem tecido erétil e, durante a cópula, o tecido ingurgitado forma um sulco que transporta o ejaculado das aberturas dos ductos deferentes para a superfície do falo. Durante a monta, o proctodeu é evertido e o falo é pressionado contra a cloaca da fêmea para a transferência do ejaculado. Patos e gansos (e, às vezes, cisnes e avestruzes) têm falo passível de protrusão, que, quando ereto, tem cerca de 5 cm de comprimento. Sua ponta é espiralada e é introduzida na cloaca da fêmea durante a cópula. **Aves grandes e musculosas, desejáveis para o consumo humano, são fisicamente incapazes de completar o processo de acasalamento. A inseminação artificial é bastante utilizada em criações comerciais de aves, principalmente em perus.**

Cromossomos sexuais

Ao contrário dos mamíferos, nas aves a fêmea é o sexo heterogâmico (tendo uma cópia de cada um dos dois cromossomos sexuais diferentes). As aves fêmeas têm **cromossomos sexuais** Z e W, enquanto os machos apresentam duas cópias do cromossomo Z. Normalmente, as fêmeas podem contribuir com Z ou W para a progênie, enquanto os machos podem contribuir apenas com Z.

Reprodução e fotoperíodos

Os processos reprodutores em todas as aves do sexo feminino estão sujeitos à regulação por alterações nos **fotoperíodos** (períodos diários de exposição à luz). Períodos crescentes de luz, como durante a primavera, induzem alterações hormonais nas aves silvestres que iniciam a produção de ovos e o comportamento de acasalamento. Períodos mais longos de luz estão associados à secreção de hormônio liberador de gonadotropina (GnRH) pelo hipotálamo que, por sua vez, estimula a liberação de LH pelas células gonadotrópicas da adeno-hipófise. Duas formas de GnRH foram encontradas em aves. O GnRH-I (Glu-His-Trp-Ser-Tyr-Gly-Leu-**Gln**-Pro-Gly) difere do GnRH mamífero (Glu-His-Trp-Ser-Tyr-Gly-Leu-**Arg**-Pro-Gly) em apenas um aminoácido e é considerado a forma fisiologicamente relevante do hormônio nas aves. O GnRH-II (Glu-His-Trp-Ser-**His-Gly-Trp-Tyr**-Pro-Gly) parece ser uma forma antiga de GnRH que foi estruturalmente conservada ao longo da evolução e atua na função nervosa, mas não nas células gonadotrópicas da adeno-hipófise. Outro peptídio hipotalâmico, o hormônio inibidor de gonadotropina (GnIH), inibe a síntese e a liberação desse hormônio. Em última análise, esses hormônios e o sistema circadiano das aves asseguram que haja alimento suficiente quando os filhotes nascerem. Os períodos crescentes de luz estão associados ao aumento da concentração de GnRH e, subsequentemente, aos maiores níveis de FSH e LH. Nos machos, isso se manifesta como o início da espermatogênese, com aumento de volume e desenvolvimento testicular das aves com reprodução sazonal. Os galos domésticos alcançam a maturidade sexual e começam a espermatogênese quando criados com fotoperíodo longo (14 ou mais horas de luz por dia) ou fotoperíodo curto (como 8 horas por dia). No entanto, os fotoperíodos curtos retardam a espermatogênese. Os machos maduros devem ser mantidos com fotoperíodos apropriados para que sua fertilidade seja máxima.

As raças de galinhas-domésticas selecionadas para alta produção de ovos começam a postura ao alcançarem a maturidade na primavera (aumento da duração do dia) ou no outono (diminuição da duração do dia). No entanto, as galinhas criadas durante a primavera adquirem maturidade e começam a postura mais cedo. O tamanho do ovo das galinhas mais novas é menor e, assim, os produtores geralmente manipulam os fotoperíodos para retardar o início da postura até que as aves tenham um tamanho apropriado. Após o início da postura, as reduções nos fotoperíodos diminuem a produção de ovos em comparação à produção obtida com um fotoperíodo constante.

Abreviaturas

Å	ångstrom (10^{-10} metro)
ABP	proteína ligante de andrógeno
Acetil	forma de combinação do ácido acético
Acetil-CoA	acetilcoenzima A, acetato ativo
ACh	acetilcolina (neurotransmissor)
AChE	acetilcolinesterase (enzima que destrói a acetilcolina)
ACTH	hormônio adrenocorticotrófico
ADH	hormônio antidiurético
ADP	difosfato de adenosina
AGV	ácidos graxos voláteis
AIDS	síndrome da imunodeficiência adquirida
AINE	anti-inflamatório não esteroide
AMP	monofosfato de adenosina
AMPA	ácido alfa-amino-3-hidroxi-5-metil-isoxazol propiônico
ANP	peptídio natriurético atrial
APC	célula apresentadora de antígeno
ATP	trifosfato de adenosina
ATPase	adenosina trifosfatase
A-V	atrioventricular (valva ou nó)
AVT	arginina vasotocina
B_1	vitamina B_1 (tiamina)
B_{12}	vitamina B_{12} (cianocobalamina)
B_2	vitamina B_2 (riboflavina)
B_6	vitamina B_6 (piridoxina)
bST	somatotropina bovina
C	Celsius; centígrado
Ca	cálcio
Ca^{2+}	íon cálcio
CAE	artrite-encefalite caprina
Cal	caloria
cAMP	monofosfato cíclico de adenosina
CCK	colecistocinina
CD	grupamento de diferenciação
CFU	unidades formadoras de colônias
cGMP	3'-5'-monofosfato cíclico de guanosina
CHO	carboidrato
Cl	cloro
Cl^-	íon cloreto

cm	centímetro (10^{-2} metro)
CO	débito cardíaco
CO	monóxido de carbono
CO_2	dióxido de carbono
CoA	coenzima A (ativação acil)
COOH	grupo carboxila
COX	ciclo-oxigenase
CP	fosfocreatina
CPT	capilares peritubulares
CRH	hormônio liberador de corticotropina
CSF	fator estimulador de colônias
Cu	cobre
D	vitamina D (vitamina antirraquítica)
DAD	doença articular degenerativa
DAG	diacilglicerol
dB	decibel, a unidade da intensidade do som
DIC	contraste por interferência diferencial
DIV	disco intervertebral
DNA	ácido desoxirribonucleico
DOPA	di-hidroxifenilalanina
DPG	difosfoglicerídeo
$d\ell$	decilitro (10^{-1} litro)
ECF	fluido extracelular
ECG	eletrocardiograma
eCG	gonadotropina coriônica equina (*ver também* PMSG)
EDTA	ácido etilenodiaminotetracético
EDV	volume diastólico final
EIC	espaço intercostal
EPP	potencial de placa terminal
EPSP	potencial pós-sináptico excitatório
ER	retículo endoplasmático
F	Fahrenheit
FAD	dinucleotídio de adenina oxidado
FADH	dinucleotídio de adenina reduzido
FC	frequência cardíaca
FDA	Food and Drug Administration
Fe	ferro
Fe^{2+}	íon ferroso (valência baixa)
Fe^{3+}	íon férrico (valência alta)

392 Frandson | Anatomia e Fisiologia dos Animais de Produção

FFA	ácidos graxos livres
FIL	*feedback* inibidor da lactação
FIV	fertilização *in vitro*
FSH	hormônio foliculoestimulante
FSH-R	receptores do hormônio foliculoestimulante
g	grama
GABA	ácido γ-aminobutírico
GAGs	glicosaminoglicanas
GALT	tecido linfoide associado ao intestino
GDP	difosfato de guanina
GH	hormônio do crescimento
GHIH	hormônio inibidor do hormônio do crescimento (somatostatina)
GHRH	hormônio liberador de hormônio do crescimento
GI	gastrintestinal
GIP	peptídio inibidor gástrico
GnIH	hormônio inibidor de gonadotropina
GnRH	hormônio liberador de gonadotropina
GPCR	receptores acoplados à proteína G
GTP	trifosfato de guanosina
H&E	coloração de hematoxilina e eosina
H^+	íon hidrogênio
H_2	par de átomos de hidrogênio
$H_2CO_3^-$	ácido carbônico
H_2O	água (HOH)
H_2O_2	peróxido de hidrogênio
H_3PO_4	ácido fosfórico
Hb	hemoglobina
HbO_2	oxi-hemoglobina
hCG	gonadotropina coriônica humana
HCl	ácido clorídrico
HCO_3^-	íon bicarbonato
HDL	lipoproteína de alta densidade
Hg	mercúrio
HPO_4^{2-}	íon fosfato monobásico
HYPP	paralisia periódica hiperpotassêmica
I	iodo
IA	inseminação artificial
ICSH	hormônio estimulador de células intersticiais (*ver também* LH)
IDL	lipoproteína de densidade intermediária
Ig	imunoglobulina
IGF	fator de crescimento insulino-símile
IM	intramuscular
IP	intraperitoneal
IP_3	inositol 1,4,5-trifosfato
IPSP	potencial pós-sináptico inibidor
IV	intravenoso
IVD	disco intervertebral
JG	justaglomerular
K	potássio
Ka	constante de associação
kcal	quilocaloria
Kd	constante de dissociação

ℓ	litro
LDH	lactato desidrogenase
LDL	lipoproteína de baixa densidade
LH	hormônio luteinizante (*ver também* ICSH)
LH-R	receptores do hormônio luteinizante
Linfócito B	linfócito derivado de equivalente à bursa
Linfócito T	linfócito derivado do timo
Linha Z	limite do sarcômero
LR	ligante-receptor
M	concentração molar
mAChR	receptores muscarínicos de acetilcolina
MAO	monoamina oxidase
MAP	pressão arterial média
mEq	miliequivalente
mg	miligrama (10^{-3} grama)
Mg	magnésio
MHC	complexo de histocompatibilidade principal
μm	micrômetro (10^{-6} metro)
mm	milímetro (10^{-3} metro)
mmHg	milímetro de mercúrio
mmol	milimol
mOsm	miliosmol
mRNA	ácido ribonucleico mensageiro
ms	milissegundo (10^{-3} segundo)
MSG	glutamato monossódico
MSH	hormônio estimulante de melanócitos
MT	néfron de tipo mamífero
mV	milivolt (10^{-3} volt)
MW	peso molecular
$m\ell$	mililitro (10^{-3} litro)
N	nitrogênio
Na	sódio
Na^+-K^-	bomba de sódio-potássio
Na^+-K^+-ATPase	adenosina trifosfatase ativada por sódio e potássio (também conhecida como bomba de sódio-potássio, Na^+-K^+)
nAChR	receptores nicotínicos de acetilcolina
NaCl	cloreto de sódio, sal de cozinha
NAD	dinucleotídio de nicotinamida adenina oxidado
NADH	dinucleotídio de nicotinamida adenina reduzido
$NaHCO_3$	bicarbonato de sódio
NaOH	hidróxido de sódio
NAV	*Nomina Anatomica Veterinaria*
NE	norepinefrina
NF	*National Formulary*
ng	nanograma (10^{-9} grama)
NH_2	grupo amino
NH_3	amônia
NH_4^+	íon amônio
NH_4Cl	cloreto de amônio
NH_4OH	hidróxido de amônio

NK T	linfócitos T *natural killer*
NK	célula *natural killer*
nm	nanômetro (10^{-9} metro)
NMDA	*N*-metil-D-aspartato
NMI	neurônio motor inferior
NMS	neurônio motor superior
NO	óxido nítrico
NRC	National Research Council
NSF	proteína de fusão sensível a *N*-etilmaleimida
O_2	oxigênio
OH^-	íon hidroxila
P	fósforo
~ P	átomo de fósforo
PAM	pressão arterial média
P_{CO_2}	pressão parcial de dióxido de carbono
PCR	reação em cadeia de polimerase
PDA	persistência do ducto arterioso
PG	prostaglandina
PGE_2	prostaglandina E_2
$PGF_{2\alpha}$	prostaglandina $F_{2\alpha}$
PGI_2	prostaglandina I_2 (também conhecida como prostaciclina)
pH	medida de acidez ou alcalinidade
PIP_2	fosfatidilinositol 4,5-bisfosfato
PKA	proteinoquinase A
PKC	proteinoquinase C
PLC	fosfolipase C
PMSG	gonadotrofina sérica da égua prenhe (*ver também* eCG)
P_{N_2}	pressão parcial de nitrogênio
P_{O_2}	pressão parcial de oxigênio
PO_4^{2-}	íon fosfato
ppm	partes por milhão
PRL	prolactina
PS	estimulação parassimpática
PTH	paratormônio
PU/PD	poliúria e polidipsia
Raios X	raio com comprimento de onda de 0,05 a 100 Å; raio de Roentgen
RBF	fluxo sanguíneo renal
rbST	produção de somatotropina bovina por biotecnologia recombinante
REM	movimento rápido dos olhos
RER	retículo endoplasmático rugoso
rhEPO	eritropoetina humana recombinante
RNA	ácido ribonucleico
rRNA	RNA ribossômico
RT	néfron de tipo reptiliano
S	enxofre
S	estimulação simpática
SA	sinoatrial (nó)
SEM	microscopia eletrônica de varredura
SER	retículo endoplasmático liso
SF	soro fisiológico
SNA	sistema nervoso autônomo
SNAP	receptores de proteína solúvel de fixação à NSF
SNARE	receptores de SNAP
SNC	sistema nervoso central
SNP	sistema nervoso periférico
sp.	espécie
SR	retículo sarcoplasmático
S-S	ponte dissulfídica
STH	somatotropina (hormônio do crescimento)
SV	volume sistólico
T_3	tri-iodotironina
T_4	tiroxina (tetraiodotironina)
TC	linfócito T citotóxico
TEM	microscopia eletrônica de transmissão
TFG	taxa de filtração glomerular
TH	hormônio tireoidiano
TPR	resistência vascular periférica total
TRH	hormônio liberador de tireotropina
tRNA	RNA de transferência
TSH	hormônio estimulador da tireoide
Túbulos T	túbulos transversos
TXA_2	tromboxano A_2
UI	unidade internacional
USP	*United States Pharmacopeia*
VFA	ácidos graxos voláteis
VIP	peptídio intestinal vasoativo
VLDL	lipoproteína de muito baixa densidade
VR	via retal
WAVA	World Association of Veterinary Anatomists

Bibliografia

Adams, H.R., ed. *Veterinary Pharmacology and Therapeutics*. 8th ed. Ames, Iowa State University Press, 2001.

Alberts, B., A. Johnson, J. Lewis, M. Raff, K. Roberts, and P. Walter. *Molecular Biology of the Cell*. 4th ed. New York, Garland Publishing, 2002.

Ashdown, R.R., S.H. Done, and S.W. Barnett. *Color Atlas of Veterinary Anatomy. Vol. 1*. The Ruminants. London/Boston, Mosby- Wolfe, 1996.

Ashdown, R.R., S.H. Done, and S.A. Evans. *Color Atlas of Veterinary Anatomy. Vol. 2*. The Horse. London/Boston, Mosby-Wolfe, 1996.

Bacha, W.J., Jr. and L.M. Bacha. *Color Atlas of Veterinary Histology*. 3rd ed. Hoboken, NJ, Wiley Blackwell, 2012.

Bacha, W.J., Jr. and L.M. Wood. *Color Atlas of Veterinary Histology*. Minnesota, Lea & Febiger, 1990.

Baumel, J., ed. *Handbook of Avian Anatomy: Nomina Anatomica Avium*. 2nd ed. Cambridge, Nuttall Ornithological Club, 1993.

Baxter, G.M., ed. *Adams and Stashak's Lameness in Horses*. 6th ed. Hoboken, NJ, Wiley Blackwell, 2011.

Berne, R.M. and M.N. Levy. *Principles of Physiology*. 3rd ed. St. Louis, Mosby, 2000.

Bertone, J. and C.M. Brown. *The 5-Minute Veterinary Consult—Equine*. Baltimore, Lippincott, Williams & Wilkins, 2001.

Boron, W.F. and E.L. Boulpaep. *Medical Physiology*. 2nd ed. Philadelphia, W.B. Saunders, 2009.

Budras, K.D., W.O. Sack, and S. Röck. *Anatomy of the Horse: An Illustrated Text*. 3rd ed. Hannover, Germany, Schlütersche, 2001.

Bullock B.L. *Pathophysiology*. 4th ed. Philadelphia, Lippincott, 1996.

Bullock, B.L. and R.L. Henze, eds. *Focus on Pathophysiology*. Philadelphia, Lippincott, Williams & Wilkins, 2000.

Carlson, B.M. *Human Embryology and Developmental Biology*. 4th ed. St. Louis, Saunders, 2008.

Cheville, N.F. *Introduction to Veterinary Pathology*. 2nd ed. Ames, Iowa State University Press, 1999.

Cohen, B.J. and D.L. Wood. *Memmler's The Human Body in Health and Disease*. 9th ed. Baltimore, Lippincott, Williams & Wilkins, 2000.

Cunningham, J.G. and B.G. Klein, eds. *Textbook of Veterinary Physiology*. 4th ed. St. Louis, Elsevier, 2007.

De Lahunta, A. *Veterinary Neuroanatomy and Clinical Neurology*. 2nd ed. Philadelphia, W.B. Saunders, 1983.

Dellmann, H.D. *Veterinary Histology: An Outline Text-Atlas*. Philadelphia, Lea & Febiger, 1971.

Dellmann, H.D. *Textbook of Veterinary Histology*, 4th ed. Philadelphia, Lea & Febiger, 1993.

Dellmann, H.D. and J.A. Eurell. *Textbook of Veterinary Histology*. 5th ed. Baltimore, Lippincott, Williams & Wilkins, 1998.

Dorland, W.A. *Dorland's Illustrated Medical Dictionary*. 30th ed. Philadelphia, W.B. Saunders, 2003.

Dyce, K.M., W.O. Sack, and C.J.G. *Wensing. Textbook of Veterinary Anatomy*. 3rd ed. Philadelphia, W.B. Saunders, 2002.

Elliott, W.H. and D.C. Elliott. *Biochemistry and Molecular Biology*. 2nd ed. New York, Oxford University Press, 2001.

Eurell, J.A. and B.L. *Frappier Dellmann's Textbook of Veterinary Histology*. 6th ed. Ames, Blackwell Publishing, 2006.

Evans, H. and A. de Lahunta. *Miller's Anatomy of the Dog*. 4th ed. St. Louis, Elsevier, 2013.

Getty, R. *Sisson and Grossman's Anatomy of the Domestic Animals*. 5th ed. Philadelphia, W.B. Saunders, 1975.

Hafez, B. and E.S.E. Hafez. *Reproduction in Farm Animals*. 7th ed. Baltimore, Lippincott, Williams & Wilkins, 2000.

Hall, J.E. *Guyton and Hall Textbook of Medical Physiology*. 13th ed. Philadelphia, Elsevier, 2015.

Jones, T.C., R.D. Hunt, and N.W. King. *Veterinary Pathology*. 6th ed. Baltimore, Williams & Wilkins, 1997.

Kainer, R.A. and T.O. McCracken. *Horse Anatomy: A Coloring Atlas*. 2nd ed. Loveland, Alpine Publications, 1998.

Kaneko, J.J., J.W. Harvey, and M.L. Bruss, eds. *Clinical Biochemistry of Domestic Animals*. 5th ed. San Diego, Academic Press, 1997.

Lewis, L.D. *Feeding and Care of the Horse*. 2nd ed. Philadelphia, Lippincott, Williams & Wilkins, 1996.

McCracken, T.O., R.A. Kainer, and T.L. *Spurgeon. Spurgeon's Color Atlas of Large Animal Anatomy: The Essentials*. Baltimore, Lippincott, Williams & Wilkins, 1999.

Merck Veterinary Manual. 9th ed. Rahway, NJ, Merck & Co., Inc., 2005 and on-line at http://www.merckvetmanual.com/mvm/index.jsp.

Nickel, R., A. Schummer, and E. Seiferle. *The Anatomy of the Domestic Birds*. New York, Springer-Verlag, 1977.

Nickel, R., A. Schummer, and E. Seiferle. *The Viscera of the Domestic Mammals*. New York, SpringerVerlag, 1979.

Nickel, R., A. Schummer, and E. Seiferle. *The Anatomy of the Domestic Animals, Vol. 1. The Locomotor System of the Domestic Mammals*. New York, Springer-Verlag, 1986.

Pasquini C., T. Spurgeon, S. Pasquini. *Anatomy of Domestic Animals*. 7th ed. Pilate Point, Sudz Publishing, 1995.

Pineda, M.H. *Veterinary Endrocrinology and Reproduction*. 5th ed. Ames, Iowa State University Press, 2001.

Plumb, D.C. *Plumb's Veterinary Drug Handbook*. 5th ed. Ames, Blackwell Publishing, 2005.

Pollard, T.D. and W.C. Earnshaw. *Cell Biology*. Philadelphia, W.B. Saunders, 2004.

Porth, C.M. *Pathophysiology: Concepts of Altered Health States*. 6th ed. Philadelphia, Lippincott, Williams & Wilkins, 2002.

Radostits, O.M. *Herd Health: Food Animal Production Medicine*. 3rd ed. Philadelphia, W.B. Saunders, 2001.

Radostits, O.M., C. Gay, D. Blood, and K. Hinchcliff. *Veterinary Medicine: A Textbook of the Diseases of Cattle, Sheep, Pigs, Goats, and Horses*. 9th ed. London/New York, W.B. Saunders, 2000.

Reece, W.O. *Physiology of Domestic Animals*. 2nd ed. Baltimore, Williams & Wilkins, 1997.

Reece, W.O. *Functional Anatomy and Physiology of Domestic Animals*. 4th ed. Hoboken, Wiley- Blackwell, 2009.

Reece, W.O., ed. *Dukes' Physiology of Domestic Animals*. 13th ed. Hoboken, Wiley-Blackwell, 2015.

Reed, S.M. and W.M. Bayly, eds. *Equine Internal Medicine*. Philadelphia, W.B. Saunders, 1998.

Rhoades, R. and R. Pflanzaer. *Human Physiology*. 4th ed. Pacific Grove, Thomson Learning, Inc., 2003.

Rosskopf, W. and R. Woerpel. *Diseases of Cage and Aviary Birds*. 3rd ed. Philadelphia, Williams & Wilkins, 1996.

Scanes, C.G., G. Brant, and M.E. *Ensminger. Poultry Science*. 4th ed. Upper Saddle River, Pearson, Prentice Hall, 2004.

Smith, B.J. *Canine Anatomy*. Philadelphia, Williams & Wilkins, 1999.

Smith, B.P., ed. *Large Animal Internal Medicine*. 3rd ed. St. Louis, Mosby, 2002.

Swenson, M.J. and W.O. Reece, eds. *Dukes' Physiology of Domestic Animals*. 11th ed. Ithaca, Comstock Publishing Associates, 1993.

Tortora, G.J. and B. Derrickson. *Principles of Anatomy and Physiology*. 11th ed. Hoboken, John Wiley & Sons, 2006.

Índice Alfabético

A

Abdução, 80
Abducente, nervo, 155
Abdutores, 93
- do quadril, 101
Aberturas laterais, 149
Abomaso, 279, 282
Abscesso, 218
Absorção, 16
Ação calorigênica, 199
Aceleração
- angular, 181
- linear, 181
Acessório, nervo, 155
Acetato, 370
Acetilcoenzima A, 19
Acetilcolina, 132, 139, 163, 164
Acetilcolinesterase, 132, 163
Acidificação da urina, 317
Ácido(s), 21
- acético, 291
- acetilsalicílico, 219
- butírico, 291
- desoxirribonucleico, 20
- etilenodiaminotetracético (EDTA), 220
- gama-aminobutírico (GABA), 164
- graxo(s), 19
- - insaturado, 19
- - saturado, 19
- - voláteis, 291
- láctico, 136
- não voláteis, 318
- propiônico, 291, 371
- ribonucleico, 20
- úrico, 386
- volátil, 318
Acidose, 318
- metabólica, 318, 319
- respiratória, 257, 318, 319
Acomodação, 185
Acondroplasia, 75
Acoplamento de excitação-contração, 133

Acromegalia, 196
Acrossomo, 333
Actina, 18, 131, 133
Açúcares, 27
Adaptação, 173
Adenilciclase, 32, 192
Adeno-hipófise, 194
Adenosina trifosfatase (ATPase), 129
Adesão
- intercelular, 25
- plaquetária, 219
Adipócitos, 8
Ádito da laringe, 380
Adorno, 377
Adrenalina, 164, 168
Adrenérgicos, 164
Adução, 80
Adutores, 93
- do ombro, 99
- do quadril, 104
Adventícia, 252
Afinidade, 31
Agenesia, 47
Agentes
- humorais, 255
- mutagênicos, 36
- parácrinos, 256
- vasoativos, 253
Agonistas, 93
Agranulócitos, 9, 217
Agregação plaquetária, 219
Agrupamento funcional de músculos, 93
Água, 17
Aguamento (*founder*), 119
AINEs, 191
Alantoide, 360
Albinismo, 204
Albúmen, 388
Albumina, 18, 19, 219
Albuminoides, 18
Alça
- de Henle, 308, 311, 313
- - transporte para o ducto coletor, 313

- distal, 283
- espiral, 283, 284
- proximal, 283
Alcalose, 318
- metabólica, 319
- respiratória, 257, 318, 319
Aldosterona, 192, 197, 255, 317
Alergênio, 226
Alfa-globulinas, 219
Alifafe (*windgall*), 89, 122
Aloenxerto, 74
Alvéolos, 262, 273, 366, 383
Amamentação, 373
Amargo, 175
Amilase, 290
- pancreática, 295
Aminas, 190
Aminoácidos, 18
- essenciais, 302
Âmnio, 360
Amônio, 317
AMP cíclico, 192
Amplitude, 178
Ampolas, 181, 321, 327
Anabolismo, 201, 302
Anáfase, 40
Anaplasmose, 216
Anatomia, 1
- comparada, 2
- macroscópica, 1, 2
- microscópica, 1, 2, 4
- sistemática, 2
Andrógeno, 71, 72
Anel
- fibroso, 82
- inguinal
- - profundo, 109, 324
- - superficial, 109, 324
Anemia, 9, 217
Anencefalia, 145
Anestesia
- epidural, 150
- peridural, 150

Anestro, 347, 354
Anexos
- cutâneos, 205
- oculares, 181
Angiotensina II, 255
Ângulo, 116
- de filtração, 185
- iridocórneo, 185
Anidrase carbônica, 268, 389
Animais
- monotócicos, 348
- politócicos, 348
- ungulados, 208
Anomalias de mielinização, 144
Antagonistas, 93
Antebraço, 63
Anterior, 3
Anti-histamínicos, 293
Anti-inflamatórios não esteroidais, 191
Anticoagulante, 218
Anticolinesterásicos, 136
Anticorpos, 22
Antígenos, 223
Antimesentérico, 282
Antitrombina III, 220
Antro, 349
Ânus, 283
Aorta, 237
- abdominal, 237, 238
- torácica, 237
Aparato hioide, 57
Aparelho
- de sustentação, 123
- justaglomerular, 311
- lacrimal, 183
- recíproco, 124
- suspensor, 366
- vestibular, 178, 180
Ápice do coração, 233
Aplasia, 16, 47
Apneia, 269
Aponeurose, 93
- bicipital, 99, 124
Apoptose, 41
Apresentações fetais, 363
Aptérios, 376
Aquaporinas, 27
Aqueduto mesencefálico, 148
Aracnoide, 149, 150
Arcadas dentárias, 273
Arco, 59
- aórtico, 237
- palatoglosso, 277
- zigomático, 56
Áreas
- acidófilas, 22
- basófilas, 22
- crivosa, 184
Arginina
- vasopressina, 195
- vasotocina, 385, 389
Arranjo(s) muscular(es), 93
- bipenado, 92
- fusiforme, 93

- multipenado, 92
- paralelo, 93
- penado, 93
- unipenado, 92
Arritmias, 251
Artéria(s), 233, 236
- arqueadas, 309
- axilar, 239
- basilar, 239
- braquial, 239
- carótida(s)
- - comuns, 237, 238
- - externa, 239
- - interna, 239
- caudal mediana, 238
- celíaca, 238
- coronárias, 237
- digital(is), 239, 240
- - comum palmar, 239
- elásticas, 252
- espinal ventral, 239
- esplênica, 238
- facial, 239
- femorais, 240
- gástrica esquerda, 238
- gonadais, 238
- hepática, 238, 286
- ilíacas
- - externas, 238, 345
- - internas, 238, 345
- intercostais, 237
- interlobares, 309
- interlobulares, 309
- lobares, 237
- lombares, 238
- mediana, 239
- mesentérica
- - caudal, 238
- - cranial, 238
- metatársica maior, 240
- musculares, 252
- obturadora, 330
- ovarianas, 238, 344
- palmar medial, 239
- pedal dorsal, 240
- perineal ventral, 367
- poplítea, 240
- pudenda
- - externa, 330, 366
- - interna, 330, 345
- pulmonares, 236
- renais, 238, 308
- sacral mediana, 238
- safena, 240
- subclávias, 237
- testiculares, 238, 330
- tibial
- - caudal, 240
- - cranial, 240
- umbilicais, 241, 360
- uterina, 345
- vaginal, 345
- vertebrais, 239
Arteríola(s), 236, 246, 252
- aferentes, 309, 311
- eferentes, 309, 311

Articulação(ões), 77
- atlantoaxial, 82
- atlantoccipital, 81
- cárpica medial, 82
- carpometacárpica, 82
- cartilaginosa, 77
- compostas, 80
- condilar, 81
- coxofemoral, 64, 81, 86
- do casco, 84
- do esqueleto
- - apendicular, 82
- - axial, 81
- do joelho, 63, 64, 86
- do membro
- - pélvico, 84
- - torácico, 82
- do ombro, 82
- do tarso, 87
- elipsoide, 81
- em dobradiça, 81
- escapuloumeral, 63, 82
- esferoides, 81
- falsa, 88
- femorotibiais, 81
- fibrocartilaginosa, 78
- fibrosas, 77
- interfalangiana
- - distal, 84, 116
- - proximal, 84
- intermetacárpicas, 83
- metacarpofalangiana, 84
- movimentos das, 79
- pivotante, 81
- planas, 81
- radiocárpica, 82
- sacroilíacas, 64, 84, 86
- selar, 81
- simples, 80
- sinoviais, 78
- temporomandibular, 81
Artrite, 88
- asséptica, 88
- do carpo, 89
Artrologia, 77
Asa, 377
- do ílio, 64
Áster, 40
Ataxia, 174
- sensorial, 151
Ativador(es), 37
- tecidual de plasminogênio, 221
Atividade elétrica
- de ondas lentas, 139
- do coração, 249
Atlas, 60
Atrial, 248
Átrio, 234
Atrofia, 16
- neurogênica, 132
- por denervação, 132
- *sweeny*, 132
Audição, 172, 176, 178
Aumento da pressão atmosférica, 383
Aurícula, 234
Ausência de desenvolvimento, 47

Autorregulação, 253
- renal, 312
Avaliação microscópica da célula, 21
Aves
- estrutura corpórea geral das, 377
- de granja, 375
- de produção, 375
Axiais, 4
Axilar
- linfonodo, 231
- nervo, 153
Áxis, 60
Axônio(s), 11, 142, 159
- A-alfa, 161
- C, 161
Azedo, 175

B

Baço, 230, 384
Bainha(s)
- carotídea, 239
- da raiz epitelial
- - externa, 205
- - interna, 205
- de mielina, 11
- do reto, 109
- do tendão flexor digital (*windpuffs*), 95
- - profundo proximal ao jarrete
  (*thoroughpin*), 95
- sinovial, 79, 94, 95
- tendínea, 79, 94
Balanço, 301
- de nitrogênio, 301
Banamine®, 191
Banda
- A, 130
- coronária, 116, 208
- I, 130
Barbas, 376
Barbelas, 377
Barras, 116
Barreira hematotesticular, 331
Base(s), 21
- do coração, 233
Basófilos, 9, 217, 218
Bastonetes, 186
Beta-globulinas, 219
Bexiga, 309
Bicarbonato de sódio, 295
Bico, 380
Bigorna, 177
Bile, 286
- secreção de, 296
Bilinogênios, 216
Bilirrubina, 216, 296
Biliverdina, 216
Biotecnologia, 38
Blastocele, 44
Blástula, 44
Bloqueadores dos canais de cálcio, 138
Boca, 272
Bola e soquete, 81
Boleto, 64, 84, 116
Bolo, 291
Bolsa(s), 79

- de Rathke, 194
- gutural, 177
- infraorbitárias, 207
- inguinais, 207
- interdigitais, 207
Bomba(s)
- de Na⁺-K⁺, 160
- de sódio-potássio, 28
- eletrogênica de Na⁺-K⁺-ATPase, 160
Borda
- em escova, 24, 313
- estriada, 24
Botão(ões)
- embrionários, 47
- gustativo, 175, 276
Braquiodontes, 273
Brônquico, linfonodo, 231
Brônquio(s), 261
- primários, 382
- principais, 261
- secundários, 383
- traqueal, 261
Bronquíolo(s), 262
- respiratórios, 262
Brotos mamários, 365
Bula timpânica, 177
Bulbo(s), 146, 148
- do casco, 208
- do pênis, 328
- olfatório, 176
- piloso, 205
Bulhas, 249
Bursa, 79, 94
- bicipital, 94
- cloacal, 382, 384
- de Fabricius, 382
- navicular, 95, 121
- nucal cranial, 94
- superficiais, 94
- supraespinhosa, 94
Bursite, 89, 95
- bicipital, 89
- do cotovelo, 89
- - e no higroma do carpo, 95
- do jarrete, 89
- nucal, 89, 95
- supraespinhosa, 95
- trocantérica, 89

C

Cabeça, 55, 93
- de miosina, 133
Cadeias polipeptídicas, 17
Calazas, 388
Calcâneo, 67, 87
Calcificação, 71, 73
Cálcio, 26
- papel e fontes de, 138
Calcita, 388
Calcitonina, 73, 192, 198
Calcitriol, 199, 297
Cálculos biliares, 296
Cálices, 308
- endometriais, 362
Calmodulina, 138

Calo, 74, 204
Camada(s)
- basal, 7
- circular, 290
- fotorreceptora, 186
- intermediária, 7
- longitudinal, 290
- parabasal, 7
- parietal da túnica vaginal, 325
- superficial, 7
- visceral da túnica vaginal, 326
Câmara(s)
- anterior, 184, 185
- posterior, 184, 185
- vítrea, 184
Caminho óptico, 186
Campo binocular, 186
Campo visual, 186
Canal(is), 55
- anal, 283
- de abertura constitutiva (*leak*)
  de potássio, 160
- de cálcio, 138
- - por ligantes, 138
- - por voltagem, 138
- de potássio voltagem-dependentes, 161
- de sódio voltagem-dependentes, 160
- de Volkmann, 70
- do teto, 366
- inguinal, 109, 324
- perfurantes, 70
- vertebral, 59
Canalículo(s), 69, 183
- biliar, 287
Canhão, 63
Capacidade vital, 265
Capacitação, 358
Capilar(es), 236
- aéreos, 383
- linfáticos, 228
- peritubulares, 311
Cápsula(s), 186
- articular, 78, 94
- de Bowman, 310
- fibrosa, 79
- glomerular, 310
Características ósseas, 55
Carbaminoemoglobina, 215, 268
Carboidratos, 20
Carbonato de cálcio, 388
Carboxi-hemoglobina, 216
Carcinoma de células escamosas da
  conjuntiva do olho, 204
Cárdia, 279
Carpo(s), 55, 63, 82
- da fileira proximal
- - intermediário, 63
- - radial, 63
- - ulnar, 63
Carpometacarpos, 378
Cartilagem(ns), 9, 54, 115
- anular, 176
- aritenoides, 260, 382
- articular, 54, 78
- auricular, 176
- colateral, 116

400 Frandson | Anatomia e Fisiologia dos Animais de Produção

- costais, 61
- cricoide, 260, 382
- elástica, 9
- epiglótica, 260
- escutiforme, 176
- hialina, 9
- nasais, 258
- tireóidea, 260
- traqueais, 261
- ungueais, 116
Carúncula(s), 342, 360, 377
- sublingual, 285
Cascata, 220
- intrínseca, 220
Cascos, 115, 208
Caseína, 371
Castração, 326
Catabolismo, 304
Cataratas, 186
Catecolaminas, 157, 164
Cauda equina, 151
Caudal, 3
Cavalo(s)
- alazão, 211
- Appaloosa, 211
- baio, 210
- castanhos, 211
- cinza, 210
- cor-de-trigo, 211
- cremelos, 211
- *grullo*, 211
- malhado, 211
- marcas pardas, 211
- marrom, 210
- mosqueado ou sarapintado, 210
- negros, 210
- oveiro, 211
- Paint, 211
- Palomino, 211
- pampa, 211
- pintado, 211
- ruão, 211
- tobiano, 211
Cavidade(s)
- abdominal, 13
- amniótica, 44
- articular, 78
- dental, 273
- glenoide, 55
- infraglótica, 260
- medular, 54
- nasal, 258
- oral propriamente dita, 272
- pélvica, 13
- timpânica, 176
- torácica, 13
Ceco, 298, 382
- dos equinos, 298
Celíaco, linfonodo, 231
Celoma, 12, 46
Célula(s), 4, 16, 44
- α, 200
- acinares, 295
- apresentadoras de antígeno, 227
- β, 200
- C, 198

- ciliadas, 179
- cromafins, 196
- de Kupffer, 287
- de Leydig, 322
- de Schwann, 11, 142
- de Sertoli, 322
- dendríticas, 227
- do marca-passo, 140
- enteroendócrinas, 279, 290
- epiteliais
- - colunares simples, 6
- - cuboides simples, 6
- - glandulares, 7
- especializadas de condução no coração, 250
- excitáveis, 29
- - e potenciais de ação, 30
- foliculares, 347
- ganglionares, 186
- germinativas, 331, 332
- - primordiais, 347
- granulares, 311
- gustativas, 175
- intercaladas, 317
- intersticiais, 322, 331, 340
- justaglomerulares, 311
- lúteas, 351
- mioepiteliais, 368, 373
- multipotentes, 44
- musculares lisas, 11
- *natural killer*, 225
- parafoliculares, 198
- parietais, 293
- pépticas, 293
- pluripotentes, 44
- principais, 199, 293, 317
- sustentaculares, 322, 331
- tumorais, 228
Célula(s)-tronco
- embrionárias, 48
- linfoide, 214
- mieloide, 214
- pluripotentes, 214
Celulase, 291
Celulose, 291
Cemento, 273
Centríolo, 35
Centro
- de ossificação, 71
- emético, 166
- germinativo, 230
- primário de ossificação, 71
- respiratório, 268
Cerebelo, 146, 148, 167
Cérebro, 146, 147
Cernelha, 59
Cerume, 176
Cerúmen, 176
Cervical
- profundo, linfonodo, 231
- superficial, linfonodo, 231
Cesárea, 364
Cetose, 305
- da lactação, 371
Choque
- endotóxico, 256
- séptico, 256

Ciclo(s)
- cardíaco, 248
- de Krebs, 34
- do ácido
- - cítrico, 34
- - tricarboxílico, 34
- estral, 354
- - égua, 354
- - fase(s), 353
- - - folicular, 351
- - - lútea, 351
- - ovelha, 355
- - porca, 355
- - vaca, 354
Ciência, 2
Cílios, 6, 179, 182
- móveis, 25
Cio, 347
Circulação
- êntero-hepática, 296
- fetal, 241
- pulmonar, 233, 237, 245
- sistêmica, 233, 237, 245
Círculo arterial cerebral, 239
Circundução, 80
Cisterna, 34
- da glândula, 366
- do teto, 366
Citocina, 224
Citocinese, 41
Citoesqueleto, 33, 35
Citologia ultraestrutural, 2
Citoplasma, 4, 32
Citosol, 33
Clara do ovo, 388
Clavícula, 62, 378
Clitóris, 343
Clivagem, 44
Cloaca, 382
Clonagem, 39
Clones, 39, 225
Cloreto de sódio, 28
Clostridium
- *botulinum*, 136
- *tetani*, 135
Coagulação, 219, 371
- vias intrínsecas e extrínsecas da, 220
Coágulo, 220
Cóanas, 258
Cóclea, 178
Código
- genético, 36
- tripleto, 36
Códon, 37
Coestimulação, 227
Colágenos, 18
Colaterais axonais, 142
Colecistocinina, 293
Colesterol, 20, 296
Cólica, 175, 284, 299
Colículos, 148
- caudais, 148
- rostrais, 187
Colo, 55, 273
- do útero, 343
Coloide, 197

Cólon, 298, 382
- ascendente, 283
- descendente, 283
- dorsal
- - direito, 284
- - esquerdo, 284
- maior, 284
- menor, 284
- transverso, 283
- ventral
- - direito, 284
- - esquerdo, 284
Coloração, 22
- de Wright, 22
Colostro, 298, 373
Coluna
- dorsal, 151
- vertebral, 59
Comandos motores, 151
Comissura
- dorsal, 343
- ventral, 343
Compensação, 319
Complexo
- de Golgi, 33
- de histocompatibilidade principal, 227
- troponina-tropomiosina, 133
Composição
- do leite, 370
- química da célula, 17
Comprimento, 246
Comprometimento celular, 45, 46
Concentração molar, 28
Concepto, 43
Concha(s), 56, 258
- dorsal, 258
- etmoidais, 258
- ventral, 258
Concussão e armazenamento de energia, 122
Côndilo, 55, 63
Condiloide, 81
Condrócitos, 9, 71
Condromas, 75
Condução aos saltos, 161
Condutividade, 17
Cone(s), 186
- arterial, 236
Conjuntiva, 183
Conjuntivite, 183
Conservação de glicose, 305
Constante de dissociação, 31
Contagem diferencial de leucócitos, 218
Contato, 25
Contração(ões), 92, 132
- concêntrica, 136
- do jejum, 294
- e relaxamento, 138
- excêntrica, 137
- isométrica, 136
- isotônica, 137
- lenta, 130, 380
- rápida, 130, 380
Contratilidade, 17
- cardíaca, 252
Controle
- da ventilação, 268

- nervoso da musculatura esquelética, 165
- neuroendócrino da alimentação, 299
Convergência, 163
Coprodeu, 382
Cor
- amarelada da pele, 377
- do pelame em equinos, 210
Coração, 233
Coracoide, 62, 378
Corante, 23
Corda(s)
- do tímpano, 175, 178
- tendíneas, 235
- vocal, 260
Cordão(ões)
- espermático, 322
- medulares, 230
Coreia de Sydenham, 148
Cório, 116, 203, 208, 360
- coronário, 117
- laminar, 119
- perióplico, 116
Córnea, 184
Cornificação, 204
Corno(s), 209
- dorsais, 145
- gravídico, 361
- intertubular, 119
- lateral, 155
- tubular, 119
- ventrais, 145
Coroa, 273
Coroide, 185
Corpo(s), 59, 328
- albicans, 352
- albicante, 352
- caloso, 148
- cavernosos, 328
- ciliar, 185
- do estômago, 279
- esponjoso, 328
- hemorrágico, 352
- lúteo, 352
- pineal, 201
- vítreo, 184
Corpora nigra, 185
Corpúsculos
- polares, 348
- renais, 308, 310
Corte, 22
Córtex, 142, 205, 230, 340
- adrenal, 196
- auditivo primário, 180
- cerebelar, 148
- cerebral, 147
- motor, 166
- renal, 308
- visual primário, 187
Corticosterona, 197
Cortisol, 197
Costela(s), 61
- asternais (falsas), 61
- cabeça da, 61
- esternais, 61
- flutuante, 61
Cotilédones, 360

Cotovelo, 82, 124
Coxim
- dentário, 274
- digital, 120, 208
Cranial, 3
Crânio, 55, 56
Creatinina, 310, 386
Crescimento, 16
Cretinismo, 199
Cripta(s), 232, 294
- de Lieberkuhn, 294
- tonsilar, 278
Crista(s), 55, 275, 377
- ampular, 180, 181
- do esmalte, 273
- esternal, 379
- facial, 57
- ilíaca, 64
- mamárias, 365
- neural, 145
- renal, 308
Cromátides, 40, 332
Cromatina, 23, 35
Cromoproteínas, 18
Cromossomos, 23, 35, 40
- homólogos, 332
- sexuais Z e W, 389
Crossing over, 41, 332
Cruras
- cerebrais, 148
- do pênis, 328
Cultura tecidual, 21
Cúmulo, 351
- oóforo, 358
Cúpula, 181
- do diafragma, 109
Curare, 136
Curb, 89
Curva de Frank-Starling, 251
Cutícula, 205, 380, 388

D

Débito
- cardíaco, 251
- de oxigênio, 135
Debris purulentos, 218
Decibéis, 178
Decídua, 360
Decúbito
- dorsal, 4
- ventral, 4
Dedos, 64, 65
- rudimentares, 210
- vestigiais, 64
Defecação, 299
Defesas não específicas, 223, 224
Deglutição, 107, 291
Degradação das hemácias, 216
Dendritos, 11, 142
Dente(s), 60, 273
- caninos, 274
- de leite, 273
- de lobo, 275
- decíduos, 273, 274
- permanente, 273, 274

402 Frandson | Anatomia e Fisiologia dos Animais de Produção

- vestibulares, 275
Dentina, 273
Depressões
- articulares, 55
- não articulares, 55
Derivação, 251
Derme, 203, 204
Derrame articular, 78
Desaminação, 302
Descida
- do leite, 368, 373
- dos testículos, 324
Descorna, 210
Desenvolvimento
- das camadas germinativas, 44
- embrionário precoce, 358
- excessivo, 47
- folicular, 348
- incompleto, 47
Desgaste, 273
Deslizamento, 79
Desmossomos, 25
Despolarização, 30, 132
Determinação, 45, 46
Di-hidropiridínico, 133
Di-hidrotestosterona, 336
Diabetes
- insípido, 316
- melito, 201
Diacilglicerol (DAG), 32, 193
Diáfise, 54, 71
- de um osso longo, 70
Diafragma, 12, 109, 265
Diagnóstico
- de prenhez, 362
- por imagem do coração, 249
Diapedese, 218
Diastema, 273
Diástole, 246, 248
Diazinon, 136
Dicumarol, 221
Diencéfalo, 146, 148
Diestro, 354
Diferenciação, 45
Difiodontes, 273
Difosfato de adenosina, 34
Difusão
- facilitada, 27
- simples, 26
Digestão
- fermentativa, 291
- mecânica e química, 289
Dióxido de carbono, 215
Disco(s)
- de fibrocartilagem, 79
- epifisial, 54
- intercalados, 140
- intervertebral, 78, 82
- óptico, 186
Discoide, 361
Disfunção cerebelar, 167
Dispneia, 266
Distal, 4
Distensão, 88, 89
- mecânica, 139
Distocia, 170, 364

Distribuição arterial
- para a cabeça, 238
- para o membro pélvico, 240
- para o membro torácico, 239
Divergência, 163
Divertículo(s)
- cornual, 259
- de Meckel, 380
- faríngeo, 277
- gástrico, 279
- nasal, 258
- suburetral, 343
Divisão
- celular, 40
- coclear, 178
- craniossacral, 157
- parassimpática do SNA, 155
- simpática do SNA, 155
- toracolumbar, 155
- vestibular do nervo vestibulococlear, 178
DNA, 20
- ligase, 38
- materno, 34
- recombinante, 38
- replicação, 36
Dobras sinoviais, 79
Doce, 175
Doença(s)
- articular degenerativa (DAD), 88, 89
- autoimunes, 223
- das grandes altitudes, 267
- - do bovino, 140
- e procedimentos relacionados
  às hemácias, 216
- navicular, 89, 121, 122
Dopamina, 164, 191, 372
Dor, 173
Dorsal, 3, 4
Dorso, 3
Ducto(s)
- alveolares, 262
- arterioso, 241
- biliar(es), 380
- - comum, 286
- cístico, 286
- coclear, 178
- coletor, 311
- deferente, 321, 324, 389
- ejaculatório, 328
- epididimal, 322
- hepáticos, 286
- interlobares, 368
- interlobulares, 368
- intralobares, 368
- intralobulares, 368
- lactíferos, 222
- nasolacrimal, 183
- pancreático, 286
- - acessório, 286
- papilar, 366
- salivar parotídeo, 285
- semicirculares, 178
- seminais, 382
- torácico, 237, 384
- venoso, 241
Dúctulos eferentes, 322

Duodeno, 282, 380
Dupla-hélice do DNA, 36
Dura-máter, 149, 150

E

Ecocardiografia, 249
Ectoderma, 44, 45
- embrionário, 365
Edema, 222, 253
Efeito(s)
- celulares de hormônios
- - esteroides e tireoidianos, 193
- - peptídicos, 192
- de *feedback* positivo local, 349
- parácrino, 189
Eicosanoides, 190
Eixo hipotalâmico-hipofisário, 194
Ejaculação, 337
Ejeção do leite, 373
Elasticidade, 72
Elastinas, 18
Elementos formados do sangue, 214
Eletrocardiografia, 251
Eletrocardiograma, 251
Eletrólito, 20
Embrião, 339
- trilaminar, 44
Embriologia, 2, 43
Embriotomia, 364
Êmese, 291, 293
Eméticos, 291
Emissão, 337
Emulsificantes, 296
Encéfalo, 141, 146
Enchimento ventricular, 251
Endocárdio, 234
Endocitose, 16, 17
Endocrinologia, 7
- metabólica, 302
Endoderma, 44, 45
Endolinfa, 178
Endométrio, 342
Endomísio, 92
Endorfinas, 174
Endósteo, 54, 70
Endotelina, 256
Endotélio, 219
Engenharia genética, 38
Enterócitos, 294
Enteroquinase, 295
Entesiófito, 89
Entorse, 88, 89
Entrada do tórax, 262
Envelope nuclear, 23, 35
Envenenamento
- por nitrato, 216
- por trevo-de-cheiro, 221
Enxerto autógeno, 74
Enzima ciclo-oxigenase (COX), 191
Eosina, 22
Eosinófilos, 9, 217, 218
Epiblasto, 44
Epicárdio, 234
Epícera, 209
Epiderme, 203, 204

Índice Alfabético **403**

- modificada, 208
Epidídimo, 321, 322, 323, 335
Epifisário, disco, 54
Epífise, 54, 71, 201
Epiglote, 260
Epimísio, 92
Epinefrina, 164, 192
Epitálamo, 148
Epitélio
- colunar
- - estratificado, 7
- - pseudoestratificado, 6
- de transição, 7, 310
- escamoso
- - estratificado, 6
- - simples, 5
- olfatório, 56, 259
- transicional, 7
Equilíbrio, 172, 176, 178
- corpóreo, 310
Equinos, 284
Ereção, 337
- do pênis, 328
Erisipela de suínos, 88
Eritrócitos, 9, 214
Eritropoese, 216
Eritropoetina, 214, 216
- humana recombinante (rhEPO), 216
Eructação, 278, 292
Erupção, 273
- dos caninos, 274
- dos incisivos, 274
- dos molares, 274
- dos pré-molares, 274
Escala
- timpânica, 178
- vestibular, 178
Escápula, 62, 378
Esclera, 184
Esclerose lenticular, 186
Escroto, 321, 324
Esfíncter(es), 93
- anal externo, 283
- anal interno, 283
- cardíaco, 279
- esofágico inferior, 292
- pilórico, 294
Esmalte, 273
Esôfago, 278, 380
Espaço(s)
  epidural, 150
- intercostais, 61
- morto
- - anatômico, 265
- - fisiológico, 265
- pericárdico, 234
- subaracnoide, 149, 150
Esparavão
- falso, 87, 89
- ósseo, 89
- verdadeiro, 89
Especificidade, 29, 31, 225
Esperma, 321
Espermátide, 333
Espermatocitogênese, 332
Espermatogênese, 41, 322, 331-333, 389

- velocidade e cronologia da, 334
Espermatozoide, 43, 321, 333
- transporte e viabilidade dos, 357
Espermiogênese, 333
Espinha, 55, 62
- bífida, 145
Esplancnopleura, 47
Esporões, 210, 377
Esqueleto, 378
- apendicular, 62
- axial, 55
- cardíaco, 251
Estado
- absortivo, 302
- pós-absortivo, 302, 304
Estatocônios, 181
Estenose valvar, 249
Esternal, linfonodo, 231
Estérnebras, 61
Esterno, 61, 379, 383
Esteroides, 20, 190
- anabolizantes, 337
Estertores, 266
Estímulo
- adequado, 172
- nocivo, 172, 173
Estoicismo, 174
Estômago
- dos ruminantes, 279
- glandular, 380
- muscular, 380
- simples, 278
Estrato
- basal, 7, 204
- córneo, 7, 204
- espinhoso, 7, 204
- granuloso, 7, 204
- lúcido, 204
- médio, 117
- tectório, 117
Estresse, 197
Estresse-relaxamento, 137
Estribo, 177
Estro, 347, 353
- pós-parto, 354
Estrógenos, 71, 72, 192, 349
Estrutura(s)
- fina, 2
- sinoviais, 94, 121
Eupneia, 268
Excitabilidade, 17, 141
Excitação, 132, 140
Excreção, 7
Exercício e hipovolemia, função
  cardiovascular durante, 256
Exocitose, 17
Éxons, 36
Exostoses, 75
Expiração, 265
- forçada, 265
Expressão facial, 105
Extensão, 79
Extensor(es), 93
- da coluna vertebral, 107
- do carpo, 100

- do cotovelo, 99
- do dedo, 100, 105
- do jarrete, 104
- do joelho, 104
- do ombro, 98
- do quadril
- - isquiossurais, 101
- - isquiotibiais, 101
Externo, 3
Exterocepção, 171
Extrínseca, 220

F

Faceta, 55, 81
Facial, nervo, 155
Facilitação medular da dor, 174
Fadiga, 136
Fagócitos, 16
Fagocitose, 16
Falange, 64
- distal, 64, 116
- medial, 64, 116
- proximal, 64, 116
Falo, 389
Falsa narina, 258
Faringe, 259, 277
Fármacos que afetam a função dos
  músculos esqueléticos, 136
Fáscia
- profunda, 92
- superficial, 204
- toracolombar, 98
Fascículos, 142
Fase(s)
- de ejeção, 249
- intestinal de controle, 296
- sistólica, 248
Fator(es)
- de coagulação, 220
- de crescimento, 41
- - insulino-símiles, 72, 192
- - - 1 e 2, 196
- de transcrição, 193
- estimuladores de colônias, 214
- gerais de transcrição, 37
- inibidores, 194
- liberadores, 194
- quimiotáticos, 218
- tecidual, 220
Fechamento intestinal, 374
Feedback inibidor da lactação, 373
Feixe
- comum, 250
- de His, 250
Femoral, nervo, 154
Fêmur, 64
- cabeça, 64
Fenda
- coanal, 380, 382
- sináptica, 162
Fenilbutazona, 191
Feocromocitoma, 196
Fermentadores pós-gástricos, 284
Feromônios, 176
Ferritina, 216

404 Frandson | Anatomia e Fisiologia dos Animais de Produção

Fertilização, 357
Feto, 43, 339
Fibra(s)
- Aα, 174
- Aδ, 173
- C, 173
- da lente, 186
- de Purkinje, 11, 251
- de tipo I, 129
- de tipo II, 129
- mielinizadas, 142
- musculares, 92
- não mielinizadas, 142
- nervosas pós-ganglionares
    parassimpáticas, 139
- transversas, 148
Fibrina, 220
Fibrocartilagem, 9
Fíbula, 65, 379
Fibular
- comum, nervo, 154
- terceiro, 126
Fígado, 286, 294, 380
- funções digestivas do, 296
Filamentos
- de miosina e actina, 133
- grossos e finos, 130
Filo terminal, 150
Filtração glomerular, 311
Filtro medial, 272
Fim da prenhez, 363
Fise, 54, 71
Fisiologia, 1
- gástrica, 292
- pré-gástrica, 290
Fissura(s), 147
- longitudinal, 147
- palpebral, 181
Fístula de cernelha, 89, 95
Fixação, 22
- ascendente da patela (*stifling*), 89, 126
- dorsal da patela, 87
Flexão, 79
Flexor(es), 93
- da coluna vertebral, 109
- do carpo, 100
- do cotovelo, 99
- do dedo, 105
- do jarrete, 104
- do joelho, 104
- do ombro, 99
- do quadril, 101
- dos dedos, 100
Flexura
- diafragmática, 284
- esternal, 284
- pélvica, 284
- sigmoide, 328
Fluido(s), 28
- extracelular, 17, 214
- intersticial, 17, 214
- intracelular, 17
- serosos, 222
Flunixino meglumina, 191
Fluxo aéreo unidirecional pelos pulmões, 383

Foice cerebral, 150
Foie gras, 380
Folhas, 148
Folículo(s), 197
- atrésicos, 348
- dominantes, 351
- piloso, 205
- primário, 348
- rostrais, 148
- secundário, 348
- terciários, 349
Fonação, 107, 260
Fonte de leite, 367
Forame(s), 55
- caval, 241
- interventriculares, 148
- intervertebrais, 60
- obturador, 64
- oval, 241
- sacrais, 61
- transverso, 60
- vertebral, 59
Força
- de contração, 135
- osmótica efetiva, 253
Formação
- de coalho, 371
- do ovo, 387
Fórmula vertebral, 59
Fórnice vaginal, 343
Fosfocreatina, 134
Fosfolipídios, 19, 24
Fosfoproteínas, 18
Fosforila, 139
Fosforilação, 31
- da miosina, 139
- oxidativa do ADP, 34
Fossa(s), 55
- de ovulação, 339
- infraespinhosa, 62
- supraespinhosa, 62
Fossetas gástricas, 279
Fotoperíodos, 389
Fotopigmento, 186
Fotorreceptores, 172
Fóvea(s), 55
- costais, 60
Fração de ejeção, 249, 252
Fratura(s)
- cominutiva, 73
- completa, 73
- e cicatrização, 73
- em galho verde, 73
- exposta, 73
- fisária, 73
- simples, 73
Frêmito, 345
Frequência, 178
- cardíaca, 250
Fundo, 186
Funículo(s), 142
- dorsal, 146, 151
- lateral, 146, 151
- ventral, 146, 151
Fúrcula, 62, 378
Fusão de gametas, 358

Fuso(s)
- mitótico, 40
- musculares, 174

G

GABA (ácido gama-aminobutírico), 164
Galactogênese, 372
Galactopoese, 372
Galináceo, 375
Gamaglobulinas, 219
Gametogênese, 41
Ganchos, 275
Gânglio(s), 142
- autônomos, 155
- cervical cranial, 157
- colaterais, 157
- da base, 148
- da cadeia
- - paravertebral, 157
- - simpática, 157
- da raiz dorsal, 150
- do tronco simpático, 157
- espiral, 179
- pré-vertebrais, 157
- terminais, 157
- vestibular, 181
Gap junctions, 26
Garanhão, 327
Garrotilho, 230
Gastrina, 293
Gástrula, 44
Gastrulação, 44, 45
Gene, 36
Genitália masculina, suprimentos
    sanguíneo e nervoso da, 330
Gigantismo, 196
Gínglimo, 81, 99
Giros, 147
Glande, 328
Glande do pênis, 328
Glândula(s)
- acinar, 7
- adrenal, 157, 196
- alveolar, 7
- apócrinas, 8
- bulbouretrais, 321, 328
- cardíacas, 279
- carpais, 207
- composta, 7
- cornuais, 207
- da casca, 388
- da terceira pálpebra, 183
- de Cowper, 328
- de Harder, 183
- duodenais, 294
- endócrinas, 7, 191
- exócrinas, 7
- fúndica, 279
- gástrica
- - propriamente dita, 279
- - secreções, 292
- hipófise, 194
- holócrina, 7
- lacrimal, 183
- mamárias, 365, 368

Índice Alfabético **405**

- - da égua, 370
- - da vaca, 366
- - de ovelhas e cabras, 368
- - de porcas, 369
- meibomianas, 182
- merócrina, 7
- paratireoides, 199
- pilórica, 279
- pineal, 148, 201
- pituitária, 148, 194
- salivar(es), 284, 290
- - mandibular, 285
- - parótida, 285
- - sublingual, 285
- sebáceas, 206
- sexuais acessórias, 327
- simples, 7
- sudorípara, 207
- tarsais, 182
- tireoide, 197
- tubular, 7
- tubuloalveolar, 7
- uropigiana, 377
- uterinas, 342
- vesiculares, 321, 328
Glaucoma, 185
Glia, 141, 142
Glicemia em ruminantes, 305
Glicocorticoides, 192, 197, 363
Glicogênio, 20, 134, 201, 302
Glicogenólise, 134, 304
Glicólise, 20, 134
Gliconeogênese, 302
Glicoproteínas, 18
Glicosaminoglicanas, 69
Glicosúria, 313
Globo ocular, 181, 184
Globulinas, 18, 219
Glomérulo, 309, 310
Glossofaríngeo, nervo, 155
Glucagon, 192, 200, 201, 304
Glutamato, 164, 165
- monossódico, 175
Glúteo
- caudal, nervo, 154
- cranial, nervo, 154
Gonadotrofina coriônica equina, 362
Gonadotropina, 336
Gonfose, 77, 273
Gordura
- marrom, 8
- retrobulbar, 184
Gradiente
- de concentração, 26
- eletroquímico, 26
Granulações aracnoides, 149
Granulócitos, 9, 217
Grânulos irídicos, 185
Granulosa, 348
Granzimas, 225
Grelina, 299
Grupo heme, 215
Gubernáculo fibroso, 324, 325

H

Haste, 376
Helicotrema, 178

Hemácias, 9, 214
Hemaglutinação, 217
Hematócrito, 217
Hematopoese, 214
Hematopoetina, 214
Hematoxilina, 22
Hemicelulose, 291
Hemipelve, 64
Hemiplegia laríngea, 260
Hemisférios
- cerebrais, 147
- laterais, 148
Hemoconcentração, 217
Hemoglobina, 9, 215
- porcentagem de saturação da, 267
Hemoglobinemia, 216
Hemoglobinúria, 216
Hemólise, 216
Hemostasia, 219
Heparina, 218, 220
Hepatócitos, 286, 296
Hérnia de disco, 89
Heterodontia, 273
Hiato
- aórtico, 238
- esofágico, 278
Hidrocefalia, 149
Hidrofílica, molécula, 19
Hidrofóbico, ácido graxo, 19
Hidrotórax, 266
Hidroxiapatita, 69
β-hidroxibutirato, 370
High ringbone, 84
Hilo, 230, 262, 308
Hiperalgesia primária, 173
Hipercapnia, 319
Hiperextensão, 79
- fisiológica, 79
Hiperparatireoidismo secundário nutricional, 200
Hiperplasia, 16
- prostática benigna, 328
Hiperpotassemia, 133
Hipertensão pulmonar, 267
Hipertrofia, 16
- cardíaca, 140
Hiperventilação mecânica, 269
Hipoblasto, 44
Hipocapnia, 319
Hipoderme, 204
Hipófise, 148
- anterior, 194
- posterior, 194
Hipoglosso, nervo, 155
Hipoplasia, 16, 48
Hipotálamo, 148, 194, 195
Hipotireoidismo, 199
Hipotônico, 28
Hipovolemia, 256
Hipsodontes, 273
Histamina, 218, 224, 226, 266, 293
Histonas, 18
Histoquímica, 22
Homeocinese, 7, 155
Homeostase, 7, 16
Hormônio(s), 7, 189, 191, 192

- adrenocorticotrófico, 191, 192, 196
- antidiurético, 191, 192, 195, 315
- classes químicas de, 190
- da adeno-hipófise, 195
- da neuro-hipófise, 195
- da prenhez, 361
- da reprodução masculina, 336
- de crescimento, 71, 191, 192, 195, 372
- do córtex adrenal, 197
- e desenvolvimento folicular, 348
- estimulador da tireoide, 191, 192
- foliculoestimulante, 191, 192, 336
- gastrintestinais, 290
- glicocorticoides, 372
- glucagon, 302
- inibidor, 195
- - de prolactina, 191
- - do hormônio do crescimento, 191, 192
- liberador
- - de corticotrofina, 191, 192, 196
- - de GH, 195
- - de gonadotropina, 191, 192, 336, 348
- - de tireotropina, 191, 192
- - do hormônio do crescimento, 191, 192
- luteinizante, 191, 192, 336
- peptídicos, 195
- proteicos, 18, 195
- receptores, 190
- sexuais, 71
- T_3 e T_4, 192, 197, 198
- tímicos, 228
- tireoestimulante, 197
- tireoidiano, 372
- tróficos, 195
- trópicos, 195
Humor aquoso, 184
Hunter's bump, 86, 89

I

Icterícia, 216
Íleo, 282, 382
Ilhotas
- de Langerhans, 200, 286
- pancreáticas, 200, 286
Ílio, 64, 379
Iliossacral, linfonodo, 231
Implantação, 359, 361
- zonária, 361
Impulso
- nervoso, 159
- sexual, 336
Imunidade, 223
- ativa, 228
- celular, 226
- mediada por células, 226
- passiva, 228
Imunocitoquímica, 22
Imunocompetente, 226
Imunoglobulinas, 226, 373
- IgA, 226
- IgD, 226
- IgE, 226
- IGF, 192
- IgG, 226
- IgM, 226

Incisivos, 273
Incisura cardíaca, 263
Inclusão, 22
Indução, 46
Inervação autônoma, 139
Infecções umbilicais, 88
Inferior, 3
Inflamação, 224
- aguda, 224
- da conjuntiva, 183
Infundíbulo, 194, 273, 340, 387
Inglúvio, 380
Inguinal superficial, linfonodo, 231
Inibina, 336, 351
Início do parto, 363
Injeção subcutânea, 204
Inositol 1,4,5-trifosfato (IP$_3$), 32, 193
Inotrópicos, 252
Inserção(ões), 93
- carnosa, 93
- musculares, 93
Inspiração, 265
Insuficiência
- pré-renal, 313
- valvar, 249
Insulina, 19, 192, 200, 201, 302
Interação de um ligante com um
  receptor de membrana, 31
Intercapital, 82
Intercostal, linfonodo, 231
Interfase, 40
Interferonas, 225
Interleucina 2, 214, 227
Interno, 3
Interocepção, 171
Interrupção da lactação, 374
Interseções tendíneas, 109
Intestino
- delgado, 282, 294
- - absorção de nutrientes no, 297
- grosso, 283
Íntima, 252
Íntrons, 36
Intumescências, 152
Involução da glândula mamária, 374
Íons, 20
- bicarbonato, 268
Íris, 185
Irrigação sanguínea do úbere, 366
Irritabilidade, 17
Isotônico, 28
Isquiático
- linfonodo, 231
- nervo, 154
Ísquio, 64, 379

J

Janela
- coclear, 178
- oval, 177
- vestibular, 177
Jarrete, 55, 67, 87
Jejuno, 282, 380
Jet lag, 201
Joelho, 104

Junção(ões)
- comunicantes, 26
- de oclusão, 26
- mucocutânea, 203, 272
- neuromuscular, 132, 165

L

Lã, 211
Lábios, 272, 343
Labirinto
- membranoso, 178
- ósseo, 178
Labro cartilaginoso, 86
Lacerações, 88
Lacertus fibrosus, 99
Lactação, 370
Lactase, 295
Lactíferos, 297
Lactogênese, 372
Lactogênio placentário, 372
Lactose, 371
Lacunas, 69
Lamelas osteonais, 70
Lâminas, 260
- insensíveis, 119, 208
- laterais, 366
- mediais, 366
- sensíveis, 119, 208
Laminite (aguamento), 89, 119
Lanolina, 211
Laringe, 259
Laringofaringe, 259, 277
Lateral, 3
Lecitinas, 296
Lei
- de Boyle, 265
- de Frank-Starling, 251
- do tudo ou nada, 135
Leite
- composição do, 370
- uterino, 342
Lente, 186
Leptina, 299
Leucócitos, 9, 214, 217
- polimorfonucleares, 9, 217
Leucograma, 218
Leucotrienos, 19, 190, 226, 266
Liberação de GH, 196
Libido, 336
Ligações peptídicas, 18
Ligamento(s), 8, 79, 82, 121
- acessório, 86
- - do músculo flexor digital profundo, 124
- - do músculo flexor digital superficial, 124
- anular(es), 79, 261
- - digitais, 121
- - palmar/plantar, 121
- arterioso, 243
- caudal, 150
- colaterais, 79
- - laterais, 86, 121
- - mediais, 86, 121
- cruzados, 86
- da cabeça do fêmur, 86
- dorsais, 79

- extracapsulares, 79
- falciforme, 284
- funicular, 109
- hepatoduodenal, 284
- ímpar, 121
- inguinal, 109
- intercornual, 342
- intra-articulares, 79
- intracapsulares, 79
- largo do útero, 342
- nefroesplênico, 284
- nucal, 109
- orbital, 56
- palmares, 79, 121
- patelar(es), 86
- - medial, 86
- periarticulares, 79
- plantares, 79, 121
- redondo, 86, 243
- renoesplênico, 284
- sacroilíacos, 84
- sacrotuberosos, 84
- sesamoides
- - cruzados, 121
- - distais, 121
- - oblíquos, 121
- - reto, 121
- suspensores, 101
- suspensório, 121, 185
- T, 121
- vestibular, 260
- vocal, 260
Ligante, 31
Ligante-dependentes, 31
Limberneck, 136
Limbo, 184
Limiar, 172
- renal, 313
Linfa, 221, 228, 237
Linfocentros, 230
Linfócitos, 9, 218
- B, 225
- - de memória, 226
- T, 226
- - auxiliar, 226
- - *helper*, 226
- T$_C$ de memória, 227
- T$_H$ de memória, 227
Linfonodo(s), 228, 231
- axilar, 231
- brônquico, 231
- celíaco, 231
- cervical
- - profundo, 231
- - superficial, 231
- cervicotorácicos, 384
- esternal, 231
- iliossacral, 231
- inguinal superficial, 231, 367
- intercostal, 231
- isquiático, 231
- lombar, 231, 384
- mandibular, 231
- mediastinal, 231
- mesentérico cranial, 231
- parotídeo, 231

Índice Alfabético **407**

- poplíteo, 231
- retrofaríngeo, 231
- subilíaco, 231
Língua, 107, 276
Linguagem da vida, 36
Linha, 55
- alba, 109
- branca, 119
- primitiva, 44
- Z, 131
Lipase, 19, 295
- lipoproteica, 303
Lipídios, 19
Lipólise, 305
Lipoproteínas, 18, 19, 303
- de baixa densidade (LDL), 304
- de muito baixa densidade (VLDLs), 303
Líquido cefalorraquidiano, 149
Líquido sinovial, 79, 88
Liquor, 149
Lisossomo(s), 16, 35
Lisozima, 290
Lobo(s), 7, 147, 308
- acessório, 263
- apical, 263
- caudal, 263
- cranial, 263
- da orelha, 377
- médio, 263
Lóbulo(s), 7, 368
- hepático, 286
Lombar, linfonodo, 231
Low ringbone, 84
Luteinização, 351
Luteólise, 351, 352
Luxação, 88, 89
- do joelho, 89

M

Macrófagos, 218, 224
Mácula, 180, 186
- densa, 311
Mal de Parkinson, 148
Malation, 136
Maléolo lateral, 67
Maltase, 295
Mamas, 365
Mandíbula, 57
Mandibular, linfonodo, 231
Manúbrio, 61
Mão, 115
Marca-passo, 250
Marcadores
- CD, 227
- de grupamentos de diferenciação, 227
Margem preigueada, 279
Martelo, 177
Massa celular interna, 44
Mastigação, 290
Mastócitos, 218
Matriz, 388
- fibrosa branca, 8
Meato
- acústico externo, 176
- nasal

- - comum, 259
- - dorsal, 259
- - médio, 259
- - ventral, 259
Mecânica e remodelação óssea, 72
Mecanismo(s)
- contracorrente, 314
- do equilíbrio, 180
Mecanorreceptores, 172
- cutâneos, 174
Medial, 3, 4
Mediano, 4
- nervo, 153
Mediastinal, linfonodo, 231
Mediastino, 264
Medidas lineares métricas, 21
Medula, 205, 230
- adrenal, 196
- amarela, 54
- do ovário, 340
- espinal, 141, 150
- - cinzenta, 142
- renal, 308
- vermelha, 54
Megacariócitos, 217
Meios dióptricos, 186
Meiose, 41, 332
Melanina, 204
Melanócitos, 204
Melatonina, 148, 201
Membrana(s)
- basilar, 179
- celular, 4, 23
- da casca, 388
- elástica
- - externa, 252
- - interna, 252
- eletricamente dependentes, 26
- estrutura da, 23
- fetais, 360
- nictitante, 183
- otolítica, 181
- permeável, 26
- plasmática, 23
- serosa, 12
- - parietal, 12
- - visceral, 12
- sinovial, 78, 79
- tectorial, 179
- timpânica, 176
- vestibular, 179
- vitelina, 358
- voltagem-dependentes, 26
Membro
- pélvico, 62, 124
- torácico, 62, 64, 123
Memória, 225
- motora, 167
- muscular, 167
- processual, 167
Meninges, 149
Meniscos, 79
- intra-articulares, 86
Mesencéfalo, 146, 148
Mesentérico cranial, linfonodo, 231
Mesentério, 272
- maior, 283

Mesoderma, 44, 45
- diferenciação do, 46
- lateral, 46
- nefrogênico, 46
Mesoducto deferente, 326
Mesoduodeno, 282, 283
Mesoíleo, 283
Mesojejuno, 283
Mesométrio, 342
Mesórquio, 326
Mesossalpinge, 342
Mesotélio, 12, 272
Mesotendão, 95
Mesovário, 339
Metabolismo, 17, 302
- anabólico, 302
- catabólico, 302
Metacarpo(s), 63, 64
- acessórios, 116
Metaestro, 353
Metáfase, 40
Metáfise, 54, 71
Metaloproteínas, 18
Metástase, 41, 230
Metatarso, 67
Metemoglobina, 216
Metencéfalo, 146, 148
Micção, 310
Micela(s), 296, 371
Microfilamentos, 35
Microscopia
- eletrônica, 23
- - de transmissão, 23
- - de varredura, 23
- óptica, 21
Micrótomo, 22
Microtúbulos, 35
Microvilosidades, 24
Mielencéfalo, 146, 148
Mielina, 142, 144, 161
Mielodisplasias, 145
Miliequivalente, 21
Mineralocorticoides, 192, 197
Miocárdio, 11, 234, 237
Miofibrilas, 129
Miofilamentos, 131
Miométrio, 343
Miosina, 18, 131
Mitocôndrias, 34
Mitose, 40
Mochos, 209
Modalidade sensorial, 171
Modelo
- de troca em corrente cruzada, 384
- do deslizamento de filamento da contração muscular, 134
Modíolo, 178
Moela, 380
Molares, 275
Moléculas de adesão celular, 25
Monócitos, 9, 218
Monoestros, 347
Monofosfato de adenosina cíclico (cAMP), 32
Morte embrionária precoce, 359
Mórula, 44
Motilidade

408 Frandson | Anatomia e Fisiologia dos Animais de Produção

- do intestino delgado, 294
- do pré-estômago, 292
- gástrica, 294
- gastrintestinal, 290
Movimento
- das articulações, 79
- voluntário, 166
Muda, 376
- forçada, 377
Muralha do casco, 116, 208
Musculatura lisa, organização da, 92
Músculo(s)
- abdominais, 109
- adutor, 103, 104
- ancôneo, 97, 99
- auriculares, 105
- bíceps
- - braquial, 97, 99
- - femoral, 101, 103
- braquial, 97, 99
- braquiocefálico, 96, 98
- bucinador, 105
- bulboesponjoso, 330
- cardíaco, 11, 92, 140
- cleidobraquial, 96, 98
- cleidocefálico, 96, 98
- cleidomastóideo, 96
- coracobraquial, 97, 99
- cremaster, 109, 324
- cutâneos, 93
- da articulação
- - do ombro, 98
- - do quadril, 101
- da cabeça, 105
- da expressão facial, 105
- da genitália masculina, 330
- da língua, 276
- da mastigação, 105
- da porção distal do membro, 100
- da respiração, 109
- deltoide, 97, 99
- digástrico, 105, 106
- do cotovelo, 99
- do jarrete, 104
- do joelho, 104
- do membro pélvico, 101
- do pescoço, 107
- do tronco, 107
- dos dedos, 105
- elevador
- - da pálpebra superior, 184
- - nasolabial, 106
- epaxiais, 107
- eretor
- - da espinha, 107
- - do pelo, 205
- esplênio, 106, 109
- esquelético, 92, 129
- estapédio, 177
- esterno-hióideo, 107, 109
- esternocefálico, 107, 109
- esternotíreo-hióideo, 107, 109
- estriado, 11, 92
- - involuntário, 140
- expiratórios, 383
- extensor

- - digital
- - - comum, 97, 100
- - - lateral, 97, 100, 104, 105
- - - longo, 104, 105
- - oblíquo do carpo, 97, 100
- - radial do carpo, 97, 100
- - ulnar
- - - do carpo, 100
- - - do epicôndilo lateral do carpo, 97
- extraoculares, 107, 183
- extrínsecos
- - da língua, 107
- - do membro torácico, 95
- fibular
- - longo, 104
- - terceiro, 104
- flexor
- - digital
- - - profundo, 97, 100, 104, 105
- - - superficial, 97, 101, 103-105
- - radial do carpo, 97, 100
- - ulnar do carpo, 97, 100
- fusiforme, 92
- gastrocnêmio, 103, 104
- gêmeos, 103, 104
- genioglosso, 106, 107
- glúteo
- - médio, 101, 103
- - profundo, 101, 103
- - superficial, 103, 104
- gluteobíceps, 101, 103
- grácil, 103, 104
- grande dorsal, 97-99
- hioglosso, 106, 107
- hipaxiais, 109
- ilíaco, 101
- iliocostal, 106
- iliopsoas, 101, 103
- infraespinhoso, 97, 99
- inspiratórios, 383
- intercostais
- - externos, 107, 113
- - internos, 107, 113
- interósseos, 101
- intrínsecos, 276
- - da língua, 107
- involuntário, 137
- isquiocavernosos, 330
- liso, 92, 137
- - do tipo visceral, 137
- - multiunitário, 137
- - unitário, 137
- longo
- - da cabeça, 107, 109
- - do pescoço, 107, 109
- longuíssimo, 106, 108
- masseter, 105, 106
- milo-hióideo, 106, 107
- miméticos, 105
- oblíquo
- - da cabeça, 107, 109
- - dorsal, 183
- - externo abdominal, 107, 109
- - interno abdominal, 107, 109
- - ventral, 183
- obturador

- - externo, 103, 104
- - interno, 103, 104
- omotransversário, 96
- omotransverso, 95
- orbicular
- - da boca, 105, 106
- - do olho, 105, 106
- papilares, 235
- paralelos, 92
- pectíneo, 103, 104
- peitoral(is), 99, 379
- - profundo, 97, 99
- - superficial, 97, 99
- penados, 92
- peniformes, 92
- poplíteo, 103, 104
- pronador redondo, 97, 99
- psoas
- - maior, 101, 107, 109
- - menor, 107, 109
- pterigoides, 105, 106
- quadrado
- - femoral, 103, 104
- - lombar, 107, 109
- quadríceps femoral, 103, 104
- redondo
- - maior, 97, 99
- - menor, 97, 99
- reto
- - abdominal, 107, 109
- - da cabeça, 107, 109
- - dorsal, 183
- - femoral, 101, 103, 104
- - lateral, 183
- - medial, 183
- - ventral, 183
- retrator(es)
- - do bulbo, 183
- - do pênis, 330
- romboide, 95, 96
- sartório, 101, 103
- semiespinhoso da cabeça, 106, 109
- semimembranoso, 101, 103
- semitendinoso, 101, 103
- serrátil ventral, 95, 96
- subclávio, 97, 99
- subescapular, 97, 99
- supraespinhoso, 97, 98
- temporal, 105, 106
- tensor
- - da fáscia
- - - do antebraço, 97, 99
- - - lata, 101, 103, 104
- - do tímpano, 177
- tibial cranial, 103, 104
- transverso do abdome, 107, 109
- transversoespinais, 106
- trapézio, 95, 96
- traqueal, 261
- tríceps braquial, 97, 99
- uretral, 310, 330
- vasto
- - intermediário, 103, 104
- - lateral, 103, 104
- - medial, 103, 104

Índice Alfabético **409**

- zigomático, 106
Musculocutâneo, nervo, 153
Mutações genéticas, 36

N

Na$^+$-K$^+$-ATPase, 28
Narinas externas, 258
Nariz, 258
Nasofaringe, 259, 277
Necrose
- da cartilagem colateral, 89
- do osso navicular, 122
Néfron(s), 310
- de tipo mamífero, 385
- de tipo reptiliano, 385
Neonato, 43, 298
Nervo(s), 11, 142
- autônomos, 255
- coclear, 179
- cranianos, 155
- - abducente, 155
- - acessório, 155
- - facial, 155
- - glossofaríngeo, 155
- - hipoglosso, 155
- - oculomotor, 155
- - olfatório, 155
- - óptico, 155
- - trigêmeo, 155
- - troclear, 155
- - vago, 155
- - vestibulococlear, 155
- do plexo braquial
- - axilar, 153
- - mediano, 153
- - musculocutâneo, 153
- - peitoral, 153
- - radial, 153
- - subescapular, 153
- - supraespinhoso, 153
- - torácico lateral, 153
- - toracodorsal, 153
- - ulnar, 153
- do plexo lombossacral
- - femoral, 154
- - fibular comum, 154
- - glúteo caudal, 154
- - glúteo cranial, 154
- - isquiático, 154
- - obturador, 154
  tibial, 154
- espinal, 150, 152
- esplâncnicos, 157
- hipogástricos, 157, 345
- laríngeo recorrente, 260
- misto, 152
- motores (eferentes) do SNP, 142
- olfatório, 176
- pélvicos, 345
- periféricos, 141
- perineais, 345
- pudendos, 345
- sensoriais (aferentes), 142
- vasoconstritores simpáticos, 253, 255
- vestibular, 181
Neuro-hipófise, 194

Neuroanatomia microscópica, 142
Neuroectoderma, 46
Neuróglia, 11, 142
Neurolemócito, 142
Neurônio(s), 11, 141, 142
- aferente primário, 172
- bipolares, 142
- motor
- - inferior, 165
- - superior, 165
- multipolares, 142
- pós-sináptico, 142, 161
- pré-sináptico, 142, 161
- sensoriais olfatórios, 175
- unipolares, 142
Neuróporo
- caudal, 145
- rostral, 145
Neurotransmissores, 161, 163, 194
- autônomos e seus receptores, 168
- excitatórios, 162
Nêurula, 46
Neurulação, 46
Neutrofilia, 218
Neutrófilos, 9, 217
Neutropenia, 218
Nistagmo, 181
- em repouso, 181
Nó
- atrioventricular, 250
- de Ranvier, 161
- sinoatrial, 250
Nociceptores, 172, 173
Nódulos
- hemáticos, 230
- primários, 230
- secundários, 230
Nomenclatura
- anatômica, 2
- para anatomia sistemática, 2
Noradrenalina, 164, 168
Norepinefrina, 139, 164, 192
Notário, 378
Notocorda, 46
Nucleases de restrição, 38
Núcleo(s), 4, 35, 142
- cocleares, 180
- da base, 147, 148
- estrutura do, 35
- mamilares, 388
- pré-tectais, 187
- pulposo, 82
- supraquiasmático, 187
- vestibulares, 181
Nucléolos, 23, 35
Nucleoproteínas, 18
Nucleotídios, 36
Número
- diploide, 41
- haploide, 41
- somático, 41
Nutrientes essenciais, 301

O

Obstrução
- do esôfago por alimentos ou corpos
  estranhos, 278

- recorrente das vias respiratórias, 266
Obturador, nervo, 154
Ocitocina, 191, 192, 195, 358, 363, 373
Oculomotor, nervo, 155
Odores, 175
Ofegar, 265
Olfato, 172, 175
Olfatório, nervo, 155
Oligodendrócitos, 11, 142
Oligoelementos, 301
Oligossacarídeos, 295
Omaso, 279, 282, 292
Ombro, 63, 98
Omento, 284
- maior, 284
- menor, 284
Ondas lentas gástricas, 294
Oócito, 339, 347
- maduro, 43
- primário, 347
- secundário, 351
Oogênese, 41, 347
Oogônia, 347
Opsonina, 224
Opsonização, 224
Óptico, nervo, 155
Órbita, 56, 181
Ordenha, 373
Orelha
- externa, 176
- interna, 176, 178
- média, 176
Organelas, 23
- citoplasmáticas, 32
Organofosfatos, 136
Organofosforados, 163
Órgão-alvo, 191
Órgão(s), 4
- copulador, 382
- de Corti, 179
- digestórios acessórios, 284
- efetores, 142
- espiral, 179
- tendinosos de Golgi, 174
- vomeronasal, 176
Orifício ileal, 282, 284
Origem do músculo, 93
Orofaringe, 259, 277
Osmolalidade urinária máxima, 386
Osmorreceptores, 315
Osmose, 27, 28
Osselets, 89
Ossículos auditivos, 177
Ossificação, 71
- endocondral, 71
- intramembranosa, 72
Osso(s), 9, 115, 378
- acessório do carpo, 63
- compacto, 9, 70
- - cortical, 51
- - denso, 51
- curtos, 55
- - da quartela, 64
- do canhão, 64, 115
- do casco, 64
- do esqueleto axial, 56

410 Frandson | Anatomia e Fisiologia dos Animais de Produção

- do quadril, 64
- entoglosso, 380
- esfenoide, 56
- esponjoso, 9, 51, 70
- etmoide, 56
- frontais, 56
- funções dos, 51
- interparietais, 56
- irregulares, 55
- lacrimais, 56
- longos, 55
- - da quartela, 64
- maduro, 69
- maxilares e incisivos, 56
- medular, 379
- nasais, 56
- occipital, 56
- palatinos, 56
- parietais, 56
- pélvico, 64
- planos, 55, 70
- pneumáticos, 55, 377, 383
- rostral, 258
- sesamoide(s), 55
- - distal, 64
- - proximais, 64
- temporais, 56
- tibiotarsal, 65
- trabecular, 9
- turbinados, 56
- vômer, 56
- zigomáticos, 56
Osteoartrite, 88, 89
- da articulação interfalangiana, 89
- - distal, 84
- - proximal, 84
Osteoblastos, 9, 54, 69
Osteócitos, 69
Osteoclastos, 54, 70
Osteodistrofia, 75
- fibrosa, 200
Osteoide, 69
Osteologia, 51
Osteoma, 75
Osteomalacia, 75
Osteomielite, 75
Osteons, 9, 54
Osteoporose, 388
Óstio papilar, 366
Otólito, 181
Ovários, 339, 387
Oviduto, 339, 340, 382, 387
Oviposição, 387
Ovogênese, 347
Ovogônia, 347
Ovulação, 339, 348, 351
- espontânea e reflexa, 351
Ovuladoras
- espontâneas, espécies, 351
- induzidas, espécies, 352
Oxi-hemoglobina, 215
Óxido nítrico, 256
Oxigenação, 215
Oxigênio, 215, 257

P

Paladar, 172, 175

Palato
- duro, 272
- mole, 272
Palmar, 4
Pálpebras, 181
Pâncreas, 200, 286, 380
- exócrino, 294, 295
Pancreatite, 296
Panículo adiposo, 205
Papila(s), 276, 365
- cônicas, 277
- dérmica, 204, 205
- duodenal
- - maior, 286
- - menor, 286
- filiformes, 276
- foliadas, 175, 277
- fungiformes, 175, 277
- renal, 308
- valada, 175, 277
Papo, 380
Parabrônquios, 383
Paracórtex, 230
Paralisia, 165
- periódica hiperpotassêmica, 133
Paration, 136
Paratireoides, 199
- externas, 199
- internas, 199
Paratormônio, 73, 192, 199
Páreas, 364
Paresia, 165
Parotídeo, linfonodo, 231
Pars
- *distalis*, 194
- *nervosa*, 194
Parto, 43, 363
- difícil, 170
- primeiro estágio, 363
- segundo estágio, 363
- terceiro estágio, 363
Patela, 55, 65, 86, 87
Pavilhão auricular, 176
Pé, 115
- estrutura do, 115
Pedúnculos cerebrais, 148
Peito, 380
Peitoral, nervo, 153
Pele, 203
Pelos
- de guarda, 205
- lanosos, 205
- sinusais, 205
- táteis, 205
Pelve, 64
- das aves, 379
- renal, 308
Penas, 376
- de contorno, 376
Pênis, 321, 328
- fibroelástico, 328
- musculocavernoso, 328
Pepsina, 293
Pepsinogênio, 293
Peptídio(s), 18, 190
- inibidor gástrico, 293

- natriuréticos atriais, 255
Perforinas, 225
Pericárdio, 233
- fibroso, 234
- parietal, 12, 234
- visceral, 12, 234
Pericardite, 222
- traumática, 234
Perilinfa, 178
Perimísio, 92
Período(s)
- de contração isovolumétrica, 249
- embrionário, 43
- fetal, 43
Periodonto, 77, 273
Perióplio, 117, 208
Periórbita, 184
Periósteo, 54, 70
Peristaltismo, 291, 295
Peritônio, 13, 272
- características do, 284
- parietal, 12, 272
- visceral, 12, 272
Peritonite, 222
Permuta, 41
Peroxissomos, 35
Persistência
- de estruturas embrionárias, 48
- do ducto arterioso, 243
$PGF_{2\alpha}$, 363
pH, 21
- do sangue, 219
Pia-máter, 149, 150
Pigmento carotenoide, 377
Pigostilo, 378
Pilar(es)
- caudais, 281
- coronários
- - dorsais, 281
- - ventrais, 281
- craniais, 281
- longitudinal
- - direito, 281
- - esquerdo, 281
- musculares, 280
Piloro, 279
Pinça, 116, 209
Pinealócitos, 201
Pino ósseo, 64
Pinocitose, 17
Pirâmide renal, 308
Pirógeno, 224
Placa(s)
- de choco, 376
- de Peyer, 283
- epifisária, 71
- neural, 46, 144
- tarsal, 182
- terminal e potenciais de ação, 132
Placenta, 360
- do tipo cotiledonário, 360
- do tipo difuso, 360
- endoteliocorial, 360
- epiteliocorial, 360
- hemocorial, 360
- não decídua, 361

Índice Alfabético   411

Placentação, 359, 360
Placentomas, 360
Plano(s)
- anatômico geral do corpo animal, 12
- de corte, 2
- horizontal, 3
- mediano, 3
- nasal, 258
- nasolabial, 258
- paramedianos, 3
- rostral, 258
- sagital, 3
- - mediano, 3
- transverso, 3
Plantar, 4
Plaquetas, 9, 214, 217, 219
- ativadas, 219
Plasma, 9, 214, 218
- seminal, 335
Plasmina, 221
Plasminogênio, 221
Plasmócitos, 226, 230
Plasticidade, 137, 138
Pleura, 263
- parietal, 12, 264
- visceral, 12, 264
Pleurite, 222, 266
Plexo(s), 152
- braquial, 152
- coroide, 149
- de Auerbach, 157
- de Meissner, 157
- lombossacral, 153
- mioentérico, 157
- pampiniforme, 330
- pélvico, 157
- submucoso, 157
Plumagem, 376
Podócitos, 311
Polegar, 378
Policitemia, 217
Polidipsia, 316
Poliestros, 347
- sazonais, 347
Polispermia, 358
Poliúria, 316
Polpa
- branca, 231
- da pena, 376
- dentária, 273
- vermelha, 231
Ponta
- do cotovelo, 63
- do ombro, 63
- do quadril, 64
Ponte, 146, 148
Ponto(s), 210, 275
- cego, 186
- lacrimais, 183
Poplíteo, linfonodo, 231
Porção laminar, 109
Porta, 286
Pós-carga, 252
Pós-ganglionar(es), 155
- fibras nervosas
- - parassimpáticas, 139
- simpáticas, 139

- neurônio, 155
Pós-hiperpolarização, 161
Posição
- prona, 4
- supina, 4
Posterior, 3
Postura de choco, 387
Potássio, 317
Potencial(is)
- de ação, 30, 142, 159, 160
- - e ondas lentas, 139
- - soma, 163
- de membrana, 29
- - em repouso, 29
- de placa terminal, 132
- elétrico, 29
- gerador, 172
- graduado, 160
- receptor, 172
Pré-carga cardíaca, 252
Pré-estômago, 279
- ruminante, 291
Pré-ganglionar, neurônio, 155
Pré-molares, 275
Preensão, 290
Prega(s)
- anelares, 382
- anulares, 343
- duodenocólica, 282
- epidérmicas, 204
- gástricas, 279
- ileocecal, 282
- neurais, 144
- ruminorreticular, 280
- sinoviais, 79
Prepúcio, 328
Presas suínas de raiz aberta, 274
Pressão(ões)
- alveolar, 265
- arterial, 254
- - média, 246
- atmosférica, 265
- barométrica, 266
- de filtração efetiva, 311
- hidrostática, 246
- oncótica, 219, 253
- osmótica, 27
- parciais, 266
- pleural, 265
- transpulmonar, 265
Primeiro corpúsculo polar, 351
Procedimento de Caslick, 344
Processo(s), 55
- acromial, 62
- articulares, 59
- coracoide, 62
- cornuais, 56
- do olécrano, 63
- espinhoso, 59
- estiloide, 57
- nervosos, 142
- odontoide, 82
- palatinos, 56
- transversos, 60
- uretral, 328
- vocal, 260
- xifoide, 61

Proctodeu, 382
Proeminência
- axonal, 142, 160
- da tuberosidade sacral, 86
Proestro, 353
Prófase, 40
Profundo, 3
Progesterona, 352, 361
Projeções
- articulares, 55
- não articulares, 55
Prolactina, 191, 192, 372
Prometáfase, 40
Promontório laríngeo, 380, 382
Promotor, 37
Pronação, 4, 80
Pronúcleo, 39, 358
Propagação, 30
Propriedades da vida, 16
Próprio, 223
Propriocepção, 151, 171, 174
Proprioceptores, 174
Prosencéfalo, 146
Prostaciclina, 219
Prostaglandinas, 19, 190, 191, 352, 389
Próstata, 321, 328
Protaminas, 18
Proteína(s), 17, 18
- C, 220
- contráteis, 18
- do complemento, 224
- estrutura
- - primária da, 18
- - secundária da, 18
- - terciária da, 18
- estruturais, 18
- G, 31
- integrais, 24
- ligante de andrógeno, 331
- periféricas, 24
- plasmáticas, 214
- reativas, 18
- transmembrânicas, 24
- ZP3, 358
Protoplasma, 16
Protuberância
- cervical, 152
- lombar, 153
Proventrículo, 380
Proximal, 3
Pseudounipolar, 142
Puberdade, 354
Púbis, 64, 379
Pulmões, 262
- das aves, 382
Pulso
- de hormônio luteinizante, 351
- de LH, 351
Punção
- lombar, 150
- venosa, 240
Pupila, 185

Q

Quadril, 64, 81, 86
- caído, 64
Quartela, 64, 84, 116

412 Frandson | Anatomia e Fisiologia dos Animais de Produção

Quarto ventrículo, 148
Quartos, 366
- medial e lateral, 116
Queratinas, 18, 204
Queratinização, 204
Quilha, 379
Quilo, 222
Quilomícron, 297
Quimiocinas, 224
Quimiorreceptores, 172
- centrais, 269
- periféricos, 269
Quimo, 294
Quimotripsina, 295
Quimotripsinogênio, 295
Quinase, 139
Quinocílios, 25

R

Radial, nervo, 153
Rádio, 63, 378
Radiografias, 249
Raio, 246
Raiz, 273
- do mesentério maior, 283
- dorsal, 150
- ventral, 150
Ramo(s)
- do conhecimento, 2
- dorsal, 152
- espinal, 237, 238
- extensores, 121
- ventral, 152
Ranilha, 119, 209
Raquitismo, 75, 200
Reabastecimento de ATP, 134
Reabsorção
- de cloreto de sódio e água pela
    alça de Henle, 313
- tubular seletiva, 311
Reação(ões)
- acrossômica, 333, 358
- anabólicas, 17
- catabólicas, 17
Recém-nascidos, 298
Receptor(es), 132
- α, 169
- acoplados à proteína G (GPCRs), 32
- articulares, 174
- β, 169
- colinérgicos, 163
- de histamina, 293
- de hormônios, 191
- de membrana, 30
- GABAérgicos, 164
- H_1, 293
- H_2, 293
- muscarínicos, 163
- - de acetilcolina (mAChR), 169
- nicotínicos, 163
- - de acetilcolina (nAChR), 169
- sensoriais, 142, 172
  Recesso
  - faríngeo, 277
  - palmar, 122

- plantar, 122
Reconhecimento materno da
    prenhez, 352, 359
Rede testicular, 322
Redução da pressão atmosférica, 383
Reflexo(s)
- barorreceptores arteriais, 254
- com contração da musculatura
    esquelética, 165
- de estiramento, 165
- de Hering-Breuer, 269
- miotáticos, 165
- monossináptico, 165
- neurais, 254
- tendíneos, 165
- vestibulares, 181
- vestibulocólico, 181
- vestibuloespinal, 181
Regeneração e reparo no sistema nervoso, 169
Região(ões)
- esofágica, 279
- funcionais do neurônio, 159
- pilórica, 279
Regressão do corpo lúteo, 352
Regulação
- do crescimento, 41
- do equilíbrio acidobásico, 317
- endócrina da função testicular, 336
- gástrica
- - fase cefálica, 293
- - fase gástrica, 293
- - fase intestinal, 293
- negativa, 192
- osmótica do hormônio antidiurético, 315
- por *feedback*
- - negativo, 193
- - positivo, 194
- positiva, 192
Regurgitação, 292
Reinsalivação, 292
Relaxamento, 92, 132, 134
- isovolumétrico, 249
Relaxina, 84, 362
Remastigação, 292
Remodelação, 73
Renina, 255, 293, 311, 371
Replicação celular, 41
Repressores, 37
Reprodução, 16
Requerimentos de energia durante o
    exercício, 305
Resistência vascular, 246
- periférica total, 254
- total, 246
Respiração, 265
Resposta
- celular, 224
- de "luta ou fuga", 168
- humoral, 224
- imune
- - adquirida, 224
- - específica, 224, 225
- - inata, 224
- - não específica, 224
- inflamatórias crônicas, 224
  Retenção de placenta, 364

Retículo, 279, 280
- endoplasmático, 33, 129
- - liso, 34
- - rugoso, 34
- sarcoplasmático, 129
Reticuloperitonite traumática, 234
Retina, 185
Reto, 283, 299
Retrofaríngeo, linfonodo, 231
Retrovírus, 39
Ribossomos, 33, 37
Rigor, 137
- *mortis*, 137
Rima da glote, 260
Rinencéfalo, 147, 148
Ring bone, 89
Rins, 308, 384
- função e histologia dos, 310
- retroperitoneais, 308
Ritmos circadianos, 187
RNA, 20
- mensageiro, 36
- polimerase II, 37
- ribossômico, 36
- transcrição e tradução, 36
- transportador, 36
Rodenticidas, 301
Rombencéfalo, 146
Rostral, 3
Rotação, 80
Rotadores do quadril, 104
Rótula, 86
Ruano, 211
Rugas palatinas, 272
Rúmen, 279, 280
Ruminação, 292
Ruminantes, 283
Ruminorretículo, 279

S

Saciedade, 299
Saco(s)
- cárpico medial, 82
- carpometacárpico, 82
- cego, 279
- - dorsal, 281
- - ventral, 281
- conjuntival, 183
- dorsal, 281
- lacrimal, 183
- pericárdico, 13, 234
- pleurais, 13
- radiocárpico, 82
- ventral, 281
Sacro, 61
Sáculo, 178
Sais biliares, 294
Salgado, 175
Saliva, 290
Sangue, 9
Sarcolema, 129
Sarcoma(s), 75
- osteogênicos, 75
Sarcômero, 131
Saturação, 31

Índice Alfabético 413

Secreção, 7, 294
- de leite, 371
- exócrina pancreática, 296
- tubular seletiva, 311
Secretina, 293
Secundinas, 364
Segmentação, 295
Segmento
- anterior do globo ocular, 184
- de medula espinal, 150
Segundo
- corpúsculo polar, 358
- mensageiro, 32, 193
Seio(s)
- coronário, 237
- da dura, 150
- esfenoidais, 259
- frontais, 259
- lactífero, 366
- maxilares, 259
- palatinos, 259
- paranasais, 57, 259
- subcapsular, 230
Seleção clonal, 226
Sêmen, 321, 327, 335
Sensações, 171
- vestibulares, 172
Sensibilidade
- somática, 171
- visceral, 174
Sentidos
- especiais, 172
- químicos, 172, 175
Septo(s), 7
- escrotal, 324
- fibrosos, 322
- nasal, 258
- ventricular, 235
Sequência de ovos, 387
Sequestro ósseo, 74
Serosa, 12, 272
Serotonina, 219
Sesamoide(s)
- distal, 116
- proximais, 116, 121
Shunt portossistêmico, 243
Side bone, 89, 116
Sinais
- anorexigênicos, 299
- orexigênicos, 299
Sinalização intracelular, 30
Sinapses, 142
- elétricas, 161
- excitatórias, 162
- químicas, 161
Sincício, 140
Sincondrose, 77
Sindesmologia, 77
Sindesmose, 77
Síndrome
- de fadiga da poedeira, 389
- de Horner, 178
- Impressive, 133
- metabólica equina, 299
Sinérgicos, 93
Sínfise, 78, 82
- pélvica, 64

Sinostose, 78
Sinóvia, 78
Sinovite, 89
Sinsacro, 378
Sinsarcose, 82
Sinusoides, 241, 286
- hepáticos, 287
Siringe, 382
Sistema(s), 4
- aferentes, 171
- anterolateral, 151
- cardiovascular, 245
- complemento, 224
- de geração e condução do impulso, 140
- de Havers, 9
- digestório, 271
- endócrino, 7
- haversianos, 70
- iliocostal, 109
- imune, 223
- límbico, 168
- linfático, 228
- monocítico-macrofágico, 216
- motor
- - dorsolateral, 152
- - ventromedial, 152
- - visceral
- - - componente parassimpático, 167
- - - componente simpático, 167
- nervoso
- - autônomo, 139, 155, 290
- - - fisiologia do, 167
- - - regulação da atividade do, 167
- - entérico, 142, 157, 290
- - parassimpático, 157
- - periférico, 152
- - simpático, 155, 373
- osteonais, 70
- porta, 241
- - hepático, 241
- - hipotalâmico-hipofisário, 194
- - renal, 385
- renina-angiotensina, 197
- reprodutor feminino, 387
- - irrigação sanguínea e inervação do, 344
- respiratório superior, 258
- reticuloendotelial, 216
- sensoriais, 171
- tampão de bicarbonato, 317, 318
- transportador, 27
- transversoespinal, 108
- Triadan modificado, 276
- urinário, 307
- ventricular, 148
- vestibular, 180
Sístole, 246, 248
Sódio, 313, 317
Sola, 208
- do pé, 119
Solução
- hipertônica, 28
- tampão, 21
Soma, 135
- das unidades motoras, 135
- espacial, 163
- temporal, 135, 163

Somatomedinas, 196
Somatopleura, 46
Somatossensação, 171, 173
Somatostatina, 196
Somitos, 46
Sopro(s)
- cardíacos, 249
- - inocentes, 249
- fisiológicos, 249
- funcionais, 249
Soro, 11, 218, 219
- fisiológico, 28
- hiperimune, 219
- imune, 219
Spliceossomo, 37
Splicing alternativo, 37
Staphylococcus sp., 75
Streptococcus sp., 75
Subcútis, 204
Subescapular, nervo, 153
Subilíaco, linfonodo, 231
Subluxação, 88, 89
- sacroilíaca, 86
Subpelos, 205
Substância
- branca, 142
- cinzenta, 142
- inorgânicas, 20
Sucção, 373
Suco
- gástrico, 292
- intestinal, 294, 295
Sucrase, 295
Sufixo -almente, 4
Sufocação, 278
Suínos, 284
Sulco(s), 55, 147
- central, 119
- colaterais, 119
- esofágico, 292
- intermamário, 366
- neural, 46, 144
- paracuneais, 119
- reticular, 292
- ruminorreticular, 280
Superficial, 3
Superfícies articulares, 78
Superior, 3
Supinação, 4, 80
Supraespinhoso, nervo, 153
Suprimento sanguíneo, 308
- funcional, 286
- nutriente, 286
Surdez, 180
- congênita, 180
- de condução, 180
- neurossensorial, 180
Surfactante pulmonar, 266
Sutura, 77
Sweeny, 99

T

Tálamo, 148
Talas (splints), 64, 89
Talões medial e lateral, 116

414 Frandson | Anatomia e Fisiologia dos Animais de Produção

Tálus, 65, 67
Tampão(ões)
- extracelulares, 317
- intracelulares, 317
- intratubular, 317
- plaquetário, 219
Tapetum, 185
Tarso, 55, 67, 182
- central, 67
Tarsometatarso, 379
Tato, 174
Taxa
- de filtração glomerular, 385
- metabólica basal, 199
Tecido(s), 4
- adiposo, 8
- animais, 4
- colagenoso, 8
- conjuntivo(s), 4, 8
- - areolar, 8
- - denso
- - - irregular, 8
- - - regular, 8
- - reticular, 8
- córneos, 116
- de granulação, 74
- elástico, 8
- epiteliais, 4, 5
- - não glandulares
- - - estratificados, 5
- - - simples, 5
- muscular(es), 4, 11
- - cardíaco, 11
- - esquelético, 11
- - liso, 11
- - tipos de, 92
- nervosos, 4, 11
- osteoide, 9
Tecnologia do sêmen, 335
Tegumento, 203, 376
Telencéfalo, 146, 147
Telodendro, 142
Telófase, 41
Tendão(ões), 8, 79, 93, 120
- calcâneo comum, 87, 104
- clavicular, 62
- curvo, 121
- de Aquiles, 87
- digital extensor comum, 120
- do músculo flexor digital profundo, 120
- flexor digital superficial, 120
- pré-púbico, 109
Tenossinovite, 79, 89, 95, 121
Tensão superficial, 266
Tentório cerebelar, 150
Teoria
- celular, 16
- da retina em rampa, 186
Teratogênese, 47
Teratógeno, 47
Terceira pálpebra, 183
Terceiro ventrículo, 148
Terminações nervosas livres, 172
Termorreceptores, 172
Termos direcionais, 2
Testículo(s), 321, 325

- criptorquídico, 326
Testosterona, 72, 321, 331, 336
- efeitos, 336
Tetania, 135
Tétano, 135
Tetos supranumerários, 366
Thorough-pin, 89
Tíbia, 65
Tibial, nervo, 154
Tibiotarso, 379
Tight junctions, 26
Timo, 228, 231
Timócitos, 231
Timpanismo agudo, 291, 292
Tipagem sanguínea, 217
Tiras extensoras, 121
Tireoide, 197
Tiroglobulina, 197
Tirotropina, 197
Tiroxina, 198
Tonsila(s), 232, 277
- cecais, 384
- faríngea, 278
- linguais, 278
- palatinas, 277
- tubais, 278
Tônus, 137
- muscular, 137
Torácico lateral, nervo, 153
Toracodorsal, nervo, 153
Tórax, 262
Toro
- lingual, 277
- pilórico, 279
Totipotência, 45
Toxina botulínica, 136
Trabéculas, 70, 228, 322, 328
- aracnoides, 150
Tradução, 38
Transcrição, 37
Transcurvo, 79
Transdução, 172
Transferência
- nuclear, 40
- passiva, 374
Transferrina, 216
Transgênico, 38
Transição sazonal, 352
Transmissão sináptica, 161
Transporte, 246
- ativo, 28
- - secundário, 28
- através das membranas celulares, 26
- de gás no sangue, 267
- máximo, 313
- no túbulo proximal, 313
- pelo ducto coletor, 315
Traqueia, 261
- das aves, 382
Trato(s), 11, 142
- ascendentes, 151
- corticospinais, 152
- da medula espinal, 151
- de penas, 376
- descendentes, 151
- espinocerebelares, 151

- espinotalâmicos, 151
- motores, 152
- olfatórios, 176
- rubroespinal, 152
- sensoriais, 151
- vestibuloespinal lateral, 152, 181
Tri-iodotironina, 198
Tríades portas, 286
Trifosfato de adenosina (ATP), 19, 129
Trigêmeo, nervo, 155
Triglicerídeos, 19
Trígono, 309
Tripsina, 295
Tripsinogênio, 295
Trismo, 135
Troca gasosa, 266, 383
- nos pulmões, 266
- nos tecidos, 267
Trocanteres, 64
Tróclea, 55, 183
Troclear, nervo, 155
Trocoide, 81
Trofoblasto, 44, 359
Trombina, 220
Trombo, 217, 220
Trombócitos, 9, 217
Tromboplastina tecidual, 220
Tromboxano, 190
- A_2, 219
Tronco(s)
- bicarotídeo, 237
- braquiocefálico, 237
- cerebral, 146
- costocervicais, 237
- simpático, 157
- traqueais, 237
- vagossimpático, 157
Tropomiosina, 133
Troponina, 133
Tuba(s)
- auditiva, 177
- uterinas, 339, 340
Tubérculo, 55, 61
Tuberculose óssea, 75
Tuberosidade, 55
- coxal, 64
- isquiática, 64
- sacral, 64
Tubo
- gastrintestinal, 289
- neural, 46, 144
- simples, 246
Túbulo(s)
- coletores, 308, 311
- - do rim, 308
- contorcidos
- - distais, 308
- - proximais, 308
- distal, 311
- proximal, 311
- seminíferos, 322, 331
- T, 129, 132
- transversos, 129
Tumor(es)
- benigno, 41
- de células cromafins, 196

Índice Alfabético **415**

- maligno, 41, 75
- ósseos benignos, 75
Túnica
- adventícia, 272
- albugínea, 322, 328, 340
- dartos, 324
- externa, 252
- fibrosa, 184
- interna, 252
- média, 252
- mucosa, 272
- muscular, 272
- nervosa, 185
- serosa, 272
- submucosa, 272
- vaginal, 322
- vascular, 185
Turnover de cálcio em aves em postura, 377

U

Úbere, 365, 366
Ulna, 63, 378
Ulnar, nervo, 153
Umami, 175
Úmero, 62
Única unidade motora, 135
Unidade(s)
- formadoras de colônias, 214
- motora, 165
Úraco, 360
Ureia, 310, 386
Ureter, 309, 382, 384
Uretra, 309, 321
- pélvica, 309
- peniana, 310
Urina
- concentração e diluição de, 313
- hipertônica, 313
- hipotônica, 313
Urobilinogênio, 216
Urodeu, 382
Útero, 339, 342, 388
- colo do, 342
- cornos, 342
- corpo, 342
Utrículo, 178
Úvea, 185

V

Vacinações, 225
Vagina, 339, 343
Vago, nervo, 155
Valva(s)
- A-V, 235
- aórtica, 235
- atrioventricular, 235
- bicúspide, 235
- mitral, 235
- pulmonar, 236

- semilunar, 235
- tricúspide, 235
Varfarina, 221
Vasectomia, 327
Vasoconstrição hipóxica, 267
Vasopressina, 192, 195
Vasos
- linfáticos, 221, 228, 236, 367
- retos, 311
- sanguíneos, 236, 253
- - estrutura e função dos, 252
- - estrutura microscópica dos, 252
Veia(s), 233, 236, 240
- abdominal subcutânea, 367
- arqueadas, 309
- ázigo, 241
- caudal mediana, 238
- cava(s)
- - caudal, 236, 241
- - cranial, 236, 241
- central, 286
- coronárias, 237
- da asa, 384
- do leite, 367
- epigástrica superficial caudal, 367
- esplênica, 241
- gástrica, 241
- hepáticas, 241, 286
- ilíacas
- - externas, 241
- - internas, 241
- interlobares, 309
- jugulares, 241
- lombares, 241
- mesentéricas, 241
- metatársica medial, 384
- ovarianas, 241
- pancreáticas, 241
- porta, 241, 286
- - renal caudal, 385
- - renal cranial, 385
- pudenda externa, 367
- pulmonares, 236
- renais, 241, 309
- subclávias, 241
- testiculares, 241
- ulnar superficial, 384
- umbilical, 241, 360
- vertebrais, 241
Velocidade de condução e mielinização, 161
Ventilação, 265, 383
- alveolar, 265
Ventral, 3
Ventrículo, 234
- do cérebro, 148
- lateral, 148, 260
Vênulas, 236
Verme, 148
Vértebras, 59
- caudais, 61

- cervicais, 60
- lombares, 61
- sacrais, 61
- torácicas, 60
Vértice da ranilha, 120
Vesícula(s), 16
- biliar, 286, 296, 380
- citoplasmáticas, 35
- ópticas, 146
Vestíbulo, 260, 343
- oral, 272
Vestibulococlear, nervo, 155
Vexilo, 376
Via(s)
- extrínseca, 220
- glicolítica no citosol, 19
- intrínseca da coagulação, 220
- orogástrica, 17
- visuais do cérebro, 186
Vigilância imunológica, 228
Vilos sinoviais, 79
Vilosidades, 297
- coriônicas, 360
Vírus da artrite-encefalite caprina, 88
Visão, 172, 181
- monocular, 186
- periférica, 186
Viscosidade, 246
Vitamina, 301
- D, 199, 297
- K, 221
Volume
- corrente, 265
- de sangue, 214, 254
- diastólico final, 249
- residual, 265
- sistólico, 249, 251, 252
Vômito, 291, 293
Vulva, 339, 343

W

Windup, 174

Z

Zigoto, 43, 44, 339
Zona
- de condução do neurônio, 159
- do manto, 145
- ependimal, 145
- fasciculada, 196
- germinativa, 145
- glomerulosa, 196
- intermediária, 145
- marginal, 146
- pelúcida, 348, 358
- receptiva do neurônio, 159
- reticulada, 196
- ventricular, 145

Pré-impressão, impressão e acabamento

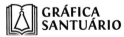

grafica@editorasantuario.com.br
www.graficasantuario.com.br
Aparecida-SP